AF194609

Urgencias Pediátricas
Guía de actuación

Urgencias Pediátricas
Guía de actuación

3.ª Edición

Directores

Francisco Javier Benito Fernández
Jefe del Servicio de Urgencias de Pediatría,
Hospital Universitario Cruces, Barakaldo, Bizkaia.
Profesor Asociado, Departamento de Pediatría, Universidad del País Vasco.

Santiago Mintegi Raso
Jefe de Sección, Servicio de Urgencias de Pediatría,
Hospital Universitario Cruces, Barakaldo, Bizkaia,
Profesor Titular, Departamento de Pediatría, Universidad del País Vasco.

Directores asociados

Beatriz Azkunaga Santibañez
Facultativa Especialista de Área, Servicio
de Urgencias de Pediatría, Hospital
Universitario Cruces, Barakaldo, Bizkaia,
Profesora Asociada, Departamento de
Pediatría, Universidad del País Vasco.

Ana Fernández Landaluce
Facultativa Especialista de Área, Servicio
de Urgencias de Pediatría, Hospital
Universitario Cruces, Barakaldo, Bizkaia.

Silvia García González
Facultativa Especialista de Área, Servicio
de Urgencias de Pediatría, Hospital
Universitario Cruces, Barakaldo, Bizkaia.

Borja Gómez Cortés
Facultativo Especialista de Área, Servicio
de Urgencias de Pediatría, Hospital
Universitario Cruces, Barakaldo, Bizkaia.
Profesor Colaborador Docente,
Departamento de Pediatría, Universidad
del País Vasco.

María González Balenciaga
Jefa de Sección, Servicio de Urgencias
de Pediatría, Hospital Universitario
Cruces, Barakaldo, Bizkaia.

Garbiñe Pérez Llarena
Enfermera Especialista en Enfermería
Pediátrica, Servicio de Urgencias de
Pediatría, Hospital Universitario Cruces,
Barakaldo, Bizkaia.

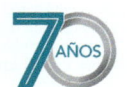 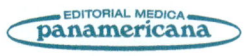

Desde 1953 formando Profesionales de la Salud

Buenos Aires - Bogotá - Madrid - México
www.medicapanamericana.com

Las ciencias de la salud están en permanente cambio. A medida que las nuevas investigaciones y la experiencia clínica amplían nuestro conocimiento, se requieren modificaciones en las modalidades terapéuticas y en los tratamientos farmacológicos. Los autores de esta obra han verificado toda la información con fuentes confiables para asegurarse de que esta sea completa y acorde con los estándares aceptados en el momento de la publicación. Sin embargo, en vista de la posibilidad de un error humano o de cambios en las ciencias de la salud, ni los autores, ni la editorial o cualquier otra persona implicada en la preparación o la publicación de este trabajo, garantizan que la totalidad de la información aquí contenida sea exacta o completa y no se responsabilizan por errores u omisiones o por los resultados obtenidos del uso de esta información. Se aconseja a los lectores confirmarla con otras fuentes. Por ejemplo, y en particular, se recomienda a los lectores revisar el prospecto de cada fármaco que planean administrar para cerciorarse de que la información contenida en este libro sea correcta y que no se hayan producido cambios en las dosis sugeridas o en las contraindicaciones para su administración. Esta recomendación cobra especial importancia con relación a fármacos nuevos o de uso infrecuente.

1.ª edición, 2014
2.ª edición, 2019
3.ª edición, mayo 2024

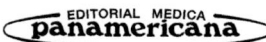

EDITORIAL MÉDICA
panamericana

Visite nuestra página web:
http://www.medicapanamericana.com

ARGENTINA
Maipú 1300, piso 3 (C1006ACT)
Ciudad Autónoma de Buenos Aires, Argentina
Tel.: (54-11) 5031-6919
e-mail: cinfo@medicapanamericana.com

COLOMBIA
Carrera 7a A. N.º 69-19 - Bogotá DC - Colombia
Tel.: (57-1) 235-4068
e-mail: infomp@medicapanamericana.com.co

ESPAÑA
Sauceda, 10 - 5ª planta - 28050 Madrid, España
Tel.: (34-91) 131-78-00
e-mail: info@medicapanamericana.es

MÉXICO
Av. Miguel de Cervantes Saavedra, nº 233, piso 8,
oficina 801 Col. Granada, Alcaldía Miguel Hidalgo
CP 11520 Ciudad de México, México
Tel.: (52-55) 5250-0664
e-mail: infomp@medicapanamericana.com.mx

ISBN: 978-84-1106-272-5 (Versión impresa + Versión digital)
ISBN: 978-84-1106-273-2 (Versión digital)

© 2024, EDITORIAL MÉDICA PANAMERICANA, S.A.U.
Sauceda, 10 - 5ª planta - 28050 Madrid - España
Depósito legal: M-9559-2024
Impreso en España

Autores

Acedo Alonso, Yordana
Facultativa Especialista de Área, Servicio de Urgencias de Pediatría,
Hospital Universitario Cruces, Barakaldo, Bizkaia.
Profesora Asociada, Departamento de Pediatría, Universidad del País Vasco.

Adán Pedroso, Rosa
Facultativa Especialista de Área, Unidad de Oncología y Hematología
Pediátricas, Servicio de Pediatría, Hospital Universitario Cruces,
Barakaldo, Bizkaia.

Agudo Pulido, Marina
Enfermera Especialista en Enfermería Pediátrica, Servicio de Urgencias de
Pediatría, Hospital Universitario Cruces, Barakaldo, Bizkaia.

Aguirre Salazar, Marta
Médico Interno Residente, Servicio de Pediatría, Hospital Universitario Cruces,
Barakaldo, Bizkaia.

Almarza Garrido, Fernando
Médico Interno Residente, Servicio de Pediatría, Hospital Universitario Cruces,
Barakaldo, Bizkaia.

Álvarez García, Carla
Médico Interno Residente, Servicio de Pediatría, Hospital Universitario Cruces,
Barakaldo, Bizkaia.

Altuna Pérez, Nerea
Médico Interno Residente, Servicio de Pediatría, Hospital Universitario Cruces,
Barakaldo, Bizkaia.

Aparicio Manjón, Sheila
Enfermera Especialista en Enfermería Pediátrica, Servicio de Urgencias de
Pediatría, Hospital Universitario Cruces, Barakaldo, Bizkaia.

Arizala Amadoz, Nerea
Enfermera Interna Residente, Servicio de Pediatría, Hospital Universitario
Cruces, Barakaldo, Bizkaia.

Artetxe Barroso, Ane
Médico Interno Residente, Servicio de Pediatría, Hospital Universitario Cruces,
Barakaldo, Bizkaia.

Azkunaga Santibáñez, Beatriz
Facultativa Especialista de Área, Servicio de Urgencias de Pediatría,
Hospital Universitario Cruces, Barakaldo, Bizkaia.
Profesora Asociada, Departamento de Pediatría, Universidad del País Vasco.

Aznárez Ibáñez, Ana
Enfermera Interna Residente, Servicio de Pediatría, Hospital Universitario
Cruces, Barakaldo, Bizkaia.

Bahíllo Fernández, Sara
Enfermera Especialista en Enfermería Pediátrica, Servicio de Urgencias de
Pediatría, Hospital Universitario Cruces, Barakaldo, Bizkaia.

Balentziaga Ibarlucea, June
Médico Interno Residente, Servicio de Pediatría, Hospital Universitario Cruces,
Barakaldo, Bizkaia.

Ballestero Díez, Yolanda
Facultativa Especialista de Área, Servicio de Urgencias de Pediatría,
Hospital Universitario Cruces, Barakaldo, Bizkaia.
Profesora Asociada, Departamento de Pediatría, Universidad del País Vasco.

Barreiro Parrado, Ana María
Médico Interno Residente, Servicio de Pediatría, Hospital Universitario Cruces,
Barakaldo, Bizkaia.

Barreras Faces, Estíbaliz
Enfermera, Servicio de Pediatría, Hospital Universitario Cruces, Barakaldo,
Bizkaia.

Bermejo Bretos, Marta
Médico Interno Residente, Servicio de Pediatría, Hospital Universitario Cruces,
Barakaldo, Bizkaia.

Besada Garrido, Marta
Médico Interno Residente, Servicio de Pediatría, Hospital Universitario Cruces,
Barakaldo, Bizkaia.

Bizkarra Txurruka, Leire
Médico Interno Residente, Servicio de Pediatría, Hospital Universitario Cruces,
Barakaldo, Bizkaia.

Calvo Garrido, Olaia
Enfermera, Servicio de Urgencias de Pediatría, Hospital Universitario Cruces,
Barakaldo, Bizkaia.

Carmona Núñez, Anabel
Médico Interno Residente, Servicio de Pediatría, Hospital Universitario Cruces,
Barakaldo, Bizkaia.

Carro Falagán, Alba María
Facultativa Especialista de Área, Servicio de Urgencias de Pediatría, Hospital
Universitario Cruces, Barakaldo, Bizkaia.

Castrillejo Ibarra, Ainhoa
Enfermera, Servicio de Urgencias de Pediatría, Hospital Universitario Cruces, Barakaldo, Bizkaia.

Cavallé Pulla, Raquel
Médico Interno Residente, Servicio de Pediatría, Hospital Universitario Cruces, Barakaldo, Bizkaia.

Cerezo Corredera, Silvia
Médico Interno Residente, Servicio de Pediatría, Hospital Universitario Cruces, Barakaldo, Bizkaia.

Cifuentes Zamalloa, Claudia
Médico Interno Residente, Servicio de Pediatría, Hospital Universitario Cruces, Barakaldo, Bizkaia.

Daghoum Dorado, Elena
Facultativa Especialista de Área, Servicio de Urgencias de Pediatría, Hospital Universitario Cruces, Barakaldo, Bizkaia.

de Castro Bermejo, Celia Beatriz
Enfermera, Servicio de Urgencias de Pediatría, Hospital Universitario Cruces, Barakaldo, Bizkaia.

de las Heras Montero, Javier
Facultativo Especialista de Área, Unidad de Enfermedades Metabólicas Hereditarias, Servicio de Pediatría, Hospital Universitario Cruces, Barakaldo, Bizkaia. Profesor Asociado, Departamento de Pediatría, Universidad del País Vasco.

de Pedro Olabarri, Jimena
Facultativa Especialista de Área, Unidad de Oncología y Hematología Pediátricas, Servicio de Pediatría, Hospital Universitario Cruces, Barakaldo, Bizkaia.

del Arco Rodríguez, Jorge
Médico Interno Residente, Servicio de Urgencias de Pediatría, Hospital Universitario Cruces, Barakaldo, Bizkaia.

Díez Lareo, Laura
Enfermera Especialista en Enfermería Pediátrica, Servicio de Urgencias de Pediatría, Hospital Universitario Cruces, Barakaldo, Bizkaia.

Dopazo Fernández, Leire
Facultativa Especialista de Área, Unidad de Alergia e Inmunología Infantil, Servicio de Pediatría, Hospital Universitario Cruces, Barakaldo, Bizkaia.

Echarte García, Patricia
Médico Interno Residente, Servicio de Pediatría, Hospital Universitario Cruces, Barakaldo, Bizkaia.

Elorza Elena, Amaia
Médico Interno Residente, Servicio de Pediatría, Hospital Universitario Cruces, Barakaldo, Bizkaia.

Elosegi Castellanos, Amagoia
Facultativa Especialista de Área, Unidad de Neuropediatría, Servicio de Pediatría,
Hospital Universitario Cruces, Barakaldo, Bizkaia.

Etxeandia Santos, Maider
Enfermera, Servicio de Urgencias de Pediatría, Hospital Universitario Cruces,
Barakaldo, Bizkaia.

Fernández Landaluce, Ana
Facultativa Especialista de Área, Servicio de Urgencias de Pediatría,
Hospital Universitario Cruces, Barakaldo, Bizkaia.

Fernández Traba, Catarina Livana
Facultativa Especialista de Área, Servicio de Urgencias de Pediatría,
Hospital Universitario Cruces, Barakaldo, Bizkaia.

Fernández Uría, Amaia
Médico Interno Residente, Servicio de Pediatría, Hospital Universitario Cruces,
Barakaldo, Bizkaia.

Ferreras Carracedo, Sandra
Enfermera Especialista en Enfermería Pediátrica, Servicio de Urgencias de
Pediatría, Hospital Universitario Cruces, Barakaldo, Bizkaia.

Gálvez Estévez, Carmen María
Médico Interno Residente, Servicio de Cirugía Pediátrica, Hospital Universitario
Cruces, Barakaldo, Bizkaia.

Gamboa Basterra, Naia
Enfermera Interna Residente, Servicio de Pediatría, Hospital Universitario
Cruces, Barakaldo, Bizkaia.

Gangoiti Goikoetxea, Iker
Facultativo Especialista de Área, Servicio de Urgencias de Pediatría,
Hospital Universitario Cruces, Barakaldo, Bizkaia.

García Alonso, Marta
Médico Interno Residente, Servicio de Pediatría,
Hospital Universitario Cruces, Barakaldo, Bizkaia.

García González, Silvia
Facultativa Especialista de Área, Servicio de Urgencias de Pediatría,
Hospital Universitario Cruces, Barakaldo, Bizkaia.

García Freire, Jessica
Enfermera Especialista en Enfermería Pediátrica, Servicio de Urgencias
de Pediatría, Hospital Universitario Cruces, Barakaldo, Bizkaia.

García-Guturbay Sagredo, Helena
Enfermera, Servicio de Urgencias de Pediatría, Hospital Universitario Cruces,
Barakaldo, Bizkaia.

Goienetxea Gofinondo, Amaia
Enfermera Interna Residente, Servicio de Pediatría, Hospital Universitario Cruces, Barakaldo, Bizkaia.

Gómez Cortés, Borja
Facultativo Especialista de Área, Servicio de Urgencias de Pediatría, Hospital Universitario Cruces, Barakaldo, Bizkaia.

González Balenciaga, María
Jefa de Sección, Servicio de Urgencias de Pediatría, Hospital Universitario Cruces, Barakaldo, Bizkaia.

González Urdiales, Paula
Facultativa Especialista de Área, Unidad de Oncología y Hematología Pediátrica, Servicio de Pediatría, Hospital Universitario Cruces, Barakaldo, Bizkaia.

Hernando Guijarro, Uxue
Enfermera Interna Residente, Servicio de Pediatría, Hospital Universitario Cruces, Barakaldo, Bizkaia.

Herrero Goñi, María
Facultativa Especialista de Área de Nefrología Infantil, Servicio de Pediatría, Hospital Universitario Cruces, Barakaldo, Bizkaia.

Ibarzabal Seguí, Nagore
Médico Interno Residente, Servicio de Pediatría, Hospital Universitario Cruces, Barakaldo, Bizkaia.

Iglesias Llano, Ikerne
Enfermera Especialista en Enfermería Pediátrica, Servicio de Urgencias de Pediatría, Hospital Universitario Cruces, Barakaldo, Bizkaia.

Intxauspe Maritxalar, Ane
Facultativa Especialista de Área, Unidad de Nefrología Infantil, Servicio de Pediatría, Hospital Universitario Cruces, Barakaldo, Bizkaia.

Irurzun Rodríguez, Alex
Médico Interno Residente, Servicio de Pediatría, Hospital Universitario Cruces, Barakaldo, Bizkaia.

Labiano Fuente, Ismael
Médico Interno Residente, Servicio de Pediatría, Hospital Universitario Cruces, Barakaldo, Bizkaia.

Lara Rubio, Aranzazu
Enfermera Especialista en Enfermería Pediátrica, Servicio de Urgencias de Pediatría, Hospital Universitario Cruces, Barakaldo, Bizkaia.

Legarda Tamara, María
Facultativa Especialista de Área, Unidad de Digestivo Infantil, Servicio de Pediatría, Hospital Universitario Cruces, Barakaldo, Bizkaia.

Lejarzegi Beraza, Ainara
Médico Interno Residente, Servicio de Pediatría, Hospital Universitario Cruces, Barakaldo, Bizkaia.

López Almaraz, Ricardo
Facultativo Especialista de Área, Unidad de Oncología y Hematología Pediátricas, Servicio de Pediatría, Hospital Universitario Cruces, Barakaldo, Bizkaia.

López Gutiérrez, Edurne
Facultativa Especialista de Área, Servicio de Urgencias de Pediatría, Hospital Universitario Cruces, Barakaldo, Bizkaia.

López López, Aránzazu
Enfermera Especialista en Enfermería Pediátrica, Servicio de Urgencias de Pediatría, Hospital Universitario Cruces, Barakaldo, Bizkaia.

Lucea Sánchez, Sara
Médico Interno Residente, Servicio de Pediatría, Hospital Universitario Cruces, Barakaldo, Bizkaia.

Lizarraga Navarro, Libe
Médico Interno Residente, Servicio de Pediatría, Hospital Universitario Cruces, Barakaldo, Bizkaia.

Mallo Álvarez, Sara
Médico Interno Residente, Servicio de Pediatría, Hospital Universitario Cruces, Barakaldo, Bizkaia.

Martín Irazabal, Garazi
Médico Interno Residente, Servicio de Pediatría, Hospital Universitario Cruces, Barakaldo, Bizkaia.

Martín Robles, Jose Antonio
Médico Interno Residente, Servicio de Pediatría, Hospital Universitario Cruces, Barakaldo, Bizkaia.

Martínez Etxaniz, Ane
Médico Interno Residente, Servicio de Pediatría, Hospital Universitario Cruces, Barakaldo, Bizkaia.

Martínez González, María Jesús
Facultativa Especialista de Área, Unidad de Neuropediatría, Servicio de Pediatría, Hospital Universitario Cruces, Barakaldo, Bizkaia.

Martínez Mas, Roser
Facultativa Especialista de Área, Servicio de Urgencias de Pediatría, Hospital Universitario Cruces, Barakaldo, Bizkaia.

Martínez Miñambres, Nicolás
Médico Interno Residente, Servicio de Pediatría, Hospital Universitario Cruces, Barakaldo, Bizkaia.

Méndez Rodríguez, Laura
Enfermera Interna Residente, Servicio de Pediatría, Hospital Universitario
Cruces, Barakaldo, Bizkaia.

Mendiola Basurto, Iratxe
Enfermera, Servicio de Urgencias de Pediatría, Hospital Universitario Cruces,
Barakaldo, Bizkaia.

Mier Castañón, Ana
Médico Interno Residente, Servicio de Pediatría, Hospital Universitario Cruces,
Barakaldo, Bizkaia.

Mintegi Raso, Santiago
Jefe de Sección, Servicio de Urgencias de Pediatría, Hospital Universitario
Cruces, Barakaldo, Bizkaia.
Profesor Titular, Departamento de Pediatría, Universidad del País Vasco.

Mojas Azueta, Aitziber
Enfermera, Servicio de Urgencias de Pediatría, Hospital Universitario Cruces,
Barakaldo, Bizkaia.

Molina Marulanda, Eliana
Enfermera, Servicio de Urgencias de Pediatría, Hospital Universitario Cruces,
Barakaldo, Bizkaia.

Montejo Fernández, Marta
Facultativa Especialista de Área, Servicio de Urgencias de Pediatría,
Centro de Salud Rontegi, Barakaldo, Bizkaia.

Moreno Ramos, Mirian
Médico Interno Residente, Servicio de Pediatría, Hospital Universitario Cruces,
Barakaldo, Bizkaia.

Morientes Carbajo, Oihane
Facultativa Especialista de Área, Servicio de Urgencias de Pediatría,
Hospital Universitario Cruces, Barakaldo, Bizkaia.

Morillas Martínez, Nagore
Médico Interno Residente, Servicio de Pediatría, Hospital Universitario Cruces,
Barakaldo, Bizkaia.

Nuin Irujo, Leyre
Médico Interno Residente, Servicio de Pediatría, Hospital Universitario Cruces,
Barakaldo, Bizkaia.

Olabarri García, Mikel
Facultativo Especialista de Área, Servicio de Urgencias de Pediatría,
Hospital Universitario Cruces, Barakaldo, Bizkaia.

Ortiz Santiago, Irene
Médico Interno Residente, Servicio de Pediatría, Hospital Universitario Cruces,
Barakaldo, Bizkaia.

Paniagua Calzón, Natalia
Facultativa Especialista de Área, Servicio de Urgencias de Pediatría,
Hospital Universitario Cruces, Barakaldo, Bizkaia.
Profesora Asociada, Departamento de Pediatría, Universidad del País Vasco.

Pérez Llarena, Garbiñe
Enfermera Especialista en Enfermería Pediátrica, Servicio de Urgencias de
Pediatría, Hospital Universitario Cruces, Barakaldo, Bizkaia.

Pinedo Gago, María del Carmen
Facultativa Especialista de Área, Unidad de Reumatología Pediátrica,
Servicio de Pediatría, Hospital Universitario Cruces, Barakaldo, Bizkaia.

Portugal Pareja, Judith
Enfermera Especialista en Enfermería Pediátrica, Servicio de Urgencias
de Pediatría, Hospital Universitario Cruces, Barakaldo, Bizkaia.

Quintana García, Oriol
Médico Interno Residente, Servicio de Pediatría, Hospital Universitario Cruces,
Barakaldo, Bizkaia.

Ramírez Romero, Johanna
Médico Interno Residente, Servicio de Pediatría, Hospital Universitario Cruces,
Barakaldo, Bizkaia.

Rica Echevarría, Itxaso
Jefa de la Unidad de Endocrinología Pediátrica, Servicio de Pediatría,
Hospital Universitario Cruces, Barakaldo, Bizkaia.

Ruiz Pacheco, María de los Ángeles
Facultativa Especialista de Área, Servicio de Urgencias de Pediatría,
Hospital Universitario Cruces, Barakaldo, Bizkaia.

Sáez Álvarez, Patricia
Enfermera, Servicio de Urgencias de Pediatría, Hospital Universitario Cruces,
Barakaldo, Bizkaia.

Sáez de Gordoa Elizalde, Edurne
Enfermera Interna Residente, Servicio de Pediatría, Hospital Universitario
Cruces, Barakaldo, Bizkaia.

Saiz Ortega, Virginia
Médico Interno Residente, Servicio de Pediatría, Hospital Universitario Cruces,
Barakaldo, Bizkaia.

Sainz Fernández, Ainhoa
Enfermera Especialista en Enfermería Pediátrica, Servicio de Urgencias
de Pediatría, Hospital Universitario Cruces, Barakaldo, Bizkaia.

Sánchez Arlegui, Amaia
Médico Interno Residente, Servicio de Pediatría, Hospital Universitario Cruces,
Barakaldo, Bizkaia.

Serrano Costa, Loreto
Médico Interno Residente, Servicio de Pediatría, Hospital Universitario Cruces, Barakaldo, Bizkaia.

Serrano Oarbeaskoa, María
Médico Interno Residente, Servicio de Pediatría, Hospital Universitario Cruces, Barakaldo, Bizkaia.

Tahiri Elkalloufi, Farida
Enfermera, Servicio de Urgencias de Pediatría, Hospital Universitario Cruces, Barakaldo, Bizkaia.

Tutau Gómez, Carlos
Facultativo Especialista de Área, Unidad de Digestivo Infantil, Servicio de Pediatría, Hospital Universitario Cruces, Barakaldo, Bizkaia.

Ugedo Alzaga, Alberto
Médico Interno Residente, Servicio de Pediatría, Hospital Universitario Cruces, Barakaldo, Bizkaia.

Utrilla Herbon, Alazne
Enfermera, Servicio de Urgencias de Pediatría, Hospital Universitario Cruces, Barakaldo, Bizkaia.

Valdivieso Castro, Marcela Pía
Facultativa Especialista de Área, Servicio de Cirugía Pediátrica, Hospital Universitario Cruces, Barakaldo, Bizkaia.

Vázquez Ronco, Miguel
Jefe de Unidad de Hospitalización Pediátrica, Servicio de Pediatría, Hospital Universitario Cruces, Barakaldo, Bizkaia.

Vicente Arriazu, Andrea
Médico Interno Residente, Servicio de Pediatría, Hospital Universitario Cruces, Barakaldo, Bizkaia.

Villanueva Padrones, Sandra
Enfermera Interna Residente, Servicio de Pediatría, Hospital Universitario Cruces, Barakaldo, Bizkaia.

Vinuesa Jaca, Ana
Facultativa Especialista de Área de Nefrología Infantil, Servicio de Pediatría, Hospital Universitario Cruces, Barakaldo, Bizkaia.

Zorrilla Sarriegui, Ainhoa
Médico Interno Residente, Servicio de Pediatría, Hospital Universitario Cruces, Barakaldo, Bizkaia.

Zumalde Gallego, Ane
Médico Interno Residente, Servicio de Pediatría, Hospital Universitario Cruces, Barakaldo, Bizkaia.

Prefacio

Cientos de miles de niños y adolescentes solicitan atención en muy diferentes puestos de urgencias en todo el mundo. La calidad de la atención proporcionada guarda una relación directa con la formación y capacitación del personal que los atiende. Los fundamentos de esta atención son una adecuada aproximación al paciente enfermo o accidentado y la realización de un correcto diagnóstico diferencial, con intervenciones ajustadas a la evidencia científica e incluyendo a la familia en la toma de decisiones.

Este manual refleja nuestra filosofía de trabajo. Después de muchos años atendiendo a miles de niños de este modo, pensamos que esta obra contribuye a actualizar la manera de proporcionar una atención de calidad a los niños, adolescentes y sus familias y acompañantes en urgencias.

Mantenemos la estructura del manual anterior, ya que consideramos que contribuye a su consulta ágil. La estructura de los capítulos no varía, manteniéndose sus aspectos esenciales. Comenzar con un algoritmo consideramos que puede facilitar al lector su labor profesional diaria. Además, el profesional podrá distinguir claramente qué debe priorizar en la aproximación, en la anamnesis, en la exploración física y en las intervenciones que realizar. También verá como la familia sigue siendo una parte consustancial al proceso asistencial, al igual que la docencia y la investigación. Asimismo, abundan las figuras, tablas y esquemas, que creemos que ayudarán en la toma de decisiones racional. Como era de esperar, incorporamos capítulos nuevos como «Fiebre en el paciente trasplantado renal», «Leucemia/linfoma: manejo y complicaciones al diagnóstico», «Infección por SARS-CoV-2» o «Tromboembolismo pulmonar».

Los años transcurridos desde la primera edición y la aplicación en la práctica diaria de los diferentes algoritmos de manejo de los pacientes nos han permitido afinar los contenidos. Para esto, han sido fundamentales las sugerencias hechas por diferentes profesionales.

El manual tiene el valor añadido de que todos los autores (residentes de MIR, enfermeras y pediatras de urgencias o de otras especialidades) aplican este sistema cuando trabajan a pie de cama en urgencias. Es esta una fortaleza indudable.

Esperamos que este esfuerzo se acompañe también de una satisfacción de los profesionales involucrados en el apasionante trabajo que realizamos a diario en urgencias de pediatría. Todas las sugerencias y comentarios serán bien recibidos. Sin duda, redundarán en mejorar la calidad de la atención que prestamos, que, al fin y al cabo, es el objetivo de nuestro trabajo diario.

Santi Mintegi y Javier Benito

Abreviaturas

AAS: Ácido acetilsalicílico

ATC: Antidepresivos tricíclicos

ADEM: Encefalomielitis aguda diseminada

AESP: Actividad eléctrica sin pulso

AINE: Antiinflamatorio no esteroideo

AIT: Accidente isquémico transitorio

APLV: Alergia a proteínas de la leche de vaca

ANA: Anticuerpos antinucleares

ANCA: Anticuerpo anticitoplasma de neutrófilo

Angio-RM: Angioresonancia nuclear magnética

Angio-TC: Angiotomografía computarizada

APLV: Alergia a proteínas de leche de vaca

ASLO: Antiestreptolisina O

ATB: Antibioterapia

AVPU: A: alerta; V: respuesta a estímulo verbal; P: estímulo doloroso; U: no respuesta

BUN: Nitrógeno ureico en sangre

BZD: Benzodiacepina

CAE: Conducto auditivo externo

CID: Coagulación intravascular diseminada

CMV: Citomegalovirus

DEA: Desfibrilador externo automático

DH: Deshidratación

DIU: Dispositivo intrauterino

DU: Dosis única

DX: Dextrosa

EbhGA: Estreptococo β-hemolítico el grupo A

ECMO: Oxigenación por membrana extracorporea

ECG: Electrocardiograma

EEG: Electroencefalograma

EEII: Extremidades inferiores

EMG: Electromiografía

EtCO$_2$: Dióxido de carbono exhalado telespiratorio

FC: Frecuencia cardíaca

FID: Fosa ilíaca derecha

FiO$_2$: Fracción inspiratoria de oxígeno

FSF: Fiebre sin foco

G6PDH: Glucosa 6-fosfato-deshidrogenasa

GCS: Escala de Glasgow

G-CSF: Factor estimulante de colonias de granulocitos

GEA: Gastroenteritis aguda

GH: Hormona crecimiento

GHB: Gamma-hidroxibutírico

GGT: Gamma-glutamil transpeptidasa

GOT: Glutámico-oxalacético-transaminasa

GPT: Glutámico-pirúvico-transaminasa

HRF: Hematimetría, recuento y fórmula

HTA: Hipertesión arterial

HTIC: Hipertensión intracraneal

Hto: Hematócrito

IAM: Infarto agudo de miocardio

IBI: Infección bacteriana invasiva

ICC: Insuficiencia cardiaca congestiva

IECA: Inhibidor de la enzima conversora de la angiotensina

IGIV: Inmunoglobulina intravenosa

I.M.: Intramuscular

IMAO: Inhibidores de la monoaminonooxidasa

I.N.: Intranasal

I.O.: Intraósea

IOT: Intubación orotraqueal

ISRS: Inhibidores selectivos de la recaptación de serotonina
ITE: intubación endotraqueal
ITP: Índice trauma pediátrico
ITU: Infección del tracto urinario
I.V.: Intravenoso/a
LES: Lupus eritematoso sistémico
LIC: Lesión intracraneal
MDI: Inhalador de dosis medida
NAC: N-acetilcisteína
NET: Necrólisis epidérmica tóxica
OAF: Oxigenoterapia de alto flujo
OMA: Otitis media aguda
PA: Presión arterial
PAD: Presión arterial diastólica
PAM: Presión arterial media
PAS: Presión arterial sistólica
PCR: proteína C-reactiva
PCT: Procalcitonina
PEEP: Presión positiva al final de la espiración
PIC: Presión intracraneal
PL: Punción lumbar
PS: Pulmonary score
PTI: Trombocitopenia inmunitaria primaria
RCP: Reanimación cardiopulmonar
RGE: Reflujo gastro esofágico
RN: Recién nacido
RNPT: Recién nacido pretérmino
ROT: Reflejos osteotendinosos
RVU: Reflujo vesicoureteral
Rx: Radiografía
SaTO$_2$: Saturación de oxígeno
S.C.: Subcutáneo
SCQ: Superficie corporal quemada
SCT: Superficie corporal total
SCIWORA: Spinal cord injury whitout radiographic abnormality
SIADH: Secreción inadecuada de hormona antidiurética
SMSL: Síndrome de muerte súbita del lactante
SNC: Sistema nervioso central
SNG: Sonda nasogástrica

SRI: Secuencia rápida de intubación
SSF: Suero salino fisiológico
SSH: Suero salino hipertónico
SUP: Servicio de urgencias de pediatría
TBC: Tuberculosis
TCE: Traumatismo craneoencefálico
TDR: Test de detección rápida
TEP: Triángulo de Evaluación Pediátrica
TET: Tubo endotraqueal
TMP-SMX: Trimetoprima-sulfametoxazol
TNF: Factor de necrosis tumoral
TPSV: Taquicardia paroxística supraventricular
TRO: Tira reactiva de orina
TSV: Taquicardia supraventricular
TTPa: Tiempo de tromboplastina parcial activado
TV: Taquicardia ventricular
TVSP: Taquicardia ventricular sin pulso
UCIP: unidad de cuidados intensivos pediátricos.
UI: Unidad internacional
VCN: Vacuna conjugada neumocócica
VDVP: Válvula de derivación ventriculoperitoneal
VEB/EB: Virus de Epstein Barr
VH6: Virus Herpes 6
VHA: Virus hepatitis A
VHB: Virus hepatitis B
VHC: Virus hepatitis C
VHS: Virus herpes simple
VIH: Virus de la inmunodeficiencia humana
V.O.: Via oral
VPH: Virus papiloma humano
VSG: Velocidad de sedimentación globular
VVZ: Virus varicela zoster
WPW: Wolf-Parkinson-White

Índice

Sección III. Motivos de consulta médicos | **455**

Sección IV. Motivos de consulta traumatológicos **681**

Sección VII. Valores normales **1133**

Técnicas y procedimientos

I

Acceso venoso periférico

1.1

M. Agudo Pulido y P. Sáez Álvarez

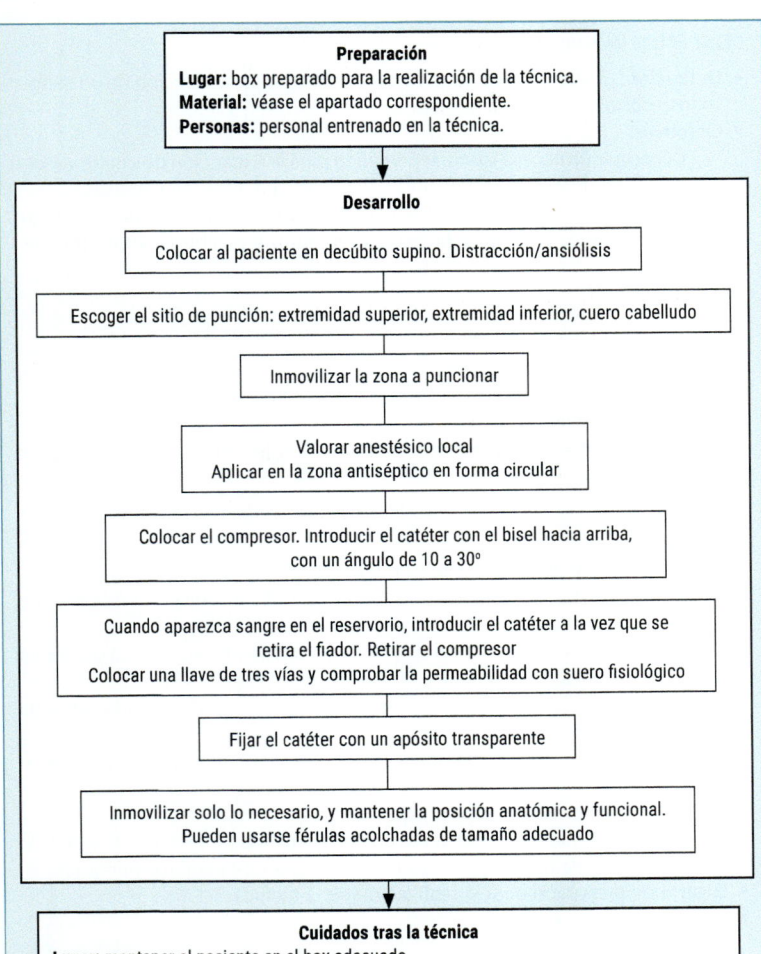

Preparación
Lugar: box preparado para la realización de la técnica.
Material: véase el apartado correspondiente.
Personas: personal entrenado en la técnica.

Desarrollo

Colocar al paciente en decúbito supino. Distracción/ansiólisis

Escoger el sitio de punción: extremidad superior, extremidad inferior, cuero cabelludo

Inmovilizar la zona a puncionar

Valorar anestésico local
Aplicar en la zona antiséptico en forma circular

Colocar el compresor. Introducir el catéter con el bisel hacia arriba, con un ángulo de 10 a 30°

Cuando aparezca sangre en el reservorio, introducir el catéter a la vez que se retira el fiador. Retirar el compresor
Colocar una llave de tres vías y comprobar la permeabilidad con suero fisiológico

Fijar el catéter con un apósito transparente

Inmovilizar solo lo necesario, y mantener la posición anatómica y funcional. Pueden usarse férulas acolchadas de tamaño adecuado

Cuidados tras la técnica
Lugar: mantener al paciente en el box adecuado.
Material: el necesario para mantener la asepsia del punto de inserción.
Personas: no precisa personal específico.
Criterios de alta/cuidados posteriores: mantener la zona de punción limpia y el acceso venoso correctamente fijado.

OBJETIVOS

- Recordar las indicaciones y contraindicaciones para la obtención de un acceso venoso periférico.
- Conocer la técnica para obtener un acceso venoso adecuado, así como el material necesario para ello.

CONCEPTOS IMPORTANTES

- **Definición:** procedimiento invasivo que consiste en la colocación de un catéter venoso corto en una vena periférica.
- **Objetivos:**
  - Conseguir un acceso vascular periférico para la extracción de sangre venosa y la administración de soluciones y/o medicamentos intravenosos.
  - Establecer una metodología basada en la evidencia para garantizar la seguridad en la realización de la técnica y minimizar posibles complicaciones.

INDICACIONES

- Administración de medicación.
- Administración de líquidos y electrólitos.
- Administración de sangre y hemoderivados.
- Extracción de sangre venosa.
- Mantener un acceso vascular en los pacientes que lo requieran, como los pacientes críticos o con riesgo de inestabilidad.

PREPARACIÓN

- **Precauciones y contraindicaciones relativas:**
  - Si se prevén procedimientos quirúrgicos, utilizar la zona corporal contraria a la que se va a intervenir.
  - No canalizar por encima del sitio de inserción de una vía venosa periférica o central de acceso periférico ya existente.
  - Evitar los intentos de punción en una misma zona de manera repetida (**Anexo 1.1-1**).
  - Evitar puncionar en zonas adyacentes a lesiones cutáneas y en zonas con hematomas.
  - Evitar miembros con flebitis y quemaduras.
  - Preferiblemente, canalizar venas en miembros superiores o cabeza, debido al aumento de flebitis y varices tardías en vías en miembros inferiores.
- **Lugar:** box preparado para la realización de la técnica.
- **Materiales (Fig. 1.1-1):**
  - Guantes desechables.
  - Gasas estériles.
  - Antiséptico:
    - Clorhexidina al 2 % acuosa en menores de 2 años, neonatos y zonas lesionadas.

Anexo 1.1-1. Acceso venoso difícil: DIVA (*difficult intravenous access*) *score*

Variable	Opciones	Puntos
Vena visible después de torniquete	Visible	0
	No visible	2
Vena palpable después de torniquete	Palpable	0
	No palpable	2
Edad	≥ 3 años	0
	1-2 años	1
	< 1 año	3
Antecedente de prematuridad, edad gestacional < 38 semanas	No	0
	Sí	3

- Puntuación: desde 0 a 10 puntos.
- Valores > 4: acceso venoso difícil.
- Factores de riesgo asociados: obesidad, malformaciones osteomusculares, tratamiento con quimioterapia, diabetes *mellitus*, diálisis, edema de extremidades, deshidratación moderada/grave, ansiedad de paciente/padres.

- Alcohol al 70 % o clorhexidina alcohólica en mayores de 2 años y para extracción de hemocultivos.
- Compresor o torniquete.
- Catéter adecuado según su calibre, siendo acorde con el paciente y el régimen terapéutico (22-24 G).
- Jeringa para salinizar la llave de tres vías y alargadera, si precisa.
- Suero fisiológico.
- Llave de tres vías.
- Tapones para sellar la llave de tres vías.
- Alargadera (si procede).
- Apósito transparente estéril.
- Esparadrapo, si es necesario, para mayor fijación del acceso venoso.
- Férula para la inmovilización del miembro, si precisa.

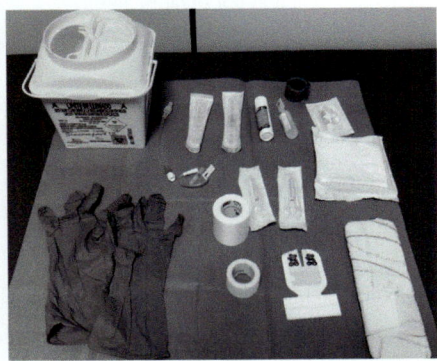

Figura 1.1-1. Materiales necesarios para un acceso venoso.

  – Rasuradora (si es preciso canalizar vena temporal en lactantes).
  – Contenedor para material punzante.
- **Preparación del personal:**
  – Lavado higiénico de manos.
  – Colocación de guantes no estériles.
- **Preparación del paciente:**
  – Comprobar la identidad del paciente. Seguir el protocolo de identificación inequívoca del centro correspondiente.
  – Aplicar medidas no farmacológicas adecuadas a la edad del paciente.
  – Antes de la realización del procedimiento, se valorará la necesidad de sedoanalgesia farmacológica: óxido nitroso o midazolam intranasal. En el caso de los recién nacidos y lactantes pequeños, administración oral de glucosa (sacarosa al 24 %).
  – Valorar la aplicación de un anestésico tópico:
    - Crema EMLA®: aplicar una hora antes de la punción.
    - Cloruro de etilo: en forma de aerosol, aplicar desde una distancia de 15 cm y realizar la punción inmediatamente, ya que el efecto no dura más de 30-45 s.
  – Colocar al paciente en la posición adecuada, a fin de exponer la zona elegida para realizar la punción.
  – Hoy en día, se dispone de herramientas tecnológicas que facilitan la identificación de vasos sanguíneos (ultrasonidos, luz infrarroja, técnica ecofacilitadora o ecoguiada).

DESARROLLO DE LA TÉCNICA

- Inmovilizar la zona a puncionar. El éxito de los procedimientos dolorosos dependerá de la posición y la sujeción adecuadas, sobre todo, en pacientes no colaboradores y de menor edad.
- Seleccionar el sitio a puncionar: se elegirán las venas de mayor calibre y con trayectos menos tortuosos. Comenzar por las zonas más distales.
- Desinfectar con una gasa estéril impregnada en antiséptico adecuado según edad, realizando círculos hacia el exterior desde el punto sobre el que se va a efectuar la punción (dejar secar el tiempo indicado por el fabricante).
- Colocar el compresor entre 5 y 10 cm por encima del punto de inserción (no más de 2 min).
- Elegir el catéter apropiado. Fijar la vena realizando una ligera tracción de la piel con los dedos de la mano no dominante, mientras con la otra mano se introduce el catéter con el bisel hacia arriba con un ángulo de 10 a 30°.
- Cuando aparezca sangre en el reservorio, hay que detenerse y canalizar, extrayendo el fiador a la vez que se introduce el catéter.
- Depositar la aguja en el contenedor.
- Retirar el compresor.
- Conectar la llave de tres vías purgada con suero salino fisiológico (SSF), con alargadera si es necesario, y comprobar que refluye sangre y que no presenta signos de extravasación al introducir el SSF.

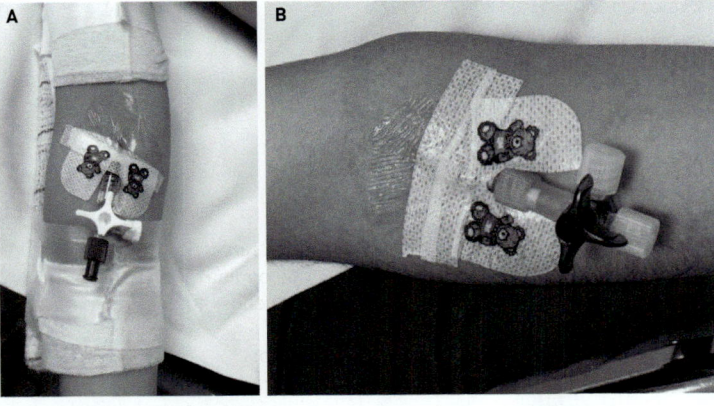

Figura 1.1-2. Fijación del catéter con apósito transparente y colocación de una férula almohadillada (si precisa). **A)** Fijación con férula. **B)** Fijación sin férula.

- Fijar el catéter. Se recomienda colocar una tira adhesiva en la base del catéter y otra perpendicular en la zona superior. Posteriormente, colocar un apósito transparente encima, de manera que se pueda ver el punto de inserción (**Fig. 1.1-2**).
- Para finalizar, fijar el miembro con una férula acolchada de tamaño adecuado, si es necesario (v. **Fig. 1.1-2**).
- Quitarse los guantes y realizar el lavado higiénico de manos.

CUIDADOS TRAS LA TÉCNICA

- **Lugar:** mantener al paciente en el box adecuado.
- **Material:** el necesario para mantener la asepsia del punto de inserción del catéter.
- **Personas:** no requiere personal específico.
- **Criterios de alta/cuidados posteriores:**
  - Mantener limpio, seco y fijo el apósito sobre el catéter y la férula, si la precisa. Durante el cambio de apósito, evitar tocar el punto de inserción del catéter.
  - Valorar frecuentemente los signos de extravasación (edema, frialdad o palidez) y/o de flebitis (enrojecimiento, endurecimiento, calor y dolor).
  - Retirar el catéter si se observan signos de flebitis como calor, enrojecimiento, edema, dolor al infundir medicamentos o fiebre sin explicación.
  - Asegurar la permeabilidad con suero fisiológico antes de infundir fármacos, líquidos o nutrición parenteral a través del catéter.
  - Cambiar los sistemas de perfusión de forma aséptica según los protocolos establecidos en cada servicio de urgencias.
  - Limitar el número de llaves de tres vías. No reutilizar los tapones.
  - Se retirará el catéter periférico tan pronto como el estado del paciente lo permita.

- **Causas de fracaso:**
  - No inmovilizar al paciente de manera adecuada.
  - Mala técnica de punción.
  - Fijación incorrecta del catéter.
- **Complicaciones:**
  - Flebitis (mecánica, química, infecciosa).
  - Infección local de la zona de punción.
  - Hematoma o equimosis (por rotura del vaso).
  - Obstrucción del catéter.
  - Salida accidental del catéter, por mala fijación o posible manipulación incorrecta.
  - Punción arterial y no venosa.
  - Extravasación.

RECUERDE QUE...

Para realizar una técnica correcta de acceso venoso periférico, es importante que el paciente se encuentre tranquilo, y que colabore en no movilizar el lugar de la punción durante la canalización de este. Para ello, es necesario valorar el uso de medidas, tanto farmacológicas como no farmacológicas, si fuera necesario, para crear un ambiente de confort para el niño/a y su familia.

BIBLIOGRAFÍA

Bodenham A. Vascular sccess. Revista Médica Clínica Las Condes. 2017;28(5):701-12.

Borchert E, Lacassie HJ, Concha M, Rattalino M, Lema G. Acceso venoso difícil en pediatría. Rev Chilena Anestesia. 2021;50(5):685-9.

Choudhary P, Piparsania S, Khurana R. Assessment of efficacy of sucrose analgesia in newborns undergoing painful medical procedures. J Adv Med Dent Sci Res. 2018;6(4):91-4.

De la Vieja-Soriano M, Blanco-Daza M, Macip-Belmonte S, Domínguez-Muñoz M, López-Sánchez E, Pérez-Pérez E. Vía venosa difícil en una unidad de cuidados intensivos pediátricos. Enfermería Intensiva. 2021;33(2):67-76.

Echeverry-Marín PC, Mondragón-Duque MC, Meza-Padilla JJ. ¿Cuál es la necesidad de colocar un acceso vascular en procedimientos anestésicos en niños? Rev Colomb Anestesiol. 2017;45(S2):64-8.

Figuerola-Tejerina A, Quintáns-Viqueira A, García-López I, Ruiz-Álvarez M. Guía para el uso de antisépticos. Madrid: Sociedad Madrileña de Medicina Preventiva; 2019. Disponible en: https://www.smmp.es

Fleta Gálvez A, Bueno Aranda L. Adecuación del calibre del catéter venoso periférico según la finalidad. Ocronos. 2019. Disponible en: https://revistamedica.com

McNaught C. Practical procedures and patient investigation. En: Garden OJ, Parks RW, Wigmore SJ (eds.). Principles and practice of surgery. 8ª ed. Filadelfia: Elsevier; 2023; p. 126-39.

Smith RS. Vascular (venous) access for pediatric resuscitation and other pediatric emergencies. UpToDate. 2022. Disponible en: https://www.uptodate.com

Torralbas Ortega J, Albert Mallafré C, Molina Pacheco F. Inserción de catéteres cortos venosos. En: Ibarra Fernández AJ, Arreche JF (eds.). Enfermería en cuidados críticos pediátricos y neonatales. Madrid: Editorial Académica Española; 2018. Disponible en: https://www.researchgate.net

Artrocentesis evacuadora de rodilla

B. Azkunaga Santibáñez

Preparación

Lugar: box preparado para aplicar procedimientos de sedoanalgesia.

Material: véase el apartado correspondiente.

Personas: personal sanitario entrenado en la técnica y en procedimientos de sedoanalgesia.

Desarrollo

Decúbito supino con la rodilla lo más extendida posible

Escoger el sitio de punción: región lateral externa justo por detrás de la porción medial de la rótula

Aplicar en la zona antiséptico local en forma circular

Aplicar crema EMLA® en la zona a puncionar. Administrar anestésico local en la zona de punción: lidocaína al 1 % sin adrenalina en piel y tejido subcutáneo, con una aguja de 23-25 G

Sujetar la rótula con una mano, palpando la zona de punción; con la otra mano, puncionar con inclinación de 15-20° sobre plano, con aguja de 18-22 G y jeringa de 5 mL, 10 mL o 20 mL

Aspirar mientras se introduce la aguja. Mover con cuidado la aguja dentro de la articulación para aspirar el máximo posible y reducir el riesgo de lesión sinovial

Retirar la aguja y colocar una gasa estéril y, posteriormente, un apósito adhesivo

Si es posible, inmovilizar la articulación

Cuidados tras la técnica

Lugar: mantener al paciente en un box adecuado hasta recuperación de la sedoanalgesia.

Material: el necesario para mantener la asepsia local.

Personas: tras la recuperación de la sedación, no precisa personal específico.

Criterios de alta/cuidados posteriores: mantener la zona de punción limpia y evitar la actividad intensa.

OBJETIVOS
- Recordar las indicaciones y contraindicaciones para la realización de una artrocentesis.
- Conocer la técnica para realizar una artrocentesis correcta, así como el material necesario para ello.

CONCEPTOS IMPORTANTES
- **Definición:** punción y aspiración del contenido de una articulación.
- **Objetivos:** establecer un diagnóstico tras el análisis del líquido sinovial, aliviar la sintomatología y/o infiltrar un tratamiento.

INDICACIONES
- Eliminar un derrame articular para aliviar el dolor y mejorar la función articular.
- En presencia de artritis con líquido intraarticular, aspirar el contenido para llevar a cabo un análisis que permita diferenciar, según sus características, una artritis séptica, traumática o reactiva, o una enfermedad del colágeno.
- En presencia de artritis, inyectar un tratamiento específico.

PREPARACIÓN
- **Precauciones y contraindicaciones relativas:**
  - Infección cutánea en la zona de punción.
  - Bacteriemia.
  - Coagulopatías. Se pueden administrar los factores de coagulación deficitarios o plaquetas, antes de realizar la técnica.
  - Presencia de fractura alrededor del espacio articular.
- **Lugar:** box preparado para aplicar procedimientos de sedoanalgesia.
- **Materiales:**
  - Paños y gasas estériles.
  - Agujas de 18-22 G, y agujas de 23 o 25 G.
  - Jeringas estériles de 3, 5, 10 y 20 mL.
  - Antisépticos locales.
  - Tubos estériles para recogida de muestras.
  - Anestésicos locales: crema EMLA®, lidocaína al 1 %.
  - Apósito adhesivo.
  - Material necesario para la realización del procedimiento de sedoanalgesia, según la opción elegida: óxido nitroso, midazolam, ketamina, etc. (v. **capítulo 1.40 Sedoanalgesia: procedimientos**).
- **Preparación del personal:** la realizará personal entrenado en esta técnica.
  - Lavado higiénico de manos con jabón o desinfección con solución hidroalcohólica.
  - Colocación de guantes estériles.

- **Preparación del paciente:**
  - Previo a la realización del procedimiento, se valorará la necesidad de sedoanalgesia farmacológica: óxido nitroso, midazolam, ketamina etc. (v. **capítulo 1.40 Sedoanalgesia: procedimientos**).
  - Colocación de campo estéril alrededor de la región a puncionar.

DESARROLLO DE LA TÉCNICA

Si se dispone de ecografía articular, la técnica se puede realizar guiada por el punto ecográfico en el que se localice una mayor cantidad de líquido sinovial. (**Fig. 1.2-1**):

- Colocar al niño en decúbito supino, con la rodilla lo más extendida posible. El sitio de punción es en la región lateral externa, justo por detrás de la porción medial de la rótula.
- Aplicar en la zona antiséptico local en forma circular.
- Aplicar crema EMLA® en la zona a puncionar, 30-60 min antes del procedimiento.
- Durante el procedimiento, un ayudante sujetará tanto el muslo como la pierna de la extremidad a puncionar.
- Administrar anestésico local en la zona de punción: infiltrar lidocaína al 1 % sin adrenalina en la piel y el tejido subcutáneo, con una aguja de 23-25 G.
- Sujetar la rótula con una mano, palpando, la zona de punción; con la otra mano, se puncionará con una inclinación de 15-20° sobre el plano, dirigiéndose ligeramente hacia atrás y hacia abajo, con una aguja de 18-22 G unida a una jeringa de 5, 10 o 20 mL.
- Aspirar mientras se introduce la aguja. Se puede mover con cuidado la aguja dentro de la articulación para aspirar el máximo posible y reducir el riesgo de lesión sinovial. Eliminar una pequeña cantidad (5-10 mL) para fines diagnósticos, y una cantidad mayor si el derrame es grande y produce dolor.

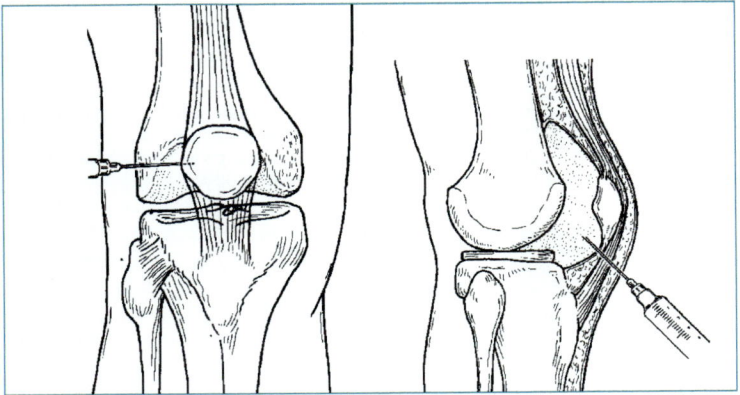

Figura 1.2-1. Artrocentesis de rodilla.

- Retirar la aguja y colocar una gasa estéril. Posteriormente, se cubrirá con un apósito adhesivo.
- Si es posible, inmovilizar la articulación.

CUIDADOS TRAS LA TÉCNICA

- **Lugar:** mantener al paciente en el box adecuado hasta la recuperación del procedimiento de sedoanalgesia.
- **Material:** el necesario para mantener la asepsia local.
- **Personas:** personal entrenado en manejo de la vía aérea hasta la recuperación de la sedación. Tras la recuperación, no precisa personal específico.
- **Criterios de alta/cuidados posteriores:**
  - Mantener limpia la zona de punción.
  - Evitar realizar una actividad intensa con ese miembro.
- **Causas de fracaso:**
  - No existe suficiente líquido.
  - Los tejidos intermedios han obturado la luz de la aguja. Para solucionarlo, se puede girar la aguja.
  - No se ha introducido la aguja en la cavidad articular. Es posible retirarla levemente e introducirla tras realizar un cambio de ángulo.
- **Complicaciones** (son infrecuentes):
  - Infección del espacio articular o hueso adyacente.
  - Sangrado articular.
  - Lesiones del cartílago.

RECUERDE QUE...
- La artrocentesis proporciona una información valiosa para el diagnóstico, y permite aliviar la sintomatología y/o aplicar tratamiento.
- En la preparación del paciente, se administrará anestésico tópico y se valorará la utilización de sedantes.

BIBLIOGRAFÍA

De Ranieri D. Joint aspiration or injection in children: indications, technique, and complications. UpToDate. 2023. Disponible en: https://www.uptodate.com

Frey TM, Mittiga MRC. 130 procedures. En: Fleischer GR, Ludwig S (eds.). Textbook of pediatric emergency medicine. 8ª ed. Filadelfia: Wolters Kluwer; 2020; p. e130-68.

Aspiración de secreciones

1.3

S. Ferreras Carracedo y A. Mojas Azueta

Preparación

Lugar: box preparado con toma de aspiración y de oxígeno.
Material: véase el apartado correspondiente.
Personas: personal entrenado en la técnica.

↓

Desarrollo

Lavado higiénico de manos (técnica estéril en traqueostomías y tubo endotraqueal [TET])

Preparación del material (tamaño de sonda o dispositivo nasal, y aspirador)

Medir la longitud de la sonda a introducir. En nasofaríngea, distancia entre nariz y trago
En TET, misma longitud que TET. En traqueostomía, longitud de la cánula

Colocación e inmovilización del paciente (semi-Fowler)

Conectar la sonda al aspirador (80-120 mmHg)
Si es necesario recoger muestra, conectar el dispositivo

En TET y cánula, oxigenación previa con O_2 al 100 %, o 20 %
por encima de la FiO_2 pautada durante 30-60 s

Lavado con suero salino fisiológico (SSF) (< 1 mL) en cada fosa nasal. En TET
o cánula, solo si es necesario
Introducir la sonda de aspiración sin aspirar
Retirar la sonda aspirando con ligeros movimientos circulares
La aspiración no debe durar más de 10-15 s
Si es necesaria una nueva aspiración, esperar 20-30 s

↓

Cuidados tras la técnica

Lugar: mantener al paciente en box.
Material: no precisa material específico.
Personas: tras la técnica, no precisa personal específico.
Criterios de alta/cuidados posteriores: observar signos de dificultad respiratoria,
apariencia y coloración del paciente, o la presencia de vómitos.

OBJETIVOS
- Recordar las indicaciones y contraindicaciones para realizar una correcta aspiración.
- Establecer una metodología para la realización del aspirado de secreciones, basado en la evidencia, para favorecer la seguridad y minimizar las complicaciones.

CONCEPTOS IMPORTANTES

- **Definición:** extracción de secreciones, acumuladas en el tracto respiratorio, cuando el paciente no puede expulsarlas por sí mismo (tos o expectoración), mediante el uso de un sistema de aspiración.
- **Objetivos:**
  - Mantener la vía aérea permeable y facilitar el intercambio de gases.
  - Obtener secreciones para fines diagnósticos.
  - Prevenir las infecciones respiratorias por acumulación de secreciones.
  - Mejorar el confort en el paciente.

INDICACIONES

- Cuando se observen signos de obstrucción de la vía respiratoria (como ruidos de secreciones o aumento del esfuerzo para respirar).
- Ante la aparición de vómitos, sangre, o secreciones orales o nasofaríngeas que no permitan disponer de una vía aérea permeable.
- En pacientes con TET o traqueostomía, cuando sea necesario para mantener la vía aérea permeable.
- Toma de muestra de secreciones para análisis en caso de que sea necesario.

PREPARACIÓN

- **Precauciones y contraindicaciones relativas:**
  - Se tendrán en cuenta las condiciones del paciente y los criterios médicos.
  - Laringoespasmo.
  - Epistaxis y traumatismos nasales en la aspiración nasofaríngea.
  - Realizar la técnica con precaución en el caso de coagulopatías y fracturas de la base del cráneo.
- **Lugar:** box con toma de aspiración y oxígeno. En traslados, utilizar bombona de oxígeno y aspirador portátil.
- **Materiales** (Fig. 1.3-1):
  - Sonda de aspiración del calibre adecuado (lo más pequeña posible, pero lo bastante grande como para eliminar secreciones). En aspiración por TET y traqueostomía: los catéteres de succión deben ocluir < 70 % de la luz del TET o cánula traqueal en recién nacidos, y < 50 % en pacientes pediátricos.
  - Aspirador de vacío.
  - Toma de oxígeno.
  - Guantes limpios.
  - Guantes estériles para TET y traqueostomía.

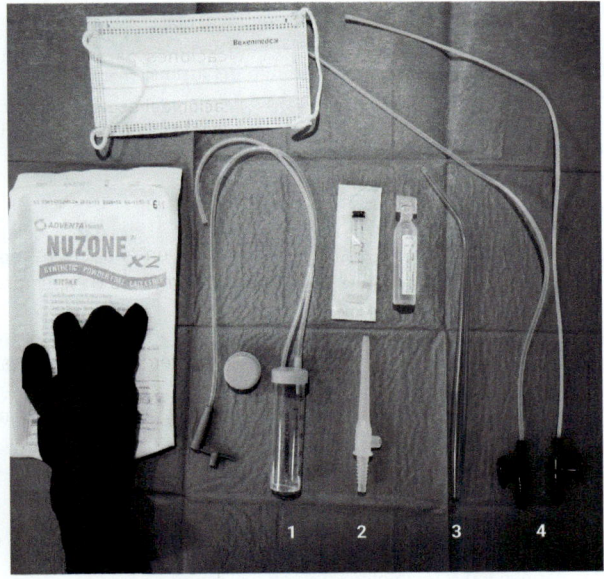

Figura 1.3-1. Materiales necesarios para la aspiración de secreciones. **1.** Dispositivo de recogida de muestra; **2.** Dispositivo nasal; **3.** Sonda Yankauer; **4.** Sondas de aspiración.

- – Mascarilla quirúrgica.
- – Solución de lavado: SSF.
- – Jeringa de 2-5 mL.
- – Si es necesario, utilizar un dispositivo de recogida de muestra.
- • **Preparación del personal:** la realizará personal entrenado en la técnica.
  - – Lavado higiénico de manos con jabón o desinfección con solución hidroalcohólica.
  - – Colocación de mascarilla y guantes limpios o estériles (si aspiración por TET o traqueostomía).
- • **Preparación del paciente:**
  - – Identificación del paciente. Realizar identificación inequívoca con dos identificadores diferentes.
  - – Informar a los padres y/o al paciente de la técnica que se va a realizar, solicitando su colaboración.
  - – Exploración del paciente, mediante la observación de sus condiciones fisiopatológicas y su complexión. Seleccionar el tamaño adecuado de la sonda. En neonatos, utilizar sondas de 5 Fr a 8 Fr, y en pacientes pediátricos, de 8 Fr a 16 Fr.
  - – Es recomendable no ingerir nada antes de la realización de la técnica.
  - – En caso de aspiración por TET o traqueostomía, oxigenación previa con O_2 al 100 %, en pacientes pediátricos, o un 20 % por encima de la FiO_2 pautada, en neonatos, durante 30-60 s.

DESARROLLO DE LA TÉCNICA

- Preparar el material:
  - Comprobar el funcionamiento correcto del aspirador.
  - Ajustar la presión del aspirador:
    - Neonatos: 60-80 mmHg.
    - Lactantes: 80-100 mmHg.
    - Niños: 100-120 mmHg.
    - Adolescentes: < 200 mmHg.
  - Verificar el calibre y el tipo de sonda en función de la anatomía del paciente y la técnica a realizar. Usar una sonda Yankauer para aspiración oral y un dispositivo específico para aspiración nasal.
- Lavado higiénico de manos.
- Colocarse mascarilla quirúrgica y guantes limpios o estériles, según proceda.
- Si no existen contraindicaciones, colocar al paciente en posición semi-Fowler (en decúbito supino con tronco elevado a 30°). Si la aspiración es por vía oral, situarle con la cabeza ladeada; si es por vía nasal, poner el cuello del paciente en ligera hiperextensión; si el paciente está inconsciente, colocarle en decúbito lateral. Si el paciente no colabora, puede que sea necesaria la sujeción de cabeza y manos durante la técnica.
- Medir la longitud de la sonda a introducir:
  - Nasal: longitud de la fosa nasal.
  - Nasofaríngea: distancia entre la nariz y el trago.
  - Orofaríngea: distancia entre la comisura de los labios y el lóbulo de la oreja.
  - Traqueostomía y TET: longitud de la cánula y del TET.
- Conectar la sonda seleccionada a la toma de aspiración. Comprobar que existe presión negativa. Si precisa recoger una muestra, conectar el dispositivo de recogida de secreciones al aspirador.
- Realizar limpieza externa de fosas nasales y boca, si es preciso.
- Lavado con SSF (< 1 mL) en cada fosa nasal, con la cabeza ligeramente ladeada.
- Si es necesario realizar un lavado bronquial o existe riesgo de taponamiento por secreciones, valorar la administración de 1-2 mL de SSF en TET o cánula.
- Introducir la sonda sin aspirar ni forzar. En traqueostomía, se recomienda no introducir la sonda de aspiración más allá de la punta de la cánula. No es necesario el empleo de SSF en todas las aspiraciones.
- Retirar la sonda, aspirando con ligeros movimientos circulares (no más de 10-15 s), y comprobar el estado del paciente durante la maniobra.
- Si es necesaria una nueva aspiración, esperar 20-30 s.
- Aspirar siempre desde la zona menos contaminada a la más contaminada (primero nasal, después oral).
- Anotar y registrar: las características de las secreciones, la respuesta del paciente y la efectividad de la técnica.

CUIDADOS TRAS LA TÉCNICA

- **Lugar:** mantener al paciente en el box con toma de oxígeno y aspiración.
- **Material:** no precisa material específico.

- **Personas:** no precisa personal específico.
- **Criterios de alta/cuidados posteriores:** observar los signos de dificultad respiratoria, la apariencia y la coloración del paciente, o la presencia de vómitos.
- **Causas de fracaso:**
  - Material inadecuado (tamaño de la sonda).
  - Fallo en la aspiración debido a conexión o presión inadecuadas.
  - Longitud de introducción de sonda errónea por exceso o defecto.
  - Falta de formación de los profesionales que realizan la técnica.
- **Complicaciones:**
  - Angustia y malestar.
  - Erosiones de la mucosa.
  - Náuseas y vómitos por reflejo vagal.
  - Bradicardia.
  - Apnea.
  - Hipoxia intensa.
  - Hipotensión arterial.
  - Atelectasias.
  - Múltiples aspiraciones o técnica incorrecta que facilitan infecciones nosocomiales.
  - Extubación accidental.

RECUERDE QUE...
- Se recomienda aspirar las secreciones respiratorias antes de las tomas, antes de cada tratamiento inhalado y cuando se observen signos de obstrucción de la vía respiratoria alta.
- No se debe realizar la aspiración de secreciones de forma sistemática, solo cuando sea necesario.

BIBLIOGRAFÍA

Blakeman TC, Scott JB, Yoder MA, Capellari E, Strickland SL. AARC clinical practice guidelines: artificial airway suctioning. Respir Care. 2022;67(2):258-71. Disponible en: https://rc.rcjournal.com

García ML, Korta J, Callejón A. Bronquiolitis aguda viral. En: Velasco MV, Luna MC, Sánchez M, Rueda S, Sánchez E, García D, et al. (coords.). Protocolos diagnósticos y terapéuticos en neumología pediátrica. Protocolos de la AEP. 2ª ed. Madrid: Asociación Española de Pediatría (AEP); 2017; p. 85-102. Disponible en: https://www.aeped.es

Genzor C, López MC, Rosado M, Lacambra R. Cuidados de enfermería en paciente pediátrico portador de traqueostomía. Rev Sanit Invest. 2023;4(1). [Consultado 07 Marzo 2023.] Disponible en: https://revistasanitariadeinvestigacion.com

Lema-Zuluaga GL, Fernández-Laverde M, Correa-Varela AM, Zuleta-Tobón JJ. As-needed endotracheal suctioning protocol vs a routine endotracheal suctioning in pediatric intensive care unit: a randomized controlled trial. Colomb Med (Cali). 2018;49(2):148-53. Disponible en: https://doi.org

Nagler J. Technique of emergency endotracheal intubation in children. UpToDate. 2023. Disponible en: https://www.uptodate.com

Ralston ME. Basic airway management in children. UpToDate. 2022. Disponible en: https://www.uptodate.com

Ringer CN, Engberg RJ, Carlin KE, Smallwood CD, DiBlasi RM. Physiologic effects of nasal aspiration and nasopharyngeal suctioning on infants with viral bronchiolitis. Respir Care. 2020;65(7):984-93. Disponible en: https://rc.rcjournal.com/content/65/7/984.short

Sánchez-Seco A. Aspiración de secreciones. En: Ares MI, Benito FJ, Mintegi S, Yagüe MJ (dirs.). Técnicas y procedimientos para enfermería en urgencias pediátricas. 1 ª ed. Madrid: Editorial Médica Panamericana; 2019. p. 38-42.

Schults JA, Charles K, Long D, Erikson S, Brown G, Waak M, et al. Appropriate use criteria for endotracheal suction interventions in mechanically ventilated children: The RAND/UCLA development process. Aust Crit Care. 2022;35(6):661-7. Disponible en: https://www.australiancriticalcare.com

Capnografía no invasiva

1.4

A. López López y C. B. de Castro Bermejo

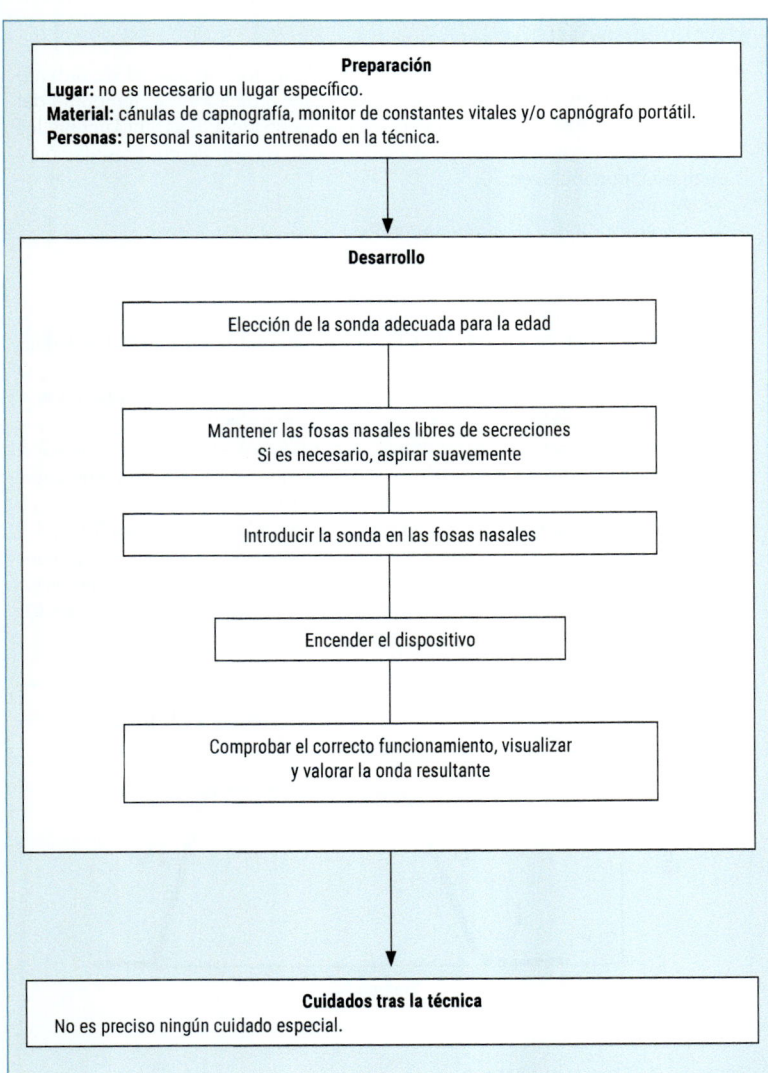

Preparación
Lugar: no es necesario un lugar específico.
Material: cánulas de capnografía, monitor de constantes vitales y/o capnógrafo portátil.
Personas: personal sanitario entrenado en la técnica.

Desarrollo

Elección de la sonda adecuada para la edad

Mantener las fosas nasales libres de secreciones
Si es necesario, aspirar suavemente

Introducir la sonda en las fosas nasales

Encender el dispositivo

Comprobar el correcto funcionamiento, visualizar
y valorar la onda resultante

Cuidados tras la técnica
No es preciso ningún cuidado especial.

OBJETIVOS

- Conocer las aplicaciones de la capnografía no invasiva.
- Identificar las alteraciones más comunes en los procedimientos de sedoanalgesia.
- Conocer sus aplicaciones en el paciente crítico.

CONCEPTOS IMPORTANTES

- La capnografía es la medición no invasiva de la presión parcial de dióxido de carbono en el aliento exhalado ($EtCO_2$). Es el indicador más temprano del compromiso respiratorio o de la vía aérea, y puede identificar rápidamente los eventos adversos más comunes asociados a los procedimientos de sedación y analgesia, que incluyen:
  - Apnea.
  - Obstrucción de la vía aérea superior.
  - Laringoespasmo.
  - Broncoespasmo.
  - Insuficiencia respiratoria.
- **La forma normal de la onda de CO_2 (capnograma)** tiene cuatro fases (**Fig. 1.4-1.**):
  - I: concentración de CO_2 inicialmente en nivel 0. Final de la inspiración.
  - II: incremento rápido de CO_2 durante la espiración.
  - III: fase de meseta; el CO_2 se mantiene constante y refleja su concentración en el alvéolo. Esta fase concluye con un punto de máxima concentración de CO_2 en el valor de «*end-tidal* CO_2» ($EtCO_2$).
  - IV: inicio de la inhalación y descenso rápido del CO_2 hasta nivel 0.
    La forma de la onda es el indicador más rápido de la presencia de hipoventilación, y los cambios de forma son rápidamente seguidos de cambios en la presión parcial del nivel de CO_2 espirado. Los valores normales de CO_2 exhalado oscilan entre 35 y 45 mmHg.

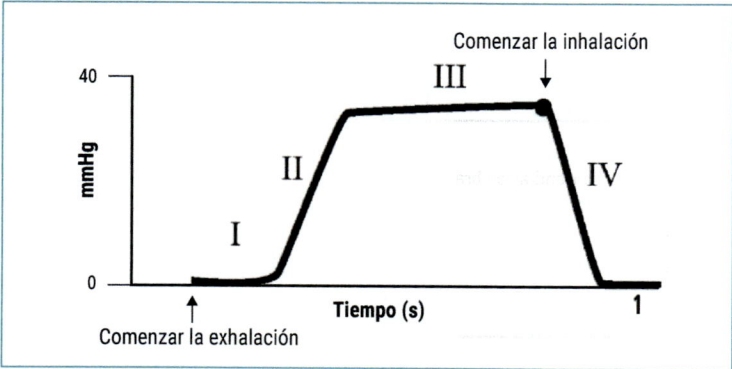

Figura 1.4-1. Capnograma normal.

- **Apnea:** detectada prácticamente de manera instantánea por la capnografía. Se produce un descenso repentino del $EtCO_2$ a 0 (**Fig. 1.4-2**).
- **Obstrucción bronquial** (**Fig 1.4-3**): aumento pronunciado de la fase III con un aspecto de aleta de tiburón.
- Puede detectar hipoventilación de dos maneras:
  - **Hipoventilación bradipneica** (**Fig. 1.4-4**): se observa con frecuencia con opiáceos. En el patrón, se aprecia un aumento de la $EtCO_2$ + un aumento de la $PaCO_2$. Se produce una disminución de la frecuencia respiratoria (FR) por debajo del rango normal.
  - **Hipoventilación hipopneica** (**Fig. 1.4-5**): ocurre con más frecuencia con sedantes-hipnóticos. Hay un descenso del volumen *tidal* (corriente) con FR normal, que conduce a un $EtCO_2$ normal o disminuido.

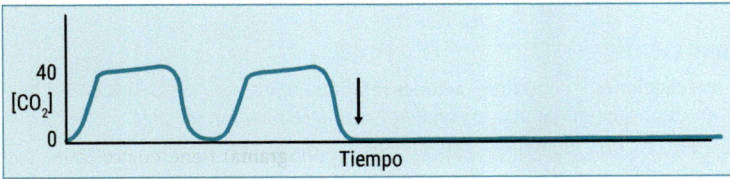

Figura 1.4-2. Apnea en capnografía.

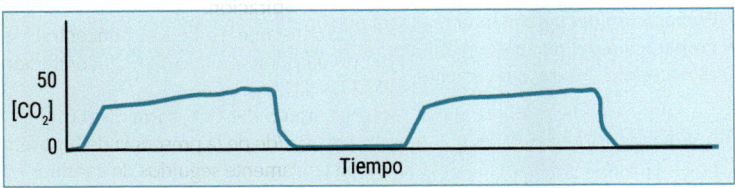

Figura 1.4-3. Obstrucción bronquial en capnografía.

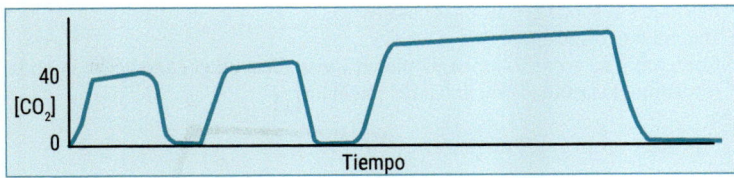

Figura 1.4-4. Hipoventilación bradipneica en capnografía.

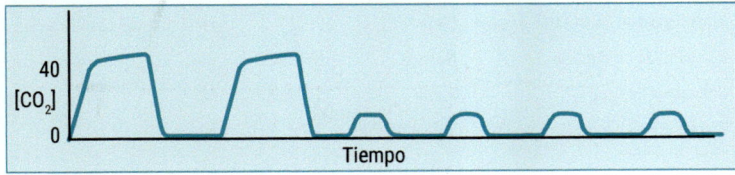

Figura 1.4-5. Hipoventilación hipopneica en capnografía.

INDICACIONES

- Pacientes críticos.
- Pacientes con convulsión activa, en la que se pueden dar varias situaciones (**Tabla 1.4-1**).
- Pacientes con alteración del nivel de consciencia.
- Pacientes con dificultad respiratoria, para monitorizar la respuesta al tratamiento. En crisis asmáticas, la forma aparece redondeada, similar a una aleta de tiburón.
- Detección de cetoacidosis diabética y acidosis metabólica en gastroenteritis aguda (GEA). Los valores bajos de $EtCO_2$ se asocian a una mayor probabilidad de presentar acidosis metabólica.
- Procedimientos de sedoanalgesia en los que se espere, al menos, un grado moderado de sedación.

PREPARACIÓN

- **Precauciones y contraindicaciones relativas:** niños muy pequeños en los que un dispositivo nasal puede condicionar una respiración efectiva.
- **Lugar:** no precisa un lugar específico.
- **Materiales:**
  - Capnógrafo portátil o incluido en el monitor del paciente.
  - Sondas de diferentes tamaños según la edad del paciente.
- **Preparación del personal:** la realizará personal entrenado en la técnica.
- **Preparación del paciente:** mantener las fosas nasales libres de secreciones. Si es necesario, aspirar suavemente.

DESARROLLO DE LA TÉCNICA

- Elegir la sonda adecuada para la edad del paciente.
- Mantener las fosas nasales libres de secreciones. Si es necesario, aspirar suavemente.
- Introducir la sonda en las fosas nasales.
- Encender el dispositivo.
- Comprobar su correcto funcionamiento y visualizar en el capnógrafo la onda resultante de la situación clínica del paciente.

Tabla 1.4-1. Patrones de capnografía en convulsión activa			
Situaciones en convulsión activa	Onda	$EtCO_2$	Movimientos respiratorios
Con ventilación efectiva	Normal	Normal	+++
Con apnea central	Plana	Sin lectura	No
Con ventilación inefectiva y bajo volumen tidal	Baja amplitud	Baja	+
Con hipoventilación bradipneica	Alta amplitud	Alta	+

CUIDADOS TRAS LA TÉCNICA

• Comprobación periódica de la colocación correcta de las cánulas y del paciente.

RECUERDE QUE...

• La capnografía es el indicador más temprano del compromiso respiratorio o de la vía aérea, y puede identificar rápidamente los eventos adversos más frecuentes que se asocian a los procedimientos de sedación y analgesia.

• La capnografía también es una herramienta útil para monitorizar la vía aérea y la respiración, y para realizar una evaluación de la circulación en los pacientes críticos.

BIBLIOGRAFÍA

Cereceda-Sánchez FJ, Molina-Mula J. Capnografía como herramienta para detectar alteraciones metabólicas en los pacientes atendidos en situaciones de urgencia. Rev Latino-Am Enfermagen. 2017;25:e2885.

Coté CJ, Wilson S; American Academy of Pediatrics; American Academy of Pediatric Dentistry. Guidelines for monitoring and management of pediatric patients before, during, and after sedation for diagnostic and therapeutic procedures: update 2016. Pediatrics. 2016;138(1):e20161212.

Deitch K, Miner J, Chudnofsky CR, Dominici P, Latta D. Does end tidal CO_2 monitoring during emergency department procedural sedation and analgesia with propofol decrease the incidence of hypoxic events? A randomized, controlled trial. Ann Emerg Med. 2010;55(3):258-64.

Godwin SA, Burton JH, Gerardo CJ, Hatten BW, Mace SE, Silvers SM, et al.; American College of Emergency Physicians. Clinical policy: procedural sedation and analgesia in the emergency department. Ann Emerg Med. 2014;63(2):247-58.e18.

Green SM, Pershad J. Should capnographic monitoring be standard practice during emergency department procedural sedation and analgesia? Pro and con. Ann Emerg Med. 2010;55(3):265-7.

Krauss B, Hess DR. Capnography for procedural sedation and analgesia in the emergency department. Ann Emerg Med. 2007;50(2):172-81.

Long B, Koyfman A, Vivirito MA. Capnography in the emergency department: a review of uses, waveforms, and limitations. J Emerg Med. 2017;53(6):829-42. Disponible en: https://doi.org

Luque FMM. Capnografía en urgencias. Uso en la PCR (parada cardiorrespiratoria), en la comprobación de la colocación en la intubación y otros procedimientos. Ocronos. 2021;4(11):14-22.

Nagler J, Krauss B. Capnography: a valuable tool for airway management. Emerg Med Clin North Am. 2008;26(4):881-97, vii.

Nassar BS, Schmidt GA. Capnography for monitoring of the critically ill patient. Clin Chest Med. 2022;43(3):393-400. Disponible en: https://www.sciencedirect.com

Cardioversión y desfibrilación

1.5

Y. Ballestero Díez

Preparación

Lugar: box preparado para realizar maniobras de reanimación cardiopulmonar (RCP).
Material: véase el apartado correspondiente.
Personas: personal sanitario entrenado en la técnica y en RCP.

Desarrollo

Encender el desfibrilador y asegurarse de que está en modo no sincronizado
Si cardioversión (CV): seleccionar modo síncrono y valorar sedación

Colocar los parches autoadhesivos (elección) o las palas con gel conductor

Comprobar el ritmo

Seleccionar energía (4 J/kg) y cargar el desfibrilador
Si CV 1 J/kg 1er choque; 2 J/kg 2º y 4 J/kg en sucesivos

Decir en alto: «todos fuera». Retirar las fuentes de oxígeno
Minimizar interrupciones de masaje si RCP

Comprobar de nuevo el ritmo y, si procede, administrar descarga

Reanudar inmediatamente la RCP (empezar por masaje)
sin evaluar ritmo ni pulso. Si CV, revaluar el ritmo tras la
descarga y, si persiste el ritmo, valorar nueva descarga

2 min después, interrumpir la RCP y valorar de nuevo

Cuidados tras la técnica

Lugar: mantener al paciente en box preparado para llevar a cabo una RCP.
Material: el usado previamente, por si precisa nueva descarga. Tener preparado material y medicación de RCP. Monitorización continua.
Personas: personal entrenado en las maniobras de RCP.
Criterios de alta/cuidados posteriores: monitorización cardíaca continua y hospitalización en unidad de cuidados intensivos pediátrica (UCIP).

OBJETIVOS
- Recordar las indicaciones para la realización de la técnica de desfibrilación/cardioversión.
- Conocer el material necesario para la técnica y los pasos secuenciales para su realización.

CONCEPTOS IMPORTANTES

- **Definición:** administración externa o interna de una corriente eléctrica que atraviesa el miocardio, provocando una despolarización simultánea de sus células, en un intento por restaurar el ritmo normal del corazón.
- **Cardioversión (CV):** la descarga es sincronizada con la onda R del electrocardiograma (ECG) para evitar que se produzca durante el período refractario ventricular.
- **Desfibrilación:** la descarga es asincrónica.

INDICACIONES

- **Desfibrilación:** fibrilación ventricular (FV) y taquicardia ventricular sin pulso (TVSP). Puede realizarse con un desfibrilador manual externo o con un desfibrilador automático externo (DEA).
- **CV:** pacientes inestables con ritmos cardíacos organizados, como taquicardias supraventriculares (TSV), fibrilación auricular, *flutter* auricular o taquicardias ventriculares con pulso palpable.

PREPARACIÓN

- **Contraindicaciones y precauciones:**
  - Está contraindicada en el resto de las arritmias (TSV estable, asistolia, actividad eléctrica sin pulso y bradicardia).
  - Antes de la descarga eléctrica, hay que asegurarse de que todos los allí presentes no están en contacto directo con el paciente, ni en contacto indirecto a través de la cama o sistemas de fluidoterapia. Durante la descarga, los dispositivos de administración libre de oxígeno (gafas nasales, mascarillas faciales, etc.) deben estar al menos a 1 m de distancia. Si se puede, se debe mantener la oxigenación mediante un respirador conectado al tubo endotraqueal (TET). En entornos prehospitalarios, se debe secar al paciente y retirar del suelo húmedo.
  - Pueden producirse quemaduras cutáneas. Para evitarlas, hay que secar bien las superficies que van a entrar en contacto y aplicar gel conductor sobre las palas. Las palas no deben contactar entre sí, ni con metales, joyas u otros dispositivos como parches transdérmicos. En pacientes portadores de marcapasos se deben separar por lo menos 12 cm, y desconectarlos antes de realizar la descarga.
- **Lugar:** box preparado para aplicar procedimientos de RCP.
- **Materiales:**
  - Desfibrilador/monitor estándar o DEA.

- Parches autoadhesivos (primera elección) o palas. Se deben seleccionar las más grandes posible para conseguir un buen contacto con la pared torácica. Se desconoce el tamaño ideal, pero tiene que existir una buena separación entre ellas. En niños de < 10 kg, se recomiendan palas o parches pediátricos, y en los de > 10 kg, palas o parches de adultos. Si no se dispone de palas pediátricas, se pueden usar las de adultos en posición anteroposterior. Los parches autoadhesivos facilitan la realización de una RCP continua, al reducir el tiempo de interrupción de las compresiones.
- Existen dos posibles posiciones:
  - Un parche/pala a la derecha del esternón, debajo de la clavícula, y la otra sobre el ápex (línea axilar anterior, debajo del pezón) (**Fig. 1.5-1**).
  - Si los parches/palas son demasiado grandes y hay riesgo de que se produzca un arco eléctrico a través de ellos, se puede colocar una en la mitad de la espalda entre las escápulas y la otra delante en la mitad del tórax, inmediatamente a la izquierda del esternón (**Fig. 1.5-2**).
- Gel conductor.
- Material necesario para la realización de sedoanalgesia según la opción elegida (v. **capítulo 1.40 Sedoanalgesia: procedimientos**).

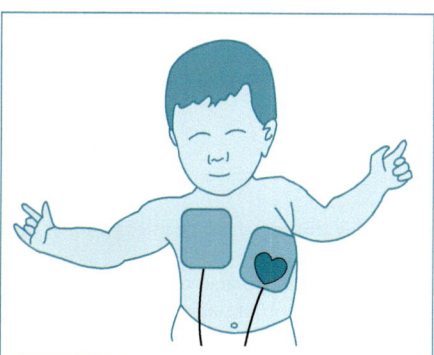

Figura 1.5-1. Localización de parches esternón-ápex.

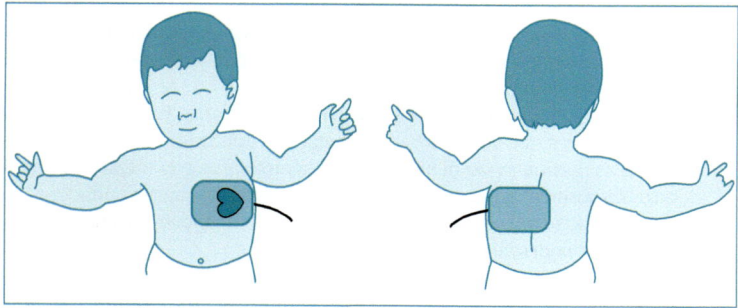

Figura 1.5-2. Localización anteroposterior de los parches.

- – Material necesario para realización de RCP (v. **capítulo 1.5 Cardioversión y desfibrilación**).
- **Preparación del personal:** la realizará personal entrenado en la técnica.
- **Preparación del paciente:**
  - – Los pacientes con FV o TVSP están inconscientes, por lo que no requieren sedoanalgesia. Sin embargo, antes de la CV, siempre que la inestabilidad no contraindique retrasarla, se valorará la necesidad de sedoanalgesia farmacológica. Los fármacos preferibles de inicio rápido y efecto corto: hipnótico (propofol: 1 mg/kg, no dosis máxima; o etomidato: 0,3 mg/kg, dosis máxima: 20 mg) más opiáceo (fentanilo: 1 µg/kg, dosis máxima: 50 µg).
  - – En FV o TVSP, se habrán iniciado maniobras de RCP antes de la desfibrilación. Si el paciente está intubado, asegurar la fijación del TET.
  - – Los pacientes subsidiarios de CV se monitorizarán con frecuencia cardíaca (FC), frecuencia respiratoria (FR), saturación de oxígeno ($SatO_2$), ECG continuo y presión arterial (PA) no invasiva. Además, es preciso realizar una valoración clínica frecuente de la repercusión de la arritmia.

DESARROLLO DE LA TÉCNICA

- **Desfibrilación manual externa (de elección):**
  - – Encender el desfibrilador (se enciende en modo no sincronizado).
  - – Colocar los parches autoadhesivos (primera elección) o las palas con gel conductor sin que se toquen entre sí.
  - – Comprobar la existencia de un ritmo desfibrilable (FV o TVSP).
  - – Seleccionar energía, 4 J/kg (máximo 120-200 J en desfibriladores bifásicos, 360 J en monofásicos), y cargar el desfibrilador con el botón de carga de las palas o del desfibrilador. En los casos refractarios (si se necesitan más de 5 desfibrilaciones), considerar el aumento de la dosis hasta 8 J/kg o dosis máxima. Si se usan parches autoadhesivos, se puede realizar el masaje cardíaco durante la carga del desfibrilador.
  - – Advertir que se va a efectuar la descarga, comprobar que nadie toca al paciente, que el paciente no contacta con metales y que las fuentes de oxígeno se han retirado. Minimizar las interrupciones de la RCP.
  - – Comprobar de nuevo el ritmo y, si procede, efectuar la descarga, apretando ambos botones de las palas. Ejercer una presión firme de las palas contra el tórax (con una fuerza aproximada de 3 kg para < 10 kg, y de 5 kg para > 10 kg).
  - – Confirmar la descarga: debe provocar movimiento musculoesquelético y una línea isoeléctrica en el ECG (no siempre).
  - – Reanudar inmediatamente la RCP (empezar por masaje), sin evaluar el ritmo ni el pulso, manteniéndola durante 2 min. Tras ello, se evaluarán de nuevo el ritmo y el pulso.
  - – Si persiste un ritmo desfibrilable, se realizará una nueva descarga.
- **Desfibrilación externa semiautomática:**
  - – El DEA puede usarse en pacientes pediátricos de cualquier edad que no tengan signos de circulación. Idealmente, se usará en mayores de 1 año, con atenuador de dosis hasta los 8 años (según el DEA, la dosis administrada

varía de 35 a 50 J). Si no se dispone de un atenuador, se usará el sistema de adultos (la dosis administrada varía entre 150 y 360 J).

– Su uso es sencillo: hay que colocar los parches tan pronto como se disponga de ellos, encender el dispositivo y seguir las indicaciones que suministra verbalmente el aparato.

  ▪ Si está indicada la descarga, pulsar el botón de descarga, previa comprobación de que nadie toque al paciente. Posteriormente, se reanudarán las maniobras de RCP.
  ▪ Si no está indicada la descarga, reanudar inmediatamente la RCP.

• **Cardioversión sincronizada:**
  – El procedimiento es el descrito en la desfibrilación, excepto que:
    ▪ Los pacientes deben recibir analgesia y sedación durante el procedimiento, siempre y cuando su situación permita retrasar la CV.
    ▪ Al inicio, se debe activar el modo síncrono. Se observará una señal, un punto brillante, sobre las ondas R.
    ▪ La dosis inicial de energía es de 1 J/kg. Si no hay respuesta, duplicar la dosis en cada intento hasta un máximo de 4 J/kg.
    ▪ Se debe mantener el botón de descarga presionado hasta que el dispositivo identifique la onda R y administre la descarga (puede llevar unos segundos).
    ▪ Tras la CV, se debe revaluar el ritmo. Si este persiste, valorar una nueva descarga u otro tratamiento.

CUIDADOS TRAS LA TÉCNICA

• **Lugar:** mantener al paciente en el box preparado para aplicar procedimientos de RCP con monitorización continua hasta su trasladado a una unidad de cuidados intensivos pediátricos (UCIP).
• **Material:** mantener el material por si precisa una nueva desfibrilación/CV, así como material y medicación de RCP.
• **Personas:** personal entrenado en maniobras de RCP.
• **Criterios de alta/cuidados posteriores:** valorar la hospitalización para una monitorización cardíaca continua en una UCIP. Valorar contactar con un cardiólogo pediátrico.
• **Factores relacionados con el éxito de la desfibrilación:**
  – El factor más importante de éxito en los ritmos desfibrilables es el tiempo hasta la desfibrilación. La supervivencia disminuye un 10 % cada minuto que se mantiene la FV.
  – Mayor éxito: > 1 año.
  – La acidosis o hipoxia disminuye la tasa de éxito.
  – Se logra revertir menos la FV rápida o de onda amplia.
• **Complicaciones:**
  – Con dosis muy elevadas de energía, se puede producir un daño miocárdico, que es directamente proporcional a la energía suministrada. Se manifiesta con elevación del segmento ST, alteración de la contractilidad y arritmias.

RECUERDE QUE...

- Aunque es una técnica poco precuente en pediatría, se debe estar preparado para aplicarla, dada la gravedad de las arritmias que requieren su uso.
- En la preparación del paciente, se valorará la utilización de sedantes y analgésicos.
- Es necesario seguir los pasos de forma ordenada para su éxito.

BIBLIOGRAFÍA

González Gómez JM. Desfibrilación y cardioversión eléctrica. En: López-Herce J, Calvo Rey C, Rey Galán C, Rodríguez Núñez A, Baltodano Agüero A (eds.). Manual de cuidados intensivos pediátricos 4ª ed. Bogotá: Editorial Médica; 2013; p. 972-6.

King BR. Critical Procedures. Section 13. Cardioversion and Defibrilation. En: Fuchs S, Yamamoto L (eds.). APLS: the pediatric emergency medicine resource, fifth edition. Burlington: Jones & Bartlett Learning; 2012. p. 46-50.

Scarfone RJ. Technique of defibrillation and cardioversion in children (including automated external defibrillation). UpToDate. 2023. Disponible en: https://www.uptodate.com

Van de Voorde P, Turner NM, Djakow J, De Lucas N, Martínez-Mejías A, Biarent D, et al. European Resuscitation Council Guidelines 2021: paediatric life support. Resuscitation. 2021;161:327-87. Disponible en: https://www.resuscitationjournal.com

Catéteres venosos centrales implantados: uso y manejo

1.6

G. Pérez Llarena y M. Etxeandia Santos

Preparación

Lugar: box preparado con el material necesario para la canalización de catéteres centrales implantados.

Material: véase el apartado correspondiente.

Personas: personal sanitario entrenado en la técnica a desarrollar.

Desarrollo

Decúbito supino. Escoger sitio de punción: localizar reservorio o visualizar luces en catéter tipo Hickman

Escoger sitio de punción: localizar reservorio en hemitórax superior derecho o visualizar luz en catéter tipo Hickman

Limpieza de manos, colocación de guantes estériles y cubrir la zona con paño estéril fenestrado

Aplicar clorhexidina acorde a la edad, respetando los tiempos

En reservorio, delimitar la zona de punción con los dedos índice y pulgar de la mano no dominante

Introducir aguja tipo Huber o Gripper®, previamente purgada, con ángulo de 90° hasta atravesar la membrana de silicona

En catéter tipo Hickman, visualizar luz roja, descontaminar con gasa estéril impregnada con antiséptico

Extraer 3 a 5 mL de sangre, dependiendo de la longitud del catéter, y desechar

Obtener el volumen de sangre requerido y/o administrar la medicación prescrita

(Continúa)

Desarrollo (*Cont.*)

Lavar con jeringa de 10 mL con técnica *push stop* y salinizar con 10 mL de suero salino fisiológico (SSF) o sellar con 3 mL de solución heparinizada, realizando presión positiva
En caso de catéter Hickman, sellar con 2 mL por cada luz mediante presión positiva

Retirar la aguja de reservorio tras sellado, y colocar apósito de gasa estéril

En caso del catéter tipo Hickman, tras el sellado limpiar ambas luces con antiséptico y colocar bolsa apósito para protección de catéteres.

Cuidados tras la técnica

Lugar: mantener al paciente en box adecuado.
Material: el necesario para mantener la asepsia local.
Personas: personal sanitario entrenado en la técnica estéril. Profesionales adecuados: enfermera, que realiza la canalización del reservorio o la manipulación del catéter Hickman, y técnico en cuidados auxiliares de enfermería (TCAE), para inmovilizar la zona de punción y ayudar a efectuar la técnica estéril, proporcionando el material necesario.
Criterios de alta/cuidados posteriores: mantener la zona de implantación del catéter venoso central limpia y con la máxima asepsia.

OBJETIVOS

- Conocer la técnica para realizar un manejo correcto de los catéteres venosos centrales implantados, así como el material necesario para ello.
- Conocer el uso seguro y de calidad de estos catéteres mediante intervenciones con evidencia en la práctica clínica.

CONCEPTOS IMPORTANTES

- **Definición:**
  - **Catéter Hickman:** catéter venoso central tunelizado bilumen con salida subcutánea visible en el tórax. Se inserta a nivel infraclavicular, canalizando un vaso de gran calibre, habitualmente la subclavia o la yugular interna, y su extremo distal queda alojado en la unión cavoauricular (**Fig. 1.6-1A**).
  - **Reservorio venoso subcutáneo:** catéter venoso central totalmente implantado, sin partes externas visibles y cuyo acceso se realiza por punción en la piel, a nivel subcutáneo, en el tórax. Dispositivo que consta de un portal con superficie de silicona autosellante, unida al catéter tunelizado que

se inserta preferentemente en la vena yugular o en la subclavia, y cuyo extremo distal queda alojado en la vena cava superior o por encima de la aurícula derecha (**Fig. 1.6-1B**).

- **Objetivos:** conocer el cuidado y el manejo de los catéteres venosos centrales implantados de larga duración, para mantenerlos permeables y asépticos, e intentar, de este modo, prevenir las complicaciones que puedan aparecer con su manejo.

INDICACIONES

Las indicaciones más habituales de uso de catéteres venosos centrales implantados son:
- Extracción de muestras sanguíneas.
- Administración de hemoderivados.
- Infusión de medicaciones, perfusiones, líquidos intravenosos o nutrición parenteral de manera prolongada.
- Administración de medicación irritante o vesicante, y/o sustancias con una osmolaridad ≥ 600 mOsm/L y/o un pH > 9.

PREPARACIÓN

- **Precauciones:**
  - Mantener máxima asepsia y realizar una técnica estéril.
  - Adaptar las agujas para punción del reservorio a las necesidades del paciente, dada la variabilidad de edades y características anatómicas.
  - Nunca usar jeringas de menos de 10 mL de tamaño en la manipulación, ya que generan mucha presión. Además, pueden provocar sobrepresurización en el sistema cuando se ejerce presión positiva durante la técnica.
  - Evitar el uso del reservorio para la administración de contrastes, dado que precisa un tipo de aguja que no siempre se puede utilizar, pues depende del reservorio implantado.
- **Lugar:** box preparado con el material necesario para la canalización de catéteres venosos centrales implantados.

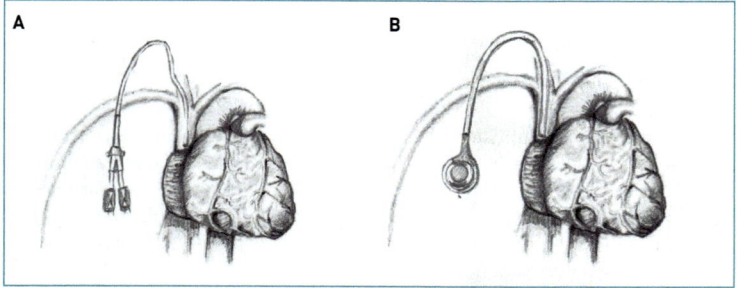

Figura 1.6-1. Localización de los catéteres centrales. **A)** Hickman. **B)** Reservorio venoso subcutáneo.

- **Materiales** (Fig. 1.6-2):
  - Paño y gasas estériles.
  - Guantes limpios.
  - Guantes estériles.
  - Mascarilla quirúrgica.
  - Esponja jabonosa.
  - Agujas tipo Huber® o Gripper® de calibre 20 G (reservorio).
  - Jeringas estériles de 10 mL.
  - Tapones de seguridad antirreflujo (Luer-Lock).
  - Antisépticos: preferentemente clorhexidina alcohólica o acuosa según la edad del paciente, o en caso de alergia, alcohol al 70 %.
  - Tubos estériles para toma de muestra sanguínea.
  - Campana de extracción o sistema Vacutainer®.
  - Suero salino fisiológico (SSF) al 0,9 %. Envase monodosis de 10 mL.
  - Solución heparinizada (9 mL de SSF + 1 mL de heparina sódica al 1 %) o fórmulas manufacturadas tipo Fibrilin® (heparina sódica, vial de 20 UI/mL).
  - Material necesario para realizar el procedimiento requerido: solución de hemoderivados, sueroterapia, sistemas de perfusión, medicaciones, etcétera.
  - Material de fijación:
    - Apósito de gasa estéril.
    - Gasas estériles y esparadrapo.
    - Bolsa apósito para protección de catéteres (Hickman).
- **Preparación del personal:**
  - Lavado higiénico de manos con agua y jabón, o limpieza con solución hidroalcohólica antes de la colocación de los guantes estériles. Repetir la secuencia del proceso si precisa una nueva manipulación.
  - Colocación de guantes estériles y mascarilla quirúrgica.
  - Colocación del material necesario en un campo estéril.

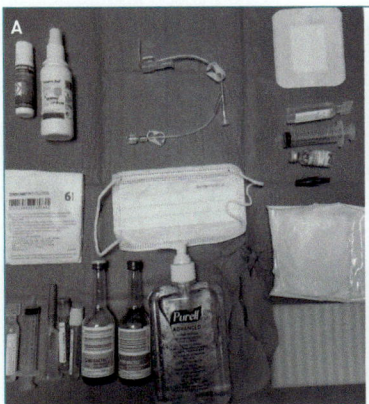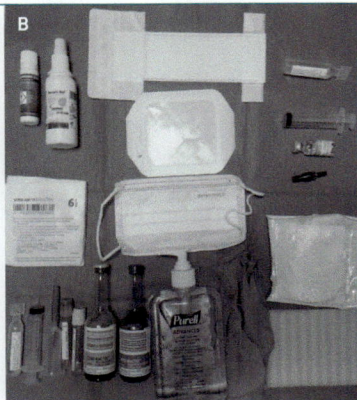

Figura 1.6-2. Material para la manipulación del reservorio y del catéter Hickman. **A)** Reservorio venoso subcutáneo. **B)** Catéter Hickman.

- **Preparación del paciente:**
  - Identificar al paciente, explicar el procedimiento que se va a realizar al paciente y la familia, y proporcionar intimidad.
  - Colocar al paciente en la camilla en decúbito supino.
  - Lavar la zona de punción con una esponja jabonosa, ampliando el campo de limpieza hacia el hombro y zona lateral del cuello, aclarar con SSF y secar con gasas estériles.

DESARROLLO DE LA TÉCNICA

- Colocar al paciente en decúbito supino y girar la cabeza hacia el lado contrario a la localización del reservorio.
- Limpieza de manos y colocación de equipo apropiado según el apartado de preparación del personal. Preparación del paciente según el apartado detallado anteriormente.
- **Reservorio:** descontaminación amplia de la zona de inserción de la aguja con antiséptico, siguiendo las indicaciones según la edad del paciente, preferentemente con clorhexidina, y dejar actuar 30 s. Localizar la zona de punción, delimitando con los dedos pulgar e índice de la mano no dominante con suavidad. Con la mano dominante, insertar la aguja en ángulo de 90°, clampada y previamente purgada con una jeringa de 10 mL de SSF, hasta atravesar la membrana de silicona.
- **Hickman:** la luz roja del catéter es la de mayor calibre, y se usa para extracción e infusión. Retirar el tapón antirreflujo, descontaminar la conexión con gasas impregnadas en alcohol al 70 % o clorhexidina alcohólica, y dejar actuar 30 s. Clampar el resto de luces, si las hubiera.
- Aspirar suavemente, comprobar la permeabilidad del catéter y el reflujo de sangre.
- Aspirar 3-4 mL de sangre, lavar con una jeringa de 10 mL de SSF a pulsos (técnica *push stop*) para retirar los posibles restos de fibrina con las turbulencias creadas. Reservorio: clampar la aguja y retirar la jeringa. Hickman: realizar la técnica por debajo de la altura del corazón; una vez finalizada, se dejarán las pinzas clampadas, para evitar una embolia gaseosa (**Fig. 1.6-3**).

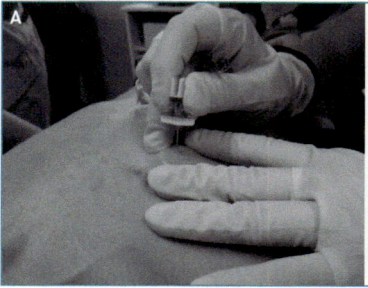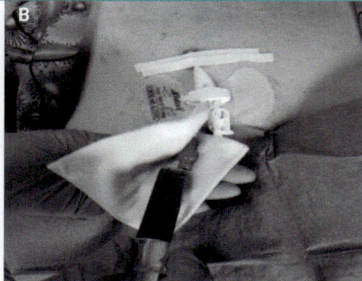

Figura 1.6-3. Técnica de manipulación de ambos dispositivos. **A)** Técnica de canalización de reservorio. **B)** Técnica de uso del catéter Hickman.

- Conectar una nueva jeringa estéril o campana de extracción, y extraer el volumen de sangre requerido.
- Conectar un nuevo tapón antirreflujo, purgado con SSF, en el extremo de la luz roja, en Hickman, y en la zona distal de la aguja de canalización, en reservorio. En caso necesario, proceder a la administración de la medicación prescrita, perfusiones intravenosas o transfusión de hemoderivados.
- En el reservorio, colocar un apósito estéril de gasa de manera que la aguja quede fijada con seguridad y no se descoloque. No se debe enrollar gasa alrededor de la aguja, ya que el movimiento lesionaría la silicona y predispone a la contaminación. Fijar la alargadera de la aguja para evitar tirones y/o desconexiones.
- Tras el uso del catéter (reservorio o Hickman), irrigar el sistema con una nueva jeringa con 10 mL de SSF. Se realizará mediante pulsos (técnica *push stop*). Si los catéteres van a conectarse a fluidoterapia o a utilizarse en un período breve, pueden permanecer salinizados; de lo contrario, se heparinizarán:
  - **Reservorio:** sellar con 3 mL de solución heparinizada (v. apartado de material). Realizar la administración con presión positiva, clampando el sistema cuando quede 0,5 mL de la mezcla en la jeringa.
  - **Hickman:** con una jeringa de 10 mL cargada con 2,5 mL de solución heparinizada, administrar 2 mL por cada luz del catéter con presión positiva, clampando el sistema cuando queden 0,5 mL de la mezcla.
- Tras el uso del catéter, heparinizar este y, según el tipo:
  - Reservorio: se debe extraer la aguja tipo Huber® o Gripper®. Sujetar con la mano no dominante la base de la aguja, y con la mano dominante, tirar de la pestaña superior hacia arriba. Limpiar los restos hemáticos con clorhexidina, según la edad, dejar actuar 30 s y colocar un apósito estéril de gasa.
  - Hickman: retirar la jeringa y descontaminar los tapones de seguridad con gasa estéril impregnada en antiséptico. Hay que procurar no dejar las luces del catéter con restos hemáticos. Colocar bolsa apósito para protección de catéteres.

CUIDADOS TRAS LA TÉCNICA

- **Lugar:** mantener al paciente en el box adecuado.
- **Material:** el necesario para mantener la asepsia local.
- **Personas:** personal sanitario entrenado en la técnica de la manipulación de catéteres venosos centrales implantados.
- **Criterios de alta/cuidados posteriores:** mantener la zona de punción o la luz del catéter venoso central limpia y con máxima asepsia.
- **Causas de fracaso:** aparición de alguna de las complicaciones que se detallarán a continuación. En estos casos, se valorará la retirada del catéter mediante procedimiento quirúrgico de cirugía menor, que se realizará en área quirúrgica si procede.
- **Complicaciones:**
  - Extravasación: retirar la aguja antes de sellar el catéter y esperar a que ceda el edema. Tener en cuenta el medicamento y/o solución extravasada, y aplicar el protocolo del centro hospitalario al respecto.

- Infección: realizar un diagnóstico correcto de bacteriemia asociada a catéter mediante la extracción de hemocultivos centrales y periféricos, teniendo en cuenta la diferencia del tiempo de positivación entre ambos hemocultivos. Se valorará la conservación o la retirada del catéter según los resultados de los cultivos y la situación del paciente.
- Trombosis venosa: irrigar suavemente; si hay dolor, resistencia firme o algún otro síntoma, detener la infusión.
- Embolia gaseosa: es una situación de extrema urgencia; se debe colocar al paciente sobre el lado izquierdo, con los pies elevados, y avisar al equipo médico.
- Oclusión/obstrucción: cambiar la posición del paciente, aumentar la presión torácica y efectuar maniobras de Valsalva por si la punta del catéter se ha situado en la pared del vaso.
- Si se sospecha que se ha producido un coágulo, será necesario recurrir a la administración de un fibrinolítico para desobstruir el catéter. Aplicar el protocolo de desobstrucción del catéter con urokinasa de cada centro hospitalario.

RECUERDE QUE...

- El uso de catéteres venosos centrales proporciona un acceso venoso rápido, cómodo y fiable, que reduce la ansiedad del paciente ante su manipulación.
- La manipulación con técnica estéril y máxima asepsia es la base fundamental del cuidado de este tipo de catéteres.

BIBLIOGRAFÍA

Cellini M, Bergadano A, Crocoli A, Badino C, Carraro F, Sidro L, et al. Guidelines of the Italian Association of Pediatric Hematology and Oncology for the management of the central venous access devices in pediatric patients with onco-hematological disease.J Vasc Access. 2022;23(1):3-17.

Gutiérrez Juárez M, Urrea Ayala M, De Haro Jorge I, Prat Ortells J, Saura García L, Muñoz Fernández E, et al. Cateterismo venoso central tunelizado: Broviac/Hickman. En: Procedimientos del SJD E-pedia. Barcelona: Hospital Sant Joan de Déu; 2022.

Heffner AC, Androes MP. Central venous access. UpToDate. 2022. Disponible en: https://www.uptodate.com

Mentxaka M. Protocolo de punción del reservorio venoso subcutáneo en el niño y adolescente. Servicio de oncología pediátrica. Hospital Universitario Cruces. OSI Ezkerraldea Enkarterri Cruces. Osakidetza-Servicio Vasco de Salud. 2021. Código -PT-ENF-AV-1.

Pérez Llarena G, Etxeandia Santos M. Catéteres venosos centrales: uso y manejo de complicaciones. En: Ares MI, Benito FJ, Mintegui S, Yague MJ (eds.). Técnicas y procedimientos para enfermería en urgencias pediátricas. Madrid: Editorial Medica Panamericana,; 2019; p. 102-8.

Rayo N, Alonso S, Vargas A, Negre A, Carmona R. Cateterismo con reservorio subcutáneo (Porth-a-cath®). Procedimientos del SJD E-pedia. Barcelona: Hospital Sant Joan de Déu; 2021.

Ullman AJ, Chopra V. Routine care and maintenance of intravenous devices. UpToDate. 2022. Disponible en: https://www.uptodate.com

Cuidados de ostomías digestivas de eliminación y manejo de complicaciones

1.7

L. Díez Lareo y N. Gamboa Basterra

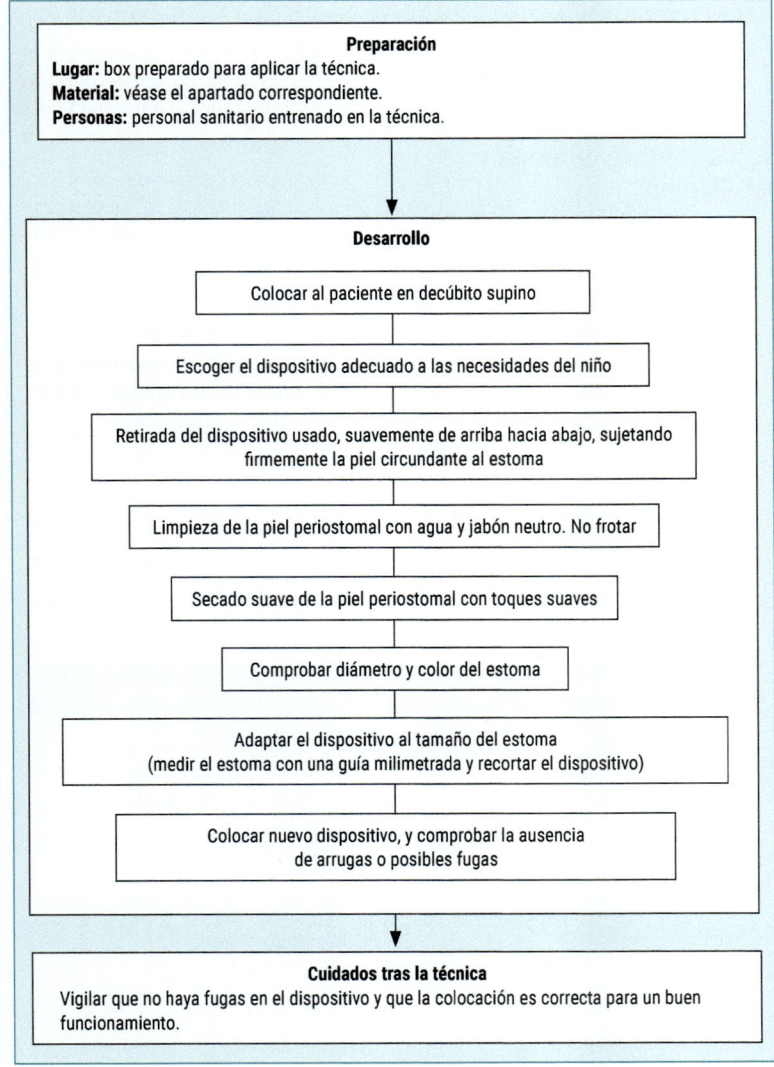

Preparación
Lugar: box preparado para aplicar la técnica.
Material: véase el apartado correspondiente.
Personas: personal sanitario entrenado en la técnica.

Desarrollo

Colocar al paciente en decúbito supino

Escoger el dispositivo adecuado a las necesidades del niño

Retirada del dispositivo usado, suavemente de arriba hacia abajo, sujetando firmemente la piel circundante al estoma

Limpieza de la piel periostomal con agua y jabón neutro. No frotar

Secado suave de la piel periostomal con toques suaves

Comprobar diámetro y color del estoma

Adaptar el dispositivo al tamaño del estoma (medir el estoma con una guía milimetrada y recortar el dispositivo)

Colocar nuevo dispositivo, y comprobar la ausencia de arrugas o posibles fugas

Cuidados tras la técnica
Vigilar que no haya fugas en el dispositivo y que la colocación es correcta para un buen funcionamiento.

OBJETIVOS

- Recordar los pasos a seguir en la manipulación y los cuidados de una ostomía de eliminación digestiva.
- Conocer las posibles complicaciones en la manipulación de una ostomía de eliminación.

CONCEPTOS IMPORTANTES

- **Definición:** comunicación artificial con el exterior, que consiste en abocar al abdomen una parte del intestino grueso/colon (colostomía) o intestino delgado (ileostomía), permitiendo que las heces se desvíen de una parte dañada del tracto intestinal y, en lugar de evacuarse por su orificio natural de salida, lo hagan a través del estoma.
- **Objetivos:**
  – Educación sanitaria para mantener el estoma en condiciones óptimas de higiene, así como la integridad de la piel periostomal.
  – Lograr una adaptación del dispositivo, según las necesidades de cada niño/a.

INDICACIONES (Tabla 1.7-1)

Se utilizan en situaciones en las que es necesaria la derivación, la descompresión o el acceso al lumen intestinal; estas situaciones pueden ser temporales o definitivas, y suceder durante cualquier momento del desarrollo del niño/a.

PREPARACIÓN

- **Lugar:** box preparado para realizar la técnica.
- **Materiales:**
  – Gasas.
  – Agua y jabón neutro.
  – Tijeras.

Tabla 1.7-1. Indicaciones de colocación de ostomías de eliminación

Período neonatal	Infancia y adolescencia
Enterocolitis necrosante	Traumatismos
Enfermedad de Hirschsprung	Enfermedad inflamatoria intestinal
Íleo meconial	Malrotación intestinal
Ano imperforado	Vólvulo intestinal
Anomalías cloacales complejas	Síndrome de Gardner y otras poliposis
Malrotación intestinal	Pseudoobstrucción intestinal
Vólvulo intestinal	Tiflitis
Atresia y estenosis intestinal	Incontinencia fecal
Traumatismo perineal	Trasplante digestivo

- Guantes limpios no estériles.
- Plantilla medidora de estomas.
- Dispositivo adecuado a las necesidades del niño, según características y volumen de las heces (colostomía heces semiformadas, e ileostomías heces más líquidas e irritativas) (**Fig. 1.7-1**).
  - Bolsas recolectoras de recambio: bolsas de una pieza/dos piezas/tres piezas, bolsa cerrada/abierta (con pinza o con grifo), bolsa con/sin grifo.
  - Placa adhesiva de protección.
  - Disco recortable/precortado.
  - Material de protección cutánea.
- **Preparación del personal:**
  - Lavado higiénico de manos con agua y jabón, o desinfección con solución hidroalcohólica.
  - Colocación de guantes limpios.
- **Preparación del paciente:**
  - Identificar al paciente, explicar el procedimiento que se va a realizar al paciente y a la familia, y proporcionar intimidad.
  - Colocar al niño en posición de decúbito supino, proporcionando confort.

DESARROLLO DE LA TÉCNICA

- Retirar la bolsa usada, despegando el adhesivo de arriba hacia abajo, poco a poco, sujetando la piel con la otra mano para no dar tirones.
- Limpiar la piel que se encuentra alrededor del estoma, suavemente, con agua y jabón neutro, y realizar movimientos circulares de dentro hacia fuera. Evitar el uso de emolientes que dificulten la adherencia del dispositivo.
- Secar bien a toquecitos y evitar frotar bruscamente.
- Valorar las características del estoma: debe ser rojo, brillante, inodoro y en ocasiones puede sangrar.

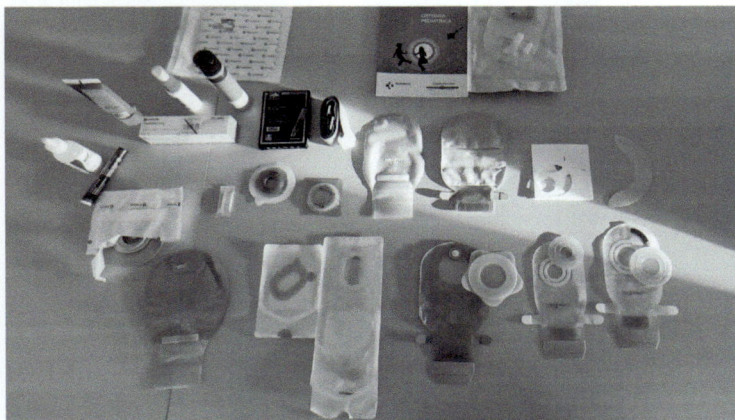

Figura 1.7-1. Tipos de dispositivos para ostomías de eliminación.

- Ajustar el diámetro del disco adhesivo al diámetro del estoma mediante una plantilla (el ajuste correcto corresponde a 1-2 mm entre el estoma y el diámetro del dispositivo).
- Calentar el adhesivo con las manos, retirar la película transparente y adherir cuidadosamente desde abajo hacia arriba, si el dispositivo es de una pieza, y evitar que se formen pliegues y arrugas.
- Desechar la bolsa utilizada.
- Quitarse los guantes y realizar un lavado higiénico de las manos.

CUIDADOS TRAS LA TÉCNICA

- **Cuidados posteriores:**
  - El dispositivo se cambiará cuando se haya llenado hasta la mitad o un tercio, según necesidades individuales, o si existiese alguna fuga.
  - En el caso de dispositivos de dos o más piezas, la placa adhesiva se cambiará cada 3-4 días, y la bolsa, cada 24-48 h.
- **Complicaciones:**
  - Estenosis que impiden una evacuación adecuada; requiere dilataciones manuales.
  - Hernia causada por un fallo o defecto en la pared abdominal: evitar realizar esfuerzos físicos y el aumento de peso. Valorar un nuevo dispositivo que se adapte mejor al niño/a.
  - Prolapso: reducción manual mediante masajes en forma circular, con guantes impregnados de vaselina, y un dispositivo adecuado en cuanto a tamaño y diámetro. Si no se puede reducir, envolver con gasas húmedas y avisar a cirugía.
  - Granulomas por irritación continua de piel o mucosas: cauterización con nitrato de plata y utilizar preferentemente dispositivos de múltiples piezas.
  - Retracción por aumento de peso, tensión excesiva del intestino: dilataciones digitales, uso de discos convexos y uso de resinas moldeables (evitar los materiales que lleven alcohol en su composición) para evitar el filtrado de las heces.
  - Irritaciones cutáneas (**Fig. 1.7-2**):

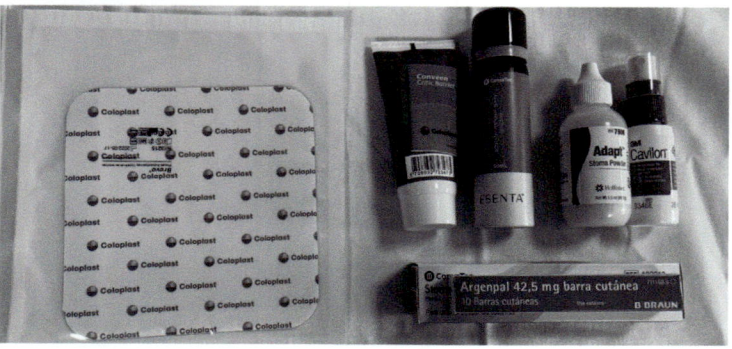

Figura 1.7-2. Material para el cuidado de las posibles complicaciones.

- Dermatitis irritativa por contacto del efluente con la piel periostomal: medidas de barrera (resina moldeable, polvos hidrocoloides secantes, cremas barrera, apósitos hidrocoloides, etcétera).
- Dermatitis mecánica o traumática: cambios demasiados bruscos o frecuentes de los dispositivos. Precaución en el cambio de dispositivo y no realizar una limpieza demasiado agresiva.
- Dermatitis alérgica: cambio de materiales que lo causan.
- Dermatitis micótica o microbiana: cultivo y tratamiento farmacológico individualizado según el resultado.

RECUERDE QUE...
- Es fundamental involucrar a la familia y al niño, según su capacidad cognitiva y edad, en el cuidado y manejo del estoma, para mejorar su confort y su calidad de vida.
- Es necesaria una vigilancia rigurosa cuando existen cambios de coloración y del tamaño del estoma.
- No usar productos quita adhesivos en recién nacidos pretérmino.
- No usar supositorios por la ostomía de eliminación, y usar los enemas con precaución; en las ileostomías está totalmente contraindicada la administración de enemas.

BIBLIOGRAFÍA

Calvo AI, Castro O, Cea L, Cimadevila MB, Fabeiro MJ, Gea M, et al. Guía para la indicación, uso y autorización de dispensación de medicamentos sujetos a prescripción médica por parte de las/los enfermeras/os de ostomías. BOE. 2022;(312).

Cebrián Batalla ML, Guijarro González MJ, Martín Romero C, Martínez Cano A, Andrés AM, Sánchez Muñoz E, et al. (eds.). Guía pediátrica de atención al niño ostomizado. Madrid: Coloplast Productos Médicos, S.A.; 2018. Disponible en: https://elrincondelaostomia.es

Coca-Pereira C, Fernández de Larrinoa Arcal I, Serrano Gómez R. Complicaciones tempranas en pacientes portadores de ostomías con y sin atención de enfermería especializada en ostomías. Metas Enferm. 2014;17(1):23-31.

Lado Teso A, Fabeiro Mouriño MJ, Bueno Cruz B, Vázquez García MC, Jiménez López I, Mera Soto A. Usos y actitudes de los pacientes ostomizados en España (Estudio U&A en Ostomía). Metas Enferm. 2019;22(4):19-27.

Landmann RG, Cashman AL. Ileostomy or colostomy care and complications. UpToDate. 2021. Disponible en: https://www.uptodate.com

Pisano M, Zorcolo L, Merli C, Cimbanassi S, Poiasina E, Ceresoli M, et al. WSES guidelines on colon and rectal cancer emergencies: obstruction and perforation. World J Emerg Surg. 2018;13(1):36.

Cuidados de ostomías de alimentación (gastrostomía y yeyunostomía) y manejo de sus complicaciones

1.8

L. Díez Lareo y E. Saez de Gordoa Elizalde

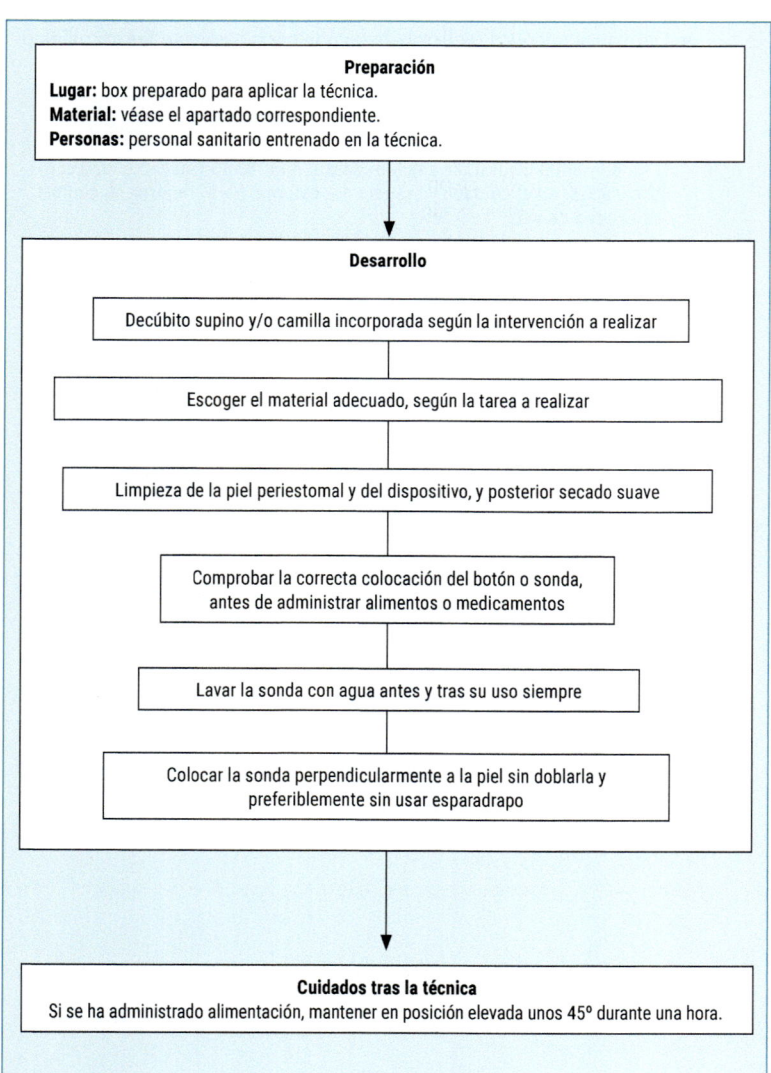

Preparación
Lugar: box preparado para aplicar la técnica.
Material: véase el apartado correspondiente.
Personas: personal sanitario entrenado en la técnica.

Desarrollo

Decúbito supino y/o camilla incorporada según la intervención a realizar

Escoger el material adecuado, según la tarea a realizar

Limpieza de la piel periestomal y del dispositivo, y posterior secado suave

Comprobar la correcta colocación del botón o sonda, antes de administrar alimentos o medicamentos

Lavar la sonda con agua antes y tras su uso siempre

Colocar la sonda perpendicularmente a la piel sin doblarla y preferiblemente sin usar esparadrapo

Cuidados tras la técnica
Si se ha administrado alimentación, mantener en posición elevada unos 45º durante una hora.

> **OBJETIVOS**
> • Conocer los pasos a seguir en la manipulación y cuidados de una osto-
>   mía de alimentación.
> • Conocer las posibles complicaciones en la manipulación de una ostomía
>   de alimentación.

CONCEPTOS IMPORTANTES

• **Definiciones:**
  – **Gastrostomía:** comunicación del estómago con la pared abdominal
    mediante la colocación de una sonda, que puede ser insertada quirúrgi-
    camente, radiológicamente o endoscópicamente.
  – **Yeyunostomía:** comunicación del yeyuno proximal con la pared abdominal
    mediante la colocación de una sonda (excepcional en niños).
• **Objetivos**: administrar nutrición enteral de larga duración y fármacos en pacien-
  tes con dificultad para ingerir o tragar por diferentes causas.

INDICACIONES

• Trastornos de la deglución.
• Requerimientos especiales de alimentación (procesos oncológicos).
• Ingesta calórica inadecuada por alteraciones metabólicas.
• Anomalías congénitas de boca, esófago, estómago e intestino.
• Alteraciones neurológicas (parálisis cerebral).
• Aspiraciones continuas (RGE grave).
• Descompresión gástrica.

PREPARACIÓN

• **Precauciones:**
  – Comprobar la correcta colocación del botón gástrico.
• **Lugar:** Box adecuado para llevar a cabo el procedimiento.
• **Materiales:**
  – Gasas.
  – Suero y clorhexidina.
  – Agua y jabón con pH neutro.
  – Apósito protector (las dos primeras semanas o en caso de lesiones en la
    piel periostomal).
  – Guantes limpios no estériles.
  – Sondas y/o adaptadores que se acoplan al botón gástrico o al anclaje corres-
    pondiente (**Fig. 1.8-1**).

• **Preparación del personal:** lavado higiénico de manos y colocación de guantes.
• **Preparación del paciente:**
  – En caso de alimentación, colocar al paciente en posición incorporada.

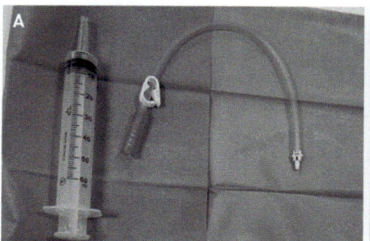
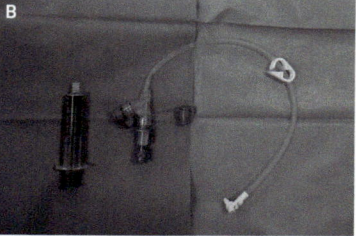

Figura 1.8-1. Adaptadores para botón gástrico. **A)** Adaptador para descompresión abdominal; **B)** Adaptador para administración de alimentación o de medicación.

DESARROLLO DE LA TÉCNICA

- Colocar en posición adecuada según el procedimiento a realizar.
- Limpiar suavemente la piel periestomal con suero y gasas y levantar ligeramente el soporte externo; luego, secar bien.
- En las gastrostomías con disco, PEG u otro tipo de anclaje, girar el sistema al menos una vez al día para minimizar erosiones, roces en la piel o adherencias (**Fig. 1.8-2**).
- En sondas con balón, botón gástrico, se deberá rellenar con agua destilada y comprobar cada dos semanas que el volumen no haya disminuido. Se utilizará la cantidad que indique el fabricante (**Fig. 1.8-3**).
- Recambio de botón cada 6 meses.
- Comprobar la permeabilidad del dispositivo antes de cada uso.
- Utilizar siempre los adaptadores correspondientes: hacer coincidir la línea negra del botón y del adaptador, y después darle ¾ de vuelta en el sentido de las agujas del reloj según las instrucciones del fabricante.
- Antes y después de la introducción de alimentos o medicamentos, hay que limpiar la sonda con agua hasta que no queden restos.
- Administrar los alimentos a temperatura ambiente; en el caso de medicamentos, no deben mezclarse varios en una misma jeringa y recordar que no se pueden triturar los medicamentos de liberación retardada. Si se ha usado sonda de gastrostomía PEG se deberá limpiar desde la zona proximal a la piel hacia la zona distal. Al finalizar el procedimiento, fijar el dispositivo sin doblar ni pellizcar la sonda al abdomen, preferiblemente sin usar esparadrapo.

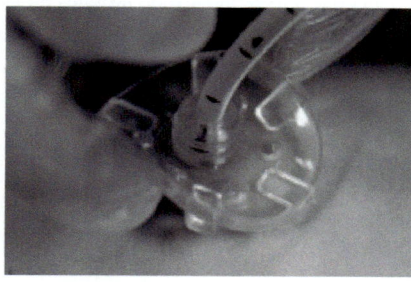

Figura 1.8-2. Sonda PEG con anclaje.

CUIDADOS TRAS LA TÉCNICA

Complicaciones/cuidados relacionados con el estoma

- Eritema leve o dermatitis periostomal, causadas por pérdidas de jugos gástricos o alimento en torno a la sonda, debidos a limpieza deficiente o por dilatación del estoma: higiene adecuada y, en los casos leves, clorhexidina o dermoprotectores tópicos con óxido de cinc. Polvos epitelizantes en eritemas moderados.
- Ulceración del estoma por excesiva presión del disco sobre la piel: aplicación de geles enzimáticos o uso de apósitos hidrocoloides.
- Granulomas: nitrato de plata.
- Infecciones del estoma: limpiar y aplicar pomada antibiótica adecuada.
- Fístula gastrocutánea: taponamiento oclusivo con vaselina ejerciendo presión; si no mejora, el tratamiento debe ser quirúrgico.
- Fuga de contenido gástrico: valorar si el dispositivo es el adecuado o cambio por sonda de mayor calibre.

Complicaciones/cuidados relacionados con el dispositivo

- Obstrucción de la sonda o el botón: intentar desobstruir mediante aspirado suave con una jeringa de 10 mL vacía; si persiste la obstrucción, introducir 10 o 20 mL de agua tibia a presión y alternar con el aspirado. Si no es posible, se debe cambiar el botón.
- Grietas en la sonda o fallo valvular del dispositivo: recambio lo antes posible.
- Extracción accidental de la sonda PEG o botón gástrico: reimplantar lo antes posible. Si no se dispone de botón, introducir una sonda Foley para evitar el cierre.
- Giro incompleto del botón gástrico: realizar giro completo y empujar hacia dentro, con suavidad.
- Hundimiento del botón por aumento del grosor de la pared abdominal: retirar y cambiar por otro botón de talla mayor.
- Extrusión de la parte intragástrica del dispositivo en la pared abdominal: suspender el uso de la gastrostomía (comprobación por parte de cirugía mediante endoscopia).

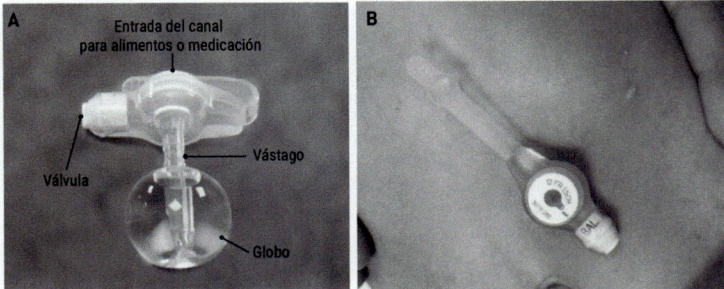

Figura 1.8-3. A) Componentes del botón gástrico. **B)** Botón gástrico colocado en abdomen.

Complicaciones/cuidados relacionados con la alimentación

- Diarrea o vómitos (disminuir el ritmo de la infusión).
- Estreñimiento (disminuir el ritmo de infusión o cambiar el tipo de alimentación).
- Distensión abdominal (abrir el tapón del botón gástrico y colocar adaptador y mantener hacia arriba dejando salir el aire; si continúa la distensión, permitir la salida de un poco de contenido gástrico).

RECUERDE QUE...

- El lavado higiénico de manos previo a la manipulación, así como la higiene diaria del estoma y de los dispositivos son fundamentales para su correcto cuidado.
- Es importante el cuidado de los dientes y la cavidad bucal, realizar higiene dental tres veces al día, mediante cepillado de dientes; si no es posible, realizarla con colutorio bucal y gasas.
- Vigilar la piel periostomal, así como una correcta fijación del dispositivo para evitar salidas accidentales.
- En caso de retirada accidental del botón gástrico, recolocar lo antes posible.
- En el caso del botón gástrico, nunca se deberá introducir nada directamente con una jeringa en el orificio del botón.

BIBLIOGRAFÍA

Albert C, Jiménez M, Torralas J. Manejo de ostomías. En: Ibarra Fernández AJ, Arreche JF (eds.). Tratado de enfermería en cuidados críticos pediátricos y neonatales. Madrid: Editorial Académica Española; 2018. http://www.ccpn.aibarra.org

Calvo AI, Castro O, Cea L, Cimadevila MB, Fabeiro MJ, Gea M, et al. Guía para la indicación, uso y autorización de dispensación de medicamentos sujetos a prescripción médica por parte de las/los enfermeras/os de ostomías. BOE. 2022;(312).

Delegge MH. Gastrostomy tubes: complications and their management. UpToDate. 2021. Disponible en: https://www.uptodate.com

Deltra M. Patient education on PEG tube care at home. Nursing. 2023;53(3):11-2.

Guijarro González MJ. Cuidados de la ostomía digestiva pediátrica. En: Cebrián Batalla ML, Guijarro González MJ, Martín Romero C, Martínez Cano A, Andrés AM, Sánchez Muñoz E, et al. (eds.). Guía de atención integral al niño ostomizado. Madrid: Coloplast Productos Médicos, S.A.; 2018. p. 66-9. Disponible en: https://elrincondelaostomia.es

Lama RA. Nutrición enteral en pediatría. 2ª ed. Barcelona: Editorial Glosa; 2015. p. 89-90; 115-25.

SENPE's standardization group; Pedrón Giner C, Martínez-Costa C, Navas-López VM, Gómez-López L, Redecillas-Ferrero S, Moreno-Villares JM, et al. Consensus on paediatric enteral nutrition access: a document approved by SENPE/SEGHNP/ANECIPN/SECP. Nutr Hosp. 2011;26(1):1-15.

Townley A, Wincentak J, Krog K, Schippke J, Kingsnorth S. Paediatric gastrostomy stoma complications and treatments: a rapid scoping review. J Clin Nurs. 2018;27(7-8):1369-80.

Detector de metales

1.9

C. L. Fernández Traba

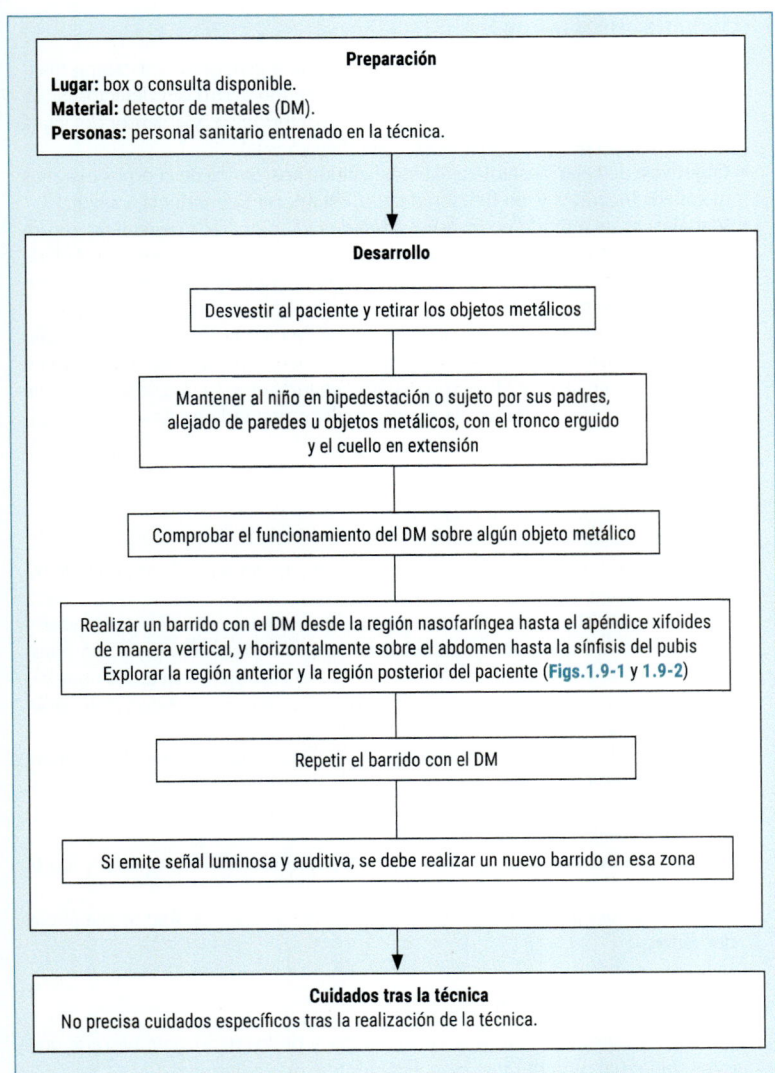

Preparación

Lugar: box o consulta disponible.
Material: detector de metales (DM).
Personas: personal sanitario entrenado en la técnica.

Desarrollo

Desvestir al paciente y retirar los objetos metálicos

Mantener al niño en bipedestación o sujeto por sus padres, alejado de paredes u objetos metálicos, con el tronco erguido y el cuello en extensión

Comprobar el funcionamiento del DM sobre algún objeto metálico

Realizar un barrido con el DM desde la región nasofaríngea hasta el apéndice xifoides de manera vertical, y horizontalmente sobre el abdomen hasta la sínfisis del pubis. Explorar la región anterior y la región posterior del paciente (**Figs.1.9-1** y **1.9-2**)

Repetir el barrido con el DM

Si emite señal luminosa y auditiva, se debe realizar un nuevo barrido en esa zona

Cuidados tras la técnica

No precisa cuidados específicos tras la realización de la técnica.

OBJETIVOS

- Conocer las indicaciones y contraindicaciones de esta prueba complementaria.
- Entender la técnica para realizar una detección correcta de un cuerpo extraño metálico con un DM.

CONCEPTOS IMPORTANTES

- **Definición:** el DM es un instrumento que funciona generando un campo magnético de baja intensidad, que pasa de un extremo a otro del detector. Si un objeto metálico está dentro del campo, este se interrumpe, y el sensor detectará el cambio y se producirá una alarma auditiva y visual.
- **Objetivos:** detectar y establecer la localización anatómica de cuerpos extraños metálicos ingeridos y, en función de ello, establecer la conducta a seguir.
- **Ventajas:** es un método no invasivo, libre de radiación, fácil de realizar, reproducible, rápido y barato. Además, es capaz de detectar cuerpos extraños de aluminio, que no se detectan con la radiografía convencional, o se hace con dificultad, al ser poco radioopacos.
- **Indicaciones:** prueba inicial ante la sospecha de ingesta de un cuerpo extraño metálico. Si emite señal a nivel supradiafragmático, señal dudosa o negativa en paciente sintomático, si el cuerpo extraño ingerido es > 1 cm o se sospecha de un cuerpo extraño peligroso, es preciso realizar una radiografía.

PREPARACIÓN

- **Precauciones y contraindicaciones:**
  - Cuerpos extraños no metálicos.
  - Cuerpos extraños metálicos de tamaño muy pequeño (< 1 cm) pueden no identificarse.
  - Retirar los objetos metálicos, tanto del paciente, como del explorador y del entorno, que puedan producir falsos positivos (p. ej., joyas, botones, cremalleras, relojes, cinturones). En el caso de objetos metálicos que no se puedan retirar, como cables esternales o implantes, estos se tendrán en cuenta.
  - La obesidad es una contraindicación relativa, ya que aumenta la distancia entre el DM y el objeto.
- **Lugar:** box, previa retirada de objetos metálicos que puedan interferir.
- **Materiales:** detector de metales portátil.
- **Preparación del personal:** la realizará personal entrenado en llevar a cabo la técnica.
- **Preparación del paciente:** desvestir al paciente y retirar los objetos metálicos que lleve.

DESARROLLO DE LA TÉCNICA

- Retirar los objetos metálicos del examinador y de los padres, en caso de que estos sujeten al niño durante la realización del procedimiento.

- Colocar al niño en bipedestación o sujeto por sus padres, con el tronco erguido y el cuello en extensión.
- Comprobar el funcionamiento del DM sobre algún objeto metálico.
- Realizar un barrido con el DM desde la región nasofaríngea hasta apéndice xifoides de manera vertical, y horizontalmente sobre el abdomen, explorando todos los cuadrantes abdominales, hasta la sínfisis del pubis. La exploración se debe realizar por la parte anterior y posterior del paciente. Se debe colocar el DM lo más próximo posible a la piel (**Figs. 1.9-1** y **1.9-2**).
- Este barrido se realizará al menos dos veces.
- En caso de que se detecte señal, se repetirá el barrido sobre la zona para confirmar el resultado.

CUIDADOS TRAS LA TÉCNICA

No requiere ningún cuidado específico tras la realización de la técnica.

RECUERDE QUE...
El empleo del DM es una técnica precisa, libre de radiación y rentable, que se puede utilizar para identificar y localizar objetos metálicos no peligrosos ingeridos.

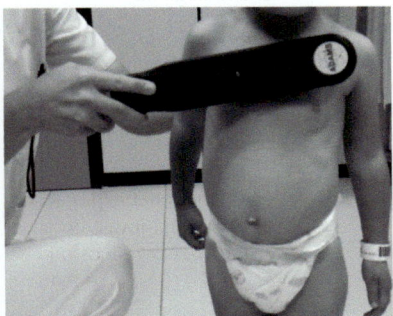

Figura 1.9-1. Barrido vertical con un DM.

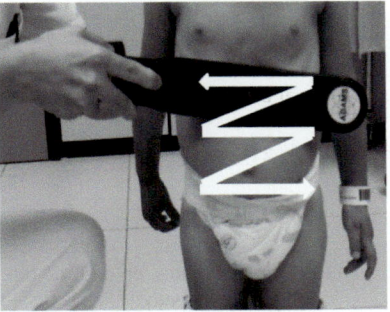

Figura 1.9-2. Exploración en todos los cuadrantes, horizontal y en zigzag.

BIBLIOGRAFÍA

Aljasser A, Elmaraghy CA, Jatana KR. Utilization of a handheld metal detector protocol to reduce radiation ex- posure in pediatric patients with esophageal coins. Int J Pediatr Otorhinolaryngol. 2018;112:104-8.

Guanà R, Bianco E, Garofalo S, Castagno E, Cisarò F, Lemini R, et al. Handheld metal-detector versus conventional chest and abdominal plain radiography in children with suspected metallic foreign body ingestion: can we safely abandon X-rays? Minerva Pediatr (Torino). 2023;75(6):803-7.

Hamzah HB, James V, Manickam S, Ganapathy S. Handheld metal detector for metallic foreign body ingestion in pediatric emergency. Indian J Pediatr. 2018;85(8):618-24.

Nation J, Jiang W. The utility of a handheld metal detector in detection and localization of pediatric metallic foreign body ingestion. Int J Pediatr Otorhinolaryngol. 2017;92:1-6.

Saz EU, Arikan Ç, Özgenç F, Duyu M, Ozananar Y. The utility of handheld metal detector in confirming metallic foreign body ingestion in the pediatric emergengy department. Turk J Gastroenterol. 2010;21(2):135-9.

Dolor: valoración y tratamiento

1.10

A. Martínez Etxaniz y S. García González

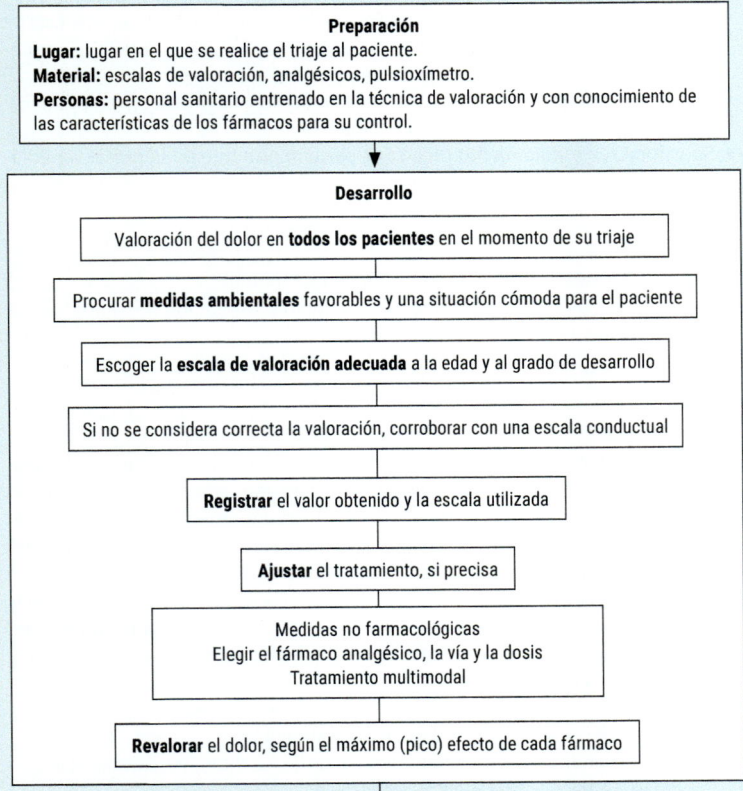

Preparación

Lugar: lugar en el que se realice el triaje al paciente.

Material: escalas de valoración, analgésicos, pulsioxímetro.

Personas: personal sanitario entrenado en la técnica de valoración y con conocimiento de las características de los fármacos para su control.

↓

Desarrollo

Valoración del dolor en **todos los pacientes** en el momento de su triaje

Procurar **medidas ambientales** favorables y una situación cómoda para el paciente

Escoger la **escala de valoración adecuada** a la edad y al grado de desarrollo

Si no se considera correcta la valoración, corroborar con una escala conductual

Registrar el valor obtenido y la escala utilizada

Ajustar el tratamiento, si precisa

Medidas no farmacológicas
Elegir el fármaco analgésico, la vía y la dosis
Tratamiento multimodal

Revalorar el dolor, según el máximo (pico) efecto de cada fármaco

↓

Cuidados tras la técnica

Lugar: mantener al paciente en el lugar adecuado según el proceso/grado de dolor que padezca.

Material: monitorización con pulsioxímetro según el fármaco utilizado.

Personas: personal entrenado en el manejo de posibles efectos adversos según los fármacos (caso de uso de fentanilo).

Criterios de alta/cuidados posteriores: revaloración del dolor, alta con recomendaciones para domicilio si se ha controlado.

OBJETIVOS
- Describir las herramientas para valorar el dolor en pediatría.
- Conocer las medidas farmacológicas y no farmacológicas que se pueden utilizar para aliviar el dolor.

CONCEPTOS IMPORTANTES

- El dolor se define como una experiencia emocional (subjetiva) y sensorial (objetiva) desagradable, asociada a un daño tisular real y/o potencial, expresado de forma visible o audible de comportamiento.
- Está provocado por enfermedad o procedimientos diagnósticos/terapéuticos.
- Es una experiencia multifactorial y subjetiva.
- Su valoración y tratamiento precoz es parte importante de la práctica pediátrica.

INDICACIONES

Aproximación sistemática en todo paciente, que incluya:
- Uso de técnicas apropiadas de reconocimiento y valoración del dolor.
- Anticipación a las experiencias dolorosas.

PREPARACIÓN

- **Precauciones:**
  - En la **valoración del dolor** influyen varios factores: edad, desarrollo neurológico, diferencias culturales en su expresión, contexto de la situación dolorosa y experiencias previas. Se debe prestar especial atención a aquellos pacientes con dificultad para expresarlo (los más pequeños y quienes tienen problemas cognitivos) y a aquellos con dolor crónico.
  - No hay evidencia de que el tratamiento del dolor enmascare los síntomas de la enfermedad o altere el estado mental. La **analgesia no impide un manejo y diagnóstico adecuados del paciente; de hecho, el buen control del dolor podría facilitarlo.**
  - Se deben conocer las características de cada fármaco para realizar una buena elección de analgésico en cada situación.
  - Se deben conocer las contraindicaciones de los diferentes fármacos y anticiparse a los posibles efectos adversos.
- **Lugar:**
  - La valoración y el tratamiento del dolor se inicia al entrar el paciente en urgencias, y continúa hasta el alta.
  - Existe una clara **relación entre la ansiedad y el dolor percibido.** Ante ello:
    - Crear un ambiente adecuado para minimizar el estrés en el niño y en los acompañantes (lugar tranquilo con poca iluminación y ruido, presencia de los padres, evitar manipulaciones que incomoden al niño, etc.).
    - Usar medidas no farmacológicas para disminuir la ansiedad y el estrés.
    - Controlar la preocupación de los padres e implicarles en calmar al niño.

- **Materiales:**
  - **Escalas de valoración del dolor:**
    Las escalas clasifican el dolor de la siguiente manera:
    - 1-2 puntos → Leve
    - 3-6 puntos → Moderado
    - 7-8 puntos → Intenso
    - 9-10 puntos → Insoportable

Método	Cuantificación del dolor	Etapa útil	Inconvenientes
Observacional o conductual	Cambios de comportamiento	Preverbal (< 3 años) y mayores con imposibilidad para autoevaluación	Requieren aprendizaje Dependen del observador
Subjetivo (*gold standard*)	Por información del paciente (autoevaluación)	Niños colaboradores > 3 años	No aplicables a todos (según nivel de comprensión-comunicación)
Fisiológico	Por parámetros fisiológicos: frecuencia cardíaca (FC), presión arterial (PA), diámetro pupilar		Se alteran ante ansiedad, miedo, fiebre, etc. Poco útiles de forma aislada

Ejemplos:
- **Método conductual:** escala FLACC (*face, legs, activity, cry, consolability*) (Tabla. 1.10-1), Neonatal Infant Pain Scale (NIPS), Pediatric Objective Pain Scale.
  Es útil que los padres ayuden a la valoración conductual (principalmente en niños con trastornos cognitivos).
- **Métodos subjetivos:** la autoevaluación es el método de referencia. Si existen dudas sobre su fiabilidad, usar medidas observacionales de forma complementaria o sustitutiva.

Tabla 1.10-1. Escala FLACC

Calificación del dolor de 0 a 10 (el 0 equivale a no dolor, y el 10, al máximo dolor imaginable)

	0	1	2
Cara	Cara relajada Expresión neutra	Arruga la nariz	Mandíbula tensa
Piernas	Relajadas	Inquietas	Golpea con los pies
Actividad	Acostado y quieto	Se dobla sobre el abdomen encogiendo las piernas	Rígido
Llanto	No llora	Se queja, gime	Llanto fuerte
Capacidad de consuelo	Satisfecho	Puede distraerse	Dificultad para consolarlo

- – 3-7 años: escala de caras revisada (FPS-R) (**Fig. 1.10-1**), escala de caras de Wong Baker y escala colorimétrica.
- – > 7 años: escala analógica visual (VAS) (**Fig. 1.10-2**) y escala descriptiva.
- – > 12 años: escala numérica (**Fig. 1.10-3**) y escala verbal.
- • **Fármacos analgésicos** (**Tabla 1.10-2**).
- • **Antídotos:**
  - – **Naloxona**: antídoto de los opioides. Dosis: 0,1 mg/kg (máximo: 2 mg). En ocasiones, se necesitan dosis sucesivas. Revierte el efecto de la depresión respiratoria.

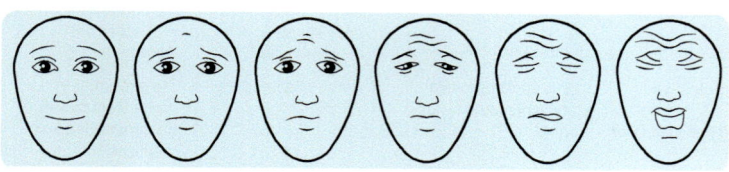

Figura 1.10-1. Escala de caras revisada (FPS-R).

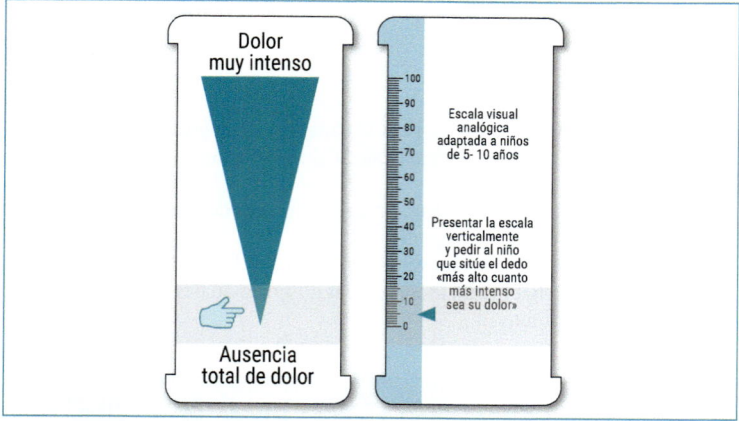

Figura 1.10-2. Escala analógica visual (VAS).

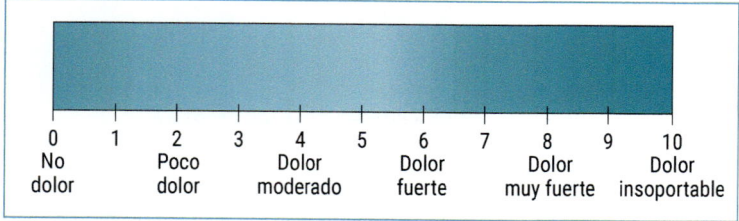

Figura 1.10-3. Escala numérica del dolor.

- **Preparación del personal:**
  - Familiarizarse con la aplicación e interpretación de las escalas de valoración, y reconocer los signos indicativos de dolor en los niños.
  - Conocer las propiedades (farmacocinética, dosis, intervalos, efectos adversos) de un grupo limitado de fármacos para utilizarlos de forma segura.
- **Preparación del paciente:**
  - Asegurarse de que no existen contraindicaciones para el uso de los fármacos ni alergia a sus componentes.
  - Se recomienda monitorización si se utilizan analgésicos opioides.

DESARROLLO DE LA TÉCNICA

- Valorar a **todos** los pacientes en el momento del triaje.
- Procurar tomar y mantener **medidas ambientales** favorables, y promover una situación cómoda para el paciente.
- Escoger la **escala de valoración** adecuada a la edad y al grado de desarrollo. Si no se considera correcta la valoración, corroborar con escala conductual.
- **Registrar** el valor obtenido y la escala utilizada.
- Tratamiento **multimodal:** asociando medidas psicológicas, físicas (principalmente en pacientes traumatológicos) y farmacológicas.
  - Métodos no farmacológicos: aplicar en **todos** los pacientes.
    - Crear un ambiente adecuado (poco ruido, lugar tranquilo, **presencia de los padres**).
    - Medidas físicas en neonatos y niños más pequeños: amamantar, succión no nutritiva, contacto piel con piel, envolver al bebé, caricias.
    - Medidas de distracción, en niños más mayores y según la edad: música, dibujos animados, juegos interactivos, juegos de imitación, videojuegos, etc. Más útiles en preescolares y escolares.
    - En neonatos y lactantes < 12 meses: **sacarosa al 24 %**, 0,5-2 mL, en la cavidad oral o aplicándola con un chupete 2 min antes del procedimiento, o dosis menores de forma repetida.
  - Métodos farmacológicos:
    La puntuación en las escalas de valoración permite **diseñar una estrategia terapéutica y verificar la eficacia** del tratamiento recibido.
    - Estrategia terapéutica:
      - Seleccionar el fármaco (**Fig. 1.10-4**).
      - Seleccionar la vía:
        - Oral: es la más sencilla y no invasiva. Es la primera opción en el dolor leve. En el dolor moderado, esta vía puede servir; si no mejora, administrar por vía intravenosa.
        - Intravenosa: elección en dolor intenso/insoportable.
        - Subcutánea: rápida absorción de algunos fármacos, si no se dispone de vía intravenosa.
        - Intramuscular: en desuso por ser dolorosa.
        - Intranasal, transmucosa, inhalatoria: absorción rápida y menos invasiva, a considerar en pacientes sin acceso venoso y con dolor moderado-intenso-insoportable.

Tabla 1.10-2. Analgésicos comunes en pediatría

	Vía	Dosis
Paracetamol	v.o.	Neonatos: 10-15 mg/kg/6-8 h (máx.: 60 mg/kg/día); lactantes/niños: 15 mg/kg/4-6 h (máx.: 90 mg/kg/día); adolescentes: 0,5-1 g/4-6 h (máx.: 4 g/día)
	v.r.	20 mg/kg/4-6 h (máx.: 90 mg/kg/día)
	i.v.	Neonatos y < 10 kg: 7,5 mg/kg/4-6 h (máx.: 30 mg/kg/día); lactantes/niños: 15 mg/kg/4-6 h (máx.: 60 mg/kg/día); adolescentes: 1 g/4-6 h (máx.:4 g/día)
AINE		
Ibuprofeno	v.o.	> 3 meses: 5-10 mg/kg/6-8 h (máx.: 40 mg/kg/d); adolescentes: 400-600 mg/6-8 h (máx.: 2,4 g/día)
	i.v.	> 6 meses: 10 mg/kg/dosis cada 6-8 h (máx.: 400 mg/dosis, 40 mg/kg o 1.200 mg/día)
Diclofenaco	v.o./v.r.	> 1 año: 0,3-1 mg/kg/8-12 h (máx.: 50 mg/dosis); > 12 años: 50 mg/8-12 h (máx.: 150 mg/día)
	i.m.	> 2 años: 0,3-1 mg/kg/12-24 h; > 12 años: 50-75 mg/12 h (< 2 días, máx.: 150 mg/día)
Naproxeno	v.o.	> 2 años: 5 mg/kg/8-12 h, (dosis de carga: 10 mg/kg); adolescentes: 250-500 mg/12 h (máx.: 1 g/día)
Ketorolaco	v.o.	> 16 años: 10 mg/4-6 h (< 5-7 días, máx.: 40 mg/día)
	i.v./i.m.	> 6 meses y < 30 kg: 0,5 mg/kg/6-8 h (< 2 días, máx.: 60 mg/día); > 16 años: 20-30 mg/kg/6-8 h (máx.: 90 mg/día)
Metamizol	v.o./v.r.	> 3 meses: 10-15 mg/kg/6-8 h (máx.: 500 mg/dosis); máx.: 4 g/día
	i.m./i.v.	> 3 meses: 10-40 mg/kg/6-8 h (máx.: 2 g/dosis); adolescentes: 2 g/8 h (máx.: 6 g/día)

Comentarios

Efecto techo. Ventana terapéutica estrecha: toxicidad hepática. Contraindicado en la disfunción hepática.
Ajustar la dosis en la insuficiencia renal

Propiedades antiinflamatorias. Efecto techo

Efectos secundarios: frecuentes: gastrointestinales (dolor abdominal, vómitos, gastritis, úlcera péptica). Otros poco frecuentes: hemorragias por inhibición de la función plaquetaria, broncoespasmo, toxicidad hepática y renal

Contraindicados: alergia a AINE, insuficiencia cardíaca grave, hemorragia digestiva activa y coagulopatía

Precaución: enfermedad inflamatoria o ulcerosa gastrointestinal, deshidratación grave, insuficiencia cardíaca, hepática o renal (ajustar dosis)

Menor riesgo de úlcera péptica que otros AINE
Riesgo de nefrotoxicidad

Útil en dolor posoperatorio y dolor agudo de otro origen (sobre todo, traumatológico) y como antitérmico

Contraindicado en < 6 meses

Efecto espasmolítico; útil en cólico renal o abdominal
Precaución: especial riesgo de sangrado gástrico

Se desaconseja la vía i.m. por reacciones locales

Útil en enfermedades reumáticas y dismenorrea

Útil en dolor moderado/intenso

Efectos adversos: enlentecimiento de la regeneración ósea tras osteotomía
Precaución: especial riesgo de sangrado y fallo renal agudo

Efecto antiespasmódico; de elección en dolor cólico. Puede producir hipotensión
Efecto adverso: agranulocitosis
Contraindicado: alergia a metamizol o AINE, disfunción de médula ósea

Administrar i.v. en 15 min (no más de 1 mL/min)

(Continúa)

Tabla 1.10-2. Analgésicos comunes en pediatría

	Vía	Dosis
Opioides		
Tramadol	v.o./v.r./i.m./i.v.	> 1 año: 1-1,5 mg/kg/6-8 h, adolescentes: 50-100 mg/6-8 h (máx.: 400 mg/día)
Morfina	i.v./s.c./i.m.	Neonatos: 0,05 mg/kg/6 h, niños: 0,1 mg/kg/3-4 h, adolescentes: 2,5-10 mg/3-4 h (máx.: 15 mg/dosis)
	v.o.	< 1 año: 0,08-0,2 mg/kg/4 h, niños: 0,2-0,5 mg/kg/4-6 h, adolescentes: 5-20 mg/4 h (máx.: 20 mg)
Fentanilo	i.v.	Neonatos, niños 1-2 µg/kg (máx. 50 µg/dosis o 100 µg total), adultos 50-200 µg
	Intranasal/s.c.	1-3 µg/kg (máx.: 100 µg/dosis)
	Transbucal	10-15 µg/kg
Ketamina	i.v.	1-1,5 mg/kg (máx.: 50 mg; se puede administrar una dosis repetida de 0,5 a 1 mg/kg después de 10 min, según sea necesario)
	i.m.	4-5 mg/kg (se puede repetir de 2-4 mg/kg después de 10 min, según sea necesario)
	Intranasal	Intranasal, pendiente de establecer cuál es la dosis adecuada (1-6 mg/kg/dosis; para alcanzar sedación, requiere una dosis alta (hasta 9 mg/kg)

AEMPS: Agencia Española de Medicamentos y Productos Sanitarios; AINE: antiinflamatorios no esteroideos; HTIC: hipertensión intracraneal; i.m.: intramuscular; IMAO: inhibidores de la monoaminooxidasa; i.v.: intravenosa; s.c.: vía subcutánea; TCE: traumatismo craneoencefálico; v.o.: vía oral; v.r.: vía rectal.

Comentarios

No tienen efecto techo. Se recomienda titular el efecto

Efectos adversos: depresión respiratoria; hipotensión (en pacientes hipovolémicos)

Frecuentes: prurito, vómitos, estreñimiento, mioclonías, sedación y disfunción cognitiva

Contraindicaciones: alergia a opioides, crisis asmática aguda, obstrucción intestinal y si tratamiento con IMAO

Precaución: insuficiencia respiratoria, renal o hepática y en TCE con sospecha de HTIC. La dosis en < 3-6 meses debe ser un 25-50 % menor y se deben espaciar los intervalos

Puede ser útil como sustituto en casos de contraindicación de AINE. Útil en dolor posoperatorio, oncológico

Efecto adverso frecuente: vómitos

Uso aprobado por AEMPS solo en > 12 años

En < 6 meses, se recomienda utilizar vía i.v. Administración i.v. lenta en 5 min

Inicio de acción en 5-10 min (i.v.). Efecto pico en 20 min. Dura 2-4 h

Evitar si disfunción renal

Elección en analgesia para procedimientos y en paciente politraumatizado (menor riesgo de inestabilidad hemodinámica)

Efecto inmediato (inicio de acción en < 30 s con pico a los 2-3 min). Dura 30-60 min

No provoca liberación de histamina. Riesgo de rigidez torácica

Útil en el dolor moderado a intenso
Utilizado en reducciones de fracturas

Efectos adversos más frecuentes: vómitos
Efectos adversos poco frecuentes: apnea o laringoespasmo (< 1 %), alucinaciones o reacciones de recuperación desagradables

i.v.: inicio 1-2 min; duración 15 min
i.m.: inicio 5-10 min; duración 30 min
Intranasal: inicio 5-20 min.; duración 40-70 min

- **Revalorar** el dolor en función del pico (máximo) de efecto del fármaco administrado.
- **Ajustar** el tratamiento, si es preciso.
- Se debe completar a intervalos regulares el ciclo: valorar → registrar → tratar → revalorar.

CUIDADOS TRAS LA TÉCNICA

- **Lugar:** adecuado según el proceso/grado de dolor que padezca.
- **Material:** monitorización necesaria según el fármaco utilizado.
- **Personas:** personal entrenado en el manejo de las posibles complicaciones de los fármacos.
- **Criterios de alta/cuidados posteriores:**
  - Monitorización clínica de posibles efectos adversos, sobre todo, en tratamientos con opioides. Monitorización con pulsioximetría si tratamiento con opioides.
  - Alta según la patología, si se ha controlado el dolor.
  - Al alta, establecer **pautas analgésicas** detalladas para el tratamiento domiciliario.

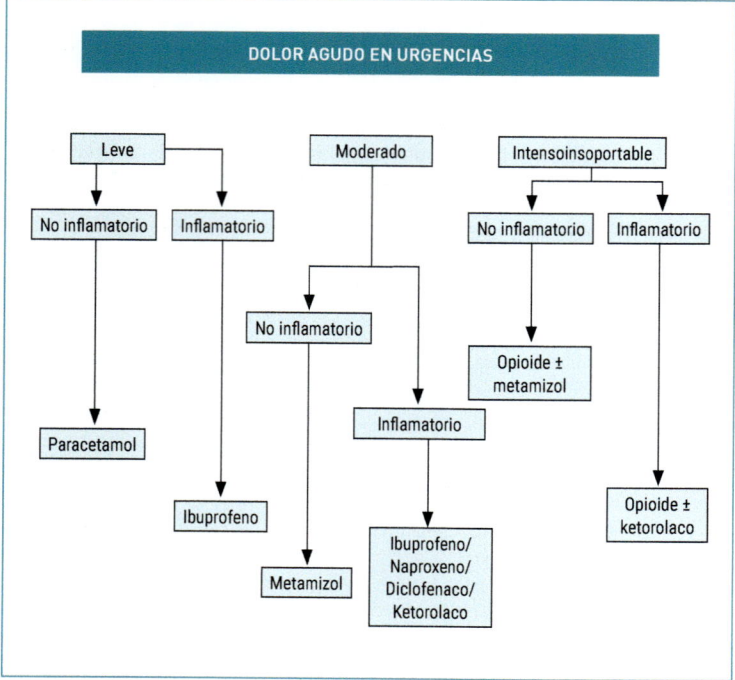

Figura 1.10-4. Protocolo de tratamiento del dolor agudo.

- **Causas de fracaso:**
  - Elección de un fármaco/vía no adecuados al grado de dolor.
  - Pautas inadecuadas de dosis o de intervalos de administración.
  - Control inadecuado de la ansiedad.
- **Complicaciones:**
  - Reacción alérgica: más frecuente con AINE y metamizol.
  - Opioides: pueden producir *rash* (exantema) y prurito por liberación de histamina, que puede confundirse con alergia.
  - Depresión respiratoria: opioides. Mayor riesgo si:
    - Dosis elevadas del fármaco y vía i.v.
    - Asociación a otros fármacos depresores del sistema nervioso central (SNC).
    - Pacientes: < 3 meses, niños con insuficiencia respiratoria o con problemas neurológicos.
  - Normalmente responden a medidas básicas: recolocación de vía aérea, administración de oxígeno, ventilación con bolsa.
  - Inestabilidad hemodinámica: metamizol, opioides.
    - Mayor riesgo en pacientes hipovolémicos.
    - Metamizol: frecuente hipotensión y cuadro vagal si se administra rápido por vía i.v. Suele responder a bolos i.v. de suero salino fisiológico (SSF).
  - Rigidez torácica: fentanilo.
    - Ventilación con bolsa, relajantes musculares, intubación orotraqueal (IOT), naloxona.
- **Situaciones especiales:**
  - **Niños con trastornos cognitivos:** suelen tener comportamientos específicos e incluso atípicos; hay que implicar a los padres. Se deben tener en cuenta los factores que pueden condicionar la presencia de efectos adversos: politerapia, malnutrición y deshidratación.
  - **Niños con enfermedades crónicas** (enfermedad de células falciformes, cáncer, enfermedades inflamatorias): gran tolerancia al dolor con elevado nivel de ansiedad. Pueden no manifestar características de dolor agudo. Iniciar analgesia eficaz tan pronto como sea posible. Con gran frecuencia, tienen tolerancia a opioides; se prefiere la administración intravenosa debido a la necesidad de dosis más altas para ajustar mejor su efecto.

RECUERDE QUE...
- La valoración y el tratamiento del dolor es una prioridad en la atención médica.
- La valoración del dolor debe realizarse con el uso adecuado de las escalas, según la edad de desarrollo neurológico del paciente.
- Para tratar bien el dolor, la elección del medicamento depende del grado de dolor: leve, moderado, intenso o insoportable.
- El dolor intenso debe ser tratado de forma rápida, y el fármaco de elección son los opioides. El dolor leve también debe tratarse.

BIBLIOGRAFÍA

Ali S, McGrath T, Drendel AL. An evidence-based approach to minimizing acute procedural pain in the emergency department and beyond. Pediatr Emerg Care. 2016;32(1):36-42.

Cravero JP, Roback MG. Pediatric procedural sedation: pharmacologic agents. UpToDate. 2022. Disponible en: https://www.uptodate.com

Fein JA, Zempsky WT, Cravero JP and; The Committee on Pediatric Emergency Medicine and Section on Anesthesiology and Pain Medicine; American Academy of Pediatrics. Relief of pain and anxiety in pediatric patients in emergency medical systems. Pediatrics. 2012;130(5):e1391-405.

Guerrero Márquez G, Míguez Navarro MC, Sánchez García I, Plana Fernández M, Ramón Llácer M,; Grupo de trabajo de analgesia y sedación de SEUP. Protocolo de sedoanalgesia en urgencias pediátricas. Manejo del dolor en urgencias pediátricas. Protocolos diagnósticos y terapéuticos en Urgencias de Pediatría. 3ª ed. Madrid: Sociedad Española de Urgencias de Pediatría (SEUP); 2019. Disponible en: https://seup.org

Hauer J, Jones BL. Pain in children: approach to pain assessment and overview of management principles. UpToDate. 2021. Disponible en: https://www.uptodate.com

Khalil SN, Hahn BJ, Chumpitazi CE, Rock AD, Kaelin BA, Macías CG. A multicenter, randomized, open-label, active-comparator trial to determine the efficacy, safety, and pharmacokinetics of intravenous ibuprofen for treatment of fever in hospitalized pediatric patients. BMC Pediatr. 2017;17(1):42.

Krauss BS, Calligaris L, Green SM, Barbi E. Current concepts in management of pain in children in the emergency department. Lancet. 2016;387(10013):83-92.

Palmer GM. Pain management in the acute care setting: update and debates. J Paediatr Child Health. 2016;52(2):213-20.

Thrane SE, Wanless S, Cohen SM, Danford CA. The assessment and non-pharmacologic treatment of procedural pain from infancy to school age through a developmental lens: a synthesis of evidence with recommendations. J Pediatr Nurs. 2016;31(1):e23-32.

Tobias JD. Acute pain management in infants and children-Part 2: Intravenous opioids, intravenous nonsteroidal anti-inflammatory drugs, and managing adverse effects. Pediatr Ann. 2014;43(7):e169-75.

Drenaje de absceso

1.11

M. González Balenciaga

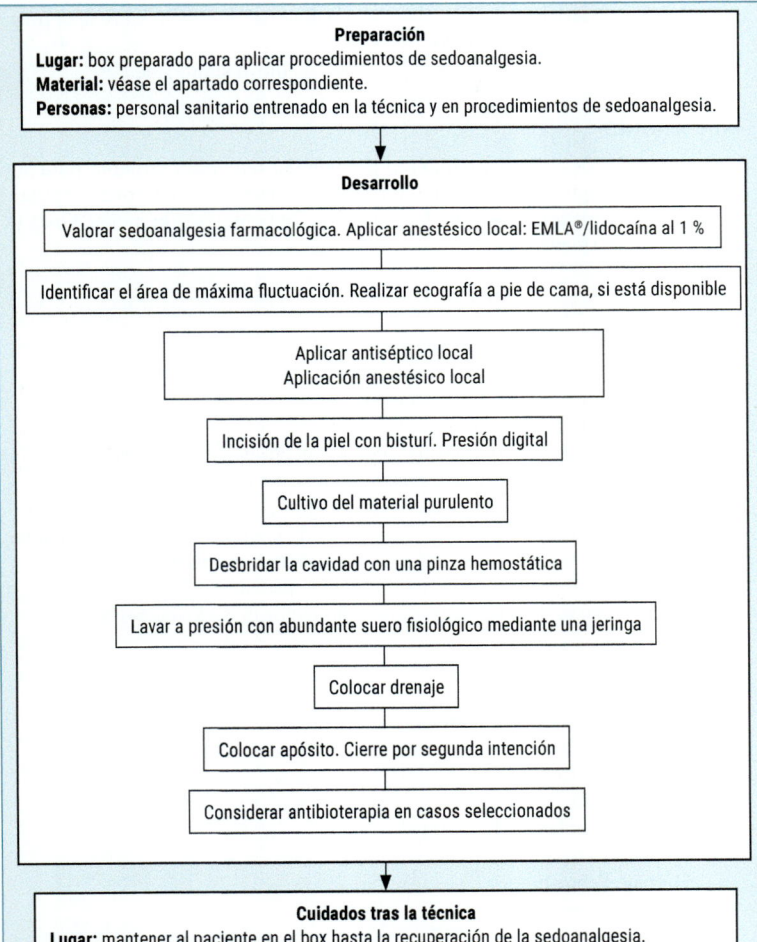

Preparación
Lugar: box preparado para aplicar procedimientos de sedoanalgesia.
Material: véase el apartado correspondiente.
Personas: personal sanitario entrenado en la técnica y en procedimientos de sedoanalgesia.

Desarrollo

Valorar sedoanalgesia farmacológica. Aplicar anestésico local: EMLA®/lidocaína al 1 %

Identificar el área de máxima fluctuación. Realizar ecografía a pie de cama, si está disponible

Aplicar antiséptico local
Aplicación anestésico local

Incisión de la piel con bisturí. Presión digital

Cultivo del material purulento

Desbridar la cavidad con una pinza hemostática

Lavar a presión con abundante suero fisiológico mediante una jeringa

Colocar drenaje

Colocar apósito. Cierre por segunda intención

Considerar antibioterapia en casos seleccionados

Cuidados tras la técnica
Lugar: mantener al paciente en el box hasta la recuperación de la sedoanalgesia.
Material: el necesario para mantener la asepsia local.
Personas: tras la recuperación de la sedación, no precisa personal específico.
Criterios de alta/cuidados posteriores: mantener la zona del drenaje limpia.

OBJETIVOS

Conocer las indicaciones, la técnica y el material necesario para realizar un drenaje correcto del absceso.

CONCEPTOS IMPORTANTES

- **Definición:** el absceso es una colección de material purulento entre la dermis y los tejidos cutáneos profundos.
- **Objetivos:** extracción de material purulento y cultivo si procede.

INDICACIONES

La mayoría de los abscesos requieren drenaje del material purulento para su tratamiento y diagnóstico microbiológico. Los abscesos < 1 cm se pueden tratar de forma conservadora mediante la aplicación de compresas húmedas tibias y antibioterapia sistémica.

PREPARACIÓN

- **Precauciones y contraindicaciones relativas:**
  - Panadizo herpético.
  - Sospecha de micosis o tuberculosis.
  - Coagulopatía.
  - Contraindicaciones propias del procedimiento de sedoanalgesia.
  - Valorar derivación a cirugía infantil en función de:
    - Localización: perianal profundo, región anterior y lateral del cuello (sospecha de quiste congénito), dorso de la mano, centro facial, mama (aréola y pezón) y/o si está próximo a estructuras neurovasculares.
    - Tipo de absceso: > 5 cm, recurrente y/o fístula.
- **Lugar:** box preparado para aplicar procedimientos de sedoanalgesia.
- **Materiales:**
  - Material necesario para el procedimiento de sedoanalgesia.
  - Paños y gasas estériles.
  - Guantes y mascarilla estériles.
  - Antisépticos locales.
  - Anestésicos locales: EMLA®, lidocaína al 1 %.
  - Agujas de 25, 27 o 30 G.
  - Jeringas estériles de 3, 5, 10 y 20 mL.
  - Hoja de bisturí.
  - Drenaje Penrose.
  - Pinzas hemostáticas.
  - Suero salino fisiológico (SSF).
  - Tubos estériles para cultivo e hisopo de recogida de muestra.
  - Apósito estéril.

- **Preparación del personal:** personal entrenado en la técnica y en el procedimiento de sedoanalgesia.
- **Preparación del paciente:**
  - Antes de la realización de la técnica, se valorará la utilización de sedoanalgesia farmacológica.
  - Colocación en la posición adecuada, según la zona en la que se encuentre el absceso, y procurando que el paciente esté lo más cómodo posible.
  - Campo estéril alrededor del absceso.

DESARROLLO DE LA TÉCNICA

- Aplicación de anestésico local: EMLA®/lidocaína al 1 %. No introducir anestésico en la cavidad del absceso.
- Identificar el área de máxima fluctuación. Si se dispone de ecografía a pie de cama, la técnica puede ser guiada, y determinar la longitud, la profundidad y la proximidad a estructuras vasculares y nerviosas.
- Aplicación de antiséptico local.
- Incisión de la piel con bisturí en la zona que presente mayor fluctuación. Realizar la incisión lineal en la dirección de las líneas de tensión de la piel que incluya la longitud de todo el absceso. Hacer presión digital para facilitar la salida del material purulento.
- Realizar cultivo del material purulento.
- Desbridamiento de la cavidad: con una pinza hemostática, separar al máximo los bordes de la incisión. A continuación, desbridar la cavidad con esta pinza, para garantizar un drenaje completo y descartar la presencia de cuerpos extraños en la cavidad.
- Limpieza de la cavidad: lavar a presión con abundante SSF mediante una jeringa.
- Colocar drenaje: insertar un pequeño drenaje (Penrose) en la cavidad para garantizar un drenaje continuo de la lesión.
- Colocar apósito: cubrir la lesión con gasas y apósito estériles.
- Cierre por segunda intención.
- Considerar antibioterapia si: inmunodepresión, celulitis significativa asociada (> 5 cm de eritema alrededor) y/o afectación sistémica.

CUIDADOS TRAS LA TÉCNICA

- **Lugar:** mantener al paciente en el box hasta la recuperación del procedimiento de sedoanalgesia.
- **Material:** el necesario para mantener la asepsia local.
- **Personas:** personal entrenado en el manejo de la vía aérea hasta la recuperación de la sedación; tras la recuperación clínica no precisa personal específico.
- **Criterios de alta/cuidados posteriores:** mantener limpia la zona de la punción. Cura en 24-48 h y valoración de retirada del drenaje.
- **Complicaciones:**
  - Lesión de estructuras adyacentes.

- Hemorragia. La colocación de un vendaje sobre la lesión ayudará a la hemostasia de la herida.
- Supuración crónica o persistencia del absceso: si incisión relativamente pequeña.
- Cierre en falso de la cavidad: si incisión relativamente pequeña y falta de colocación de un tubo de drenaje.

RECUERDE QUE...

- En la preparación del paciente se valorará la necesidad de realizar un procedimiento de sedoanalgesia.
- La ecografía a pie de cama facilita la realización de la técnica.
- La incisión debe facilitar el drenaje sin lesionar estructuras asociadas.
- El drenaje del absceso es terapéutico y aporta información para el diagnóstico microbiológico.

BIBLIOGRAFÍA

Abrahamian FM, Shroff SD. Use of routine wound cultures to evaluate cutaneous abscesses for community-associated methicillin-resistant Staphylococcus aureus. Ann Emerg Med. 2007;50(1):66-7.

Becker T. Techniques for skin abscess drainage. UpToDate. 2023. Disponible en: https://www.uptodate.com

Fitch MT, Manthey DE, McGinnis HD, Nicks BA, Pariyadath M. Videos in clinical medicine. Abscess incision and drainage. N Engl J Med. 2007;357(19):e20.

Gaspari RJ, Sanseverino A, Gleeson T. Abscess incision and drainage with or without ultrasonography: a randomized controlled trial. Ann Emerg Med. 2019;73(1):1-7.

Gottlieb M, Ávila J, Chottiner M, Peksa GD. Point-of-care ultrasonography for the diagnosis of skin and soft tissue abscesses: a systematic review and meta-analysis. Ann Emerg Med. 2020;76(1):67-77.

Mower WR, Crisp JG, Krishnadasan A, Moran GJ, Abrahamian FM, Lovecchio F, et al. Effect of initial bedside ultrasonography on emergency department skin and soft tissue infection management. Ann Emerg Med. 2019;74(3):372-80.

Ecografía clínica

1.12

R. Martínez Mas

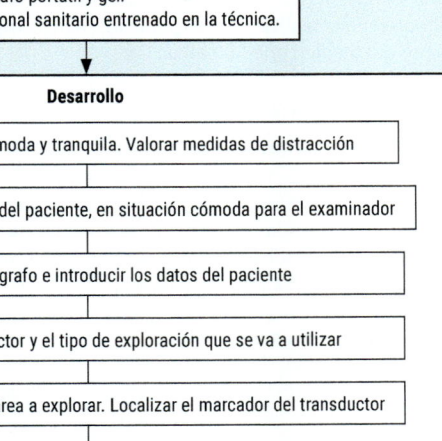

Preparación
Lugar: habitación con escasa luminosidad.
Material: ecógrafo portátil y gel.
Personas: personal sanitario entrenado en la técnica.

Desarrollo

Paciente en posición cómoda y tranquila. Valorar medidas de distracción

Colocar el ecógrafo a un lado del paciente, en situación cómoda para el examinador

Encender el ecógrafo e introducir los datos del paciente

Seleccionar el transductor y el tipo de exploración que se va a utilizar

Colocar gel en transductor/área a explorar. Localizar el marcador del transductor

Coger el transductor como un lápiz, colocarlo con el gel sobre la piel del paciente, con el marcador apuntando hacia la cabeza o hacia la derecha de este

Realizar movimientos finos con el transductor, intentando mover en un solo plano cada vez, hasta obtener la imagen adecuada

Optimizar la imagen hasta obtener la calidad deseada. Utilizar otros modos de exploración (modo M, etc.) si es necesario

Grabar imágenes o vídeos, según lo que se requiera en cada aplicación. Finalizar el estudio

Cuidados tras la técnica
Limpiar y secar la zona explorada del paciente. Limpiar el ecógrafo y el transductor con una gasa y material para limpieza de productos sanitarios. NO utilizar alcohol ni clorhexidina. Realizar un informe con los hallazgos y la interpretación de las imágenes, basándose en el contexto clínico del paciente.

OBJETIVOS
- Conocer los conceptos básicos de la ecografía clínica.
- Describir la metodología para obtener una buena imagen mediante ecografía.

INTRODUCCIÓN

La ecografía clínica consiste en el uso de la ecografía por el médico que atiende el paciente de forma simultánea a la atención médica. El objetivo es utilizarla como una extensión más de su exploración física, a fin de resolver preguntas simples sin pretender realizar una exploración exhaustiva. Requiere entrenamiento por parte del médico que la realiza.

CONCEPTOS IMPORTANTES

- **Definición de ecografía:** técnica de imagen que se basa en la emisión de ondas de ultrasonido (entre 2 y 20 MHz) hacia los tejidos, y la posterior captación de estas ondas para procesarlas y crear una imagen. Esto es posible porque el transductor posee unos cristales capaces de convertir los impulsos eléctricos enviados por el ecógrafo en ondas mecánicas que envía a los tejidos (efecto piezoeléctrico) y, a la vez, hacer el efecto inverso con las ondas que se reflejan de los tejidos.
- **Principios físicos del ultrasonido:**
  - **Atenuación:** propiedad por la que las ondas de ultrasonido pierden intensidad conforme avanzan en profundidad y van encontrándose con los tejidos. El grado de atenuación depende de la frecuencia de las ondas emitidas, el tipo de tejido y la distancia recorrida.
  - **Impedancia acústica:** es la resistencia de un tejido a la propagación de las ondas. Está relacionada con su densidad y su capacidad para propagar el sonido. En función de la impedancia del tejido con el que contactan las ondas de ultrasonido, estas se reflejan más o menos, y eso se traduce en el tipo de imagen obtenida (**Tabla 1.12-1**). Se la puede describir como (**Fig. 1.12-1**):
    - **Hiperecoica:** de color blanco, en los tejidos con alta impedancia.
    - **Hipoecoica:** en varios tonos de gris.
    - **Anecoica:** de color negro, en general, estructuras de contenido líquido.
- **Artefactos del ultrasonido** (**Fig. 1.12-2**):

Tabla 1.12-1 Estructuras en función de su impedancia acústica, y su representación en imagen		
Impedancia	**Tejidos**	**Imagen**
Alta	Hueso, diafragma, pericardio, aire, etc.	Hiperecoicos
Media	Músculo, hígado, riñón, etc.	Hipoecoicos
Baja	Líquidos (sangre, orina, ascitis, etc.)	Hipoecoidos/anecoicos

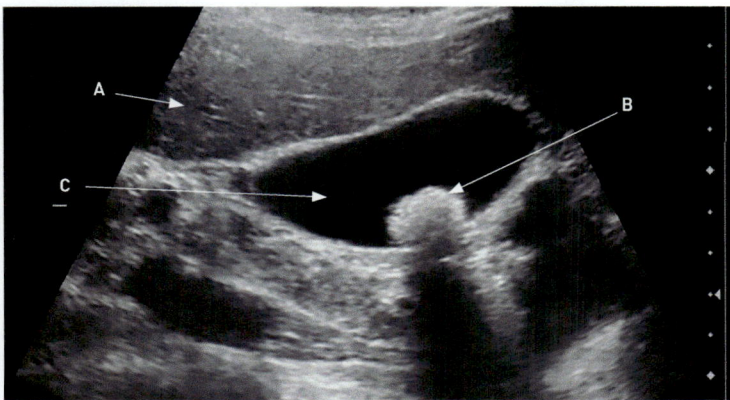

Figura 1.12-1. Imagen de vesícula biliar con litiasis. Se observa el hígado hipoecoico **(A)**; la litiasis biliar hiperecoica **(B)** y el contenido líquido de la vesícula biliar anecoico **(C)**.

— **Sombra acústica posterior:** se produce cuando una onda de ultrasonido choca con una estructura con alta impedancia (p. ej., hueso, cálculos biliares), lo que evita que la onda se propague a estructuras más profundas, traduciéndose en una imagen en forma de sombra.

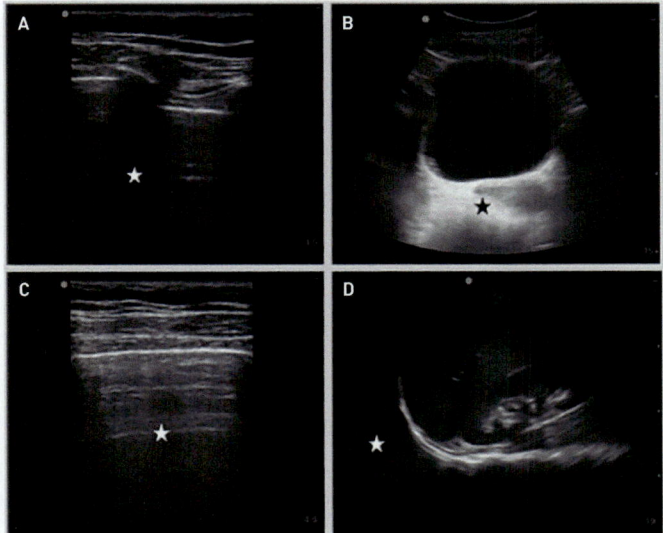

Figura 1.12-2. Artefactos (marcados con una estrella). **A)** Sombra acústica posterior. **B)** Refuerzo acústico posterior. **C)** Reverberaciones. **D)** Imagen especular.

– **Refuerzo acústico posterior:** cuando una onda de ultrasonido choca con una estructura de muy baja impedancia (líquido), esta permite el paso de más ondas hacia estructuras profundas que las zonas colindantes. Esto origina una imagen brillante tras la estructura de impedancia baja respecto a las estructuras vecinas.

– **Reverberaciones:** efecto que se produce cuando las ondas de ultrasonido encuentran dos estructuras altamente reflejantes paralelas al transductor (p. ej., pleura, cuerpos extraños, etc.). Las ondas se reflejan múltiples veces entre las estructuras, o entre una de ellas y el transductor. Esta reflexión múltiple es captada por el transductor e interpretada como diferentes estructuras a diferente profundidad. En la imagen se traduce como líneas hiperecoicas, paralelas y equidistantes, por debajo de la estructura que las ha originado.

– **Imagen especular:** cuando la superficie altamente reflejante no es plana, produce un cambio de dirección en algunas ondas de ultrasonido, que pueden ser devueltas al transductor a través de la reflexión de estructuras colindantes y transmitir información de una falsa imagen, especular a la que han encontrado en primer lugar.

INDICACIONES

La ecografía clínica tiene múltiples indicaciones, algunas de mayor dificultad que otras, que varían en función del entrenamiento y las habilidades del médico que realiza la exploración. También se puede utilizar para asistir o guiar otras técnicas (acceso venoso, punción lumbar, toracocentesis, drenaje de absceso, extracción de cuerpo extraño, etcétera).

PREPARACIÓN

Precauciones y contraindicaciones relativas:

No existe contraindicación alguna relativa al procedimiento. Hay que tener en cuenta que:

• Pueden requerirse medidas de distracción para favorecer la colaboración del paciente: audiovisuales, sentarle en el regazo de los padres, juguetes, etcétera.

• Puede precisar medicación para el dolor si la zona a explorar es dolorosa.

• Se recomienda minimizar el tiempo de exploración en estructuras sensibles al aumento de temperatura (ocular, etcétera).

Lugar: habitación con escasa luminosidad para poder visualizar mejor las imágenes de la pantalla.

Materiales:

• **Ecógrafo:** está compuesto por un transductor o sonda y un equipo con una pantalla:

– **Transductores (Fig. 1.12-3):** consta de un cabezal donde están los cristales, un marcador para orientar al explorador, un cuerpo por donde se manipula y el cable que lo conecta al ecógrafo. Se clasifican en función de la frecuencia de las ondas que transmiten:

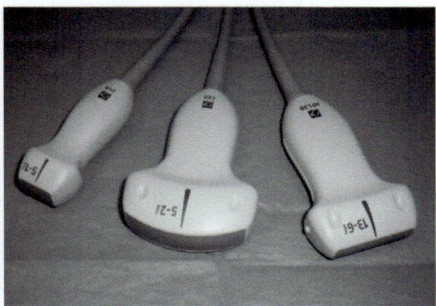

Figura 1.12-3. Transductores. De izquierda a derecha: sectorial, curvilíneo, lineal.

- **Alta frecuencia:** transmiten ondas a frecuencias entre 5 y 15 MHz, aproximadamente. Se obtiene una resolución muy buena de las imágenes, pero las ondas no penetran a mucha profundidad (< 5 cm). Es útil para evaluar estructuras superficiales (p. ej., piel, huesos, pulmón):
  - Transductores lineales.
  - Otros: *hockey stick* para procedimientos, etcétera.
- **Baja frecuencia:** transmiten ondas a frecuencias entre 2 y 8 MHz. Las ondas penetran a mucha profundidad, pero no se obtiene tan buena resolución de la imagen. Es útil para evaluar estructuras profundas (p. ej., abdomen, cardíacas, etcétera):
  - Transductores curvilíneos o *convex*.
  - Transductores sectoriales o *phased array*.
  - Otros: transductores endocavitarios.

- **Equipo:** dispositivo que procesa los impulsos eléctricos emitidos por el transductor para convertirlos en la imagen que se ve en la pantalla. La parte superior de la pantalla se corresponde con la superficie del transductor que contacta con la piel. El equipo incorpora unos botones (en teclado o pantalla táctil) para llevar a cabo la exploración:
  - Selección del transductor: para escoger el tipo de transductor/sonda que se usará en la exploración.
  - Tipo de exploración o «preconfigurados»: ajustes de frecuencias y de imagen predefinidos en el equipo en función de la exploración que se va a realizar (p. ej., pulmón, tejidos blandos, ocular, abdomen, ginecológica, cardíaca, etcétera).
  - Botones para optimizar la imagen:
    - Profundidad: aumenta o disminuye la profundidad de la imagen. Se debe ajustar para situar la zona de interés en el centro de la pantalla.
    - Ganancia: aumenta o disminuye el brillo de la imagen.
    - Autoganancia: botón que ajusta de forma automática el brillo de la imagen.
  - Botones para modos de exploración (**Fig. 1.12-4**):
    - Modo B o 2D: el más usado, y traduce la información de todos los cristales para producir una imagen en dos dimensiones.

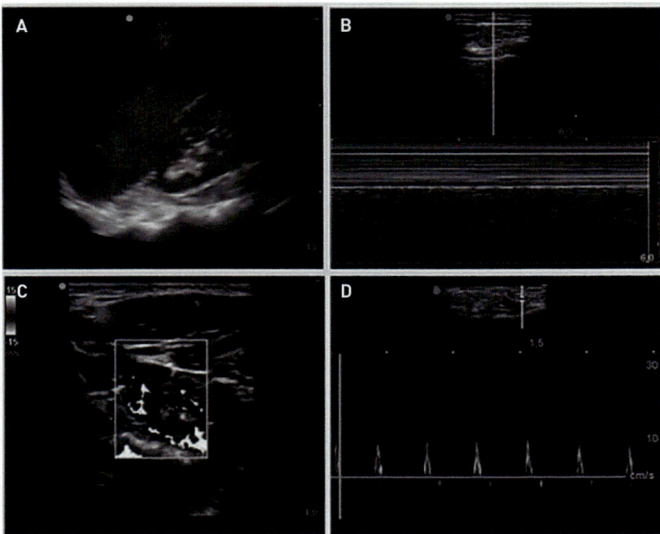

Figura 1.12-4. Modos. **A)** Modo B. **B)** Modo M. **C)** Doppler color. **D)** Doppler pulsado.

○ Modo M: se activa un solo cristal, emitiendo un solo haz de ultrasonido, y se registra lo obtenido por ese haz durante un período de tiempo en la pantalla. Los cambios en la imagen sirven para valorar el movimiento de esa zona concreta en el tiempo, por ejemplo, para valorar cambios en el tamaño de cavidades o estructuras. Puede ser útil en ecografía pulmonar y cardíaca.

○ Modo Doppler color: detecta la dirección de un flujo mediante el efecto Doppler. En la imagen, se traduce en diferentes colores según si el flujo va hacia el transductor (rojo) o si se aleja de él (azul).

○ Modo Doppler pulsado o espectral: mediante el uso del efecto Doppler, se mide la velocidad de diferentes estructuras mediante un eje de coordenadas, siendo el eje vertical la amplitud y el horizontal el tiempo. Se utiliza para diferenciar flujos (arterial/venoso) y calcular velocidades de flujo (cardíaco).

○ Otros: *Power Doppler* o Doppler de energía (detecta movimiento sin informar de la dirección, mayor sensibilidad a flujos bajos), Doppler acústico (emisión de sonido sin mostrar imagen).

■ Almacenamiento: foto o vídeo.

■ Otros: instrumento para medir, *zoom,* doble pantalla para comparación de estructuras, congelar/pausar la imagen, imprimir, etcétera.

– **Gel de transmisión:** para mejorar la transmisión de las ondas de ultrasonido, es necesario aplicar gel entre el transductor y la piel del paciente. Para algunos procedimientos puede ser necesario utilizar geles estériles, junto con fundas para cubrir el transductor.

- **Preparación del personal:** colocar el ecógrafo delante del explorador, a un lado de la camilla (habitualmente a la derecha del paciente), donde resulte cómodo para poder acceder al teclado con la mano libre; coger el transductor con la mano con la que le resulte más cómodo manejarlo, en general, la mano dominante.
- **Preparación del paciente:** colocar al paciente en una posición cómoda y en la que esté tranquilo y relajado. Se puede hacer la exploración en el regazo de los padres si así lo prefiere. Puede precisar medidas de distracción para mejorar su colaboración.
- **Preparación del material:** tener el gel preparado y otros materiales en caso de realización de algún procedimiento.

DESARROLLO DE LA TÉCNICA

- Encender el ecógrafo e introducir los datos del paciente.
- Seleccionar el transductor que se va a utilizar. Asegurar que el transductor está limpio. En caso de que el paciente requiera aislamiento, se pueden emplear cubiertas de plástico especiales.
- Seleccionar el tipo de exploración/preconfigurado que se va a utilizar (pulmón, ocular, partes blandas, abdominal, cardíaco, etcétera).
- Colocar gel encima de los cristales del transductor o en el área a explorar.
- Localizar el marcador del transductor, que suele ser una muesca en uno de los lados, y coincide con un punto o asterisco que suele estar en la parte superior izquierda de la pantalla (**Fig. 1.12-5**). Si no se sabe dónde está el marcador en el transductor, tocar uno de los lados de este para ver a qué zona de la pantalla corresponde.
- Iniciar la exploración cogiendo el transductor como un lápiz, colocándolo con el gel sobre la piel del paciente, y con el marcador apuntando hacia la cabeza o hacia la derecha del paciente. En algunas exploraciones, puede que sea necesario colocar el transductor en otras orientaciones.
- Realizar movimientos finos con el transductor, intentando mover en un solo plano hasta obtener la imagen adecuada.
- Optimizar la imagen (profundidad, ganancia, etc.) hasta obtener la calidad deseada.
- En caso de precisarlo, utilizar otros modos de exploración (modo M, modo Doppler color, modo Doppler pulsado, etcétera).
- Grabar imágenes o vídeos según lo preciso en cada aplicación. Finalizar el estudio.

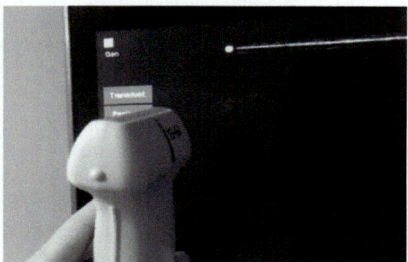

Figura 1.12-5. Imagen del marcador de la pantalla y el marcador del transductor.

CUIDADOS TRAS LA TÉCNICA

- Limpiar y secar la zona explorada del paciente. Limpiar el ecógrafo y el transductor con una gasa y una solución germicida sin alcohol ni clorhexidina, por ejemplo, soluciones para limpieza de productos sanitarios.
- Posteriormente, guardar el ecógrafo en su lugar habitual, y asegurarse de que los cables de las sondas no tocan el suelo, para evitar rodar por encima de ellos y dañarlos.
- Finalmente, se debe realizar un informe con los hallazgos y la interpretación de la exploración. Esta interpretación debe efectuarse según el contexto clínico del paciente, teniendo en cuenta la anamnesis, la exploración física y el resto de exploraciones complementarias. No se deben tomar decisiones con la ecografía clínica sin tener en cuenta el contexto clínico del paciente.

RECUERDE QUE...

- La ecografía clínica es una técnica que realiza el pediatra de urgencias simultáneamente a la exploración física, para obtener información adicional respecto a preguntas sencillas.
- El pediatra debe familiarizarse con el ecógrafo disponible en su centro, así como recibir un entrenamiento previo para su aplicación en la práctica clínica.
- Es importante aplicar un medio (gel) entre el transductor y la piel, así como asegurarse de utilizar el transductor en la orientación correcta respecto a la pantalla.
- La interpretación de los hallazgos de la ecografía clínica siempre se hará en función del contexto clínico del paciente.

BIBLIOGRAFÍA

Doniger SJ. Pediatric emergency and critical care ultrasound. 1ª ed. Cambridge: Cambridge University Press; 2013.

Marín JR, Abo AM, Arroyo AC, Doniger SJ, Fischer JW, Rempell R, et al. Pediatric emergency medicine point-of-care ultrasound: summary of the evidence. Crit Ultrasound J. 2016;8(1):16.

Marín JR, Lewiss RE; American Academy of Pediatrics; Committee on Pediatric Emergency Medicine, 2013-2014; Society for Academic Emergency Medicine (Reviewers); American College of Emergency Physicians, Pediatric Emergency Medicine Committee, 2013-2014; World Interactive Network Focused on Critical Ultrasound Board of Directors (reviewers); American Academy of Pediatrics Committee on Pediatric Emergency Medicine 2013-2014; Society for Academic Emergency Medicine Reviewers; American College of Emergency Physicians Pediatric Emergency Medicine Committee 2013-2014; World Interactive Network Focused on Critical Ultrasound Board of Directors reviewers. Point-of-care ultrasonography by pediatric emergency medicine physicians. Policy statement. Ann Emerg Med. 2015;65(4):472-8.

Mayordomo-Colunga J, González-Cortés R, Bravo MC, Martínez-Mas R, Vázquez-Martínez JL, Renter-Valdovinos L, et al. Ecografía a pie de cama: ¿es el momento de incluirla en la formación del pediatra? An Pediatr (Barc). 2019;91(3):206.e1-13.

McLario DJ, Kendall JL. Case studies in pediatric emergency and critical care ultrasound. 1ª ed. Cambridge: Cambridge University Press; 2013.

Soni NJ, Arntfield R, Kory P. Ecografía a pie de cama: fundamentos de la ecografía clínica. 1ª ed. Barcelona: Elsevier España S.L.U.; 2016; p. 9-18.

Electrocardiograma

B. Azkunaga Santibáñez

Preparación
Lugar: box en ambiente tranquilo y con camilla que permita al paciente tumbarse.
Material: véase el apartado correspondiente.
Personas: personal sanitario entrenado en la técnica.

↓

Desarrollo

Situar al paciente en decúbito supino

Colocar los electrodos, habitualmente adhesivos, que registran actividad eléctrica desde el plano frontal: pierna derecha, pierna izquierda, brazo derecho y brazo izquierdo

Colocar los electrodos que registran actividad eléctrica desde el plano horizontal:
V1: 4º espacio intercostal, borde esternal derecho
V2: 4º espacio intercostal, borde esternal izquierdo
V3: punto medio entre V2 y V4
V4: 5º espacio intercostal, línea medioclavicular izquierda
V5: a nivel de V4 en línea axilar anterior
V6: a nivel de V4 en línea axilar media
Para el diagnóstico de patología del ventrículo derecho:
V3R: punto medio entre V1 y V4R
V4R: 5º espacio intercostal, línea medioclavicular derecha
V5R: línea axilar anterior derecha a nivel de V4R
V6R: línea axilar media derecha a nivel de V4R

Mientras el paciente permanece inmóvil durante unos segundos, accionar el aparato de activación del registro (velocidad habitual del papel a 25 mm/s, 1 mm = 0,04 s)

Lectura del registro: ritmo cardíaco, frecuencia cardíaca, onda P, características del complejo QRS, intervalo PR, intervalo QTc, onda T y segmento ST (v. texto)

↓

Cuidados tras la técnica
No precisa.

OBJETIVOS
- Reconocer los distintos parámetros que se deben analizar en la interpretación de un electrocardiograma.
- Conocer los valores normales y patológicos de los diferentes parámetros analizados.

CONCEPTOS IMPORTANTES

- **Definición:** es un registro de la actividad eléctrica del corazón a partir de un sistema de 12 derivaciones que provienen de la aplicación de electrodos en la piel.
- **Objetivos:** determinar la actividad eléctrica del corazón, que puede verse afectada en patologías cardíacas estructurales, funcionales o del propio sistema eléctrico.

INDICACIONES

- En situaciones de inestabilidad hemodinámica, se integra en la monitorización necesaria en estos pacientes.
- Ante la sospecha de disfunción cardíaca, anomalías eléctricas, estructurales o situaciones de descompensación.

PREPARACIÓN

- **Lugar:** box que permita que el paciente permanezca tumbado en una camilla, con ambiente tranquilo.
- **Materiales:**
  - Camilla.
  - Aparato de electrocardiografía con 12 derivaciones.
  - Electrodos adaptables a los niños, habitualmente adhesivos.
- **Preparación del personal:** la llevará a cabo personal entrenado en realizar la técnica.
- **Preparación del paciente:**
  - Se creará un ambiente relajado y de distracción alrededor del niño, que permita que este permanezca sin efectuar movimientos mientras dura la exploración.
  - En neonatos y lactantes pequeños, administración de glucosa oral, si se precisa.

DESARROLLO DE LA TÉCNICA

- Colocar al niño en decúbito supino.
- Colocar los electrodos que registran actividad eléctrica desde el plano frontal: pierna derecha, pierna izquierda, brazo derecho y brazo izquierdo.
- Colocar los electrodos que registran actividad eléctrica desde el plano horizontal:
  - V1: 4° espacio intercostal, borde esternal derecho.
  - V2: 4° espacio intercostal, borde esternal izquierdo.
  - V3: punto medio entre V2 y V4.
  - V4: 5° espacio intercostal, línea medioclavicular izquierda.

- V5: a la altura de V4 en línea axilar anterior.
- V6: a la altura de V4 en línea axilar media.

Para diagnóstico de patología del ventrículo derecho:

- V3R: punto medio entre V1 y V4R.
- V4R: 5° espacio intercostal, línea medioclavicular derecha.
- V5R: línea axilar anterior derecha a la altura de V4R.
- V6R: línea axilar media derecha a la altura de V4R.

- En el momento en que se objetiva que el paciente permanece inmóvil, accionar el botón de lectura de registro del aparato. Habitualmente, los aparatos permiten realizar, de forma automática, un registro de las 12 derivaciones y, de forma manual, el registro de las derivaciones que interesen en la exploración.
- Lectura del registro:
  - **Ritmo cardíaco**. El ritmo sinusal es el normal a cualquier edad, y se caracteriza por:
    - Onda P que precede a todos los complejos QRS, con intervalo PR constante.
    - Eje onda P entre 0° y +90° (positiva en I y aVF).
      - Onda P negativa en I: descartar «*situs* inverso».
      - Onda P negativa en II y aVF: ritmo auricular bajo, nodal o de la unión.
      - Ausencia de onda P: ritmo originado más distal.

    Regularidad, distancia RR constante o no. La «arritmia respiratoria» (enlentecimiento de la frecuencia cardíaca durante la inspiración) es la más frecuente.

    - Ausencia de ondas P (el origen del ritmo está más distal del sistema de conducción). Asociada a complejos QRS estrechos indica ritmo de la unión, y asociada a QRS anchos indica ritmo ventricular habitualmente.
  - **Frecuencia cardíaca (FC)**: varía con la edad (**Tabla 1.13-1**). Cálculo (velocidad del papel a 25 mm/s, 1 mm = 0,04 s.): 1.500 dividido entre el número de cuadrados pequeños existentes entre dos R-R consecutivas.
  - **Onda P:**
    - Onda P sinusal: positiva en derivaciones I, II y aVF, negativa en aVR (eje 0° y +90°).
    - Altura máxima 2,5 mm; duración máxima 0,10 s.

Tabla 1.13-1. Frecuencia cardíaca según la edad	
Edad	**FC**
Recién nacido	140 ± 50
1-6 meses	130 ± 45
6-12 meses	115 ± 40
12-24 meses	110 ± 40
2-6 años	105 ± 35
6-12 años	95 ± 30
> 12 años	82 ± 25

- **Crecimiento auricular:**
  - Onda P elevada, picuda: hipertrofia de la aurícula derecha (AD).
  - Onda P amplia: hipertrofia de la aurícula izquierda (AI).
- **Patologías asociadas:**
  - Onda P picuda en II y III, pero aplanada en I: *cor pulmonale*.
  - Onda P picuda en I y II, pero aplanada en III: atresia tricuspídea, anomalía de Ebstein, estenosis pulmonar y comunicación interauricular.
  - Onda P ancha y mellada (P mitral) en hipertrofia auricular izquierda: comunicación interventricular (CIV) grande, estenosis mitral, persistencia del *ductus* arterial.
  - Ondas P aplanadas: hiperpotasemia.
- **Complejo QRS.** Representa la despolarización de los ventrículos. Hay que determinar el eje y la duración del complejo QRS.
  - Para determinar el **eje QRS** (varía según edad; Tabla 1.13-2):
    - Según las derivaciones I y aVF, se situará en uno de los cuatro cuadrantes.
    - Entre las otras derivaciones (II, III, aVR, aVL), buscar complejo QRS isodifásico, es decir, donde la altura de R es similar a la profundidad de S. El eje del QRS será perpendicular a la derivación con complejos isodifásicos.
    - Al nacer, el eje QRS es derecho (+120°): ondas R altas y ondas T positivas en precordiales derechas, y ondas S profundas en las izquierdas.
  - Situaciones patológicas con desviación de eje:
    - Desviación del eje hacia la izquierda: hipertrofia de ventrículo izquierdo (VI), bloqueo de rama izquierda (BRI) y hemibloqueo anterior izquierdo.
    - Desviación del eje hacia la derecha: hipertrofia de ventrículo derecho (VD), bloqueo de rama derecha (BRD).
  - La **amplitud** del QRS mide la masa ventricular. Tabla de valores de R y S normales para cada edad (Tabla 1.13-3).
  - Situaciones patológicas de amplitud de eje:
    - Complejos QRS de bajo voltaje (< 5 mm en derivaciones frontales): miocarditis o pericarditis (sobre todo, si existe derrame pericárdico), hipotiroidismo y en neonatos normales.
    - Complejos QRS de alto voltaje: hipertrofias ventriculares.

Tabla 1.13-2. Eje del complejo QRS según la edad	
Edad	**Media y límites**
1 semana-1 mes	+110° (+30° a +180°)
1-3 meses	+70° (+10° a +125°)
3 meses-3 años	+60° (+10° a +110°)
> 3 años	+60° (+20° a +120°)
Adulto	+50° (−30° a +105°)

Tabla 1.13-3. Voltajes de las ondas R y S según la edad y la derivación

Voltaje		0-1 meses	1-6 meses	6 meses -1 año	1-3 años	3-8 años	8-12 años	12-16 años
Onda R	I	4 (8)	7 (13)	8 (16)	8 (16)	7 (15)	7 (15)	6 (13)
	II	6 (14)	13 (24)	13 (27)	13 (23)	13 (22)	14 (24)	14 (24)
	III	8 (16)	9 (20)	9 (20)	9 (20)	9 (20)	9 (24)	9 (24)
	aVR	3 (7)	3 (6)	3 (6)	2 (6)	2 (5)	2 (4)	2 (4)
	aVL	2 (7)	4 (8)	5 (10)	5 (10)	3(10)	3 (10)	3(12)
	aVF	7(14)	10(20)	10(16)	8(20)	10(19)	10(20)	11(21)
	V1	15(25)	11(20)	10(20)	9(18)	7(18)	6(16)	5(16)
	V2	21(30)	21(30)	19(28)	16(25)	13(28)	10(22)	9(19)
	V5	12(30)	17(30)	18(30)	19(36)	21(36)	22(36)	18(33)
	V6	6(21)	10(20)	13(20)	13(24)	14(24)	14(24)	14(22)
Onda S	I	5(10)	4(9)	4(9)	3(8)	2(8)	2(8)	2(8)
	V1	10(20)	7(18)	8(16)	13(27)	14(30)	16(26)	15(24)
	V2	20(35)	16(30)	17(30)	21(34)	23(38)	23(38)	23(48)
	V5	9(30)	9(26)	8(20)	6(16)	5(14)	5(17)	5(16)
	V6	4(12)	2(7)	2(6)	2(6)	1(5)	1(4)	1(5)

- **Duración** del QRS. Varía con la edad. QRS prolongado en: bloqueos de rama del haz de His, síndrome de preexcitación y en bloqueo intraventricular.
- Hipertrofia ventricular derecha:
  - Desviación del eje QRS a la derecha.
  - Aumento de los voltajes QRS con duración QRS normal.
  - R alta en V1-V2 (aVR, III), por encima del límite superior según la edad.
  - S profunda en V5-V6 (I, aVL), por encima del límite superior según la edad.
  - Si existe aumento de voltajes de QRS, pero con duración del QRS prolongada: alteración de la conducción ventricular (síndrome de Wolff-Parkinson-White [WPW], bloqueo de rama del haz de His).
  - Patrón qR en precordiales derechas (V1).
  - Relación R/S a favor del ventrículo derecho.
  - R/S en V1- V2 por encima de límite superior, según la edad.
  - R/S < 1 en V6 en niños mayores de 1 mes.
  - Alteraciones en la repolarización. Onda T positiva en V1, lactantes mayores de 6 días de vida con onda T positiva en V5-V6.
- Hipertrofia de VD en edad neonatal:
  - Onda S en I > 12 mm u onda R en aVR > 8 mm.
  - En V1, onda R, sin onda S, > 10 mm u onda R > 25 mm o un patrón qR.
- Hipertrofia ventricular izquierda:
  - Desviación del eje QRS a la izquierda.

○ R altas por encima de los límites superiores para la edad en I, II, III, aVL, aVF, V5-V6, o S profundas por encima de los límites superiores para la edad en V1-V2.
○ Índice de Sokolow > 35 mm: R en V5-V6 + S en V1-V2.
○ Ondas Q en V5-V6 > 5 mm (despolarización septal) junto con ondas T elevadas en las mismas derivaciones.
○ Ondas T invertidas en I, aVF, V5-V6.

■ Hipertrofia biventricular:
○ Voltajes patológicos tanto en precordiales derechas como en izquierdas en ausencia de bloqueo del haz de Hiz o síndrome de WPW.
○ Voltajes patológicos de hipertrofia de VD o VI con complejos grandes, pero dentro de los límites normales para el ventrículo contrario.
○ Complejos equifásicos en derivaciones frontales o en derivaciones precordiales medias (V2-V5) (criterio de Katz-Wachtel).

■ Bloqueo completo de rama derecha (prolongación del complejo QRS, habitualmente positivo y con un patrón rsR' en la derivación V1; onda S ancha en la derivación V6) congénito o adquirido tras cirugía por una cardiopatía congénita, sobre todo, tras ventriculotomía derecha parcial, como en la tetralogía de Fallot.

■ Bloqueo de rama izquierda (prolongación del complejo QRS, habitualmente positivo y con un patrón rsR' en la derivación V6; onda S ancha en la derivación V1) poco frecuente en niños. Tras cirugía sobre las válvulas aórtica o mitral, si se ha dañado uno de los haces de conducción del lado izquierdo o en síndromes de preexcitación con vía accesoria asociada.

– **Intervalo PR:**
■ Inicio de onda P hasta inicio del QRS (medir en derivación II).
■ Duración: recién nacido 0,10 s; > 5 años 0,20 s.
■ Bloqueos auriculoventriculares: retraso en la llegada del impulso eléctrico del área auricular a la zona ventricular:
○ 1er grado: todas las ondas P seguidas de QRS con PR > 0,2 s. Se observan en: inflamaciones (miocarditis, pericarditis, enfermedad de Lyme, fiebre reumática), hiperpotasemia, intoxicación por digitálicos, antiarrítmicos, cardiopatías congénitas (anomalía de Ebstein, comunicación interauricular, defecto de cojinetes endocárdicos, etc.), tras cirugía, así como en un corazón normal.
○ 2° grado:
◆ Wenckebach o Mobitz I: alargamiento progresivo del PR hasta que una onda P no va seguida de complejo QRS.
◆ Mobitz II: PR constante, y uno o más latidos fallidos.
○ 3er grado: ningún impulso auricular llega a los ventrículos. Ondas P a intervalos regulares y complejos QRS también, pero sin conexión entre las ondas P y los complejos QRS.

■ Marcapasos auricular bajo: el PR acortado (< 0,08 s) puede deberse a un marcapasos auricular bajo (la causa más frecuente) o a un síndrome de preexcitación (WPW, Lown-Ganong-Levine).

- **Onda Q**: normales en I, II, III, aVF, V5 y V6, si la amplitud es < 5 mm y la duración < 0,01-0,02 s. Normalmente no aparecen en derivaciones precordiales derechas. En < 3 años pueden ser normales hasta una profundidad de 8 mm. Serán patológicas:
  - Onda Q profunda en precordiales izquierdas: hipertrofia ventricular por sobrecarga de volumen.
  - Onda Q en V1: hipertrofia grave de VD, transposición de los grandes vasos, ventrículo único.
  - Ondas Q profundas y anchas: fibrosis miocárdica, infarto miocardio.
  - Ausencia de onda Q en V6: inversión ventricular, bloqueo de rama anterior del haz de His.
- **Intervalo QTc**: desde el inicio del QRS hasta final de la onda T (sin incluir la onda U, si aparece). Varía con la frecuencia cardíaca. Fórmula de Bazett:

$$QTc = QT/\sqrt{RR}$$

Sus valores oscilan entre 0,30 y 0,45 s (en los primeros 6 meses de vida hasta 0,49 s).
  - Alteraciones del intervalo QT:
    - QT alargado: miocarditis, hipocalcemia, hipopotasemia, síndrome del QT largo (síndrome de Jervell y Lange-Nielsen, síndrome de Romano-Ward), traumatismos craneoencefálicos, antiarrítmicos (clases IA, IC y III), antibióticos (eritromicina, trimetoprima-sulfametoxazol, ampicilina), antipsicóticos (fenotiacina), antidepresivos (imipramina, amitriptilina), organofosforados, antihistamínicos.
    - QT corto: hipercalcemia, digitalismo.
- **Onda T:**
  - Eje normal: 0°-90°. Se calcula igual que el eje QRS.
  - Si > 1 mes de vida: positiva en I, II y aVF, y negativa en aVR.
  - En lactantes y niños pequeños: negativa en V1 (excepto los 6 primeros días de vida, que es positiva).
  - Nunca será negativa en precordiales izquierdas.
  - En niños > 6 años la onda T positiva en V1 no es patológica.
- Alteraciones de la onda T:
  - Onda T picuda (si > 7 mm en derivaciones frontales o > 10 mm en derivaciones precordiales): hiperpotasemia, hipertrofia de VI, accidente cerebrovascular.
  - Onda T plana (si < 2 mm): hipopotasemia, hipotiroidismo, miocarditis, pericarditis, hiperglucemia o hipoglucemia, isquemia miocárdica, digitálicos y en neonatos normales.
  - Las ondas T invertidas en una derivación posterior a hiperventilación no tienen significado patológico.
- **Segmento ST:**
  - El segmento ST normal es isoeléctrico o con desviaciones de hasta 1 mm en derivaciones frontales y de 2 mm en precordiales izquierdas (incluso 4 mm en repolarización precoz).

- El punto J es una depresión no anómala en la unión entre el QRS y el segmento ST. En la depresión J la pendiente ST está hacia arriba.
- Alteraciones del segmento ST:
  - Descenso del ST: miocarditis, lesión subendocárdica, intoxicación por monóxico de carbono (CO).
  - Ascenso del ST: pericarditis, lesión subepicárdica.

CUIDADOS TRAS LA TÉCNICA

- **Lugar:** dependerá de la situación clínica y hemodinámica del paciente.
- **Material:** no precisa.
- **Personas:** no precisa.
- **Criterios de alta/cuidados posteriores:** no precisa.
- **Causas de fracaso:**
  - Artefacto por movimientos del paciente o mala adhesión de los electrodos.
  - Resultados falsos por colocación de los electrodos en lugar erróneo.
- **Complicaciones:**
  Lesiones en la piel si los electrodos utilizados no son adhesivos (p. ej., hematomas por utilización de ventosa).

RECUERDE QUE...
- Proporciona una información valiosa en cuanto a la valoración de la función cardíaca, así como para el diagnóstico de posibles patologías.
- Para su correcta realización, es importante efectuarlo en un ambiente tranquilo y con el paciente inmóvil, que elimine la posibilidad de artefactos en el trazado.

BIBLIOGRAFÍA

Bernstein D. Electrocardiography. En: Kiegman RM, St. Geme JW III (eds.). Nelson textbook of pediatrics. 21ª ed. Filadelfia: Elsevier; 2020; p. 2355-8.

Goldberger AL. Basic principles of electrocardiographic interpretation. UpToDate. 2021. Disponible en: https://www.uptodate.com

Prutkin JM. ECG tutorial: basic principles of ECG analysis. UpToDate. 2023. Disponible en: https://www.uptodate.com

Extracción de cuerpo extraño en la nariz

1.14

B. Gómez Cortés

Preparación

Lugar: box preparado para aplicar procedimientos de sedoanalgesia.

Material: véase el apartado correspondiente.

Personas: personal sanitario entrenado en la técnica y en procedimientos de sedoanalgesia.

Desarrollo

Paciente en posición semisentada. Puede estar de pie si se va a utilizar técnica de presión positiva

Valorar la necesidad de sedoanalgesia

Visualización del cuerpo extraño (ayudarse empujando la punta de nariz hacia arriba con la mano no dominante o mediante rinoscopio) para valorar características y localización

Extracción del cuerpo extraño

Cuerpo extraño que ocluye la cavidad nasal: presión positiva (Fig. 1.14-1) **Si sabe sonarse:** pedir que expulse aire manteniendo la boca cerrada y la fosa nasal libre ocluida **Si no sabe sonarse:** colocar una mascarilla facial que cubra la boca, taponar la fosa nasal libre y realizar una insuflación **Alternativa:** «*parent's kiss*»	**Cuerpo extraño no oclusivo: extracción instrumentalizada.** Aplicación de anestésico (lidocaína u oximetazolina en *espray*) • Cuerpo extraño liso, anterior: gancho de ángulo recto • Cuerpo extraño posterior: gancho de ángulo recto o catéter con balón • Cuerpo extraño rugoso o compresible: pinza de cocodrilo o pinza de bayoneta	**Métodos alternativos:** • Cuerpo extraño friable que no se logre extraer con pinza: succión mediante sonda rígida • Cuerpo extraño sólido: uso de pegamento biológico aplicado en la punta de la sonda

Cuidados tras la técnica

Lugar: mantener al paciente en un box adecuado hasta la recuperación de la sedoanalgesia.

Material: no precisa material específico.

Personas: tras la recuperación de la sedación no precisa personal específico.

Criterios de alta/cuidados posteriores: examinar la otra fosa nasal y ambos oídos, para descartar la presencia de otros cuerpos.

OBJETIVOS

• Conocer el método más adecuado para extraer un cuerpo extraño alojado en la fosa nasal en función de las características del mismo y su localización.

CONCEPTOS IMPORTANTES

• **Definición:** extracción de la fosa nasal de un cuerpo o partícula de origen orgánico o inorgánico.
• **Objetivos:** aliviar la sintomatología y evitar las complicaciones posteriores.

INDICACIONES

• Presencia confirmada de cuerpo extraño en la fosa nasal. Sospechar ante:
    – Antecedente de introducción de cuerpo extraño referida por el paciente o por testigos.
    – Signos sugestivos: rinorrea mucopurulenta, maloliente o sanguinolenta unilateral, epistaxis, obstrucción nasal, respiración bucal, etcétera.
• Los cuerpos extraños más frecuentes son: cuentas, piedras, trozos de goma de borrar, pequeñas piezas de juguete o de pinturas, y alimentos. Suelen localizarse en el suelo de la fosa nasal, bajo el cornete inferior o en una posición más alta delante del cornete medio.

PREPARACIÓN

• **Lugar:** box preparado para aplicar procedimientos de sedoanalgesia.
• **Materiales:**
    – Fuente de luz (lámpara frontal que permita tener libres las manos).
    – Rinoscopio pediátrico.
    – En función de las características del cuerpo extraño, se escogerá la técnica de extracción:
        ▪ Cuerpos extraños lisos que ocluyan totalmente la cavidad nasal: técnicas de presión positiva, que precisan bolsa-mascarilla.
        ▪ Cuerpos extraños lisos que no ocluyan la cavidad nasal: extracción mediante gancho de ángulo recto. En casos de localización posterior, puede ser necesario el uso de catéter con balón (Fogarty o Foley de 5-8 Fr) o extractor de Katz. Métodos alternativos: aspiración con catéter tipo Schuknecht o uso de pegamento biológico (cianocrilato).
        ▪ Cuerpos extraños rugosos o compresibles: pinza de cocodrilo o pinza de bayoneta.
    – Anestésico tópico: espray de lidocaína o de oximetazolina siempre que se vaya a introducir instrumental en la cavidad nasal.
    – Material instrumental para manejo de la vía aérea.
    – Material necesario para la realización de procedimiento de sedoanalgesia, en caso necesario (v. **capítulo 1.40 Sedoanalgesia: procedimientos**).
• **Preparación del personal:** la realizará personal entrenado en llevar a cabo la técnica.

- Lavado higiénico de manos con jabón o desinfección con solución hidroalcohólica.
- Colocación de guantes.

- **Preparación del paciente:**
  - Antes de la realización del procedimiento, se valorará la necesidad de sedoanalgesia farmacológica (v. **capítulo 1.40 Sedoanalgesia: procedimientos**).

- **Precauciones:** se debe consultar a un especialista en otorrinolaringología (ORL) en los siguientes casos:
  - Ausencia de equipamiento o fuente de luz adecuada.
  - Cuerpo extraño de alto riesgo: pila de botón, un imán en cada fosa nasal, o un imán en una fosa nasal y un cuerpo extraño metálico en la otra, polímeros superabsorbentes (aumentan su volumen al contacto con líquido).
  - Cuerpo extraño penetrante, impactado o con importante inflamación en la mucosa nasal.
  - Cuerpo extraño en localización posterior que no permite una visualización adecuada.
  - Considerar si se han realizado ya intentos previos, sin éxito, en otro centro.

DESARROLLO DE LA TÉCNICA

- **Extracción mediante técnica de presión positiva** (v. **Fig. 1.14-1**): indicada en cuerpos extraños lisos que ocluyen completamente la fosa nasal. Pueden realizarse con el paciente de pie, sentado o semisentado.
  - Paciente que sabe sonarse: indicarle que expulse aire de forma brusca por la fosa nasal en la que se encuentra el cuerpo extraño, manteniendo la boca cerrada y tras ocluir la otra fosa nasal libre.

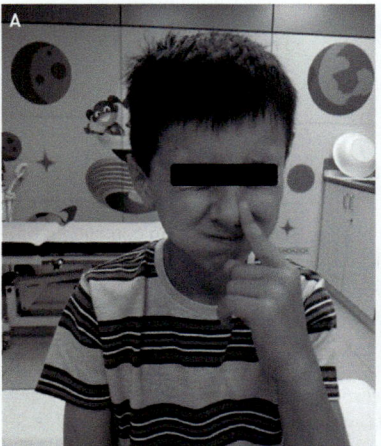
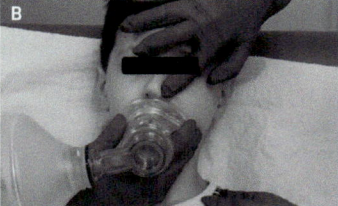
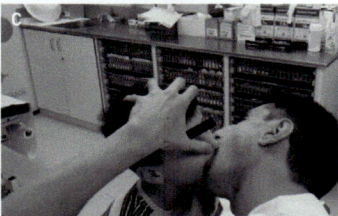

Figura 1.14-1. Técnicas de extracción mediante presión positiva. **A)** Expulsión por el propio paciente. **B)** Insuflación con bolsa autoinflable. **C)** Técnica «*parent's kiss*».

- Paciente que no sabe sonarse: colocar una mascarilla facial de tamaño menor de lo que les correspondería para realizar ventilación, de forma que le cubra solo la boca. Taponando la fosa nasal libre, aplicar presión positiva realizando una insuflación rápida con la bolsa autoinflable, de manera que el aire empuje hacia el exterior el cuerpo extraño. Una alternativa es la técnica del «*parent´s kiss*», que consiste en que los padres usen su boca para aplicar presión positiva en la boca del niño a la vez que ocluyen la fosa nasal libre, como si realizaran una ventilación boca-boca.
- **Extracción instrumentalizada directa:** para cuerpos extraños no oclusivos.
  - Colocar al niño en posición semisentada. Si no colabora y precisa sujeción, colocarle en posición de Trendelenburg a 30°.
  - Aplicar espray anestésico (lidocaína u oximetazolina, sin adrenalina asociada) 5 min antes del procedimiento.
  - Con la mano no dominante, empujar la punta de la nariz hacia arriba para facilitar la visualización. En el caso de cuerpos extraños de localización más posterior, puede que sea necesario el uso de un rinoscopio.
  - Técnicas de extracción:
    - Cuerpo extraño liso de localización anterior: introducir gancho de ángulo recto hasta sobrepasar el cuerpo extraño, girarlo para que el extremo curvo quede posterior a este y traccionar suavemente hacia el exterior.
    - Cuerpo extraño liso de localización posterior: puede que sea necesario el uso de catéteres con globo (Foley o Fogarty de 5-8 Fr). Tras lubricarlo, introducirlo con el globo desinflado hasta que este se encuentre posterior al cuerpo extraño, inflarlo con 2-3 mL de aire y estirar suavemente para arrastrar el cuerpo extraño.
    - Cuerpo extraño rugoso o compresible: extracción mediante pinza de cocodrilo o pinza de bayoneta.
    - Métodos alternativos: succión mediante sonda rígida en caso de cuerpos extraños lisos o en cuerpos extraños friables (plastilina, trozos de papel) que no se logren extraer con pinzas. Extracción mediante pegamento biológico (cianocrilato), aplicado en la punta de una sonda y poniéndolo en contacto con el cuerpo extraño durante 20-60 s. Exige la colaboración del paciente para evitar que se adhiera a la mucosa.

CUIDADOS TRAS LA TÉCNICA

- **Lugar:** mantener al paciente en el box adecuado hasta la recuperación del procedimiento de sedoanalgesia (si lo ha precisado).
- **Personas:** personal entrenado en el manejo de la vía aérea hasta la recuperación de la sedación o la estabilización del paciente si ha habido aspiración a vía aérea.
- **Criterios de alta/cuidados posteriores:** se recomienda examinar la otra fosa nasal y ambos oídos para descartar la presencia de otros cuerpos extraños. En caso de lesión leve-moderada de la mucosa, indicar lavados nasales con suero salino fisiológico (SSF) durante 1-2 semanas; si la lesión es grave, taponar la

fosa nasal con un Merocel® pequeño untado en pomada antibiótica durante 24-72 h y, posteriormente, lavar con SSF durante 1-2 semanas.

- **Causas de fracaso:**
  - Falta de colaboración del paciente.
  - Cuerpos extraños de difícil extracción por tamaño, forma o localización.
- **Complicaciones:**
  - Epistaxis.
  - Aspiración de cuerpo extraño.
  - Lesión de estructuras nasales.
  - Abrasión y necrosis de la mucosa por material corrosivo (pilas de botón).
  - Barotrauma en caso de utilizar presión positiva.

RECUERDE QUE...

- El método más adecuado de extracción dependerá del tipo de cuerpo extraño, y de si ocluye o no la cavidad nasal.
- Se debe utilizar anestesia tópica en aquellos casos en los que se vaya a introducir instrumental en la cavidad nasal.

BIBLIOGRAFÍA

Grigg S, Grigg C. Removal of ear, nose and throat foreign bodies: a review. Aust J Gen Pract. 2018;47(10):682-5.

Han SH, Chen YC, Xian ZX, Teng YS. Superabsorbent polymer balls as foreign bodies in the nasal cavities of children: our clinical experience. BMC Pediatr. 2021;21(1):273.

Heim SW, Maughan KL. Foreign bodies in the ear, nose, and throat. Am Fam Physician. 2007;76(8):1185-9.

Isaacson GC, Ojo A. Diagnosis and management of intranasal foreign bodies. UpToDate. 2022. Disponible en: https://www.uptodate.com

Ng T. 20 ways of removing a nasal foreign body in the emergency department. Otorhinolaryngol Head Neck Surg. 2016;1(1):2-6.

Oyama LC. Foreign bodies of the ear, nose and throat. Emerg Med Clin North Am. 2019;37(1):121-30.

Extracción de cuerpo extraño en el oído externo

1.15

B. Gómez Cortés

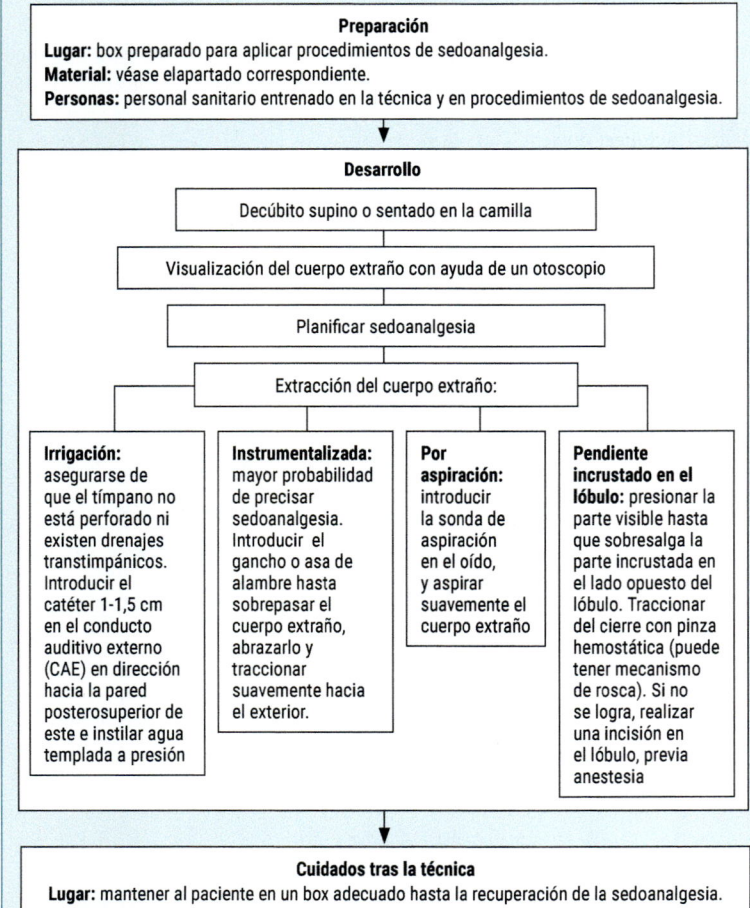

Preparación

Lugar: box preparado para aplicar procedimientos de sedoanalgesia.
Material: véase el apartado correspondiente.
Personas: personal sanitario entrenado en la técnica y en procedimientos de sedoanalgesia.

Desarrollo

Decúbito supino o sentado en la camilla

Visualización del cuerpo extraño con ayuda de un otoscopio

Planificar sedoanalgesia

Extracción del cuerpo extraño:

Irrigación: asegurarse de que el tímpano no está perforado ni existen drenajes transtimpánicos. Introducir el catéter 1-1,5 cm en el conducto auditivo externo (CAE) en dirección hacia la pared posterosuperior de este e instilar agua templada a presión

Instrumentalizada: mayor probabilidad de precisar sedoanalgesia. Introducir el gancho o asa de alambre hasta sobrepasar el cuerpo extraño, abrazarlo y traccionar suavemente hacia el exterior.

Por aspiración: introducir la sonda de aspiración en el oído, y aspirar suavemente el cuerpo extraño

Pendiente incrustado en el lóbulo: presionar la parte visible hasta que sobresalga la parte incrustada en el lado opuesto del lóbulo. Traccionar del cierre con pinza hemostática (puede tener mecanismo de rosca). Si no se logra, realizar una incisión en el lóbulo, previa anestesia

Cuidados tras la técnica

Lugar: mantener al paciente en un box adecuado hasta la recuperación de la sedoanalgesia.
Material: no precisa material específico.
Personas: tras la recuperación de la sedación, no precisa personal específico.
Criterios de alta/cuidados posteriores: examinar el otro CAE y ambas fosas nasales, para descartar la presencia de otros cuerpos extraños. Pautar analgesia, si precisa. En caso de laceración del CAE, recomendar no mojar el oído y pautar antibiótico tópico.

OBJETIVOS

- Conocer el método más adecuado para extraer un cuerpo extraño alojado en el conducto auditivo externo, en función de las características del mismo y su localización.
- Conocer la técnica de extracción de un pendiente, o tuerca del mismo, incrustados en el lóbulo de una oreja.

CONCEPTOS IMPORTANTES

- **Definición:** extracción del conducto auditivo externo (CAE) o del lóbulo de la oreja de un cuerpo o partícula de origen orgánico o inorgánico.
- **Objetivos:** aliviar la sintomatología y evitar las complicaciones posteriores.
- **Indicaciones:** presencia confirmada de cuerpo extraño en una de esas dos localizaciones. En el CAE, en ocasiones, es un hallazgo casual al realizar la otoscopia, pero habitualmente se identifica ante:
  - Antecedente de introducción de un cuerpo extraño en el oído, referida por el paciente o por testigos.
  - Signos sugestivos: otorrea/otorragia, otalgia unilateral, pérdida auditiva, tos crónica o hipo.
- Los cuerpos extraños más frecuentes en el CAE son: cuentas, piedras y pequeñas piezas de juguetes. En el segundo caso, suele tratarse de pendientes incrustados.

PREPARACIÓN

- **Lugar:** box preparado para aplicar procedimientos de sedoanalgesia.
- **Materiales:**
  - Fuente de luz frontal.
  - Otoscopio u otomicroscopio.
  - En función de las características del cuerpo extraño, se escogerá la técnica de extracción:
    - Cuerpo extraño sólido y no compresible: extracción instrumental mediante gancho de ángulo recto, asa de alambre, cureta para cerumen. Alternativas: extracción por succión, para lo que se precisará un sistema de aspiración y un catéter suave de aspiración, o mediante el uso de pegamento biológico (cianocrilato).
    - Cuerpo extraño sólido y compresible: pinzas de cocodrilo/Hartmann.
    - Cuerpos extraños pequeños no accesibles: irrigación con jeringa de 20-50 mL, agua a temperatura corporal o solución salina, catéter intravenoso plástico de calibre 14-16 G. Esta técnica tiene las ventajas de que se tolera mejor que la extracción instrumental y no requiere visualización directa simultánea a la técnica.
    - Cuerpo extraño incrustado en el lóbulo: pinza hemostática. En caso de precisar incisión: hoja de bisturí, material para infiltración anestésica y reparación de herida.

- – Material necesario para realización del procedimiento de sedoanalgesia (v. **capítulo 1.40 Sedoanalgesia: procedimientos**).
- **Preparación del personal:**
  - – Lavado higiénico de manos con jabón o desinfección con solución hidroalcohólica.
  - – Colocación de guantes.
- **Preparación del paciente:** antes de la realización del procedimiento, se valorará la necesidad de sedoanalgesia farmacológica (v. **capítulo 1.40 Sedoanalgesia: procedimientos**).
- **Precauciones:** en general, los cuerpos extraños con bordes irregulares localizados en el tercio externo del CAE (cartilaginoso) puede extraerlos fácilmente un pediatra de urgencias. La pared de los dos tercios interiores es ósea, con piel más fina, y su manipulación es mucho más dolorosa.
- Las indicaciones para consultar a un especialista en ORL son:
  - – Ausencia de equipamiento adecuado.
  - – Emergencias: pila de botón, objeto potencialmente penetrante, o evidencia de lesión del CAE o de la membrana timpánica.
  - – Indicaciones relativas: cuerpo extraño con riesgo de extracción traumática (cristal, larga evolución, próximo a la membrana timpánica, etc.); intentos realizados adecuadamente en otro centro, sin éxito.

DESARROLLO DE LA TÉCNICA

- Tranquilizar al niño; inmovilizar si es necesario. Valorar necesidad de sedación farmacológica, especialmente si se va a realizar una extracción instrumental (necesidad de sedoanalgesia disociativa o profunda, según las circunstancias).
- Posición: decúbito supino con el oído afectado hacia arriba. Si el paciente es colaborador, puede estar sentado o tumbado con la cabecera elevada 30-90°. Si se va a usar el otomicroscopio, el paciente debe estar tumbado en la camilla.
- Si se trata de un insecto, hay que matarlo antes de proceder a la extracción, con aceite mineral o lidocaína al 1 %. Alternativa: etanol, descartando antes una perforación timpánica
- Traccionar el pabellón auricular hacia arriba, en los niños pequeños, y hacia arriba y atrás, en los niños mayores, para rectificar el CAE.
- Maniobras de extracción:
  - – **Extracción mediante irrigación:** está contraindicada en caso de perforación del tímpano, drenajes timpánicos, cuerpo extraño vegetal (riesgo de aumentarlo de tamaño) y pila de botón (aumenta el riesgo de lesión cáustica). Colocar una toalla o una batea bajo la cabeza del paciente. Introducir el catéter 1-1,5 cm en el CAE en dirección hacia la pared posterosuperior de este, y presionar rápidamente la jeringa con agua templada. Repetir hasta lograr la extracción.
  - – **Extracción instrumental**: la manipulación del CAE es dolorosa, por lo que suele precisar sedoanalgesia previa. Introducir el gancho, el asa de alambre o la cureta para cerumen con el extremo girado, hasta sobrepasar el cuerpo extraño. Posteriormente, rotarla 90° para que el extremo curvo del gancho o el asa atrape el cuerpo extraño, y traccionar suavemente hacia

el exterior. Las pinzas son útiles si el cuerpo extraño es irregular, no friable o se trata de insectos.

– **Extracción por aspiración:** para objetos móviles y blandos. Introducir la sonda de aspiración en el CAE y aspirar hasta lograr la extracción del cuerpo extraño.

– **Extracción directa con pegamento biológico (cianocrilato):** precisa la colaboración del paciente y tiene una tasa de éxito inferior. Impregnar de pegamento la punta de una sonda y poner en contacto con el cuerpo extraño durante 20-60 s. Traccionar suavemente hacia el exterior. En caso de aplicación de pegamento en el CAE, se puede intentar su retirada aplicando acetona durante 5-10 s, seguido de extracción con pinzas de cocodrilo.

– **Extracción de pendiente incrustado en lóbulo:** presionar la parte visible (pendiente o cierre) hasta lograr que la parte incrustada sobresalga por el otro lado del lóbulo, y sujetar esta con una pinza hemostática. Retirar el cierre traccionando de él, mientras se sujeta el pendiente (manualmente o con una segunda pinza); hay que tener en cuenta que este puede tener un mecanismo de rosca. Si no se logra que la porción incrustada sobresalga o si toda la pieza está incrustada inicialmente, deberá realizase una incisión con una hoja de bisturí en la superficie posterior del lóbulo, hasta permitir su sujeción. En ese caso, infiltrar previamente anestésico local o realizar un bloqueo del nervio auricular mayor (infiltrando bajo el lóbulo y dirigiendo la aguja hacia la zona posterior).

CUIDADOS TRAS LA TÉCNICA

• **Lugar:** si se ha precisado sedoanalgesia, mantener al paciente en el box adecuado hasta la recuperación.

• **Personas:** personal entrenado en el manejo de la vía aérea hasta la recuperación de la sedación.

• **Criterios de alta/cuidados posteriores:** se recomienda examinar el otro CAE y ambas fosas nasales, para descartar la presencia de otros cuerpos. Pautar analgesia si es preciso. En caso de laceración del CAE, recomendar no mojar el oído, y pautar antibiótico tópico profiláctico durante 5-7 días.

• **Causas de fracaso:**
  – Falta de colaboración del paciente (sedoanalgesia insuficiente).
  – Cuerpos extraños de difícil extracción por su tamaño, forma o localización.

• **Complicaciones:**
  – Laceración del CAE.
  – Hemorragia del CAE.
  – Impactación del cuerpo extraño.
  – Perforación de la membrana timpánica.
  – Infección.

RECUERDE QUE...

- En general, los cuerpos extraños localizados en el tercio externo del CAE y con bordes irregulares puede extraerlos fácilmente un pediatra de urgencias.
- No hay que olvidar que la manipulación de objetos en la porción ósea del CAE es dolorosa y presenta riesgo de sangrado.

BIBLIOGRAFÍA

Grigg S, Grigg C. Removal of ear, nose and throat foreign bodies: a review. Aust J Gen Pract. 2018;47(10):682-5.

Heim SW, Maughan KL. Foreign bodies in the ear, nose, and throat. Am Fam Physician. 2007;76(8):1185-9.

Isaacson GC, Ojo A. Foreign bodies of the outer ear (pinna [auricle] and external auditory canal): diagnosis and management. 2022. Disponible en: https://www.uptodate.com

Marin J, Trainor J. Foreign body removal from the external auditory canal in a pediatric emergency department. Pediatr Emerg Care. 2006;22(9):630-4.

Ng TT. Aural foreign body removal: there is no one-size-fits-all method. Open Access Emerg Med. 2018;10:177-82.

Oyama LC. Foreign bodies of the ear, nose and throat. Emerg Med Clin North Am. 2019;37(1):121-30.

Schulze SL, Kerschner J, Beste D. Pediatric external auditory canal foreign bodies: a review of 698 cases. Otolaryngol Head Neck Surg. 2002;127(1):73-8.

Shih M, Brock L, Liu, YC. Pediatric aural foreign body extraction: comparison of efficacies among clinical settings and retrieval methods. Otolaryngol Head Neck Surg. 2021;164(3):662-6.

Extracción de una muestra venosa

1.16

O. Calvo Garrido y J. García Freire

Preparación

Lugar: box preparado con material para la técnica.
Material: véase el apartado correspondiente.
Personas: personal sanitario entrenado en la técnica.

Desarrollo

Colocar al niño en decúbito supino
Distracción/Ansiólisis

Escoger el sitio de punción: venas epicraneales, dorso de las manos
y de los pies, cara interna y externa de los tobillos, flexura antecubital
y/o vena yugular. Inmovilizar la zona

Colocar el compresor a 5-10 cm de la zona de punción, localizar la vena a
puncionar e inmovilizar la zona. No dejar puesto el compresor más de 1 min

Limpiar el área con antiséptico adecuado a la edad, realizando movimientos circulares
desde el centro hacia fuera

Fijar la vena seleccionada con la mano no dominante, e introducir la aguja con el bisel
hacia arriba, formando un ángulo de 30°

Al refluir contenido hemático, canalizar la vena y colocar la campana para extracción
con adaptador (en los modelos de palomilla que no dispongan de él), y se irá conectando
un tubo tras otro, hasta haber recogido las muestras venosas solicitadas
En caso de utilizar jeringas, conectarlas a la palomilla de punción y aspirar

Retirar el compresor

Retirar la aguja con la mano dominante, a la vez que se presiona la zona de punción
con un apósito y se evita así el sangrado

Cuidados tras la técnica

Lugar: mantener al paciente en el box hasta asegurar el cese del sangrado.
Material: no precisa.
Personas: no requiere atención específica.
Criterios de alta/cuidados posteriores: se debe presionar la zona de punción unos minutos
y dejar un apósito limpio.

OBJETIVOS
- Recordar la técnica de extracción de muestra venosa y el material necesario para ello.
- Conocer el orden correcto del llenado de los tubos de vacío para muestra venosa.

CONCEPTOS IMPORTANTES
- **Definición:** punción venosa para la extracción de una muestra sanguínea.
- **Objetivos:** analizar la muestra obtenida con fines diagnósticos.

INDICACIONES
Situaciones clínicas en las que se precise de un análisis sanguíneo en el proceso diagnóstico-terapéutico del paciente.

PREPARACIÓN
- **Precauciones y contraindicaciones relativas:**
  - Evitar puncionar en zonas con quemaduras, infecciones, hematomas o lesiones cutáneas.
- **Lugar:** box apropiado para realizar la técnica.
- **Materiales** (**Fig. 1.16-1**):
  - Guantes desechables (en caso de volver a palpar la zona de punción tras su desinfección, los guantes han de ser estériles).
  - Gasas o algodón.
  - Antiséptico:
    - Clorhexidina al 2 % acuosa en menores de 2 años, neonatos y zonas lesionadas.
    - Alcohol al 70 % o clorhexidina alcohólica en mayores de 2 años y para extracción de hemocultivos.
  - Compresor.
  - Agujas, palomillas de venopunción del nº 23 y 25, o catéter corto del nº 22 y 24, si además se precisa obtener una vía periférica.
  - Campana para extracción, con adaptador o jeringa (según se precise).
  - Tubos para recogida de sangre al vacío (según la determinación analítica venosa solicitada).
  - Apósito o esparadrapo.
  - Etiquetas de identificación para los tubos con las muestras venosas.
  - Contenedor de objetos punzantes.
- **Preparación del personal:**
  - Lavado higiénico de manos con agua y jabón y/o solución hidroalcohólica.
  - Colocación de guantes limpios no estériles.
- **Preparación del paciente:**
  - Identificación inequívoca del paciente. Pulsera personal identificativa correctamente colocada.

– Medidas de distracción adecuadas a la edad del paciente. En niños muy agitados, puede requerirse ansiolisis farmacológica con óxido nitroso o midazolam por vía nasal/oral. No hay que olvidar las medidas no farmacológicas, como el dispositivo «*Buzzy*», dispositivo de vibración y/o frío, pudiéndose utilizar ambas funciones o por separado. Se coloca 5 cm por encima de la zona de punción, y se espera 30-60 s con el dispositivo antes de realizar la extracción venosa.
– Se pueden utilizar diferentes anestésicos tópicos antes de la punción:
  ▪ EMLA®: anestésico en crema; aplicar 1 h antes de la extracción.
  ▪ Cloruro de etilo: anestésico en forma de espray; se aplica en la zona elegida 10 s antes de puncionar.
– Colocar al paciente en una posición adecuada, generalmente en decúbito supino, dejando al descubierto extremidades superiores, extremidades inferiores, o cuero cabelludo y venas yugulares si fuera necesario.

DESARROLLO DE LA TÉCNICA

- Lavarse las manos y colocarse los guantes.
- Explicar al paciente y/o la familia la técnica que se va a realizar.
- Inmovilizar la zona a puncionar.
- Localizar y palpar la vena, para determinar su recorrido y calibre.
- Limpiar la zona con el antiséptico adecuado según la edad (realizando movimientos circulares del centro hacia fuera).
- Colocar el compresor 5 a 10 cm por encima de la zona de punción elegida. El compresor no debe superar el minuto en el brazo. Es importante retirarlo una vez que la sangre empiece a fluir, para evitar factores que alteren la calidad de la muestra, en el caso de determinación de lactato y amonio (puede falsear el resultado).

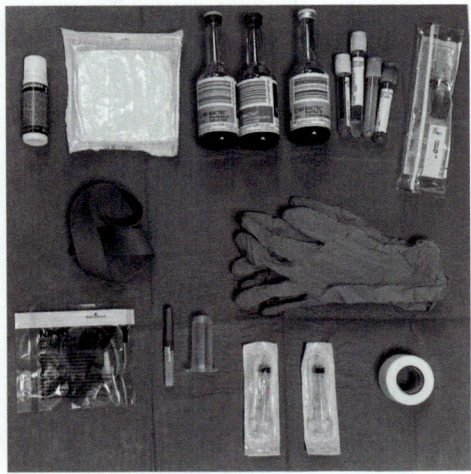

Figura 1.16-1. Material necesario para una extracción de muestra venosa.

- Fijar el vaso con la mano no dominante.
- Introducir la aguja en la vena con el bisel hacia arriba, con un movimiento suave, pero firme, manteniendo un ángulo de 30° y siguiendo el trayecto de la vena.
- Una vez canalizada la vena y tras observar que refluye sangre, conectar la campana para extracción con adaptador (**Fig. 1.16-2**) y los tubos de extracción necesarios uno tras otro, siguiendo el orden correcto (**Tabla 1.16-1**). Si se opta por el método con jeringas, conectar la jeringa directamente a la palomilla o catéter, y aspirar lentamente hasta obtener la cantidad de muestra necesaria, llenando los tubos de extracción solicitados. Esta última opción no es la más indicada debido a que este sistema de extracción es abierto y a que posibilita la amplia formación de microcoágulos, fibrina y hemólisis, y la calidad de la muestra se puede ver comprometida.
- Es importante respetar el orden de llenado, para evitar contaminaciones de la muestra con anticoagulantes no deseados. Además, es importante el volumen de llenado de cada tubo, en especial el de coagulación, que hay que llenar hasta agotar el vacío.
  - Orden de extracción de los tubos:
    1. Frascos para hemocultivos (1° aerobio y 2° anaerobio en caso de extracción con circuito cerrado).
    2. Tubos de análisis de suero: sin aditivos ni activadores de coagulación.
    3. Tubo para pruebas de coagulación: con anticoagulante citrato (serología, niveles de fármacos, etcétera).
    4. Tubos con heparina (bioquímica).
    5. Tubos con ácido dietilendiaminotetraacético (EDTA) (hematimetría).
    6. Jeringas de gasometría y otros tubos.
  - Los tubos se deben invertir 5 a 10 veces suavemente, para mezclar la muestra con el aditivo.

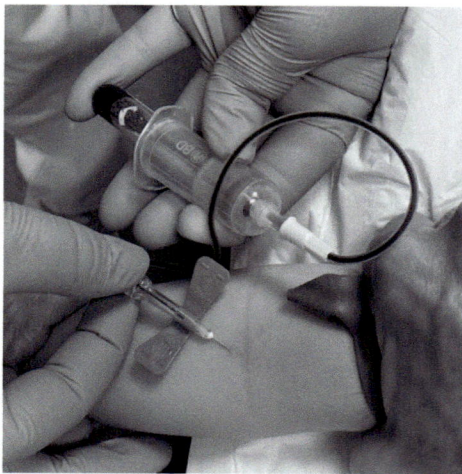

Figura 1.16-2. Técnica de extracción.

Tabla 1.16-1. Orden de llenado de los tubos de extracción					
1º	2º	3º	4º	5º	6º
Hemocultivos	Análisis de suero	Coagulación	Bioquímica	Hematimetría	Jeringa gasometría
1º aerobio 2ª anaerobio	Sin aditivos	Anticoagulante citrato	Heparina de litio	EDTA	

– Se deben limpiar las siliconas de los frascos de **hemocultivo** con alcohol de 70° o clorhexidina alcohólica al 2 %, y dejar actuar durante 30 s antes de la extracción de este. La cantidad de muestra adecuada depende de la edad:
  ▪ **Lactantes:** 1-2 mL.
  ▪ **Niños:** 3 mL.
  ▪ **Mayores de 12 años:** 8-10 mL.
• Retirar el compresor con la mano no dominante, mientras con la otra se sigue sujetando la aguja.
• Retirar la aguja a la vez que, con la mano no dominante, se coloca un apósito en la zona de punción y se presiona hasta el cese del sangrado. En niños con problemas de coagulación, aumentar el tiempo de presión en la zona de punción.
• Desechar el material utilizado en el contenedor de objetos punzantes.

CUIDADOS TRAS LA TÉCNICA

• **Lugar:** una vez que cesa el sangrado en la zona de punción, no precisa tratamiento alguno.
• **Material:** mantener el apósito colocado en el lugar de punción hasta que deje de sangrar. Etiquetar e identificar las muestras extraídas.
• **Personas:** no se requiere personal específico.
• **Criterios de alta/cuidados posteriores:** mantener la presión en la zona de punción alrededor de 5 min para evitar el hematoma y/o sangrados posteriores.
• **Causas de fracaso:**
  – Movilidad del paciente durante la técnica.
  – Mala técnica de punción (bisel hacia abajo, ángulo incorrecto, etcétera).
• **Complicaciones:**
  – Hematoma (por rotura de vaso sanguíneo).
  – Infección por pérdida de integridad de la piel.
  – Lesión nerviosa (por punción directa en el nervio).

RECUERDE QUE...
• Para realizar con éxito una extracción, es importante conseguir una situación de confort en el niño durante el procedimiento, mediante la utilización de métodos tanto no farmacológicos como farmacológicos para lograrlo.
• Las muestras obtenidas por extracción venosa deben identificarse correctamente con los datos personales del paciente.

BIBLIOGRAFÍA

Ballard A, Khadra C, Adler S, Doyon-Trottier E, Le May S. Efficacy of the Buzzy® device for pain management of children during needle-related procedures: a systematic review protocol. Syst Rev. 2018;7(1):78. Disponible en: https://systematicreviewsjournal.biomedcentral.com

Figuerola-Tejerina A, Quintás-Viqueira A, García-López I, Ruiz-Álvarez M. Guía para el uso de antisépticos. Madrid: Sociedad Madrileña de Medicina Preventiva; 2019. Disponible en: https://www.smmp.es

Groote Murillo M, Marín Jiménez L, Organero Guerrero L, Ruiz Ciprés R. Revisión bibliográfica sobre el procedimiento para la obtención de una muestra de sangre mediante punción venosa periférica en Enfermería. Ocronos. 2020;3(5):628. Disponible en: https://revistamedica.com/procedimiento-obtencion-muestra-sangre-puncion-venosa-periferica/

Hernández-Bou S, Álvarez Álvarez C, Campo Fernández MN, García Herrero MA, Gené Giralt A, Giménez Pérez M, et al. Hemocultivos en urgencias pediátricas. Guía práctica de recomendaciones: indicaciones, técnica de extracción, procesamiento e interpretación. An Pediatr (Barc). 2016;84(5):294.e1-9. Disponible en: https://www.analesdepediatria.org/es-linkresolver-hemocultivos-urgencias-pediatricas-guia-practica-S169540331500243X

Lippi G, Banfi G, Church S, Cornes M, De Carli G, Grankvits K, et al.; European Federation for Clinical Chemistry and Laboratory Medicine Working Group for Preanalytical Phase. Preanalytical quality improvement. In pursuit of harmony, on behalf of European Federation for Clinical Chemistry and Laboratory Medicine (EFLM) Working group for Preanalytical Phase (WG-PRE). Clin Chem Lab Med. 2015;53(3):357-70. Disponible en: https://www.degruyter.com/document/doi/10.1515/cclm-2014-1051/html

Mateos Gautier P, Obregón Ortiz J. Técnicas realizadas al paciente. Punción venosa para extracción de muestra. En:Estepa Osuna MJ, Gallego Espina MA (coord.). Manual de procedimientos generales de enfermería. Sevilla: Hospital Virgen del Rocío. Servicio Andaluz de Salud; 2022. p. 249-52. Disponible en: https://manualclinico.hospitaluvrocio.es

World Health Organization (WHO). WHO guidelines on drawing blood: best practices in phlebotomy. Ginebra: World Health Organization; 2010. Disponible en: https://www.who.int

Éxitus: protocolo de actuación en urgencias

1.17

E. López Gutiérrez

Preparación

Lugar: box que respete la intimidad.

Material:

- Historia clínica detallada con antecedentes, maniobras de reanimación cardiopulmonar (RCP), hora de la muerte.
- En caso de muerte súbita infantil (MSI), concretar las circunstancias del fallecimiento.
- Exploración física detallada por aparatos.

Personas: personal sanitario entrenado que informe a la familia.

↓

Desarrollo

Notificación del fallecimiento (parte de defunción) en urgencias

- MSI
- Muertes como resultado de violencia
- Causa no natural de muerte
- Muertes sin control médico de enfermedad potencialmente mortal
- Otras muertes inexplicables

- Muerte esperada por enfermedad potencialmente mortal
- Otra que no se incluya en los supuestos anteriores

- Contactar con el juez o con el médico forense de guardia → autopsia judicial
- Si MSI: analítica encaminada al diagnóstico, como si de un paciente crítico se tratara, y muestras específicas dirigidas a descartar patologías que pueden cursar como una MSI

- Certificado médico de defunción y boletín estadístico de defunción
- Solicitud y autorización de autopsia clínica si hay consentimiento familiar

↓

Cuidados tras la técnica

- Información clara a la familia. Ofrecerles estar con el niño un tiempo.
- Informar y preguntar a la familia sobre la donación de órganos, si es preciso.
- Facilitar los ritos religiosos. Asegurar el apoyo psicológico.
- Informar de lo sucedido al resto del equipo.
- Tiempo de descanso posterior.
- Reunión de conclusión con el equipo médico y de enfermería en las siguientes 24 h.
- Contactar con el pediatra de atención primaria.
- En los casos de MSI, contactar con el GEMPSI —Grupo para el Estudio y la Prevención de la Muerte Súbita iInfantil de la Asociación Española de Pediatría (AEP)— en las 24 h posteriores.

OBJETIVOS

Instruir al pediatra de urgencias sobre los pasos a seguir en caso de fallecimiento de un niño en esta unidad.

CONCEPTOS IMPORTANTES

- **Muerte súbita infantil (MSI):** muerte repentina e inesperada, sin causa aparente, de un lactante menor de 12 meses.
  - Diagnóstico diferencial de una muerte súbita infantil: sepsis, neumonía, miocarditis, defectos congénitos del corazón, miocardiopatía, arritmia, síndrome de QT prolongado, intoxicación, trastornos metabólicos, hipertermia o hipotermia, traumatismo no accidental y asfixia.
  - Hay que explorar minuciosamente al lactante, buscando signos de anomalías congénitas, hematomas, lesiones o evidencia de traumatismo no accidental.
- **Síndrome de muerte súbita del lactante (SMSL):** muerte súbita de un niño menor de un año de edad, aparentemente sano, que ocurre durante el sueño y que permanece sin explicación después de la realización de una investigación minuciosa *post mortem*, que incluye la práctica de la autopsia, el examen del lugar del fallecimiento y la revisión de la historia clínica. No debe usarse como diagnóstico en urgencias. El SMSL es un diagnóstico de exclusión. Es más exacto usar el término «muerte súbita infantil», si no hay signos obvios de lesión o traumatismo, u otro tipo de información que pueda explicar la muerte.

INDICACIONES

Niño en el que se certifica el fallecimiento en urgencias.

PREPARACIÓN

- Historia clínica detallada, con antecedentes personales y familiares, que incluya todos los procedimientos diagnósticos-terapéuticos y las maniobras de reanimación cardiopulmonar, especificando la duración de estas y la hora de la muerte. Se debe incluir también la información de la actuación prehospitalaria, en caso de que la haya habido. Si el paciente ha sido remitido desde otro centro sanitario, deben constar los datos de este, los médicos que lo han atendido y los procedimientos allí realizados.
- En caso de MSI, además de lo anterior, se deben incluir las circunstancias del fallecimiento: lugar, ambiente y situación, posición en la que fue encontrado, restos de alimento, si estaba cubierto por ropa de cama, color, y temperatura del cuerpo y del ambiente. Si se realizó reanimación en el lugar del evento, detallar el tipo y la duración de esta.
- Exploración detallada por aparatos. En casos de MSI, se debe tomar la temperatura rectal.

DESARROLLO DE LA TÉCNICA

Procedimiento tras el fallecimiento:

- En caso de MSI, muertes como resultado de violencia, causas no naturales de muerte, muertes sin control médico de enfermedad potencialmente mortal y otras muertes inexplicables, se debe:
  - Contactar con el juez o el médico forense de guardia. Si no es posible, hacerlo con la policía o los servicios sociales, para que tramiten la autopsia judicial y el levantamiento del cadáver.
  - Notificar el fallecimiento, cumplimentando el parte de defunción antes de transcurridas 24 h desde la defunción.
  - En los casos de MSI, además, se realizará analítica encaminada al diagnóstico (**Tabla 1.17-1**), como si se tratara de un paciente crítico, y se tomarán muestras específicamente dirigidas a descartar aquellas patologías que pueden cursar como una MSI. Estas últimas las tomará el médico forense o el médico responsable que ha atendido al paciente, con el permiso del juez y según el protocolo de recogida de muestras (**Tabla 1.17-2**).
- Si se tratara de una muerte esperada por enfermedad potencialmente mortal con control médico o cualquier muerte que no se incluya en los supuestos anteriores, de debe:
  - Notificar el fallecimiento, cumplimentando el parte de defunción antes de transcurridas 24 h desde la defunción.
  - Rellenar el certificado médico de defunción y el boletín estadístico de defunción.
  - Solicitar y recoger la autorización de autopsia clínica, siempre que los padres o tutores estén conformes y firmen el consentimiento.

CUIDADOS TRAS LA TÉCNICA

- Informar a la familia de la muerte del niño de forma clara y profesional (evitar la jerga médica, utilizar palabras claras, como «muerte» o «muerto»). Mostrar empatía y apoyo en un área tranquila.
- Ofrecer a los padres la opción de permanecer un tiempo con el cuerpo del niño, sin forzarles a que lo hagan.
- Informar y preguntar a la familia, en los casos que sea posible, sobre la posibilidad de la donación de órganos. Esto se hará tras haber informado de la muerte del niño, de forma separada, y después de esperar un tiempo.

Tabla 1.17-1 Muestras para el estudio básico de una muerte súbita infantil
Sangre: hemocultivo, hemograma, iones, bioquímica, proteína C-reactiva (PCR), procalcitonina (PCT), láctico
Estudio metabólico (Centro de Estudio Diagnóstico Molecular) 4 mL de suero y 4 mL de orina, congelar a −18 °C
Orina: tira reactiva, Gram, cultivo, tóxicos en orina
Líquido cefalorraquídeo (LCR): citoquímica, Gram, cultivo, estudio de virus
Aspirado nasofaríngeo: bacterias y virus respiratorios, incluido virus respiratorio sincitial (VRS)
Heces: coprocultivo para bacterias y virus
Valorar pruebas de imagen

Tabla 1.17-2 Recogida de muestras en una muerte súbita infantil

Sangre (16,5 mL como mínimo) de vía central o por punción intracardíaca	Para grupo y Rh, si es donante de tejidos (> 2 años): • 2 mL en ácido etilendiaminotetraacético (EDTA)
	Para estudios genéticos: • 5 mL en EDTA a –80 °C
	Para estudio microbiológico: • 4,5 mL para serología, 1-3 mL en tubo de hemocultivo
	Para estudio toxicológico: • 4 mL con FNa, 4 ml con oxalato potásico (OxK) (anticoagulante)
	Para estudio metabólico (acilcarnitinas): • Gotas de sangre recogidas en papel de filtro
Orina (25 mL como mínimo) por sondaje o punción suprapúbica	Para estudio microbiológico (urocultivo y antígenos de citomegalovirus (CMV)): • 5 mL en tubo/bote estéril
	Para estudio toxicológico: • 10 mL en tubo/bote estéril
	Para estudio metabólico: • 10 mL en tubo/bote estéril
Líquido cefalorraquídeo (LCR) por punción intraventricular o mediante punción en la cisterna magna (entre los hemisferios cerebelosos) con aguja larga y desde la parte posterior del cuello	Para estudio metabólico: • 4 mL en tubo de LCR para estudio metabólico
	Para estudio microbiológico (reacción en cadena de la polimerasa (PCR) de virus del herpes simple il (VHS-I), PCR VHS-II, PCR de enterovirus y cultivo de LCR): • 4 mL en tubo de LCR para estudio microbiológico
Aspirado nasofaríngeo y endotraqueal	Tubo *viral-pack* (hisopo + medio) si la muestra es escasa o se va a tardar en procesar
	Tubo colector con sistema de aspiración (BAS) si la muestra es abundante y se va a procesar de inmediato (PCR de virus respiratorios)
Frotis nasofaríngeo	Torunda estéril en tubo con medio
Biopsias en las primeras 1-3 h, que realizará el pediatra de urgencias/ unidad de cuidados intensivos pediátricos (UCIP) convenientemente instruido por el cirujano pediátrico	Piel: 3 mm² × 1 cm de profundidad, sin grasa: • Conservar en medio de HAM (tubos en nevera de UCIP) a temperatura ambiente
	Músculo: 100-300 mg (1 × 1 cm), y dividir en medio estéril en dos partes iguales: • Tubo colector, y ultracongelar a –70 °C • Conservar en frío (4 °C en frigorífico UCIP). De esta, una parte de 1 × 5 mm en tubo especial para microscopia electrónica, y el resto se conserva envuelto en una gasa húmeda con suero fisiológico en tubo colector
	Hígado: 300 mg por punción directa por debajo del reborde costal derecho, mediante punción transcutánea con trocar, que se coloca en tubo colector y se congela a –70 °C

Recogida de: Protocolo del Grupo de Trabajo para la Prevención del Síndrome de Muerte Súbita del Lactante (SMSL) de la Asociación Española de Pediatría: Protocolo de Recogida de Muestras en el Hospital.

- Facilitar los ritos religiosos según las creencias familiares.
- Informar de lo sucedido al resto del equipo que no ha participado en las maniobras de reanimación.
- Tomar un tiempo de descanso posterior al fallecimiento.
- Reunión de conclusión con el equipo médico y de enfermería, dentro de las primeras 24 h posteriores al fallecimiento.
- Contactar con el pediatra de atención primaria del niño fallecido para el seguimiento del duelo.
- Asegurar apoyo psicológico a la familia en los casos que sea necesario.
- En los casos de MSI, es recomendable facilitar el nombre, los apellidos y la dirección del niño fallecido al GEMPSI (Grupo para el Estudio y la Prevención de la Muerte Súbita Infantil) de la Asociación Española de Pediatría (AEP) durante las 24 h posteriores al fallecimiento.

RECUERDE QUE...

- La muerte del paciente pediátrico en un servicio de urgencias es un hecho excepcional y trágico, por lo que es necesario establecer un protocolo con los pasos a seguir.
- La autopsia judicial debe realizarse siempre que se esté ante muertes como resultado de violencia, muerte súbita, causa no natural de muerte, muertes que ocurren cuando el fallecido no está bajo el control médico con una enfermedad potencialmente mortal u otras muertes inexplicables.
- Se debe notificar a la familia la muerte del niño de forma profesional y clara, mostrando empatía, en un área tranquila.

BIBLIOGRAFÍA

American Academy of Pediatrics Committee on Pediatric Emergency Medicine; American College of Emergency Physicians Pediatric Emergency Medicine Committee; Emergency Nurses Association Pediatric Committee. Death of a child in the emergency department. Pediatrics. 2014;134(1):198-201. Disponible en: https://publications.aap.org/pediatrics/article/134/1/198/62303/Death-of-a-Child-in-the-Emergency-Department?autologincheck=redirected

Grupo de Trabajo de Muerte Súbita Infantil de la Asociación Española de Pediatría (AEP).. Anexo 3. Protocolo de recogida de muestras en hospital. En: Libro blanco de la muerte súbita infantil. 3ª ed. Colección monografías de la AEP. Anexo 3. Madrid: Ergón; 2013. p. 271-3. Disponible en: https://www.aeped.es

Grupo de Trabajo de Muerte Súbita Infantil de la Asociación Española de Pediatría (AEP). Actuación del pediatra ante una muerte súbita infantil. En: Libro blanco de la muerte súbita infantil. 3ª ed. Colección monografías de la AEP. Madrid: Ergón; 2013. p. 237-46. Disponible en: https://www.aeped.es

O'Meara M, Trethewie S. Managing paediatric death in the emergency department. J Paediatr Child Health. 2016;52(2):164-7. Disponible en: https://onlinelibrary.wiley.com/doi/10.1111/jpc.12957

Tarantino CA. Death of a child in the emergency department. En: Schafermeyer R, Tenenbein M, Macías CG, Sharieff GQ, Yamamoto LG (eds.). Strange and Schafermeyer's pediatric emergency medicine. 4ª ed. Nueva York: McGraw-Hill Education; 2015; capítulo 146.

Fármacos: preparación y administración

1.18

F. Tahiri Elkalloufi e I. Mendiola Basurto

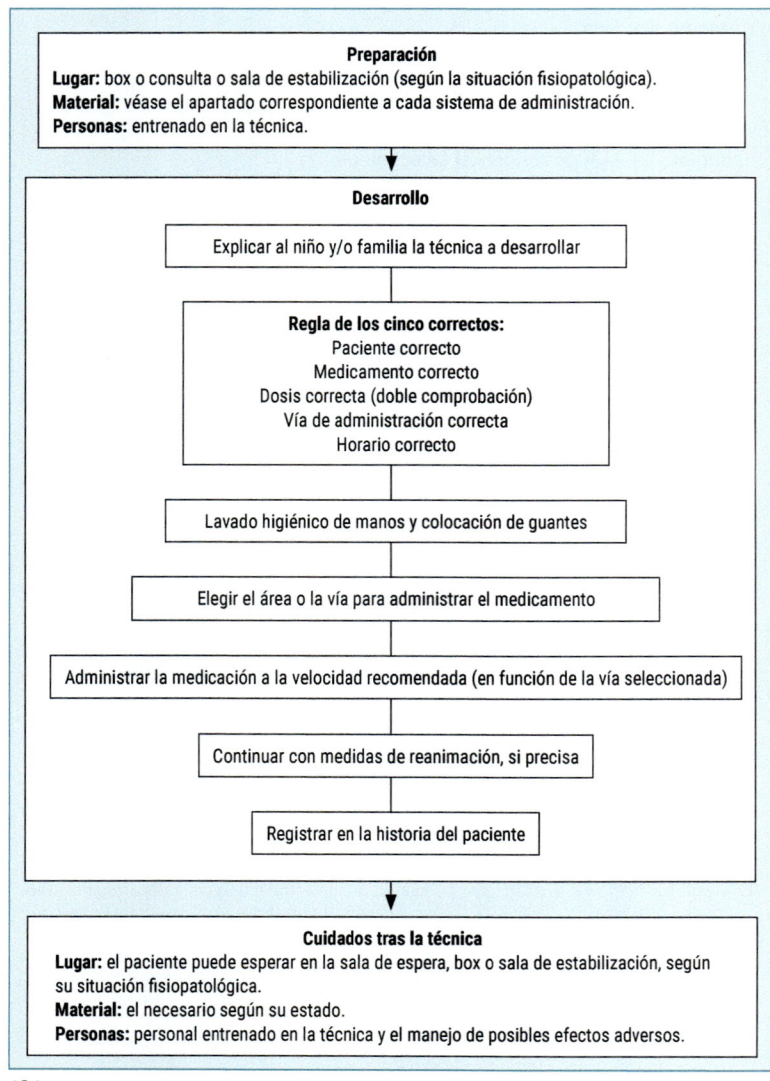

Preparación
Lugar: box o consulta o sala de estabilización (según la situación fisiopatológica).
Material: véase el apartado correspondiente a cada sistema de administración.
Personas: entrenado en la técnica.

Desarrollo

Explicar al niño y/o familia la técnica a desarrollar

Regla de los cinco correctos:
Paciente correcto
Medicamento correcto
Dosis correcta (doble comprobación)
Vía de administración correcta
Horario correcto

Lavado higiénico de manos y colocación de guantes

Elegir el área o la vía para administrar el medicamento

Administrar la medicación a la velocidad recomendada (en función de la vía seleccionada)

Continuar con medidas de reanimación, si precisa

Registrar en la historia del paciente

Cuidados tras la técnica
Lugar: el paciente puede esperar en la sala de espera, box o sala de estabilización, según su situación fisiopatológica.
Material: el necesario según su estado.
Personas: personal entrenado en la técnica y el manejo de posibles efectos adversos.

OBJETIVOS
Conocer las diferentes técnicas de administración de la medicación.

1. VÍA PARENTERAL: INTRAMUSCULAR E INTRAVENOSA

CONCEPTOS IMPORTANTES

- **Intramuscular:**
  - El tejido muscular está muy vascularizado, por lo que se produce una absorción rápida del medicamento.
  - Antes de la inyección, se puede aplicar hielo en la zona para reducir el dolor.
- **Intravenosa:**
  - Canalizar la vía periférica o central (v. **capítulos 1.1 Acceso venoso periférico y 1.6 Catéteres venosos centrales implantados: uso y manejo**).
  - Comprobar la permeabilidad de la vía introduciendo 2-3 mL de suero salino fisiológico (SSF).
  - Si se tiene una perfusión continua y se precisa administrar otra medicación, se debe comprobar la compatibilidad. Si existe incompatibilidad:
    - Detener la perfusión continua.
    - Irrigar el catéter con SSF.
    - Administrar el medicamento.
    - Irrigar nuevamente el catéter con SSF.
  - Reiniciar la perfusión continua.

PREPARACIÓN

- **Materiales:**
  - Guantes no estériles (excepto para vías centrales; v. **capítulo 1.6 Catéteres venosos centrales implantados: uso y manejo**).
  - Jeringas, en función de la vía seleccionada y el volumen de administración requerido, y SSF.
  - Gasas estériles.
  - Tapón antirreflujo.
  - Antiséptico según la edad.
  - Equipos de infusión y sueros según prescripción.
  - Contenedor de residuos punzantes.
  - Agujas: una para cargar la medicación y otra para inyectar al paciente.

DESARROLLO DE LA TÉCNICA

- **Intramuscular:**
  - Extender la piel de la zona (técnica de aplanado) para que esté firme y facilite la inserción de la aguja.
  - Insertar la aguja en un ángulo de 90° mediante sistema cerrado (aguja y jeringa juntos). Técnica más rápida, segura y aséptica.

- No enecesario aspirar.
- Inyectar lentamente.
- Una vez inyectado, esperar 10 s y retirar la aguja.
- **Intravenosa:**
  - **Vía periférica**
    - Cargar el medicamento a infundir en la jeringa, sin diluir o diluido en SSF (según protocolo).
    - Antes de la administración, comprobar la permeabilidad de la vía, la ausencia de signos de flebitis o extravasación.
  - **Vía central:** reservorio, Hickman (v. **capítulo 1.6 Catéteres venosos centrales implantados: uso y manejo**).
- **Contraindicaciones de la vía intramuscular:** coagulación alterada, edema, alteración en la absorción periférica (**Fig. 1.18-1** y **Tabla 1.18-1**).

CUIDADOS TRAS LA TÉCNICA

- Observar la zona, ante la posibilidad de que aparezcan signos y síntomas de flebitis y/o extravasación: irritación local, dolor, enrojecimiento, edema y/o hematoma.

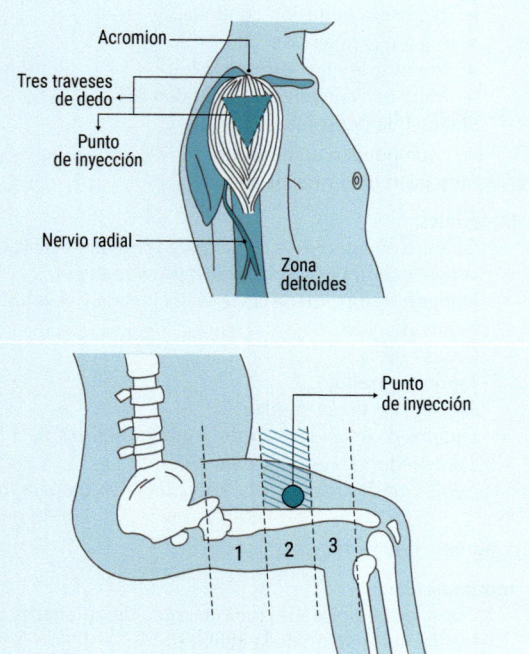

Zona deltoidea
- Indicada a partir de los 12 meses
- Precaución con el nervio radial y la arteria humeral profunda
- Volumen máximo: 2 mL
- Se palpa el borde de la apófisis acromial, y se punciona 5 cm o a tres traveses de dedo por debajo del acromion

Muslo: zona anterolateral externa
- Indicada a partir de los 0 meses
- Volumen máximo: 5 mL
- Paciente en decúbito supino o en sedestación. Se divide el muslo en tres partes iguales y se pincha en la zona central

Acromion

Tres traveses de dedo

Punto de inyección

Nervio radial

Zona deltoides

Punto de inyección

1 2 3

Figura 1.18-1. Zonas de inyección intramuscular más utilizadas en pediatría.

Tabla 1.18-1. Formas de administración de medicamentos por vía intravenosa

Continua	Intermitente	En bolo o directa
Conectar el suero cargado con la medicación al equipo de infusión, purgarlo y conectarlo al obturador o llave de tres vías Ajustar el ritmo de la perfusión a la velocidad prescrita	Diluir el fármaco en el volumen de suero recomendado por los protocolos, y purgar el equipo de infusión A continuación, conectarlo a la llave de tres vías o tapón antirreflujo, y administrarlo a la velocidad prescrita o recomendada por los protocolos	Cargar la medicación en una jeringa, y conectarla a la llave de tres vías o tapón antirreflujo; administrarla a la velocidad prescrita o recomendada por los protocolos

• Al finalizar, irrigar el catéter con 2-3 mL de SSF y girar la llave de tres vías a su posición inicial. Limpiar con antiséptico la llave y/o tapón antirreflujo

• Vigilar una posible reacción alérgica o adversa (v. **capítulo 2.2 Anafilaxia**).
Otras vías de administración parenteral: vía subcutánea (s.c.)
Adecuada para administrar pequeños volúmenes (entre 0,5 mL y 1 mL). No es necesario aspirar. Inyectar con un ángulo de 45°, tras realizar el pliegue cutáneo de unos 2 cm.

2. VÍA ENDOTRAQUEAL

CONCEPTOS IMPORTANTES

Fármacos que pueden administrarse: adrenalina, lidocaína, atropina naloxona. Las dosis suelen diferir de las administradas por vía intravenosa.

INDICACIONES

Administración de fármacos en niños intubados sin otra vía de acceso posible.

CONTRAINDICACIONES

• **Vía orotraqueal:**
  – Quemaduras de la cavidad oral.
  – Traumatismo o lesión facial grave que impida la apertura de la mandíbula.
• **Vía nasotraqueal:**
  – Fractura de la base del cráneo.
  – Lesiones obstructivas nasales o de la nasofaringe.
  – Hemorragia nasal moderada-grave.

PREPARACIÓN

• **Lugar:** box preparado para maniobras de reanimación cardiopulmonar (RCP).
• **Materiales:**
  – Guantes estériles.

- Jeringas.
- SSF.
- Reanimador manual o bolsa autoinflable (ambú).
- Fuente de O_2.
- Monitor cardiorrespiratorio.
- Medicación prescrita.
- **Personal:**
  - Entrenado en maniobras de RCP.
  - Capacitado para manejar una posible reacción adversa.
- **Preparación del paciente:**
  - En decúbito supino, intubado y con monitorización completa (ECG, pulsioximetría, presión arterial y capnografía).

DESARROLLO DE LA TÉCNICA

- Cargar la dosis requerida de fármaco (doble comprobación).
- Pasar la medicación a una jeringa de 20 mL, añadiendo 5-10 mL de SSF.
- Mezclar el fármaco y el suero, y cargar aire en la jeringa, con el fin de que, al colocarla vertical, la medicación se deposite en la parte inferior y el aire quede en la parte superior.
- Retirar las conexiones del tubo endotraqueal (TET), conectar la jeringa y empujar enérgicamente el émbolo para administrar rápidamente el contenido.
- Colocar de nuevo la conexión del TET y efectuar cinco insuflaciones con el ambú conectado al O_2.
- También se puede administrar inicialmente la medicación tal como esté preparada, e inmediatamente después inyectar con otra jeringa suero y aire. Esta técnica es más rápida y se utiliza frecuentemente en neonatos y lactantes.

CUIDADOS TRAS LA TÉCNICA

- **Lugar:** mantener al niño en una sala de estabilización, con monitorización para continuar con maniobras de reanimación, si es necesario, así como para detectar posibles complicaciones.
- **Material:** el necesario en la atención del paciente crítico (v. **capítulo 2.7 Estabilización inicial. Triángulo de evaluación pediátrica**).
- **Personal:** experimentado en realizar maniobras de RCP.

3. VÍA INTRANASAL

CONCEPTOS IMPORTANTES

- Siempre con un atomizador

INDICACIONES

- Administración de fármacos analgésicos o sedantes

CONTRAINDICACIONES

- Alteración del nivel de consciencia.
- Epistaxis.
- Traumatismo facia

PREPARACIÓN

- **Lugar:** box preparado con monitor cardiorrespiratorio.
- **Materiales:**
  - Jeringas de 1 o 2 mL.
  - Atomizador nasal (**Fig. 1.18-2**).
  - Aguja (para cargar medicación).

DESARROLLO DE LA TÉCNICA

- Niño en posición de Fowler o decúbito supino con ligera hiperextensión del cuello.
- Toma de constantes vitales y monitorización, según el fármaco a administrar y la edad del paciente.
- Comprobar la limpieza y permeabilidad de las fosas nasales.
- Preparar la medicación prescrita en dos jeringas y realizar doble comprobación.
- Cargar 0,1 mL adicionales a la dosis pautada en la primera jeringa a administrar para purgar el atomizador.
- Introducir el atomizador con la jeringa en horizontal en la fosa nasal. Apuntar ligeramente hacia arriba y hacia fuera (parte superior de la oreja).
- Administrar la dosis del fármaco de forma firme y muy rápida.
- Administrar la mitad de la dosis en cada fosa nasal (volumen máximo por fosa nasal: 1 mL).

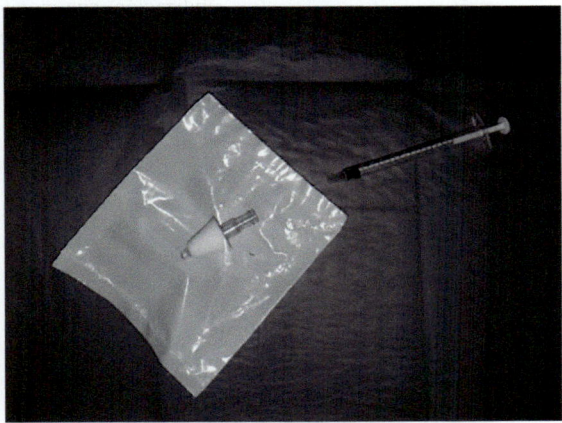

Figura 1.18-2. Material para la administración intranasal.

CUIDADOS TRAS LA TÉCNICA

El paciente puede esperar en un box o en la sala de espera hasta la recuperación del estado basal previo a la administración del fármaco.

RECUERDE QUE...

- **Vía intramuscular:** no es necesario aspirar, salvo en zona dorsoglútea para administrar penicilina intramuscular. Se inyecta la medicación lentamente (1 min para 5 mL) y nunca en menos de 30 s.
- **Vía intravenosa:** tener siempre en cuenta la edad y el peso del niño para las dosis y volúmenes a infundir. Para evitar la contaminación, se debe desinfectar el puerto con una solución antiséptica adecuada, y taparlo cuando no esté en uso.
- **Vía endotraqueal:** alternativa en pacientes intubados sin acceso intravenoso disponible.
- **Vía intranasal:** es importante limpiar las fosas nasales antes de la administración del medicamento y no tras esta.

BIBLIOGRAFÍA

Bohórquez Montes ME. Protocolo para la atención odontológica bajo sedación consciente con midazolam en niños de difícil manejo. [Tesis doctoral]. Guayaquil: Universidad de Guayaquil, Ecuador; 2022.

Bowden VR, Greenberg CS. Pediatric nursing procedures. 3ª ed. Filadelfia: Lippincott Williams & Wilkins; 2012

González AP. Administración de fármacos por vía intranasal. 1ª ed. Madrid: Sociedad Española de Urgencias de Pediatría (SEUP); 2022.

Lorente S, Romero A, Martínez M, Martínez-Mejías A. Effectiveness of procedural sedation and analgesia in pediatric emergencies. A cross-sectional study. J Emerg Nurs. 2023;49(1):75-85.

Pansini V, Curatola A, Gatto A, Lazzareschi I, Ruggiero A, Chiaretti A. Intranasal drugs for analgesia and sedation in children admitted to pediatric emergency department: a narrative review. Ann Transl Med.. 2021;9(2):189.

Reichmann EF. Emergency medicine procedures. Nueva York: McGraw Hill Professional; 2013.

Sisson H. Aspirating during the intramuscular injection procedure: a systematic literature review. J Clin Nurs. 2015;4(17-18):2368-75.

Tahiri F, Vime MT. Administración por vía endotraqueal. En: Ares MI, Benito J, Mintegi S, Yagüe MJ (eds.). Técnicas y procedimientos para enfermería en urgencias pediátricas. 1ª ed. Madrid: Editorial Médica Panamericana; 2019. p. 129-36.

Vime MT, Tahiri F. Administración por vía parenteral. En: Ares MI, Benito J, Mintegi S, Yagüe MJ (eds.). Técnicas y procedimientos para enfermería en urgencias pediátricas. 1ª ed. Madrid: Editorial Médica Panamericana; 2019. p. 129-36.

Heridas: reparación

1.19

E. López Gutiérrez

Preparación

Lugar: box preparado para procedimientos de sutura y sedoanalgesia.
Material: véase el apartado correspondiente.
Personas: personal sanitario entrenado en la técnica y el procedimiento de sutura de heridas y sedoanalgesia.

↓

Desarrollo

Valoración de la herida. Analgésicos. Valorar anestésicos y sedoanalgesia

- Preparar la herida para la reparación:
  – Hemostasia
  – Corte de pelo: NO rasurar
  – Antisepsia y frote de herida
  – Irrigación con suero salino. Considerar povidona yodada al 1 % en heridas de riesgo moderado o alto de infección
  – Valoración de cuerpo extraño
  – Desbridamiento: necesario en heridas contaminadas con tejido no viable

Reparación de la herida: depende de las características de la herida, la localización y la profundidad
- **Grapas:** en heridas lineales, grandes y con tensión
- **Bandas adhesivas:** en heridas superficiales, sin tensión
- **Adhesivo tisular o pegamento biológico:** véase **capítulo 1.20 Heridas: reparación con pegamento biológico**
- **Suturas:**
  – Puntos de sutura interrumpidos simples:
    ◊ En heridas que atraviesan la dermis y que requieren una aproximación cuidadosa
  – Puntos de sutura profundos: nudo sepultado (empieza y termina en la base de la herida):
    ◊ Indicados en heridas profundas para disminuir la tensión en la superficie
    ◊ Apoyo adicional a la herida tras retirar los puntos superficiales.

Vendaje e inmovilización de heridas
(en heridas sobre una articulación, posición funcional durante 7-10 días)

↓

Cuidados tras la técnica

Lugar: mantener al paciente en el box adecuado hasta la recuperación de la sedoanalgesia.
Material: el necesario para mantener la asepsia local.
Personas: tras la recuperación de la sedación, no precisa personal específico.
Criterios de alta/cuidados posteriores: mantener la zona de la herida reparada limpia y seca.

OBJETIVOS
- Realizar una preparación adecuada de la herida previa a la reparación, con el objetivo de evitar la infección y lograr una cicatriz funcional que sea estéticamente aceptable.
- Elegir el material y la técnica adecuados para repararla.
- Conocer la técnica para la reparación de una herida simple.

CONCEPTOS IMPORTANTES

- La preparación del paciente antes de la sutura es muy importante para que el procedimiento resulte lo menos doloroso y traumático para el niño.
- Mejores resultados estéticos y funcionales atendiendo a un niño tranquilo.
- Todas las heridas reparadas con sutura o grapas tienen que ser anestesiadas.
- La irrigación, la retirada de cuerpo extraño (CE) y el desbridamiento del tejido necrótico son los pasos más importantes para prevenir la infección de la herida.
- El principio fundamental de la técnica de suturar heridas consiste en evertir ligeramente los bordes de la herida.

INDICACIONES

Es preciso reparar una herida cuando los bordes de esta no están adecuadamente opuestos y es probable que cause un exceso de cicatrización.

PREPARACIÓN

- **Precauciones:** realizar anamnesis (alergias, estado de inmunización frente al tétanos, mecanismo de la lesión, etc.) y exploración física (presencia de CE, extensión de la herida, lesión de estructuras adyacentes, importancia estética de la herida, etcétera).
- **Lugar:** box preparado para procedimientos de sedoanalgesia y reparación de heridas.
- **Materiales:**
  - Paño, guantes y gasas estériles.
  - Suero salino o yodopovidona al 1 %.
  - Antisépticos locales.
  - Material necesario para el procedimiento de sedoanalgesia.
  - Material específico según el tipo de reparación:
    - **Sutura:** aguja, hilo y material complementario (pinzas, porta, bisturí).
      - Tipo de aguja: curvas; pueden ser cilíndricas o triangulares (más empleada en piel).
      - Tamaño de la aguja: se mide por la longitud y la porción de arco de circunferencia. Las agujas de menor arco para heridas profundas, y las de mayor arco para cavidad nasal y oral, donde los movimientos son limitados. Para las heridas cutáneas traumáticas, la curvatura más utilizada es el arco de tres octavos.
      - Tipo de hilo (**Tabla 1.19-1**).

Tabla 1.19-1. Tipos de hilos de sutura y nombres comerciales (los más habituales)

	Material del hilo	Nombre comercial	Características	Inconvenientes
No reabsorbible (trenzada)	Seda	Mersilk®	• Económica • Fácil de utilizar y anudar	• Precisa retirada • Mayor riesgo de infección
No reabsorbible (monofilamento)	Polipropileno	Prolene®	• Se desliza bien • Menos reacción inflamatoria • Más elasticidad • Menor riesgo de infección • Se pueden mantener más tiempo	• Precisa retirada • Difícil manipulación • Más nudos para la sujeción del punto
	Nailon	Ethilon® Nylon®		
Reabsorbible	Poliglactina Cátgut *Fast-absorbing gut*	Vicryl® Vycril Rapide®	• Se reabsorbe entre una semana y varios meses • Útil en mucosas y tejido celular subcutáneo • Para aproximar bordes y disminuir tensión • Los de absorción rápida pueden ser adecuados para heridas en cara o en manos, cuando no se puede usar adhesivo tisular o la retirada de la sutura es difícil. Resultados estéticos similares a la sutura con hilo no reabsorbible	• Por su color puede ser difícil de ver durante la sutura • Se rompe con facilidad durante el anudado, especialmente cuando está seco

- ○ Grosor de hilo (**Tabla 1.19-2**): desde el 0/0 a 6/0. A mayor número de ceros, menor grosor y menor fuerza. Menor número de «0»: se utiliza en tejidos con alta tensión; mayor número de «0»: para tejidos con mínima tensión y mejor resultado estético.
- **Grapas:** grapadora y quitagrapas.
- **Adhesivo tisular o pegamento biológico y vaselina.**
- **Bandas adhesivas.**
- **Preparación del personal**: personal sanitario entrenado en la técnica de sutura de heridas y el procedimiento de sedoanalgesia. Es preciso el lavado higiénico de manos con jabón y la colocación de guantes estériles antes de realizar la técnica.
- **Preparación del paciente:**
  - Crear un ambiente tranquilo con medidas de distracción.
  - Antes de la realización del procedimiento se valorará necesidad de:
    - Analgésicos.
    - Anestésicos tópicos o locales: gel LAT, infiltración con lidocaína.
    - Sedoanalgesia farmacológica (v. **capítulo 1.40 Sedoanalgesia: procedimientos**).

Tabla 1.19-2. Grosor del hilo y retirada de los puntos según la localización de la herida

Localización	Material de sutura	Tamaño	Retirada
Cuero cabelludo			
Galea	Reabsorbible	3/0 o 4/0	—
Piel	Grapas, no reabsorbible[A], técnica de aposición con pelo	Grapas, 3/0 o 4/0 (hilos)	7-14 días; ninguna para la técnica de aposición con pelo
Frente			
Músculo frontal	Reabsorbible	4/0	—
Piel	No reabsorbible[A]	6/0	5 días
Mejilla/cara			
Músculo	Reabsorbible	4/0	—
Subcutáneo	Reabsorbible	4/0	—
Piel	No reabsorbible[A]	6/0	5 días
Párpados			
Piel	Reabsorbible	6/0	3-5 días
Nariz			
Mucosa	Reabsorbible	4/0	—
Cartílago	Reabsorbible	5/0	—
Piel	Reabsorbible	6/0	3-5 días
Labio			
Músculo	Reabsorbible	4/0 o 5/0	—
Piel, mucosa	Reabsorbible	6/0	—
Borde bermellón	No reabsorbible[A]	6/0	5 días
Mucosa oral			
	Reabsorbible	4/0 o 5/0	—
Lengua			
	Reabsorbible	3/0 o 4/0	—
Mentón			
Músculo	Reabsorbible	4/0	—
Subcutáneo	Reabsorbible	4/0	—
Piel	No reabsorbible[A]	5/0 o 6/0	5 días

[A] *Fast-absorbing gut* o, para las heridas del cuero cabelludo, se puede usar poliglactina recubierta 910 (Vicryl Rapide®)], sin afectar negativamente a los resultados de la herida. En niños pequeños, el objetivo es evitar la ansiedad y la dificultad de retirar la sutura. También para pacientes en los que el seguimiento para la retirada de los puntos no está asegurado.

DESARROLLO DE LA TÉCNICA

Preparar la herida para la reparación:

1. Hemostasia mediante diferentes opciones:
- Presión manual sobre la herida con una gasa estéril durante 10-15 min.
- Infiltración o aplicación directa de lidocaína con adrenalina en la herida, en caso de sangrado persistente. Evitar en zonas distales.
2. Corte de pelo: no rasurar, pues aumenta el riesgo de infección. Si el pelo interfiere, peinarlo hacia fuera de los bordes de la herida o cortarlo con tijeras. No se debe cortar el pelo de las cejas.
3. Antisepsia y frote: limpiar la piel alrededor de la herida con solución antiséptica antes del cierre. Evitar el frote, solo en caso de gran contaminación.
4. Anestésicos: en todas las heridas reparadas con sutura o grapas, y frecuentemente antes de la irrigación, valoración de cuerpos extraños y desbridamiento.
- Tópicos: de elección en heridas no complicadas. Gel LAT (lidocaína, adrenalina y tetracaína). Aplicación tópica. Esperar 20-30 min. Dura 1 h. No usar en zonas dístales (dedos, pene, nariz, labios u orejas) y evitar en mucosas. Es útil para aliviar el dolor de la infiltración. Su uso no es adecuado en heridas de gran tamaño (> 5 cm) (v. **capítulo 1.40 Sedoanalgesia: procedimientos**).
- Locorregionales (v. **capítulo 1.40 Sedoanalgesia: procedimientos**):
  - Fármacos más habituales:
    - Lidocaína (1 %): el más utilizado para infiltración local. Con/sin adrenalina (1:100.000 o 1:200.000). La adrenalina aumenta la duración de la anestesia y disminuye el sangrado. Hay que evitar el uso de adrenalina en regiones terminales y heridas con colgajo. Para disminuir el dolor con la infiltración, especialmente cuando se utiliza con adrenalina, se puede templar hasta 37 °C y tamponar con bicarbonato (1 mL de bicarbonato sódico, 1 mEq/mL por cada 9 mL de lidocaína).
    - Mepivacaína al 1 %: potencia y duración similares a la lidocaína.
    - Bupivacaína al 0,25 %: más potente y efecto más prolongado que la lidocaína. Útil en heridas con reparación prolongada.
  - Técnicas:
    - Infiltración: en situaciones en las que el LAT no se recomienda o cuando no es suficiente con el anestésico tópico. Limpiar la piel de alrededor. Aguja de calibre fino. Derramar unas gotas de anestésico en la herida, y colocar la aguja inmediatamente en la capa subcutánea insertándola a través del margen de la herida. Infiltración lenta a medida que avanza la aguja, o inyección e infiltración al retirar la aguja. Se retira la aguja y se vuelve a insertar por vía subcutánea en el tejido adyacente que ya ha sido anestesiado. Se repite el mismo procedimiento hasta abarcar los bordes de la herida por completo.
    - Bloqueos regionales: en heridas > 5 cm y con importancia de resultado estético. Aguja de calibre fino inyectando lentamente. Antes de inyectar el anestésico, aspirar para evitar inyectarlo en un vaso sanguíneo.
      ○ En heridas en los dedos: mano con la palma hacia abajo. Sujetar la jeringa perpendicular al dedo e insertar la aguja en el tejido subcutá-

neo en la base del dedo, distal a la articulación metacarpofalángica (**Fig. 1.19-1**). Infiltración de los tejidos que rodean el nervio dorsal. Avanzar lentamente la aguja, e infiltrar los tejidos que rodean el nervio hacia la superficie palmar. Retirar la aguja por completo y repetir el procedimiento en el lado opuesto del dedo.

○ En heridas del labio inferior y de la parte inferior de la mucosa oral (bloqueo de nervio infraoral): inyectar en el surco gingival a nivel anterior e inferior del segundo premolar hacia el foramen del nervio infraoral (**Fig. 1.19-2**).

○ En heridas del labio superior y de la parte superior de la mucosa oral (bloqueo de nervio infraorbitario): inyectar en el surco gingival superior a la altura del diente canino, hasta palpar el foramen infraorbitario (**Fig. 1.19-3**).

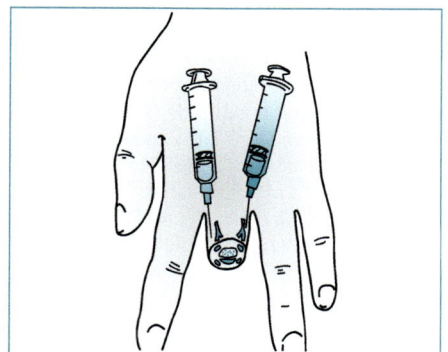

Figura 1.19-1. Bloqueo del nervio digital.

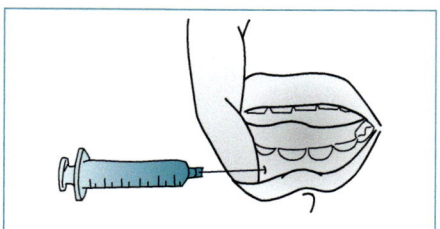

Figura 1.19-2. Bloqueo del nervio infraoral.

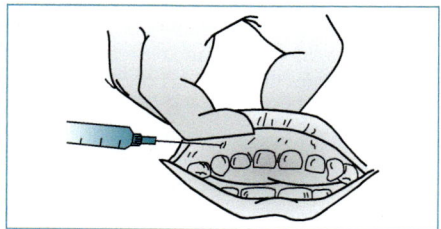

Figura 1.19-3. Bloqueo del nervio infraorbitario.

5. Irrigación: es el paso más importante para reducir la contaminación bacteriana y prevenir la infección. Considerar siempre la anestesia o el bloqueo nervioso previo.
- Suero salino: a alta presión con jeringuilla (catéter de 20 G en una jeringa de 20-60 mL). A mayor riesgo de infección, mayor cantidad de suero.
- Agua corriente: puede ser una alternativa aceptable para la irrigación.
- Povidona yodada al 10 %: diluir con suero salino 1:10 para alcanzar una solución al 1 % para irrigar heridas de riesgo moderado o alto de infección (mordeduras).
- El uso de clorhexidina, cepillos quirúrgicos, agua oxigenada o alcohol no se recomiendan. Cepillado de la herida solo en heridas muy contaminadas.

En heridas limpias, no complicadas ni infectadas en regiones bien vascularizadas como cara o cuero cabelludo, el porcentaje de infección y resultado estético es similar tanto si se irrigan como si no antes de cerrarlas.

6. Valoración del cuerpo extraño: explorar la herida tras la aplicación de anestésico. Considerar la radiografía en heridas profundas por cristal o CE radiopacos. La ecografía, realizada por un profesional debidamente capacitado, tiene una mayor sensibilidad para detectar y localizar los CE, y puede identificar los radiotransparentes, como plástico y madera.
- Los CE fácilmente visibles deben retirarse.
- Si el CE se palpa bien, se puede realizar una mínima incisión sobre la herida para poder extraerlo.
- Si no es posible retirar los CE no irritantes, como el cristal o el metal, que no se encuentran en una zona importante, se pueden dejar y coser la herida.
- Los CE irritantes, como las astillas de madera, pueden ser fuente de infección, por lo que se deben retirar.
7. Desbridamiento: en heridas contaminadas con tejido no viable. El desbridamiento es igual o más importante que la irrigación en el tratamiento de la herida contaminada. Elimina el tejido permanentemente desvitalizado. No hay que extirpar piel viable, colgajos musculares ni fragmentos óseos.

Reparación de la herida: según las características de la herida, la localización y la profundidad.

- **Grapas:** en heridas lineales > 5 cm de cuero cabelludo, tronco y extremidades, y con cierta tensión.
  - **Evitar su uso** en cara, cuello, manos o pies.
  - Ventajas: aplicación fácil y rápida, se retiran fácilmente.
  - Técnica: aproximar y evertir los bordes de la herida. Alinear la marca central de la grapadora con el centro de la herida, apretar el mango de la grapadora y, posteriormente, aflojar para liberar la grapa. La grapa se queda unos milímetros por encima de la superficie cutánea.
  - Colocar grapas cada 0,5-1 cm, en función de la tensión de la herida.
  - Las grapas deben mantenerse los mismos días que la sutura cosida.

- **Bandas adhesivas:** en heridas pequeñas (< 2,5 cm), lineales, superficiales y sin tensión.
  - No aplicar en superficies de flexión, articulaciones ni en superficies con pelo.
  - Ventajas: indoloras, económicas, fáciles de aplicar y retirar.
  - Inconveniente: no se pueden mojar.
  - Técnica: colocar transversalmente sobre la herida. Para mejorar la adhesión, colocar otras cintas adhesivas paralelas a la herida y perpendiculares a las demás cintas sobre los bordes de las colocadas inicialmente.
- **Adhesivo tisular o pegamento biológico** (v. **capítulo 1.20 Heridas: reparación con pegamento biológico**).
- **Suturas:** en cualquier herida que atraviesa la dermis, especialmente en las que requieren una aproximación cuidadosa.
  - Evitar en: algunas heridas por mordedura de animales, especialmente cuando no requieren resultado estético, si son punzantes y muy profundas, si la sutura creará mucha tensión o si existe sangrado arterial abundante.
  - Para una cicatrización adecuada: evertir los bordes de la herida.
  - Puntos de sutura para cierre de la piel: puntos de sutura interrumpidos simples.
    - Para garantizar la posición adecuada de la herida sin exceso de tejido en un lado, se debe colocar el primer punto en la línea media de la herida. Los dos puntos siguientes van a cada lado del primer punto, a mitad de camino entre el punto central y las esquinas de la herida. Se colocan puntos adicionales hasta que la herida esté correctamente alineada.
    - Entrar en la piel a 90°, incluyendo tejido subcutáneo, anudando y cortando cada punto.
    - El número de nudos está determinado por el tipo de hilo: tres a cuatro nudos para un hilo absorbible o cuatro a cinco nudos para un hilo sintético no absorbible

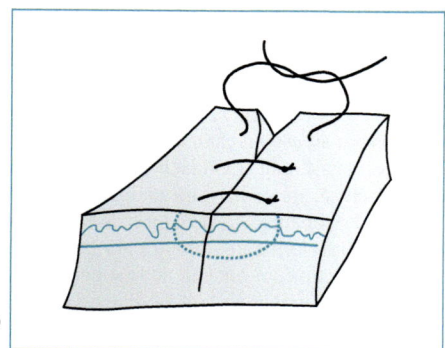

Figura 1.19-4. Punto interrumpido simple.

  - Para un buen cierre, tirar del nudo hasta la piel, con suficiente tensión para evertir suavemente los bordes de esta, sin estrangular el tejido. Dejar el punto en un lateral (**Fig. 1.19-4**).
- Puntos de sutura profundos: punto de sutura con nudo sepultado (empieza y termina en la base de la herida). Indicados en heridas profundas para disminuir la tensión. Aportan apoyo adicional a la herida tras retirar los puntos de sutura superficiales. Utilizar hilo reabsorbible (poliglactina [Vicryl®] o poliglecaprone 25 [Monocryl®]).
  - La aguja entra por la parte profunda de la herida y sale en el plano más superficial, en el mismo lado entre la unión de dermis y epidermis. Posteriormente, la aguja entra en el lado opuesto de la herida en el mismo plano superficial y sale en el plano profundo, atándose el nudo en la zona profunda de la herida (**Fig. 1.19-5**).

Vendaje e inmovilización de las heridas: en heridas sobre una articulación, inmovilizar en posición funcional durante 7-10 días. Para el vendaje:

- Elegir el tamaño de venda adecuado.
- Articulación en posición funcional.
- Iniciar el vendaje de la zona distal a la proximal.
- Evitar que los bordes de la venda coincidan con pliegues de flexión articular.
- Elevar la región vendada.

Considerar cobertura antibiótica y la profilaxis contra el tétanos: se recomienda valorar la aplicación de antibiótico tópico cada 12 h hasta la retirada de la sutura, para reducir el riesgo de infección de la herida. Para pacientes con sensibilidad a la neomicina, se sugiere vendar la herida sin antibióticos tópicos.

CUIDADOS TRAS LA TÉCNICA

- **Lugar:** mantener al paciente en el box adecuado hasta su recuperación de la sedoanalgesia, si se ha utilizado.
- **Material:** el necesario para mantener asepsia local.

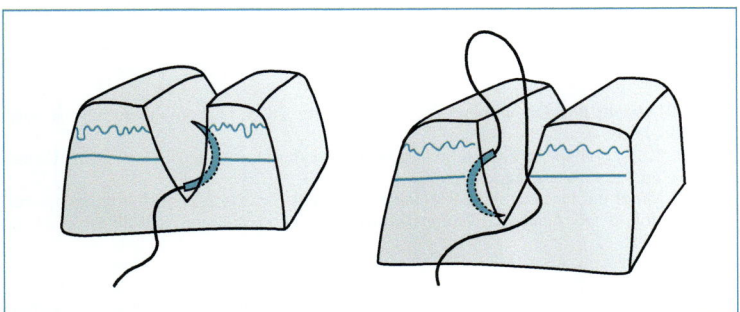

Figura 1.19-5. Punto con nudo sepultado.

- **Personas:** tras la recuperación de la sedación, no precisa personal específico.
- **Criterios de alta/cuidados posteriores:** mantener la zona limpia y seca.
  - Cura simple, y colocación de apósito o vendaje no adhesivo.
  - Las heridas del cuero cabelludo se pueden dejar al aire si son pequeñas; si son grandes, se pueden envolver circunferencialmente.
  - Conservar el apósito o vendaje que cubre la herida, y la herida limpia y seca durante, al menos, 24 h; después, pueden dejarse descubiertas al aire. El apósito solo se cambiará si se ensucia o se moja.
  - Informar sobre la posibilidad de infección y signos clínicos a vigilar.
  - Limpieza diaria de la herida con agua y jabón (a partir de las 24 h) si el hilo de sutura es no reabsorbible. Además, a estos pacientes se les puede permitir ducharse.
  - Las heridas cerradas con suturas reabsorbibles también se pueden limpiar con cuidado 24 a 48 h después de la reparación, aunque algunos expertos recomiendan mantener los puntos secos hasta que la sutura se haya absorbido en su mayor parte.
  - Retirar los puntos de sutura en los días indicados.
  - Heridas reparadas con tiras adhesivas: no mojarlas, y retirarlas en 5 días.
  - El adhesivo tisular se desprenderá solo en 5-10 días.
  - Protección total del sol durante al menos 6 meses.

RECUERDE QUE...
- El uso de bandas adhesivas y pegamento biológico en la reparación de heridas simples con mínima tensión es con frecuencia la mejor opción.
- Las reparaciones con sutura o grapas deben recibir anestésicos tópicos previamente.
- Es muy importante la preparación y la limpieza de la herida antes de la reparación.
- La irrigación de la herida es el paso más importante para reducir la contaminación bacteriana y prevenir la infección.
- La elección del material de sutura depende de la localización y características de la herida.

BIBLIOGRAFÍA

Baldor R, Mathes BM. Digital nerve block. UpToDate. 2023. Disponible en: https://www.uptodate.com

Brancato JC. Minor wound evaluation and preparation for closure. UpToDate. 2022. Disponible en: https://www.uptodate.com

Cho CS. Minor trauma. En: Shaw KN, Bachur RG (eds). Textbook of pediatric emergency medicine. 8ª ed. Filadelfia: Wolters Kluwer|Lippincott Williams & Wilkins; 2021. p. 3364-408.

Davis J, Czerniski B, Au A, Adhikari S, Farrell I, Fields JM. Diagnostic accuracy of ultrasonography in retained softtissue foreign bodies: a systematic review and meta-analysis. Acad Emerg Med. 2015;22(7):777-87. Disponible en: https://onlinelibrary.wiley.com/doi/10.1111/acem.12714.

De Lemos DM. Skin laceration repair with sutures. UpToDate. 2022. Disponible en: https://www.uptodate.com

Fernández R, Griffiths R. Water for wound cleansing. Cochrane Database Syst Rev. 2012;(2):CD003861.

Hsu DC. Subcutaneous infiltration of local anesthetics. UpToDate. 2022. Disponible en: https://www.uptodate.com

Luck R, Tredway T, Gerard J, Eyal D, Krug L, Flood R. Comparison of cosmetic outcomes of absorbableversus nonabsorbable sutures in pediatric facial lacerations. Pediatr Emerg Care. 2013;29(6):691-5.

Pourang A, Crispin MK, Clark AK, Armstrong AW, Sivamani RK, Eisen DB. Use of 5-0 Fast Absorbing Gut versus 6-0 Fast Absorbing Gut during cutaneous wound closure on the head and neck: a randomized evaluator-blinded split-wound comparative effectiveness trial. J Am Acad Dematol. 2019;81(1):213-8.

Heridas: reparación con pegamento biológico

1.20

E. López Gutiérrez

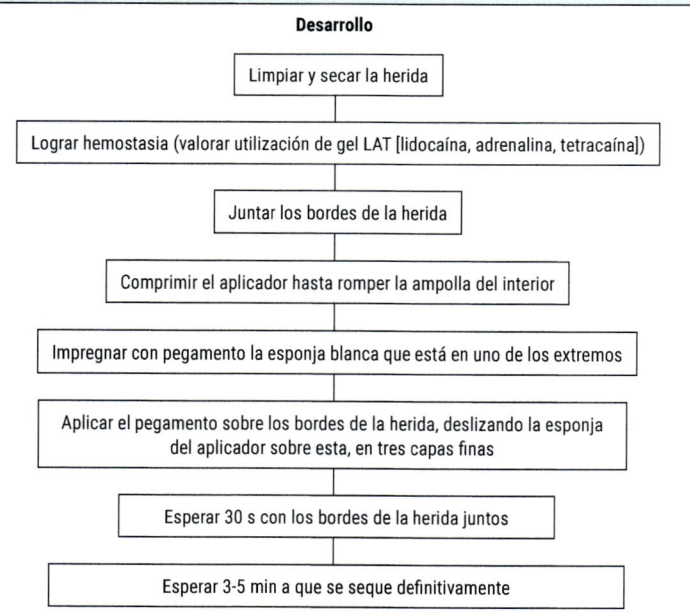

Preparación

Lugar: box adaptado con medidas de distracción que permita que el paciente permanezca tranquilo e inmóvil.

Material: véase el apartado correspondiente a cada sistema de administración.

Personas: entrenado en la técnica.

Desarrollo

Limpiar y secar la herida

Lograr hemostasia (valorar utilización de gel LAT [lidocaína, adrenalina, tetracaína])

Juntar los bordes de la herida

Comprimir el aplicador hasta romper la ampolla del interior

Impregnar con pegamento la esponja blanca que está en uno de los extremos

Aplicar el pegamento sobre los bordes de la herida, deslizando la esponja del aplicador sobre esta, en tres capas finas

Esperar 30 s con los bordes de la herida juntos

Esperar 3-5 min a que se seque definitivamente

Cuidados tras la técnica

Lugar: mantener al paciente en el box adecuado hasta la fijación correcta.

Personas: tras la finalización de la técnica, no precisa personal específico.

Criterios de alta/cuidados posteriores:

- No aplicar ninguna solución sobre la herida.
- No mojar ni frotar la herida.
- Vigilar la aparición de signos de infección locales o dehiscencias.
- Se desprende espontáneamente en 5-10 días.

OBJETIVOS
- Conocer las indicaciones y contraindicaciones para la aplicación de pegamento biológico.
- Entender los pasos a seguir para la realización correcta de la técnica.

CONCEPTOS IMPORTANTES

- **Definición:** el pegamento biológico (cianocrilato) polimeriza fácilmente al contacto con la piel, y crea una banda compacta que adhiere los bordes de la herida, permitiendo una cicatrización adecuada en planos inferiores. Además, forma una barrera contra la humedad y las posibles infecciones (**Tabla 1.20-1**).
- **Objetivos:** reparación de ciertos tipos de heridas con menor dolor, mayor rapidez y facilidad de aplicación, además de menores costes económicos globales. No requiere seguimiento ni la retirada del pegamento, ya que se desprende solo. El resultado estético es similar a la reparación con sutura.

INDICACIONES

- Herida limpia (en las primeras 6 h de haberse producido) y con poca tensión.
- Bordes lineales, lisos, que puedan aproximarse fácilmente uno contra otro.
- Cuando no existe afectación de los planos profundos. Puede utilizarse conjuntamente, pero no en sustitución de puntos de sutura subcutáneos.
- Heridas de < 5 cm de longitud.
- Las más frecuentes son las heridas en la cara, sobre todo, en la frente.
- El pegamento biológico puede ser la mejor opción para el cierre de pequeñas heridas en pacientes con mala cicatrización, ya que evita la colocación de material extraño en la herida.

Tabla 1.20-1. Diferentes tipos y características de adhesivos tisulares		
Compuesto químico	**Nombre comercial**	**Características**
2-octil-cianoacrilato	Dermabond® Surgiseal®	• Polimeriza en 30 s • Menos frágil y menor riesgo de dehiscencia
N-2-butil-cianoacrilato	Histoacryl Blue® PeriAcryl®	• Polimeriza más rápido (10-15 s) • Enlaces más frágiles con mayor probabilidad de dehiscencia de herida • En heridas lineales y < 4 cm • Aplicar en gotas discretas a lo largo del margen de la herida. Requiere una sola aplicación
N-butil-2-cianoacrilato + 2-octil-cianoacrilato	Glubran Tiss®	• Polimeriza en 60 s • Crea menos calor al polimerizar, con menor sensación de quemazón con la aplicación

PREPARACIÓN

- **Contraindicaciones:**
  - Signos de infección local activa o gangrena.
  - Mordeduras de animales y heridas con alto riesgo de infección.
  - Mucosas, zonas de unión mucocutánea (labios y cavidad oral), o lugares de la piel que estén expuestos a humedad continua (axilas y zona inguinal).
  - Zonas con abundante vello (p. ej., cuero cabelludo) o humedad (p. ej., axilas).
  - Heridas con sangrado activo.
  - Pacientes con hipersensibilidad conocida al cianoacrilato o al formaldehído.
  - Heridas que necesiten una gran precisión (p. ej., línea del cabello).
  - Heridas anfractuosas o estrelladas, con aproximación de bordes dificultosa.
  - Heridas con tensión, salvo que se pueda facilitar la aproximación de los bordes y disminuir la tensión con puntos subcutáneos.
  - Heridas en manos, pies, sobre articulaciones (codos, nudillos, rodillas, nalgas, etc.) o en zonas que soporten una gran tensión, excepto si se inmovilizara la zona.
  - Emplear con precaución alrededor de los ojos.
  - No emplear en planos subcutáneos, ya que no se reabsorbe y puede ocasionar reacciones a cuerpos extraños.
  - No aplicar encima de suturas cutáneas.
- **Lugar:** box adaptado con medidas de distracción, que permita que el paciente permanezca tranquilo e inmóvil.
- **Materiales:**
  - Gasas estériles.
  - Guantes, preferentemente de vinilo.
  - Protector para salpicaduras.
  - Vaselina.
  - Suero salino fisiológico (SSF), o agua y jeringa para irrigación.
  - Antisépticos locales.
  - Anestésicos locales: gel LAT.
  - Pegamento biológico.
  - Pinzas para la aproximación de los bordes (opcional).
- **Preparación del personal:** lo efectuará personal entrenado en realizar la técnica.
  - Lavado higiénico de manos con jabón.
  - Colocación de guantes (los de vinilo se adhieren menos al pegamento).
- **Preparación del paciente y de la herida:**
  - Anamnesis, exploración física, limpieza, irrigación, valoración de cuerpo extraño, etc. (v. **capítulo 1.19 Heridas: reparación**).
  - Debido a que el pegamento biológico crea una barrera impermeable sobre la herida, es importante realizar una irrigación y limpieza minuciosas previas, ya que una limpieza inadecuada se asocia a infección local y a la formación de abscesos.
  - Posición adecuada para evitar el derrame del pegamento (p. ej., en los ojos se pueden poner gasas húmedas o vaselina alrededor) y que permita una aproximación correcta de los bordes de la herida.

– Valorar la opción de aplicar gel LAT previamente, para lograr una hemostasia adecuada, y disminuir el dolor y la ansiedad del niño.

DESARROLLO DE LA TÉCNICA

A continuación, se explica la técnica de aplicación de 2-octil-cianoacrilato (Dermabond® o Surgiseal®):

- Irrigar, limpiar y secar la herida (**Fig. 1.20-1A**).
- Utilizar vaselina o gasa húmeda como barrera alrededor de la herida, para evitar derramar el pegamento fuera de esta.
- Lograr hemostasia: comprimir sobre la herida con una gasa seca o aplicación del gel LAT. Si no se consigue una hemostasia adecuada, con la humedad, cristaliza sin haberse adherido a la piel y produce una cicatriz con alta propensión a la dehiscencia.
- Retirar pelos sobre la herida o tejido que protruya de esta.
- Juntar los bordes de la herida con los dedos o las pinzas (si no aproximan bien, valorar sutura subcutánea).
- Si la herida es de gran longitud, colocar tiras adhesivas (Steri-Strip®) para facilitar la aproximación de los bordes de esta.
- Advertir al paciente que puede notar una sensación de calor con la aplicación.
- Comprimir el cartucho externo de plástico del aplicador hasta romper la ampolla de cristal interna. Utilizar inmediatamente después, ya que comienza a polimerizar antes de su aplicación (**Fig. 1.20-1B1**).
- Colocar el cartucho con la esponja blanca hacia abajo para impregnarla con el pegamento. Se observará un cambio de color de blanco a púrpura (**Fig. 1.20-1B2**).
- Apretar y deslizar suavemente sobre la herida, extendiendo una fina capa con un solo movimiento.
- Esperar 30-40 s, manteniendo los bordes de la herida juntos.
- Posteriormente, añadir tres o cuatro capas, realizando una forma ovalada, sin introducir el pegamento dentro de la herida. Extender el pegamento 5 a 10 mm más allá del margen de la incisión (**Fig. 1.20-1C**).
- Esperar un mínimo de 3 min a que el pegamento se seque completamente. Alcanza su estructura y fuerza definitivas en 3-5 min.
- Si la técnica se ha realizado mal, puede retirarse el pegamento en < 10 s, con una gasa seca o con vaselina.
- La aplicación de vaselina durante 30 min permitirá la eliminación del polímero si el pegamento ya se ha endurecido.
- No es necesario cubrir la herida. En niños pequeños, se puede colocar un apósito para evitar que se froten y se desprenda el pegamento.

CUIDADOS TRAS LA TÉCNICA

- **Lugar:** mantener al paciente en el box hasta la fijación correcta.
- **Material:** el necesario para mantener la asepsia local.
- **Personas:** no precisa personal específico.

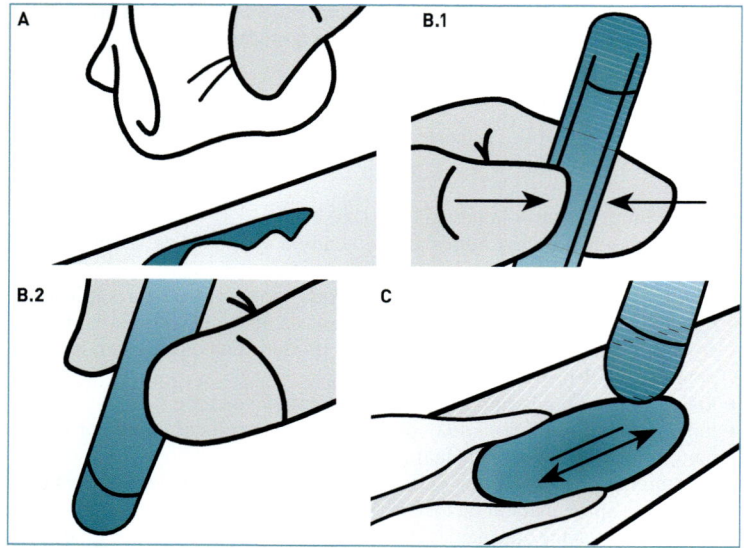

Figura 1.20-1. Técnica de aplicación de pegamento biológico. **A)** Secado de la herida. **B) 1.** Se comprime el cartucho de plástico, hasta que la ampolla que lleva dentro y contiene el pegamento se rompa. **2.** Se impregna con pegamento la esponja blanca que se encuentra en uno de los extremos del cartucho. **C)** Se aplica el pegamento sobre los bordes de la herida, deslizando la esponja del aplicador, en los dos sentidos.

- **Criterios de alta/cuidados posteriores:**
  - No aplicar ninguna solución ni ungüento sobre la herida, mientras mantenga la película del adhesivo.
  - No mojar la herida en las primeras 4 h. Posteriormente, puede recibir lavados breves y secar inmediatamente la zona mediante presión.
  - No frotar la herida.
  - Proteger la herida de traumatismos locales, y de la exposición prolongada a los rayos solares o las lámparas UVA hasta que esté bien cicatrizada.
  - Vigilar la posible aparición de signos de infección locales o dehiscencias.
  - El adhesivo se desprende espontáneamente en 5-10 días. Si esto no sucede, se puede aplicar vaselina para desprenderlo.
  - No es necesario control clínico, salvo complicación.
- **Causas de fracaso:**
  - Mala técnica de aplicación.
  - Incumplimiento de los criterios de selección de la herida a tratar.
- **Complicaciones:**
  - Dehiscencia de la herida: más frecuente en las primeras 24 h, en zonas de gran tracción, ante nuevos traumatismos o fricción manual en la zona. Las tasas de dehiscencia son similares a las de las heridas suturadas.

- Reacción a un cuerpo extraño: si se introduce el pegamento dentro de la herida (p. ej. ,presión excesiva del aplicador), puede retrasar la cicatrización o generar un resultado poco estético. Si esto ocurre, retirar el pegamento con vaselina, volver a limpiar y cerrar la herida.
- Derramamiento del pegamento a zonas de piel sana u órganos adyacentes. Se desprende de la piel con vaselina en los primeros instantes. Si se derrama en el párpado, las pestañas o el ojo: realizar una limpieza generosa con agua o suero salino, y aplicar abundante antibiótico en ungüento oftálmico en el ojo y el párpado. Si no se consigue desprender, deberá valorarlo un oftalmólogo. Para prevenir esta complicación, se aconseja cubrir el ojo, inclinar la cabeza para evitarlo, y/o crear una barrera de vaselina o gasas húmedas entre la herida y el ojo.
- Adhesión de guantes y/o gasas a la piel: evitar presionar en exceso la ampolla, limitar la cantidad de pegamento que impregna la esponja y alternar los dedos antes de que se endurezca el pegamento. Los guantes de vinilo se adhieren menos que los de látex.
- Infección de la herida o cicatrices con resultados poco estéticos: misma frecuencia que con suturas clásicas.

RECUERDE QUE...
- Son importantes las indicaciones de su uso, no sirve para cualquier herida.
- La mala realización de la técnica es uno de los motivos principales de fracaso.
- Supone menos dolor, mayor rapidez y facilidad de aplicación, con menores costes económicos globales y buenos resultados estéticos.
- Mejor aceptación por parte del paciente.

BIBLIOGRAFÍA

Cho CS. Minor trauma. En: Shaw KN, Bachur RG (eds). Textbook of pediatric emergency medicine. 8ª ed. Filadelfia: Wolters Kluwer|Lippincott Williams & Wilkins; 2021. p. 3364-408.

Harman S, Zemek R, Duncan MJ, Ying Y, Petrich W. Efficacy of pain control with topical lidocaine-epinephrine-tetracaine during laceration repair with tissue adhesive in children: a randomized controlled trial. CMAJ. 2013;185(13):E629-34.

Lipsett S. Minor wound repair with tissue adhesives (cyanocrylates). UpToDate. 2023. Disponible en: https://www.uptodate.com

Masi S, Mugnaini L, Pazzaglia A. Synthetic two-components skin glue (Glubran Tiss) effectiveness and suitability in pediatric emergency department. Pediatr Emerg Care Med Open Access. 2017;2(1:1)1-6.

Hernia inguinal incarcerada: reducción

1.21

C. M. Gálvez Estévez y A. Fernández Landaluce

Preparación

Lugar: box preparado para aplicar procedimientos de sedoanalgesia.
Material: véase el apartado correspondiente.
Personas: personal sanitario entrenado en la técnica y en procedimientos de sedoanalgesia.

Desarrollo

Valorar sedoanalgesia. Decúbito supino con Trendelenburg de 30-40°

Colocar el pulgar y el índice de la mano no dominante a ambos lados del orificio inguinal externo, para estabilizarlo y guiar la hernia hacia el canal inguinal durante su reducción

Con la mano dominante, comprimir firmemente la hernia desde su zona más distal manteniendo la presión para devolver el contenido herniado hacia la cavidad abdominal (la dirección de la reducción será sobre el eje del trayecto inguinal: oblicua de abajo hacia arriba y de medial hacia lateral)

Notar y ver que se reduce la hernia hacia el canal inguinal; puede sentirse un borboteo. Comprobar palpando si la reducción ha sido total y, si no, repetir la misma maniobra

Si no se consigue reducir, dejar al paciente en postura de Trendelenburg con sedoanalgesia en un ambiente relajado. Valorar ecografía

Si en 30 min no hay reducción espontánea, repetir la técnica. Si es dificultosa o precisa dos intentos, valorar dejar en observación durante unas horas; avisar a cirugía pediátrica

Si no se consigue reducir, valorar la intervención quirúrgica urgente

Cuidados tras la técnica

Lugar: mantener al paciente en un box adecuado hasta la recuperación de la sedoanalgesia.
Material: analgésicos si existe dolor.
Personas: tras la recuperación de la sedación no precisa personal específico.
Criterios de alta/cuidados posteriores: valorar observación 2-4 h si hubo necesidad de dos intentos de reducción o reducción dificultosa.

OBJETIVOS
Conocer la técnica de reducción de una hernia inguinal incarcerada, así como sus indicaciones y contraindicaciones.

CONCEPTOS IMPORTANTES

- Definiciones:
  - **Hernia:** protrusión de un órgano o parte de él a través de la pared que lo contiene.
  - **Hernia inguinal:** es más frecuente en varones, recién nacidos con bajo peso y prematuros. En la infancia, es indirecta en el 99 % de los casos, se produce por la persistencia del proceso vaginal y hay que diferenciarla de otras patologías causadas también por persistencia de este proceso (**Fig. 1.21-1**).
  - **Hernia incarcerada:** imposibilidad de reducción hacia la cavidad abdominal del contenido del saco herniario; si incluye al intestino, puede producir una obstrucción intestinal. Si la constricción se mantiene, evoluciona a **hernia estrangulada**, con necrosis del contenido del saco herniario y sepsis. Son diagnósticos diferenciales de la hernia inguinal incarcerada:
    - Hidrocele no comunicante: transiluminación positiva, canal inguinal libre.
    - Torsión testicular (v. **capítulo 3.12 Dolor testicular**).
    - Adenopatía inguinal sobreinfectada.
  - **Reducción de una hernia inguinal:** reintroducción del contenido de una hernia inguinal en la cavidad abdominal cuando este no se reduce espontáneamente. El objetivo de la reducción es evitar la estrangulación intestinal, de ovario o de otros órganos incarcerados, la necrosis y la sepsis.
- En toda masa inguinal o escrotal detectada en niños, se debe descartar la presencia de una hernia.
- Ante el deterioro clínico de un niño con una hernia y el aumento del tamaño de esta, hay que sospechar una complicación.

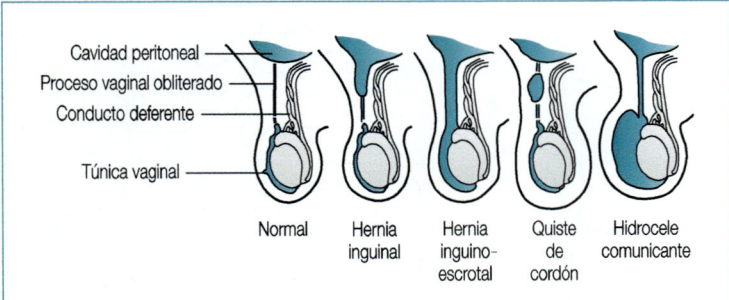

Figura 1.21-1. Diversas entidades según la persistencia del proceso vaginal.

INDICACIONES

Ausencia de reducción espontánea de la hernia.

PREPARACIÓN

- **Precauciones y contraindicaciones:**
  - **Absolutas:** peritonitis, inestabilidad hemodinámica, *shock* séptico.
  - **Relativas:** síntomas de obstrucción intestinal (vómitos, distensión abdominal, etc.), sospecha de ovario herniado (niña con una masa dura que no se consigue reducir).
- **Lugar:** box preparado para aplicar procedimientos de sedoanalgesia.
- **Materiales:**
  - Guantes no estériles.
  - Material necesario para realizar el procedimiento de sedoanalgesia según la opción elegida: óxido nitroso, midazolam, ketamina, etc. (v. **capítulo 1.40 Sedoanalgesia: procedimientos**).
- **Preparación del personal:** la llevará a cabo personal entrenado en realizar la técnica.
  - Lavado higiénico de manos con jabón o desinfección con solución hidroalcohólica.
  - Colocación de guantes no estériles.
- **Preparación del paciente:** antes de la realización del procedimiento, se planteará la utilización de analgesia según las escalas de dolor. Valorar realizar sedación farmacológica (v. **capítulo 1.40 Sedoanalgesia: procedimientos**). Si es posible, evitar la vía oral por si precisa cirugía posterior.

DESARROLLO DE LA TÉCNICA (Fig. 1.21-2)

- Colocar al niño en decúbito supino con Trendelenburg de 30-40°.
- Colocar el pulgar y el índice de la mano no dominante a ambos lados del orificio inguinal externo, para estabilizarlo y guiar a la hernia hacia el canal inguinal durante su reducción.

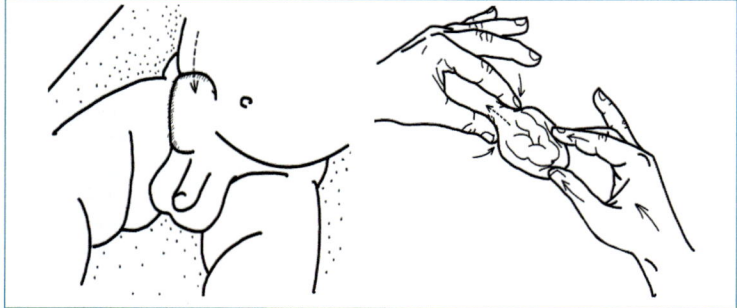

Figura 1.21-2. Maniobra de reducción de una hernia inguinal incarcerada.

- Con la mano dominante, comprimir firmemente la hernia desde su zona más distal manteniendo la presión para devolver el contenido herniado hacia la cavidad abdominal (la dirección de la reducción será sobre el eje del trayecto inguinal: oblicua de abajo hacia arriba y de medial hacia lateral).
- Notar y ver que se reduce la hernia hacia el canal inguinal; puede sentirse un borboteo. Comprobar palpando si la reducción ha sido total y, si no, repetir la misma maniobra.
- Si no se consigue reducir, dejar al paciente en Trendelenburg a 30-40° (o en brazos de los padres en el caso de los lactantes pequeños) con analgesia y en un ambiente relajado.
- Si en 30 min no hay reducción espontánea de la hernia, se debe repetir la técnica y, si no se ha utilizado previamente, administrar sedoanalgesia. Antes del segundo intento, valorar realizar ecografía si existen dudas diagnósticas, especialmente en niñas en quienes se sospeche ovario herniado.
- Si tras un segundo intento la reducción no tiene éxito o hay contraindicaciones para ella, valorar la necesidad de una intervención quirúrgica urgente.

CUIDADOS TRAS LA TÉCNICA

- **Lugar:** mantener al paciente en el box adecuado hasta la recuperación del procedimiento de sedoanalgesia.
- **Material:** analgésicos si existe dolor.
- **Personas:** personal entrenado en el manejo de la vía aérea hasta la recuperación de la sedación (v. **capítulo 1.40 Sedoanalgesia: procedimientos**).
- **Criterios de alta/cuidados posteriores:** observación durante 2-4 h, si hubo necesidad de un segundo intento manual de reducción o reducción dificultosa.
- **Causas de fracaso:**
  - Sedoanalgesia inadecuada.
  - Realización incorrecta de la técnica.
- **Complicaciones:** rotura ovárica o testicular (excepcional).

RECUERDE QUE...
- La hernia inguinal incarcerada es una patología de diagnóstico clínico que precisa reducción urgente. Demorarla puede conllevar la necrosis de los órganos herniados y sepsis.
- La sedación adecuada y el tiempo de evolución de la clínica son claves para el éxito de la realización de la técnica.
- Si la reducción no es posible tras un segundo intento o hay contraindicación para la realización de la técnica, se debe plantear la intervención quirúrgica urgente.
- Si se consigue la reducción, se derivará a cirugía pediátrica para programar una intervención quirúrgica diferida.

BIBLIOGRAFÍA

Bachur RG. Abdominal emergencies. En: Fleischer GR, Ludwig S (eds.). Textbook of pediatric emergency medicine. 7ª ed. Filadelfia: Wolters Kluwer/Lippincott Williams & Wilkins; 2016. p. 1313-32.

Flores P, Cannizzaro C. Patología de canal inguinal o conducto peritoneo vaginal. En: Cannizzaro C (ed.). Fetoneonatología quirúrgica. Volumen I. Aspectos clínicos. 1ª ed. Buenos Aires: Ediciones Journal; 2018. p. 602-7.

Lecompte JF, Delarue A. Hernias inguinales en la infancia. En: Tratado EMC. Pediatría. Volumen 51. Número 2. Barcelona: Elsevier Masson SAS; 2016. p. 1-6.

Okada P, Hicks B. Nontraumatic surgical emergencies. En: Fuchs S, Yamamoto L (eds.). APLS. The pediatric emergency medicine resource. 5ª ed. Burlington: Jones & Bartlett ILearning; 2012. p. 298-359.

Snyder CL, Escolino M, Espósito C. Hernia inguinal. En: Holcomb GW III, Murphy JP, St. Peter SD (eds.). Holcomb y Ashcraft cirugía pediátrica. 7ª ed. Barcelona: Elsevier España S.L.U.; 2021. p. 784-804.

Wang K. Assessment and management of inguinal hernia in infants. Pediatrics. 2012;130(4):768-73.

Inhalación de fármacos

1.22

A. Mojas Azueta y S. Villanueva Padrones

Preparación

Lugar: box o consulta preparados para aplicar la técnica.
Material: véase el apartado correspondiente.
Personas: personal sanitario entrenado en la técnica.

Desarrollo

Preparación de todo el material necesario

Identificar al niño/a, y explicar el procedimiento a los padres y/o familiares

El niño puede estar sentado o de pie, pero siempre con el tronco incorporado y cómodo

Preparar el sistema de inhalación escogido, inhalador de dosis medida (MDI) más espaciador o nebulización, y la dosis del fármaco

Colocar la boquilla de la cámara en la boca (sin interponer los dientes) y ajustar los labios a la boquilla. En caso de usar mascarilla, adaptarla bien sobre la nariz y la boca, procurando que no ocluya la nariz del niño

MDI: efectuar una pulsación y hacer 5-7 respiraciones de intensidad normal, comprobando que se moviliza la válvula. Nebulizador: aplicar flujo de oxígeno (a 4-6 L/min o 6-8 L/min, según la medicación prescrita y el efecto que se quiere conseguir,10-15 min)

MDI: si se necesitan más dosis, esperar 30-45 s y repetir los pasos anteriores volviendo a agitar el inhalador

Al finalizar, retirar el inhalador de la cámara y enjuagar la boca. Si no puede enjuagarse, limpiar la cavidad bucal con gasas humedecidas con agua

MDI: limpiar y desinfectar la cámara tras su uso. Recomendar limpieza en casa semanalmente con agua y jabón, sin frotar y dejando secar al aire

---

Cuidados tras la técnica

Lugar: en el mismo box/consulta donde se ha realizado la técnica o en la sala de espera, según la situación fisiopatológica del niño/a.
Material: el necesario para la limpieza y la desinfección de los elementos utilizados.
Personas: no precisa personal específico.
Criterios de alta/cuidados posteriores: educación sanitaria para conseguir la realización de una técnica de inhalación correcta, así como una limpieza adecuada de la cámara de inhalación, y así lograr adherencia al tratamiento.

OBJETIVOS
- Conocer las indicaciones, consideraciones generales y limitaciones de la terapia inhalatoria, y sus diferentes formas de administración en pediatría.
- Comprender la técnica para realizar una administración correcta de los fármacos, así como el material necesario para ello.

CONCEPTOS IMPORTANTES

- **Definición:** administración de fármacos en forma de terapia inhalatoria.
- **Objetivos:** incorporar altas concentraciones del fármaco en las vías aéreas, logrando efectos que solo se obtienen con dosis muy elevadas por vía sistémica.

INDICACIONES

- Administrar fármacos broncodilatadores y corticoesteroides.
- Facilitar la expectoración.

PREPARACIÓN

- **Consideraciones generales:**
  - La cantidad de fármaco dependerá del tipo de medicación, del sistema de inhalación, de las características del paciente y de la interacción entre estos factores.
  - En general, la edad y el estado del niño es lo que orientará para utilizar un tipo de sistema u otro. La franja divisoria se sitúa entre los 4 y los 6 años (**Tabla 1.22-1**).
  - El uso correcto de inhaladores es fundamental para el buen control de la enfermedad; por ello, el personal sanitario debe observar que el dispositivo es adecuado para cada paciente y que este es capaz de manejarlo de forma correcta. La educación sanitaria es un aspecto esencial para la adherencia del tratamiento.

Tabla 1.22-1. Sistemas de inhalación recomendados según la edad

	Elección	Alternativa
< 4 años	Inhalador presurizado con cámara y mascarilla facial	• Nebulizador con mascarilla facial
4-6 años	Inhalador presurizado con cámara y boquilla	• Inhalador presurizado con cámara y mascarilla facial • Nebulizador con mascarilla facial
> 6 años	Inhalador presurizado con cámara y boquilla	• Inhalador presurizado con cámara y mascarilla facial (niños no colaboradores o con dificultad para realizar la técnica) • Nebulizador con mascarilla facial

– Antes de la administración, es necesario revisar los cinco correctos en la administración de fármaco (v. **capítulo 1.18 Fármacos: preparación y administración**): medicamento correcto, dosis correcta, paciente correcto, vía correcta y hora correcta.

• **Materiales:**
  – **Nebulizadores:** un flujo de gas comprimido (aire u oxígeno) actúa sobre la medicación situada en un reservorio, y esto genera partículas aerosolizadas, que son inhaladas a través de una mascarilla facial. La nebulización recomendada debería tener un volumen de llenado de 3-5 mL, un flujo de gas según el tamaño de partícula deseado, de 4-6 L/min (vía aérea alta) o de 6-8 L/min (vía aérea baja), y una duración de 10-15 min. El uso del nebulizador está indicado en aquellos pacientes que no pueden utilizar otros dispositivos y en las crisis de asma graves, porque permite el uso conjunto de oxígeno.
  – **Inhaladores en cartucho presurizado o MDI:** estos inhaladores constan de un cartucho presurizado que contiene el fármaco mezclado con propelentes, una válvula dosificadora y una boquilla/adaptador a la mascarilla facial, para permitir su administración.
  – **Cámaras espaciadoras:** son dispositivos que se intercalan entre el MDI y la boca del paciente para facilitar la técnica de inhalación. Suelen tener una o dos válvulas unidireccionales, y permiten que las partículas del aerosol queden en suspensión en el interior de la cámara y puedan ser inhaladas sin necesidad de coordinar el disparo con la maniobra de inhalación. Además, disminuyen la impactación orofaríngea, lo que reduce los efectos locales y mejora la distribución. Son de plástico o metal, y de tamaño variable. Las cámaras de 150 a 200 mL y con una longitud de 13-20 cm se consideran de un tamaño adecuado para todas las edades. Según la edad del niño, la inhalación la realizará a través de una mascarilla facial (< 4 años) o de una boquilla (> 4 años) en niños/ as colaboradores. Se ha comprobado que la máxima eficacia se obtiene realizando un solo disparo, seguido inmediatamente de una inhalación lenta y profunda. Las pulsaciones deben efectuarse de una en una, con un intervalo entre ellas de 30 a 60 s, y el cartucho se debe agitar antes de cada pulsación (**Tabla 1.22-2**).

DESARROLLO DE LA TÉCNICA

• **Nebulizadores (Fig. 1.22-1):**
  – Identificación inequívoca del paciente.
  – Explicar el procedimiento de forma clara y sencilla al niño/a y su familia, y procurar un ambiente de confort y colaboración.
  – Colocar al niño(a) en posición de Fowler (45-60°). Cabecera incorporada.
  – Elegir la mascarilla que más se adapte a la edad del niño/a y colocarla. Conectar el equipo de nebulización a la fuente de oxígeno. El tamaño de las partículas que se generan con la nebulización variará dependiendo del flujo (4-8 L/min) que se aplique. Cuanto menor sea el flujo, mayor

será el tamaño de las partículas, lo que facilita su depósito en las vías altas, y viceversa.

– El volumen de nebulización recomendado es de 3-5 mL, por lo que el fármaco se puede diluir con suero fisiológico hasta alcanzar el volumen deseado.

– Comprobar que se produzca una nube de aerosol.

Tabla 1.22-2. Ventajas y limitaciones de los sistemas más utilizados para la inhalación de fármacos

	Nebulizaciones	Inhaladores con cámara
Ventajas	• No requieren coordinación ni pausa respiratoria • Permiten administrar oxígeno, diferentes fármacos y sus mezclas a altas dosis	• No precisan coordinación entre pulsación e inhalación • Al enlentecer el flujo y disminuir el tamaño de las partículas, el depósito pulmonar aumenta y el depósito orofaríngeo disminuye • Existe variedad en el material, con distintos volúmenes y válvulas, con/ sin mascarilla • Son las recomendables para el tratamiento de las crisis
Limitaciones	• Menor eficacia en lactantes pequeños • Tardan 10-15 min en nebulizar • Pueden precisar fuente de energía • El frío y la humedad pueden ser irritantes para el niño, y limitan el tiempo de tolerancia de la aplicación • Escaso control de la dosis del fármaco inhalado • Mayor incidencia de taquicardia en niños	• Precisan una técnica adecuada de utilización • No todos los inhaladores encajan en todas las cámaras • Limpieza periódica. Requieren mantenimiento para un uso óptimo • Tamaño y manejabilidad • Efecto electrostático (menor en las cámaras de metal y en algunas de plástico fabricadas con material antiestático)

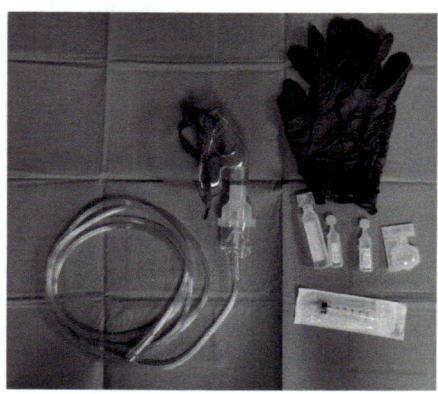

Figura 1.22-1. Material necesario para la administración de fármacos con nebulización.

– Indicar al paciente que respire por la boca suavemente, de forma habitual.
– Golpear periódicamente el nebulizador para devolver las gotas impactadas al depósito.
– Verificar y mantener la mascarilla hasta que termine la eliminación del aerosol (10-15 min).
– Retirar la mascarilla una vez terminada la inhalación.
– Dejar al niño/a en posición cómoda e incorporada.
• **Inhaladores presurizados con cámara espaciadora** (**Fig. 1.22.2**, **Tabla 1.22-3** y **Fig. 1.22.3**): cuando se use una cámara espaciadora, hay que tener en cuenta la existencia de válvulas unidireccionales o bidireccionales que permitan la inhalación y exhalación del paciente. Existen distintos tipos de cámaras espaciadoras:

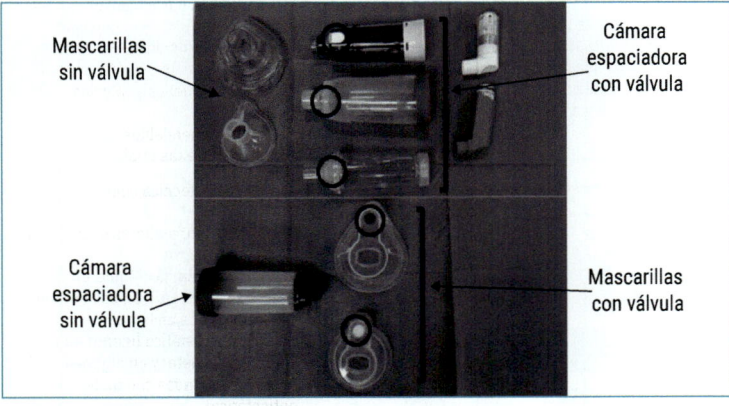

Figura 1.22.2. Inhaladores presurizados con cámara espaciadora.

Tabla 1.22-3. Técnicas de inhalación con cámara espaciadora en niños

Niños de 0 a 3 años
Inhalador de dosis medida (MDI) con cámara y mascarilla facial

1. Colocar al niño incorporado
2. Retirar la tapa del inhalador y agitar el MDI en posición vertical antes de conectarlo a la cámara
3. Colocar la mascarilla alrededor de la boca y la nariz del niño, y apretar ligeramente sin aplastar
4. Apretar el pulsador una vez con la cámara horizontal
5. Mantener la posición de la mascarilla mientras el niño respira; observar la movilidad de la válvula. Habitualmente basta con 5-7 respiraciones o 10 respiraciones
6. Si precisa nuevas dosis, con un intervalo de 30-60 s, repetir los pasos 1 a 4 el número de veces que se haya prescrito
7. Retirar el inhalador de la cámara y taparlo
8. Enjuagar la boca con agua o, si no es capaz, limpiar con gasas con agua la cavidad bucal

(Continúa)

Tabla 1.22-3. Técnicas de inhalación con cámara espaciadora en niños (*Cont.*)

Niños a partir de los 4 años. MDI con cámara y boquilla

1. Colocar al niño incorporado
   Retirar la tapa del inhalador y agitar el MDI en posición vertical antes de conectarlo a la cámara
2. Expulsar el aire de los pulmones (soplar)
3. Colocar la boquilla de la cámara en la boca del niño, cerrando bien los labios sin que la lengua obstruya la salida de la boquilla
4. Apretar el pulsador una vez con la cámara horizontal
5. Mantener la posición de la cámara mientras el niño respira, observar la movilidad de la válvula
6. La respiración debe ser con inspiración lenta, suave y profunda, y hay que animar al niño a inspirar justo en el momento que se activa el inhalador y hacer al final una apnea de 10 s, con expulsión posterior lenta por la nariz. En niños más pequeños, que no puedan realizar esta técnica, basta con realizar 2-3 respiraciones a volumen corriente para inhalar adecuadamente un aerosol en la cámara espaciadora
7. Si precisa nuevas dosis, repetir los pasos del 1 al 6, con un intervalo de 30-60 s entre las pulsaciones que hayan sido indicadas por su médico
8. Retirar el inhalador y taparlo
9. Enjuagar la boca con agua

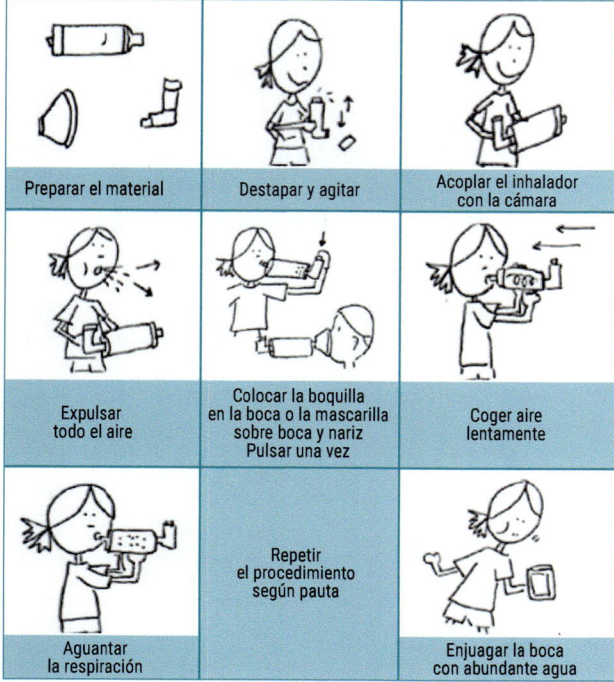

Figura 1.22.3. Técnica de inhalación con cámara espaciadora en niños.

- Cámaras con válvula: pueden conectarse a mascarilla sin válvula o directamente a la boca del paciente.
- Cámaras sin válvula: precisarán la conexión con una mascarilla con válvula. No se podrán utilizar directamente conectadas a la boca del paciente.

CUIDADOS TRAS LA TÉCNICA

- **Lugar:** el paciente puede esperar en el box donde se ha realizado la técnica o en la sala de espera, según la situación fisiopatológica, hasta una nueva valoración.
- **Registro:**
  - Fármaco y dosis administrada.
  - Tolerancia del paciente al procedimiento.
  - Cualquier evento adverso del fármaco.
  - Educación realizada al paciente y a sus cuidadores y/o familiares para la realización correcta de la técnica.
- **Materiales**:
  - **Inhaladores de cartucho presurizado:**
    - Contienen la medicación a administrar. Realmente no precisan limpieza. No deben exponerse a temperaturas superiores a 50 °C.
  - **Cámaras de inhalación:**
    - Desmontar la cámara, y lavarla con agua y jabón. Seguir las instrucciones del fabricante y sumergirlas el tiempo indicado por este. Luego, aclararlas y dejarlas secar al aire para reducir el efecto electrostático.
    - Si es necesario su uso antes de que se sequen, se puede utilizar una pistola de aire. Nunca se debe frotar con papel ni con paños.
    - Enseñar al niño y a su familia el procedimiento de limpieza: de forma regular mientras se esté utilizando y de acuerdo con las indicaciones de cada una (habitualmente una vez por semana).
    - Deben cambiarse transcurridos 12 meses desde su inicio de uso.
- **Criterios de alta/cuidados posteriores:** durante su administración antes del alta domiciliaria, se debe instruir al paciente-familia en cuanto a la administración de fármacos inhalados, así como en el cuidado de la cámara espaciadora y el resto de componentes, si los hubiera.

RECUERDE QUE...
- La administración de forma adecuada de los fármacos inhalados constituye la base de su efectividad.
- La técnica de inhalación debe comprobarse y reforzarse de forma periódica.
- La educación sanitaria es un aspecto esencial del tratamiento de los problemas respiratorios pediátricos, en especial en el asma.

BIBLIOGRAFÍA
Berlinski A. Delivery of inhaled medication in children. UpToDate. 2023. Disponible en: https://www.uptodate.com/contents/delivery-of-inhaled-medication-in-children.

Bustamante Madariaga V, Viejo Casas A, Maíz Carro L. Terapia inhalada: fundamentos, dispositivos y aplicaciones prácticas. Inhaladores. Guía Española para el Manejo del Asma. Madrid: Luzán5; 2018. Disponible en: https://www.gemasma.com

Figuerola Novell J, Eddrhourhi Laadimat H, Zamora Bagüés M, Damia Lozano J, Berga Liarte L, et al. Diagnóstico y tratamiento de laringitis aguda en urgencias de pediatría. Revista Sanitaria de Investigación. 2021. Disponible en: https://revistasanitariadeinvestigacion. com

García Merino A. Educación en niños y adolescentes con asma (parte 1). Terapia inhalada en el asma: ¿cómo elegir el dispositivo y la técnica de inhalación más adecuados para cada niño? Rev Pediatr Aten Primaria. 2021;8(25):57-68. Disponible en: https://scielo.isciii.es

Global Initiative for Asthma. Global Strategy for Asthma Management and Prevention.. 2022. Disponible en: https://ginasthma.org

Moore RH. Patient education: asthma inhaler techniques in children (beyond the basics). UpToDate. 2023. Disponible en: https://www.uptodate.com

Moore RH. Use of medication nebulizers in children. UpToDate. 2021. Disponible en: https://www.uptodate.com

Paniagua Calzón N, Benito Fernández J. Diagnóstico y tratamiento de la crisis asmática en urgencias. Protoc Diagn Ter Pediatr. 2020;1:49-61. Disponible en: https://www.aeped.es

Rodríguez Álvarez M, Hernández Márquez LC, Bron D, Pinzón Avendaño J. Bases para la utilización de nebulizadores en atención primaria. FMC Formación Médica Continuada en Atención Primaria. 2019;26(4):228-37. Disponible en: https://www.fmc.es/es-bases-utilizacion-nebulizadores-atencion-primaria-articulo-S1134207219300659

Sanz Beltrán A, Raso Ruiz Y, Badescu Pirvulescu EL, Santander Jorge S. Manejo correcto de inhaladores y aerosolterapia en el niño asmático. Revista Sanitaria de Investigación. 2021. Disponible en: https://revistasanitariadeinvestigacion.com/manejo-correcto-de-inhaladores-y-aerosolterapia-en-el-nino-asmatico/

Usmari OS. Choosing the right inhaler for your asthma or COPD patient. Ther Clin Risk Manag. 2019;(15):461-72. Disponible en: https://www.ncbi.nlm.nih.gov

Inmovilización de extremidades

1.23

C. B. de Castro Bermejo y A. López López

Preparación
Lugar: box preparado para aplicar la técnica.
Material: véase el apartado correspondiente.
Personas: personal sanitario entrenado en la técnica.

Desarrollo

Preparación de todo el material necesario

Identificar al niño/a, y explicar el procedimiento a los padres y/o familiares

Valorar la sedoanalgesia necesaria, según el dolor referido

Escoger la técnica de inmovilización que precisa el niño/a (yeso cerrado, férula, vendaje)

Exponer la extremidad. Valoración neurovascular.
Si existen heridas o lesiones cutáneas: reparar, limpiar y cubrir

Colocar la extremidad en posición funcional

Almohadillar la extremidad a inmovilizar con venda algodonada

Aplicar el material de inmovilización requerido

Mantener una postura anatómica hasta que fragüe el material

Fijar la inmovilización si fuese preciso

Cuidados tras la técnica
Exploración neurovascular tras la inmovilización.
Cuidados posteriores:
· Reposo, elevación de la extremidad lesionada, hielo local y analgesia.
· Instrucciones para volver a consultar: dolor intenso, cambios en la sensibilidad, temperatura o color de la piel, fiebre, inflamación de la extremidad afectada, olor anómalo o manchas húmedas en el vendaje.

OBJETIVOS
- Conocer los distintos materiales para la inmovilización de extremidades, así como su manejo y utilización.
- Comprender la técnica básica de inmovilización y las inmovilizaciones específicas más habituales que se requieren en el paciente pediátrico.

CONCEPTOS IMPORTANTES

- **Definición:** procedimiento destinado a evitar los movimientos de la extremidad o zona corporal con lesiones musculoesqueléticas, que incluyen la afectación de tejidos blandos y/o fracturas.
- **Objetivos:** asegurar la estabilización mecánica de hueso, partes blandas y estructuras neurovasculares adyacentes; disminuir el riesgo de nuevas lesiones, y evitar la inflamación y sus posibles complicaciones, contribuyendo de esta forma a disminuir el dolor provocado por la lesión.
- **Técnicas:**
  - Férula: inmovilización no circular, que consiste en varias capas de venda de yeso u otro material que pueden emplearse para tratar lesiones menores o cuando se prevé un edema potencialmente intenso de la fractura.
  - Yeso cerrado: inmovilización circular con venda de yeso que cubre la circunferencia de la extremidad afectada. Lesiones de fractura.
  - Vendaje: inmovilización circular con venda que no es de yeso para envolver extremidades, articulaciones o una parte del cuerpo. Puede ser de contención (contener material de cura/apósito o fijar una inmovilización tipo férula de yeso); compresivo (favorece el retorno venoso) o para limitar el movimiento.
- **Materiales de inmovilización:**
  - Vendas de yeso: venda de gasa endurecida por un almidón e impregnada con sulfato de calcio semihidratado. Al añadirle agua, el sulfato de calcio cristaliza fraguando y desprendiendo calor.
  - Vendas de fibra de vidrio: gasa de fibra de vidrio impregnada con una resina que se endurece con el agua.
  - Material sintético almohadillado: preparados comerciales que incorporan almohadillado y material de fibra de vidrio en una preparación única.
  - Venda: banda de algodón, gasa o tejido elástico tipo crepé, que se usa para sujetar o cubrir una parte del cuerpo. La banda de algodón también como almohadillado debajo de yesos cerrados y férulas.
  - Materiales prefabricados: material ortopédico preparado en distintos tamaños para realizar algunas inmovilizaciones. Los más empleados son:
    - Férula de *stack*: férula de termoplástico que mantiene la articulación interfalángica distal en hiperextensión.
    - Cabestrillo o *sling*: soporte inmovilizador del hombro confeccionado en un tejido especial acolchado que permite la adherencia en toda la superficie del soporte. Soporta el peso del brazo y lo mantiene pegado al tórax gracias al sistema de velcros.

- Vendaje en ocho: arnés prefabricado que reproduce el «ocho». Existen distintos modelos que varían en cuanto al sistema de sujeción y de protección de las axilas. No sirven para los niños/as más pequeños/as.

INDICACIONES

- Yeso: fracturas y esguinces de tercer grado.
- Férula de yeso: fracturas, luxaciones posteriores a reducción, esguinces, contusiones, heridas en zonas de articulaciones, artritis crónicas e infecciones articulares.
- Material prefabricado:
  - Férula de *stack*: fractura de falange distal de los dedos, dedo en martillo postraumático.
  - Cabestrillo o *sling*: lesiones de hombro y humerales.
  - Vendaje en ocho: lesiones de clavícula.

PREPARACIÓN

- **Precauciones y contraindicaciones relativas:**
  - Si existen heridas o laceraciones en la zona a inmovilizar: limpiar, reparar y cubrir, si es preciso.
  - No existen contraindicaciones para la inmovilización.
- **Lugar:** box con el material para las distintas técnicas de inmovilización.
- **Materiales:**
  - Material para proteger la piel: venda tubular, venda de algodón.
  - Material para la inmovilización: yesos comerciales, vendas de fibra de vidrio, material sintético almohadillado, férulas de metal o plástico preformadas, y material prefabricado.
  - Agua.
  - Material para fijación: venda elástica, venda de gasa y venda autoadhesiva.
  - Esparadrapo.
- **Preparación del personal:**
  - Personal entrenado en realizar la técnica.
  - Higiene de manos con agua y jabón, y/o solución hidroalcohólica.
  - Colocación de guantes limpios no estériles.
- **Preparación del paciente:**
  - Identificación inequívoca del paciente.
  - Administración de analgesia, según la evaluación del dolor realizada.
  - Explicar la técnica e indicar cómo colocar la extremidad afectada.
  - Fomentar la colaboración del paciente en la medida de sus posibilidades.
  - Preservar la confidencialidad y la intimidad.

DESARROLLO DE LA TÉCNICA

Antes de la realización del procedimiento, hay que asegurar un control adecuado del dolor. Valoración neurovascular. Exponer por completo la extremidad afectada; si existieran heridas o lesiones cutáneas, limpiarlas, repararlas y cubrirlas si lo precisa.

1. Férula de yeso:
- Determinar el tipo de férula necesaria según el lugar anatómico.
- Medir la longitud necesaria (sobre la extremidad sana, para evitar el dolor). Recortar, según sea necesario, para que se ajusten a la extremidad antes de colocarlas.
- La férula se confeccionará mediante el plegado sucesivo de una venda de yeso, con 8-10 capas en niños < 10 años, y 12-14 en niños mayores y adolescentes en la extremidad superior, y 12-14 capas en niños < 10 años y 14-16 en niños mayores y adolescentes, en la extremidad inferior.
- Almohadillar la extremidad con una venda de algodón, desde el extremo distal al proximal de la extremidad; cada vuelta debe cubrir la mitad de la anterior. Extender el vendaje con el algodón 2-3 cm por encima y por debajo de la zona donde se colocará la férula. Es muy importante la protección del codo, el talón y los relieves óseos, y el foco de fractura. Antes del almohadillado, se puede colocar una venda tubular si se considera necesario.
- Remojar la férula en agua a temperatura ambiente o fría: sujetarla con cuidado por ambos extremos, introducirla por completo en agua tibia y levantarla. Sujetar la férula por un extremo y pasarla entre dos dedos en aducción. Repetir el procedimiento desde el otro extremo para eliminar el exceso de agua.
- Colocar la férula sobre la extremidad en la posición adecuada. Alisarla con la palma de la mano para no dejar marcas.
- Fijar la férula con una venda de gasa, desde la zona distal a la proximal, y fijar con esparadrapo.

2. Férulas con material sintético almohadillado:
- Determinar la longitud de la férula y cortar el material.
- No es preciso colocar algodón debajo del vendaje, aunque se puede poner algodón extra sobre las prominencias óseas.
- Humedecer el material en agua a temperatura ambiente; posteriormente, retirar el agua sobrante con un empapador o toalla.
- Alisar el material y adaptarlo a la extremidad lesionada.
- Fijar la férula con un vendaje elástico o venda tipo crepé y esparadrapo.

3. Férulas de plástico o metal:
- Seleccionar la medida correcta para la extremidad lesionada.
- Colocar la férula sobre la extremidad y fijarla con esparadrapo.

4. Yesos cerrados:
- Se pueden emplear vendas de fibra de vidrio o vendas de yeso. Las primeras tienen como ventaja ser más ligeras y resistentes, y fraguar más rápido que el yeso, aunque son menos moldeables. En nuestro medio se siguen empleando más las vendas de yeso, por lo que se alude aquí a ellas.
- Determinar el tipo de yeso según el lugar anatómico.
- Proteger la extremidad mediante la colocación de vendaje tubular y venda de algodón.
- Sumergir la venda de yeso en agua fría o tibia (**NO AGUA CALIENTE**). Asegurar el extremo de la venda con una mano para evitar que se confunda con el cuerpo de la venda al mojarse y sujetar la venda con la otra.

Sumergir formando un ángulo de 45°, y mantener bajo el agua hasta que desaparezcan las burbujas.

– Eliminar el exceso de agua, tirando de la venda a través del círculo que forman el índice y el pulgar, mientras la venda se sujeta con suavidad.

– Comenzar a aplicar la venda de yeso de distal a proximal. Enrollar cada venda, aplicando la tracción suficiente para reducir el algodón hasta la mitad de su espesor. No deben usarse vueltas en forma de ocho ni inversas.

– Alisar las capas después de colocar cada venda para eliminar el aire atrapado y consolidar el yeso.

– Es posible aplicar una segunda venda y, si es necesario, una tercera para completar la porción proximal.

– Mantener la postura adecuada necesaria según el tipo de fractura de la extremidad hasta que se endurezca el yeso. El tiempo de fraguado es de unos 2-3 minutos.

INMOVILIZACIONES ESPECÍFICAS

1. Inmovilizaciones de la extremidad superior:

• **Vendaje en ocho**: está indicado en las fracturas de clavícula. Realiza una tracción que produce retropulsión de los hombros (hacia atrás), alineando los segmentos fracturados producidos en la clavícula. Se debe emplear un arnés prefabricado (**Fig. 1.23-1**) o una media tubular almohadillada a medida, colocada en forma de ocho (**Fig. 1.23-2**). No se debe colocar sobre la ropa.

– Técnica:

  ▪ Medir la cantidad de media tubular necesaria e introducir venda algodonada en su interior.

  ▪ Posicionar al paciente con los brazos «en jarra». Colocar la funda de tejido rellenada por detrás del cuello y llevar los extremos por debajo de las axilas.

  ▪ Anudar los extremos de la funda de tejido, llevando los hombros hacia atrás.

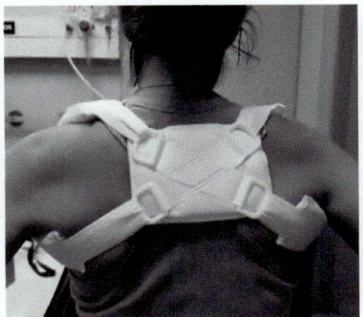 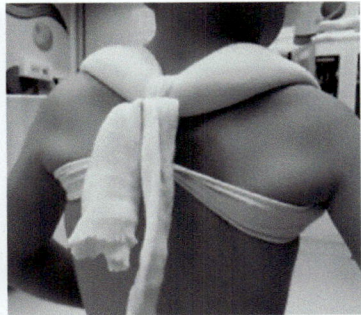

Figura 1.23-1. Vendaje en ocho con arnés prefabricado.

Figura 1.23-2. Vendaje en ocho con media tubular almohadillada.

- Tomar uno de los extremos de la funda de tejido y pasarlo por la zona de la funda situada en la parte posterior del cuello. Luego, anudar de manera firme este extremo con el extremo libre.
- Asegurarse de que el vendaje quede firme y que los hombros estén adecuadamente posicionados, mantenidos hacia atrás (**Fig. 1.23-3**).
- **Cabestrillo o *sling* (Figs. 1.23-4 A y B):** está indicado en lesiones de hombro y húmero. Se coloca introduciendo el antebrazo en el cabestrillo, con el codo a 90° en el ángulo cosido y la mano en el extremo abierto. Se cierra con una correa con velcro a la altura de la muñeca. Se coloca una cinta por la parte posterior del cuello hasta la muñeca, para sujetar el peso del brazo, y una segunda cinta que va desde el codo hasta la muñeca alrededor del tronco, que fija el brazo al tórax.
- **Férula/yeso braquial (Figs. 1.23-5 y 1.23-6):** está indicada en fracturas de antebrazo y codo. Se coloca el codo flexionado a 90°, y el antebrazo y la muñeca en

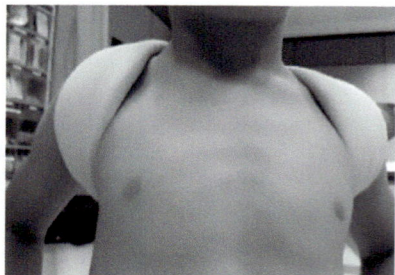

Figura 1.23-3. Vista anterior del vendaje con los hombros mantenidos hacía atrás.

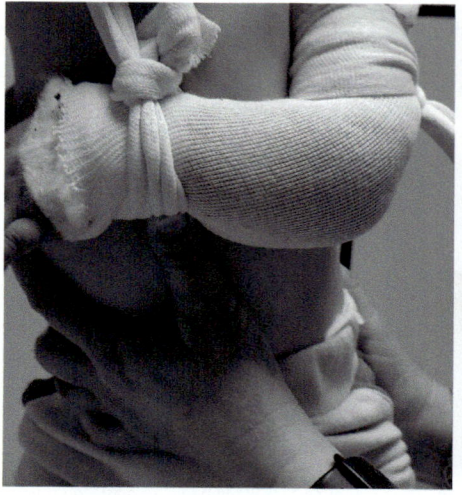
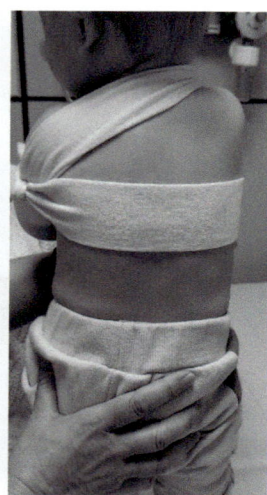

Figura 1.23-4. A) *Sling*, vista anterior. **B)** *Sling*, vista posterior.

posición neutra (20° de flexión dorsal). Desde la cabeza de los metacarpianos hasta tres dedos por debajo de la cabeza del húmero.

- **Férula cubital:** está indicada en fracturas de los metacarpianos 4º-5º y de falanges de los dedos de las manos. Se extiende desde la 4ª-5ª falange, por la zona cubital del antebrazo. Muñeca en posición neutra, las articulaciones metacarpofalángicas en flexión de 60-90° y las articulaciones interfalángicas en flexión de 20°.

- **Férula radial:** está indicada en fracturas del segundo y el tercer metacarpiano, y de las falanges. Se extiende desde la yema de las falanges, por la cara radial del antebrazo hasta su zona proximal a la altura del pliegue de flexión del codo. Muñeca en posición neutra, articulaciones metacarpofalángicas en flexión de 60-90° y articulaciones interfalángicas en flexión de 20°. Se realiza una abertura en el material para que pueda salir el primer dedo y se haga la pinza digital.

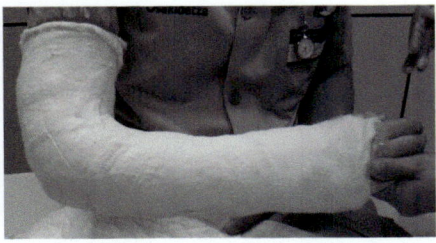

Figura 1.23-5. Yeso braquial.

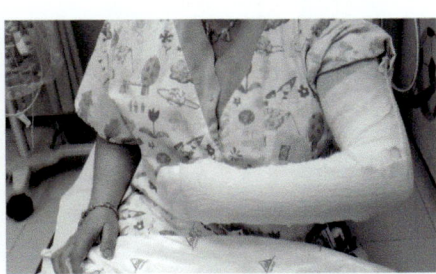

Figura 1.23-6. Férula braquipalmar.

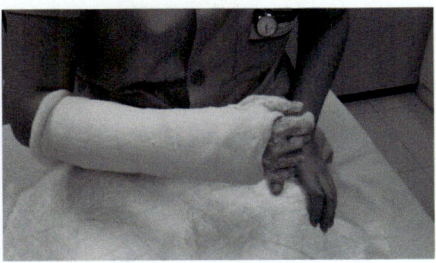

Figura 1.23-7. Férula/yeso antebraquial.

- **Férula/yeso antebraquial** (Figs. 1.23-7 y 1.23-8): la férula está indicada en fracturas distales de cúbito y radio, y en fracturas carpometacarpianas. Los yesos están indicados en fracturas diafisarias no desplazadas de cúbito y radio, y en fracturas desplazadas que requieren reducción previa. La inmovilización se extiende por la superficie dorsal o palmar desde la cabeza de los metacarpianos hasta el pliegue de flexión del codo. Muñeca en flexión dorsal de 20°.
- **Férula/yeso de pulgar** (Fig. 1.23-9): está indicada en fracturas de falanges y metacarpiano del pulgar, y fracturas de escafoides. Se extiende a lo largo de la cara radial del primer dedo hasta la parte media del antebrazo. Muñeca en posición neutra, pulgar algo flexionado y abducido, y articulaciones interfalángicas en ligera flexión.
- **Férula/yeso de dedos** (Fig. 1.23-10): está indicada en fracturas de falanges de dedos, inmovilización de heridas de dedos y lesiones ligamentosas en las falanges. Colocar un almohadillado entre los dedos para evitar que estos se irriten. Se extiende desde el final de los dedos a la flexura del codo. Mantener la muñeca en posición neutra, la articulación metacarpofalángica a 60-90° de flexión y las interfalángicas flexionadas a 15-20°.

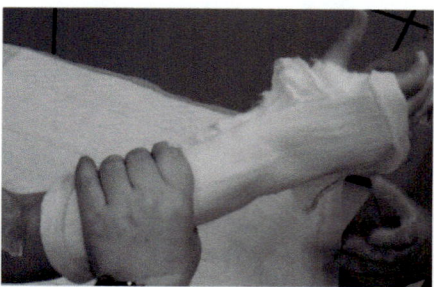

Figura 1.23-8. Férula de antebrazo.

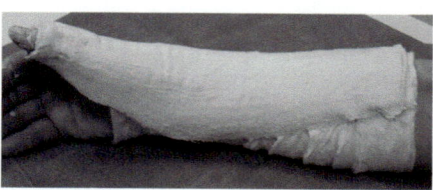

Figura 1.23-9. Férula de primer dedo.

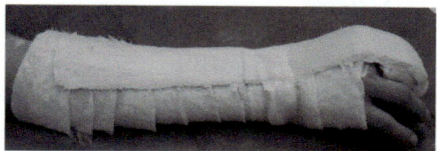

Figura 1.23-10. Férula de dedos.

- **Férula intrínseca plus (Fig. 1.23-11):** está indicada en fracturas de 2º, 3º, 4º y 5º metacarpianos. Colocar un almohadillado entre los dedos, para evitar que estos se irriten, y extenderlo hasta el pliegue de flexión del codo. Se mide la longitud de la extremidad y se coloca la muñeca en flexión dorsal de 30° mientras las articulaciones metacarpofalángicas en flexión de unos 90° y las articulaciones interfalángicas en extensión. Una vez colocada la férula de yeso, se sujeta con venda elástica y se fija con esparadrapo.
- **Sindactilia (Fig. 1.23-12):** está indicada en esguinces de dedos de las manos y los pies, o fracturas no desplazadas y estables de las falanges. Se inmoviliza el dedo lesionado junto con su adyacente, mediante tiras de esparadrapo con almohadillado interdigital. En la mano, los dedos estarán en ligera flexión, y en el pie, en extensión.
- **Férula de *stack* (Fig. 1.23-13):** se debe elegir el tamaño adecuado para el dedo que se necesite inmovilizar, y se fija con esparadrapo.

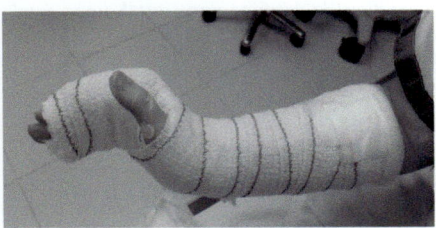

Figura 1.23-11. Férula intrínseca plus.

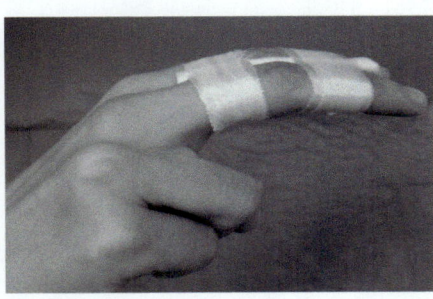

Figura 1.23-12. Inmovilización mediante tiras de esparadrapo y almohadillado interdigital.

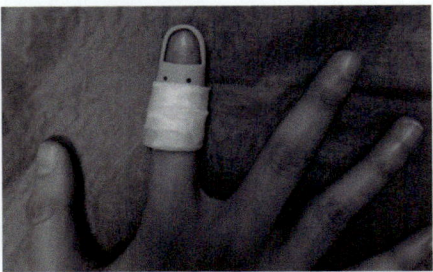

Figura 1.23-13. Férula de *stack* en un dedo.

- **Inmovilizaciones de la extremidad inferior:**
- **Vendaje de tobillo** (**Fig. 1.23-14**)**:** está indicado en esguinces de primer y segundo grado, tendinitis y fascitis, y en edemas y derrames, así como en inmovilizaciones antiálgicas para limitar la movilidad. Almohadillar la zona desde la parte distal hacia proximal. Después, comenzar el vendaje con venda elástica con el tobillo a 90°, desde la parte distal del pie sin incluir los dedos. Se da una primera vuelta, inclinando la venda 45° hacia la raíz del miembro. Se continúa con una segunda vuelta, sobre la primera, con una inclinación de 45° en dirección contraria a la anterior. Para finalizar, se da una última vuelta como la primera y así sucesivamente hasta completar el vendaje. Para asegurar el vendaje, sujetar con esparadrapo.
- **Vendaje de rodilla** (**Figs. 1.23-15** y **1.23-16**)**:** está indicado en esguinces de rodilla, inflamación y con intención antiálgica. Colocar la rodilla en posición funcional a unos 20°, y almohadillar la zona con banda de algodón desde el tercio medio de la tibia y el peroné, subiendo hasta el primer tercio del fémur. Comenzar a vendar con el vendaje elástico desde la zona distal, unos centí-

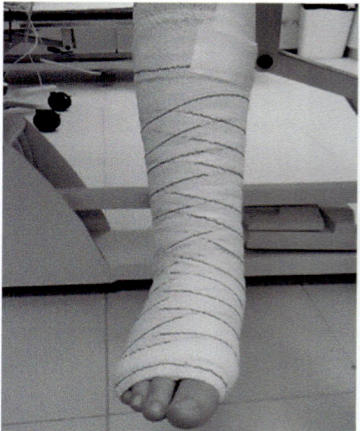

Figura 1.23-14. Vendaje de tobillo.

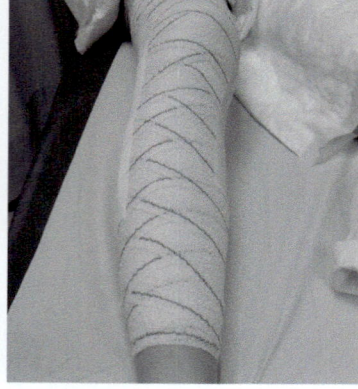

Figura 1.23-15. Vendaje de rodilla.

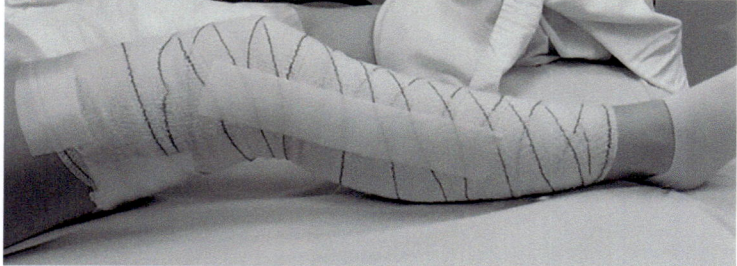

Figura 1.23-16. Vendaje de rodilla.

metros-por encima de la banda de algodón, con una inclinación de 45° hacia la raíz, con la misma técnica que en el vendaje de tobillo, hasta finalizar en el primer tercio del fémur. Se finaliza fijando el vendaje con dos tiras laterales de esparadrapo.

- **Férula posterior de pierna** (Figs. 1.23-17 y 1.23-18)**:** está indicada en esguinces de tobillo, fracturas de metatarsianos y huesos del tarso, pie y parte distal de peroné. Se coloca desde el pliegue metatarsofalángico de la planta del pie hasta justo por debajo de la rodilla. Mantener el tobillo en postura anatómica a 90°. Si existe fractura en el metatarso, se deberán incluir los dedos.
- **Botín de yeso** (Fig. 1.23-19)**:** está indicado en el tratamiento de fracturas y luxaciones de la región del tobillo y el pie. Abarca desde debajo de la rodilla hasta el pie e incluye los dedos. El tobillo se coloca a 90°.

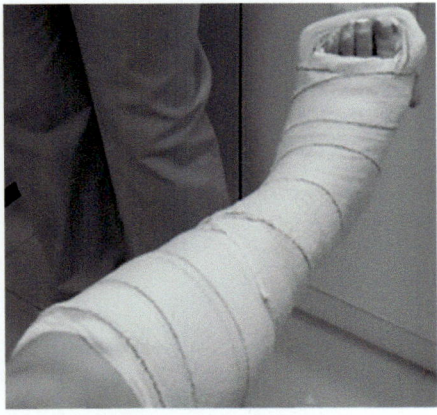

Figura 1.23-17. Férula posterior para la pierna.

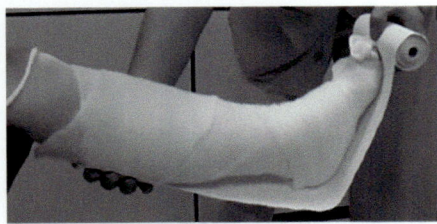

Figura 1.23-18. Férula posterior para la pierna.

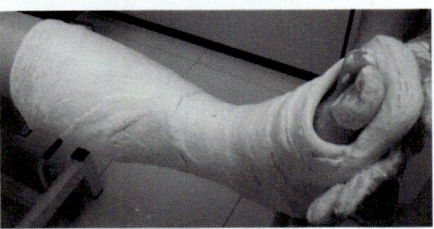

Figura 1.23-19. Botín de yeso.

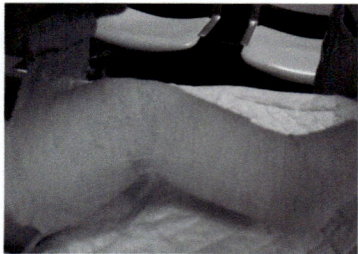

Figura 1.23-20. Yeso cruropédico.

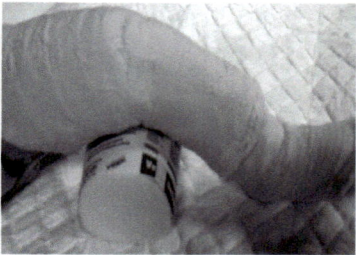

Figura 1.23-21. Calza de yeso.

- **Férula larga posterior de pierna o cruropédica/yeso cruropédico (Fig. 1.23-20):** está indicada para la inmovilización de lesiones de la rodilla y fracturas de la diáfisis y la región proximal de tibia/peroné. Desde la cabeza de los metatarsianos hasta la región inferior del glúteo. Colocar la cadera flexionada 20-30°, la rodilla en flexión de 20° y el tobillo a 90°.
- **Calza de yeso (Fig. 1.23-21):** está indicada en fracturas de rótula, esguinces de rodilla, hemartrosis, hidroartrosis o procesos sépticos a ese nivel. La venda de yeso va desde la región distal, en el tercio inferior de la tibia (2-3 cm por encima de los maléolos), hasta la región proximal, región crural (raíz del muslo). Colocar la cadera flexionada 20-30°, la rodilla en flexión de 20° y el tobillo a 90°.

CUIDADOS TRAS LA TÉCNICA

- Se debe realizar una exploración neurovascular adecuada, confirmando pulso, coloración y temperatura, después de colocar la inmovilización, y comprobar que no quedan zonas de presión ni roce sobre la piel.
- **Cuidados posteriores:**
  - Reposo, elevación de la extremidad lesionada, hielo local y analgesia, según indicaciones individuales.
  - Movilidad de los dedos de la extremidad afectada para favorecer el retorno venoso.
  - Nunca mojar las inmovilizaciones: vendajes, férulas o yesos cerrados.
  - No introducir objetos dentro del yeso para rascarse.
  - Instrucciones para volver a consultar: dolor intenso, cambios en la sensibilidad, la temperatura o el color de la piel, fiebre, inflamación de la extremidad afectada, olor anómalo o manchas húmedas en el vendaje.
- **Complicaciones:**
  - Compromiso neurovascular.
  - Úlceras por presión.
  - Dolor por sobrepresión.
  - Dermatitis de contacto.
  - Infecciones.
  - Quemaduras térmicas.

RECUERDE QUE...

- Hay que realizar una exploración neurovascular, comprobando pulso, coloración y temperatura, antes y después de colocar la inmovilización.

- Se debe proteger adecuadamente la piel antes de colocar la inmovilización, almohadillando cuidadosamente las zonas de resaltes óseos.

- Después de colocar la inmovilización, asegurarse de que no quede prieta ni roce.

- Educación sanitaria de forma verbal (y entregar por escrito a las familias) sobre los signos de alarma para volver a consultar.

BIBLIOGRAFÍA

Allande Cusso R, Navarro Navarro C. Manual clínico de procedimientos generales de enfermería. Sevilla: Hospital Universitario Virgen del Rocío.; 2023. Disponible en: https://manualclinico.hospitaluvrocio.es

Beutler A, Titus S. General principles of definitive fracture management. UpToDate. 2023. Disponible en: https://www.uptodate.com

García Priego AL. Traumatología para médicos de urgencias. 2ª ed. Granada.: Universidad de Granada; 2022. p. 197-351.

Mathison DJ, Agrawal D. General principles of fracture management: fracture patterns and descriptions in children. UpToDate. 2023. Disponible en: https://www.uptodate.com

Ros L, León J. Inmovilización con férula de yeso. Procedimientos del SJD E-pedia. Barcelona: Hospital Sant Joan de Déu; 2019.

Schweich P. Distal forearm fractures in children: initial management. UpToDate. 2022. Disponible en: https://www.uptodate.com

Stracciolini A. Basic techniques for splinting of musculoskeletal injuries. UpToDate. 2022. Disponible en: https://www.uptodate.com

Intubación endotraqueal: secuencia rápida

1.24

A. M. Barreiro Parrado y Y. Ballestero Díez

Preparación

Lugar: box preparado para realizar maniobras de reanimación cardiopulmonar (RCP).
Material: véase el apartado correspondiente.
Personas: personal sanitario entrenado en la técnica y en RCP.

Desarrollo

Preoxigenación (3-5 min): O_2 al 100 %. Paciente consciente: mascarilla reservorio
Paciente inconsciente: bolsa autoinflable y mascarilla facial

Premedicación: atropina 0,02 mg/kg (dosis máx.: 0,5 mg/dosis): en < 1 año,
o uso de succinilcolina en etapas posteriores. Valorar lidocaína (1,5 mg/kg)
o fentanilo en hipertensión intracraneal (HTIC)

Sedación: elegir según las características del paciente. Etomidato
(lesión cerebral sin compromiso hemodinámico), ketamina (estado asmático),
etomidato o ketamina (cualquier situación con compromiso hemodinámico)

Paralizante (elegir uno). Bloqueantes neuromusculares (BNM) despolarizantes:
succinilcolina (1-2 mg/kg). Ver contraindicaciones. BNM no despolarizantes:
rocuronio (1 mg/kg). Dispone de reversor: sugammadex (2 mg/kg)

Intubación

Cuidados tras la técnica

Lugar: mantener al paciente en box preparado para llevar a cabo una RCP.
Material: el usado previamente, y tener preparado material y medicación de RCP.
Monitorización continua.
Personas: personal entrenado en las maniobras de RCP.
Criterios de alta/cuidados posteriores: monitorización continua y hospitalización.

OBJETIVOS
Conocer la técnica de intubación, así como los fármacos necesarios para ello y la anatomía de la vía aérea de los niños.

CONCEPTOS IMPORTANTES

- La secuencia rápida de intubación (SRI) es un proceso secuencial de preparación, sedación y parálisis para conseguir una intubación segura y rápida, minimizando los efectos adversos de la intubación, como hipoxia, aumento de la presión intracraneal (PIC), dolor, bradicardia o aspiración.
- La intubación endotraqueal (IET) mantiene la vía aérea permeable en situaciones de riesgo vital, y consiste en la colocación de un tubo en la tráquea, a través de la boca (intubación orotraqueal) o de la nariz (intubación nasotraqueal).

INDICACIONES

- Oxigenación y/o ventilación inadecuadas, poco o nulo esfuerzo respiratorio, mal color u obnubilación. Datos de apoyo como la saturación de oxígeno, el dióxido de carbono espirado ($EtCO_2$), o la presión parcial de oxígeno o CO_2 pueden ser útiles.
- Imposibilidad para mantener o proteger la vía aérea; obstrucción completa o parcial de la vía aérea que no mejora a pesar de medidas iniciales, disminución de nivel de consciencia (escala de coma de Glasgow [GCS] ≤ 8).
- Riesgo de empeoramiento clínico por la patología que presenta el paciente: anafilaxia, asma grave, sepsis, epiglotitis, inhalación de gases.
- Pacientes inestables que van a ser sometidos a pruebas diagnósticas de larga duración (como una resonancia magnética [RM]) o que van a ser trasladados.

PREPARACIÓN

- **Precauciones y contraindicaciones:**
  - No hay contraindicaciones absolutas para la IET realizada por facultativos capacitados. Precaución en pacientes con vía aérea difícil, o antecedentes familiares o personales de reacciones adversas a agentes anestésicos (en esos casos, valorar contar con otros especialistas como anestesistas o intensivistas pediátricos).
  - La SRI es innecesaria en pacientes inconscientes.
- **Lugar:** box preparado para maniobras de RCP.
- **Materiales:** antes de empezar la técnica, se debe tener preparado el material y la medicación necesarios según las características del paciente.
  - Fuente de oxígeno.
  - Mascarilla facial y bolsa autoinflable.
  - Cánula orofaríngea.
  - Aspirador y sondas de aspiración (preferentemente, sonda rígida de tipo Yankauer).

- Laringoscopio con palas curvas y/o rectas, de tamaños 0 a 4. Videolaringoscopio o Airtraq® si se sospecha o confirma una vía aérea difícil.
- Tubos endotraqueales (TET) del número apropiado, y de una medida inferior y superior (con o sin neumotaponamiento).
- Jeringa para hinchado del neumotaponamiento.
- Lubricante.
- Pinzas de Magill.
- Estilete-guía (fiador): da rigidez al TET y permite darle forma para facilitar la IET cuando se prevé difícil. No sobresaldrá por el extremo distal del TET.
- Esparadrapo o venda de tela.
- Guantes.
- Monitor de electrocardiograma (ECG), pulsioximetría, presión arterial (PA) y capnografía.
- Fármacos: atropina, sedantes analgésicos y relajantes musculares.

- **Preparación del personal:** realizará la técnica personal entrenado en ella. En esta fase, se debe desarrollar rápidamente un plan de tratamiento para la intubación, basado en la condición clínica del paciente, y un plan de tratamiento en caso de la que intubación fracase (avisar a otros especialistas, y/o disponer de un videolaringoscopio o Airtraq® y fármacos para revertir la parálisis).
  Las últimas guías apoyan el uso de listas de verificación (*checklist*) de intubación que incluyan elementos sobre la situación clínica del paciente, el equipo y fármacos requeridos, con el fin de reducir la frecuencia de errores durante la SRI.

- **Preparación del paciente:**
  - Monitorización: frecuencia cardíaca (FC), PA, ECG continuo, pulsioximetría y capnografía.
  - Registro de antecedentes familiares y personales, y exploración física orientada a prever dificultades en la ventilación con bolsa y mascarilla, laringoscopia, IET y la elección de fármacos.
    - Historia clínica (anamnesis): alergias, enfermedades neuromusculares o fallo renal, antecedentes familiares de hipertermia maligna, intubaciones previas.
    - Exploración física, incluida cabeza y cuello, valorando las circunstancias anatómicas especiales que puedan indicar la presencia de una vía aérea difícil (occipucio prominente, boca pequeña, incisivos superiores prominentes, cuello corto o con movilidad limitada, retrognatia, etcétera).
    - Situaciones clínicas que pueden indicar una vía aérea difícil: grandes quemados, traumatismo de cabeza y cuello, signos de obstrucción de la vía aérea superior (ronquido, estridor, posición de olfateo, etcétera).

DESARROLLO DE LA TÉCNICA

- **Preoxigenación:** administrar oxígeno al 100 % mediante mascarilla reservorio durante 3-5 min, hasta iniciar la intubación. Solo si la ventilación es inefectiva, se realizará con bolsa autoinflable y mascarilla facial (v. **capítulo 1.50 Ventilación con bolsa y mascarilla (VBM)**), ya que aumenta la posibilidad de regurgitación y aspiración. En las últimas guías se introduce el término de *oxigenación apneica*, con el objetivo de disminuir la hipoxia durante la intubación: durante la inducción y la parálisis, proporcionar oxigenación apneica a través de cánulas nasales a una velocidad de flujo de 1 L/kg/min (flujo máximo de 15 L/min).

• **Premedicación (Tabla 1.24-1):** fármacos que atenúan respuestas fisiológicas a la laringoscopia e intubación como la bradicardia y aumento de la PIC. La atropina es el más usado, y se recomienda en ≤ 1 año, niños en estado de *shock* y niños a los que se administre succinilcolina. Valorar la lidocaína o el fentanilo ante la sospecha de hipertensión intracraneal (HTIC), por su efecto neuroprotector.

• **Sedación (v. Tabla 1.24-1):** administrarla seguida por un agente paralizante. El ideal es de comienzo de acción rápido y mínimos efectos secundarios. Los más usados son: etomidato, midazolam, ketamina y propofol, y se eligen según factores como inestabilidad cardiovascular, clínica neurológica (HTIC, convulsiones) y broncoespasmo. Indicaciones:

  – Lesión cerebral: etomidato.
  – Estado asmático: ketamina.

Tabla 1.24-1. Fármacos utilizados durante la intubación

Nombre	Indicaciones	Dosis (mg/kg)	Tiempo inicio (min)	Duración (min)	Efectos secundarios/ contraindicaciones
Atropina[1]	≤ 1 año < 5 años + succinilcolina *Shock* > 5 años x 2 dosis succinilcolina	0,02 mg/kg Máx. 0,5 mg Si no vía: puede i.m.	0,5	30-90	↑ FC, visión borrosa, sequedad de boca
Lidocaína[1]	HTIC	1 mg/kg Dosis máx. 100 mg/dosis	3-5	10-15	↓ PA, arritmias, convulsiones
Etomidato[2]	Cualquier situación con inestabilidad hemodinámica HTIC (neuroprotector)	0,3 mg/kg Dosis máx. 20 mg/dosis	< 1	5-10	Corticosupresión suprarrenal transitoria Mioclonías No en convulsiones focales ni *shock* séptico
Propofol[2]	Estado epiléptico con estabilidad hemodinámica	1-3 mg/kg No dosis máx.	0,5	5-10	Apnea, ↓PA y FC No en inestabilidad hemodinámica
Midazolam[2]	Estado epiléptico con estabilidad hemodinámica	0,2-0,3 Posible i.n/i.m. Dosis máx. 10 mg/dosis	< 2	20-30	↓ PA a dosis altas, náuseas, vómitos

(Continúa)

Tabla 1.24-1. Fármacos utilizados durante la intubación (*Cont.*)

Nombre	Indicaciones	Dosis (mg/kg)	Tiempo de inicio (min)	Duración (min)	Efectos secundarios/ contraindicaciones
Ketamina[2]	Inestabilidad hemodinámica Broncoespasmo *Shock* séptico	1-2 (posible i.m.) Dosis máx.: 50 mg/dosis	0-5	5-10	↑PA, ↑FC, ↑PIC, alucinaciones, secreciones. No en HTIC No déficit de catecolaminas
Succinilco-lina[3]	Inducción rápida Vía aérea difícil Premedicar con atropina	1-2 mg/kg Dosis máx.: 2 mg/kg Puede i.m.: 4 mg/kg	0,5	4-6	Hiperpotasemia, hipertermia maligna, fasciculaciones No en traumatis-mos, quemados, enfermedades neuromusculares
Rocuronio[3]	Inducción rápida Dispone de antídoto: sugammadex*	1 mg/kg No dosis máx.	< 1	30-40	↑ FC, liberación de histamina +/-
Fentanilo[1]	Premedicación en sospecha de HTIC *Shock* cardiogénico *Shock* resistente a catecolaminas	1-5 µg/kg (dosis máx.: 50 µg)			

FC: frecuencia cardíaca; HTIC: hipertensión intracraneal; i.m.: intramuscular; i.n.: intranasal; PA: presión arterial; PIC: presión intracraneal.
[1] Premedicación; [2] sedante; [3] relajante muscular.
*Sugammadex: reversión estándar a dosis de 2 mg/kg; en una dosis de 16 mg/kg puede proporcionar una reversión inmediata de la parálisis cuando se administra unos 3 min después de una dosis única de rocuronio.
**Atropina: la atropina provoca midriasis, aunque no elimina la constricción pupilar en respuesta a la luz. Sin embargo, puede complicar la valoración de cambios en el estado neurológico cuando el paciente esté paralizado (valorar su uso en traumatismo craneoencefálico, HTIC).

- – Cualquier situación con compromiso hemodinámico: etomidato, ketamina o midazolam.
- **Paralizantes (v. Tabla 1.24-1):** consiguen una relajación muscular completa. Pue-den ser:
  - – Agentes despolarizantes (succinilcolina); tienen efectos secundarios, pero conociendo las situaciones en las que deben evitarse, son seguros. Contraindi-caciones: traumatismos por aplastamiento/quemaduras > 48-72 h, glaucoma, lesiones oculares penetrantes, enfermedades neuromusculares, anteceden-tes familiares o personales de hipertermia maligna, déficit de colinesterasa, miotonía, distrofia muscular, paraplejia, hiperpotasemia/insuficiencia renal.
  - – Agentes no despolarizantes: rocuronio. Para revertir el efecto, se puede admi-nistrar sugammadex (2 mg/kg).

- Nunca relajar de entrada si se sospecha una vía aérea difícil. Hay que comprobar primero que se trata de un paciente ventilable con bolsa-mascarilla.
- Si se está ante una vía aérea difícil en la que se han realizado varios intentos de intubación fallidos, se valorará revertir la parálisis (sugammadex) y posponer la intubación. Si esto no es posible, intentar la colocación de una mascarilla laríngea.

• **Presión cricoidea (maniobra de Sellick):** no se recomienda su utilización de forma sistemática en situaciones de emergencia. Si se decide realizar: aplicar presión suave sobre el anillo cricoideo, la suficiente como para ocluir la luz del esófago sin comprimir la vía aérea ni mover la columna cervical, disminuyendo así la posibilidad de aspiración. Realizarlo en niños sedados e inconscientes, sobre todo, en ventilación con mascarilla y bolsa autoinflable, hasta la intubación. Interrumpir si se obstruye la vía aérea o se dificulta la visión laríngea.

• **Intubación: técnica de laringoscopia:**
  - Posición de la cabeza:
    - Neonatos/lactantes: posición neutra. Puede que sea necesario colocar un pequeño rodillo bajo el cuello.
    - Niños y adultos: centrada y con una ligera extensión del cuello, excepto cuando existe la sospecha de un traumatismo cervical.
  - Introducción del laringoscopio:
    - El laringoscopio se sujeta con la mano izquierda.
    - Introducir la pala con la cara ventral hacia la izquierda, por el lado derecho de la boca.
    - Según se introduce la pala, ir girando hasta su posición definitiva, dirigiendo el mango hacia los pies del paciente, con una inclinación de unos 45° sobre la horizontal.
  - Exposición de la glotis: se pretende lograr una exposición completa de las cuerdas vocales.
    - Con la punta de la pala recta, desplazar la epiglotis hacia arriba y empujarla hacia la base de la lengua.
    - Colocar la punta de la pala curva entre la base de la lengua y la epiglotis, traccionando esta última hacia arriba.
  - Introducción del tubo:
    - Pasar entre las cuerdas vocales expuestas el TET de tamaño adecuado (**Tabla 1.24-2**). Siempre se debe preparar otro TET del número inmediatamente inferior.
    - Al introducir el TET, la línea negra o balón debe sobrepasar las cuerdas vocales.
    - La longitud de TET a introducir varía según el tamaño del paciente (v. **Tabla 1.24-2**). En niños > 3 años, también se calcula la distancia según cm = (edad en años/2) + 12 o bien el triple del número del TET. Por vía nasotraqueal, añadir 2 cm a la distancia anterior.
    - Cada intento de intubación no debe durar más de 30 s. Si no se consigue, se debe ventilar con bolsa e intentarlo de nuevo tras la recuperación de la oxigenación.

Tabla 1.24-2. Material para intubación según la edad

Edad	Cánula orofaríngea	Diámetro del tubo	Introducción desde la boca (cm)	Laringoscopio	Sondas de aspiración
RNPT	00	< 1 kg: 2,5 1-2 kg: 3 2-3 kg: 3,5	7 8	Pala recta nº 0	6
RN a 6 meses	0	3,5-4	9-12 (o nº tubo × 3)	Pala recta o curva nº 1	6-8
6-12 meses	1	4-4,5	12 (o nº tubo × 3)	Pala recta o curva nº 1	8-10
1-2 años	2	4,5-5	14 (o nº tubo × 3)	Pala curva nº 1-2	8-10
2-5 años	3	Sin balón: (edad/4) + 4 Con balón: (edad/4) + 3,5	16 (o nº tubo × 3)	Pala curva nº 2	10-12
5-8 años	4	Sin balón: (edad/4) + 4 Con balón: (edad/4) + 3,5	18 (o nº tubo × 3)	Pala curva nº 2-3	12-14
> 8 años	4-5	Sin balón: (edad/4) + 4 Con balón: (edad/4) + 3,5	20-22 (o nº tubo × 3)	Pala curva nº 2-3	12-14

RN: recién nacidos; RNPT: recién nacidos pretérmino.

- Comprobación de la colocación del TET:
  - La inspección y la auscultación, la capnografía y la radiografía de tórax proporcionan datos suficientes. Tras la visualización directa, la capnografía es el método más fiable, aunque puede haber falsos negativos, por ejemplo, en situación de parada cardiorrespiratoria (PCR).
  - Radiografía de tórax: la punta del tubo debe quedar a la altura de la segunda vértebra torácica, 2 cm por encima de la carina.
  - Fijación del TET: con esparadrapo o con cinta o gasa.

Dispositivos para el manejo de vía aérea difícil:
- Mascarilla laríngea: sellador perilaríngeo con neumotaponamiento; no permite el aislamiento total de la vía aérea. Varios tamaños en función de la edad del paciente (nº 1: 0-6 meses; nº 1,5: 6 meses-1año; nº 2: 1-7 años; nº 2,5: 7-12 años; nº 3: > 12 años).
- Videolaringoscopio sin cámara (Airtraq®): es un laringoscopio óptico de un solo uso que no requiere hiperextensión del cuello para poder intubar. Existen dos tamaños pediátricos: neonatal (de color gris, para TET de nº 2,5 a 3,5) y pediátrico (de color lila, para TET de nº 4 a 5,5).

- Videolaringoscopio con cámara: de tamaños diferentes en función de la casa comercial y la edad del paciente.

CUIDADOS TRAS LA TÉCNICA

- **Lugar:** mantener al paciente monitorizado en un box de estabilización.
- **Precauciones:** monitorizar ECG continuo, pulsioximetría, PA y capnografía para detectar posibles complicaciones o fallos. Colocar sonda orogástrica (SOG) o sonda nasogástrica (SNG) para vaciamiento gástrico.
- **Complicaciones:**
  - Durante la IET: laringoespasmo, tos, náuseas, estornudo, broncoespasmo, bradicardia, taquicardia, arritmias, hipertensión pulmonar, aumento de la PIC o de la presión ocular, imposibilidad de intubación, lesión de dientes y tejidos blandos, perforación traqueal, neumotórax o aspiración pulmonar.
  - Si existe deterioro tras una IET correcta, buscar causa según la regla DOPEG: D (desplazamiento del TET), O (obstrucción del TET), P (problema pulmonar), E (problema del equipo), G (distensión gástrica).
  - Complicaciones tras la intubación: edema laríngeo, granuloma o úlcera laríngea, parálisis de cuerdas vocales, estenosis subglótica, estenosis traqueal e infección broncopulmonar.

RECUERDE QUE...
- La SRI facilita la intubación endotraqueal, y reduce el riesgo de aspiración y las reacciones fisiológicas indeseables en un paciente consciente.
- La elección de los fármacos que se administren durante la SRI depende de la enfermedad aguda y de los antecedentes médicos generales. Es esencial conocer bien los fármacos necesarios, la técnica de intubación y la anatomía de la vía aérea de los niños.

BIBLIOGRAFÍA

Agrawal D. Rapid sequence intubation (RSI) outside of the operating room in children: Medications for sedation and paralysis. UpToDate. 2022. Disponible en: https://www.uptodate.com

Agrawal D. Rapid sequence intubation (RSI) outside the operating room in children: approach. UpToDate. 2023. Disponible en: https://www.uptodate.com

Estepa Pedregosa L, Oller Fradera O. Manejo de la vía aérea difícil en transporte pediátrico. Protoc Diagn Ter Pediatr. 2021;1:735-48.

Long E, Barrett MJ, Peters C, Sabato S, Lockie F. Emergency intubation of children outside of the operating room. Paediatr Anaesth. 2020;30(3):319-30.

Nagler J. Technique of emergency endotracheal intubation in children. UpToDate. 2023. Disponible en: https://www.uptodate.com

Van de Voorde P, Turner NM, Djakow J, De Lucas N, Martínez-Mejías A, Biarent D, et al. European Resuscitation Council Guidelines 2021: Paediatric Life Support. Resuscitation. 2021;161:327-87.

Voss T, Wang A, DeAngelis M, Speek M, Saldien V, Hammer GB, et al. Sugammadex for reversal of neuromuscular blockade in pediatric patients: Results from a phase IV randomized study. Paediatr Anaesth. 2022;32(3):436-45.

Lavado gástrico

1.25

H. García-Gurtubay Sagredo y E. Molina Marulanda

Preparación

Lugar: box preparado para aplicar la técnica y con material de estabilización.
Material: véase el apartado correspondiente.
Personas: personal sanitario entrenado en la técnica y en la estabilización de un paciente.

Desarrollo

Preparación de todo el material necesario

Identificar al niño/a, y explicar el procedimiento a los padres y/o familiares

Monitorizar y proteger la vía aérea. Paciente consciente; si no, intubación endotraqueal

Introducir sonda oronasogástrica y comprobar ubicación (v. **capítulo 1.41 Sondaje nasogástrico u orogástrico**)

Colocar al paciente en posición de Trendelenburg y decúbito lateral izquierdo

Tras aspirar contenido gástrico, comenzar a instilar solución salina templada (10-15 mL/kg [máx.: 200 mL])

Masajear el cuadrante superior izquierdo durante 2-3 min, y aspirar de nuevo contenido gástrico. Realizar ciclos de instilación-aspiración hasta que el contenido del estómago sea claro y sin restos (máx.: 2 L)

Si se prescribe antídoto local (carbón activado), introducirlo después del lavado (v. dosis y dilución en el apartado correspondiente)

Una vez realizado el lavado, y si no se precisa nueva dosis de antídoto, pinzar la sonda y retirarla con suavidad

Limpiar al paciente, colocarle en posición de semi-Fowler y decúbito lateral izquierdo Monitorizar y vigilar hasta la recuperación del estado basal

Cuidados tras la técnica

Lugar: mantener al paciente monitorizado en el box donde se ha realizado la técnica.
Material y personal: el necesario para atender posibles complicaciones.
Cuidados posteriores: controlar los signos vitales y el nivel de consciencia. Vigilar la posible aparición de signos de dolor, distensión abdominal y síntomas digestivos como vómitos.

OBJETIVOS
- Conocer las indicaciones y contraindicaciones para la realización de un lavado gástrico.
- Comprender la técnica para realizar un lavado gástrico, así como el material necesario para ello y las posibles complicaciones.

CONCEPTOS IMPORTANTES

- **Definición:** consiste en la colocación de una sonda gástrica a través de la boca/nariz hasta el estómago. Se trata de una sonda hueca y multiperforada en su extremo distal, con el fin de evacuar cualquier sustancia nociva tóxica mediante la irrigación de volúmenes pequeños de líquido y su recuperación por aspiración para evitar su absorción a través de la mucosa gástrica.
- **Objetivos:** eliminar, mediante procedimientos físicos o químicos, el contenido de la cavidad gástrica para impedir su absorción.

INDICACIONES

Hay que tener en cuenta que en la actualidad existe evidencia de que es una práctica que se lleva a cabo con menor frecuencia debido a los beneficios poco claros de su realización (**Tabla 1.25-1**).

Tabla 1.25-1. Indicaciones y contraindicaciones del lavado gástrico

Indicaciones	Contraindicaciones
• Descontaminación gastrointestinal en caso de ingestión de sustancias tóxicas potencialmente mortales debido a su toxicidad y/o cantidad ingerida • Vaciamiento del contenido gástrico y supresión del vómito causado por una obstrucción mecánica • Prevención de la dilatación gástrica y de la aspiración en pacientes con grandes traumatismos. Verificación, control y evacuación de restos hemáticos en pacientes con hemorragia digestiva alta	• Que se haya excedido el tiempo de absorción del tóxico (1-4 h) • Ingesta de sustancias cáusticas, ácidas, hidrocarburos o derivados del petróleo • Intoxicación por benzodiacepinas • Intoxicación etílica • Pacientes con traumatismos abdominales, maxilofaciales, sospecha de fractura de base de cráneo, perforación gástrica o esofágica • Pacientes obnubilados o comatosos con riesgo de aspiración sin intubación previa al lavado gástrico • Pacientes agitados o agresivos • Alteraciones anatómicas: estenosis esofágicas, obstrucción nasofaríngea o esofágica • Intervenciones recientes del tracto digestivo, enfermedades intestinales, coagulopatías y problemas cardíacos • Intoxicación más ingesta de objetos punzantes

PREPARACIÓN

- **Lugar:** box preparado con material para estabilizar al paciente y atender las posibles complicaciones.
- **Materiales:**
  Se recomienda utilizar sondas de grueso calibre, dependiendo de la edad del niño y del tipo de sustancia ingerida. Las más utilizadas son:
  - Sonda gástrica Levin de una única luz de 8 a 18 Fr.
  - Sonda de Faucher, cuyos calibres recomendados son: lactantes 20 Fr, niño/a 24-28 Fr y niño/a mayor de 12 años 30-40 Fr.
  - Sonda de doble luz de Salem de 5 a 20 Fr (**Fig. 1.25-1**).
  - Gasas y empapadores.
  - Guantes no estériles.
  - Es recomendable el uso de gafas y mascarillas protectoras.
  - Jeringas de irrigación de 50 mL.
  - Lubricante hidrosoluble.
  - Equipo y sondas de aspiración.
  - Solución salina isotónica templada.
  - Sustancias inactivadoras del tóxico, si son necesarias.
  - Sustancias precisas para el control de la hemorragia, si son necesarias.
  - Pinza de clampaje.
  - Bolsa colectora.
  - Batea y bolsa de residuos.
  - Material preparado para estabilización respiratoria y de canalización de vía venosa, si fuese preciso.
  - Monitor cardíaco y pulsioxímetro.
- **Preparación del personal:** personal sanitario entrenado en la técnica y en atender posibles complicaciones.
  - Lavado higiénico de manos con agua y jabón y/o desinfección con solución hidroalcohólica.
  - Colocación de guantes limpios no estériles.

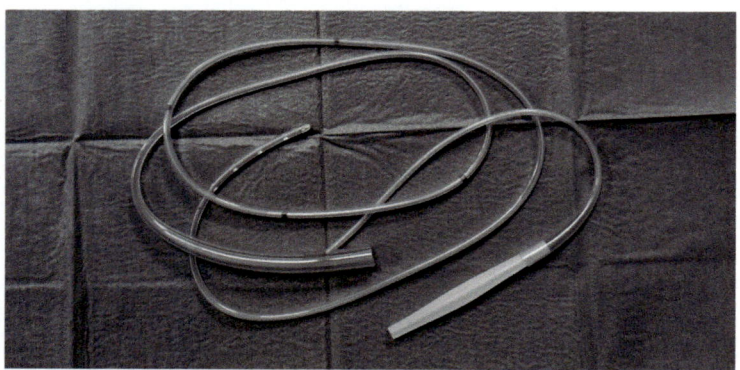

Figura 1.25-1. Sonda Salem, la empleada con más frecuencia.

- **Preparación del paciente:**
  - Identificación inequívoca del niño/a y posibles alergias.
  - Explicar el procedimiento al niño/a utilizando un lenguaje adaptado a su estado y edad, con el fin de obtener mayor colaboración de su parte. Si están presentes, informar a los padres y/o familiares.
  - Valorar el nivel de consciencia, el estado respiratorio y el estado circulatorio.
  - Monitorización.
  - Estabilización de las constantes vitales, si fuera necesario: asistencia respiratoria y canalización de vía venosa.
  - Cubrir al niño con un empapador para mantenerle limpio y cómodo.

DESARROLLO DE LA TÉCNICA

- Una vez comprobada la ubicación correcta de la sonda (v. **capítulo 1.41 Sondaje nasogástrico u orogástrico**), se coloca al niño en decúbito lateral izquierdo y posición de Trendelenburg, con la cabeza 10° a 15° más baja y las piernas flexionadas (**Figs. 1.25-2** y **1.25-3**). Esta postura hace que la curvatura mayor del estómago esté en posición declive y el píloro más alto que el cuerpo gástrico, se impide el vaciado del estómago hacia el duodeno, favorece el retorno del líquido de lavado y disminuye el riesgo de aspiración en caso de vómito.
- Previo al inicio del lavado, aspirar contenido gástrico para obtener muestra y disminuir la distensión del estómago.
- El lavado se realizará con solución salina isotónica templada para evitar la hipotermia. En caso de hemorragia digestiva alta, no está comprobado que sea más efectiva la utilización de suero frío.
- Utilizando una jeringa de 50 mL, instilar a través de la sonda 10-15 mL/kg de solución sin sobrepasar los 200 mL/ciclo en el niño/a mayor. Un volumen superior aumenta el riesgo de desplazamiento de líquido al duodeno, y cantidades menores son inefectivas debido al espacio muerto del tubo.

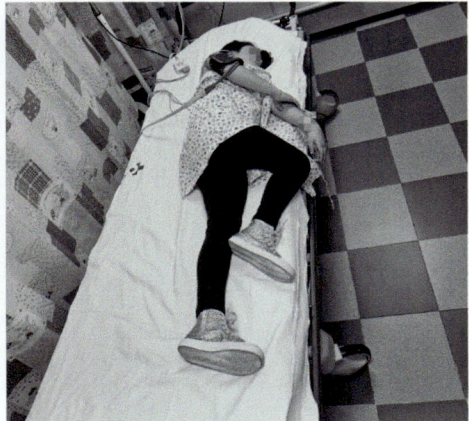

Figura 1.25-2. Posición adecuada para realizar un lavado gástrico.

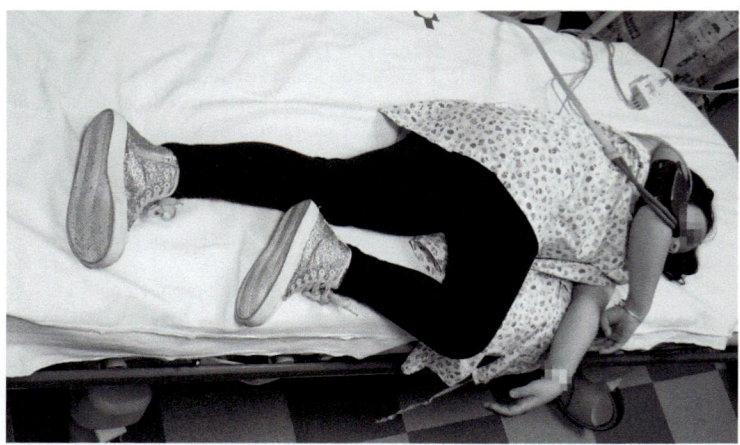

Figura 1.25-3. Posición adecuada para realizar un lavado gástrico.

- Es aconsejable realizar un masaje epigástrico y de hipocondrio izquierdo durante la maniobra, con el fin de facilitar la eliminación del tóxico.
- Después de 2-3 min en el estómago, aspirar el líquido introducido mediante jeringa o bajar la sonda por debajo del nivel del estómago (método de sifón), y permitir el drenaje pasivo del contenido gástrico por gravedad a una bolsa colectora. La cantidad de líquido drenado debe ser igual a la instilada, para evitar el paso de líquido al duodeno y la distensión gástrica.
- Se realizarán ciclos de instilación-aspiración hasta que el contenido gástrico sea claro y sin restos. La cantidad total no debe superar los 2 L, ya que cantidades superiores podrían producir desequilibrio hidroelectrolítico y distensión.
- Si se prescribe carbón activado, se debe introducir después de realizar el lavado, siguiendo las siguientes indicaciones:
  – La dilución del carbón activado se realiza en 200 mL de agua/25 g de carbón, agitando hasta conseguir una solución homogénea e instilar a través de la sonda.
  – Una vez introducido, clampar la sonda para prevenir el escape inadvertido de contenido gástrico.
  – No hay que retirar la sonda hasta asegurarse de que no se precisa repetir la dosis de carbón activado.
- Para retirar la sonda, pinzarla, quitar el esparadrapo de sujeción, y extraerla con rapidez y suavidad.
- Limpiar y proporcionar seguridad al niño/a. Explicar a la familia la posibilidad de vómitos, mareos y dolor tras la técnica.
- Registrar en la historia clínica: la técnica realizada, el tipo de sonda utilizada, las observaciones e incidencias, el estado del paciente antes y después del procedimiento, las características y el balance de líquido instilado-evacuado.

CUIDADOS TRAS LA TÉCNICA

- **Lugar:** box preparado con material para estabilizar al paciente y atender las posibles complicaciones.
- **Materiales:** el necesario para preservar la intimidad, y mantener el confort, la seguridad y la estabilidad hemodinámica del paciente.
- **Personas:** personal entrenado en el manejo de la vía aérea y en atender posibles complicaciones derivadas del procedimiento.
- **Cuidados tras la técnica:**
  - Vigilar posibles signos y síntomas de sangrado.
  - Vigilar los signos vitales y el nivel de consciencia.
  - Vigilar la aparición de dolor, vómitos, náuseas y estreñimiento.
  - Mantener al paciente en posición semi-Fowler y decúbito lateral izquierdo.
- **Causas de fracaso:**
  - El calibre de la sonda no es suficiente para evacuar los restos de contenido gástrico.
  - La sonda no está colocada correctamente. Antes de proceder al lavado, es indispensable comprobar la colocación adecuada de la SNG (v. **capítulo 1.41 Sondaje nasogástrico u orogástrico**).
  - La posición del paciente no es la adecuada. La colocación del paciente en Trendelenburg y decúbito lateral izquierdo, para favorecer el retorno del líquido de lavado, solucionaría este problema.
  - La cantidad de líquido utilizada en el lavado es inadecuada.
- **Complicaciones:** son poco frecuentes si el personal está familiarizado con la técnica; no obstante, pueden surgir complicaciones relacionadas tanto con el sondaje como durante el procedimiento de lavado gástrico.
  - Lesiones, traumatismos y hemorragias en las zonas de paso de la sonda.
  - Perforación gástrica o esofágica.
  - Laringoespasmo.
  - Obstrucción o intubación laringotraqueal. Signos como tos, disfonía o cese repentino del llanto indicarían que la sonda ha sido introducida en la tráquea y debe retirarse de inmediato.
  - Aspiración de contenido gástrico o líquido de lavado a los pulmones.
  - Hemorragia conjuntival por el esfuerzo, la tos y los vómitos.
  - Distensión gástrica por exceso de líquido, lo que favorecería el vómito y aumentaría el riesgo de aspiración.
  - Interferencias en la ventilación del paciente, cuando esta ventilación está dificultada.
  - Alteraciones cardíacas, como bradiarritmias provocadas por el estímulo vagal nauseoso. Es importante mantener la monitorización al paciente.
  - Alteraciones hidroelectrolíticas, como hipernatremia por la utilización de grandes cantidades de líquido salino o hiponatremia por uso de soluciones hipotónicas.
  - Síntomas digestivos y estreñimiento posteriores (sobre todo, si se usa carbón activado).

RECUERDE QUE...

- El lavado gástrico es un procedimiento de indicación médica, actualmente no recomendado como técnica habitual debido a que la evidencia refleja beneficios poco claros derivados de esta práctica. Es una técnica no complicada, pero que requiere entrenamiento para realizar una valoración adecuada, e identificar indicaciones/contraindicaciones, riesgos y beneficios para que el resultado sea el esperado.

- Se debe interrumpir el proceso si el estado o el nivel de consciencia del paciente no está conservado o no es adecuado.

BIBLIOGRAFÍA

Bescós V, Del Molino MJ, Carbi R, Aured S. Lavado gástrico. Ocronos. 2021;4(6):13.

García J, Madrigal S, García A, Pastor M, Sanz L, Sánchez P. Lavado gástrico. Artículo monográfico. Revista Sanitaria de Investigación. 2022;4(6).

Hendrickson RG, Kusin S. Gastrointestinal decontamination of the poisoned patient. UpToDate. 2023. Disponible en: https://www.uptodate.com

Hoffman RM, Maskell KF, Cumpston KL. A local survey of gastric lavage for gastrointestinal decontamination in a new century: the future marches on. Am J Emerg Med. 2018;36(6):1114-5.

Hornillos MP, Gil A, Bosque S, Campos S. Lavado gástrico. Procedimientos del SJD E-pedia. Barcelona: Hospital Sant Joan de Déu; 2019.

Jiménez RM, Saornil Y. Lavado gástrico. En: Ares MI, Benito FJ, Mintegi S, Yagüe MJ (dirs.). Técnicas y procedimientos para enfermería en urgencias pediátricas. 1ª ed. Madrid: Editorial Médica Panamericana; 2019. p. 328-33.

Sangüesa JC, Leal P, Benito C, Constante P, Gómez V, Felipe E. Técnica del lavado gástrico como manejo de intoxicaciones agudas en los servicios de urgencias. Revista Sanitaria de Investigación. 2021;2(10).

Velez LI, Shepherd JG, Goto CS. Aproach to the child with occult toxic exposure. UptoDate. 2022. Disponible en: https://www.uptodate.com

Oftalmoscopia directa

1.26

R. Martínez Mas

Preparación
Lugar: habitación con escasa luminosidad.
Material: oftalmoscopio directo y colirio midriático de acción corta (si precisa dilatación pupilar).
Personas: personal sanitario entrenado en la técnica.

↓

Desarrollo

Paciente sentado con la mirada al frente, y los ojos a la altura de los ojos del explorador

Para explorar el ojo derecho, tomar el oftalmoscopio con la mano derecha y situarse a la derecha del paciente

Situar el oftalmoscopio en el ojo derecho del explorador, con el dedo índice en el disco Recoss (a 0°). Corregir defecto de refracción

Dirigir el haz de luz hacia la pupila del paciente (distancia de 15 cm aproximadamente) hasta objetivar el fulgor pupilar. Una vez identificado, acercarse al ojo del paciente, hasta unos 2-3 cm, sin perder de vista el reflejo ocular hasta que observe la papila

Examinar la papila y los vasos retinianos principales. Examinar la mácula pidiendo al paciente que mire directamente hacia la luz del oftalmoscopio

Repetir el mismo procedimiento con el ojo izquierdo

↓

Cuidados tras la técnica
Si ha precisado midriasis farmacológica, advertir que pueden persistir defectos en la acomodación y la visión durante varias horas.

OBJETIVOS
- Aprender el funcionamiento del oftalmoscopio.
- Conocer la técnica para realizar un fondo de ojo, así como sus aplicaciones.

CONCEPTOS IMPORTANTES

- **Definición:** técnica monocular que consiste en la visualización de una imagen directa de la retina a través de la pupila y de los medios transparentes del globo ocular.
- **Objetivos:** su principal aplicación es la visualización del fondo de ojo, aunque también pueden examinarse el resto de las estructuras oculares. Las estructuras a identificar son:
    - **Parénquima retiniano:** se visualiza como una membrana semitransparente de coloración anaranjada-rojiza. El color puede variar en función de la edad y el color de la piel.
    - **Papila o disco óptico:** parte visible del nervio óptico. Disco redondo u oval, de color rojo-amarillento o ligeramente rosado de bordes nítidos de 1,5 mm de diámetro, con una zona central blanquecina que corresponde a la excavación fisiológica.
    - **Vasos retinianos:** se originan en el disco óptico y, de allí, se dividen en las diferentes ramas que irrigan todas las zonas de la retina, respetando la fóvea. Las venas son un poco más oscuras y gruesas que las arterias.
    - **Mácula:** parte central de la retina, situada temporalmente con respecto a la papila. Mide 1,5 mm y presenta una coloración más oscura que el resto de la retina. Un pequeño reflejo blanco puntiforme señala la fóvea, zona de máxima agudeza visual.

INDICACIONES

Permite el diagnóstico de alteraciones visuales y de enfermedades sistémicas, siendo indicación en:
- Alteración de la agudeza visual.
- Dolor ocular.
- Traumatismo ocular.
- Valoración del reflejo pupilar rojo; la presencia de leucocoria (reflejo pupilar blanquecino) obliga a descartar patología.
- Test de Hirschberg: o reflejo corneal, para valorar la alineación ocular.
- Apoyo diagnóstico en: cefalea, sospecha de hipertensión intracraneal, hipertensión arterial, diabetes *mellitus,* prematuridad, fiebre de origen desconocido, presunto maltrato (*shaken baby syndrome* o síndrome del niño zarandeado).

Inconvenientes: no permite explorar la periferia del fondo de ojo, resulta difícil si los medios (córnea, cristalino) no son transparentes y requiere colaboración por parte del paciente.

PREPARACIÓN

- **Precauciones y contraindicaciones relativas:**
  - Hay que tener en cuenta que el uso de colirio midriático alterará la valoración de los reflejos pupilares en la exploración neurológica, por lo que es recomendable realizar la valoración neurológica previamente a la administración de colirio.
  - Abstenerse de usar midriáticos en situaciones que favorezcan un ataque de glaucoma agudo:
    - Cámara anterior estrecha.
    - Antecedentes de glaucoma agudo de ángulo estrecho sin iridotomía profiláctica.
    - Rubeosis en el iris: presencia de vasos sanguíneos en la superficie del iris. Esos vasos bloquean la circulación del humor acuoso.
- **Lugar:** habitación con escasa luminosidad, para tener la pupila dilatada.
- **Materiales:**
  - Oftalmoscopio directo. Está compuesto por un cabezal y un mango (**Fig. 1.26-1**):
    - Cabezal: dispone de diversas lentes, diafragmas y filtros:
      ○ Revólver de lentes (disco de Recoss). Lentes esféricas con poder dióptrico entre +20 (números negros o verdes) y −25 D (números rojos o naranjas), que permiten corregir los defectos de refracción del paciente y/o del examinador. El disco de Recoss gira en sentido horario y antihorario.

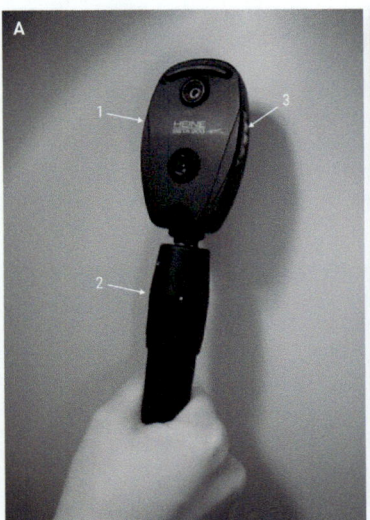 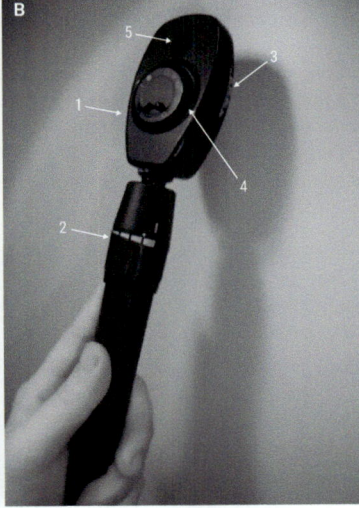

Figura 1.26.1. Oftalmoscopio. Cara posterior (**A**) orientada hacia el explorador. Cara anterior (**B**) orientada hacia el paciente. 1: cabezal; 2: mango; 3: disco de Recoss; 4: selector de diafragmas y filtros; 5: visor.

○ Selector de diafragmas y filtros:
  a) Apertura pequeña: para ver el fondo de ojo sin dilatación pupilar.
  b) Apertura grande: para examinar el fondo de ojo tras dilatar y observar las estructuras anteriores del ojo.
  c) Filtro azul cobalto: para resaltar erosiones o úlceras corneales teñidas con fluoresceína (v. **capítulo 1.27 Ojos: examen con fluoresceína y luz azul cobalto**).
  d) Filtro verde: para visualizar mejor las estructuras vasculares y nerviosas; para evaluadores expertos.
  e) Apertura en hendidura: para detectar irregularidades en la retina (excavaciones o elevaciones), comparar el calibre de los vasos y explorar la cámara anterior; para evaluadores expertos.

■ Mango: depósito de fuente de energía (halógena o batería) con reóstato, que permite regular la intensidad de la luz.

– **Colirio midriático.** Si existe miosis excesiva, aplicar colirio midriático. Los más utilizados son los colirios de acción rápida (**Tabla 1.26-1**), siendo la tropicamida el más recomendable. Aplicar una gota en cada ojo y esperar unos 15-20 min antes de iniciar la exploración. Tras la aplicación, comprimir el saco lagrimal de dicho ojo durante 2-3 min para reducir la absorción sistémica. Se puede repetir a los 5-10 min (excepto el ciclopentolato en menores de 6 años) y cada 30 min si es necesario. Dependiendo de la coloración del iris, se tardará más o menos tiempo en conseguir la dilatación deseada (los ojos claros requieren menos dosis y tiempo que los oscuros). **Hay que tener precaución en lactantes,** ya que su concentración puede producir toxicidad sistémica. Por ello, **en menores de 1 año se utilizan preparados más diluidos (fenilefrina al 1 %, ciclopentolato al 0,25-0,5 %).**

• **Preparación del personal:** el explorador puede realizar el examen con o sin gafas, si las utiliza habitualmente. El procedimiento debe realizarse en una habitación con escasa luminosidad para favorecer la midriasis pupilar.
• **Preparación del paciente:** si el paciente lleva gafas, deberá quitárselas antes de comenzar con la exploración; no es necesario si es portador de lentes de contacto.

Tabla 1.26-1. Principales colirios de acción rápida usados para la dilatación pupilar

Principio activo	Acción	Efecto máximo	Duración	Observaciones
Tropicamida al 1 %	Midriático + cicloplélico	15-30 min	3-8 h	En < 1 año: usar solución al 0,5 %
Ciclopentolato al 1 %	Midriático + cicloplélico	30-60 min	6-24 h	En < 1 año: usar solución al 0,5-0,25 % En < 6 años no repetir la dosis a los 5 min
Fenilefrina al 2,5 %	Midriático	30-60 min	5,5-7 h	Concentración no comercializada en España

DESARROLLO DE LA TÉCNICA

- Paciente sentado con la mirada al frente (mirando a un punto lejano fijo), con los ojos a la altura de los ojos del explorador.
- Para explorar el ojo derecho, el explorador debe tomar el oftalmoscopio con la mano derecha y situarse a la derecha del paciente.
- El explorador debe situar el oftalmoscopio en su ojo derecho, colocando el dedo índice sobre el disco Recoss (inicialmente a 0) para ir enfocando a lo largo de la exploración.
- Dirigir el haz de luz hacia la pupila del paciente. A una distancia de 15 cm, se observa el fulgor pupilar (reflejo rojo anaranjado que indica que los medios son transparentes). Una vez identificado, acercarse al ojo del paciente, hasta unos 2-3 cm, sin perder de vista el reflejo hasta observar la papila. En el caso de que se localice una rama vascular, seguir su trayecto hasta su origen común en el disco óptico.
- Examinar la papila: nitidez de sus bordes, coloración y relieve. Un hallazgo que obligará a realizar prueba de neuroimagen es el papiledema (**Figs. 1.26-2** y **1.26-3**): borramiento de los bordes de la papila y de los vasos, tortuosidad vascular, pérdida de la excavación fisiológica, y aparición de exudados blancos o algodonosos, hemorragias peripapilares, etcétera.
- Continuar el recorrido por las arcadas vasculares. Explorar los vasos retinianos, siguiéndolos de manera distal, tan lejos como sea posible, valorando el color, la tortuosidad y el calibre.
- Finalmente, explorar la mácula, pidiendo al paciente que mire directamente hacia la luz del oftalmoscopio. Identificar el reflejo blanco puntiforme correspondiente a la fóvea.
- Para examinar el ojo izquierdo, el explorador debe tomar el oftalmoscopio con la mano izquierda, situarse a la izquierda del paciente, acercar el oftalmoscopio a su ojo izquierdo y repetir el procedimiento.

CUIDADOS TRAS LA TÉCNICA

Si es necesaria la midriasis farmacológica, se debe advertir que los defectos sobre la acomodación y la visión pueden persistir durante varias horas.

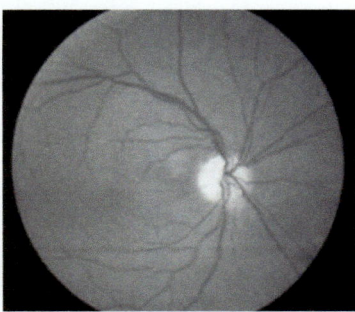

Figura 1.26-2. Papila normal.

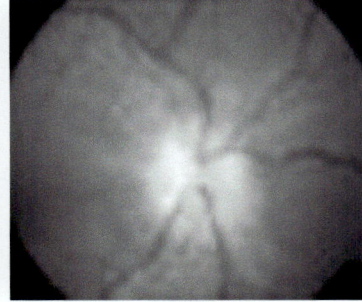

Figura 1.26-3. Papiledema.

RECUERDE QUE...
- La oftalmoscopia directa es una técnica inocua y fácilmente accesible, si bien requiere cierto entrenamiento para su interpretación correcta.
- Debe formar parte de la exploración física en pacientes con sospecha de hipertensión intracraneal.
- En algunos casos puede que sea necesaria la aplicación de un colirio midriático. En lactantes se debe tener precaución en cuanto al colirio a utilizar.

BIBLIOGRAFÍA

Centro de Información Online de Medicamentos de la AEMPS-CIMA. Fichas técnicas. Madrid: Agencia española de medicamentos y productos sanitarios (AEMPS). Disponible en: https://cima.aemps.es/cima

Fernández A. Técnica de exploración del fondo de ojo. AMF. 2012;8(7):383-7.

Teus MA, Arranz-Márquez E, López-Guajardo L, Jiménez-Parras R. Puesta al día en las técnicas: fondo de ojo. Ann Pediatr Contin. 2007;5(3):163-6.

Valls Ferrán MI, Clement Corral A, Puertas Bordallo D. Regreso a las bases: fondo de ojo. Pediatr Integral. 2018;XXII(1):58.e1-7.

Ojos: examen con fluoresceína y luz azul cobalto

1.27

M. Á. Ruiz Pacheco

Preparación

Lugar: habitación inicialmente bien iluminada para aplicar la tinción sobre la superficie ocular, con la posibilidad de poder disminuir su luminosidad posteriormente.

Material: véase el apartado correspondiente.

Personas: personal sanitario entrenado en la técnica.

⬇

Desarrollo

Colocación del paciente en decúbito supino

Si existe dolor o fotofobia intensa, aplicar proparacaína al 0,5 % o tetracaína al 0,5 %, 1-2 gotas en el ojo 5 min antes de la instilación de fluoresceína

Separación de los párpados con una gasa y aplicación de una gota de colirio de fluoresceína en el fondo de saco conjuntival inferior

Pedir al paciente que parpadee, para distribuir el colorante por la superficie ocular

Disminuir la luminosidad de la habitación y, con el filtro azul cobalto del oftalmoscopio, inspeccionar toda la superficie ocular

⬇

Cuidados tras la técnica

- Irrigación del ojo con suero salino fisiológico para eliminar el colirio.
- Si se ha usado colirio anestésico, advertir que el paciente debe evitar frotarse o manipular el ojo por el riesgo de lesión o erosión secundaria.

> **OBJETIVOS**
> - Aprender a realizar una tinción ocular con fluoresceína.
> - Conocer los tipos de lesiones que se exploran mediante esta técnica, así como su manejo.

CONCEPTOS IMPORTANTES

- **Definición y objetivos:** la tinción ocular con fluoresceína es una técnica sencilla, que se utiliza para detectar cuerpos extraños en el ojo o alteraciones en la superficie ocular (córnea y/o conjuntiva).
- **Fundamento:** la fluoresceína es un colorante hidrosoluble de color naranja que, en condiciones normales, no tiñe la córnea ni la conjuntiva, al ser tejidos hidrófobos. Si el epitelio está incompleto, la fluoresceína penetra en el estroma corneal y/o conjuntival (hidrófilos). Al iluminar la zona dañada con la luz azul cobalto, la fluoresceína adquiere un color verde fluorescente.

INDICACIONES

- Todo **ojo rojo, doloroso o inflamado** debería ser teñido con la fluoresceína de forma sistemática, con el fin de detectar:
  – Irregularidades en la superficie corneal y/o conjuntival, y cambios en el grosor del epitelio.
  – Detección de cuerpos extraños.

PREPARACIÓN

- **Precauciones:** en general, es un procedimiento sencillo que no implica mayores riesgos. En algunos casos, puede ocasionar una leve y transitoria irritación ocular. Al entrar en contacto con la superficie de la piel, la fluoresceína puede producir una ligera y transitoria coloración anaranjada.
- **Contraindicaciones relativas:** hipersensibilidad al principio activo o a alguno de los excipientes (tiomersal, acetato de fenilmercurio, cloruro de sodio o agua purificada).
- **Lugar:** box o habitación inicialmente bien iluminada, con la posibilidad de disminuir la luminosidad para poder emplear la luz azul cobalto con el oftalmoscopio.
- **Materiales:**
  – Guantes.
  – Gasas estériles para retirar el colirio excedente.
  – Suero salino fisiológico.
  – Tinción de fluoresceína (colirio de fluoresceína al 2 %).
  – Colirio anestésico (proparacaína al 0,5 % o tetracaína al 0,5 %) en casos seleccionados.
  – Oftalmoscopio directo con filtro azul cobalto.
- **Preparación del personal:**
  – Lavado de manos y colocación de guantes.

- **Preparación del paciente:**
  - Si es portador de lentes de contacto, retirarlas.
  - Antes de la aplicación de fluoresceína, se valorará la necesidad de colirio anestésico si existe dolor o fotofobia intensa que impide la apertura ocular. En ese caso, se aplicaría proparacaína al 0,5 % o tetracaína al 0,5 %, 1-2 gotas en el ojo afectado, dejando trascurrir 5 min hasta la instilación de fluoresceína.

DESARROLLO DE LA TÉCNICA

- En una habitación o box inicialmente bien iluminado, se colocará al paciente en una posición que permita acceder con facilidad al ojo (decúbito supino).
- Lavado de manos y colocación de guantes.
- Si existe dolor o fotofobia intensa que impide la apertura ocular, aplicar proparacaína al 0,5 % o tetracaína al 0,5 %, 1-2 gotas en el ojo afectado, dejando trascurrir 5 min antes de la instilación de fluoresceína. Si la anestesia tópica alivia el dolor, la patología se localiza en la superficie ocular (córnea y/o conjuntiva).
- Separar suavemente los párpados con los dedos de una mano, y con la otra aplicar una gota de colirio de fluoresceína en el fondo de saco conjuntival inferior.
- Tras la aplicación, el paciente debe parpadear para distribuir el colorante por toda la superficie ocular y eliminar su exceso. Se secará alrededor del ojo el exceso de colirio con una gasa estéril.
- A continuación, se disminuirá la luminosidad de la habitación y, con el filtro azul cobalto del oftalmoscopio, se dirigirá el haz de luz para inspeccionar toda la superficie ocular, objetivando fluorescencia verde en caso de lesión epitelial; observar el tamaño, la forma y la localización de la lesión.

LESIONES OBJETIVABLES MEDIANTE ESTA EXPLORACIÓN

- **Cuerpo extraño corneal** (**Fig. 1.27-1**): acumulación de tinción de fluoresceína alrededor del cuerpo extraño.
- **Cuerpo extraño subtarsal** (**Fig. 1.27-2**): se detectan úlceras y erosiones corneales verticales y superiores.
- **Úlcera corneal traumática** (**Fig. 1.27-3**): el tinte se fija en una zona de la córnea, apareciendo verdosa-amarillenta. Revertir el párpado en busca de cuerpos extraños.
- **Herida conjuntival** (**Fig. 1.27-4**): tinción inespecífica de la conjuntiva.

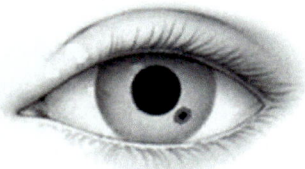 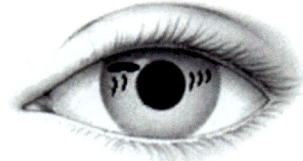

Figura 1.27-1. Cuerpo extraño corneal.   **Figura 1.27-2.** Cuerpo extraño subtarsal.

- **Queratitis herpética** (**Fig. 1.27-5**): úlcera con ramificaciones (dendrítica).
- **Queratitis actínica** (**Fig. 1.27-6**): quemaduras por rayos ultravioleta.
- **Queratitis tóxica:** pequeñas erosiones epiteliales localizadas en la parte inferior de la córnea si están producidas por líquidos (**Fig. 1.27-7**), y por toda la córnea si están producidas por un gas (**Fig. 1.27-8**).
- **Perforación corneal** (**Fig. 1.27-9**): la salida del humor acuoso borra la fluoresceína a su paso (efecto Seidel).

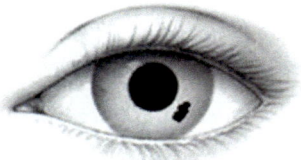

Figura 1.27-3. Úlcera corneal.

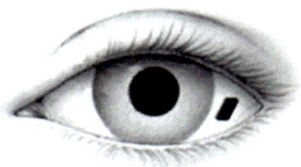

Figura 1.27-4. Herida conjuntival.

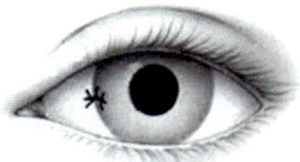

Figura 1.27-5. Queratitis herpética.

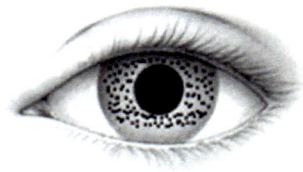

Figura 1.27-6. Queratitis actínica.

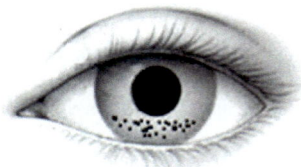

Figura 1.27-7. Queratitis tóxica (líquidos).

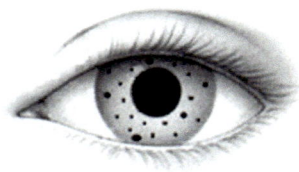

Figura 1.27-8. Queratitis tóxica (gases).

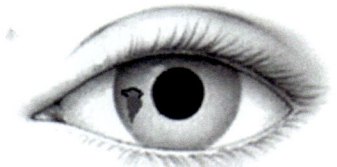

Figura 1.27-9. Perforación corneal.

CUIDADOS TRAS LA TÉCNICA

- Irrigar el ojo con suero salino fisiológico para eliminar el colirio.
- Si se ha aplicado colirio anestésico, advertir al paciente que debe evitar frotarse o manipular el ojo, ya que al estar la conjuntiva anestesiada pueden producirse erosiones u otras lesiones.
- Si es portador de lentes, esperar al menos 1 h después de la instilación de la dosis antes de volvérselas a colocar.

RECUERDE QUE...

- Se trata de una técnica sencilla que ayuda a detectar lesiones de la superficie ocular.
- Si el dolor es muy intenso, se puede aplicar colirio anestésico 5 min antes de la instilación de fluoresceína.

BIBLIOGRAFÍA

Barcena Fernández E, Martínez Fernández R. Examen con fluoresceína y luz azul de cobalto. En: Benito Fernández J, Luaces Cubells C, Mintegi Raso S, Pou Fernández J (eds.). Tratado de urgencias en pediatría. 2ª ed. Madrid: Editorial Médica Panamericana; 2011; p. 237-9.

Centro de Información Online de Medicamentos de la AEMPS-CIMA. Ficha técnica de colircusí fluoresceína 20 mg/mL, colirio en solución. Madrid: Agencia Española de Medicamentos y Productos Sanitarios (AEMPS); 2014. Disponible en: https://cima.aemps.es/cima/pdfs/es/ft/35898/35898_ft.pdf

Dean SJ, Novitskaya ES, Moore TCB, Moore JE, Sharma A. Documentation of corneal epithelial defects with fluorescein-enhaced digital fundus camera photography. Clin Exp Ophthalmol. 2008;36(2):113-8.

Jacobs DS. Corneal abrasions and corneal foreign bodies: clinical manifestations and diagnosis. UpToDate. 2022. Disponible en: https://www.uptodate.com

Jacobs DS. Corneal abrasions and corneal foreign bodies: management. UpToDate. 2023. Disponible en: https://www.uptodate.com

Organización del traslado y la estabilización prehospitalaria del paciente pediátrico

1.28

M. Montejo Fernández y E. López Gutiérrez

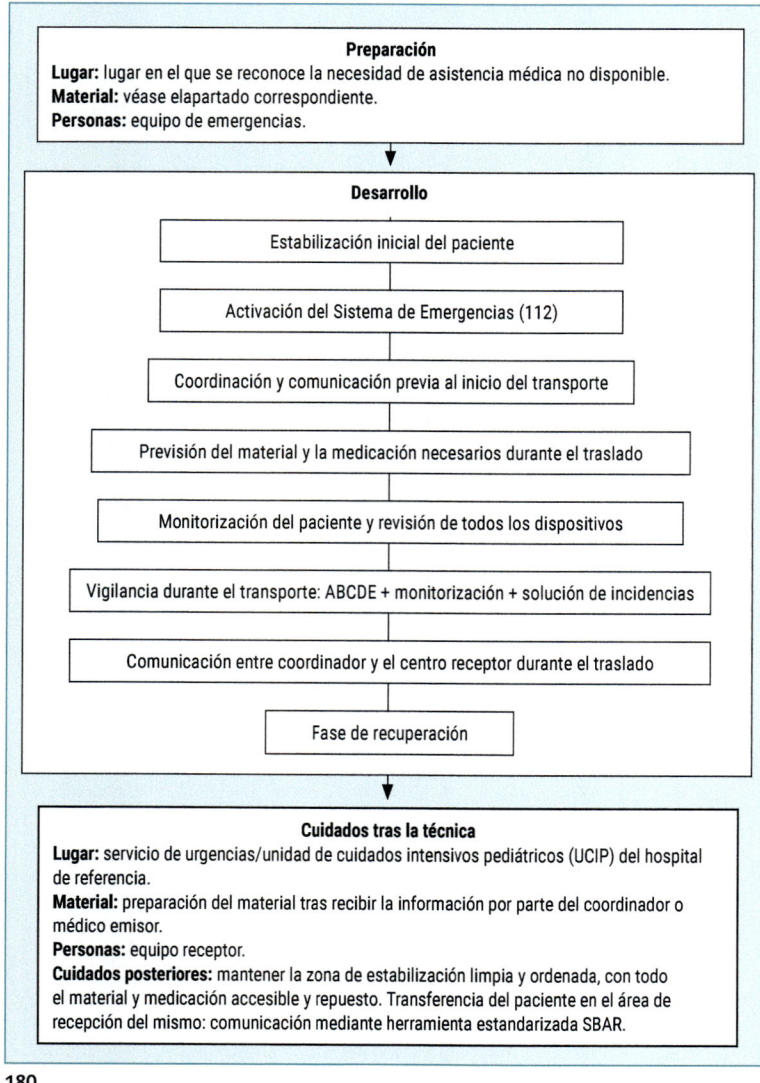

Preparación
Lugar: lugar en el que se reconoce la necesidad de asistencia médica no disponible.
Material: véase elapartado correspondiente.
Personas: equipo de emergencias.

Desarrollo

Estabilización inicial del paciente

Activación del Sistema de Emergencias (112)

Coordinación y comunicación previa al inicio del transporte

Previsión del material y la medicación necesarios durante el traslado

Monitorización del paciente y revisión de todos los dispositivos

Vigilancia durante el transporte: ABCDE + monitorización + solución de incidencias

Comunicación entre coordinador y el centro receptor durante el traslado

Fase de recuperación

Cuidados tras la técnica
Lugar: servicio de urgencias/unidad de cuidados intensivos pediátricos (UCIP) del hospital de referencia.
Material: preparación del material tras recibir la información por parte del coordinador o médico emisor.
Personas: equipo receptor.
Cuidados posteriores: mantener la zona de estabilización limpia y ordenada, con todo el material y medicación accesible y repuesto. Transferencia del paciente en el área de recepción del mismo: comunicación mediante herramienta estandarizada SBAR.

> **OBJETIVOS**
> - Establecer requisitos mínimos (procedimientos, material y recursos) para realizar un traslado pediátrico adecuado, una vez que se haya decidido la realización de este.
> - Garantizar la seguridad y la calidad del traslado, optimizando los recursos necesarios para ello.

CONCEPTOS IMPORTANTES

- El profesional sanitario que atiende al niño en el medio prehospitalario debe realizar la estabilización inicial del paciente pediátrico, siguiendo la secuencia TEP (Triángulo de Evaluación Pediátrica) y ABCDE.
- Los recursos disponibles para el traslado son:
  - Transporte no asistencial: un profesional que disponga, al menos, del certificado de profesionalidad de transporte sanitario y, cuando el tipo de servicio lo requiera, otro con la misma cualificación.
  - Soporte vital básico (SVB): dos técnicos en emergencias sanitarias.
  - Soporte vital avanzado con enfermería (SVAe): un técnico en emergencias sanitarias y una enfermera.
  - Soporte vital avanzado con médico (SVAm): un técnico en emergencias sanitarias, una enfermera y un médico.
- Los *scores* o formularios de transporte facilitan la toma de decisiones sobre el recurso de transporte a utilizar en los pacientes que precisan un traslado con asistencia sanitaria. Se debe consensuar esta decisión entre los profesionales involucrados en la atención del menor. Un buen equipamiento y una buena preparación del personal que atiende urgencias y emergencias pediátricas a nivel extrahospitalario aumentan la probabilidad de lograr un buen resultado en la estabilización y el traslado del paciente.

INDICACIONES

- El traslado comienza en el momento en el que se reconoce la necesidad de atención sanitaria que no se encuentra disponible en el lugar donde se localiza el paciente. Incluye recursos humanos y materiales.
- La atención de un niño que presenta un problema fisiopatológico grave susceptible de traslado al medio hospitalario requiere un trabajo multidisciplinar que debe ser protocolizado y consensuado. En el transporte de estos pacientes, es necesaria la presencia continua de un médico y de personal de enfermería durante todo el proceso.

PREPARACIÓN

- **Lugar:** lugar en el que se reconoce la necesidad de asistencia sanitaria no disponible.
- **Materiales:**
  - Medicación y material necesarios para la atención de urgencias pediátricas en todos los puntos de atención prehospitalaria. Debe encontrarse

fácilmente, y estar organizado en carros y bolsas de emergencias, con un responsable para su proceso de revisión. Este debería estar consensuado y unificado según la organización de servicios y el ámbito de aplicación. Respecto al material en atención primaria (AP) y puntos de atención continuada (PAC): debe garantizarse el material específico pediátrico para el mantenimiento de la vía aérea, ventilación y oxigenación, acceso intraóseo, sistema de administración de bolos de líquidos y atención al paciente con traumatismo.

– Los protocolos para la atención urgente prehospitalaria deben ser consensuados, actualizados y revisados periódicamente, para poder estandarizar la asistencia entre los diferentes niveles asistenciales. Se recomienda tener accesibles protocolos y algoritmos de las patologías pediátricas más prevalentes, y de las más importantes o graves que pudieran comprometer la vida del menor. Se recomienda, además, disponer de tablas de preparación y dosificación de fármacos en situaciones urgentes (*cards* de medicación), para garantizar la uniformidad de las dosis en todos los ámbitos, evitando así errores de dosificación, y mejorando de este modo la seguridad del paciente

- **Preparación del personal:** el traslado debe realizarlo el equipo de emergencias. En función del recurso de traslado utilizado y del personal que valora al paciente, los conocimientos y preparación necesarios son distintos. Si el paciente va a ser trasladado en un SVB, los profesionales estarán capacitados para tomar constantes vitales, inmovilizar y mover al enfermo e iniciar una RCP básica, Si el menor es trasladado por un SVAm, las competencias y habilidades serán las correspondientes a cada profesional. El equipo de un SVAm debe estar entrenado en la valoración y tratamiento de emergencias pediátricas, y capacitado para la realización de procedimientos y técnicas avanzadas como una RCP avanzada pediátrica o neonatal.
- **Informar a la familia:** deben están informados en todo momento de la situación del paciente y de los pasos y procedimientos que se llevarán a cabo.

DESARROLLO DE LA TÉCNICA

- **Coordinación y comunicación con el centro coordinador y el equipo receptor.** El centro coordinador debe recibir la información concisa y específica que incluya datos relacionados con la situación clínica del paciente: TEP, ABCDE, constantes, peso, edad, antecedentes personales importantes (si se dispone de ellos), tratamiento recibido y en curso. El centro coordinador debe comunicar el traslado al equipo receptor, transmitir datos básicos del paciente, nivel de compromiso, intervenciones y tratamientos recibidos. Se recomienda estandarizar la comunicación mediante el uso de técnicas tipo SBAR (**Tabla 1.28-1**), que proporcionan una estructura estándar, concisa y objetiva para la comunicación entre profesionales, mejoran la eficiencia y la precisión de la comunicación, minimizan los riesgos y fomentan la seguridad del paciente.
Además del contacto inicial con el equipo receptor del paciente, es importante un nuevo contacto 10-15 min antes de la llegada, especialmente si la condición de estabilidad ha cambiado.

Tabla 1.28-1. SBAR. Comunicación estandarizada para la transferencia del paciente

Situation (situación). ¿Qué ocurre en este momento?

¿Qué está pasando con el paciente?
• Identificarse (pediatra, enfermero/a, auxiliar, etc.)
• Paciente: puesto/cama, nombre, edad, peso
• Describir el problema brevemente: cuál es, cuándo empezó, gravedad

Background (antecedentes) y contexto. ¿Qué circunstancias llevaron a esta situación?

• Diagnóstico y fecha de ingreso
• Signos vitales recientes
• Medicación que recibe
• Resultados de pruebas complementarias realizadas
• Otra información clínica útil

Assessment (evaluación). ¿Qué piensa que puede ocurrir?

Evaluar y describir el problema del paciente a través de los signos y síntomas:
• Describir el problema detectado y los cambios desde la última evolución del paciente: constantes vitales, signos y síntomas, etc.
• Otros: traslados, soporte familiar, etc.

Recomendation (recomendación). ¿Qué se debe hacer para corregir el problema?

Plantear una sugerencia/recomendación, dada la situación del paciente, para corregir el problema

Seguido de *READ BACK*
↓
Devolución: repetir la información recibida y asegurar la comprensión

• **Asegurar la estabilización del paciente:** médico o pediatra remitente. Se encargará de estabilizar al paciente (TEP-ABCDE) y realizar una evaluación secundaria según los protocolos de su organización, comunicarse con el coordinador del sistema de emergencias, y revaluar y tratar al paciente mientras llega el recurso. Podría encargarse asimismo de la asistencia durante el traslado, si es que el recurso medicalizado no estuviera disponible.

• **Previsión del material y medicación necesaria durante el traslado:** en función del problema principal, del estado fisiopatológico del paciente y de la posibilidad de empeoramiento. Hay que anticiparse a cualquier problema técnico, logístico o clínico.

• **Monitorización del paciente y revisión de todos los dispositivos:** la utilización de *checklists* (listas de verificación) es de utilidad en estos dos últimos pasos.

• **Vigilancia durante el transporte:** vigilancia estrecha. Combinar: monitorización continua, revaluación periódica (ABCDE) y actuación según necesidades.
  – Ante problemas graves durante el traslado o si se duda del estado del paciente, hay que detenerse y estabilizarle de nuevo.
  – Morbilidad durante el transporte: una vez estabilizado el paciente, es posible que aparezcan complicaciones relacionadas con el transporte (aceleraciones-desaceleraciones, vibraciones y ruidos, factores ambientales, como la temperatura) y errores del equipo. La mayoría se pueden

prevenir o mitigar mediante el uso de *checklists*, las dobles comprobaciones (*double-checks*), el uso de comunicación estandarizada (SBAR), el trabajo en equipo y el uso de equipos especializados.

- **Informe.** Documentación mínima que hay que recabar:
  - Personal clínico involucrado (incluyendo nombres del personal de servicios médicos de emergencia).
  - Estado inicial del paciente, TEP.
  - Evaluación del paciente ABCDE, con signos vitales y sospecha diagnóstica.
  - Todas las intervenciones realizadas, incluidas las dosis de medicación y las características del equipo/material utilizado, y el registro de tiempos.
  - Respuesta del paciente al tratamiento y a las intervenciones.
  - Estado del paciente al salir, TEP, ABCDE, signos vitales.
  - Hora de la llamada al sistema de emergencias, hora de llegada y hora de partida del equipo de emergencias.
  - Hora de la llamada al centro receptor y nombre del médico receptor.
- **Comunicación con la familia:** siempre que sea posible, se debe permitir que al menos uno de los familiares acompañe al menor durante el transporte.

CUIDADOS TRAS LA TÉCNICA

- **Lugar:** servicio de urgencias o unidad de cuidados intensivos pediátricos del hospital de referencia.
- **Material:** el equipo receptor debe preparar el material necesario para la recepción del paciente, tras haber recibido la información por parte del coordinador o el médico emisor. Por su parte, el equipo o médico emisor debe reponer el material y la medicación tras el traslado, valorar los posibles desperfectos en el equipamiento y los dispositivos pendientes de batería deben conectarse a la pared para cargarlos.
- **Personas:** equipo receptor. Una vez aceptado el traslado, el equipo receptor debe organizarse, y preparar todo el material y la medicación necesarios para la atención adecuada del paciente a su llegada.

RECUERDE QUE...
- La anticipación debe estar presente en todo el proceso, en particular en la fase preparatoria y de estabilización.
- Es necesario conseguir un máximo de estabilidad clínica previo al traslado.
- Las complicaciones más frecuentes se relacionan con el área respiratoria.
- Los traslados de calidad disminuyen los eventos adversos.

BIBLIOGRAFÍA

Grupo interdisciplinar de emergencias pediátricas (GIDEP). Protocolos de Emergencias Pediátricas Extrahospitalarias (Score de Traslado V3). Osakidetza-Servicio Vasco de Salud. Disponible en: https://www.osakidetza.euskadi.eus/gidep/.

Jordán Lucas R, Boix H, Sánchez García L, Cernada M, Cuevas IL, Couce ML; en representación de las Comisiones de Estándares y Transporte Neonatal, Sociedad Española de Neonatología. Recommendations on the skills profile and standards of the neonatal transport system in Spain. An Pediatr (Engl Ed). 2021;94(6):420.e1-11.

Lyng J, Adelgais K, Alter R, Beal J, Chung B, Gross T, et al. Recommended essential equipment for basic life support and advanced life support ground ambulances 2020: a joint position statement. Pediatrics. 2021;147(6):e2021051508.

Meckler G, Schwartz HP. Prehospital pediatrics and emergency medical services (EMS). UpToDate. 2022. Disponible en: https://www.uptodate.com

Millán García Del Real N, Sánchez García L, Ballesteros Díez Y, Rodríguez Merlo R, Salas Ballestín A, Jordán Lucas R, et al. Importance of specialized paediatric and neonatal transport. Current situation in Spain: towards a more equitable and universal future. An Pediatr (Engl Ed). 2021;95(6):485.e1-10.

Orina: técnicas de recogida en el lactante

1.29

A. Sainz Fernández y U. Hernando Guijarro

I. RECOGIDA DE ORINA CON BOLSA PERINEAL

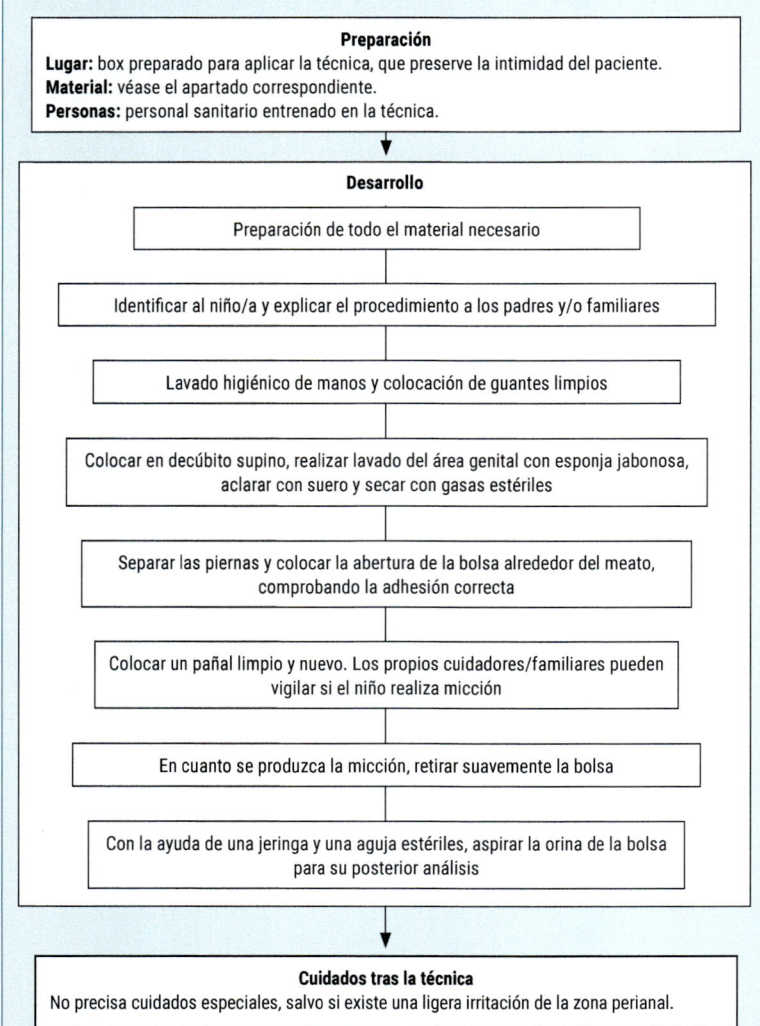

Preparación
Lugar: box preparado para aplicar la técnica, que preserve la intimidad del paciente.
Material: véase el apartado correspondiente.
Personas: personal sanitario entrenado en la técnica.

Desarrollo

Preparación de todo el material necesario

Identificar al niño/a y explicar el procedimiento a los padres y/o familiares

Lavado higiénico de manos y colocación de guantes limpios

Colocar en decúbito supino, realizar lavado del área genital con esponja jabonosa, aclarar con suero y secar con gasas estériles

Separar las piernas y colocar la abertura de la bolsa alrededor del meato, comprobando la adhesión correcta

Colocar un pañal limpio y nuevo. Los propios cuidadores/familiares pueden vigilar si el niño realiza micción

En cuanto se produzca la micción, retirar suavemente la bolsa

Con la ayuda de una jeringa y una aguja estériles, aspirar la orina de la bolsa para su posterior análisis

Cuidados tras la técnica
No precisa cuidados especiales, salvo si existe una ligera irritación de la zona perianal.

OBJETIVOS
- Recordar las indicaciones de recogida de orina mediante una bolsa perineal adhesiva.
- Conocer la técnica para realizar una colocación correcta de la bolsa perineal, así como el material necesario para ello.

CONCEPTOS IMPORTANTES

- **Definición:** recoger una muestra de orina en las mejores condiciones de asepsia posible para disponer de resultados fiables, mediante una bolsa de plástico estéril adhesiva que se coloca en el periné del niño/a e incluye el meato urinario.
- **Objetivos:** obtener una muestra de orina en niños/as sin control voluntario de esfínteres, de manera no cruenta y en las mejores condiciones de asepsia posibles.

INDICACIONES

Cuando se precise la recogida de una muestra de orina para su estudio analítico en el neonato, lactante o niño/a sin control voluntario de esfínteres: cuadro febril sin aparente foco infeccioso, hematuria, cribado de la infección del tracto urinario (ITU) en pacientes con sospecha clínica, determinación de tóxicos y otras sustancias en orina, análisis de electrólitos urinarios, etcétera.

PREPARACIÓN

- **Precauciones:**
  - Asegurarse de no cubrir el ano durante la colocación de la bolsa para evitar la contaminación con heces.
- **Contraindicaciones relativas:**
  - En niños prematuros, o con irritaciones previas y excoriaciones en el área perineal, no es recomendable, ya que el adhesivo de la bolsa colectora puede empeorar esa lesión, sobre todo, si se mantiene durante un tiempo prolongado o si se precisan recambios de bolsa por despegarse la misma.
  - Técnica no recomendable cuando se necesite una muestra de orina para realizar un cultivo estéril de esta.
- **Lugar:** en un box preparado para aplicar la técnica, preservando la intimidad del paciente.
- **Materiales** (**Fig. 1.29-1**):
  - Empapador y suero fisiológico.
  - Gasas estériles.
  - Esponja jabonosa.
  - Guantes limpios no estériles.
  - Bolsa perineal adhesiva (**Fig. 1.29-2**).
  - Aguja y jeringa estériles para extraer la orina de la bolsa una vez obtenida la muestra.

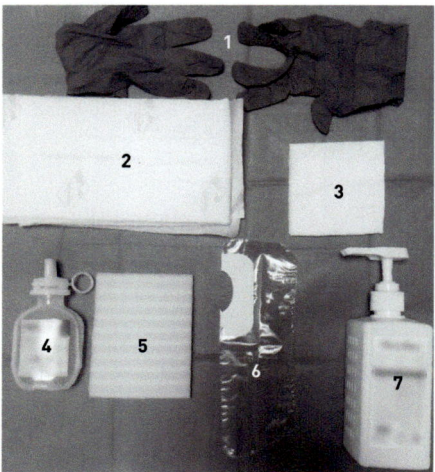

Figura 1.29-1. Material necesario para colocación de bolsa perineal de recogida de orina. **1.** Guantes desechables. **2.** Empapador. **3.** Gasas estériles. **4.** Suero fisiológico. **5.** Esponja jabonosa. **6.** Bolsa perineal adhesiva; **7.** Gel hidroalcohólico.

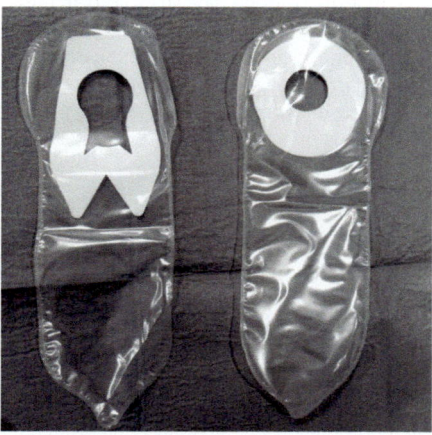

Figura 1.29-2. Bolsas de recogida de orina según género: femenino (izquierda) y masculino (derecha).

- **Preparación del personal:** personal sanitario entrenado en realizar la técnica.
  - Lavado higiénico de manos con agua y jabón, o desinfección con solución hidroalcohólica.
  - Secado de manos y colocación de guantes limpios no estériles.
- **Preparación del paciente:**
  - Después de realizar la identificación inequívoca del paciente, se explica el procedimiento a los padres y/o familiares.
  - Se retira toda la ropa del niño desde la cintura hacia abajo, descubriendo la zona perineal.
  - Colocar un empapador debajo del paciente.

DESARROLLO DE LA TÉCNICA

- Colocar al niño encima de un empapador, en decúbito supino con las piernas en abducción (posición de rana) y, si es niña, en posición ginecológica.
- Realizar un buen lavado de arrastre con esponja jabonosa y suero salino fisiológico (SSF). En el niño, retirar el prepucio hacia atrás suavemente, siempre y cuando no exista fimosis. En la niña, separar los labios, lavando de arriba hacia abajo, limpiar el orificio uretral y, por último, la zona perianal.
- Aclarar con agua estéril o SSF, y secar completamente con gasas estériles a toquecitos para evitar la irritación.
- Retirar una parte del papel protector de la bolsa, separar las piernas del niño/a con el fin de alisar los pliegues de la piel, colocar la abertura de la bolsa alrededor del meato urinario y asegurarse de no cubrir el ano para impedir la contaminación por heces de la muestra obtenida. Retirar el resto del papel protector y ajustar la bolsa presionando suavemente sobre la piel, del centro hacia arriba (**Fig. 1.29-3**).
- Los propios cuidadores/familiares pueden vigilar si el niño realiza micción abriendo el pañal. Tan pronto como esto ocurra, se retira la bolsa del periné con suavidad.
- Con la ayuda de una jeringa y una aguja estériles, aspirar la orina de la bolsa, para proceder a su posterior análisis.
- Recoger el material utilizado, lavarse las manos con agua y jabón, y registrar el procedimiento.
- Si transcurrido un tiempo prudencial (propuesto por cada servicio de urgencias pediátricas [en nuestra unidad hora y media]) no se consigue obtener la orina, valorar su recogida mediante otra técnica.
- Si durante el procedimiento de preparación se realiza micción espontánea, que se pueda recoger a chorro, en un recipiente estéril adecuado y siempre y cuando se hayan lavado previamente la zona perianal, se puede dar la muestra por válida.

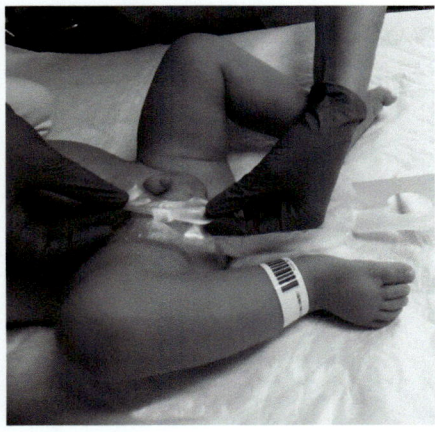

Figura 1.29-3. Modo de colocación de la bolsa perineal.

CUIDADOS TRAS LA TÉCNICA

No precisa.

- **Criterios de alta/cuidados posteriores:** no precisa, salvo crema tópica, si existe irritación por la acción de la colocación y la retirada de la bolsa adhesiva.
- **Causas de fracaso:**
  - Bolsa despegada (falta de comprobación de adhesión correcta, sudoración excesiva, etcétera).
  - No realizar la técnica de forma adecuada no garantizando su asepsia.
- Bolsa contaminada por heces: cambio de la bolsa adhesiva, repitiendo todo el proceso de realización de la técnica descrito anteriormente.
- **Complicaciones:**
  - No existen complicaciones derivadas de esta técnica.

RECUERDE QUE...
- Es una técnica fácil, barata y no cruenta.
- Se debe realizar con la mayor asepsia posible para obtener los resultados correctos.

BIBLIOGRAFÍA

Alfaro Patón R, Márquez Díaz RR. Recogida de orina mediante bolsa adhesiva perineal. 1ª ed. Madrid: Sociedad Española de Urgencias de Pediatría (SEUP); 2022. [Consulta el 7 de marzo de 2023.] Disponible en: https://seup.org

Buettcher M, Trueck J, Niederer-Loher A, Heininger U, Agyeman P, Asner A, et al. Swiss consensus recommendations on urinary tract infections in children. Eur J Pediatr. 2020;180(3):675-7. Disponible en: https://link.springer.com

Piñeiro Pérez R, Cilleruelo Ortega MJ, Ares Álvarez J, Baquero-Artigao F, Silva Rico JC, Velasco Zúñiga R, et al. Recomendaciones sobre el diagnóstico y el tratamiento de la infección urinaria. An Pediatr. 2019;90(6):400.e1-9.

Lorente Romero J, Marañón R, Jové Blanco A. Obtención de muestra de orina a través de bolsa perineal sin recambio: análisis de la tasa de contaminación. 2021;94(4):272-3.

II. SONDAJE VESICAL

Preparación
Lugar: box preparado para realizar la técnica.
Material: véase elapartado correspondiente.
Personas: personal sanitario entrenado en la técnica.

Desarrollo

Preparación de todo el material necesario

Identificar al niño/a y explicar el procedimiento a los padres y/o familiares

Colocar al paciente en decúbito supino con rodillas flexionadas y separadas

Lavado de la región genital con agua y jabón

Aplicar en la zona anestésico tópico (2-3 min antes) y valorar medidas no farmacológicas coadyuvantes, como la sacarosa oral en neonatos y lactantes

Colocación de guantes estériles, creación del campo estéril y lubricación de la sonda

Si el sondaje es temporal o permanente, comprobar previamente el buen estado del balón

Introducir el catéter suavemente por el meato urinario hasta obtener orina Inflar el globo y conectar el sistema colector cerrado, si es sondaje permanente

Retirar la sonda, si es sondaje intermitente.
Si la sonda es permanente, sujeción de la sonda a la cara interna del muslo

Cuidados tras la técnica
Lugar: mantener al paciente en el box donde se realizó la técnica.
Material: el necesario para mantener los cuidados de la sonda.
Personas: tras sondaje intermitente no precisa personal específico.
Criterios de alta/cuidados posteriores: mantener la zona perineal limpia.

OBJETIVOS

- Recordar las indicaciones y contraindicaciones para la realización del sondaje.
- Conocer la técnica para realizar un sondaje correcto, así como el material necesario para ello y para obtener una muestra de orina estéril.

CONCEPTOS IMPORTANTES

- **Definición:** técnica invasiva realizada de forma estéril, que consiste en la introducción de una sonda estéril adecuada hasta la vejiga a través del meato uretral.
- **Tipos:**
  - Sondaje intermitente: se realiza cada cierto tiempo o puntualmente para la recogida de una muestra.
  - Sondaje permanente: se mantiene más de 30 días.
  - Sondaje temporal: se mantiene menos de 30 días.
- **Objetivos:** establecer una vía de drenaje desde la vejiga al exterior con fines terapéuticos y/o diagnósticos.

INDICACIONES

- Sondaje permanente:
  - Tratamiento crónico de pacientes con fracaso en el vaciado vesical espontáneo cuando no hayan tenido éxito o no sean candidatos a ningún otro procedimiento alternativo.
- Sondaje temporal:
  - Control de diuresis.
  - Vía de drenaje o de lavado continuo de la vejiga.
  - En pacientes incontinentes, mantener seca la zona genital para el tratamiento de escaras, úlceras, dermatitis de contacto, etcétera.
  - Fístulas vesicales y rotura vesical extraperitoneal.
  - Tratamiento intraoperatorio y postoperatorio que permita la cicatrización de las vías urinarias tras la cirugía.
- Sondaje intermitente:
  - Retención urinaria para vaciar la vejiga.
  - Recogida de una muestra estéril de orina con fines diagnósticos.
  - Exploración uretral o vesical.
  - Determinación de la cantidad de orina residual.
  - Introducción de medicamentos con fines diagnósticos o terapéuticos.

PREPARACIÓN

- **Contraindicaciones relativas:**
  - Procesos inflamatorios: prostatitis, uretritis aguda, etcétera.
  - Incontinencia urinaria: es prioritaria la reeducación vesical.
- **Contraindicaciones absolutas:**
  - Lesiones uretrales: estenosis, fístulas, abscesos, traumatismos uretrales.
  - Lesión vesical.

- Antes de realizar el sondaje se debe descartar lesión pélvica o abdominal. NUNCA se debe colocar una sonda vesical ante la sospecha de niño con politraumatismo, presencia de sangre en meato uretral, hematoma perineal o escrotal, fractura de pelvis.
- **Lugar:** box preparado para realizar la técnica.
- **Materiales** (**Fig. 1.29-4**):
  - Para la fase no estéril (higiene genital):
    - Mesa auxiliar, carro o batea.
    - Empapador.
    - Guantes limpios no estériles.
    - Esponja jabonosa.
    - Agua o SSF de irrigación.
  - Para la fase estéril (sondaje):
    - Sonda vesical estéril tipo Foley, para sondajes temporales/permanentes (calibres entre 6 Fr y 10 Fr), o sonda de un único uso, para sondajes intermitentes/puntuales.
    - Guantes desechables estériles.
    - Paño estéril.
    - Lubricante hidrosoluble urológico.
  - Material para sondaje temporal y/o permanente:
    - Ampolla de agua destilada estéril.
    - Jeringas (dependiendo de la edad del niño y de las características de la sonda: de 2 mL, 5 mL y 10 mL).
    - Sistema colector estéril de circuito cerrado o bote estéril para recogida de muestra.
    - Soporte para la bolsa de orina.
    - Esparadrapo hipoalergénico.
    - Pinza de Kocher.

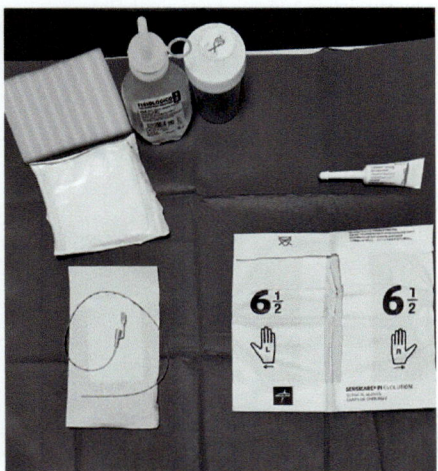

Figura 1.29-4. Material para sondaje intermitente.

- **Preparación del personal:** la realizará personal sanitario entrenado en realizar la técnica. Se precisan dos personas para garantizar la esterilidad en el procedimiento a realizar.
  - Lavado higiénico de manos con agua y jabón y/o desinfección con solución hidroalcohólica.
  - Colocación de guantes.
- **Preparación del paciente:**
  - Valorar la presencia de posibles alergias al material que se va a utilizar (como en niños con espina bífida, donde el material a utilizar debe estar libre de látex).
  - Identificación inequívoca del niño/a e informar a los padres del procedimiento.
  - Retirar la ropa del niño/a de cintura para abajo y colocación de un empapador en la camilla, encima del cual se colocará al niño/a.

DESARROLLO DE LA TÉCNICA (Fig. 1.29-5)

Fase no estéril:
- Colocar al niño en decúbito supino, con la cama horizontal, con las piernas flexionadas y separadas en las niñas; si es niño, con las piernas estiradas.
- Lavado de la región genital con agua y jabón. En los niños, retirar el prepucio suavemente para lavar el glande, y en las niñas, separar los labios mayores para lavar en sentido descendente la zona genital y los pliegues inguinales (del pubis hacia el ano).
- Secar la zona con gasas estériles.
- Retirar los guantes no estériles y lavado de manos.
- Abrir los paquetes para que el profesional que realiza la técnica estéril prepare el campo y el material necesario.

Fase estéril:
- Lavado e higiene de manos con agua y jabón y/o solución alcohólica.

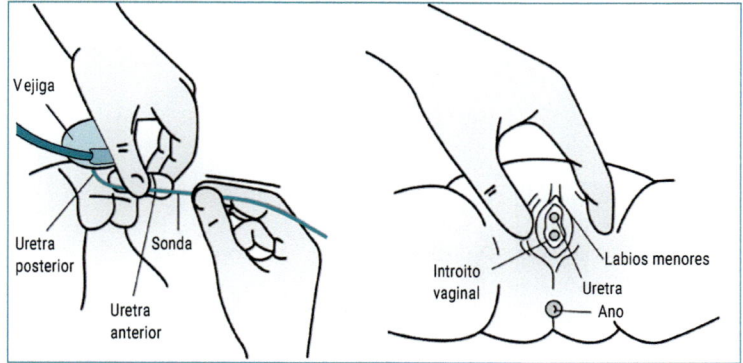

Figura 1.29-5. Técnica de introducción de la sonda uretral en niños y localización del meato urinario en niñas.

- Colocación de guantes estériles.
- Preparación del campo estéril y del material necesario.
- Coger la sonda, lubricar el catéter y la uretra, e introducir la sonda suavemente por el meato hasta obtener orina.
- Si el sondaje es intermitente: utilizar un doble bote estéril de orina, para recoger la primera orina en un bote (que se desecha) y la orina obtenida a mitad de micción (que es la válida para su análisis) en el segundo bote.
- Si el sondaje es temporal o permanente: comprobar previamente el buen estado del balón. Una vez introducida la sonda en la vejiga, se inflará con agua destilada y se traccionará levemente hasta notar resistencia.
- Se recogerá la muestra, dejando caer la orina desde la sonda al bote estéril sin que la sonda roce el interior del contenedor. Se utilizará un doble bote si la cantidad de orina así lo permite.
- Si el sondaje es intermitente: una vez conseguida la muestra de orina, retirar la sonda y limpiar la zona.
- Si el sondaje es temporal o permanente: conectar la sonda al sistema colector preparado, fijar la sonda a la cara interna del muslo y colocar soporte a la bolsa colectora.
- Independientemente del sondaje efectuado, realizar lavado higiénico de manos tras la técnica.

En el caso de tener un niño con sondaje temporal o permanente al que hay que recoger muestra de orina para cultivo, se recogerá del siguiente modo:

- Pinzar la bolsa de orina lo más próximo posible a la sonda vesical y esperar media hora.
- Colocarse guantes estériles y desinfectar la membrana para toma de muestras con antiséptico (clorhexidina alcohólica al 2 % o alcohol al 70 %). Dejar actuar durante 30 s.
- Acoplar una aguja Vacutainer con campana a la membrana.
- Conectar tubo de muestras de orina (amarillo) con presión negativa a la campana y esperar a que se llene para desacoplarlo.
- Retirar la campana.
- Desinfectar nuevamente la membrana con el antiséptico correspondiente.

CUIDADOS TRAS LA TÉCNICA

- **Lugar:** mantener al paciente en el box donde se le ha realizado el sondaje.
- **Material:** el necesario para mantener la higiene perineal, los cuidados de la sonda y la fijación de esta.
- **Personas:** personal entrenado en la realización del sondaje y el mantenimiento de este. Tras el sondaje intermitente, no se precisa personal específico.
- **Criterios de alta/cuidados posteriores en sondas mantenidas:**
  - Mantener la zona genital limpia y seca.
  - Realizar lavado higiénico de manos antes y después de manipular la sonda o la bolsa colectora para evitar infecciones.
  - Mover la sonda diariamente en sentido rotatorio para evitar adherencias.
  - Buena fijación para evitar tirones.

– Bolsa colectora siempre colocada por debajo del nivel de la vejiga para evitar reflujos.
– No desconectar la sonda, ya que es un sistema cerrado para evitar las infecciones.
– Cambiar la bolsa colectora cada semana y vaciarla cuando el contenido esté en dos tercios de su capacidad.
– Cambiar la sonda según lo indique el fabricante y según el tipo (silicona, látex, etcétera).

• **Causas de fracaso:**
– No se ha logrado orina en cantidad suficiente para obtener la muestra solicitada.
– No se ha introducido la sonda en la uretra, sino en la vagina. Verificar y retirar.
– Se ha podido crear una falsa vía (dolor durante la inserción o aparición de sangre en el meato): retirar la sonda y revisar.

• **Complicaciones:**
– Daño estructural del tracto urinario (perforación uretral o vaginal): remitir a urología.
– Retención urinaria por obstrucción de la sonda (por coágulos, moco, sedimento, sonda acodada, etc.): valorar el motivo de la obstrucción y realizar lavado vesical si lo precisa.
– Hematuria (por traumatismo o formación de coágulos en la vejiga): lavados vesicales.
– Infección urinaria: retirar el catéter.
– Parafimosis.
– Epididimitis: recoger urocultivo y administrar tratamiento antibiótico empírico hasta obtener los resultados del cultivo de orina.
– Fístula vesical (es significativa la presencia de aire y heces en la orina).
– Estenosis uretral (tras repetidos traumatismos locales).
– Incontinencia.
– Hematuria *ex vacuo*.

RECUERDE QUE...

• La obtención de una muestra de orina mediante sondaje vesical proporciona información valiosa para el diagnóstico, y permite aliviar la sintomatología y/o aplicar tratamiento adecuado según la situación fisiopatológica del niño/a.

• Las contraindicaciones absolutas para realizarla son las lesiones uretrales y vesicales.

BIBLIOGRAFÍA

Ares MI, Benito FJ, Mintegi S, Yagüe MJ. Orina: técnicas de recogida en lactantes. En: Técnicas y procedimientos para enfermería en urgencias pediátricas. 1ª ed. Madrid: Editorial Médica pPanamericana; 2019. p. 338-55.

Bajaj L, Bothner J. Urine collection techniques in infants and children with suspected urinary tract infection. UpToDate. 2022. Disponible en: https://www.uptodate.com

Cubells M, Rozas L, Urrea M. Sondaje vesical permanente e intermitente. Procedimientos del SJD Epedia. Barcelona: Hospital Sant Joan de Déu; 2019.

Rivas-García A, Lorente-Romero J, López-Blázquez M, Rodríguez-Jiménez C, Castro Rodríguez C, Míguez-Navarro MC. Contamination in urine samples collected using bladder stimulation and clean catch versus urinary catheterization in infantsyounger than 90 days. Pec-online. 2022;38(1):e89-93.

Schaeffer AJ. Complications of urinary bladder catheters and preventive strategies. UpToDate. 2023. Disponible en: https://www.uptodate.com

III. PUNCIÓN-ASPIRACIÓN SUPRAPÚBICA

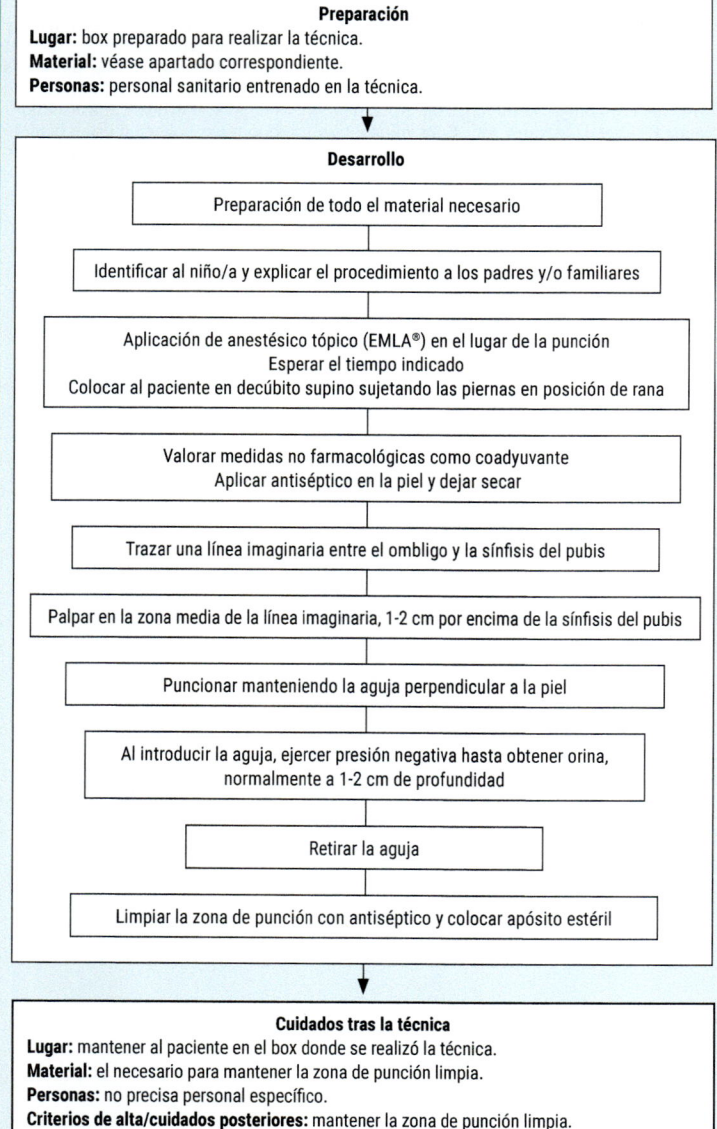

Preparación
Lugar: box preparado para realizar la técnica.
Material: véase apartado correspondiente.
Personas: personal sanitario entrenado en la técnica.

Desarrollo

Preparación de todo el material necesario

Identificar al niño/a y explicar el procedimiento a los padres y/o familiares

Aplicación de anestésico tópico (EMLA®) en el lugar de la punción
Esperar el tiempo indicado
Colocar al paciente en decúbito supino sujetando las piernas en posición de rana

Valorar medidas no farmacológicas como coadyuvante
Aplicar antiséptico en la piel y dejar secar

Trazar una línea imaginaria entre el ombligo y la sínfisis del pubis

Palpar en la zona media de la línea imaginaria, 1-2 cm por encima de la sínfisis del pubis

Puncionar manteniendo la aguja perpendicular a la piel

Al introducir la aguja, ejercer presión negativa hasta obtener orina,
normalmente a 1-2 cm de profundidad

Retirar la aguja

Limpiar la zona de punción con antiséptico y colocar apósito estéril

Cuidados tras la técnica
Lugar: mantener al paciente en el box donde se realizó la técnica.
Material: el necesario para mantener la zona de punción limpia.
Personas: no precisa personal específico.
Criterios de alta/cuidados posteriores: mantener la zona de punción limpia.

CONCEPTOS IMPORTANTES

- **Definición:** técnica invasiva que consiste en la introducción de una aguja estéril en la vejiga urinaria a través de la pared abdominal, con la finalidad de obtener una muestra de orina mediante la aspiración directa con jeringa para su posterior análisis.
- **Objetivos:** obtener una muestra de orina estéril directamente de la vejiga con fines diagnósticos.

INDICACIONES

Cuando se requiere diagnosticar una infección del tracto urinario en pacientes no continentes y no es posible realizar un sondaje vesical.

PREPARACIÓN

- **Contraindicaciones relativas:**
  – Distensión abdominal.
  – Cirugía abdominal en fechas recientes.
  – Sospecha de obstrucción intestinal.
  – Micción reciente del lactante (vejiga vacía).
  – Infección de la piel en la zona de punción.
- **Contraindicaciones absolutas:**
  – Trombocitopenias y/o alteraciones de la coagulación.
  – Celulitis local.
  – Anomalías anatómicas urinarias: duplicación ureteral, ureterocele, uréter ectópico, etcétera.
- **Lugar:** box preparado para realizar la técnica.
- **Materiales:**
  – Crema anestésica EMLA®.
  – Guantes estériles.
  – Jeringa de 2 mL y 5 mL.
  – Aguja de 22 G.
  – Antiséptico.
  – Gasas estériles.
  – Esparadrapo hipoalergénico.
  – Bote estéril para recogida de muestra.
- **Preparación del personal:** la realizará personal entrenado y cualificado en realizar la técnica. Se precisan dos personas para realizarla.
  – Lavado higiénico de manos con agua y jabón y/o desinfección con solución hidroalcohólica.

– Colocación de guantes estériles.
• **Preparación del paciente:**
  – Identificación inequívoca del paciente e informar a los padres antes del procedimiento.
  – Es conveniente administrar líquidos al paciente antes de realizar la técnica, ya que la vejiga debe estar llena. Ideal realizar la punción tras 20 min de la ingesta.
  – Parche de crema anestésico (EMLA®) 1 h antes de la técnica.
  – Sedoanalgesia: en lactantes pequeños, ofrecer una solución azucarada 1-2 min antes del procedimiento. Valorar otras medidas no farmacológicas.

DESARROLLO DE LA TÉCNICA (Figs. 1.29-6 y 1.29-7)

• Colocar al paciente en decúbito supino, sujetando las piernas en posición de rana.
• Aplicar el antiséptico en la zona de punción, dejándolo actuar 30 s.
• Trazar una línea imaginaria entre el ombligo y la sínfisis del pubis.
• Palpar en la zona media de la línea imaginaria, 1-2 cm por encima de la sínfisis.
• Ocluir la abertura uretral justo antes de la punción. En niños, apretar la uretra peneana; en niñas, realizar presión uretral en el meato.

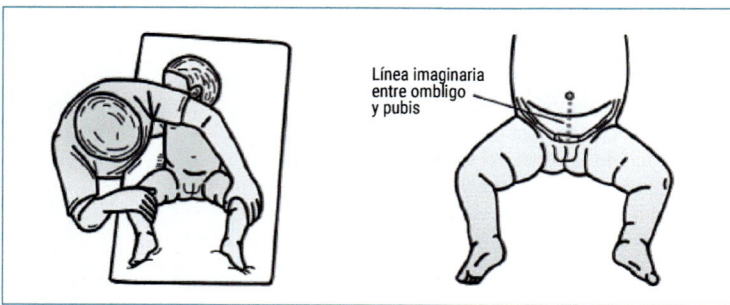

Línea imaginaria entre ombligo y pubis

Figura 1.29-6. Posición adecuada para realizar la punción suprapúbica.

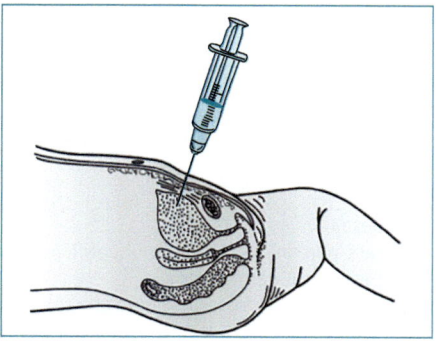

Figura 1.29-7. Posición para introducir la aguja en la punción-aspiración suprapúbica.

- Puncionar, manteniendo la aguja perpendicular a la piel, ligeramente caudal (10-20°).
- Al introducir la aguja, ejercer presión negativa hasta obtener la orina, normalmente a 1-2 cm de profundidad.
- Retirar la aguja.
- Limpiar la zona de punción con antiséptico y colocar apósito estéril.

CUIDADOS TRAS LA TÉCNICA

- **Lugar:** mantener al paciente en el box donde se le ha realizado la técnica.
- **Material:** el necesario para mantener la higiene local.
- **Personas:** no se precisa personal específico.
- **Criterios de alta/cuidados posteriores:**
  – Mantener la zona donde se ha realizado la punción limpia y seca.
- **Causas de fracaso:**
  – No se obtiene orina. Se puede realizar la técnica de punción guiada por ecógrafo. Ayuda a visualizar la posición de la vejiga evitando intentos fallidos o retrasos innecesarios en su realización, así como visualizar si la vejiga se encuentra llena o no.
- **Complicaciones:**
  – Posible microhematuria transitoria, no siendo frecuentes las hemorragias importantes.
  – Hematoma en la pared abdominal.
  – Infección local en la pared abdominal.
  – Perforación intestinal: aspiración de contenido fecal al puncionar el intestino. Normalmente no tiene repercusión clínica. Si sucede, se mantendrá al paciente en observación durante unas horas.

RECUERDE QUE...
- La obtención de orina mediante punción suprapúbica permite obtener una muestra de orina estéril mediante punción directa en la vejiga, sin contaminación de la muestra.
- Es una técnica sencilla y rápida, con escasas complicaciones.

BIBLIOGRAFÍA

Bajaj L, Bothner J. Urine collection techniques in infants and children with suspected urinary tract infection. UpToDate. 2022. Disponible en: https://www.uptodate.com

Benito Ruiz E. Punción suprapúbica. 1ª ed. Madrid: Sociedad Española de Urgencias de pediatría (SEUP); 2022. Disponible en: https://seup.org

Diviney J, Jaswon MS. Urine collection methods and dipstick testing in non-toilet-trained children. Pediatr Nephrol. 2021;36(7):1697-708. Disponible en: https://link.springer.com

IV. TÉCNICA DE ESTIMULACIÓN DE LA VEJIGA

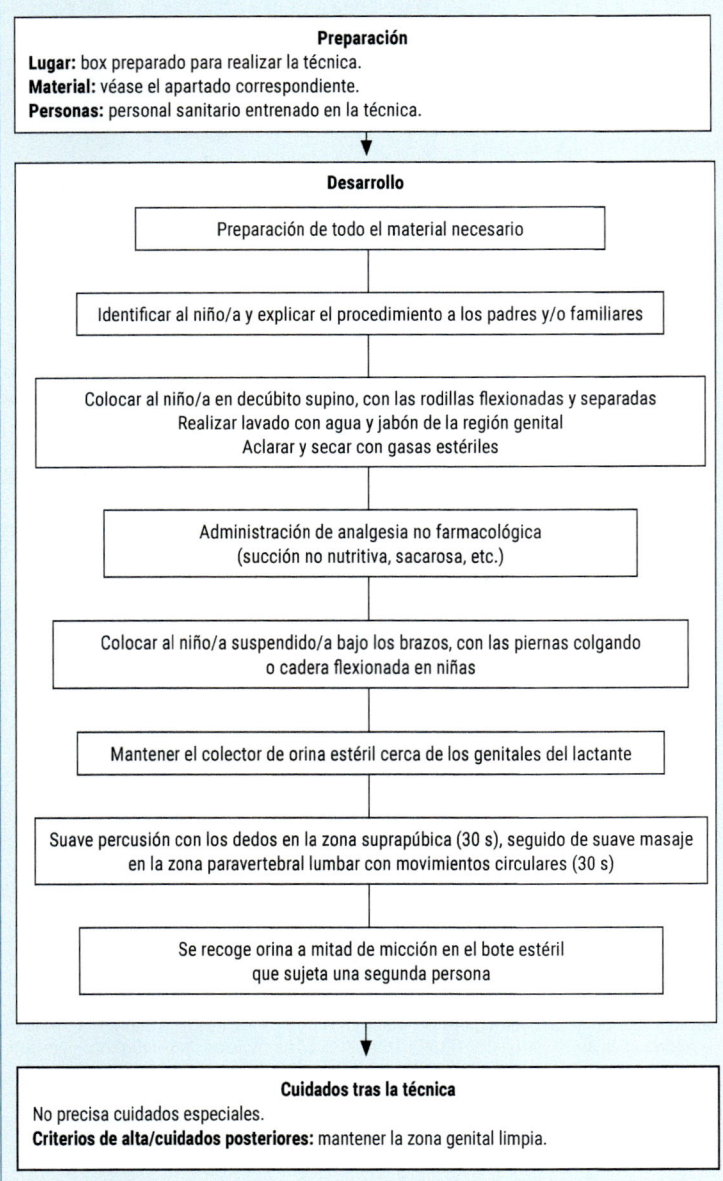

Preparación
Lugar: box preparado para realizar la técnica.
Material: véase el apartado correspondiente.
Personas: personal sanitario entrenado en la técnica.

Desarrollo

Preparación de todo el material necesario

Identificar al niño/a y explicar el procedimiento a los padres y/o familiares

Colocar al niño/a en decúbito supino, con las rodillas flexionadas y separadas
Realizar lavado con agua y jabón de la región genital
Aclarar y secar con gasas estériles

Administración de analgesia no farmacológica
(succión no nutritiva, sacarosa, etc.)

Colocar al niño/a suspendido/a bajo los brazos, con las piernas colgando
o cadera flexionada en niñas

Mantener el colector de orina estéril cerca de los genitales del lactante

Suave percusión con los dedos en la zona suprapúbica (30 s), seguido de suave masaje
en la zona paravertebral lumbar con movimientos circulares (30 s)

Se recoge orina a mitad de micción en el bote estéril
que sujeta una segunda persona

Cuidados tras la técnica
No precisa cuidados especiales.
Criterios de alta/cuidados posteriores: mantener la zona genital limpia.

OBJETIVOS

Conocer la técnica para recoger una muestra de orina, mediante un procedimiento no cruento y en un corto espacio de tiempo.

CONCEPTOS IMPORTANTES

- **Definición:** técnica no invasiva de recogida de orina, que consiste en la estimulación del reflejo medular de arco simple de contracción del músculo detrusor, que está inervado por los nervios parasimpáticos pélvicos. En pacientes continentes, este reflejo es inhibido por control cortical. Por ello, a menor edad, menor tiempo de recogida en ambos sexos y mayor tasa de éxito.
- **Objetivos:** obtener una muestra de orina en lactantes no continentes con fines diagnósticos.

INDICACIONES

- En neonatos y lactantes menores de 6 meses, con buen estado general, en los que se precisa recoger una muestra de orina fiable.
- Cuando se quiere evitar los métodos invasivos y cruentos (sondaje vesical y/o punción suprapúbica) más molestos y que requieren más tiempo para su ejecución.

PREPARACIÓN

- **Contraindicaciones relativas:**
  - Niños con patologías de base (espina bífida, parálisis cerebral, etcétera).
  - Continencia urinaria.
- **Lugar:** box preparado para realizar la técnica.
- **Materiales:**
  - Mesa auxiliar, carro o batea.
  - Empapador.
  - Guantes limpios no estériles.
  - Esponja jabonosa.
  - SSF de irrigación.
  - Gasas estériles.
  - Bote o colector de orina estéril.
  - Solución de sacarosa al 24 %.
- **Preparación del personal:** la realizará personal entrenado y cualificado en llevar a cabo la técnica. Se precisan dos personas para ello.
  - Lavado higiénico de manos con agua y jabón y/o desinfección con solución hidroalcohólica.
  - Colocación de guantes limpios no estériles.
- **Preparación del paciente:**
  - Identificación inequívoca del niño/a y explicar a los padres el desarrollo de la técnica.
  - Se retira la ropa del lactante y el pañal.

   – Scoloca un empapador debajo del lactante para realizar la higiene de genitales y de la zona perineal.

DESARROLLO DE LA TÉCNICA

- Permitir que el bebé se alimente durante 20 min antes de la técnica.
- Lavado de manos con agua y jabón, y colocación de guantes no estériles.
- Colocar al niño en la camilla sobre el empapador.
- Lavar la región genital con agua y jabón. En los niños, retirar el prepucio suavemente para lavar el glande, y en las niñas, separar los labios mayores lavando en sentido descendente la zona genital y los pliegues inguinales (del pubis hacia el ano). Hacer hincapié en retirar bien los restos de cremas.
- Aclarar con SSF de irrigación y secar la zona con gasas estériles.
- Retirar los guantes no estériles y realizar lavado higiénico de manos.
- Administrar analgesia no farmacológica (succión no nutritiva o sacarosa).
- A continuación, mientras una persona (pueden ser los padres) sostiene al niño erguido o suspendido bajo los brazos (piernas colgando en los niños y caderas flexionadas en las niñas), otra persona sostiene cerca de los genitales del bebé el bote de orina estéril, sin tocar los bordes internos, preparada para tomar la muestra de orina.
- El personal sanitario entrenado en la técnica realizará una suave percusión con los dedos en la zona suprapúbica durante 30 s (a razón de 100 veces/min), y durante otros 30 s realizará un ligero y suave masaje en la zona lumbar paravertebral, con movimientos circulares, hasta que se produzca la micción espontánea.
- Se considera un éxito si se consigue una muestra de orina en menos de 5 min.
- Se recoge la orina a mitad de la micción, desechando el primer chorro.
- Lavado higiénico de manos tras realizar la técnica.

CUIDADOS TRAS LA TÉCNICA

- No precisa cuidados posteriores a la técnica realizada.
- **Criterios de alta/cuidados posteriores en sondas mantenidas:** mantener la zona genital limpia y seca.
- **Causas de fracaso:**
  - No se obtiene orina. Se puede realizar la técnica utilizando previamente un ecógrafo para visualizar si la vejiga se encuentra llena o no.
  - No se ha verificado que el lactante haya realizado previamente una ingesta.
  - Inexperiencia en la técnica (sujeción incorrecta, no esperar el tiempo suficiente, peso excesivo del niño, etcétera).
- **Complicaciones:** no existen complicaciones derivadas de esta técnica.

> **RECUERDE QUE...**
> - Es una técnica segura, efectiva y rápida si la realiza personal entrenado en ella.
> - Puede aplicarse a neonatos, lactantes y niños pequeños incontinentes.
> - Es una técnica sencilla y rápida, con escasas complicaciones.

BIBLIOGRAFÍA

Ochoa-Sangrador C, Fernández-Rodríguez A. Eficacia de las técnicas de estimulación de la micción para la recogida de orina en el lactante: revisión sistemática y metaanálisis. Emergencias. 2022;34(2):128-35. Disponible en: http://emergencias.portalsemes.org

Perche Merelo JJ, Gómez Sújar MDC, Herranz Benito MDLP, Martín Sánchez E, Cala González R, Castro Sánchez S. Efectividad de la técnica de estimulación vesical frente al sondaje vesical en lactantes menores de 3 meses. Nure Inv. 2020;17(105). Disponible en: https://dialnet.unirioja.es

Ravichandran Y, Parker S, Farooqi A, DeLaroche A. Bladder stimulation for clean catch urine collection, improved parent and provider satisfaction. Pediatr Emerg Care. 2022;38(1):e29-33. Disponible en: https://journals.lww.com

Oxigenoterapia

1.30

A. Utrilla Herbon y A. Aznárez Ibáñez

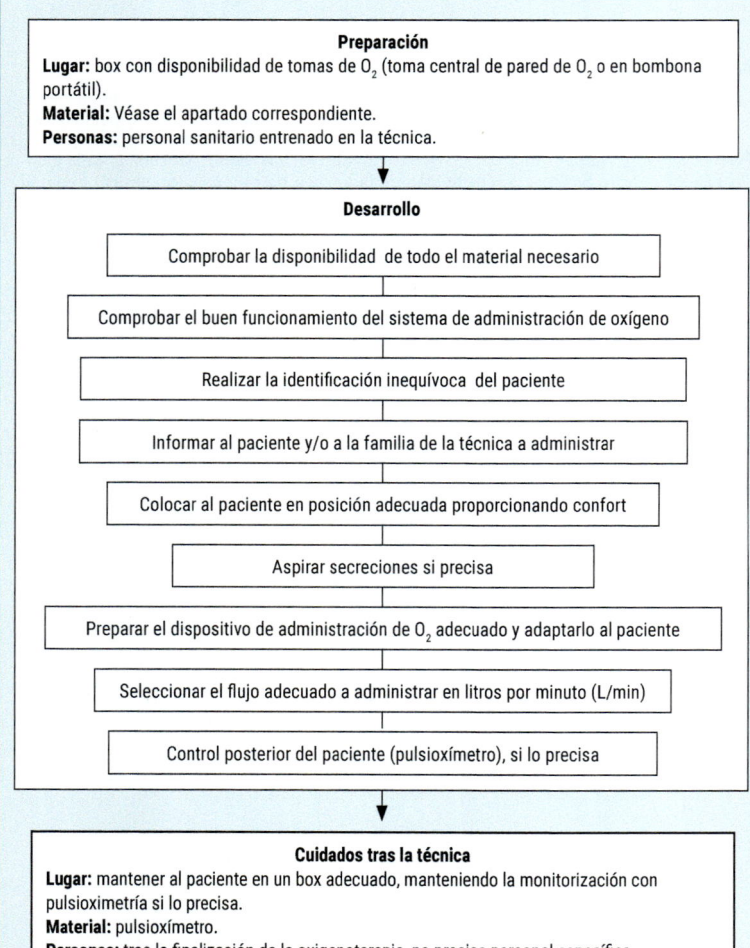

Preparación

Lugar: box con disponibilidad de tomas de O_2 (toma central de pared de O_2 o en bombona portátil).
Material: Véase el apartado correspondiente.
Personas: personal sanitario entrenado en la técnica.

Desarrollo

Comprobar la disponibilidad de todo el material necesario

Comprobar el buen funcionamiento del sistema de administración de oxígeno

Realizar la identificación inequívoca del paciente

Informar al paciente y/o a la familia de la técnica a administrar

Colocar al paciente en posición adecuada proporcionando confort

Aspirar secreciones si precisa

Preparar el dispositivo de administración de O_2 adecuado y adaptarlo al paciente

Seleccionar el flujo adecuado a administrar en litros por minuto (L/min)

Control posterior del paciente (pulsioxímetro), si lo precisa

Cuidados tras la técnica

Lugar: mantener al paciente en un box adecuado, manteniendo la monitorización con pulsioximetría si lo precisa.
Material: pulsioxímetro.
Personas: tras la finalización de la oxigenoterapia, no precisa personal específico.
Registro del procedimiento.
Cuidados posteriores: valorar la eficacia de la oxigenoterapia, y valorar signos y síntomas de dificultad respiratoria: disnea, cianosis, taquipnea, tiraje, agitación o confusión.

OBJETIVOS
- Conocer las indicaciones y las contraindicaciones para la administración de oxígeno.
- Administrar oxigenoterapia, y saber seleccionar el dispositivo más apropiado para el paciente según las concentraciones de oxígeno, el flujo, la tolerancia al mismo y la situación fisiopatológica.

CONCEPTOS IMPORTANTES

- **Definición:** la oxigenoterapia consiste en el uso terapéutico del oxígeno administrado a concentraciones mayores a las del aire ambiente (21 %) para tratar o prevenir la hipoxemia.
- **Objetivos:**
  - Tratar o prevenir la hipoxemia, manteniendo la presión parcial arterial de oxígeno (PaO_2) por encima de 60 mmHg o la saturación por encima del 90 %.
  - Disminuir el trabajo respiratorio y miocárdico.
  - Tratar la hipertensión pulmonar que acompaña a la hipoxia.

INDICACIONES

- Situación de hipoxia tisular que puede ser diagnosticada mediante:
  - Hipoxemia documentada: PaO_2 por debajo de 60 mmHg o saturación por debajo del 90 %.
  - Signos y síntomas: disnea, cianosis, taquipnea, tiraje, taquicardia, etcétera.
- Situaciones de gravedad en las que aumenta el consumo de O_2: dificultad respiratoria moderada-grave, convulsión activa, traumatismos graves, alteraciones de la consciencia y sepsis.
- Durante y después de una reanimación cardiopulmonar (RCP).

PREPARACIÓN

- **Precauciones:** el oxígeno es un medicamento y, por tanto, debe administrarse con prescripción médica, y en una dosis adecuada de flujo y concentración, ya que tanto a dosis inferiores a las necesarias como la hiperoxia por dosis elevadas y/o mantenidas suponen un riesgo para el paciente. Debe administrarse humidificado.
- **Lugar:**
  - Boxes o habitaciones que dispongan de toma central de pared de O_2.
  - Cualquier lugar que disponga de una bombona portátil de O_2.
- **Materiales:**
  - Guantes no estériles.
  - Fuente de suministro de O_2:
    - Toma central de pared de O_2: se encuentra en la cabecera del paciente a través de un suministro centralizado (**Figs. 1.30-1** y **1.30-2**).
    - Bombonas portátiles de O_2: cilindros metálicos a presión donde se encuentra almacenado el gas (**Figs. 1.30-3 A, B** y **C**).

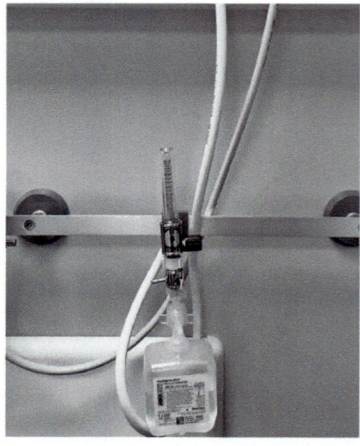

Figura 1.30-1. Elementos de la toma central de pared de O_2.

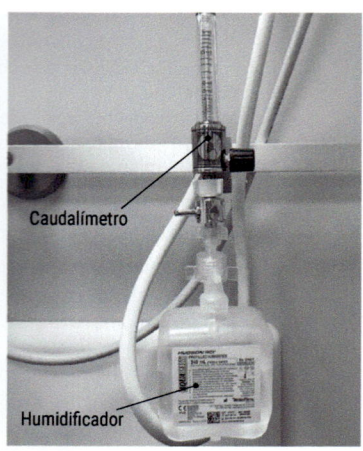

Figura 1.30-2. Elementos de la toma central de pared de O_2.

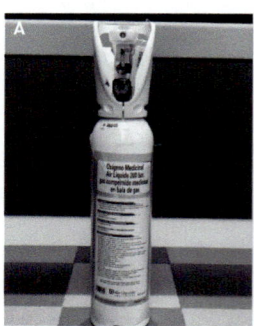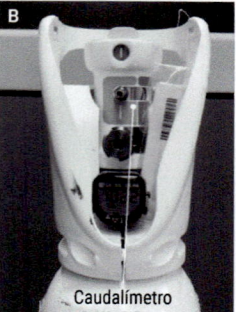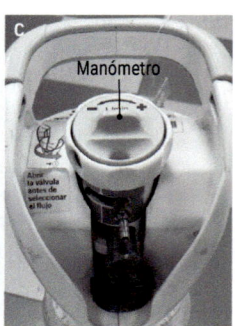

Figura 1.30-3. Elementos de bombona portátil de O_2.

– Manómetro: sirve para regular la presión (v. **Fig. 1.30-3B**).
– Caudalímetro: controla la cantidad de litros por minuto (flujo), que sale de la fuente de suministro (**v. Figs. 1.30-2** y **1.30-3C**).
– Humidificador: recipiente de agua destilada para humidificar el O_2 para no resecar la vía aérea en su administración (v. **Figs. 1.30-1** y **1.30-2**).
– Dispositivos a utilizar según las necesidades y concentraciones de O_2:
  ■ Sistemas de bajo flujo:
    ○ Gafas nasales (**Figs. 1.30-4** y **1.30-5**).
    ○ Mascarilla con reservorio (**Fig. 1.30-6**).
  ■ Sistemas de alto flujo:
    ○ Mascarilla Venturi (**Fig. 1.30-7**).
    ○ Oxigenoterapia de alto flujo con gafas nasales (v. **capítulo 1.31 Oxigenoterapia de alto flujo. Ventilación no invasiva**).

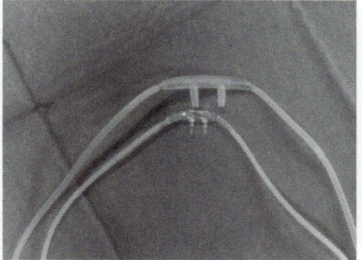

Figura 1.30-4. Gafas nasales de O$_2$.

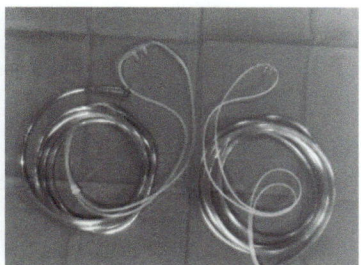

Figura 1.30-5. Gafas nasales de O$_2$.

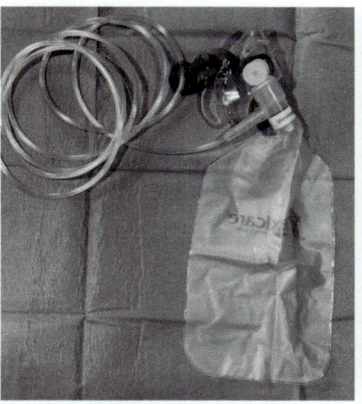

Figura 1.30-6. Mascarilla con reservorio.

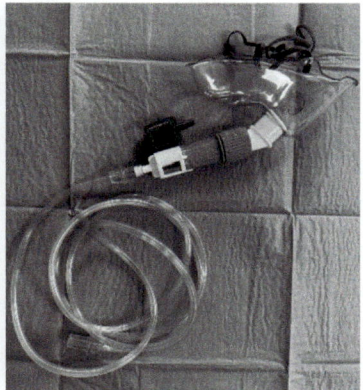

Figura 1.30-7. Mascarilla tipo Venturi.

- **Preparación del personal:**
  - Lavado higiénico de manos con agua y jabón, y/o desinfección con solución hidroalcohólica.
  - Colocación de guantes no estériles.
- **Preparación del paciente:**
  - Realizar aseo de la cavidad nasal y/o bucal, si precisa (aspirar secreciones).
  - Colocar al paciente en posición cómoda, preferiblemente en posición de Fowler (cabecera de la cama a 45°).

DESARROLLO DE LA TÉCNICA

- Comprobar la disponibilidad de todo el material necesario.
- Lavado higiénico de manos.
- Realizar la identificación inequívoca del paciente.
- Informar al paciente y/o a la familia de la técnica a administrar.
- Colocar al paciente en posición adecuada, proporcionando confort.
- Asear la cavidad nasal y bucal (aspiración de secreciones si precisa).

- Comprobar el correcto funcionamiento del sistema y el llenado del humidificador (cambio de humidificador para evitar la transmisión de infecciones).
- Preparar el dispositivo de administración de O_2 adecuado, y adaptarlo al paciente (Tabla 30.1-1):
  - Gafas nasales:
    - Introducir suavemente los dos vástagos en las narinas, intentando que la curvatura vaya en sentido anteroposterior.
    - Colocar la tubuladura por encima y por detrás de cada oreja, y ajustar al mentón y a la parte posterior de la cabeza.
  - Mascarilla reservorio y mascarilla Venturi:
    - Colocar la mascarilla sobre la nariz, la boca y el mentón.
    - Ajustar la parte superior sobre la nariz y la cinta elástica sobre las orejas.
    - Es preferible que las mascarillas sean transparentes.
- Seleccionar el flujo apropiado en litros por minuto (L/min):
  - Gafas nasales: flujo hasta 4 L/min. En lactantes, limitar el flujo a 2 L/min.
  - Reservorio: flujo mínimo de 10 L/min para mantener la bolsa inflada y evitar reinhalar CO_2.
  - Venturi: flujo correspondiente a la fracción inspiratoria de oxígeno (FiO_2) deseada.
- Comprobar el ajuste correcto de los dispositivos, la tolerancia del paciente y la respuesta al tratamiento.
- Cuidados de la piel y las mucosas, y prevención de úlceras por presión (UPP):
  - Comprobar que la piel esté limpia, seca e íntegra.
  - Almohadillar los sistemas para disminuir la fricción dispositivo-piel:
    - Gasas en el pabellón retroauricular.
    - Apósito hidrocoloide fino o de poliuretano.
    - Cambiar los dispositivos respiratorios (gafas y mascarillas) en caso de deterioro.
    - Rotar los puntos de fijación siempre que sea posible.
- Facilitar la hidratación oral.
- Comprobar que las conexiones funcionan y que los cables no están presionados.

CUIDADOS TRAS LA TÉCNICA

- **Lugar:** box o habitación en la que se encuentre el paciente.
- **Material:** pulsioximetría de control.
- **Registro del procedimiento.**
- **Personas:** tras la retirada de la oxigenoterapia, no precisa de personal específico.
- **Cuidados posteriores:** valorar la eficacia de la oxigenoterapia, y valorar los signos y síntomas de dificultad respiratoria: disnea, cianosis, taquipnea, tiraje, agitación o confusión.
- **Causas de fracaso:**
  - Flujo de O_2 insuficiente.
  - Colocación incorrecta de los sistemas de administración de oxígeno disponibles.
  - Desconexiones, fugas y acodamientos del sistema.

- **Complicaciones:**
  - Peligro de explosión de la fuente de O_2.
  - Riesgo de infección en sistemas que precisan humidificación.
  - Úlceras por presión y lesiones en la mucosa nasal.
  - Puede producir cefalea, somnolencia o parestesias cuando se mantiene con oxigenoterapia durante 24 h a flujos elevados.

Tabla 1.30-1. Características de los dispositivos de oxigenoterapia			
Dispositivo	**Gafas nasales**	**Mascarilla con reservorio**	**Mascarilla Venturi**
Descripción	Tubuladura con dos cánulas que se introduce en las fosas nasales	Mascarilla nasobucal con reservorio y válvula unidireccional	Mascarilla nasobucal con regulador de flujo distal
Flujo de O_2	2-4 L	Mínimo 10 L	3-15 L
FiO_2	24-40 %	80-90 %	24-50 %*
Características	• Se toleran bien • Fáciles de usar • No interfieren en la alimentación ni en la administración de medicamentos • Bajo coste • Obstrucción por secreciones	• La bolsa evita que el paciente hiperventile • De elección en situaciones críticas • Dificulta la alimentación • Peor tolerada • Precaución en caso de vómitos	• Concentración de O_2 constante y definida • Dificulta la alimentación • Peor tolerado • Precaución en caso de vómitos

*Dosificador de concentración: concentraciones del 24 al 30 % dosificador blanco; concentraciones del 35-50 % dosificador azul. FiO_2: fracción inspiratoria de oxígeno.

RECUERDE QUE...

- El O_2 es un medicamento y, como tal, debe ser administrado por prescripción médica, y a una dosis adecuada de flujo y concentración, teniendo en cuenta que la hiperoxia supone igualmente un riesgo para el paciente.
- Es importante seleccionar el sistema de aplicación de O_2 que mejor se adapte a las necesidades del paciente y a sus características específicas.

BIBLIOGRAFÍA

Gutiérrez M, Molina M, Lahuerta L. Oxigenoterapia. Procedimientos del SJD E-pedia. Barcelona: Hospital Sant Joan de Déu; 2019.

Mayoralas-Alises S, Carratalá JM, Díaz-Lobato S. Nuevas perspectivas en latitulación de la oxigenoterapia: ¿es la titulación automática el futuro? Arch Bronconeumol. 2018;55(6).

Montiano JI, Salsa C, Rodríguez R, Urbano J. Oxigenoterapia en planta de hospitalización pediátrica. Madrid: Sociedad Española de Pediatría Interna Hospitalaria; 2022. Disponible en: https://sepih.es/protocolos-sepih/protocolo-11-oxigenoterapia-en-la-plata-de-hospitalizacion/

Nagler J. Continuos oxygen delivery systems for infants, children and adults. UpToDate. 2023. Disponible en: https://www.uptodate.com

Napolitano N, Berlinski A, Walsh BK, Ginier E, Strickland SL. AARC clinical practice guideline management of pediatric patients with oxygen in the acute care setting. Respir Care. 2021;66(7):1214-23.

San Juan Quiles A. Cuidados al paciente con alteraciones respiratorias. Madrid: Difusión Avances en Enfermería (DAE); 2012.

Oxigenoterapia de alto flujo. Ventilación no invasiva

1.31

N. Arizala Amadoz y Y. Ballestero Díez

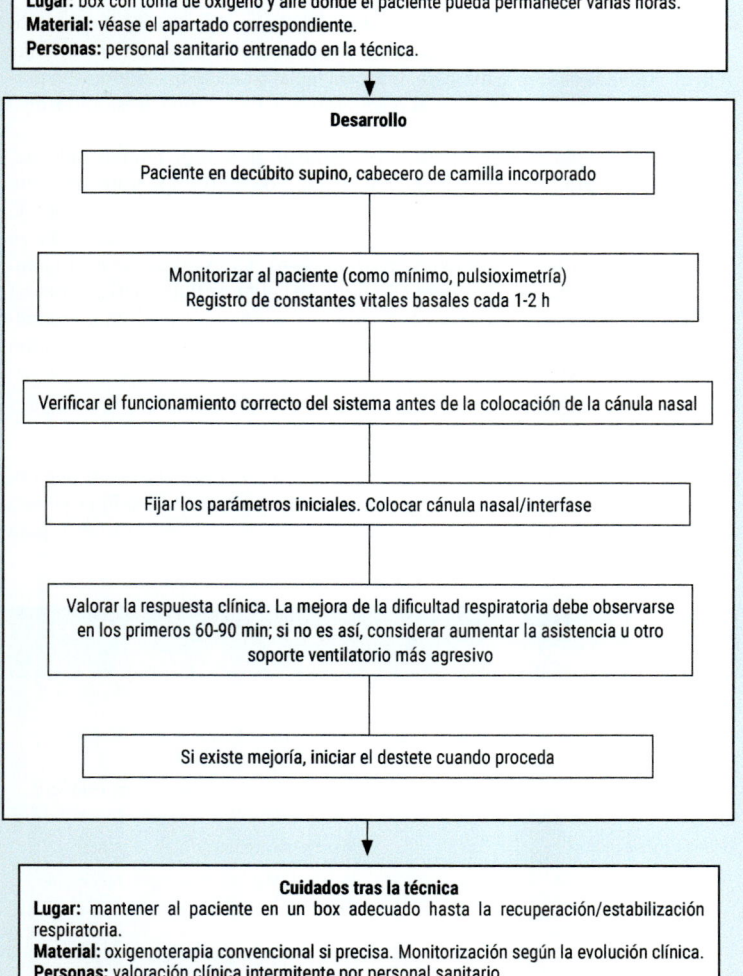

Preparación
Lugar: box con toma de oxígeno y aire donde el paciente pueda permanecer varias horas.
Material: véase el apartado correspondiente.
Personas: personal sanitario entrenado en la técnica.

Desarrollo

Paciente en decúbito supino, cabecero de camilla incorporado

Monitorizar al paciente (como mínimo, pulsioximetría)
Registro de constantes vitales basales cada 1-2 h

Verificar el funcionamiento correcto del sistema antes de la colocación de la cánula nasal

Fijar los parámetros iniciales. Colocar cánula nasal/interfase

Valorar la respuesta clínica. La mejora de la dificultad respiratoria debe observarse en los primeros 60-90 min; si no es así, considerar aumentar la asistencia u otro soporte ventilatorio más agresivo

Si existe mejoría, iniciar el destete cuando proceda

Cuidados tras la técnica
Lugar: mantener al paciente en un box adecuado hasta la recuperación/estabilización respiratoria.
Material: oxigenoterapia convencional si precisa. Monitorización según la evolución clínica.
Personas: valoración clínica intermitente por personal sanitario.

OBJETIVOS

- Revisar las indicaciones de la oxigenoterapia de alto flujo y la ventilación no invasiva.
- Conocer el material y la técnica para su utilización correcta.

CONCEPTOS IMPORTANTES

Definición

- La ventilación no invasiva (VNI) se describe como un soporte respiratorio mecánico sin necesidad de intubación endotraqueal, a través de una interfaz (p. ej., cánulas nasales o máscara, máscara facial o casco) que administra presión positiva continua en las vías respiratorias (CPAP) o una presión positiva soporte a dos niveles (BiPAP).
- La oxigenoterapia de alto flujo (OAF) consiste en aportar un flujo de oxígeno, solo o mezclado con aire, por encima del pico de flujo inspiratorio del niño a través de una cánula nasal, evitando así la inhalación de aire ambiente. El gas se humidifica (humedad relativa del 95-100 %), y se calienta hasta un valor cercano a la temperatura corporal (34-40 °C). Aunque no está claramente definido qué se considera alto flujo, se habla de flujos > 1-2 L/min en neonatos, > 4 L/min en niños y > 6 L/min en el adulto. Esta última modalidad está más difundida en los servicios de urgencias, por lo que se aludirá fundamentalmente a ella.

Diferencias entre la oxigenoterapia de alto flujo (OAF) y la VNI

Es controvertido incluir la OAF como una modalidad de VNI. Una de las diferencias fundamentales entre ambas es que la primera mantiene un flujo fijo y genera presiones variables, mientras que los sistemas de VNI utilizan flujos variables para obtener una presión fija (**Tabla 1.31-1**).

Tabla 1.31-1. Diferencias entre la oxigenoterapia de alto flujo (OAF) y la ventilación no invasiva (VNI)	
OAF	**VNI**
Flujo constante que genera una presión variable	Flujos variables para obtener una presión fija
Deja libre la cara, por lo que el paciente puede comer y hablar durante su uso	En la mayoría de los casos el paciente no tiene la cara libre
Manejo más sencillo	Manejo más complejo
Pérdida de presión si la respiración es bucal	No hay pérdida de presión si la respiración es bucal

Objetivos: mejorar el patrón respiratorio y el confort de paciente, así como disminuir el trabajo respiratorio, la frecuencia respiratoria (FR), la frecuencia cardíaca (FC) y las necesidades de fracción inspiratoria de oxígeno (FiO_2).

Existen varios sistemas de administración de OAF y VNI, y no hay estudios que demuestren la superioridad de un sistema sobre otro. Pueden utilizarse en todos los grupos de edad.

INDICACIONES

En los niños no existen indicaciones específicas, siendo similares a las de los adultos. De forma general, se pueden indicar en pacientes con insuficiencia respiratoria aguda, crónica o crónica reagudizada:

- Insuficiencia respiratoria moderada de cualquier etiología; apnea del prematuro, obstrucción de la vía aérea superior, laringitis, asma, bronquiolitis, retirada de ventilación mecánica invasiva e insuficiencia cardíaca.
- Soporte respiratorio en niños con enfermedades neuromusculares.
- Hipoxemia que no mejora con los sistemas habituales.

La OAF tiene ciertas ventajas respecto a otros sistemas clásicos de oxigenoterapia:

- Es un método no invasivo que genera cierta presión continua en la vía aérea, que es variable, no regulable y relativamente impredecible, a diferencia de la VNI, que utiliza flujos variables para obtener una presión fija.
- Alcanza una humedad del 99 % (mejor tolerado) y una temperatura cercana a la corporal, disminuyendo el daño en la mucosa nasal. Favorece el movimiento ciliar y el aclaramiento de las secreciones, y mejora la distensibilidad y la elasticidad pulmonares.
- Consigue concentraciones altas de oxígeno.
- Es fácil de usar y transportar.

PREPARACIÓN

- **Precauciones:**
  - Está contraindicada en los pacientes con indicación de ventilación mecánica (*shock*, incapacidad para mantener la vía aérea permeable, etc.), obstrucción de la nasofaringe (atresia de coanas, encefalocele, tumor nasofaríngeo, hipertrofia adenoidea grave, etc.), traumatismo o cirugía nasofaríngea, o fuga aérea no drenada (contraindicación relativa).
  - Las cánulas nasales de la OAF deben tener un diámetro aproximado de la mitad del diámetro interno de la nariz, para no ocluirla completamente y prevenir excesos de presión y úlceras por decúbito.
- **Lugar:** box con toma de oxígeno y aire.
- **Materiales** (**Fig. 1.31-1**): el material necesario para la administración de OAF sería:
  - Guantes desechables.
  - Caudalímetro de aire.
  - Caudalímetro de oxígeno.

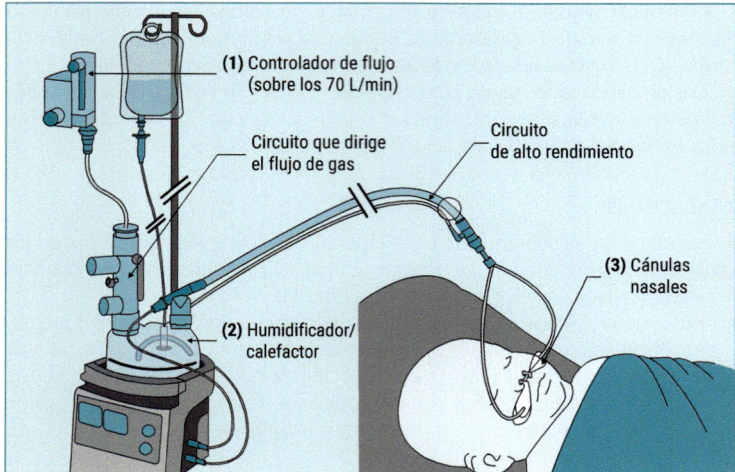

Figura 1.31-1. Esquema del dispositivo Optiflow® (cánula nasal de oxigenoterapia de alto flujo) (sistema Fisher & Paykel). Mezclador **(1)** de aire-oxígeno con FiO_2 ajustable (0,21 a 1,0) que suministra un flujo de gas (hasta 50 L/min) a una cámara **(2)** donde es calentado y humidificado. La mezcla llega al paciente a través de unas cánulas binasales **(3)**. (Cortesía de Fisher & Paykel).

- Humidificador y placa calefactora. El humidificador cuenta con dos sensores de temperatura y un cable calefactor.
- Agua destilada para humidificar.
- Tubuladuras de OAF según el tamaño del paciente (hay dos tamaños disponibles, pequeño y grande).
- Gafas nasales de OAF adaptadas al tamaño del paciente y al flujo que precise: pediátricas (para un flujo de entre 2 y 20 L/min) y de adulto (para un flujo de > 25 L/min).
- Adaptadores y conexiones para el caudalímetro (variable según el tipo de OAF), que funcionan como válvula de presión.
- Monitor para el control de las constantes. Valorar apósitos protectores para la piel.
- En el caso de la VNI, existen varios sistemas que permiten su administración utilizando diferentes interfases, ya sea faciales, nasales, bucales o con casco (*helmet*).
- **Preparación del personal:** la realizará personal sanitario entrenado en la técnica.
- **Preparación del paciente**: monitorización de constantes vitales.

DESARROLLO DE LA TÉCNICA

En la OAF:
- Colocar al paciente en decúbito supino con el cabecero elevado.

- Monitorizar al paciente: registro de constantes vitales basales, inicialmente cada 30 min para valorar respuesta, y posteriormente cada 1-2 h.
- Verificar el funcionamiento correcto del sistema antes de la colocación de la cánula nasal seleccionada.
- Fijar el flujo de aire.
- Es aconsejable empezar con flujos bajos (6 L/min o 1 L/kg), e ir aumentando en pocos minutos hasta el flujo objetivo, para permitir que el paciente se adapte. El flujo máximo se puede calcular con la siguiente fórmula (también hay que tener en cuenta el flujo máximo que tolera la gafa seleccionada):
  - ≤ 10 kg: 2 L por kg por minuto (L/kg/min).
  - > 10 kg: 20 L/min para los primeros 10 kg + 0,5 L/kg·min por cada kg por encima de 10 (flujo máximo: 50 L/min).
- Fijar la FiO_2. Iniciar con una FiO_2 del 50-60 %, y descender en los primeros minutos para mantener una saturación de oxígeno ($SatO_2$) entre 93 y 97 %. Existen sistemas con mezclador, donde se puede fijar la FiO_2. En otros, mediante la ecuación siguiente, se puede calcular la FiO_2 administrada, o los litros de aire y oxígeno necesarios para la FiO_2 que se quiere administrar:

$$FiO_2 = \frac{(L \text{ de aire x } 21 \text{ [la } FiO_2 \text{ del aire ambiente]}) + (L \text{ de } O_2 \text{ x } 100)}{\times [L \text{ totales de aire + oxígeno}])}$$

- Colocar la cánula nasal/interfaz.
- Valorar la respuesta (60-90 min). Los resultados deben verse en la 1ª-2ª hora. En este período de tiempo, habrá que objetivar: descenso en la *score* de gravedad utilizada, y de la FR y la FC en un 20 %, mejoría de la $SatO_2$ (con una FiO_2 ≤ 40 % para mantener una $SatO_2$ del 93-97 %) y de los signos de dificultad respiratoria.
- Tener en cuenta que la $SatO_2$ se puede mantener a pesar de desarrollar una insuficiencia respiratoria hipercápnica. Si hay un rápido de deterioro de la $SatO_2$ o un marcado aumento del trabajo respiratorio, se debe realizar una radiografía de tórax para descartar un neumotórax.
- Destete: se puede iniciar tras la mejoría clínica (disminución del trabajo respiratorio, con FC y FR normalizadas o casi normalizadas, con una FiO_2 < 40 % para mantener la $SatO_2$ del 93-97 %. Generalmente, no es necesario un proceso de destete prolongado; cuando mejore, pasar a gafas nasales o a nada. En < 10 kg, reducir el flujo a 5 L/min (en > 10 kg no es necesario reducir el flujo), y cambiar a gafas nasales o nada, según precise.
- Si a pesar de una asistencia máxima no se constata mejoría, considerar la necesidad de otro soporte ventilatorio más agresivo, como la VNI. Se consideran criterios de fracaso la ausencia de mejora en la FR después de 60 min del inicio, mantener un cociente $SatO_2/FiO_2$ (S/F) < 200 tras una hora de tratamiento, la presencia de hipercapnia o acidosis respiratoria.

CUIDADOS TRAS LA TÉCNICA

- Asegurar la colocación correcta de la cánula nasal, que evitará la aparición de erosiones nasales.

- Protección y vigilancia de la piel y la mucosa nasal.
- Manejo del sistema de oxigenoterapia.
- Manejo del flujo de oxígeno y aire, aumentando o disminuyendo los aportes según las necesidades del niño y controlando la FiO_2 administrada.
- Valoración de la adaptación del paciente, sobre todo, al inicio de la terapia.
- Monitorización correcta del paciente (FC, FR, $SatO_2$). Si no se dispone de una monitorización continua, hay que tomar las constantes antes de iniciar la OAF y posteriormente cada media hora, realizando un registro de las constantes.
- Efectuar una aspiración suave de las narinas, si fuese necesario.
- Valorar el nivel de dolor y la fatiga a través de la observación y el uso de diferentes escalas estandarizadas, según la edad y la situación del paciente.
- Control de la temperatura y del nivel de llenado del humidificador.
- Control de la posición de las tubuladuras. Deben quedar por debajo del nivel del paciente para evitar que drene el agua condensada hacia la nariz de este.
- Administración y manejo de la medicación que se precise.
- Si se requiere la colocación de una sonda nasogástrica (SNG), cuidados de esta.
- Vigilar la aparición de efectos adversos. En la OAF, son muy infrecuentes: distensión abdominal, rinorrea, sialorrea, erosiones en la nariz (en situaciones prolongadas) o riesgo de infección (por contaminación del sistema). En la VNI: barotraumatismo, aspiración e inestabilidad hemodinámica.

RECUERDE QUE...

- La OAF aporta un flujo de oxígeno, solo o con aire, caliente y humidificado, superior al máximo flujo inspiratorio del paciente. Mejora el patrón respiratorio, reduce la FR, la FC y las necesidades de FiO_2.
- Se debe determinar un flujo inicial (orientativo), que se podrá aumentar hasta el máximo (según fórmula) si no se objetiva mejoría clínica. Iniciar con FiO_2 del 50 %, descendiendo en los primeros minutos según la $SatO_2$.
- Si transcurridos 60-90 min no se objetiva mejoría, considerar otro soporte respiratorio más agresivo, como la VNI.

BIBLIOGRAFÍA

García MA, Almodóvar JL, Leoz I. Ventilación no invasiva. En: López-Herce J, Calvo Corsino R, Rodríguez A (eds.). Manual de cuidados intensivos pediátricos. 5ª ed. Madrid: Publimed; 2019; p. 650-6.

Hosheh O, Edwards CT, Ramnarayan P. A nationwide survey on the use of heated humidified high flow oxygen therapy on the paediatric wards in the UK: current practice and research priorities. BMC Pediatr. 2020;20(1):109.

Milési C, Boubal M, Jacquot A, Baleine J, Durand S, Odena MP, et al. High-flow nasal cannula: recommendations for daily practice in pediatrics. Ann Intensive Care. 2014;4:29.

Milési C, Essouri S, Pouyau R, Liet JM, Afanetti M, Portefaix A, et al. High flow nasal cannula (HFNC) versus nasal continuous positive airway pressure (nCPAP) for the initial respiratory management of acute viral bronchiolitis in young infants: a multicenter randomized controlled trial (TRAMONTANE study). Intensive Care Med. 2017;43:209-216.

Pilar Orive FJ, López Fernández YM. Alto flujo. Protoc Diagn Ter Pediatr. 2021;1:235-43. Disponible en: https://www.aeped.es

Parafimosis: reducción

1.32

N. Paniagua Calzón

Preparación

Lugar: box preparado para aplicar procedimientos de sedoanalgesia.

Material: véase el apartado correspondiente.

Personas: personal sanitario entrenado en la técnica y en procedimientos de sedoanalgesia.

Desarrollo

Explicar empáticamente el procedimiento a la familia y al niño (según la edad). Administrar anestésico tópico o lubricante urológico, cubriendo el glande y la piel edematosa. Considerar antiséptico local si existen erosiones. Valorar sedoanalgesia farmacológica. Si existe edema leve, proceder a un intento de reducción manual

En caso de edema moderado-intenso: aplicar agentes reductores de edema para facilitar la reducción manual:
- Hielo: llenar un guante con agua helada o hielo picado, invaginando el dedo pulgar en el interior del mismo e introducir el pene. Revaluar a los 15-20 min
- Sustancias osmóticas (azúcar granulado 50 g, dextrosa al 50 %, manitol al 20 %): aplicar gasas impregnadas cubriendo el área edematosa. Revaluar periódicamente la respuesta

Compresión circunferencial desde el área edematosa hacia la base peneana durante varios minutos

Reducción manual: fijar el prepucio entre el segundo y el tercer dedo de ambas manos, y traccionar de él, mientras se comprime el glande con los pulgares, como al recoger un calcetín sobre sí mismo

Si se fracasa en la reducción o existen datos de isquemia/necrosis, contactar con cirujano/a o urólogo/a

---

Cuidados tras la técnica

Lugar: mantener al paciente en el box adecuado hasta la recuperación de la sedoanalgesia.

Material: antiséptico local.

Personas: tras la recuperación de la sedación no precisa personal específico.

Criterios de alta/cuidados posteriores: no retraer el prepucio en una semana. Recomendaciones para prevenir recurrencias. Vigilar signos de infección.

OBJETIVOS
- Recordar la indicación precoz de reducción de una parafimosis.
- Conocer la técnica para realizar una reducción adecuada, así como el material necesario para ello.

CONCEPTOS IMPORTANTES

- **Definición:** en un niño no circuncidado o parcialmente circuncidado, retracción del prepucio con exposición del glande, quedándose atrapado en el surco coronal, con imposibilidad de devolverlo a su posición normal. Impide el retorno venoso y linfático, y causa edema de la mucosa prepucial distal y, en ocasiones, del glande, y dolor intenso. Si no se reduce de forma precoz, existe riesgo, en las siguientes horas-días, de isquemia y, en casos extremos, necrosis y gangrena.
- **Factores de riesgo:** fimosis parcial (principal factor de riesgo), retracción durante procedimientos invasivos, otros (infección por *Plasmodium falciparum*).
- **Objetivos:** manejo adecuado del dolor, considerar la sedación en caso necesario. Conseguir una reducción precoz, evitando la isquemia y el riesgo de necrosis.

INDICACIONES

Realizar lo más precozmente posible tras identificar la parafimosis. Cuanto menor sea el tiempo de evolución, menor será el edema local y mayor la probabilidad de lograr una reducción con éxito.

PREPARACIÓN

- **Precauciones y contraindicaciones relativas:**
  - Valorar otras posibles causas del edema (angioedema, picaduras, síndrome del torniquete por un pelo o una fibra de ropa, etcétera).
  - Descartar signos de isquemia, necrosis (un cambio de coloración del glande o aumento en su firmeza puede indicar compromiso sanguíneo) y obstrucción urinaria. Ante ellos, se precisaría consulta con un cirujano/a.
- **Lugar:** box preparado para aplicar procedimientos de sedoanalgesia.
- **Materiales:**
  - Guantes y gasas estériles.
  - Antisépticos locales.
  - Anestésicos tópicos: lubricante urológico con tetracaína, crema EMLA® (prilocaína y lidocaína al 2,5 %), gel de lidocaína al 2 %, gasas con lidocaína < 5 %. Están contraindicados los anestésicos que contengan adrenalina.
  - Material para disminuir el edema: hielo picado, agentes osmóticos (azúcar granulado 50 g, manitol al 20 %, dextrosa al 50 %).
  - Material necesario para sedoanalgesia (v. **capítulo 1.40 Sedoanalgesia: procedimientos**).
- **Preparación del personal:** la técnica será realizada por personal entrenado.

– Lavado higiénico de manos con jabón o desinfección con solución hidroalcohólica.
– Colocación de guantes estériles.
• **Preparación del paciente:**
– Explicar empáticamente el procedimiento a la familia y al paciente (según la edad).
– Aplicar la anestesia tópica elegida, cubriendo el glande y toda la superficie de piel edematosa. El inicio de acción del lubricante urológico es rápido. En caso de emplear lidocaína o EMLA®, se recomienda cubrir la zona 30 min con dedo de guante o gasas oclusivas. Valorar el uso de antiséptico local si existen erosiones.
– Valorar la necesidad de sedoanalgesia farmacológica antes de la reducción: opioide (intranasal, parenteral), óxido nitroso, ketamina.

DESARROLLO DE LA TÉCNICA (Figs. 1.32-1 y 1.32-2)

• Si el edema es leve, proceder al intento de reducción manual.
• En caso de edema moderado-intenso, aplicar agentes para reducir el edema y facilitar la posterior reducción manual. Estos métodos precisan un tiempo prolongado para alcanzar su efecto, por lo que no estarían indicados si se requiere una reducción urgente o si se va a realizar un procedimiento de sedoanalgesia.
– Hielo: llenar un guante con agua helada o hielo picado, invaginando el dedo pulgar en el interior del mismo. Introducir el pene en el pulgar del guante invaginado. Ayudar ejerciendo presión hacia la base del pene, intentando desplazar el edema. Revaluar a los 15-20 min.
– Agentes osmóticos (azúcar granulado 50 g, dextrosa al 50 %, manitol al 20 %): aplicar gasas impregnadas de una de estas sustancias cubriendo el área edematosa. Periódicamente, comprobar si la evolución es favorable. El tiempo para ejercer efecto es variable (manitol al 20 %: 30-45 min; dextrosa al 50 %: 1 h; azúcar granulado: 2 h).
• Reducción manual: compresión circunferencial desde el área edematosa hacia la base del pene durante varios minutos. Tras ello, fijando el prepucio entre el

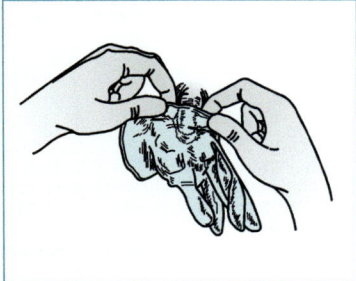

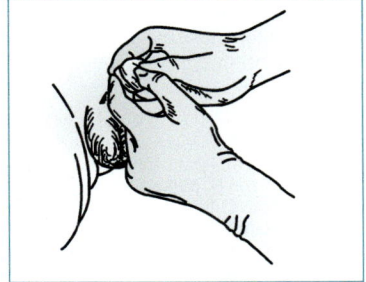

Figura 1.32-1. Técnica de reducción de parafimosis con hielo.

Figura 1.32-2. Maniobra de reducción manual de parafimosis.

segundo y el tercer dedo de ambas manos, traccionar de este mientras se comprime el glande con los pulgares, como al recoger un calcetín sobre sí mismo.
- Fracaso de reducción manual: valoración por un cirujano/a. Pueden requerirse métodos invasivos (varias punciones, inyección de hialuronidasa intralesional, punción aspirativa tras compresión, incisión dorsal, reducción con fórceps, etcétera).

CUIDADOS TRAS LA TÉCNICA

- **Lugar:** box adecuado hasta la recuperación del procedimiento de la sedoanalgesia.
- **Material:** antiséptico local.
- **Personas:** personal entrenado en el manejo de la vía aérea hasta la recuperación de la sedación. Tras la recuperación, no precisa personal específico.
- **Criterios de alta/cuidados posteriores:** no retraer el prepucio durante una semana aproximadamente. Ofrecer recomendaciones para evitar recurrencia (higiene, evitar retracciones forzadas, etc.). Si existe lesión prepucial, valorar antibioterapia tópica (bacitracina) y vigilar la posible aparición de signos de infección. Seguimiento posterior por el pediatra de atención primaria en 1-2 semanas. Si existe parafimosis de repetición, reducción muy dificultosa o que ha requerido métodos invasivos para su reducción, se recomienda el control posterior por cirugía para valoración de una circuncisión electiva.
- **Complicaciones:**
  - Lesión del prepucio durante la manipulación, con cicatrización y posterior fimosis.
  - Infección del área balanoprepucial.

RECUERDE QUE...
- La parafimosis es una urgencia, y requiere su reducción inmediata para evitar la aparición de isquemia con riesgo de necrosis.
- Es preciso un manejo del dolor adecuado, y puede ser necesaria la sedación del paciente para la reducción.
- La mayoría pueden resolverse mediante reducción manual. Si no se consigue, o si existen signos de obstrucción urinaria o necrosis, se debe consultar de forma urgente con un cirujano/a.

BIBLIOGRAFÍA

Little B, White M. Treatment options for paraphimosis. Int J Clin Pract. 2005;59(5):591-3.
Paniagua Calzón N, Mintegi Raso S. Reducción de parafimosis. En: Benito Fernández J, Luaces Cubells C, Mintegi Raso S, Pou Fernández J (eds.). Tratado de urgencias en pediatría. 2ª ed. Madrid: Ergon; 2011; p. 222-3.
Pohlman GD, Phillips JM, Wilcox DT. Simple method of paraphimosis reduction revisited: point of technique and review of the literature. J Pediatr Urol. 2013;9(1):104-7.
Vunda A, Lacroix LE, Schneider F, Manzano S, Gervaix A. Videos in clinical medicine. Reduction of paraphimosis in boys. N Engl J Med. 2013;368(13):e16.

Pene o escroto atrapados por cremallera: liberación

1.33

I. Gangoiti Goikoetxea

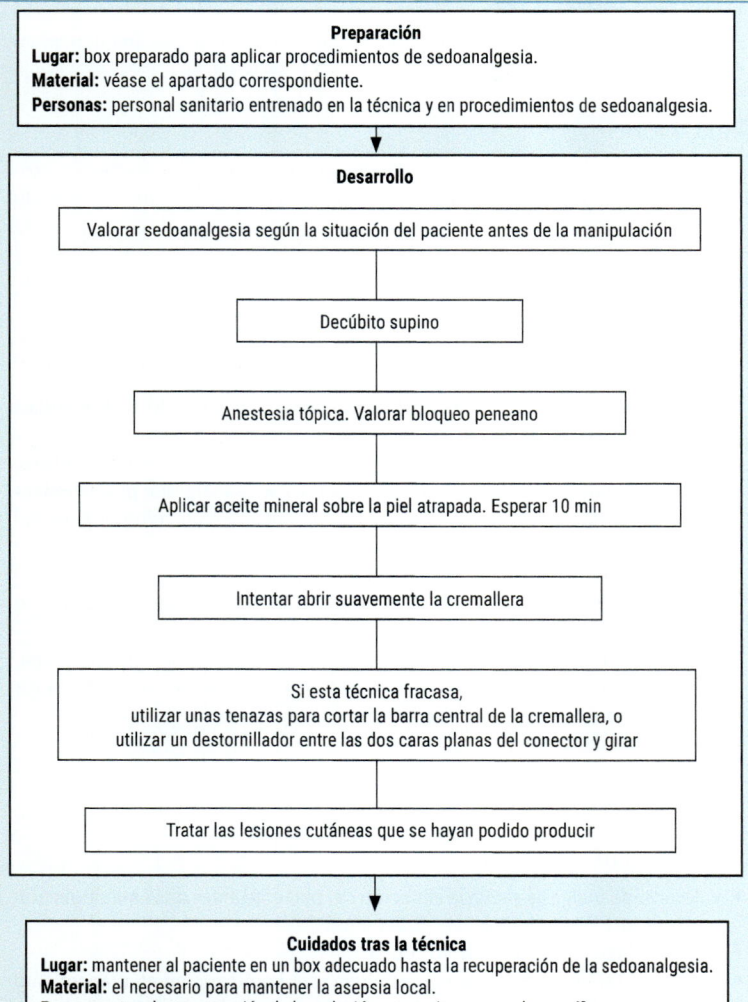

Preparación
Lugar: box preparado para aplicar procedimientos de sedoanalgesia.
Material: véase el apartado correspondiente.
Personas: personal sanitario entrenado en la técnica y en procedimientos de sedoanalgesia.

Desarrollo

Valorar sedoanalgesia según la situación del paciente antes de la manipulación

Decúbito supino

Anestesia tópica. Valorar bloqueo peneano

Aplicar aceite mineral sobre la piel atrapada. Esperar 10 min

Intentar abrir suavemente la cremallera

Si esta técnica fracasa,
utilizar unas tenazas para cortar la barra central de la cremallera, o
utilizar un destornillador entre las dos caras planas del conector y girar

Tratar las lesiones cutáneas que se hayan podido producir

Cuidados tras la técnica
Lugar: mantener al paciente en un box adecuado hasta la recuperación de la sedoanalgesia.
Material: el necesario para mantener la asepsia local.
Personas: tras la recuperación de la sedación no precisa personal específico.
Criterios de alta/cuidados posteriores: mantener la herida limpia, si la hubiese.

OBJETIVOS
Conocer la técnica y el material necesarios para liberar lo antes posible el pene o el escroto atrapados, minimizando la ansiedad del paciente, el dolor y las lesiones de la zona.

CONCEPTOS IMPORTANTES

Afecta habitualmente al prepucio, por lo que sucede en mayor frecuencia en niños no circuncidados, sobre todo, entre los 3 y los 6 años.

INDICACIONES

Liberación del tejido atrapado por la cremallera. El edema y la inflamación posteriores dificultarán la liberación, por lo que la acción precoz mejora el éxito del procedimiento.

PREPARACIÓN

- **Lugar:** box preparado para aplicar procedimientos de sedoanalgesia.
- **Materiales:**
  - Antisépticos locales.
  - Anestésico local: lidocaína al 1 % tamponada (v. **capítulo 1.19 Heridas: reparación**).
  - Fármacos para sedoanalgesia según la opción elegida: óxido nitroso, midazolam, ketamina, etc. (v. **capítulo 1.40 Sedoanalgesia: procedimientos**). Podrían beneficiarse de un bloqueo peneano realizado por personal experto.
  - Aceite mineral; en su defecto, gel lubricante.
  - Tenazas metálicas (si es posible, de punta roma), destornillador, porta o pinzas.
- **Preparación del personal:** la realizará personal entrenado en efectuar la técnica, siendo necesarias al menos dos personas en el caso de que sea preciso realizar un procedimiento de sedoanalgesia.
- **Preparación del paciente:**
  - Informar del procedimiento.
  - Limpieza y antisepsia de la zona.

DESARROLLO DE LA TÉCNICA

- Valorar sedoanalgesia según la situación del paciente antes de la manipulación (v. **capítulo 1.40 Sedoanalgesia: procedimientos**).
- Colocar al paciente en decúbito supino.
- Comprobar si el conector de la cremallera está implicado en el atrapamiento de la piel. Si no fuera así, el simple hecho de cortar la tira de dientes de la cremallera con unas tijeras, proximal y distalmente a la zona atrapada, separaría los dientes de esta sin ser necesarias otras medidas (**Fig. 1.33-1 A** y **B**).

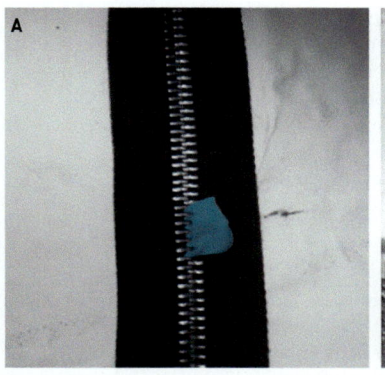
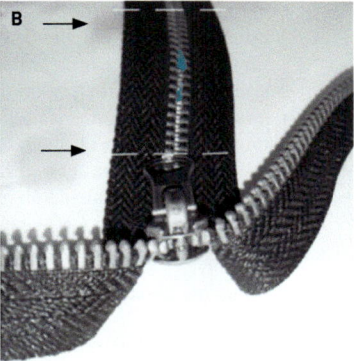

Figura 1.33-1. **A)** Ejemplo de la piel atrapada por la cremallera, cuando el conector no está implicado en el atrapamiento. **B)** Ejemplo del corte proximal y distal de la cremallera cuando el conector no está implicado en el atrapamiento de la piel.

- Si el conector de la cremallera está involucrado en la piel atrapada (**Fig. 1.32-2**), valorar anestesiar con anestesia tópica (EMLA®) o con bloqueo peneano, ya que las técnicas de liberación necesarias suelen implicar un mayor grado de dolor.
  - Aplicar aceite mineral sobre la piel atrapada. Esperar 10 min. Si no se dispone de aceite, puede utilizarse en su lugar gel lubricante.
  - Técnicas de liberación:
    - Intentar abrir suavemente la cremallera.
    - Cortar la máxima ropa cercana a la cremallera, dejando solo aquella parte donde el conector ha atrapado la piel. Sujetar la parte libre de la cremallera con unas pinzas o un portaagujas y, agarrando el conector de la cremallera con la otra mano, realizar suaves movimientos de tracción, haciendo llegar el conector al fin de la misma, liberando la piel atrapada.

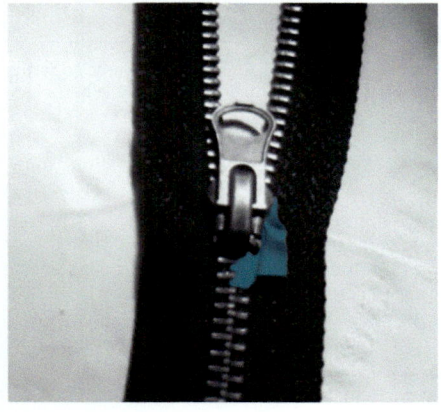

Figura 1.33-2. Ejemplo de la piel atrapada por la cremallera cuando el conector está implicado en el atrapamiento.

- Introducir la parte fina de un destornillador entre las dos caras planas del conector de la cremallera (siempre en la parte libre de piel), y realizar un movimiento de rotación del destornillador para aumentar el espacio entre las dos caras y poder liberar la piel atrapada (**Fig. 1.33-3**).
- Intentar cortar con unas tenazas la barra central del conector de la cremallera (**Fig. 1.33-4**).
- Tratar las lesiones cutáneas que se hayan podido producir.
- Si no se consigue la liberalización, contactar con cirugía infantil.

CUIDADOS TRAS LA TÉCNICA

- **Lugar:** mantener al paciente en un box adecuado hasta la recuperación de la sedoanalgesia.
- **Material:** el necesario para mantener la asepsia local.
- **Personas:** tras la recuperación de la sedación no precisa personal específico.
- **Criterios de alta/cuidados posteriores:** mantener la herida limpia si la hubiese.
- **Complicaciones:** edema en la zona, erosiones cutáneas, infección local (infrecuente).

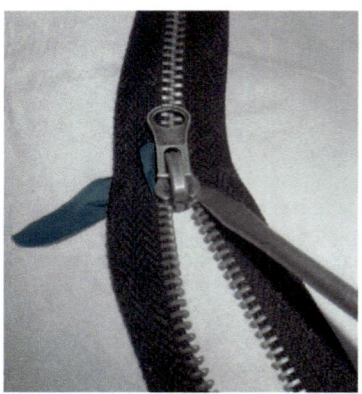

Figura 1.33-3. Técnica de liberación de las plcas del conector mediante el uso de un destornillador.

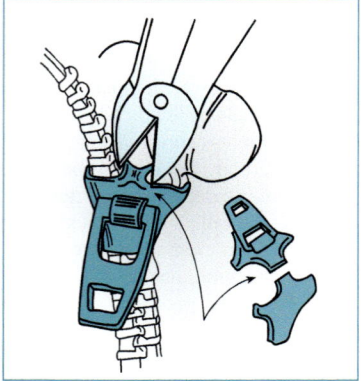

Figura 1.33-4. Técnica de liberación del pene-escroto mediante corte de la barra central del conector con cortador.

RECUERDE QUE...

- Para que la liberación sea lo menos traumática posible para el niño, se debe aplicar aceite mineral o gel lubricante sobre la piel atrapada unos minutos antes de intentar abrir la cremallera.
- Previamente a la maniobra de liberación del tejido atrapado, deben abordarse componentes muy importantes como la ansiedad y el dolor, que se producen frecuentemente.

BIBLIOGRAFÍA

Bothner J. Management of zipper injuries. UpToDate. 2022. Disponible en: https://www.uptodate.com

Leslie SW, Sajjad H, Taylor RS. Penile zipper and ring injuries. En: StatPearls [Internet]. Treasure Island (FL): StatPearls Publishing; 2023. Disponible en: https://www.ncbi.nlm.nih.gov

LuKacs S, Tschobotko B, Mazaris E. A new nonsurgical technique for managing zipper injuries. Eur J Emerg Med. 2014;21(4):308-9.

Oquist M, Buck L, Michel K, Ouellette L, Emery M, Bush C. Comparative analysis of five methods of emergency zipper release by experienced versus novice clinicians. Am J Emerg Med. 2017;35(5):783-4.

Rose G, Costa V, Drake A, Siadecki SD, Saul T. Ultrasound-guided dorsal penile nerve block performed in a case of zipper entrapment injury. J Clin Ultrasound. 2017;45(9):589-91.

Pericardiocentesis

1.34

A. Fernández Landaluce

Preparación

Lugar: box de estabilización.
Material: véase el apartado correspondiente.
Personas: personal entrenado en realizar la técnica y preparado para una posible reanimación cardiopulmonar (RCP).

Desarrollo

Acceso venoso, monitorización cardiorrespiratoria, y soporte respiratorio que precise.
Posición semisentada con ángulo entre 30 y 45°
Según situación del paciente: valorar sedoanalgesia

Limpieza y desinfección de la zona de punción y preparación de campo estéril:
• De elección, punción ecoguiada: zona accesible de máximo derrame según la ecografía
• Si punción «a ciegas»: subxifoidea/apical/paraesternal izquierda

Se infiltra la piel, el tejido subcutáneo y la capa muscular con lidocaína al 1 %

• **Punción subxifoidea:** inserción perpendicular del angiocatéter/aguja espinal conectado a una jeringa, 1 cm por debajo del ángulo entre el apéndice xifoides y la parrilla costal izquierda. Una vez por debajo de la caja torácica, dirigir la aguja hacia la clavícula izquierda, con inclinación de 15-30° sobre el plano abdominal
• **Punción paraesternal:** inserción perpendicular de la aguja rozando el borde esternal izquierdo y el borde superior de la quinta costilla
• **Punción apical:** inserción perpendicular en el 5°, 6° o 7° espacio intercostal, rozando el borde superior de la costilla a unos 5 cm del borde esternal
• **Si punción ecoguiada:** trayectoria y profundidad de la aguja según la imagen

Introducir unos 5-7 cm, aspirar según se introduce hasta que refluya líquido pericárdico o el ECG muestre alteraciones (en este último caso, retirar la aguja unos milímetros)

Extraer la mayor cantidad de líquido posible y obtener muestras para estudio etiológico

Retirada del angiocatéter, desinfectando la zona y cubriéndola con apósito

Cuidados tras la técnica

Lugar: traslado a unidad de cuidados intensivos pediátricos (UCIP) o quirófano tras la recuperación de la estabilidad hemodinámica para el tratamiento definitivo.
Material: monitorización completa y material necesario para mantener la asepsia local.
Personas: personal entrenado en RCP.
Criterios de alta/cuidados posteriores: ecocardiografía y radiografía de tórax para descartar complicaciones.

OBJETIVOS

Conocer la técnica y el material necesarios para la evacuación urgente del líquido pericárdico cuando compromete la vida del paciente.

CONCEPTOS IMPORTANTES

- **Definición:** evacuación urgente mediante punción del líquido acumulado en el saco pericárdico, en caso de taponamiento cardíaco.
- **Objetivo:** disminuir la presión intrapericárdica, aliviando la compresión del miocardio y aumentando el gasto cardíaco para conseguir una mejoría hemodinámica que permita la supervivencia del paciente y su traslado a UCIP o quirófano, donde se realizará el tratamiento definitivo.
- **Taponamiento cardíaco:** situación clínica grave, mortal si no se trata. Derrame pericárdico importante que aumenta la presión intracardíaca hasta superar la distensibilidad máxima del pericardio (15-20 mmHg), provocando el colapso del ventrículo derecho, que impide el retorno venoso, y bajo gasto (v. **capítulo 6.34 Pericarditis**).

INDICACIONES

Sospecha de taponamiento cardíaco con inestabilidad hemodinámica grave.

PREPARACIÓN

- **Precauciones y contraindicaciones relativas:**
  - Coagulopatía no corregida, tratamiento anticoagulante, trombocitopenia < 50.000/µL. Si es posible, no usar abordaje subxifoideo.
  - Taponamiento secundario a disección de aorta o rotura de miocardio (riesgo potencial de empeorar la lesión inicial con la descompresión pericárdica brusca; puede paliarse drenando una pequeña cantidad mientras se prepara la cirugía).
- **Lugar:** sala de estabilización.
- **Materiales:**
  - Paños, gasas estériles, guantes, mascarilla, bata, gorro, antiséptico.
  - Jeringa de 5 mL y aguja fina (20-25 G) para anestésico local.
  - Lidocaína al 1 % sin adrenalina.
  - Aguja espinal de 20 G (lactantes), 18 G (angiocatéter) o 16-18 G (niños y adolescentes). Longitud de la aguja: 4 cm (lactantes y niños pequeños) o 7 cm (niños mayores, adolescentes).
  - Llave de tres pasos.
  - Jeringas de 20 mL (niños pequeños) y de 50 mL (mayores).
  - Tubos estériles para la recogida de muestras.
  - Fármacos para sedoanalgesia.
  - Electrocardiógrafo.
  - Ecocardiógrafo.

- **Preparación del personal:** la realizará personal entrenado en realizar la técnica y preparado para una posible RCP.
  - Lavado higiénico de manos con jabón o desinfección con solución hidroalcohólica.
  - Colocación de guantes y bata estériles, mascarilla facial y gorro.
- **Preparación del paciente:**
  - Acceso venoso, monitorización cardiorrespiratoria, y soporte respiratorio que precise (precaución con la ventilación con presión positiva, porque puede provocar una mayor descompensación hemodinámica).
  - La sedación rara vez está indicada (paciente estuporoso y hemodinámicamente inestable). En caso de paciente consciente, utilizar sedoanalgesia de acción corta (ketamina, fentanilo, midazolam).
  - Posición semisentado en ángulo de 30-45°.

DESARROLLO DE LA TÉCNICA

- **Salvo urgencia extrema,** debe realizarse bajo control ecográfico.
- Limpieza y desinfección de la zona a puncionar, y preparación del campo estéril.
- Se infiltran la piel, el tejido subcutáneo y la capa muscular con lidocaína al 1 %.
- Siempre se realizará bajo monitorización cardíaca. Puede emplearse el ECG para evitar lesiones del miocardio, conectando un electrodo V unipolar (derivación precordial) a la aguja de punción. Al tocar el miocardio, se observa una elevación del segmento ST, extrasístoles o deflexión negativa del QRS.
- Zona de punción: los accesos desde el hemitórax izquierdo se han mostrado superiores al punto clásico subxifoideo, aunque existe poca experiencia en el paciente pediátrico:
  - Subxifoidea:
    - Insertar la aguja de forma perpendicular, conectada a una jeringa, 1 cm por debajo del ángulo entre el apéndice xifoides y la parrilla costal izquierda.
    - Una vez por debajo de la caja torácica, se dirigirá la aguja hacia la clavícula izquierda, con una inclinación de 15-30° sobre el plano abdominal. Mientras se introduce, se irá aspirando.
  - Paraesternal: inserción perpendicular de la aguja rozando el borde esternal izquierdo y el borde superior de la quinta costilla.
  - Apical: inserción perpendicular en espacio intercostal 5°, 6° o 7°, rozando el borde superior de la costilla a unos 5 cm del borde esternal.
- Introducir unos 5-7 cm, hasta que refluya líquido pericárdico o el ECG muestre alteraciones (en este último caso, retirar la aguja unos milímetros). La sangre del espacio pericárdico no coagula. Al atravesar el pericardio, puede notarse una disminución de resistencia, y el paciente puede experimentar un dolor punzante.
- Una vez se obtiene líquido, retirar la aguja dejando la cánula de plástico conectada a la llave de tres pasos.
- Extraer la mayor cantidad de líquido posible y obtener muestras para estudio etiológico. Atención a la bradicardia vasovagal que aparece por la descomprensión hasta en un 25 % de los pacientes.

- Retirada del catéter, desinfectando la zona y cubriéndola con un apósito. Lo ideal sería la colocación de un drenaje pericárdico (catéter estéril de 6-8 Fr o un catéter de vía central) tras la punción, que permita mantener un drenaje continuo (en UCIP o quirófano).
- En caso de disponer de ecocardiografía: esta mostrará la mejor zona de acceso y guiará la trayectoria de la aguja. La zona de punción será la de mayor acumulación de líquido pericárdico, la más cercana a la pared torácica y que sea accesible sin puncionar ningún órgano vital.

CUIDADOS TRAS LA TÉCNICA

- **Lugar:** traslado a UCIP o quirófano, tras recuperación de la estabilidad hemodinámica, para el tratamiento definitivo.
- **Material:** monitorización completa y el necesario para mantener la asepsia local.
- **Personas:** personal entrenado en RCP.
- **Criterios de alta/cuidados posteriores:** radiografía de tórax y/o ecocardiografía para descartar complicaciones.
- **Complicaciones:** en el 7-50 % en punción «a ciegas»; menos del 3 % en caso de punción ecoguiada.
  - La más grave: lesión coronaria o laceración cardíaca.
  - Punción pulmonar: hemotórax-neumotórax.
  - Arritmias por punción miocárdica, edema pulmonar secundario a la dilatación ventricular brusca tras el drenaje.
  - Punción hepática.
  - Tardías: infección local o pericárdica; fístula pericardioperitoneal, neumopericardio.

RECUERDE QUE...

- La pericardiocentesis urgente se realizará en el servicio de urgencias ante una situación de máxima inestabilidad hemodinámica del paciente, secundaria a un taponamiento cardíaco.
- Salvo situación de extrema urgencia, se realizará bajo control ecocardiográfico.

BIBLIOGRAFÍA

De Carlini CC, Maggiolini S. Pericardiocentesis in cardiac tamponade: indications and practical aspects. E-Journal of Cardiology Practice. 2017;15(19). Disponible en: https://www.escardio.org

Fitch MT, Nicks BA, Pariyadath M, McGinnis HD, Manthey DE. Videos in clinical medicine. Emergency pericardiocentesis. N Engl J Med. 2012;366(12):e17.

Heffner AC. Emergency pericardiocentesis. Wolfson AB, Stack AM, ed. UpToDate, Waltham, MA: UpToDate Inc. 2023. Disponible en: https://uptodate.com

Imazio M. Treatment of acute pericarditis. UpToDate, Waltham, MA: UpToDate Inc. 2023. Disponible en: https://www.uptodate.com

Pronación dolorosa: reducción

1.35

A. Artetxe Barroso y E. Daghoum Dorado

Preparación

Lugar: box de exploración.
Material: generalmente no precisa.
Personas: personal entrenado en realizar las técnicas de reducción.

Desarrollo

Escala de dolor. Administrar analgesia

¿Historia clínica y hallazgos compatibles con pronación dolorosa típica?

Si clínica y hallazgos no típicos, valorar estudio de imagen previo

Explicar a los padres la técnica. Sentar al niño en brazos de sus padres con la persona que realizará la técnica sentada enfrente de él

Sujetar con una mano el codo, presionando ligeramente la cabeza del radio Con la otra mano, sujetar la muñeca y realizar hiperpronación del antebrazo

Asegurar la movilización normal del brazo afectado. Si sigue negándose a movilizarlo tras 15-20 min: realizar una nueva maniobra de hiperpronación

Si fracasa el segundo intento, realizar maniobra de supinación-flexión: sujetar con una mano el codo, presionando con el dedo pulgar la cabeza del radio. Con la otra mano, sujetar la muñeca, realizar una ligera tracción distal y, manteniéndola, supinar el antebrazo y flexionarlo en un mismo movimiento

Comprobar la movilización normal del brazo. Si no moviliza: realizar radiografía de codo, inmovilizar con férula posterior de codo en supinación

Cuidados tras la técnica

Lugar: ambiente tranquilo junto a los padres o acompañantes.
Material: no precisa generalmente.
Personas: no precisa generalmente.
Criterios de alta/cuidados posteriores: evitar la tracción del brazo. Derivación a traumatología si las maniobras no son eficaces.

> **OBJETIVOS**
> • Conocer los signos y síntomas diagnósticos, y saber realizar una técnica de reducción correcta.
> • Reconocer en qué casos hay que solicitar pruebas de imagen.

CONCEPTOS IMPORTANTES

Definición: deslizamiento del ligamento anular por encima de la cabeza del radio, que queda atrapado en la articulación radiohumeral. Se produce típicamente al aplicar una tracción longitudinal en un antebrazo en pronación con el codo extendido. Más frecuente en niños entre 1 y 4 años.

INDICACIONES

• **Historia clínica y hallazgos típicos:** rechazo a la movilización del brazo, con actitud en aproximación, semiflexión y semipronación. Generalmente, ocurre cuando el cuidador tira de la muñeca o de la mano del niño para evitar que se caiga.
En todos los pacientes se deberá llevar a cabo una exploración física de toda la extremidad superior, incluyendo la clavícula.
• **Hallazgos atípicos:** en el 50 %, la presentación es atípica. En estas situaciones, hay que valorar la realización de una radiografía para descartar la presencia de fracturas, previo a las maniobras de reducción.
  – Mecanismo de producción atípico: caída sobre el codo, mecanismo de producción no observado por un testigo fiable, traumatismo directo menor sobre el codo, movimiento giratorio sobre el antebrazo, padres reacios a explicar el verdadero mecanismo por miedo a ser acusados de violencia contra la infancia, etcétera.
  – Exploración física atípica: presencia de eritema, edema, equimosis, deformidades, dolor espontáneo intenso, etcétera.
  – Edad no habitual: niños mayores de 5 años o menores de 6 meses sin antecedentes de atrapamiento del brazo bajo el cuerpo al rodar sobre sí mismo.

PREPARACIÓN

• **Precauciones y contraindicaciones relativas:** mecanismo atípico previo a pruebas de imagen u otras dudas diagnósticas.
• **Lugar:** box de exploración.
• **Material:** en general no precisa.
• **Preparación del personal:** la realizará personal entrenado en llevar a cabo la técnica.
• **Preparación del paciente:**
  – La maniobra de reducción no precisa técnicas de sedoanalgesia específicas. Considerar ansiólisis y analgesia en casos seleccionados, en intentos repetidos de reducción.
  – Valorar la administración de analgesia si no la ha recibido previamente.

– Para minimizar el traumatismo y aumentar el confort del niño, este debe estar en brazos de su acompañante. La persona que va a realizar la técnica se colocará sentada enfrente de él.

DESARROLLO DE LA TÉCNICA

Las maniobras de reducción son breves, pero provocan dolor, por lo que es importante explicar a los padres el desarrollo de la técnica. Existen dos tipos:

- Maniobra de hiperpronación: de elección como primera maniobra a realizar. Mayores tasas de reducción efectiva en un primer intento y menos dolorosa (**Fig. 1.35-1**).
  - Sujetar con una mano el codo del niño, aplicando una ligera presión con un dedo sobre la cabeza del radio.
  - Con la otra mano, sujetando la muñeca, realizar un movimiento de hiperpronación (hasta poner el dedo pulgar del paciente mirando hacia abajo).
  - Debe notarse un «clic» a la altura de la cabeza del radio, que indica que la maniobra ha sido efectiva.
- Maniobra de supinación-flexión: se realiza cuando la maniobra de hiperpronación no ha sido eficaz o si la persona que va a realizar la reducción tiene más experiencia en esta técnica (**Fig. 1.35-2**).
  - Sujetar con una mano el codo del niño, aplicando una ligera presión con el dedo pulgar sobre la cabeza del radio.
  - Con la otra mano, sujetando la muñeca, realizar una ligera tracción distal y, al tiempo que esta se mantiene, supinar el antebrazo y, posteriormente, flexionar el codo de forma completa en un mismo movimiento suave.
  - Debe notarse un «clic» a la altura de la cabeza del radio.

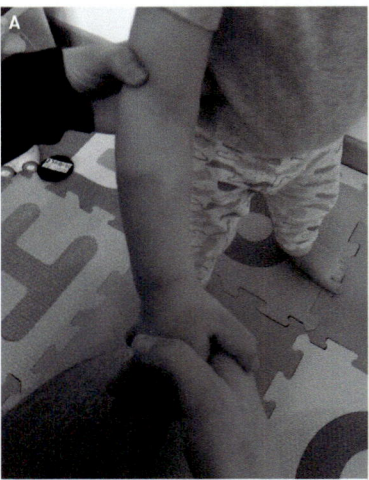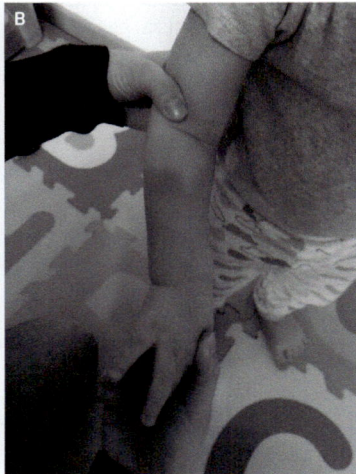

Figura 1.35-1. Maniobra de hiperpronación.

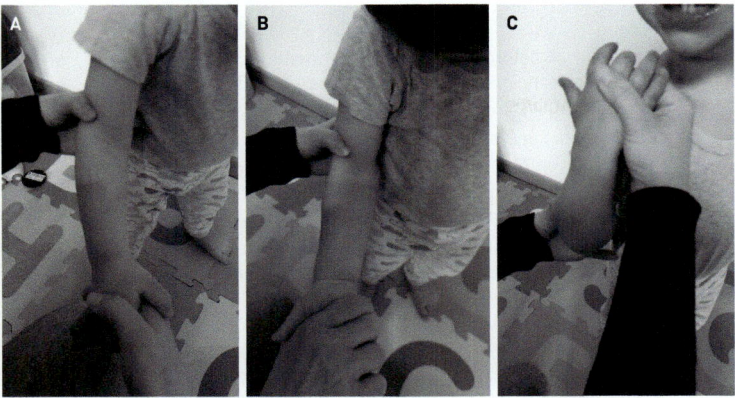

Figura 1.35-2. Maniobra de supinación-flexión.

Si la técnica de reducción ha sido eficaz, conseguirá un alivio inmediato del dolor. Comprobar la correcta movilización posterior del codo en los siguientes 15-20 min. Si no se consigue la reducción y la movilización completa, realizar un segundo intento repitiendo la maniobra de hiperpronación. Si esta también fracasa, se puede realizar un tercer intento con la maniobra de supinación-flexión. Tras tres intentos de reducción, hay que realizar una prueba de imagen para descartar que exista una fractura. En ausencia de alteraciones, colocar una férula braquial dorsal con el antebrazo en supinación durante 7 días, y realizar control posterior.

CUIDADOS TRAS LA TÉCNICA

- **Lugar:** ambiente agradable, en compañía de sus familiares o acompañantes.
- **Material:** habitualmente no precisa. Férula de yeso y/o cabestrillo en casos seleccionados.
- **Personas:** en general no precisa.
- **Criterios de alta/cuidados posteriores:** evitar actividades que provoquen tracción axial de ambos antebrazos para evitar la recidiva.
- **Complicaciones:**
  - Daños vasculares o musculoesqueléticos secundarios a la maniobra de reducción en pacientes con fracturas.
  - Fracaso en la reducción: si no se consigue reducción o existe una negativa a movilizar el antebrazo, realizar una prueba de imagen. Si es normal, pero persiste la negativa a mover el antebrazo, inmovilizar con una férula braquial dorsal y derivar a traumatología/ortopedia infantil.

RECUERDE QUE...

- La pronación dolorosa sucede habitualmente en niños menores de 5 años, cuyo pico de incidencia ocurre entre los 2 y 3 años.
- El diagnóstico es clínico, por lo que son necesarias una historia clínica y una exploración física adecuadas.
- Los pacientes con una presentación típica de pronación dolorosa y con antecedente claro de tracción de antebrazo por parte de sus cuidadores, no precisan radiografías de rutina.
- Se realizará inicialmente la maniobra de hiperpronación, ya que tiene mejores tasas de reducción en los primeros intentos y es menos dolorosa.

BIBLIOGRAFÍA

Bexkens R. Effectiveness of reduction maneuvers in the treatment of nursemaid's elbow: a systematic review and meta-analysis. Am J Emerg Med. 2017;35(1):159-63.

Genadry KC, Monuteaux MC, Neuman MI, Lipsett SC. Management and outcomes of children with nursemaid's elbow. Ann Emerg Med. 2021;77(2):154-62.

Krul M, Van der Wouden JC, Kruithof EJ. Manipulative interventions for reducing pulled elbow in young children. Cochrane Database Syst Rev. 2017;7(7):CD007759.

Moore MD, Bothner MD. Radial head subluxation (pulled elbow): evaluation and management. UpToDate. 2023. Disponible en: https://www.uptodate.com

Thompson RW, Young-Jo K, Lee LK. Musculeskeletal trauma, section on radial head subluxation. En: Fleisher GR, Ludwig S (eds.). Textbook of pediatric emergency medicine. 7ª ed. Filadelfia: Wolters Kluwer; 2016. p. 1195-237.

Pulsioximetría

1.36

E. Barreras Faces y S. Bahíllo Fernández

Preparación

Lugar: box preparado con el equipo necesario para realizar pulsioximetría.
Material: véase el apartado correspondiente.
Personas: personal sanitario entrenado en técnicas de monitorización.

Desarrollo

En neonatos y lactantes, colocar el sensor en el dorso de la mano o del pie
En niños de mayor edad, colocarlo en el lecho ungueal de un dedo de la mano

El sitio de medición debe ser relativamente traslúcido y tener flujo arterial (componente pulsátil), estar bien perfundido, sin vasoconstricción ni frío, y con la piel seca, no sudorosa. Hay que limpiar la zona elegida

Si existe exceso de luz ambiental, cubrir el sensor

Evitar cualquier presión sobre el lugar de la medición

Evitar artefactos de movimiento, tratando que el paciente esté lo más cómodo posible

Evaluar, en la pantalla del equipo utilizado, la estabilidad de la curva registrada de la señal luminosa. Ajustar las alarmas. Si existe disparidad entre los valores de $SatO_2$ y el estado clínico del paciente, o no se logra una buena señal de la curva, cambiar el sitio o el sensor por otro que se acomode al paciente

Realizar lectura de la $SatO_2$ y de la frecuencia cardíaca

Registrar la fecha y la hora del momento de la medición de la $SatO_2$, así como la fracción inspirada de oxígeno (FiO_2) (ambiental o suplemento de oxígeno)

Cuidados tras la técnica

No precisa cuidados especiales.

CONCEPTOS IMPORTANTES

- **Definición:** medición no invasiva de la saturación de oxígeno de la hemoglobina en sangre arterial.
- **Objetivos:** permite una monitorización continua o intermitente, evitando los riesgos y las molestias de una punción arterial.

INDICACIONES

- Monitorización del paciente inestable y/o crítico.
- Monitorización durante procedimientos: sedación, intubación de la vía aérea, punciones lumbares, etcétera.
- Monitorización durante situaciones especiales: ventilación mecánica, transporte, etcétera.
- Monitorización de respuesta a diversas terapias en patologías respiratorias: bronquiolitis, neumonía, asma, apnea obstructiva del sueño, etcétera.

PREPARACIÓN

- **Precauciones:**
  - Comprobar el funcionamiento del sensor y del equipo.
  - Utilizar el sensor correspondiente al equipo en uso, y adecuado al paciente y lugar donde se colocará: pediátrico o adulto, para el dedo o para el lóbulo de la oreja, nariz, etcétera.
  - No colocar el sensor del pulsioxímetro en el mismo lado que el manguito de la presión arterial.
  - Luz ambiente intensa, fluorescente, incandescente, xenón y fuentes de luz infrarroja pueden producir lecturas falsamente bajas. Las lecturas falsamente elevadas debido a luz ambiental son menos frecuentes. Ante una luz ambiental excesiva, tapar el sensor y el lugar de colocación con un material opaco (gasa o venda).
  - Presión local: cuando el sensor se fija, debe estar en contacto con la piel, pero sin comprometer la circulación.
  - Descartar alergias a los adhesivos y posibles lesiones digitales si se aplica de forma continua durante varios días (más habitual en terapia con vasopresores).
- **Contraindicaciones relativas:**
  - Realización de resonancia magnética: debajo de los cables de la sonda del pulsioxímetro se pueden generar corrientes eléctricas que producen quemaduras de segundo y tercer grado.
- **Lugar:** cualquiera equipado para tratamiento con oxigenoterapia.

- **Materiales:**
  - – Sensor y equipo específico.
  - – Esparadrapo.
  - – Gasa o venda.
- **Preparación del personal:**
  - – Lavado higiénico de manos con jabón y/o desinfección con solución hidro-alcohólica.
- **Preparación del paciente:**
  - – Esmalte de uñas: se recomienda retirarlo, ya que puede afectar a la lectura de la SatO$_2$ y disminuirla falsamente. Para evitarlo, se puede colocar el sensor en los laterales de la falange distal, utilizar una localización alternativa o retirar el esmalte de uñas.
  - – Hay que tener cuidado con el movimiento, ya que puede actuar como artefacto de movimiento o ruido: temblores, convulsiones, traslado en helicóptero o ambulancia.

DESARROLLO DE LA TÉCNICA (Figs. 1.36-1 y 1.36-2)

- Comprobar la identidad del paciente.
- Observar si el paciente es portador de algún dispositivo de oxigenoterapia.
- Informar al paciente y/o a la familia del procedimiento que se va a realizar.
- Comprobar el funcionamiento del sensor.
- Colocar el sensor en la localización adecuada de cada paciente. En neonatos y lactantes, se puede utilizar en el dorso de la mano o del pie. En niños de mayor edad, se recomienda el lecho ungueal de un dedo de la mano, habitualmente el segundo dedo. También se puede colocar en el lóbulo de la oreja, el dorso de la nariz, en la frente, etcétera.
- Comprobar que existe buena perfusión en el lugar de medición, sin vasoconstricción ni frío, con la piel seca, no sudorosa.
- Limpiar la zona elegida.
- Colocar el fotodiodo emisor de luz (luz roja) hacia el lecho ungueal, y el fotodiodo receptor (no emite luz) en el extremo opuesto (en línea paralela) hacia el pulpejo, en caso de usar un dedo.
- Cubrir el sensor si existe exceso de luz ambiental o xenón.
- Evitar cualquier presión sobre el lugar de la medición (manguito de presión, tira adhesiva o una presión excesiva alrededor del sitio de la sonda).

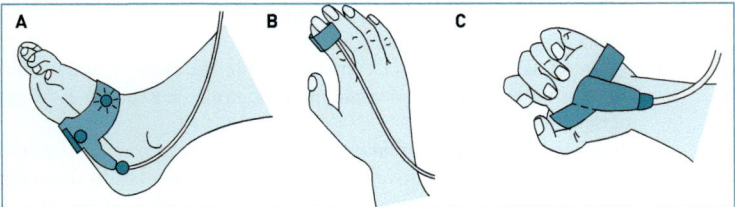

Figura 1.36-1. A) Sensor en el dorso del pie. **B)** Sensor en el dedo índice. **C)** Sensor en el dorso de la mano.

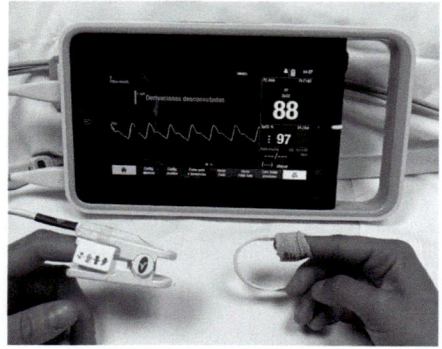

Figura 1.36-2. Monitor de O_2 con sensores de pinza y adhesivo.

- Evitar artefactos de movimiento.
- Evaluar en la pantalla del equipo la estabilidad de la curva pletismográfica o de la señal luminosa (según el modelo), verificando la constancia en intensidad y ritmo. Ajustar las alarmas. Ante una disparidad entre los valores de $SatO_2$ y el estado clínico del paciente, o si no se logra una buena señal de la curva, cambiar el sitio o el sensor.
- Realizar una lectura de la $SatO_2$ y de la frecuencia cardíaca.
- Registrar la fecha y la hora del momento de la medición de la $SatO_2$, así como de la FiO_2 (ambiental o suplemento de oxígeno).

CUIDADOS TRAS LA TÉCNICA

- **Lugar:** no precisa lugar específico.
- **Material:** limpiar el sensor para evitar lecturas erróneas.
- **Personas:** no precisa.
- **Criterios de alta/cuidados posteriores:** no precisa.
- **Causas de fracaso** (lecturas erróneas):
  - **Colocación incorrecta del sensor:** la mala posición o la mala adherencia en la piel puede dar lecturas de la $SatO_2$ falsamente bajas.
  - **Oxigenación:**
    - Valores de $SatO_2$ < 80 % no tienen una buena correlación con mediciones por cooximetría. Corroborar los valores con los resultados de la gasometría arterial.
    - Valores de $SatO_2$ del 100 % no cuantifican el grado de hiperoxemia en pacientes con oxigenoterapia suplementaria.
    - Posible retraso en la detección de hipoxemia aguda, en comparación con otras técnicas de monitorización respiratoria (v. **capítulo 1.4 Capnografía no invasiva**).
    - **Alteraciones de la hemoglobina:** en inhalación de monóxido de carbono (CO), altos niveles de carboxihemoglobina con coeficiente de absorción de la luz similar a la oxihemoglobina sobreestiman el valor de $SatO_2$.

- Altos niveles de metahemoglobinemia, que también posee un coeficiente de absorción de luz similar a la oxihemoglobina, sobreestiman el valor de SatO$_2$ (enfermedades congénitas del metabolismo, intoxicación por nitritos, metoclopramida, lidocaína, etcétera).
- Contrastes radiológicos o colorantes, como **el azul de metileno**, absorben luz disminuyendo el valor de las mediciones de SatO$_2$. Efecto transitorio a medida que los colorantes se diluyen y metabolizan.
- **Baja perfusión:** en cualquier causa de baja perfusión (hipotermia, hipovolemia, enfermedad vascular periférica, *shock*), elevación de la extremidad o vasoconstricción, las lecturas pueden ser falsamente bajas.
- **Hipotermia:** interfiere en la oximetría por vasoconstricción periférica asociada. Se debe monitorizar en la oreja, en lugar de usar pinzas/sondas de dedo.
- **Anemia:** no interfiere si la concentración de hemoglobina es > 5 g/dL.
- Una **glucohemoglobina A$_{1c}$** mayor del 7 % en diabéticos con mal control de la glucosa puede dar lugar a una sobreestimación de la SatO$_2$.
- **Pulsación venosa:** el aumento de las pulsaciones venosas por insuficiencia cardíaca derecha, y el aumento de presión por torniquete o manguito de presión sobre el sitio del sensor conducen a lecturas de SatO$_2$ falsamente bajas.
- **Pigmentación y grosor de la piel:** lecturas erróneamente elevadas en un 4 % de pacientes afroamericanos. La pigmentación alterada por hiperbilirrubinemia no tiene efecto sobre la lectura del oxímetro.

• **Complicaciones:**
Debido a que la oximetría de pulso es una técnica no invasiva, las complicaciones son extremadamente raras.
- Lesiones digitales en el punto de contacto con los diodos emisores de luz, en monitorización continua durante largos períodos de tiempo. También se han evidenciado quemaduras en pacientes sometidos a imágenes por resonancia magnética, aunque esta complicación podría evitarse retirando temporalmente el sensor.
- Quemaduras locales en el punto de contacto con los diodos emisores de luz, en monitorización continua durante largos períodos de tiempo.
- Úlceras por presión, si la sonda de medición ejerce demasiada presión en el lugar de aplicación.

RECUERDE QUE...

- La pulsioximetría proporciona, de forma incruenta, información valiosa sobre la SatO$_2$.
- Es rápida, fiable y barata, y se puede utilizar de forma continua si es necesario.
- Para su uso es necesario conocer tanto el modo correcto de colocación y los cuidados durante la técnica, como la detección de situaciones que pueden dar lugar a mediciones erróneas.

BIBLIOGRAFÍA

Camacho Vicente V. Métodos para la medida de la oxigenación. En: Usanos Álvarez H, Sánchez Rodríguez D (eds.). Cuidados al paciente pediátrico con patología crítica grave. Serie Manuales de Formación Continuada. Madrid: Difusión Avances de Enfermería (DAE); 2021. p. 27-37.

Campos L, Esperón JA, Argibay C, Bas M, García Y, Recamán JM, et al. Procedimiento del manejo de la pulsioximetría. Procedementos de enfermería: Biomedidas. Xunta de Galicia; 2021. Disponible en: https://femora.sergas.gal

Crawford Mechem C. Pulse oximetry. UpToDate. 2022. Disponible en: https://www.uptodate.com

Martínez Serrano A, Mosquera Pérez P. Monitorización de constantes: pulsioximetría. En: Procedimientos de Enfermería en Urgencias de Pediatría. Madrid: Sociedad Española de Urgencias de Pediatría (SEUP); 2022. Disponible en: https://seup.org

Palacios S, Álvarez C, Schönffeldt P, Céspedes J, Gutiérrez M, Oyarzun M, y; Comisiones de Función Pulmonar de Adultos y Pediatrica. Guía práctica para realizar oximetría de pulso en la práctica clínica. Rev Chil Enf Respir. 2010;26:49-51.

Romero Cande A. Pulsioximetría. En: Benito J, Mintegi S, Sánchez J (eds.). Urgencias pediátricas: diagnóstico y tratamiento. 5ª ed. Madrid: Editorial Médica Panamericana; 2011. p. 70-3.

Punción intraósea

1.37

N. Paniagua Calzón

Preparación

Lugar: cualquiera en el que se produzca una emergencia que requiera acceso intraóseo (IO).
Material: véase el apartado correspondiente.
Personas: cualquier miembro del personal sanitario.

Desarrollo (taladro para punción intraósea)

Decúbito supino, pierna en rotación externa apoyada sobre una superficie dura
Sitio de punción: tibia proximal, 1-2 cm medial e inferior a la tuberosidad tibial

Antisepsia. Anestesia local: lidocaína al 1-2 %; no es necesario en situaciones
de parada o inconsciencia

Elegir la aguja adecuada en función del peso y el espesor del tejido blando del
paciente: aguja de 15 mm (rosa): 3-39 kg; aguja de 25 mm (azul): > 40 kg; aguja de
45 mm (amarilla): pacientes obesos

Colocar la aguja en el taladro. Orientar la aguja perpendicular sobre el lugar de punción,
aplicando presión ligera y continua, hasta que la aguja choque contra el hueso. Debe
quedar visible al menos una marca de 5 mm (línea negra de la aguja) fuera de la piel

En ese momento, accionar el taladro (sin presionar en exceso),
para que la aguja penetre en el periostio

Retirar el taladro y el fiador, colocar un adhesivo con fijador para la aguja y conectar una
jeringa con suero. Para comprobar la colocación correcta, la infusión de suero salino
fisiológico (SSF) no debe extravasarse

Solo en un tercio de los casos saldrá sangre o médula ósea al aspirar

---

Cuidados tras la técnica

Material: el necesario para la sujeción correcta de la vía intraósea.
Personas: cualquier miembro del equipo. Es recomendable una persona encargada de sujetar la extremidad.
Cuidados posteriores: tratar de no prolongar su uso más allá de los 30 min, intentando otro acceso vascular.

OBJETIVOS
- Recordar las indicaciones de este acceso vascular.
- Conocer la técnica y el material necesario para su realización.

CONCEPTOS IMPORTANTES

- **Definición:** es una técnica segura y efectiva, que permite el acceso vascular a través de la cavidad medular de huesos largos, ocupada por capilares sinusoides que drenan a un seno venoso central, soportados por la matriz ósea, por lo que no se colapsan ni siquiera en caso de parada cardiorrespiratoria (PCR).
- **Objetivo:** conseguir una vía de acceso rápida (30-60 s) para la administración de medicación y líquidos, y para la extracción de analíticas en pacientes críticos.

INDICACIONES

- Cualquier situación de riesgo vital (PCR, *shock*, sepsis, politraumatismo, quemaduras extensas o edema generalizado, deshidratación, estado epiléptico, etc.) tras dos intentos de acceso venoso fallidos, o que no sea lo suficientemente rápido (5 min máximo, o 1 min en situaciones de PCR).
- Pacientes obesos en situación de urgencia en quienes el intento de acceso venoso haya fracasado.

PREPARACIÓN

- **Contraindicaciones:**
    - No se debe colocar una aguja intraósea (IO):
        - En huesos fracturados o previamente puncionados, y extremidades con daño vascular, por riesgo de extravasación.
        - En extremidades con material de osteosíntesis.
    - Evitar áreas con quemaduras o infección cutánea u ósea, pacientes con enfermedades óseas (osteogénesis imperfecta, osteopetrosis) o con cortocircuito cardíaco derecho-izquierdo (p. ej., tetralogía de Fallot, atresia pulmonar), por riesgo de embolia cerebral.
- **Lugar:**
    - Tibia proximal, 1-2 cm medial e inferior a la tuberosidad tibial (zona con cavidad medular amplia y alejada del cartílago de crecimiento): con taladro o pistola a cualquier edad en esta localización.
    - Si se emplean agujas manuales (Cook o Jamshidi):
        - Menores de 6 años: tibia proximal, 1-2 cm medial e inferior a la tuberosidad tibial.
        - Mayores de 6 años: tibia distal, 1-2 cm por encima del borde superior del maléolo interno.
    - Otras localizaciones posibles: húmero proximal y fémur distal. En niños, no puncionar el mango del esternón, por riesgo de lesión cardíaca o vascular.

- **Materiales:**
  - Lidocaína al 1-2 %, aguja 23-25 G para anestesia tópica (en situación de PCR no es necesario).
  - Solución antiséptica.
  - Guantes estériles y mascarilla facial con protección ocular.
  - Dispositivo para la punción intraósea: taladro, pistola o agujas manuales (Cook, Jamshidi).
  - Suero salino fisiológico (SSF), jeringa de 10 mL.
  - Bomba de infusión con llave de tres pasos (los sistemas de infusión por gravedad pueden no ser útiles). Si no se dispone de ella: bolsas de presión o jeringas de 50 mL.
- **Preparación del personal:** se trata de una técnica fácil de aprender, rápida y con un alto porcentaje de éxito (superior al 95 %). Es recomendable realizar un entrenamiento periódico mediante simulación.
- **Preparación del paciente:**
  - Pierna en ligera rotación externa sobre una superficie dura; aplicar solución antiséptica en la piel.
  - Anestésico local en pacientes conscientes antes de iniciar la técnica (lidocaína al 1-2 %, infiltrar en la piel, el tejido subcutáneo y el periostio).

DESARROLLO DE LA TÉCNICA

- En función del tipo de dispositivo de que se disponga:
  - Taladro para punción intraósea: es la opción más recomendable si se dispone de ella (**Fig. 1.37-1**).
    - Existen tres agujas de 15 G de diferente longitud. Se elegirá la adecuada en función del peso y espesor del tejido blando del paciente: aguja de 15 mm (rosa): 3-39 kg; aguja de 25 mm (azul): ≥ 40 kg; aguja de 45 mm (amarilla): pacientes obesos. La aguja azul puede ser necesaria en pacientes de 5-10 kg con tejido subcutáneo grueso. Las agujas presentan marcas de profundidad (líneas negras cada 5 mm), que sirven de guía.

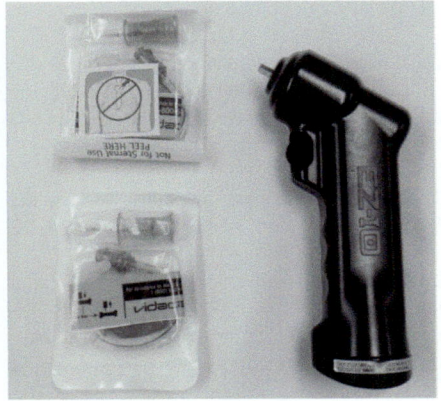

Figura 1.37-1. Taladro y agujas para punción intraósea.

- Colocar la aguja en el taladro y retirar el protector. Orientar la aguja perpendicular sobre el lugar de punción, aplicando presión ligera y continua, hasta que la aguja choque contra el hueso. Debe quedar visible al menos una marca de 5 mm (línea negra de la aguja) fuera de la piel. En ese momento, accionar el taladro (sin presionar en exceso) para que la aguja penetre en el periostio (la resistencia cede repentinamente).
- Retirar con cuidado el taladro y desenroscar el fiador. Colocar el adhesivo con el fijador para la aguja.
- Enroscar el conector a la aguja y retirar los protectores del fijador. Comprobar la permeabilidad de la vía (aspirando médula o infundiendo suero) y colocar una alargadera para iniciar infusión.

- **Aguja de Cook:** presenta un estilete central con una marca que indica la profundidad a la que debe insertarse. La empuñadura es una pieza de plástico circunferencial.
  - Tomar la aguja con la mano dominante, con la empuñadura situada en el talón interno de la mano. Los dedos índice y pulgar deben pinzar la aguja a 1 cm de la punta. Con la otra mano, palpar la zona de punción.
  - Colocar la aguja perpendicular a ese punto, ejercer presión sobre la empuñadura hasta notar cierta dureza (indica que se está sobre periostio) y, en ese momento, presionar de forma más intensa y rotar.
  - Al atravesar la cortical, se nota una disminución de resistencia y un «plop». Evitar balancear la aguja durante la inserción, ya que podría aumentar el diámetro del orificio y el riesgo de extravasación.
  - Retirar el mandril y conectar a una jeringa con SSF. Para comprobar la colocación correcta, la infusión de SSF no debe extravasarse. La aguja debe quedar firme e inmóvil.
  - Fijar la aguja con un anillo de plástico que incluya la aguja, o con una pinza de hemostasia que sujete la aguja y que se adhiera con esparadrapo al paciente.

- **Aguja de Jamshidi:** es la aguja que se emplea para realizar aspiraciones de médula ósea (18 G). La técnica es la misma, salvo la fijación, que se hará con dos tiras de cinta adhesiva sobre el tope que queda en contacto con la piel.

- **Pistola para punción intraósea:** dispositivo automático que consta de una aguja metálica impulsada por un muelle, que garantiza la introducción en el hueso a la profundidad adecuada. Pacientes ≤ 12 años: calibre 18 G (color rojo), profundidad de inserción ajustable; en > 12 años: calibre 15 G (azul), profundidad de inserción 2,5 cm.
  - Ajustar la profundidad de penetración de la aguja, girando la pieza del extremo de la pistola (0-3 años: 0,5-1 cm; 3-6 años: 1-1,5 cm; 6-12 años: 1,5 cm).
  - Apoyar la base en la palma de la mano y situar el dispositivo de forma perpendicular a la zona de punción.
  - Retirar el pestillo de seguridad y activar el disparo, presionando la base con el talón de la mano mientras se sujeta por delante entre el segundo y el tercer dedos.

- Desconectar el dispositivo de la aguja y retirar el estilete del trocar.
- Para fijarlo, colocar el pestillo de seguridad rodeando la aguja (clip) o con una pinza de hemostasia cerrada, y sujetarla al niño con esparadrapo.
- En pacientes conscientes, explicar empáticamente el procedimiento al menor y a su familia, considerar si precisa sedación, y administrar analgesia (lidocaína) para evitar dolor asociado al aumento de presión en la médula ósea. Se recomienda administrar 0,5 mg/kg de lidocaína al 2 %, sin conservantes ni adrenalina (20 mg/mL, dosis máxima: 40 mg), lentamente (2 min), antes de infundir líquidos o fármacos. Otra opción: fentanilo intraóseo.
- En todos los casos, e independientemente del dispositivo utilizado, se debe recordar el aforismo inglés «*no flush, no flow*», dado que se recomienda administrar un bolo de 10 mL de SSF en 5 s para abrir los capilares sinusoides y facilitar así las infusiones posteriores. También se recomienda administrar 2-5 mL de SSF antes y después de cada medicación para asegurar su correcta infusión.

CUIDADOS TRAS LA TÉCNICA

- **Material:** el necesario para fijar el dispositivo. Es muy importante la sujeción de la aguja, ya que es el único acceso vascular disponible en ese momento.
- **Personal:** una persona del equipo debe revisar de manera periódica la permeabilidad de la vía, así como la aparición de signos de complicaciones.
- **Precauciones:** los fármacos y líquidos que se administran por vía periférica o central pueden infundirse por vía IO, con la misma dosificación y farmacocinética similar. Para una expansión rápida de volumen, puede que sea necesario emplear presión mediante bombas de infusión, bolsas de presión o jeringas de 50 mL. La velocidad de infusión alcanzable es equivalente a un acceso periférico de 21 G. Es previsible cierta resistencia a la infusión, porque la cavidad medular no es distensible, a diferencia del acceso venoso. En el caso de la adenosina, puede no ser tan eficaz para la taquicardia supraventricular como la infusión por vía periférica localizada en la extremidad superior. Solo en un tercio de los casos saldrá sangre o médula al aspirar, pudiéndose utilizar para estudio analítico (no tan fiable para hemograma, por la presencia de células inmaduras). Si se extrae analítica, es recomendable avisar al laboratorio, ya que existe riesgo de bloquear los autoanalizadores.
- **Complicaciones:** < 1 %. Están relacionadas con el tiempo de permanencia del dispositivo. Se recomienda no prolongar el uso más allá de 30 min, y en ningún caso más allá de 24 h.
  - Extravasación de líquidos (por punción muy superficial o muy profunda, con perforación de ambas corticales), con riesgo de síndrome compartimental. Se debe revisar la extremidad de forma periódica.
  - Fractura tibial, daño de fisis (sin alteraciones de crecimiento a largo plazo).
  - Osteomielitis, absceso subcutáneo.
  - Embolia grasa o medular, muy poco frecuente; mayor riesgo en cardiopatías cianógenas o con cortocircuito derecha-izquierda.
  - IO esternón: daño mediastínico, neumotórax, daños en grandes vasos, muerte.

> **RECUERDE QUE...**
>
> - Permite conseguir un acceso rápido y sencillo para medicación y fluidos, en pacientes críticamente enfermos en los que el acceso venoso resulta difícil.
>
> - En pacientes conscientes, es importante la sedoanalgesia previa al procedimiento.
>
> - Se trata de un acceso provisional. Una vez estabilizado el paciente, se debe intentar otra vía venosa (periférica o central) para evitar complicaciones.

BIBLIOGRAFÍA

Carrillo Álvarez A, Goñi Orayen C, Pino Vázquez A. Accesos vasculares, fármacos y líquidos en RCP pediátrica. En: Grupo español de RCP Pediátrica y Neonatal. Manual de reanimación cardiopulmonar avanzada pediátrica y neonatal. 6ª ed. Madrid: SíOSí Punto Gráfico; 2022. p. 113-29.

Goodman IS, Lu CJ. Intraosseous infusion is unreliable for adenosine delivery in the treatment of supraventricular tachycardia. Pediatr Emerg Care. 2012;28(1):47-8.

Grupo Interdisciplinar de Emergencias Pediátricas (GIDEP). Protocolos de Emergencias Pediátricas Extrahospitalarias (vía intraósea). Osakidetza – Servicio Vasco de Salud; 2023. Disponible en: https://www.osakidetza.euskadi.eus

Luck RP, Haines C, Mull CC. Intraosseous access. J Emerg Med. 2010;39(4):468-75.

Nagler J, Krauss B. Intraosseous catheter placement in children. N Engl J Med. 2011;364(8):e14.

Punción lumbar

1.38

N. Paniagua Calzón

Preparación

Lugar: box preparado para aplicar procedimientos de sedoanalgesia.
Material: véase el apartado correspondiente.
Personas: personal sanitario entrenado en la técnica y en procedimientos de sedoanalgesia.

Desarrollo

Explicar el procedimiento a la familia y al paciente. Aplicación de anestésico tópico (EMLA®) al menos una hora antes

Valorar la sedoanalgesia. Colocar al paciente sentado o en decúbito lateral (crestas ilíacas alineadas), sobre un paño estéril. Aplicación de antiséptico en el área lumbar (de forma circular y excéntrica)

Sitio de punción: punto medio de una línea que una las dos crestas ilíacas: L4, espacio superior L3-L4. Si no se ha utilizado EMLA®, infiltrar el lugar de punción con lidocaína al 1 %

Conseguir adecuada sedación (métodos no farmacológicos, valorar los farmacológicos)

Introducir la aguja con fiador, con el bisel hacia arriba si la posición es de decúbito lateral, y hacia lateral si es de sedestación. Angulación de 45° si el paciente es menor de 12 meses; de 30° si es mayor de 12 meses

Se notará una ligera resistencia desde los ligamentos espinosos hasta la duramadre. Al entrar en el espacio subaracnoideo, se notará una disminución de la resistencia y, en ocasiones, un típico «plop»

Se retira el fiador y se comprueba que el líquido cefalorraquídeo (LCR) fluye (recoger 2-3 mL en lactantes, 3-6 mL en niños mayores). Si el LCR no sale, girar el trocar 90°. Si continua sin salir, retirar el trocar con el fiador dentro y reintentar

Retirar la aguja con el fiador dentro, y colocar un apósito sobre el lugar de la punción Aplicar masaje en la zona unos minutos, para facilitar la aposición de las fibras Reposo en decúbito prono durante 2-4 h

---

Cuidados tras la técnica

Lugar: mantener al paciente en un box adecuado hasta la recuperación de la sedoanalgesia.
Material: el necesario para mantener la asepsia local.
Personas: tras la recuperación de la sedación no precisa personal específico.
Criterios de alta/cuidados posteriores: reposo en decúbito prono durante las primeras 2-4 h. Medidas de higiene local.

CONCEPTOS IMPORTANTES

• **Definición:** técnica a través de la cual se obtiene líquido cefalorraquídeo (LCR) del espacio subaracnoideo, puncionando por debajo del cono medular.
• **Objetivos:** conocer las indicaciones, las contraindicaciones y la técnica adecuada.

INDICACIONES

• Con fines diagnósticos: sospecha de infección intracraneal, estudio de enfermedades neurológicas (p. ej., Guillain-Barré) y metabólicas, medición de presión intracraneal, sospecha de hemorragia subaracnoidea con prueba de imagen no concluyente, etcétera.
• Con fines terapéuticos: disminuir la presión intracraneal (PIC) (p. ej., pseudotumor cerebral), administrar fármacos intratecales (quimioterápicos, anestésicos, etcétera).

PREPARACIÓN

• **Precauciones:** en pacientes críticos, diferir la prueba hasta la estabilización clínica. El retraso en la obtención de LCR no debe demorar el inicio de la antibioterapia empírica.
• **Contraindicaciones potenciales:**
  – Inestabilidad hemodinámica, respiratoria (riesgo de hipoxia, apnea, especialmente si se realiza punción lumbar [PL] en postura de decúbito lateral).
  – Signos de incremento de la PIC:
    ▪ Alteración del nivel de consciencia (Glasgow < 13 o caída de > 2 puntos), bradicardia e hipertensión.
    ▪ Focalidad neurológica, postura anómala (decorticación o descerebración).
    ▪ Papiledema.
    ▪ Riesgo de absceso cerebral (inmunodeficiencia, cortocircuito circulatorio derecho-izquierdo).
  En estos pacientes, existe riesgo de herniación cerebral al realizar la PL, por lo que se recomienda solicitar antes una tomografía computarizada (TC). Un resultado normal de la TC no descarta un aumento de la PIC, pero excluye la mayoría de las patologías que suponen un riesgo de herniación, por lo que la PL podría realizarse con seguridad en las siguientes 6 h. Si existe una fuerte sospecha de meningitis e imposibilidad de realizar la TC, la presencia de síntomas leves de aumento de la PIC no contraindica de

forma absoluta la realización de la PL, pero esta se realizará monitorizando al paciente, empleando una aguja muy fina, en posición lateral en Trendelenburg y extrayendo una cantidad mínima de LCR (1-2 mL).
– Infección local.
– Coagulopatía, trombocitopenia < 50.000 plaquetas/μL. Valorar la administración previa de factores de la coagulación deficitarios (p. ej., hemofilia) o plaquetas, dado el riesgo de hematoma epidural o subdural.
• **Lugar:** box preparado para aplicar procedimientos de sedoanalgesia.
• **Materiales:**
– Paño, gasas y guantes estériles, mascarilla facial y protección ocular.
– Antiséptico local (p. ej., clorhexidina acuosa al 2 %).
– Anestésicos locales: EMLA®, cloruro de etilo o lidocaína al 1 % tamponada con bicarbonato (0,9 mL de lidocaína + 0,1 mL de bicarbonato sódico [BiNa] 1M, con aguja de 25 G).
– Trocar de PL (con fiador, 20-22 G) de diferentes longitudes:
  ▪ Menores de 2 años: 3,8 cm.
  ▪ 2-12 años: 6,3 cm.
  ▪ Mayores de 12 años: 8,9 cm.
– Tubos estériles (al menos dos: citoquímica, cultivo bacteriano y vírico; pueden necesitarse más para estudios adicionales).
– Material necesario para procedimiento de sedoanalgesia (v. **capítulo 1.40 Sedoanalgesia: procedimientos**).
– Si medición de PIC: llave de tres pasos y manómetro de columna.
• **Preparación del personal:** la realizará personal entrenado.
– Lavado higiénico de manos o desinfección con solución hidroalcohólica.
– Colocación de guantes estériles y mascarilla facial con protección ocular.
• **Preparación del paciente:**
– Explicación del procedimiento a la familia y al paciente, si procede por su edad. Invitar a los padres a acompañar a su hijo/a durante la técnica. En niños mayores y colaboradores, puede ser útil ensayar la postura.
– Aplicar EMLA® de forma tópica (línea media lumbar de L1 a S1) al menos una hora antes y cubrir con un apósito impermeable. En menores de 3 meses, no administrar más de 1 g.
– Valorar sedación farmacológica (óxido nitroso, midazolam). En menores de 6 meses ofrecer sacarosa al 24 %, 2 mL, vía oral.
– Se puede considerar el uso de ecografía para identificar el sitio de punción y la profundidad de esta (ecografía estática). Puede aumentar la tasa de éxito y disminuir el porcentaje de punciones traumáticas.

DESARROLLO DE LA TÉCNICA

• Existen dos opciones de posición sobre paño estéril:
– Decúbito lateral: rodillas flexionadas sobre el pecho, eje craneoespinal paralelo a la camilla, si es posible mantener las manos del paciente entre sus rodillas. Está especialmente indicada si hay medición de PIC.
– Sedestación: tronco flexionado y muslos hacia abdomen. Especialmente indicada en neonatos y lactantes pequeños.

Mantener la postura adecuada es clave para el éxito de la técnica, y para ello, las crestas ilíacas deben estar alineadas; sin embargo, no es preciso hiperflexionar la región cervical (**Fig. 1.38-1**).

- Palpar ambas crestas ilíacas, trazando una línea imaginaria que las una; su punto medio es L4. Lugar de punción: L3-L4 o L4-L5 (**Fig. 1.38-2**).
- Aplicar antiséptico local en forma circular y excéntrica, partiendo del sitio de punción e incluyendo las crestas ilíacas. Repetir este procedimiento tres veces. Si se ha aplicado EMLA®, retirar con gasa humedecida en suero fisiológico; si no, infiltrar la piel y el tejido subcutáneo con lidocaína. Introducir la aguja con su fiador. La posición del bisel debe ser paralela a las fibras longitudinales de la duramadre para que la PL no sea traumática (separa las fibras en lugar de desgarrarlas): decúbito lateral → bisel hacia arriba; sedestación → bisel hacia lateral (izquierda o derecha). Esta medida disminuye el riesgo de aparición de cefalea tras la punción.
- Avanzar lentamente en posición perpendicular y con una cierta inclinación (hasta 45° en < 12 meses, y unos 30° en > 12 meses), en dirección al ombligo. Hay una ligera resistencia por ligamentos espinosos hasta la duramadre. Al atravesar esta membrana, la resistencia cede (típico «plop»), y se accede al espacio subaracnoideo.
- Retirar el fiador y comprobar que el LCR fluye. Extraer 2-3 mL en neonatos y lactantes, y 3-6 mL en niños mayores. Recolectar al menos 1 mL por tubo. Si

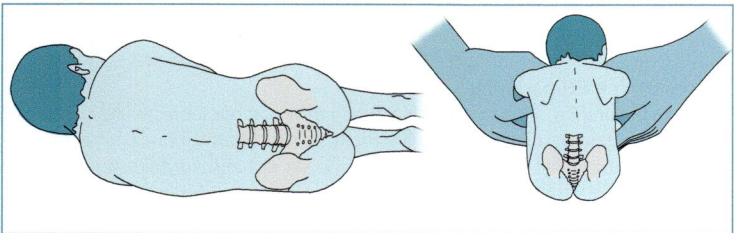

Figura 1.38-1. Posición de decúbito lateral y sedestación.

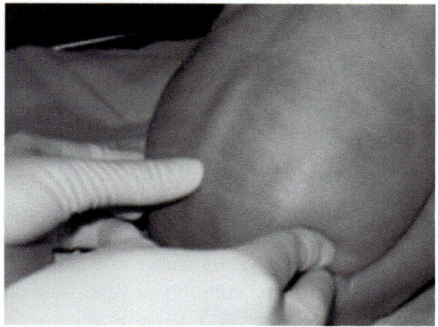

Figura 1.38-2. Zona de punción: vértebra L4. Lugar de punción: L3-L4 o L4-L5.

existe sospecha de hemorragia subaracnoidea, extraer 4 tubos (comparar el recuento celular del primero y el último).

- Retirar la aguja con el fiador dentro (para evitar la aspiración de aracnoides y raíces nerviosas), colocar un apósito en el lugar de punción y masajear durante unos minutos (facilita la aposición de fibras y evita una posible fístula). Mantener la posición en decúbito prono durante 2-4 h para prevenir una fuga de LCR.
- Se puede guiar el procedimiento mediante ecografía (ecografía dinámica con técnica estéril).

CUIDADOS TRAS LA TÉCNICA

- **Lugar:** box adecuado hasta la recuperación del procedimiento de sedoanalgesia.
- **Material:** el necesario para mantener la asepsia local.
- **Personas:** personal entrenado hasta la recuperación de la sedación, si se ha administrado. Tras la recuperación, no precisa personal específico.
- **Criterios de alta/cuidados posteriores:** mantener la zona de punción limpia, reposo en decúbito prono durante 2-4 h.
- **Causas de fracaso:**
  - Resistencia al introducir el trocar, por alcanzar involuntariamente la vértebra: redirigir la aguja, sacándola hasta el tejido subcutáneo, confirmar la posición y la postura correcta del paciente.
  - Al retirar el fiador no sale líquido: girar el trocar 90°; si aun así no fluye LCR, colocar de nuevo el fiador y avanzar lentamente unos milímetros. Se vuelve a comprobar si sale, y si no es así o se nota resistencia al avanzar, se retira el trocrar con el fiador dentro y se intenta una nueva PL (utilizar un nuevo trocar).
  - Al retirar el fiador, el líquido sale hemático (punción de plexo venoso): utilizar las primeras gotas para cultivos, y dejar fluir un pequeño volumen de LCR hasta que se aclare para recoger una muestra para citoquímica. Si el LCR es muy hemorrágico y no se aclara, tener en cuenta la posibilidad de una hemorragia subaracnoidea.
  - En el análisis posterior del LCR, se recomienda la corrección: leucocitos reales en LCR = leucocitos en LCR − (hematíes en LCR × leucocitos en sangre/hematíes en sangre).
- **Complicaciones:**
  - **Cefalea tras punción:** es la complicación más frecuente (10-30 %), especialmente en > 10 años. Se presenta 6-72 h después de la punción. La cefalea es occipitofrontal, empeora con bipedestación y mejora con decúbito. Puede asociar dolor o rigidez de nuca, náuseas, vómitos, *tinnitus* (acúfenos) o vértigo, alteraciones visuales, etc. Se produce por fuga de LCR a través del orificio en la duramadre, con disminución de volumen y, con ello, de la PIC, provocando una tracción de venas cerebrales con inervación visceral, lo que causa dolor. Por ello, se recomiendan trocares del menor tamaño posible (no mayores de 22 G), una orientación adecuada del bisel y movilizar la aguja con el fiador dentro. Se relaciona también con el número de intentos y con antecedentes personales de cefalea. Se

resuelve espontáneamente en 3-7 días con medidas posturales (decúbito) y analgesia habitual. Tradicionalmente, se aconsejaba reposo en cama en las primeras 24-48 h. Esta medida puede reducir la intensidad del dolor, pero no la incidencia de complicaciones. Debe distinguirse de la cefalea por trombosis venosa (complicación poco frecuente, con cefalea más intensa, que no se modifica con los cambios posturales).

– **Dolor de espalda:** en el **área de punción**, en ocasiones con cojera auto-limitada.
– **Deterioro respiratorio:** en neonatos y pretérmino. Evitar la flexión extrema del cuello, administrar oxígeno y puncionar en posición de sedestación.
– **Herniación cerebral:** complicación más grave. Si se sospecha un aumento de PIC o una lesión ocupante de espacio, debe realizarse una TC previa.
– **Otras menos frecuentes:** parálisis temporal (lesión o compresión de alguna raíz nerviosa), quiste epidermoide (aparece años después de la punción, por implantación de células epidermoides en el canal; para prevenirlo, avanzar con el estilete siempre dentro de la aguja), fístula de LCR (para evitarla, es importante el masajeo posterior local), infección (discitis, osteomielitis, meningitis, absceso epidural o retroperitoneal por goteo de LCR infectado), hematoma espinal (dolor de espalda intenso, debilidad, parestesias y afectación de esfínteres).

RECUERDE QUE...

- La PL proporciona información diagnóstica valiosa, pero no es una prueba de urgencia en casos de inestabilidad clínica.
- Si existe sospecha de hipertensión intracraneal, se debe realizar una TC previa.
- Administrar anestésico tópico y valorar la sedación. Facilitar la presencia de los padres.
- Una técnica correcta aumenta la tasa de éxito y disminuye el riesgo de complicaciones.
- La complicación más frecuente es la cefalea pospunción.

BIBLIOGRAFÍA

Ebinger F, Kosel C, Pietz J, Rating D. Headache and backache after lumbar puncture in children and adolescents: a prospective study. Pediatrics. 2004;113(6):1588-92.

Ebinger F, Kosel C, Pietz J, Rating D. Strict bed rest following lumbar puncture in children and adolescents is of no benefit. Neurology. 2004;62(6):1003-5.

Ellenby MS, Tegtmeyer K, Lai S, Braner DA. Videos in clinical medicine. Lumbar puncture. N Engl J Med. 2006;355(13):e12.

Gottlieb M, Holladay D, Peksa GD. Ultrasound-assisted lumbar punctures: a systematic review and meta-Aanalysis. Acad Emerg Med. 2019;26(1):85-96.

Storch De Gracia Calvo P, De La Torre Espí M, Martín Díaz MJ, García Ruiz S, Domínguez Ortega G, Novoa Carballal R. ¿Se realiza correctamente la punción lumbar en pediatría? Revisión de las recomendaciones actuales y análisis de la realidad. An Pediatr (Barc). 2012;77(2):115-23.

Reservorio de *shunt* de derivación ventriculoperitoneal: punción

1.39

B. Azkunaga Santibáñez

Preparación

Lugar: box preparado con el material necesario y para aplicar procedimientos de sedoanalgesia si fuese preciso.

Material: véase el apartado correspondiente.

Personas: personal sanitario entrenado en la técnica y en procedimientos de sedoanalgesia.

↓

Desarrollo

Palpación del reservorio bajo la piel (posterior y superior al pabellón auricular)

Aplicar anestésico tópico en la zona de punción (EMLA®)

Paciente en decúbito supino. Cabeza girada hacia el hombro contralateral

Administrar antiséptico en la zona de punción

Introducir la aguja (palomilla), observando cómo el líquido cefalorraquídeo (LCR) fluye
Si no fluye, intentar una suave aspiración, sin forzar

Medir la presión intracraneal. Catéter de palomilla en vertical; medir la columna líquida

Extracción de 2-3 mL de LCR para citoquímica, tinción de Gram y cultivo

Retirar la aguja y mantener una suave compresión hasta que ceda el sangrado

↓

Cuidados tras la técnica

Lugar: mantener al paciente en un box adecuado hasta la recuperación de la sedoanalgesia, si la ha precisado.

Material: el necesario para mantener la asepsia local.

Personas: tras la recuperación de la sedación no precisa personal específico.

Criterios de alta/cuidados posteriores: mantener limpia la zona de punción.

OBJETIVOS

- Conocer los componentes y el funcionamiento de un *shunt* de derivación de LCR.
- Reconocer los signos del mal funcionamiento de estos sistemas.
- Conocer las indicaciones, la técnica y el material necesario para realizar una correcta punción del *shunt* de derivación.

CONCEPTOS IMPORTANTES

- **Definición:** los *shunts* de derivación de líquido cefalorraquídeo (LCR) son el principal tratamiento de la hidrocefalia, y derivan el LCR de los ventrículos cerebrales a otros lugares del organismo, con mayor frecuencia a la cavidad peritoneal.
- **Componentes:** estos *shunts* están fabricados con silicona flexible y tienen tres componentes (**Fig. 1.39-1**):
  1. Un catéter ventricular, que generalmente está emplazado en un ventrículo cerebral, pero que también puede estar ubicado dentro de un quiste comunicante o en el espacio subaracnoideo. Permite el paso libre de LCR al sistema de derivación salvo que se ocluya. Puede haber más de un catéter proximal si hay más de un área del ventrículo y/o quiste a drenar, que está aislada.
  2. Una válvula unidireccional, que previene el reflujo del líquido hacia los ventrículos, regulada por flujo o presión, y conectada al catéter ventricular. Esta válvula suele tener un reservorio para puncionar. En ocasiones, únicamente constan de una válvula que se palpa y se ve en la radiografía, pero sin reservorio para puncionar. Así, el sistema puede constar de uno o dos abultamientos bajo la piel. Uno de ellos se corresponde con el mecanismo de la válvula, y el otro, en caso de existir, con el reservorio. Los reservorios se pueden colocar directamente sobre el agujero de trepanación o ligeramente distales a este. Esta información es crucial cuando se necesita

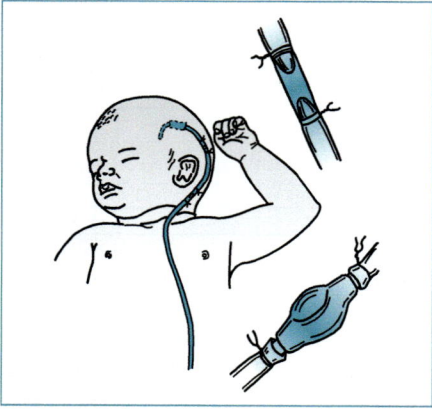

Figura 1.39-1. Componentes de un sistema de derivación ventriculoperitoneal.

una punción urgente. También existen válvulas programables de manera externa, que permiten variar la configuración de la presión de apertura.

3. Un catéter distal, conectado también a la válvula, cuyo cabo distal suele emplazarse en la cavidad peritoneal o, con menos frecuencia, drenan en el espacio vascular (*shunt* ventriculoauricular) o pleural (*shunt* ventriculopleural).

INDICACIONES

- **Terapéutica:** para evacuar rápidamente el LCR en situaciones de emergencia con incremento agudo de la presión intracraneal.
- **Diagnóstica:** es la situación más habitual, ante la sospecha de infección u obstrucción del sistema.

PREPARACIÓN

- **Contraindicaciones relativas:**
  - Coagulopatía.
  - Niños sépticos con un foco infeccioso evidente, como neumonía o infección urinaria, salvo si la sospecha de infección del sistema de derivación es muy alta. En estos casos, hay un riesgo muy elevado de infectar el sistema al puncionar el reservorio.
- **Lugar:** box preparado para aplicar procedimientos de sedoanalgesia, si es preciso.
- **Materiales:**
  - Asepsia:
    - Guantes estériles.
    - Gasas, paño estéril y antiséptico.
  - Para realizar la técnica:
    - Aguja palomilla de 23 o 25 G (con calibre mayor, se puede provocar el deterioro del reservorio). La utilización de una palomilla permite medir la presión intracraneal.
    - Tubos estériles para recoger muestras de LCR.
    - Anestésicos: una crema anestésica como EMLA®.
- **Preparación del personal:** la realizará personal entrenado en efectuar la técnica.
  - Lavado higiénico de manos con jabón o desinfección con solución hidroalcohólica.
  - Colocación de guantes estériles.
- **Preparación del paciente:**
  - Antes de la realización del procedimiento se valorará la necesidad de sedoanalgesia farmacológica: óxido nitroso, midazolam intranasal, etc. (v. **capítulo 1.40 Sedoanalgesia: procedimientos**).
  - Colocación de campo estéril alrededor de la región a puncionar.

DESARROLLO DE LA TÉCNICA

- Localizar por palpación el reservorio bajo la piel, cerca del agujero por el que el catéter ventricular penetra en el cráneo (posterior y superior al pabellón auricular en el área parietooccipital). El reservorio se debe deprimir con facilidad y rellenarse en pocos segundos.

- – Si no se puede deprimir, se sospechará una obstrucción del catéter distal, y si tarda en rellenarse, una obstrucción del catéter ventricular.
- – No rasurar, ya que incrementa el porcentaje de infecciones del sistema por la punción.
- Anestésico tópico como EMLA®.
- Paciente en decúbito supino con la cabeza girada hacia el hombro contralateral.
- Aplicar antiséptico en la zona donde se va a puncionar.
- Introducir la aguja en posición oblicua respecto al reservorio, y observar cómo el LCR fluye de forma lenta, pero libremente. Si no fluye, intentar una suave aspiración, sin forzar, para no producir una aspiración de residuos en el catéter proximal, causando un bloqueo donde antes no existía.
  - – Si el líquido sale a presión: sugiere una obstrucción distal del catéter.
  - – Si el líquido no fluye espontáneamente o con una suave aspiración: indica una obstrucción del catéter ventricular, o una infección con LCR purulento y viscoso.
- Medir la presión intracraneal: se levanta el catéter de la palomilla en posición vertical (perpendicular al suelo), y se observa cómo el LCR sube por este, lo que permite medir la columna líquida con menisco pulsátil. La posición del paciente para medir la presión es irrelevante, y la altura de la columna de líquido se correlaciona con la presión intracraneal. Para comprobar la fiabilidad de la medición, se pide al paciente que realice una maniobra de Valsalva y, si es un niño pequeño, se efectúa una compresión bilateral de la yugular externa. En ambos casos, la columna de líquido debe subir. La presión normal está entre 5 y 10 cm; la presión de más de 20 cm es indicativa de un mal funcionamiento de la derivación distal que requiere una revisión urgente.
- Extracción de 2-3 mL de LCR para citoquímica, tinción de Gram y cultivo.
- Retirar la aguja y mantener una suave compresión hasta que el punto de punción deje de sangrar.

CUIDADOS TRAS LA TÉCNICA

- **Lugar:** mantener al paciente en el box hasta la recuperación del procedimiento de sedoanalgesia, si es que lo ha precisado.
- **Material:** el necesario para mantener la asepsia local.
- **Personas:** personal entrenado en el manejo de la vía aérea hasta la recuperación de la sedación. Tras la recuperación, no precisa personal específico.
- **Criterios de alta/cuidados posteriores:** mantener limpia la zona de punción.
- **Complicaciones:**
  - – Infección del sistema que, con control riguroso de asepsia, es menor del 0,5 %.
  - – Fuga del LCR.
  - – Hematoma local.
  - – Hemorragia intraventricular: rara vez sucede y, en general, es secundaria a la aspiración brusca a través de la aguja cuando el líquido no fluye.

En todos los casos, si se sospecha alteración del funcionamiento de la válvula, se valorará consultar con un neurocirujano.

RECUERDE QUE...

- Las indicaciones de puncionar el reservorio de un *shunt* de derivación ventriculoperitoneal pueden ser tanto terapéuticas, en emergencias para evacuar LCR de forma urgente por un aumento agudo de la presión intracraneal, como diagnósticas, cuando se sospecha infección u obstrucción del sistema.

- En la preparación del paciente, se administrará anestésico tópico y se valorará la utilización de sedantes.

- Además de extraer una muestra de LCR para analizar, mediante la punción del reservorio del *shunt* también se puede medir la presión intracraneal.

BIBLIOGRAFÍA

Haridas A, Tomita T. Hydrocephalus in children: management and prognosis. UpToDate. 2022. Disponible en: https://www.uptodate.com

McManemy J, Ducis K, Jea A. Neurosurgical emergencies. En: Fleischer GR, Ludwig S (eds.). Textbook of pediatric emergency medicine. 8ª ed. Filadelfia: Wolters Kluwer; 2020. p. 1382-91.

Szydlowski EG, Cronan KM, Fein JA, Posner JC. Ch 135 technology assisted children. En: Fleischer GR, Ludwig S (eds.). Textbook of pediatric emergency medicine. 8ª ed. Filadelfia: Wolters Kluwer; 2020. p. e135-20.

Sedoanalgesia: procedimientos

1.40

S. Cerezo Corredera y S. García González

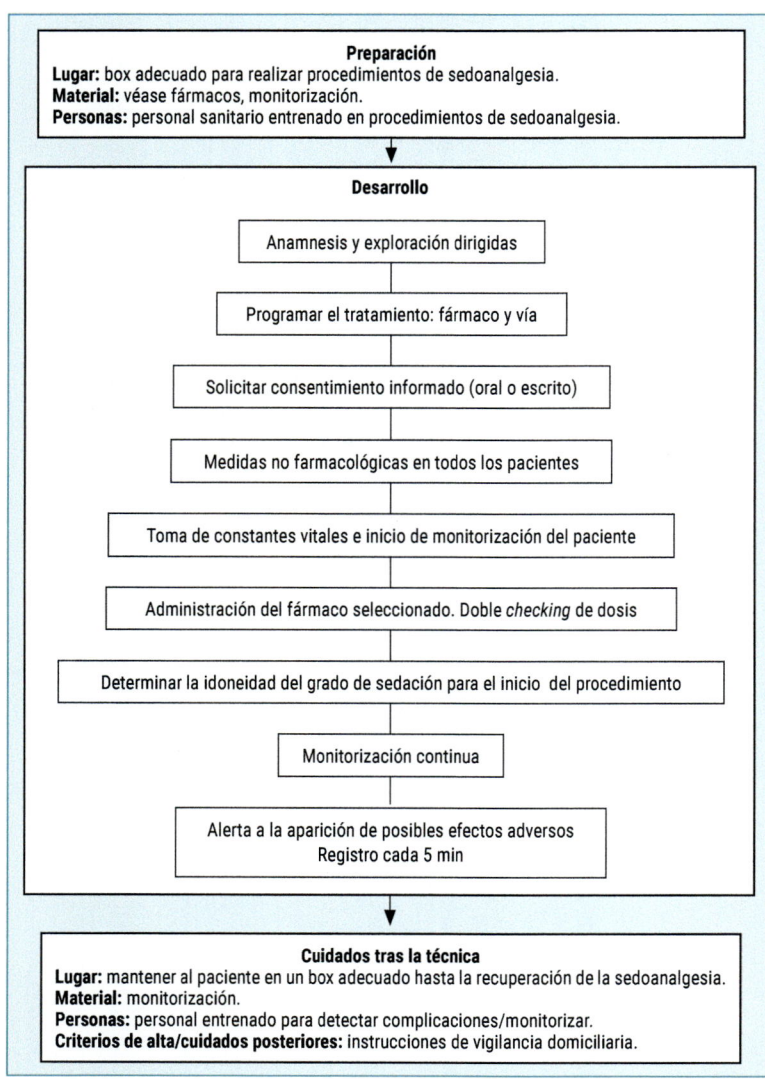

Preparación
Lugar: box adecuado para realizar procedimientos de sedoanalgesia.
Material: véase fármacos, monitorización.
Personas: personal sanitario entrenado en procedimientos de sedoanalgesia.

Desarrollo

Anamnesis y exploración dirigidas

Programar el tratamiento: fármaco y vía

Solicitar consentimiento informado (oral o escrito)

Medidas no farmacológicas en todos los pacientes

Toma de constantes vitales e inicio de monitorización del paciente

Administración del fármaco seleccionado. Doble *checking* de dosis

Determinar la idoneidad del grado de sedación para el inicio del procedimiento

Monitorización continua

Alerta a la aparición de posibles efectos adversos
Registro cada 5 min

Cuidados tras la técnica
Lugar: mantener al paciente en un box adecuado hasta la recuperación de la sedoanalgesia.
Material: monitorización.
Personas: personal entrenado para detectar complicaciones/monitorizar.
Criterios de alta/cuidados posteriores: instrucciones de vigilancia domiciliaria.

OBJETIVOS

- Reconocer los requisitos necesarios para realizar un procedimiento de analgesia y sedación de forma eficaz y segura.
- Conocer las características de los fármacos sedantes más utilizados, así como su elección adecuada según el procedimiento a realizar.
- Comprender las técnicas/opciones farmacológicas utilizadas en los procedimientos de sedoanalgesia para disminuir el dolor y la ansiedad.

CONCEPTOS IMPORTANTES

- **Procedimiento de sedoanalgesia:** administración de sedantes o agentes disociativos, con o sin analgésicos, que induce en el niño un estado que le permite tolerar procedimientos dolorosos y/o que causen ansiedad.
- Según la Sociedad Estadounidense de Anestesia (ASA), la sedación para procedimientos abarca un amplio espectro que va desde la sedación mínima hasta la anestesia general (Tabla 1.40-1). Es un continuo, y es difícil predecir cómo responderá un niño a una medicación específica. Por ello, se debe:
  - Titular el efecto de los fármacos.
  - Evaluar al paciente de manera constante.
  - Estar preparados para rescatarle de un nivel de sedación superior al deseado.
- La profundidad de la sedación puede ser medida mediante escalas conductuales. La más utilizada es la Escala de Ramsay (Tabla 1.40-2).

INDICACIONES

- Aplicar en todo paciente al que se va a realizar un procedimiento que pueda provocar dolor y/o ansiedad, o cuando el movimiento del paciente pueda interferir en la realización del mismo. Objetivos:
  - Mantener la seguridad y el bienestar del paciente.
  - Controlar el dolor.

Tabla 1.40-1. Niveles de sedación

	Ansiólisis	Sedación moderada	Sedación profunda	Anestesia general	Estado disociativo
Respuesta	Normal o verbal	Verbal o táctil ligera	Dolor o estímulos repetidos	No respuesta	Estado de trance
Vía respiratoria	Mantenida	Mantenida	Puede necesitar intervención	A menudo intervención	Mantenida
Ventilación	Mantenida	Mantenida	Puede necesitar asistencia	Suele necesitar asistencia	Mantenida
Cardiovascular	Mantenida	Mantenida	Mantenida habitualmente	Puede alterarse	Mantenida

Tabla 1.40-2. Escala de sedación de Ramsay	
Despierto	
1	Ansioso y/o agitado
2	Colaborador, tranquilo y orientado. Apertura espontánea de ojos. Somnoliento
3	Respuesta a estímulos verbales
Dormido	
4	Quieto, ojos cerrados
5	Rápida y enérgica respuesta a la luz, golpecitos o estímulos verbales fuertes Respuesta perezosa
6	Sin respuesta

- Controlar la ansiedad, potenciar la amnesia.
- Controlar el comportamiento/movimientos para la correcta realización del procedimiento.

PREPARACIÓN

- **Anamnesis y exploración física detallada:**
  - Anamnesis dirigida: edad, enfermedades previas, reacciones adversas previas con fármacos analgésicos o sedantes, alergias, medicaciones habituales, tiempo desde la última ingesta (importancia controvertida, no existe una clara relación entre riesgo de aspiración/tiempo de ayuno). **Regla nemotécnica AMPLE:**

> **A**lergia
> **M**edicación y tratamiento farmacológico actual
> **P**atologías/cirugías previas
> **L**ast *intake* (tiempo y características de la última ingesta)
> **E**xperiencia con sedación/analgesia previas

  - Exploración física detallada:
    - Constantes vitales: peso, temperatura, frecuencia cardíaca (FC), frecuencia respiratoria (FR), saturación de oxígeno ($SatO_2$), presión arterial (PA), dióxido de carbono telespiratorio ($EtCO_2$).
    - Auscultación cardiopulmonar (identificar posibles intercurrencias infecciosas que puedan incrementar el riesgo de laringoespasmo, etcétera).
    - Vía aérea (cabeza, cuello, boca, mandíbula): detectar factores que puedan dificultar la intubación. **Clasificación de Mallampati** (óptimo grado I-II) **(Fig. 1.40-1)**. Contraindicación relativa: vía aérea difícil.
  - Una vez realizados, el paciente puede ser clasificado según la ASA **(Tabla 1.40-3)**: contraindicación relativa ASA ≥ III.
- **Lugar:** la sala donde se realiza el procedimiento debe estar preparada:
  - Equipamiento de aspiración, sistema para administrar oxígeno con una fracción inspiratoria de oxígeno (FiO_2) de al menos el 90 %. Equipamiento y medicaciones para reanimación cardiopulmonar (RCP) de niños de diferentes edades y pesos. Antídotos.
  - Desfibrilador, si el paciente presenta enfermedad cardiovascular moderada/grave o si el nivel de sedación esperado es profundo.

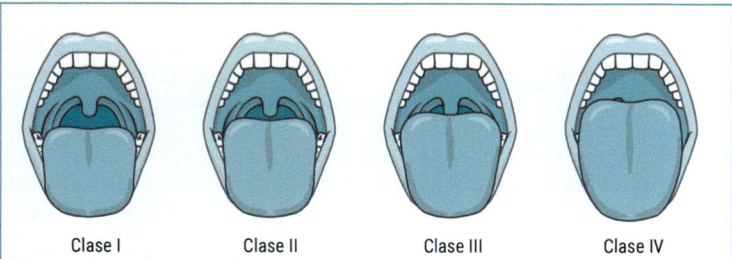

Clase I   Clase II   Clase III   Clase IV

Figura 1.40-1. Clasificación de Mallampati.

Tabla 1.40-3. Clasificación de la ASA del estado físico de los pacientes

Clase	Descripción	Idoneidad para la sedación	Médico adecuado
I	Normal y sano	Excelente	Médico no anestesista
II	Enfermedad sistémica leve; alteración crónica controlada	Buena	Médico no anestesista
III	Enfermedad sistémica grave; alteración crónica mal controlada (enfermedad cardíaca que limita la actividad); enfermedad aguda (neumonía, crisis asmática); alteración de dos sistemas (asma y diabetes); síndrome de Down	Intermedia	Puede requerirse un anestesista
IV	Enfermedad sistémica que amenaza la vida (sepsis, estado asmático)	Mala	Anestesista
V	Paciente moribundo	Muy mala	Anestesista
Emergente	Procedimiento de emergencia		

- – Equipo para conseguir un acceso vascular. En caso de sedación profunda, se recomienda conseguir un acceso venoso antes de iniciar la sedación.
- – Equipo de monitorización: $SatO_2$, FC, PA, capnografía, electrocardiografía.
- **Personal:** personal con conocimiento en:
  - – Fármacos a utilizar, dosis y complicaciones.
  - – Entrenado en procedimientos de analgesia y sedación.
  - – Manejo de la vía aérea y RCP básica. Un experto en soporte vital avanzado debe estar disponible en < 5 min (presente en la sala si se pretende sedación profunda).
- **Consentimiento informado:** los padres o tutores del menor (o el paciente, si es mayor de 12 años) deben ser informados de forma escrita (verbal, si se pretende sedación mínima) sobre los beneficios/riesgos de la administración de analgesia y/o sedación, y sobre las alternativas existentes. Debe reflejarse en la historia del paciente.

FÁRMACOS

- **Anestésicos locales tópicos:** aplicación directa sobre la piel o las mucosas. Inhiben los estímulos dolorosos. Útiles en una gran variedad de procedimientos. Su aplicación no es dolorosa y tienen pocos efectos adversos si se aplican de forma correcta.
  - **EMLA®:** crema de lidocaína al 2,5 % y prilocaína al 2,5 %. Aplicar sobre la **piel íntegra**, dosis de 1-2 g de crema/10 cm^2 de piel (máximo: 10 g), mantenerla tapada con una película de plástico al menos 60 min. Consigue anestesia de 3-5 mm de profundidad en 1-2 h. Uso en piel intacta. No es útil en palmas ni plantas. Riesgo de metahemoglobinemia en menores de 3 meses (no aplicar más de 1 g). Está contraindicada si existe hipersensibilidad a anestésicos locales o predisposición a metahemoglobinemia (déficit de glucosa-6-fosfato-deshidrogenasa [G6PDH], uso de fármacos inductores de metahemoglobinemia). En la zona de aplicación pueden aparecer reacciones locales.
  - **LAT®:** lidocaína al 4 %, adrenalina al 0,1 % y tetracaína al 0,5 %. Especialmente útil en **heridas** de la cara y el cuello cabelludo. Tiene menos eficacia en las extremidades. No debe aplicarse en mucosas, labios, superficies amplias de quemaduras o abrasiones (absorción sistémica), ni en zonas muy distales, como orejas, pene, dedos y colgajos cutáneos, por el efecto vasoconstrictor de la adrenalina.
    Se aplican 2-3 mL sobre los márgenes de la herida, manteniéndola tapada con una gasa o algodón durante 20-30 min. Su efecto dura 1 h.
  - Otros:
    - **Tetracaína:** disponible en forma de colirio (úlceras corneales y cuerpos extraños oculares), aerosol (procedimientos dolorosos de la cavidad oral), lubricante urológico (colocación de sondas uretrales).
    - **Benzocaína:** en forma líquida o gel. Es útil para la extracción de cuerpos extraños auditivos y en procedimientos de odontoestomatología.
    - **Lidocaína:** en aerosol (para intervenciones en la faringe y anestesia de las cuerdas vocales), en gel (colocación de sonda nasogástrica o uretral), crema Lambdalina® (en procedimientos en piel intacta, aplicar 30 min antes, no precisa oclusión).
    - **Cloruro de etilo:** anestesia superficial de efecto inmediato y duración de 1 min sobre piel intacta (aplicar con envase presurizado a una distancia de 15-30 cm de la piel durante unos segundos). Puede ser mal tolerada por niños pequeños.
- **Anestésicos locorregionales:**
  - Aplicación por infiltración local o bloqueos de nervios periféricos.
  - Toxicidad sobre el sistema nervioso central (SNC) (vértigo, convulsiones, depresión del sensorio, depresión respiratoria) y cardíaco (arritmias, bloqueos) si existe absorción sistémica, por dosis elevadas o por inyección directa en un vaso sanguíneo. Técnica de infusión adecuada: aspirar antes de administrar e inyectar pequeñas alícuotas.
  - Precaución en pacientes con insuficiencia hepática o disfunción cardiovascular, y en menores de 6 meses (menor aclaramiento del fármaco).

- La adrenalina retrasa la absorción, prolonga la acción y disminuye la toxicidad de la mayoría de anestésicos. No se debe utilizar en zonas distales.
  - **Lidocaína**: 0,5 %, 1 % y 2 % (recomendadas concentraciones < 2 %). A mayor concentración, mayor duración del efecto y más probabilidad de toxicidad sistémica. La dosis habitual es de 1-2 mg/kg (dosis máxima de 5 mg/kg, máx.: 300 mg). Su efecto comienza en 3-5 min. Dura entre 30 min y 2 h. Para disminuir el dolor de la inyección, tamponar con bicarbonato sódico 1 M (1 mL de bicarbonato por cada 9 mL de lidocaína).
  - **Bupivacaína**: 0,25 %; inicio de acción en 15 min y duración de efecto de 2-8 h. Dosis máxima de 2 mg/kg (3 mg/kg si se utiliza junto con adrenalina). Es útil en anestesia regional. Algunos autores no la recomiendan en < 12 años.
  - **Mepivacaína**: 1-3 %. Potencia similar a la lidocaína, inicio de acción en 5 min y duración de 1-3 h. Dosis máxima de 4 mg/kg (7 mg/kg si se utiliza junto con adrenalina). En niños < 3 años o < 14 kg, utilizar concentraciones < 2 %.
  - Otros:
    - **Articaína:** con adrenalina (Ultracain®): acción rápida (3-5 min) y duración intermedia (90-120 min). Útil para bloqueos anestésicos, infraorbitario e infraoral, para procedimientos dolorosos en la cavidad bucal. Cada ampolla contiene 2 mL (40 mg de articaína), y la dosis habitual es de 1-1,5 mL (dosis máxima: 7 mg/kg).
    - **Procaína**: concentraciones al 0,5 % y 2 %. La dosis es de 7 mg/kg, y si se da con adrenalina, hasta 9 mg/kg. Es útil en alérgicos a la lidocaína.
    - **Levobupivacaína** y **ropivacaína.**
- **Óxido nitroso** (Tabla 1.40-4).

Tabla 1.40-4. Óxido nitroso		
Definición	Gas anestésico que posee un efecto analgésico medio, ansiolítico y amnésico. Mantiene la respiración espontánea, los reflejos protectores de la vía aérea y el estado hemodinámico	
Dosis	Vía	• Inhalada, mediante mascarilla facial • Requiere la colaboración del paciente (más útil en niños > 4 años), ya que depende de la ventilación espontánea del niño
	Dosis	• 50 % N_2O + 50 % O_2 • Evitar concentraciones > 70 % N_2O
	Farmacodinámica	• Iniciar la administración 3 min antes de iniciar el procedimiento • El efecto desaparece en 3-5 min tras el cese de la administración
Efectos adversos	Vómitos, disforia	

Contraindicaciones	• Relativas: vómitos y náuseas
	• Absolutas:
	  – Procesos con acumulación patológica de gas en el organismo
	  – Embarazo (el personal sanitario con embarazo o sospecha debe evitar estar presente en su administración)	

(Continúa)

Modo de empleo	• Ajustar la mascarilla facial a la anatomía del paciente • Comenzar la administración 3 min antes de iniciar el procedimiento y mantener durante todo el proceso • El flujo de administración dependerá de la ventilación espontánea del paciente (4-6 L) en el sistema de flujo continuo, o será activado por la inspiración del paciente en el sistema con válvula a demanda • Vigilar el estado de consciencia y respiración • Monitorización con pulsioximetría • Discontinuar la administración si el paciente está excesivamente dormido • No administrar más de 60 min seguidos • Tras su retirada, valorar administrar oxígeno al 100 % durante 3-5 min, especialmente si el procedimiento ha sido prolongado

• **Sedantes/hipnóticos** (Tabla 1.40-5).

Tabla 1.40-5. Sedantes/hipnóticos

ETOMIDATO

Definición	Sedante/hipnótico de acción ultracorta (más prolongada en insuficiencia renal o hepática) y rápida recuperación. No analgésico. Reduce la presión intracraneal. Mantiene la estabilidad hemodinámica, lo que lo convierte en una buena opción en politraumatizados	
Dosis	Vía	i.v.: la inyección es dolorosa, por lo que se recomienda administrar una pequeña cantidad de lidocaína al 1 % (0,5 mg/kg) un minuto antes de la inyección, colocando un torniquete por encima del lugar de administración, o ambos fármacos mezclados
	Dosis	Carga: 0,1-0,3 mg/kg, dosis repetidas cada 5 min a 0,05 mg/kg (máximo: 0,6 mg/kg)
	Farmacocinética	• Inicio: 5-30 s • Duración: 5-15 min
Efectos adversos	• Depresión respiratoria • Vómitos • Mioclonías • Dolor en el sitio de inyección	
Contraindicaciones	• Absoluta: insuficiencia suprarrenal • Relativa: sepsis grave, paciente crítico	

PROPOFOL

Definición	Sedante/hipnótico de acción ultracorta. NO ANALGÉSICO. Reduce la presión intracraneal, lo que lo convierte en adecuado en pacientes hemodinámicamente estables con traumatismo craneal	
Dosis	Vía	i.v.: administrar en 2-3 min. La inyección de propofol es dolorosa, por lo que se recomienda administrar una pequeña cantidad de lidocaína al 1 % (0,5 mg/kg) un minuto antes de la inyección, colocando un torniquete por encima del lugar de administración, o ambos fármacos mezclados

(Continúa)

Tabla 1.40-5. Sedantes/hipnóticos (*Cont.*)		
PROPOFOL		
Dosis	Dosis	• Bolo: 6 meses-2 años: 1-2 mg/kg; > 2 años: 0,5-1 mg/kg • Dosis repetidas cada 3-5 min a 0,5 mg/kg • Dosis máxima: 40 mg o 3 mg/kg • Perfusión: 1-4 mg/kg/h
	Farmacodinámica	• Inicio: < 30 s • Duración: 5-15 min
Efectos adversos	• Depresión respiratoria y apnea • Hipotensión • Bradicardia • Rápida transición a niveles más profundos de sedación, sobre todo, si infusión rápida • Dolor en el sitio de inyección	
Contraindicaciones	• Alérgicos al huevo y/o la soja (no evidencia) • Hipotensión o fallo cardiovascular • Porfiria	
Combinaciones	**Propofol + fentanilo** • Fentanilo i.v.: 1 µg/kg en 3 min (máximo dosis inicial 50 µg). En lactantes < 6 meses, el fentanilo debe emplearse a la ½ o ¼ de la dosis recomendada • Administrar una dosis de carga de propofol i.v. a 0,5-1 mg/kg en 3 min. Inyección previa de lidocaína como se ha indicado • Si el nivel de analgesia no es suficiente, se puede dar una o dos dosis más de fentanilo i.v. a 0,5 µg/kg, cada 3-5 min • Si en 5 min no se consigue el grado de sedación adecuado, repetir una segunda dosis de propofol a 0,5 mg/kg en 3 min o perfusión continua (1-4 mg/kg/h)	
MIDAZOLAM		
Definición	Benzodiazepina de corta duración. Sedación media, hipnosis, ansiólisis, relajación muscular, amnesia. No analgesia	
Dosis	Vía	• i.v.: comenzar con la mínima dosis eficaz y administrar titulando el efecto. Se puede repetir cada 3 min la mitad de la dosis inicial y posteriormente ¼, hasta lograr el nivel de sedación deseado • Oral • i.n.: mediante atomizador, mitad de dosis en cada fosa nasal. Inicio de acción más rápido y tiempo de recuperación más corto
	Dosis	• i.v.: 0,02-0,2 mg/kg (máximo: en < 5 años 0,6 mg/kg o 5 mg, y en > 5 años 0,4 mg/kg o 10 mg) • Perfusión: 1-2 µg/kg/min • v.o.: 0,2-0,5 mg/kg (máximo: 15 mg) • i.n.: 0,2-0,5 mg/kg (máximo: 7,5 mg)

(Continúa)

Tabla 1.40-5. Sedantes/hipnóticos (*Cont.*)

MIDAZOLAM

Dosis	Farmacodinámica	• i.v.: inicio 2-5 min. Duración: 20-30 min • v.o.: inicio 20-30 min. Duración: 60 min • i.n.: inicio 5-10 min (10-15 min). Duración: 60 min

Otras benzodiazepinas	**Diazepam**	i.v./i.m.: 0,1-0,2 mg/kg (máximo: 10 mg) Rectal: 0,5 mg/kg (máximo: 30 mg) v.o.: 0,2-0,5 mg/kg	Inicio: 15-30 min Duración: 30 h
	Lorazepam	v.o./i.v.: 0,02-0,08 mg/kg (máximo: 5 mg) i.m.: 0,05 mg/kg (máximo: 4 mg)	Inicio: 15-30 min. Duración: 8-12 h

Antídoto	**Flumazenilo:** efectivo en depresión respiratoria significativa o apnea. No debe administrarse en pacientes con epilepsia o tratamiento crónico con benzodiazepinas o antidepresivos tricíclicos Dosis: 0,01 mg/kg (máximo: 0,2 mg). Repetir cada minuto hasta dosis máxima total de 1 mg
Efectos adversos	Depresión respiratoria y apnea Reacciones paradójicas como llanto inconsolable, agitación, agresividad, etc.
Contraindicaciones	Inótropo negativo, precaución en pacientes con depresión miocárdica
Combinaciones	**Midazolam + fentanilo** • Administrar titulando el efecto • Preparar fentanilo a 2 µg/kg (máximo: 100 µg). Completar hasta 10 mL con SSF, y administrar la mitad de la dilución (1 µg/kg: 5 mL) en 3 min. Se puede repetir cada 3 min la mitad de la dosis inicial, y posteriormente ¼ de la dosis hasta la dosis total máxima (2 µg/kg: 10 mL) • Preparar midazolam a 0,2 mg/kg (máximo: 5 mg). Completar hasta 10 mL con SSF y administrar la mitad de la dilución (0,1 mg/kg: 5 mL de la dilución) en 3 min. Se puede repetir cada 3 min la ½ de la dosis inicial y posteriormente ¼ de la dosis hasta la dosis total máxima (0,2 mg/kg: 10 mL)

BARBITÚRICOS (TIOPENTAL)

Definición	Barbitúrico de acción ultracorta. Sedante/hipnótico. No posee acción analgésica. Efecto neuroprotector, anticonvulsivo. Metabolismo hepático. Interacción con el metabolismo de otros fármacos	
Dosis	Vía	i.v., rectal
	Dosis	• i.v.: carga 2 mg/kg; posteriores dosis 1 mg/kg (máximo: 6 mg/kg o 200 mg) • Rectal: 15-25 mg/kg (máximo: 350 mg)
	Farmacodinámica	• i.v.: inicio en 0,5-1 min. Duración: 10-30 min • Rectal: inicio en 5-8 min. Duración: 60-90 min

(Continúa)

Tabla 1.40-5. Sedantes/hipnóticos (*Cont.*)

BARBITÚRICOS (TIOPENTAL)

Efectos adversos	• Pérdida de los reflejos protectores de la vía aérea • Depresión respiratoria y apnea • Laringoespasmo • Hipotensión y depresión miocárdica
Contraindicaciones	• Porfirias y asma infantil (puede producir broncoespasmo) • Insuficiencia respiratoria o inestabilidad hemodinámica

DEXMEDETOMIDINA

Definición	• Agonista selectivo del receptor adrenérgico alfa-2. Sedación y analgesia leve-moderada con mínima depresión respiratoria • Uso *off-label* por edad	
Dosis	Vía	**i.v. o i.n.**
	Dosis	• i.n.: 1-3 µg/kg (dosis máxima: 100 µg) • i.v.: dosis de carga: 0,5-2 µg/kg durante 10 min, seguido de infusión continua: 0,2-1,4 µg/kg/h (titular)
	Farmacodinámica	• i.n.: inicio en 20-30 min. Duración: 30-45 min • i.v.: inicio en 5-10 min. Duración: 30-70 min
Efectos adversos	• Bradicardia e hipotensión arterial (i.v.). No descritos en el uso i.n. • Obstrucción de la vía respiratoria superior. Laringoespasmo (raro) • Bradicardia autolimitada	
Contraindicaciones	• Tratamiento con digoxina, betabloqueantes • Disfunción del nodo sinusal • Relativas: deshidratación, gasto cardíaco reducido	
Combinaciones	**Dexmedetomidina + midazolam** • Midazolam: 0,1 mg/kg (dosis máxima 2 mg) • Permite disminuir la dosis requerida de dexmedetomidina	

i.m.: intramuscular; i.n.: intranasal; i.v.: intravenosa; SSF: suero salino fisiológico; v.o.: vía oral.

• **Agentes disociativos** (Tabla 1.40-6).

Tabla 1.40-6. Agentes disociativos

KETAMINA

Definición	• Agente disociativo. Produce un estado de trance con analgesia, sedación y amnesia • Mantiene la función cardiovascular, la respiración espontánea y los reflejos protectores de la vía aérea	
Dosis	Vía	• i.v. o i.m.* o i.n • *i.m. asociada a mayor incidencia de vómitos, laringoespasmo, mayor tiempo de recuperación
	Dosis	• i.v.: 1-1,5 mg/ kg (máximo: 50 mg). Dosis repetidas cada 5-10 min a 0,5-1 mg/kg • i.m.: 4-5 mg/kg (máximo: 100 mg). Dosis repetidas cada 5-10 min a 2-4 mg/kg • i.n.: pendiente de establecer la dosis adecuada (1-6 mg/kg/dosis; para alcanzar sedación requiere una dosis alta, de hasta 9 mg/kg)

(Continúa)

Tabla 1.40-6. Agentes disociativos (*Cont.*)

KETAMINA

Dosis	Farmacodinámica	• i.v.: inicio en 1-2 min. Duración: 15 min • i.m.: inicio en 5-10 min. Duración: 30 min • i.n.: inicio en 5-20 min. Duración: 40-70 min
Efectos adversos		• Vómitos, clonus • Depresión respiratoria. Laringoespasmo • Reacción emergente (alucinaciones y sueños vívidos) • Aumento de la PA y la FC por estimulación el sistema nervioso simpático
Contraindicaciones		• < 3 meses • Psicosis • Relativas: < 12 meses, infección respiratoria, inestabilidad de la vía aérea, hipertensión arterial, fallo cardíaco, hipertensión intracraneal, incremento de la presión intraocular, porfiria, enfermedad tiroidea, convulsiones
Combinaciones		• No se recomienda la asociación con atropina • No hay evidencia de que la asociación con midazolam reduzca la incidencia de la reacción emergente. Si existe reacción emergente → tratamiento con midazolam **Ketamina + propofol («ketofol»)** • Indicado en procedimientos moderadamente o intensamente dolorosos • Diferentes proporciones (ketamina:propofol) según el efecto que se busque: 1:1 (más analgesia que sedación), 1:2, 1:3 o 1:4 (más sedación que analgesia) • No existen dosis claras establecidas. Una opción es: ketamina 0,5-1 mg/kg en 2-3 min + propofol 0,5-1 mg/kg en 3 min

FC: frecuencia cardíaca; i.m.: intramuscular; i.n.: intranasal; i.v.: intravenosa; PA: presión arterial; v.o.: vía oral.

DESARROLLO DE LA TÉCNICA

- Anamnesis y exploración dirigidas.
- Programar el tratamiento: fármaco y vía.
  - **Elección de la vía:** dependerá del objetivo de la sedación y el tipo de procedimiento:
    - Vía oral (v.o.)/intranasal (i.n.)/inhalatoria: cómoda y útil en sedación mínima.
    - Vía intravenosa (i.v.): la mejor opción para una sedación segura y efectiva en sedación moderada/profunda, ya que permite **titular** el efecto de los fármacos (excepto la ketamina).
    - Vía intramuscular (i.m.): opción para el uso de ketamina en pacientes con dificultad para obtener una vía intravenosa.
    - Vía tópica: no es dolorosa, y es fácil de aplicar, segura y útil en muchos procedimientos menores que se realizan en urgencias de pediatría.
  - **Elección del fármaco:** se tendrá en cuenta el tipo de procedimiento (grado de dolor, necesidad de inmovilidad, etc.) y las características del paciente. Tipos de procedimiento:
    - **No doloroso** (Tabla 1.40-7):
      - Objetivo: disminuir la ansiedad y movimientos del niño que no colabora.

Tabla 1.40-7. Protocolos de analgesia y sedación para procedimientos no dolorosos en urgencias

TC/RM	
< 4-7 años Niños sin integridad neurológica No colaboradores	Métodos no farmacológicos
	Sacarosa oral en < 3-6 meses
	Propofol i.v.
	Etomidato i.v.
	Dexmedetomidina i.n.
	Segunda línea: midazolam oral/i.n./i.v., tiopental i.v./rectal
> 4-7 años	Métodos no farmacológicos
EEG/ecocardiografía	
• Niños sin integridad neurológica • No colaboradores	Midazolam oral/i.n.
Resto	Métodos no farmacológicos

EEG: electroencefalograma; i.n.: intranasal; i.v.: intravenoso; RM: resonancia magnética; TC: tomografía computarizada.

- **Levemente doloroso** (procedimientos menores) (Tabla 1.40-8): acceso venoso, punción lumbar, punción articular, retirada de cuerpos extraños, drenaje de pequeños abscesos, reparación de heridas, etcétera.
  - Objetivo: control del dolor local y, en ocasiones, de la ansiedad.
  - Opciones:
    - ♦ Analgesia: anestésicos tópicos y locales.
    - ♦ Sedación mínima/ansiólisis: midazolam oral/i.n., óxido nitroso-cambiar el guión por el cuadrado
- **Intensamente doloroso** (procedimientos mayores) (Tabla 1.40-9): drenaje de abscesos, quemaduras, reducción de fracturas, reparación de heridas complicadas, toracocentesis, extracción de cuerpos extraños, etcétera.
  - Objetivo: analgesia, sedación, control de la movilidad, amnesia.
  - Opciones: ketamina i.v. Alternativas: midazolam i.v. + fentanilo i.v., propofol i.v. + fentanilo i.v., ketamina i.v. + propofol i.v. o midazolam i.v.
- Solicitar el **consentimiento informado**.
- **Medidas no farmacológicas** en todos los pacientes:
  - Utilizarlas en todos los procedimientos, aunque a veces sean insuficientes.
  - Técnicas de relajación y distracción (contar historias, música/vídeos, juegos, caricias, etc.). Los padres deben estar al lado del niño en todo momento.
  - Procurar no aumentar la ansiedad y el temor del niño (evitando que vea las agujas y el instrumental).
  - En neonatos: lactancia materna, succión no nutritiva, sacarosa oral.
- Toma de **constantes vitales** e inicio de monitorización del paciente.
- Administración del fármaco seleccionado. **Doble *checking*** de la dosis.
- Determinar la idoneidad del grado sedación para iniciar el procedimiento.

- **Monitorización continua**:
  - Clínica: nivel de consciencia, vía aérea y ventilación. Detectar precozmente una alteración del nivel de consciencia superior a la esperada o efectos adversos.
    - Sedación mínima: observación y revaluación del grado de sedación + pulsioxímetro y FC.

Tabla 1.40-8. Protocolos de analgesia y sedación para procedimientos levemente dolorosos en urgencias	
Reparación de heridas menores	
< 4 años	LAT®/lidocaína s.c. ± midazolam oral/i.n.
> 4 años o colaboradores	LAT®/lidocaína s.c. ± óxido nitroso
Dedos/boca en < 4 años	Bloqueo regional ± midazolam oral/i.n.
Dedos/boca en > 4 años o colaborador	Bloqueo regional ± óxido nitroso
Drenaje de absceso, punción lumbar, artrocentesis, acceso venoso	
< 4 años	EMLA® ± midazolam oral/i.n./i.v. Alternativa a EMLA®: lidocaína al 1 %
> 4 años o colaborador	EMLA® ± óxido nitroso Alternativa a EMLA®: lidocaína 1%.
Retirada de cuerpos extraños	
< 4 años	Anestesia tópica ± midazolam oral/i.n./i.v.
> 4 años o colaborador	Anestesia tópica ± óxido nitroso
Cuerpo extraño ocular	Tetracaína en colirio
Cuerpo extraño nasal	Lidocaína en aerosol con vasoconstrictor
Cuerpo extraño en piel	Piel íntegra: EMLA® Piel no íntegra: lidocaína s.c.
Reducción de parafimosis	
< 4 años	Lubricante urológico ± midazolam oral/i.n./i.v.
> 4 años o colaborador	Lubricante urológico ± óxido nitroso
Reducción de hernia inguinal	
Neonatos y lactantes < 6 meses	Glucosa oral
Lactantes > 6 meses hasta 4 años	Midazolam oral/i.n.
> 4 años o colaboradores	Óxido nitroso
Sondaje uretral: lubricante urológico	
Sondaje gástrico: lidocaína en gel o aerosol	
Lactantes < 6 meses: administración de sacarosa en procedimientos poco dolorosos.	

i.n.: intranasal; i.v.: intravenoso; s.c.: subcutáneo.

Tabla 1.40-9. Protocolos de analgesia y sedación para procedimientos intensamente dolorosos en urgencias

Toracocentesis

EMLA®. Alternativa: lidocaína al 1 % o bupivacaína

Sedoanalgesia sistémica:
• Ketamina i.v./i.m.
• Midazolam i.v. + fentanilo i.v.
• Propofol i.v. + fentanilo i.v.

Alternativa: óxido nitroso inhalado

Analgesia en paciente quemado. Desbridamientos y curas

Sedoanalgesia sistémica:
• Ketamina i.v./i.m.
• Midazolam i.v. + fentanilo i.v.
• Propofol i.v. + fentanilo i.v.
• Ketamina i.v. ± propofol i.v./ketamina i.v. ± midazolam i.v.

Alternativa: óxido nitroso inhalado o benzodiazepinas ± anestésicos locales

Desbridamiento de abscesos. Cura de heridas mayores

EMLA® si piel íntegra. LAT® si piel no íntegra. Alternativa: lidocaína al 1 % o bupivacaína

Sedoanalgesia sistémica:
• Ketamina i.v./i.m.
• Midazolam i.v. + fentanilo i.v.
• Propofol i.v. + fentanilo i.v.
• Ketamina i.v. ± propofol i.v. /ketamina i.v. ± midazolam i.v.

Alternativa: óxido nitroso inhalado o benzodiazepinas ± anestésicos locales

Reducción de fracturas y luxaciones

Sedoanalgesia sistémica:
• Ketamina i.v./i.m.
• Midazolam i.v. + fentanilo i.v.
• Propofol i.v. + fentanilo i.v.
• Ketamina i.v. ± propofol i.v./ketamina i.v. ± midazolam i.v.

Reducción de invaginación intestinal (aguja guiada por ecografía)

Sedoanalgesia sistémica:
• Midazolam i.v. + fentanilo i.v.
• Ketamina i.v./i.m.
*Sin posibilidad de acceso venoso periférico: midazolam i.n. + fentanilo i.n. o ketamina i.n.

Cardioversión

Sedoanalgesia sistémica:
Propofol i.v. + fentanilo i.v.
Midazolam i.v.+ fentanilo i.v.
Ketamina i.v.

- Sedación moderada/profunda: pulsioxímetro, FC, FR y PA, y se recomienda el uso de capnógrafo. Electrocardiografía: si existen problemas cardiovasculares o sedación profunda.
- Alerta frente a la aparición de posibles **efectos adversos**. **Registro** cada 5 min.
  - Datos de la monitorización.
  - Fármacos, dosis y vía de administración.
  - Efectos adversos.

CUIDADOS TRAS LA TÉCNICA

- **Lugar:** mantener al paciente en el box adecuado hasta la recuperación de la sedoanalgesia.
- **Material:** monitorización.
- **Personas:** vigilancia del paciente en una sala monitorizado y por personal entrenado en monitorizar/detectar complicaciones, hasta que cumpla criterios de alta. Registro de signos vitales tras el procedimiento hasta la recuperación completa.
- **Criterios de alta/cuidados posteriores:**
  - El alta del paciente se producirá cuando:
    - La función cardiovascular y la vía aérea sean estables.
    - Despierta fácilmente y presenta los reflejos protectores de la vía aérea intactos.
    - Está lo suficientemente despierto como para estar sentado y hablar, siendo preferible que sea capaz de deambular.
    - Niños pequeños: capaces de realizar ciertas funciones adaptadas a su edad.
    - Niños discapacitados: nivel de respuesta similar al nivel presedación.
    - Correctamente hidratado.
    - Si ha recibido flumazenilo o naloxona, es recomendable que hayan transcurrido al menos 2 h desde su administración, evitando efectos de resedación.
  - Instrucciones al alta (verbales y escritas): qué se debe vigilar, el tiempo, limitación de actividades y dieta, silla de coche. En las siguientes 24 h no le dejarán solo en la bañera ni realizará ejercicios que requieran mucha coordinación (andar en bicicleta o natación).
- **Causas de fracaso:**
  - Administrar sedante cuando precisa analgésico y viceversa.
  - No administrar las dosis adecuadas o no esperar el tiempo suficiente para que haga efecto. Riesgo de sobredosis.
  - Variabilidad individual en respuesta a fármacos.
- **Complicaciones:**
  - Reacción alérgica.
  - Vómitos: ketamina, etomidato. Valorar la administración de ondansetrón.
  - Reacciones emergentes: ketamina. Tratamiento con midazolam.
  - Reacciones paradójicas: midazolam. Tratamiento con flumazenilo.
  - Laringoespasmo: ketamina.

- Más frecuente cuando se realizan procedimientos como endoscopia, con dosis elevadas por vía i.v., vía i.m. o cuando el paciente tiene insuficiencia respiratoria de vías altas.
- Puede resolverse aplicando presión en la zona anterior a la mastoides y sobre el cóndilo mandibular, o con ventilación con bolsa.
– Depresión respiratoria/apnea: benzodiacepinas, propofol, barbitúricos, ketamina.
- Más frecuente cuando se administran dosis i.v. rápido o dosis elevadas, y si se asocian varios sedantes o con opioides (excepto la ketamina).
- Habitualmente se resuelven tras la recolocación de vía aérea y/o ventilación con bolsa autoinflable.
– Inestabilidad hemodinámica: propofol, barbitúricos.
- Más frecuente en pacientes hipovolémicos.
- Responde a bolos de líquidos i.v., posición en Trendelemburg.

RECUERDE QUE...

- El dolor procedimental es aquel provocado por técnicas o procedimientos diagnóstico-terapéuticos, y suele ser causa de ansiedad, temor y malestar conductual que pueden interferir en el propio procedimiento. Hay que realizar una prevención correcta mediante la aplicación de la sedoanalgesia requerida.

- Hay que realizar una preparación correcta de los procedimientos de sedoanalgesia de forma estructurada, eficaz y segura, anticipándose a posibles complicaciones.

- Es importante conocer las características de los principales fármacos utilizados en sedoanalgesia en urgencias pediátricas, así como sus indicaciones en función del tipo de procedimiento de que se trate.

- Hay que considerar los cuidados posteriores tras un procedimiento de sedoanalgesia, así como la información a aportar a los pacientes.

BIBLIOGRAFÍA

Caro-Domínguez P, Hernández-Hernández C, Le Cacheux C, Sánchez-Tatay V, Merchante E, Vizcaíno R, et al. Invaginación ileocólica: reducción hidrostática ecoguiada con sedoanalgesia. Radiología. 2021;63(5):406-14. Disponible en: https://www.science-direct.com

Coté CJ, Wilson S; American Academy of Pediatrics; American Academy of Pediatric Dentistry. Guidelines for monitoring and management of pediatric patients before, during, and after sedation for diagnostic and therapeutic procedures. Pediatrics. 2019;143(6):e20191000.

Cravero JP, Roback MG. Pediatric procedural sedation: pharmacologic agents. UpToDate. 2022. Disponible en: https://www.uptodate.com

Godwin SA, Burton JH, Gerardo CJ, Hatten BW, Mace SE, Silvers SM, et al., &; American College of Emergency Physicians.Clinical policy: procedural sedation and analgesia in the emergency department. Ann Emerg Med. 2014;63(2):247-58.e18.

Grunwell JR, Travers C. Procedural sedation outside of the operating room using ketamine in 22,645 children: a report from the Pediatric Sedation Research Consortium. Pediatr Crit Care Med. 2016;17(12):1109-16.

Krmpotic K, Rieder MJ, Rosen D. Recommendations for procedural sedation in infants, children, and adolescents. Paediatr Child Health. 2021;26(2):128-9.

Míguez Navarro MC, Fernández Santervás Y, De Ceano Vivas la Calle M, Barasoain Millán A, Clerigué Arrieta N, González Posada A. Grupo de trabajo de Analgesia y Sedación de la SEUP. Protocolo de sedoanalgesia en urgencias pediátricas. Protocolos diagnósticos y terapéuticos en Urgencias de Pediatría. 3ª ed. Madrid: SEUP; 2019.

Pansini V, Curatola A, Gatto A, Lazzareschi I, Ruggiero A, Chiaretti A. Intranasal drugs for analgesia and sedation in children admitted to pediatric emergency department: a narrative review. Ann Transl Med. 2021;9(2):189.

Poonai N, Spohn J, Vandermeer B. Intranasal dexmedetomidine for procedural distress in children: a systematic review. Pediatrics. 2020;145(1):e20191623.

Sondaje nasogástrico u orogástrico

1.41

S. Aparicio Manjón y S. Ferreras Carracedo

Preparación
Lugar: box preparado para realizar el procedimiento.
Material: véase el apartado correspondiente.
Personas: personal sanitario entrenado en la técnica.

↓

Desarrollo

Elegir el tipo de sonda y el diámetro adecuado para el paciente, que variará según la edad del niño

Lavado de manos y colocación de guantes

Preparar el tipo de sujeción de la sonda (esparadrapo hipoalergénico)

Determinar la longitud de la sonda nasogástrica (SNG) que hay que introducir con el método más adecuado según la edad del niño

Lubricar la sonda con lubricante hidrosoluble

En posición de Fowler o semi-Fowler, introducir la sonda por el orificio elegido, sin forzar, hasta la medida obtenida. Si el paciente colabora, se le pide hiperextender la cabeza para introducir la SNG y, salvados los cornetes, que flexione el cuello y trague saliva o beba pequeños sorbos de agua.
En neonatos y lactantes, la cabeza permanecerá en posición neutra

Una vez llegado a lo marcado, comprobar la correcta colocación de la sonda, utilizando el método más adecuado

Colocar el tapón hasta su uso, para evitar la salida del contenido gástrico

Limpiar y secar la nariz del paciente. Fijar la sonda

↓

Cuidados tras la técnica
Lugar: mantener al paciente en un box adecuado y elevar la cabecera 30 o 45°.
Material: el necesario para el mantenimiento de la sonda, y el cuidado de la mucosa nasal u oral del paciente.
Personas: personal sanitario encargado de su cuidado.
Criterios de alta/cuidados posteriores: tras retirada de la sonda, limpieza de fosas nasales y boca.

OBJETIVOS
- Establecer una metodología para la realización del sondaje gástrico, basado en la evidencia, para favorecer la seguridad y minimizar las complicaciones.
- Conocer la técnica para realizar un sondaje correcto, y comprobar la ubicación correcta de la sonda, así como los materiales necesarios para ello.

CONCEPTOS IMPORTANTES

- **Definición:** técnica mediante la cual se introduce un catéter (sonda gástrica), más o menos flexible (silicona, poliuretano, polietileno o polivinilo [PVC]), en el estómago a través de un orificio nasal (sondaje nasogástrico) o a través de la boca (sondaje orogástrico).
- **Objetivos:** conocer las posibles contraindicaciones o precauciones especiales para realizar esta técnica, describir los métodos necesarios para la comprobación de la ubicación correcta de la sonda, y saber cómo prevenir y detectar las posibles complicaciones derivadas del sondaje gástrico.

INDICACIONES

Todos los pacientes pediátricos que requieran una SNG con fines terapéuticos y/o diagnósticos:
- Administración de alimentación o nutrición enteral.
- Administración de medicación en pacientes con dificultades para tragar o que presentan deficiencias neurológicas.
- Lavado gástrico para la eliminación de tóxicos (en intoxicaciones recientes y potencialmente mortales) (v. **capítulo 1.25 Lavado gástrico**).
- Aspiración o drenaje del contenido gástrico para:
  – Prevenir la broncoaspiración en pacientes intubados o con disminución del nivel de consciencia.
  – Descomprimir y evacuar el aire o líquido del tracto gastrointestinal, mediante caída libre o sistema de vacío con aspiración intermitente, para asegurar el reposo digestivo y evitar la distensión abdominal. Los límites de aspiración recomendados son: en neonatos, 10-40 mmHg, y en niños mayores, 40-60 mm Hg de presión negativa. No se deben superar los 80 mmHg.
  – Controlar la evolución de la hemorragia digestiva alta (HDA).
  – Controlar el equilibrio hidroelectrolítico.
  – Analizar el contenido gástrico.

PREPARACIÓN

- **Contraindicaciones absolutas:**
  – Sospecha o evidencia de perforación o estenosis esofágica, o sospecha de cuerpo extraño en el esófago.

– Obstrucción completa del tracto intestinal, perforación o hemorragia gastrointestinal, e íleo paralítico.
– En presencia de fractura de la base del cráneo, rotura de huesos faciales y taponamiento nasal, está contraindicada la inserción de la sonda por la nariz, por lo que se utilizará la vía orogástrica.
– En caso de ingestión de ácidos/álcalis o derivados del petróleo, por el riesgo de perforación esofagogástrica.
– Coagulopatía grave no controlada.
- **Precauciones y contraindicaciones relativas:**
  – Varices esofágicas y esofagitis, por riesgo de lesión y/o sangrado. En niños sometidos a cirugía esofágica o gástrica, valorar su indicación y tener precaución.
  – Disminución del nivel de consciencia, por riesgo de aspiración.
  – Ante alteraciones anatómicas nasales (tabique desviado), se debe introducir la sonda por la boca después de haber retirado prótesis dentales y/o *piercings*.
  – Taponamiento nasal y antecedentes de estenosis esofágicas.
- **Lugar:** box preparado para realizar el procedimiento del sondaje.
- **Materiales:**
  – Sonda gástrica adecuada, según la finalidad del procedimiento (**Tabla 1.41-1 y Figs. 1.41-1** y **1.41-2**):
    - Lavado y/o vaciado gástrico: sonda de polivinilo.
    - Alimentación o nutrición enteral: sonda de poliuretano o silicona de un calibre de 5 a 12 Fr; emplear siempre la de menor calibre posible.
    - Descompresión gástrica.
    - Administración de medicación.

Tabla 1.41-1. Tipos de sondas según el material

Material	Indicación
Polietileno o polivinilo (PVC) (más gruesas y rígidas) Tipo: SALEM® o LEVIN®	Lavado y/o vaciado gástrico
Poliuretano o silicona (más finas y elásticas) Tipo: FREKA®	Alimentación enteral

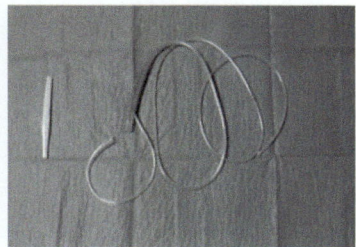

Figura 1.41-1. Sonda con toma de aire (tipo SALEM®).

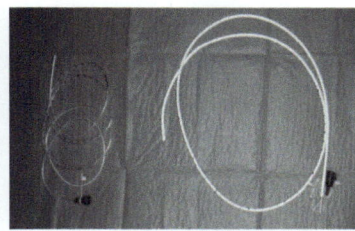

Figura 1.41-2. Sonda de poliuretano (izquierda). Sonda con fiador (tipo FREKA®) (derecha).

También se considerará la edad/el tamaño del niño:
- Diámetro externo o calibre (Tabla 1.41-2).
- Longitud.
– Guantes no necesariamente estériles.
– Valorar el uso de mascarilla quirúrgica como medida de protección.
– Agua estéril o lubricante HIDROSOLUBLE: evitar los de base oleosa, como la vaselina (pues en caso de aspiración podría dar lugar a una neumonía lipídica).
– Esparadrapo hipoalergénico.
– Jeringa de 10-60 mL adaptable a la sonda para extraer el contenido gástrico.
– Fonendoscopio.
– Sistema de aspiración o bolsa colectora.
– Tapón para la sonda.
– Vaso de agua, jeringa o chupete para ayudar a la deglución si el reflejo está conservado.
– Batea.
– Toalla o empapador para proteger al paciente.
– Gasas.
– Cánula de Guedel en inserciones orales.
– Pinzas de Magill en inserciones nasales.
– Tiras reactivas para la medición del pH gástrico.
- **Preparación del personal:** la realizará personal entrenado en llevar a cabo la técnica.
  – Lavado higiénico de manos con jabón antiséptico o desinfección con solución hidroalcohólica.
  – Colocación de guantes no estériles.
- **Preparación del paciente:**
  – Comprobar que es el paciente correcto (doble verificación con pulsera identificativa y datos con familia/cuidadores).
  – Informar del procedimiento al paciente y a sus padres/cuidadores, y fomentar la colaboración en la medida de sus posibilidades.
  – Examinar las cavidades oral y nasal, para buscar el orificio más permeable.
  – Posición de Fowler o semi-Fowler (semisentado, rodillas ligeramente flexionadas y cabecera de cama elevada 45 o 30°, respectivamente). Neonatos o lactantes: cabeza en posición neutra.
  – Higiene de la boca y las fosas nasales previa a la realización de la técnica.

Tabla 1.41-2. Calibre de la sonda gástrica según la edad del paciente pediátrico (1 Fr = 0,33 mm)

Edad	Calibre de evacuación	Calibre de alimentación
Neonatos y lactantes (hasta 18 meses)	5-8 Fr	< 1.500 g 5-6 Fr > 1.500 g 8 Fr
18 meses-7 años	10 Fr	8 Fr
7 años-10 años	12 Fr	8-10 Fr
10 años-14 años	14-16 Fr	10-12 Fr

DESARROLLO DE LA TÉCNICA (Figs. 1.41-3 y 1.41-4)

- Elegir el diámetro, el material y el tipo adecuado de sonda para el paciente, según la edad/el tamaño del niño y la finalidad del sondaje (v. **Tablas 1.41-1** y **1.41-2**).
- Si la sonda tiene guía metálica, manipular para asegurar que se mueve por el interior del tubo. Antes de insertarla, verificar que la guía está firmemente fijada en su sitio.
- Determinar la longitud de la SNG a introducir. Para ello, hay diferentes métodos:
  - Método NEMU (*nose, earlobe, mid-umbilicus*): medir la distancia desde la punta de la nariz al lóbulo de la oreja, y de ahí hasta el punto medio entre la apófisis xifoides y el ombligo (1 cm por debajo, si es neonato). Si es orogástrica, la primera referencia se mide desde la comisura bucal, y el resto igual. Es el método recomendado. Se puede confirmar este método junto con el siguiente (**Fig. 1.41-3**).
  - Método de cálculo según la edad y la talla del paciente (**Tabla 1.41-3**) (la fiabilidad del método es > 95 %).

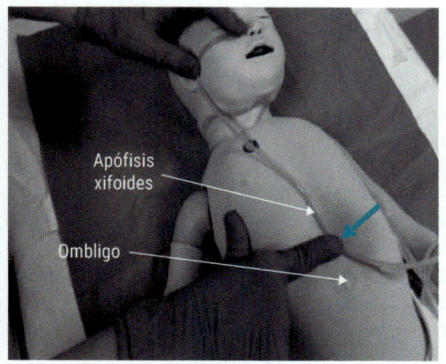

Figura 1.41-3. Medida de la sonda nasogástrica. NEMU.

Tabla 1.41-3. Estimación de la longitud de la sonda gástrica a introducir según la edad relacionada con la talla del paciente

Vía	Grupo de edad (en meses)	Distancia prevista hasta el cuerpo del estómago
Oral	Edad ⩽ 28	16,6 cm + 0,183 (talla en cm)
	28 < edad ⩽ 100	20,01 cm + 0,183 (talla en cm)
	100 < edad ⩽ 121	17 cm + 0,218 (talla en cm)
	Edad > 121	18,5 cm + 0,218 (talla en cm)
Nasal	Edad ⩽28	17,6 cm + 0,197 (talla en cm)
	28 < edad ⩽ 100	21,1 cm + 0,197 (talla en cm)
	100< edad ⩽ 121	18,7 cm + 0,218 (talla en cm)
	Edad > 121	21,2 cm + 0,218 (talla en cm)

- Esta distancia se marcará con rotulador indeleble o esparadrapo, y se reflejará en el registro de enfermería del paciente.
- Lubricar el extremo distal de la sonda con lubricante HIDROSOLUBLE o agua estéril.
- Introducir la sonda por el orificio elegido, sin forzar, hasta la medida marcada. Si el paciente es colaborador, se le pide que hiperextienda la cabeza para introducir la SNG y, una vez salvados los cornetes, que flexione el cuello, lleve el mentón hacia el pecho (lo que cierra el paso de la sonda al aparato respiratorio), y trague saliva o beba pequeños sorbos de agua, si no está contra-indicado, para facilitar el paso de la sonda al esófago. En neonatos y lactantes, la cabeza permanecerá en posición neutra, y puede facilitar la maniobra la succión, como el uso del chupete.
- Comprobar la colocación correcta de la sonda. Métodos más utilizados:
    - Aspiración y valoración del contenido gástrico y medición del pH (método recomendado para realizar a pie de cama) (**Fig. 1.41-4**). Características del aspirado gástrico:
        - Gástrico: claro, blanco oscuro, verde herboso, tostado y marrón teñido (si hay sangre presente).
        - pH del líquido gástrico: 1-5,5 (si pH < 5,5, localización correcta).
        - Intestinal: manchado de bilis, de color claro a amarillo dorado oscuro.
        - pH del líquido intestinal = 7,5 a 8.
        - Pulmonar: acuoso, mocos color pajizo.
            pH del líquido pulmonar = 7,6.
    - Radiografía de tórax y abdomen: se realizará si no se obtiene aspirado gástrico o el pH es > 5,5. Es el único método de comprobación fiable al 100 %, pero solo garantiza la colocación de la SNG en el momento en que se realiza la radiografía.
    - La auscultación gástrica de aire insuflado a través de la sonda es un método muy utilizado, pero de escasa fiabilidad.
        Otros métodos:
        - Marcado de la sonda gástrica.
        - Capnografía.
- Retirar el fiador, si lo hubiera.

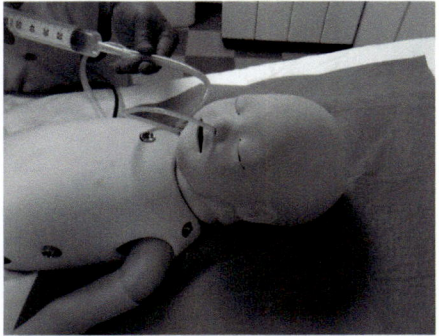

Figura 1.41-4. Maniobra de comprobación.

- Colocar el tapón hasta su uso, para evitar que el contenido gástrico se vierta.
- Limpiar y secar la nariz del paciente; fijar la sonda a la piel con una tira de esparadrapo hipoalergénico/apósito (en niños pequeños y lactantes, fijar entre los orificios nasales y el labio superior, así como en la mejilla). Se pueden utilizar protectores cutáneos para la cara, especialmente en los pacientes de menor edad.

CUIDADOS TRAS LA TÉCNICA

- **Lugar:** mantener cabecera elevada 30 o 45°, para evitar el reflujo gastroesofágico y la neumonía por aspiración.
- **Material:** el necesario para el cuidado de la mucosa nasal u oral, y para el mantenimiento de la sonda gástrica.
- **Personas:** personal sanitario encargado de su cuidado.
- **Criterios de alta/cuidados posteriores:**
  - Evitar los tirones y desplazamientos de la sonda.
  - Informar de los posibles síntomas tras la inserción: sequedad de garganta, dificultad para tragar o sensación de cuerpo extraño.
  - Higiene completa de la boca y las fosas nasales, con hidratación, para evitar lesiones.
  - Movilizar la sonda cada 24 h, si no existe contraindicación o indicación de no moverla (cirugía esofágica y gástrica); variar las zonas de apoyo para prevenir lesiones de la mucosa gástrica y nasal.
  - Cambiar el esparadrapo de fijación como mínimo cada 24 h, o si está manchado o mojado.
  - Mantener la sonda permeable y comprobar: la ubicación cada 4 h, el funcionamiento del sistema de aspiración, la cantidad del drenaje y las características de este.
  - Vigilar la aparición de náuseas, vómitos o distensión abdominal, que puede indicar obstrucción o mal funcionamiento de la sonda. Se comprobará el sistema de aspiración, la permeabilidad de la sonda, y si está acodada o pinzada.
  - Detectar la aparición de complicaciones (esofagitis, inflamación orofaríngea o deshidratación).
  - Cambiar la sonda según la normativa establecida, dependiendo del material (**Tabla 1.41-4**).
  - Retirar la sonda cuando su uso no sea necesario, pinzándola y despegando la fijación. Si el paciente está consciente, colocarlo en posición de Fowler o semi-Fowler, indicarle que realice una inspiración, y extraer la sonda con suavidad y rapidez en la espiración, evitando así el peligro de broncoaspiración. Se limpiarán las fosas nasales y la boca.
- **Causas de fracaso:**
  - Si se observa obstrucción, nunca forzar la introducción de la sonda.
  - Si apareciera tos, disnea o cianosis, o en caso de posible entrada en la vía aérea, retirar la sonda y volver a repetir la técnica de sondaje.

Tabla 1.41-4. Materiales de las sondas			
Material	Polietileno	Poliuretano	Silicona
Duración	7-14 días	2-3 meses	3-6 meses

- Si la SNG no avanza y aparecen náuseas, se debe inspeccionar la cavidad oral. La sonda puede estar acodada, lo que estimula el reflejo nauseoso. Retirar la sonda y volver a repetir la técnica de sondaje.
- Si existe hemorragia nasal, cambiar de fosa y valorar la necesidad de taponamiento (v. **capítulo 1.43 Taponamiento nasal**).

- **Complicaciones generales:**
  - Erosión de la mucosa nasal: epistaxis.
  - Erosión de la mucosa gástrica: hemorragia o perforación gástrica.
  - Erosión o perforación esofágica.
  - Esofagitis por reflujo gastroesofágico.
  - Desequilibrio hidroelectrolítico, si el drenado gástrico es muy abundante.
  - Obstrucción de la sonda.
  - Úlceras por presión en las fosas nasales, por fijación inadecuada de la sonda.
  - Náuseas en exceso y distensión abdominal.
  - Bradicardia o apnea por estimulación de los reflejos vagales.
  - Obstrucción de la vía aérea nasal (mayor problema en niños pequeños y neonatos, por ser respiradores nasales obligados).
  - Otitis media aguda, sinusitis, parotiditis, fístula traqueoesofágica y absceso retrofaríngeo.

- **Complicaciones por colocación incorrecta:**
  La SNG puede estar mal colocada desde el momento de la inserción o puede desplazarse desde su ubicación inicial, y presentar manifestaciones clínicas o no:
  - Colocación a nivel esofágico: aumenta el riesgo de aspiración o regurgitación si se introduce cualquier tipo de sustancia a través de ella.
  - Desplazamientos de la sonda hasta posiciones superiores que aumentan el riesgo de aspiración.
  - Desplazamientos de la sonda hasta el duodeno o yeyuno, que puede producir intolerancia a las medicaciones o a las fórmulas enterales.
  - Colocación a nivel pulmonar: puede producir neumonía por aspiración del contenido gástrico, neumotórax, atelectasia, derrame pleural, hidrotórax, mediastinitis, neumonitis y empiema.
  - Colocación en el mediastino: perforación esofágica.

RECUERDE QUE...
- El sondaje nasogástrico/orogástrico ayuda a prevenir las complicaciones derivadas de procedimientos como intubación o cirugía mayor de tórax y abdomen, sirve para establecer un tratamiento y proporciona información en el análisis del contenido gástrico.
- Sus objetivos son diagnósticos, terapéuticos, y también la descompresión y evacuación del contenido aspirado, si fuera necesario.

BIBLIOGRAFÍA

Aparicio S, Aparicio MA. Sondaje nasogástrico u orogástrico. En: Ares MI, Benito FJ, Mintegi S, Yagüe MJ (eds.). Técnicas y procedimientos para enfermería en urgencias pediátricas. 1ª ed. Madrid: Editorial Médica Panamericana; 2019. p. 376-83.

Cuerda C, Frías L, Arribas L, Creus G, Parejo J, Urzola C, et al. Vías de acceso y cuidados al alta en pacientes adultos con nutrición enteral. Nutrición Hospitalaria. 2014;29(3).

Guerrero G, Martínez A. Inserción y comprobación de la sonda gástrica en pediatría. En: Garrido E, Guerrero G (coord.). Procedimientos de enfermería en urgencias de pediatría. 1ª ed. Madrid: Sociedad Española Urgencias de Pediatría (SEUP). 1ª Edición; 2022. p. 20-30. Disponible en: https://seup.org/pdf_public/Prort_Enferm/04_Insercion.pdf

Hodin RA, Bordeianou L. Inpatient placement and management of nasogastric and nasoenteric tubes in adults. UpToDate. 2023. Disponible en: https://www.uptodate.com/contents

Ibáñez E, Berga L, Alcalá P, Figuerola J, Eddrhourhi H, Zamora M. Colocación de sonda enteral en neonatos: pautas para enfermería. Revista Sanitaria de Investigación. 2021;2(11). Disponible en: https://revistasanitariadeinvestigacion.com

Lee LK, Farrell C. Trauma management: approach to the unstable child. UpToDate. 20232. Disponible en: https://www.uptodate.com

Metheny NA, Krieger MM, Healey F, Meert KL. A review of guidelines to distinguish between gastric and pulmonary placement of nasogastric tubes. Heart Lung. 2019;48(3):226-35. Disponible en: https://www.heartandlung.org

Puyo M, Guerrero R, Ferrer O, Alvarenga MM, Guerrero L, Muñiz B. Cuidados de enfermería al paciente portador de sonda nasogástrica. Revista Sanitaria de Investigación. 2021;2(10). Disponible en: https://revistasanitariadeinvestigacion.com

Sujeción del paciente

1.42

A. Castrillejo Ibarra y A. Lara Rubio

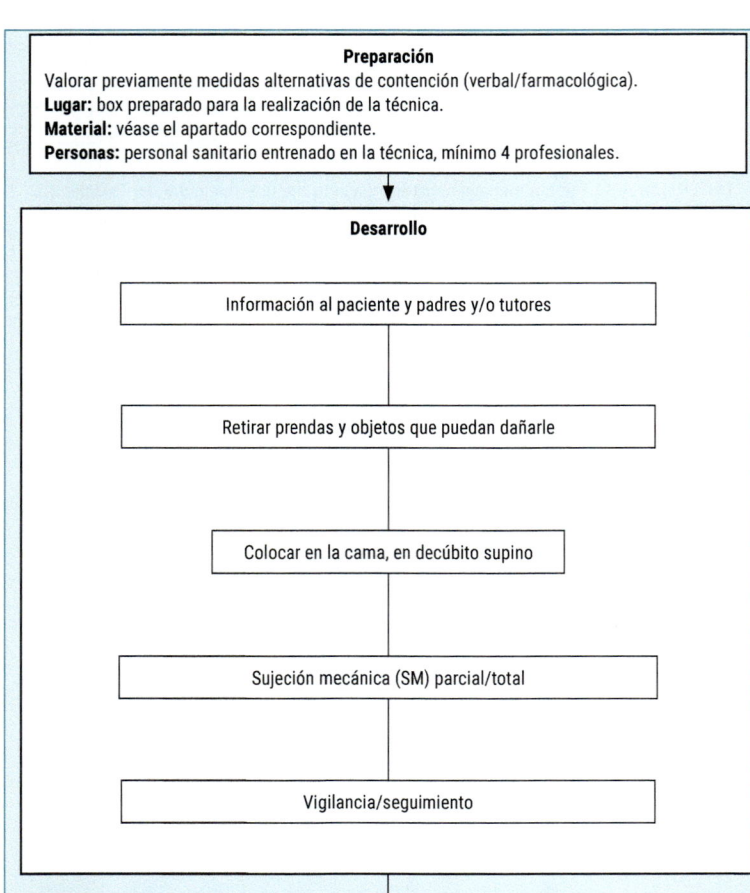

Preparación
Valorar previamente medidas alternativas de contención (verbal/farmacológica).
Lugar: box preparado para la realización de la técnica.
Material: véase el apartado correspondiente.
Personas: personal sanitario entrenado en la técnica, mínimo 4 profesionales.

Desarrollo

Información al paciente y padres y/o tutores

Retirar prendas y objetos que puedan dañarle

Colocar en la cama, en decúbito supino

Sujeción mecánica (SM) parcial/total

Vigilancia/seguimiento

Cuidados tras la técnica
Lugar: mantener al paciente en el box adecuado.
· Vigilancia/valoración del paciente.
· Criterios de alta/supresión.
· Retirada progresiva de la sujeción.
· Registro de la intervención.

OBJETIVOS
- Conocer los criterios para el inicio y la retirada de la sujeción mecánica (SM) en el paciente pediátrico.
- Recordar las precauciones, los materiales y los profesionales sanitarios necesarios para el desarrollo de una técnica correcta de SM.

CONCEPTOS IMPORTANTES

- **Definición:**
  - Sujeción/contención mecánica: aplicación de medidas físicas para restringir, de manera parcial o total, los movimientos de una parte del cuerpo del paciente.
  - Desescalada verbal: uso de técnicas (incluidas habilidades de comunicación verbal y no verbal) destinadas a calmar la ira y a evitar la agresión. Es la principal medida alternativa a la contención mecánica, seguida de las medidas ambientales, conductuales y las técnicas de distracción.
- **Objetivos:**
  - Evitar o prevenir situaciones que pongan en riesgo la integridad física del paciente pediátrico o de otras personas de su entorno.
  - Garantizar la seguridad del paciente, de su familia y del personal sanitario involucrado en el episodio asistencial.

INDICACIONES

- Tratamiento para pacientes pediátricos agitados o con conducta violenta debido a un problema orgánico o psíquico, cuando otros medios de contención (ambiental, verbal y/o farmacológica) han resultado ineficaces.
- Prevención de daños o lesiones a sí mismos y/o a su entorno físico, acompañantes, otros pacientes y/o profesionales sanitarios.

PREPARACIÓN

- **Contraindicaciones:**
  - Situación que puede ser resuelta por otros métodos menos agresivos, como la desescalada verbal, el control ambiental, las medidas conductuales y de distracción, y/o la contención farmacológica.
  - Origen de la conducta violenta de carácter delictivo, y no una enfermedad física o psíquica.
  - Personal insuficiente o falta de conocimientos, habilidades y/o actitudes en torno a la técnica.
  - Ausencia de los materiales necesarios que imposibilite el desarrollo de la técnica de manera segura.
- **Precauciones:**
  - Comprobar el estado correcto de la cama y de los sistemas de sujeción.
  - Preparar la cama de forma correcta y asegurarse de que se encuentra frenada.
  - Cabecera de la cama a 30-45°.

- **Lugar:** box preparado para aplicar procedimiento de SM.
- **Materiales:**
    - Cama con sistema de frenado y con posibilidad de colocación del equipo de sujeción.
    - Juego de correas compuesto por:
        - Cinturón abdominal ancho.
        - Dos sujeciones para los miembros superiores.
        - Dos sujeciones para los miembros inferiores.
        - Alargaderas para fijar las contenciones a la cama.
        - Botones o anclajes para todas las sujeciones y sus correspondientes cierres de imán o muelles (**Fig. 1.42-1**).
        - Imán.
- **Preparación del personal:**
    - El personal mínimo para para poder garantizar la SM con seguridad consta de cuatro personas, aunque es recomendable que sean cinco, distribuyéndose de la siguiente manera: una para sujetar cada extremidad, y otra para la sujeción de la cabeza.
    - Se precisará la colaboración de celadores e, incluso, del personal de seguridad si es necesario.
    - Establecer los roles de los profesionales implicados, y designar a una persona encargada de dirigir el procedimiento y de actuar de interlocutor en caso necesario.
    - Se intentará recopilar la mayor información posible de los antecedentes y el estado actual del paciente, para llevar a cabo la técnica de la manera más eficaz y eficiente posible.
    - Retirar los objetos potencialmente lesivos (tijeras, reloj, bolígrafo, etc.) o que puedan dañarse durante la intervención.
- **Preparación del paciente:**
    - Mantener al paciente en un box individual. Proporcionar intimidad y confort en la medida de lo posible.
    - Retirar los objetos, en posesión y/o a su alcance, potencialmente peligrosos.

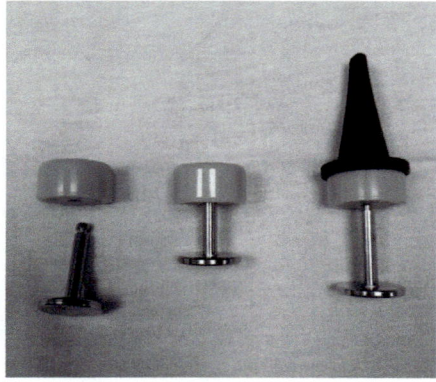

Figura 1-42-1. Botones, anclajes e imanes.

DESARROLLO DE LA TÉCNICA

- Identificación inequívoca del paciente, con nombre y dos apellidos. Comprobar la pulsera individual identificativa.
- Informar al paciente acerca de la indicación de esta intervención de manera asertiva y adaptada a su estado de agitación. Se informará también a los padres y/o tutores. La persona encargada de dirigir el procedimiento mediará con el paciente, y tratará de conseguir su colaboración para su traslado a la cama.
- Si no es posible la colaboración, se le trasladará, sujetándole por las piernas, a la altura de las rodillas, y por los brazos, alrededor de los codos con apoyo bajo los hombros.
- Se tumbará al paciente sobre la sujeción previamente preparada en la cama en decúbito supino (excepto en pacientes intoxicados o con disminución de consciencia, que se dejarán en posición de seguridad) y con el cabecero a 30-45°.
- Proceder a la SM indicada en el siguiente orden: cintura, miembros inferiores, miembros superiores.
- SM completa: inmovilización del tronco y de los cuatro miembros (**Fig. 1.42-2**).
- Cintura: queda inmovilizada mediante el cinturón ancho o abdominal, que la rodea y se abotona en el abdomen. Las cintas de este cinturón se sujetarán a ambos lados del bastidor de la cama, nunca a las barandillas. El paciente podrá girar 90° a cada lado sin que exista peligro de caída.
- Miembros inferiores: las piernas se colocarán extendidas y ligeramente abiertas, con las cintas de sujeción colocadas alrededor de los tobillos y fijadas al cinturón estrecho mediante las tiras que este tiene en su parte central.
- Miembros superiores: se colocarán los brazos extendidos a lo largo del cuerpo y separados ligeramente de este, mientras que las cintas de sujeción se colocarán alrededor de las muñecas y se fijarán al cinturón abdominal mediante las tiras que tiene este en su parte central.

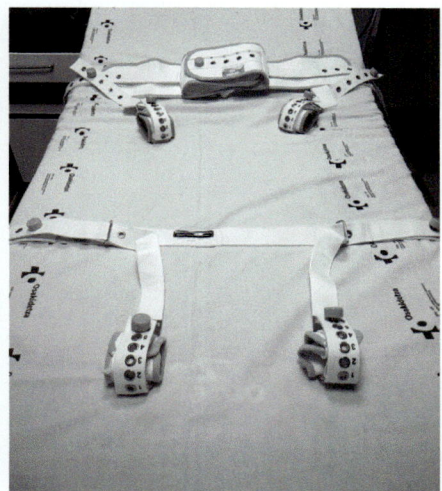

Figura 1.42-2. SM completa.

- SM parcial: inmovilización del tronco y de dos miembros de forma diagonal: brazo izquierdo y pierna derecha, o brazo derecho y pierna izquierda. La sujeción parcial de tres puntos es el mínimo legal, ya que toda sujeción por debajo de tres puntos implica un atentado contra la seguridad del paciente por el riesgo de lesión que supone (**Fig. 1.42-3**).
- Las piernas deberán sujetarse extendidas y ligeramente abiertas, y los brazos extendidos a lo largo del cuerpo y ligeramente separados de este.
- Las cintas nunca se anudarán a las barandillas.
- Durante la técnica, el líder designado ha de estar visible en todo momento para el paciente, tranquilizándole. El resto de profesionales implicados no deberá dirigirse al paciente ante la posibilidad de provocar el efecto contrario.
- Registrar el procedimiento: fecha, hora de inicio y de finalización, tipo de contención, personal que interviene y actividades que se realizan.

CUIDADOS DURANTE Y TRAS LA TÉCNICA

- **Lugar**: mantener al paciente en el box donde se ha realizado la técnica de la SM.
- **Material**: no precisa material específico tras la retirada de la SM.
- **Personal**: los profesionales implicados valorarán al paciente cada 15-30 min la primera hora. Posteriormente, cada 60 min, por parte del equipo de auxiliares de enfermería, y un mínimo de cada 2 h por parte de enfermería, ajustando estos tiempos en todo momento al estado y las necesidades del paciente. Se valorará:
  - Estado general.
  - Puntos de presión.
  - Constantes vitales por turno (presión arterial, temperatura, frecuencia cardíaca).
  - Necesidades básicas (eliminación, hidratación, alimentación, etcétera).
  - Registro de la intervención.

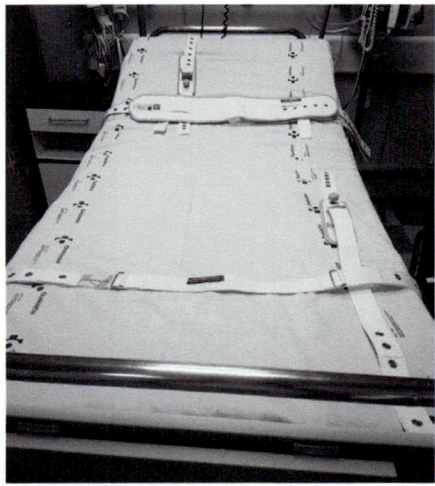

Figura 1.42-3. SM parcial.

- **Criterios de alta/supresión de la contención/cuidados posteriores**:
  - La decisión de finalizar la SM se tomará de forma conjunta entre los facultativos y el personal de enfermería cuando se haya conseguido el efecto terapéutico buscado.
  - La retirada de los sistemas de sujeción se hará de forma progresiva, de modo que se pase de la sujeción total a la parcial y de esta a la supresión total, explicando al paciente y su familia en todo momento el procedimiento.
  - Se realizará siempre en presencia de un mínimo de dos profesionales, teniendo en cuenta el estado y el comportamiento del paciente.
  - Se aplicará la sujeción física durante el menor tiempo posible, siendo recomendable que el tiempo máximo sea de 12 h, prolongables siempre y cuando no se superen las 72 h ininterrumpidas.
  - Se registrará la fecha y la hora de la retirada, y las posibles incidencias.
- **Complicaciones:**
  - La inmovilización en posición supina predispone al riesgo de broncoaspiración.
  - Dificultad respiratoria relacionada con un cinturón abdominal excesivamente apretado. Comprobar el ajuste en todo momento.
  - Fracturas y luxaciones (al forzar la inmovilización).
  - Lesiones isquémicas por la obstaculización de la circulación sanguínea. Vigilar continuamente.
  - Aumento del estrés físico y psicológico, así como de la agitación.

RECUERDE QUE...

- La SM es una medida terapéutica excepcional para garantizar la seguridad del paciente y de su entorno.
- Debe iniciarse como último recurso, cuando la desescalada verbal, el control ambiental, y las medidas conductuales y de distracción hayan fracasado.
- La indicación de SM debe ser individualizada y limitada en el tiempo.
- Siempre debe registrarse la fecha, la hora de inicio y finalización, el tipo de contención, el personal que interviene y las actividades que se realizan.
- Se debe valorar estrechamente al paciente para prevenir y/o detectar precozmente complicaciones.

BIBLIOGRAFÍA

Banco de Preguntas Preevid. Medidas alternativas a la contención mecánica en el paciente agitado. Murciasalud; 2022. Disponible en: http://www.murciasalud.es/preevid/24986.

García-Portilla González MP, Grande i Fullana I. Buenas prácticas clínicas para la contención de personas con trastorno mental en estado de agitación. Madrid: Fundación Española de pPsiquiatría y Salud Mental; 2020. Disponible en: https://fepsm.org

Hospital General Universitari d'Alacant. Guía específica de contención de pacientes. Disponible en: https://serviciopediatria.com

López A, Blasco A, Cerdán A. Contención mecánica. Procedimientos del SJD E-pedia. Barcelona: Hospital Sant Joan de Déu; 2022.

Ministerio de Salud de Perú. Guía de procedimientos de enfermería: sujeción/contención mecánica en pacientes pediátricos. Lima: Instituto Nacional de Salud del Niño San Borja [Internet]; 2021. Disponible en: https://www.insnsb.gob.pe/guia-de-procedimientos/

Ortiz Moreno JM. Actitudes para la desescalada en salud mental. Rev Enferm Salud Ment. 2020;15:24-8. Disponible en: https://dialnet.unirioja.es

Osakidetza. Protocolo de actuación en personas hospitalizadas con necesidades de contención. Organización Sanitaria Integrada Áraba; 2020. Disponible en: http://osaraba.eus/infoberriak/wp-content/uploads/2021/02/Protocolo-contenci%C3%B3n.pdf

Taponamiento nasal

1.43

M. Etxeandia Santos y J. Portugal Pareja

Preparación

Lugar: box con camilla de exploración.
Material: véase el apartado correspondiente.
Personas: personal sanitario entrenado en la técnica.

Desarrollo

Colocar al niño sentado e inclinado hacia delante por la cintura
Eso disminuye el sangrado en la cavidad oral y la hipofaringe, reduciendo el riesgo de una posible aspiración

Limpieza del rostro y eliminación de coágulos existentes mediante sonado suave y, en niños más pequeños, mediante aspiración

Compresión digital directamente sobre las alas nasales, durante 5-10 min.
Si no cede, repetir la técnica añadiendo taponamiento con mecha de algodón impregnada en vaselina, antibiótico o vasoconstrictor en el interior de las fosas nasales

Si no cede: cauterización, aplicar barra cutánea de nitrato de plata, previa anestesia tópica

Si no cede: taponamiento nasal anterior o posterior, dependiendo de la zona de sangrado (48/72 h-5 días)

Cuidados tras la técnica

Lugar: mantener al niño en el box donde se realizó la técnica.
Material: el necesario para mantener los cuidados tras el taponamiento.
Personas: personal sanitario entrenado en cuidados tras el taponamiento.
Criterios de alta: cese de la hemorragia, mantenimiento de constantes vitales y buen estado general.

OBJETIVOS

Conocer la realización correcta de la técnica para lograr un taponamiento nasal adecuado y detener así la hemorragia.

CONCEPTOS IMPORTANTES

- **Definiciones:**
  - **Epistaxis:** hemorragia o pérdida de sangre de cualquier magnitud, que proviene de los vasos de las fosas nasales. Generalmente, es un proceso banal y autolimitado. Es excepcional en menores de 2 años. Se observa una mayor incidencia entre los 11 y los 15 años de edad.
  - **Taponamiento nasal:** colocación de una gasa o sonda dentro de la fosa nasal para producir una compresión, con el fin de asegurar la hemostasia.
- **Tipos:**
  - Según la localización:
    - Anterior: en el área septal anterior inferior o en el plexo de Kiesselbach. Es el más frecuente de los sangrados infantiles.
    - Posterior superior: en plexo de Woodruff, arteria esfenopalatina. Es menos frecuente y de difícil control. El sangrado se presenta por las narinas y desciende por la orofaringe.
  - Según la etiología:
    - Primarias: idiopáticas.
    - Secundarias: causas traumáticas, inflamatorias, infecciosas, tumorales, hematológicas, fármacos, anomalías vasculares, clima, etcétera.

INDICACIONES

- Hemorragias persistentes: epistaxis que no ceden a maniobras sencillas como la presión digital o el taponamiento suave con algodón.
- Cuando los vasos no ceden a la cauterización química.
- En algunas epistaxis posteriores.
- **Contraindicaciones de un taponamiento nasal:** fractura importante de huesos de la nariz o huesos faciales, fractura de la base del cráneo, inestabilidad hemodinámica, compromiso de la vía aérea, requerimiento de transfusión/intubación de emergencia, menores de 3 años (por riesgo de aspiración u obstrucción de la vía aérea).

PREPARACIÓN

- **Lugar:** box con camilla de exploración.
- **Materiales:**
  - Fuente de luz portátil.
  - Batea desechable.
  - Rinoscopio pediátrico y de adulto.
  - Pinzas de bayoneta.
  - Depresor lingual o bajalenguas metálico.

- Aspiradorsondas de grosor suficiente para la recogida de los coágulos existentes.
- Material de bioseguridad: guantes, bata, mascarilla quirúrgica, protección ocular.
- Papel de celulosa.
- Gasas y/o algodón.
- Gasa de borde (1-2 cm de ancho).
- Taponamiento nasal tipo Merocel®.
- Barra cutánea de nitrato de plata.
- Anestésico y vasoconstrictor tópico (ácido tranexámico).
- Pomada antibiótica.
- Vaselina.
- Suero fisiológico.
- **Preparación del personal:**
  - Entrenado y cualificado para realizar la técnica.
  - Lavado higiénico de manos, colocación de guantes limpios no estériles y preparación del material necesario.
- **Preparación del paciente:** valorar posibles alergias, tanto al material que se va a utilizar como a medicamentos. La mayoría de los niños con epistaxis tienen sangrado nasal anterior espontáneo sin compromiso de las vías respiratorias ni inestabilidad hemodinámica. En cambio, los niños con epistaxis refractaria, o factores locales o sistémicos subyacentes requieren un enfoque individualizado del tratamiento y una consulta especializada.

DESARROLLO DE LA TÉCNICA

- Valorar el estado general del niño: apariencia, coloración de la piel, valoración de la vía aérea.
- Si se encuentra hemodinámicamente estable y existe epistaxis activa:
  - **Compresión digital:** directamente sobre las alas nasales durante 5-10 min. (maniobra de Trotter). Se puede acompañar con taponamiento nasal suave con mecha de algodón impregnado en un vasoconstrictor, de elección oximetazolina al 0,05 % (no se debe usar fenilefrina porque se asocia a morbimortalidad infantil), comprimiendo igualmente sobre las alas nasales.
  - Si el sangrado está controlado: anamnesis completa, control de signos vitales, identificar la etiología y el origen del sangrado mediante rinoscopia anterior, y analítica en casos graves.
- Si la epistaxis no está controlada:
  - **Cauterización con nitrato de plata:** si persiste el sangrado y se visualiza un punto de sangrado.
    - Previamente: anestesia tópica con lidocaína.
    - Si el sangrado es abundante, se añadirá oximetazolina con suero fisiológico.
    - Aplicación del nitrato en la mínima área posible, seca, durante 5-10 s, mediante círculos y nunca bilateralmente, para no provocar una perforación septal. Se forma una costra que se desprende a los 5-7 días.

- ■ Taponamiento (algodón impregnado en pomada antibiótica o vaselina) durante 12-24 h.
- – **Taponamiento nasal anterior o anteroposterior:** identificar la fosa nasal sangrante, que será la primera a taponar; si no cede el sangrado, se realizará el taponamiento anterior de la fosa nasal contralateral. Si no se visualiza un punto sangrante o persiste el sangrado, se utilizará:
  - ■ Materiales hemostáticos reabsorbibles (Surgicel®, Gelitacel®): no necesitan retirarse. Son idóneos en niños con coagulopatías. No son aconsejables si existe sangrado posterior o el sangrado es muy abundante.
  - ■ Gasa de borde orillada de 1-2 cm de anchura:
    - º Aplicar anestésico local en pulverizador en la fosa nasal sangrante.
    - º Impregnar una gasa de mecha con pomada antibiótica, vaselina o vasoconstrictor.
    - º Dejar un cabo de gasa en el exterior (que se sujeta con la mano izquierda), y con la mano diestra y las pinzas bayoneta se va introduciendo la gasa desde suelo-techo y de atrás a delante (como un acordeón), rellenando la cavidad con la mayor gasa posible.
    - º Vigilar durante 10 min para asegurarse de que se ha realizado la hemostasia correctamente. Dejar expuesta la punta de la mecha de gasa para su retirada.
    - º Se mantiene durante 48-72 h.
  - ■ Material autoexpandible (Merocel®): más usado por su fácil colocación.
    - º Aplicar anestésico local en la fosa sangrante.
    - º Impregnar en pomada antibiótica o vaselina, e introducir inmediatamente en la porción posterior de la fosa nasal. La longitud más empleada en los niños es de 4 cm, que puede reducirse según necesidad.
    - º Es autoexpandible con 10-20 mL de suero fisiológico en 30 s.
    - º Mantener durante 48-72 h.
  - ■ Neumotaponamiento anterior (Rhinorapid®): recubierto con material hemostático. Se insufla a demanda según la cuantía de la epistaxis.

En epistaxis incontrolables que no ceden tras la aplicación de gasa de borde o Merocel®, se requieren procedimientos más agresivos, que deben ser valorados por un otorrinolaringólogo.

- • **Complicaciones:** sinusitis, *shock* tóxico (por estafilococo) en taponamiento anteroposterior, perforación/necrosis septal (en cauterización y sonda de Foley), arritmia, hipoxia, broncoaspiración, traumatismo nasal, desplazamiento del taponamiento.

CUIDADOS TRAS LA TÉCNICA

- • **Lugar:** mantener al niño en el box donde se le ha realizado el taponamiento nasal.
- • **Material:** el necesario para mantener la higiene nasal, los cuidados del taponamiento y la fijación de la sonda, si la hay.

- **Personas:** personal entrenado en el manejo del taponamiento nasal y el mantenimiento de este.
- **Criterios de alta/cuidados posteriores:**
  - En el hospital:
    - Reposo en posición semisentado.
    - Control de signos vitales y mantenimiento de la vía venosa.
    - Dieta blanda.
    - Considerar: antibioterapia, sedoanalgesia y manejo de la patología agregada (hipertensión arterial, alteraciones hepáticas y renales, etcétera).
    - Transfusión de sangre (si procede).
    - Mantener la mucosa húmeda mediante gel salino.
  - En el domicilio:
    - Dormir con el cabecero de la cama a 30°. Semisentado.
    - Informar sobre posibles molestias: cefalea, boca seca, etcétera.
    - Continuar con el tratamiento pautado.
    - Evitar: ejercicio intenso, ácido acetilsalicílico (aspirina), alcohol, tabaco, alimentos y duchas muy calientes. No sonarse la nariz, evitar traumatismos locales (uñas cortas, protector de la cara si practica deporte, etc.), usar humidificador, etcétera.
    - Retirar el taponamiento en 24 h, si es algodón, o en 48-72 h, el resto (por el otorrinolaringólogo, por riesgo de sangrado):
      - Si es Merocel®: humedecer con suero fisiológico antes de extraer.
      - Si es reabsorbible, Surgicel®: a las 48-72 h de su colocación, realizar sonado enérgico.
    - Acudir de nuevo a urgencias en caso de sangrado nasal activo, fiebre, dolor intenso o dificultad respiratoria.
    - Instrucciones a los padres y los niños, por si existe un nuevo sangrado leve (v. **compresión digital**).
    - Tras la retirada del taponamiento nasal y si ha habido cauterización: uso de pomadas vaselinadas con vitamina A o ácido hialurónico, dos veces al día durante 2-4 semanas.

RECUERDE QUE...

Es importante establecer un buen diagnóstico diferencial, mediante anamnesis, exploración física y tratamiento, para averiguar el origen del sangrado y tener éxito en la realización de la técnica.

BIBLIOGRAFÍA

Azúa D, Azúa E, Castrillo C. Abordaje y manejo de la epistaxis en población pediátrica. Revista Médica Sinergia. 2022;7(8). Disponible en: https://revistamedicasinergia.com

Botero L, Oliveros A, Jaramillo S, Herrera M, Burbano G. Actualidad del abordaje de la epistaxis en niños y adultos. Scientific & Education Medical Journal. 2021;1(1). Disponible en: https://www.medicaljournal.com.co

Grupo de Trabajo de Otorrinolaringología Pediátrica. Consenso de epistaxis en pediatría: causas, clínica y tratamiento. Arch Argent Pediatr. 2021;119(1):S48-53.

Levorato M, Veneri A, Heinz O. Epistaxis. En: Urgencias en pediatría: protocolos diagnósticos terapéuticos Hospital Sant Joan de Déu. Madrid: Ergon; 2021; p. 223-7.

Messner AH. Management of epistaxis in children. UpToDate. 2022. Disponible en: http://www.uptodate.com

Pinilla Urraca M. Guía de algoritmos en pediatría de atención primaria. Epistaxis. AEPap. 2021. Disponible en: https://algoritmos.aepap.org/algoritmo/75/epistaxis

Tunkel D, Anne S, Payne S, Ishman S, Rosenfeld R, Abramson P, et al. Clinical practice guideline: nosebleed (epistaxis). SAGE Journals. 2020;16(1S):S1-38.

Toracocentesis: punción de neumotórax a tensión

1.44

O. Morientes Carbajo

Preparación

Lugar: box de estabilización.
Material: véase el apartado correspondiente.
Personas: personal sanitario entrenado en la técnica y en el manejo del paciente crítico.

Desarrollo

Decúbito supino con el cabecero de la cama a 30° y con el brazo del lado afectado por encima de la cabeza

Escoger el sitio de punción: 2º espacio intercostal, línea medioclavicular

Aplicar en la zona antiséptico local de forma circular

Administrar anestésico local en la zona de punción (si procede): lidocaína al 1 % en piel y tejido subcutáneo con una aguja de 23-25 G

Puncionar con angiocatéter 14-16 G (o aguja de 21 G) conectado a jeringa de 20 mL con 2 cm de suero salino fisiológico (SSF), de forma perpendicular y avanzando sobre el borde superior de la costilla inferior

Aspirar mientras se introduce aguja. Sentir un cambio de resistencia o «plop» al atravesar la pleura y, posteriormente, burbujeo en el suero de la jeringa al entrar en el espacio pleural

Avanzar con el catéter, retirando la aguja, y conectar el catéter a una llave de tres pasos, y esta a una línea de suero y a un sello de agua

Comprobar la reaparición de ruidos respiratorios

Cuidados tras la técnica

Lugar: mantener al paciente en un box adecuado hasta la estabilización.
Material: el necesario para mantener la asepsia local, sello de agua, oxígeno, monitor.
Personas: médico entrenado en atención al paciente crítico.
Cuidados posteriores: mantener el sello de agua y estabilizar al paciente para la colocación de drenaje pleural por toracotomía.

OBJETIVOS
- Recordar las indicaciones y contraindicaciones para el drenaje de un neumotórax a tensión.
- Conocer la técnica y el material necesario para el drenaje de un neumotórax a tensión.

CONCEPTOS IMPORTANTES

- **Definición:** introducción percutánea de una aguja o catéter en el espacio pleural.
- **Objetivo:** extracción de aire con fines terapéuticos.
- **Neumotórax a tensión:** acumulación progresiva de aire en el espacio pleural, que produce colapso del pulmón afectado y el desplazamiento del mediastino hacia el lado contralateral, lo que compromete la ventilación del otro pulmón, y afecta a la función del corazón y a la circulación de los grandes vasos. Su diagnóstico es clínico, ante la ausencia de ruidos respiratorios en el hemitórax afectado, y la presencia de taquicardia, hipotensión e ingurgitación yugular. En casos avanzados, produce cianosis y desviación de la tráquea.

INDICACIONES

Sospecha clínica de neumotórax a tensión.

PREPARACIÓN

- **Precauciones y contraindicaciones:** cuando se sospecha un neumotórax a tensión, no existen contraindicaciones. Los beneficios superan con creces a los posibles riesgos.
- **Lugar:** box de estabilización.
- **Materiales:**
  - Campo estéril: paño, gasas y guantes estériles.
  - Antisépticos locales (clorhexidina al 2 %).
  - Material para anestesia local: agujas de 23-25 G, jeringa de 2-5 mL, lidocaína al 1 % (dosis: 1-2 mg/kg = 0,1-0,2 mL/kg; dosis máxima: 4 mg/kg, 250 mg).
  - Angiocatéter de 14 G (niños)-16 G (lactantes y neonatos).
  - Jeringas estériles de 20 mL.
  - Llave de tres pasos.
  - Línea de suero.
  - Sello de agua (frasco abierto con 2-3 cm de altura de agua estéril o suero fisiológico).
  - Monitor de constantes cardiorrespiratorias.
  - Material de reanimación.
- **Preparación del personal:** la realizará personal entrenado en llevar a cabo la técnica.
  - Lavado higiénico de manos con jabón o desinfección con solución hidroalcohólica.
  - Colocación de guantes estériles.

• **Preparación del paciente:**
  – Monitorizar frecuencia cardíaca, presión arterial, frecuencia respiratoria, saturación de oxígeno y capnografía no invasiva.
  – Administrar oxígeno mediante mascarilla con reservorio.

DESARROLLO DE LA TÉCNICA

• Colocar al paciente en decúbito supino, con la cabecera de la cama elevada a 30° y el brazo del lado afectado elevado por encima de la cabeza (**Fig. 1.44-1**).
• Lugar de punción: 2° espacio intercostal, línea medioclavicular. Alternativa: 4°-5° espacio intercostal ligeramente anterior a la línea medioaxilar. Antisepsia: aplicar antiséptico local de forma circular y colocar un paño estéril.
• Anestesia local: si la urgencia lo permite (no realizar en situación de *shock*), infiltrar lidocaína al 1 % (dosis: 1-2 mg/kg = 0,1-0,2 mL/kg; dosis máxima: 4 mg/kg, 250 mg) en piel y tejido subcutáneo, en el espacio intercostal con una aguja de 25 G, formando un habón. Posteriormente, avanzar sobre el borde superior de la costilla inferior con una aguja de 23 G, aspirando e inyectando anestésico progresivamente (anestesia de periostio costal, músculos intercostales y pleura parietal).
• Puncionar con el angiocatéter de 14 G (niños)-16 G (neonatos y lactantes), conectado a una jeringa de 20 mL con 2 cm de suero fisiológico, perpendicular a la pared torácica, avanzar y aspirar a medida que se introduce la aguja. Avanzar sobre el borde superior de la costilla inferior (**Fig. 1.44-2**).
• Al atravesar la pleura, se debe sentir un «plop» o cambio de resistencia; al entrar en el espacio pleural, el líquido de la jeringa burbujea. En ocasiones, el émbolo se desplaza hacia atrás, debido a una aspiración brusca de aire. Se aspirará el aire hasta que mejore la situación del paciente.

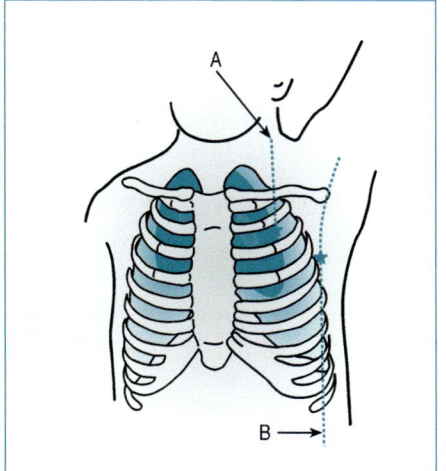

Figura 1.44-1. Puntos de punción en el neumotórax a tensión.

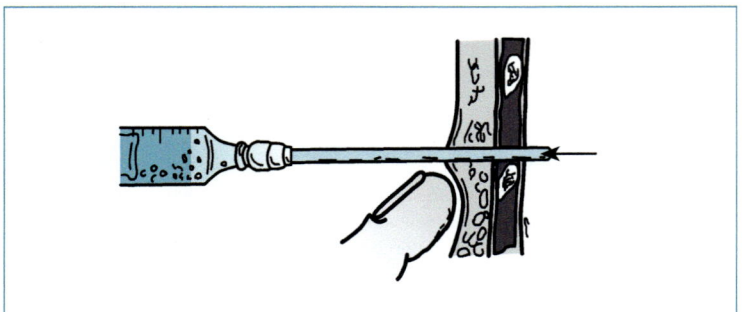

Figura 1.44-2. Técnica de introducción del angiocatéter para toracocentesis.

- Avanzar con el catéter, retirando la aguja, y conectarlo a una llave de tres pasos; luego, esta se conecta a una línea de suero y a un sello de agua (frasco abierto al exterior con una altura de 2-3 cm de suero fisiológico o agua estéril en su interior).
- Comprobar la reaparición de ruidos respiratorios.

CUIDADOS TRAS LA TÉCNICA

- **Lugar:** mantener al paciente en el box adecuado hasta su estabilización.
- **Material:** el necesario para mantener asepsia local, sello de agua, oxígeno y monitorización de constantes.
- **Personas:** personal sanitario entrenado en la atención de pacientes críticos.
- **Cuidados posteriores:** mantener el sello de agua y estabilizar al paciente para la colocación de un tubo de drenaje pleural por toracotomía tan pronto como sea posible (se ha convertido en neumotórax simple). Realizar radiografía de tórax para evidenciar la resolución del neumotórax y para observar la posición del catéter/tubo de drenaje.
- **Causas de fracaso:** en adolescentes de gran tamaño, con importante desarrollo muscular, este procedimiento puede ser difícil o imposible.
- **Complicaciones:**
  - Lesión de vasos intercostales.
  - Producción de un hemotórax.
  - Producción de un neumotórax, si el diagnóstico no era correcto.

RECUERDE QUE...

El diagnóstico del neumotórax a tensión es clínico, y se trata de una urgencia médica que requiere de forma inmediata realizar una toracostomía en el 2º espacio intercostal en la línea medioclavicular.

BIBLIOGRAFÍA

Appendix G. Skill Station B. Breathing. En: ATLS advanced trauma life support student course manual. 10ª ed. Chicago: ACS American College of Surgeons; 2018. p. 345-8.

Chapter 23. Practical procedures: Trauma. En: Samuels M, Wieteska S (eds.). APLS. A practical approach to emergencies. 6ª ed. Filadelfia: John Wiley & Sons, Ltd.; 2016. p. 239-47.

Eisenberg M, Collisn JL. Thoracic trauma. En: Fleisher G, Ludwig S (eds.). Textbook of pediatric emergency medicine. 8ª ed. Filadelfia: Lippincott Williams & Willkins; 2021. p. 3692-735.

Krackov R, Rizzolo D. Real time ultrasound-guided thoracocentesis. JAAPA. 2017;30(4):32-7.

Van de Voorde P, Turner NM, Djakow J, De Lucas N, Martínez-Mejías A, Biarent D, et al. European Resuscitation Council Guidelines 2021: paediatric life support. Resuscitation. 2021;161:327-87.

Toracocentesis diagnóstica

O. Morientes Carbajo

Preparación

Lugar: box preparado para aplicar procedimientos de sedoanalgesia.
Material: véase el apartado correspondiente.
Personas: personal sanitario entrenado en la técnica y en procedimientos de sedoanalgesia.

Desarrollo

Sedoanalgesia. Escoger el sitio de punción, preferiblemente guiado por ecografía.
Si no se dispone:
- Paciente tumbado: 4º-5º espacio intercostal, línea axilar media-posterior
- Paciente sentado: 7º espacio intercostal, línea axilar media-posterior (justo bajo la punta escapular)

Aplicar en la zona antiséptico local de forma circular

Administrar anestésico local en zona de punción:
Lidocaína al 1 % en la piel y el tejido subcutáneo con una aguja de 25 G, y posteriormente en los músculos intercostales, periostio y pleura parietal con aguja de 22 G

Puncionar con angiocatéter de 16-18 G (o aguja de 18-21 G) conectado a una jeringa de 20 mL, de forma perpendicular y avanzando sobre el borde superior de la costilla inferior

Aspirar mientras se introduce la aguja. Sentir el cambio de resistencia o «plop» al atravesar la pleura y, posteriormente, apreciar que fluye líquido

Retirar la aguja e introducir el catéter hacia el ángulo costofrénico, conectar el catéter a una llave de tres pasos, y extraer el líquido necesario para análisis y/o para aliviar la insuficiencia respiratoria

Retirar el catéter o la aguja, y colocar apósito estéril

Cuidados tras la técnica

Lugar: mantener al paciente en un box adecuado hasta la recuperación de la sedoanalgesia.
Material: el necesario para mantener la asepsia local, oxígeno y monitor, si precisa.
Personas: tras la recuperación de la sedación no precisa personal específico.
Cuidados posteriores: mantener limpia la zona de punción y valorar si es preciso realizar una radiografía de tórax.

OBJETIVOS
- Recordar las indicaciones y contraindicaciones para la realización correcta de una toracocentesis diagnóstica.
- Conocer la técnica y los materiales necesarios para la realización correcta de una toracocentesis diagnóstica.

CONCEPTOS IMPORTANTES

- **Definición:** introducción percutánea de una aguja o catéter en el espacio pleural.
- **Objetivos:** extracción de líquido con fines diagnósticos y/o terapéuticos.

INDICACIONES

- Objetivo diagnóstico: aspiración del contenido pleural para su análisis bioquímico y microbiológico en un derrame pleural metaneumónico (complicado o de mala evolución) o de origen desconocido.
- Objetivo terapéutico: si existe compromiso respiratorio, extraer la cantidad suficiente de líquido para aliviarlo.

PREPARACIÓN

- **Precauciones y contraindicaciones relativas:**
  - Coagulopatía (corrección previa de esta, si se puede).
  - Infección cutánea en el sitio de punción.
  - Alteración de la anatomía de la pared torácica.
- **Lugar:** box preparado para realizar procedimientos de sedoanalgesia.
- **Materiales:**
  - Campo estéril: paño, gasas y guantes estériles.
  - Antisépticos locales (clorhexidina al 2 %).
  - Material para anestesia local: agujas de 22-25 G, jeringa de 2-5 mL, lidocaína al 1 % (dosis: 1-2 mg/kg = 0,1-0,2 mL/kg; dosis máxima: 4 mg/kg, 250 mg).
  - Angiocatéter de 16-18 G o aguja de 18-21 G.
  - Jeringa de 20 mL.
  - Llave de tres pasos.
  - Jeringa heparinizada para gasometría, y dos jeringas para estudio bioquímico y microbiológico. Tubos estériles.
  - Apósito estéril.
  - Monitor cardiorrespiratorio. Capnógrafo.
  - Material de reanimación.
  - Material necesario para la realización del procedimiento de sedoanalgesia según la opción elegida: óxido nitroso, ketamina, etc. (**v. capítulo 1.40 Sedoanalgesia: procedimientos**).
- **Preparación del personal:** la realizará personal entrenado en llevar a cabo la técnica.
  - Lavado higiénico de manos con jabón o desinfección con solución hidroalcohólica.
  - Colocación de guantes estériles.

- **Preparación del paciente:**
  - Antes de la realización del procedimiento se valorará la necesidad de sedoanalgesia farmacológica: óxido nitroso, ketamina, etc. (v. **capítulo 1.40 Sedoanalgesia: procedimientos**).
  - Explicar el procedimiento al niño y a sus padres.
  - Monitorizar al paciente: frecuencia cardíaca, presión arterial, frecuencia respiratoria, SatO$_2$, EtCO$_2$.
  - Aplicar oxígeno con mascarilla con reservorio, si precisa.

DESARROLLO DE LA TÉCNICA

- Elegir la zona de punción: es preferible seleccionar y marcar previamente el punto de punción mediante ecografía, que se realizará en la misma posición que la ulterior toracocentesis. Si esto no fuera posible, se emplearán los abordajes tradicionales:
  - Si el paciente está tumbado: el 4º-5º espacio intercostal en la línea axilar media-posterior. Deberá elevar el brazo del lado afectado.
  - Si el paciente está sentado: el 7º espacio intercostal en la línea axilar media-posterior, bajo la punta de la escápula. Deberá elevar los brazos y apoyarlos en una almohada.
- Aplicar antiséptico local de forma circular en la zona, y colocar campo estéril.
- Administrar anestésico local en la zona de punción: infiltrar lidocaína al 1 % en piel y tejido subcutáneo, en el espacio intercostal con una aguja de 25 G, formando un habón. Avanzar sobre el borde superior de la costilla inferior con una aguja de 22 G, aspirar e inyectar anestésico de forma progresiva (anestesiar el periostio costal, los músculos intercostales y la pleura visceral). Así se asegura que no se administra anestesia intravascular y, además, permite conocer la llegada al espacio pleural, debido al cambio de resistencia y a la salida de líquido pleural. Luego, retirar la aguja.
- Puncionar con angiocatéter de 16-18 G (o aguja de 18-21 G) con el bisel hacia arriba, conectado a una jeringa de 20 mL, de manera perpendicular a la pared torácica, y avanzar sobre el borde superior de la costilla inferior (**Fig. 1.45-1**). Aspirar a medida que se avanza, hasta observar que fluye líquido pleural.
- Retirar la aguja y avanzar con el catéter hasta el ángulo costofrénico, obturando el extremo proximal del catéter hasta que se conecte a una llave de tres pasos (evitar la entrada de aire). Extraer lentamente la cantidad suficiente de líquido para su análisis o hasta aliviar el trabajo respiratorio.

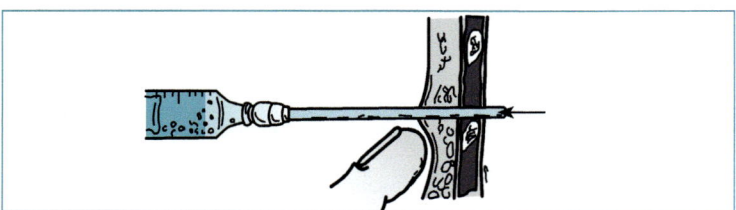

Figura 1.45-1. Técnica de introducción del angiocatéter para toracocentesis.

- Retirar el catéter (o aguja) mientras el paciente exhala. Aplicar un apósito estéril sobre el sitio de inserción.

CUIDADOS TRAS LA TÉCNICA

- **Lugar:** mantener al paciente en el box adecuado hasta que se recupere del procedimiento de sedoanalgesia.
- **Material:** el necesario para mantener la asepsia local, oxígeno y monitor, si precisara.
- **Personas:** personal entrenado en manejo de la vía aérea hasta que el paciente se recupere de la sedación. Tras su recuperación, no precisa personal específico.
- **Criterios de alta/cuidados posteriores:**
  - Mantener limpia la zona de la punción.
  - Valorar la realización de una radiografía de tórax, que está indicada si:
    - Durante la aspiración de líquido pleural se aspiró también aire.
    - Aparecen síntomas o signos de neumotórax.
    - Se precisaron múltiples punciones para obtener líquido.
- **Causas de fracaso:**
  - Ausencia de líquido pleural.
  - Posicionamiento incorrecto de la aguja.
  - Presencia de líquido pleural espeso.
  - Utilización de una aguja demasiado corta.
  - Tras una toracocentesis «seca», se puede reintentar si el paciente lo ha tolerado bien. En caso de repetir el procedimiento, se recomienda realizarlo guiado por ecografía a pie de cama.
- **Complicaciones:**
  - Neumotórax: es la más frecuente. Si el paciente colabora o está sedado y el procedimiento se realiza bajo control ecográfico, su probabilidad disminuye.
  - Dolor o sangrado en el sitio de la punción.
  - Edema pulmonar, si se extraen grandes volúmenes de líquido de forma brusca.
  - Otras: lesión de los vasos intercostales y/o hemotórax, empiema, punción hepática o esplénica, lesión del pulmón, infección de los tejidos y síncope vasovagal.

RECUERDE QUE...

- En casos de derrame pleural, la toracocentesis permite analizar el líquido pleural para establecer la etiología y guiar el tratamiento. También permite evacuar una cantidad suficiente de líquido para aliviar el compromiso respiratorio.
- Aplicar anestesia local en todos los pacientes, y valorar individualmente la necesidad de otros procedimientos de sedación y analgesia.
- La ecografía permite identificar el mejor lugar para realizar la toracocentesis en el caso de derrames; además, guía durante el procedimiento para disminuir la incidencia de complicaciones.

BIBLIOGRAFÍA

Andrés-Martín A, Escribano Montaner A, Figuerola Mulet J, García García ML, Korta Murua J, Moreno-Pérez D, et al. Documento de consenso sobre la neumonía adquirida en la comunidad en los niños. SENP-SEPAR-SEIP. Arch Bronconeumol. 2020;56(11):725-41.

Cimpello LB, Deutsch RJ, Dixon C. Illustrated techniques of pediatric emergency procedures. Thoracentesis. En: Fleisher GR, Ludwig S (eds.). Textbook of pediatric emergency medicine. 6ª ed. Filadelfia: Lippincott Williams and Wilkins; 2010. p. 1787-90.

Heffner JE, Mayo PH. Ultrasound-guided thoracentesis. UpToDate. 2023. Disponible en: https://www.uptodate.com/contents

Krackov R, Rizzolo D. Real time ultrasound-guided thoracocentesis. JAAPA. 2017;30(4):32-7.

Soldati G, Smargiassi A, Inchingolo R. Ultrasound-guided pleural puncture in supine or recumbent lateral position-feasibility study. Multidiscip Respir Med. 2013;8(1):18.

Transfusiones sanguíneas: administración y sistema de seguridad transfusional

1.46

I. Mendiola Basurto y F. Tahiri Elkalloufi

Preparación

Lugar: box preparado con material específico requerido para la técnica.
Material: véase el apartado correspondiente.
Personas: personal sanitario entrenado en la técnica de transfusión de componentes sanguíneos.

↓

Desarrollo

Colocar al niño/a en una posición cómoda en una cama o camilla.

Canalizar un acceso venoso, y extraer muestras de sangre para grupo, Rh y pruebas cruzadas

Toma de constantes vitales: temperatura, presión arterial, frecuencia cardíaca y frecuencia respiratoria

Comprobar el contenido e identificación de la bolsa del componente sanguíneo

Administrar el componente sanguíneo por medio del sistema de transfusión adecuado y seguro, conectado este al acceso venoso

Establecer el ritmo de infusión adecuado al componente a transfundir

Lavar la vía venosa con suero salino y/o retirarla, según prescripción

↓

Cuidados tras la técnica

Lugar: mantener al paciente en un box hasta nueva valoración.
Material: el necesario para el lavado de la vía venosa y/o la retirada del acceso venoso.
Personas: personal sanitario encargado de valorar posibles complicaciones.
Criterios de alta/cuidados posteriores: mantener limpia la zona de acceso venoso. Educación sanitaria para identificar posibles reacciones adversas.

OBJETIVOS
- Conocer las indicaciones y contraindicaciones para la realización de una transfusión sanguínea.
- Conocer la técnica y los cuidados que requiere una transfusión correcta, así como el material necesario para ello.
- Incorporar el sistema de seguridad transfusional (GRICODE®), que recoge la trazabilidad entre solicitud, paciente, muestra sanguínea y hemoderivados hasta el final del procedimiento de transfusión.

CONCEPTOS IMPORTANTES

- **Definición:** técnica de infusión de diferentes componentes sanguíneos (hematíes, plaquetas y plasma) obtenidos a partir de la donación altruista. Se realiza a través del sistema de seguridad transfusional (GRICODE®), caracterizado por ser autónomo, portátil y con registro informatizado.
- **Objetivos:** reposición del volumen sanguíneo. Mejorar la capacidad de la sangre para transportar oxígeno, incrementando el volumen circulante, y/o normalizar algunos trastornos de la coagulación. Asegurar la administración correcta de hemoderivados y la monitorización en tiempo real de todo el proceso de transfusión.
- **Volante para solicitud de transfusión:**
  Es importante adjuntar el peso del paciente, el volumen a transfundir y el sexo.
  - **Normal:** para transfundir urgente, en el día o reserva.
  - **Extrema urgencia.**
  - **Hemorragia masiva:** con su correspondiente protocolo.

INDICACIONES

- Tratamiento de procesos específicos cuando no hay tratamiento alternativo o no se puede esperar la respuesta a ese tratamiento.
- Realización de las precauciones adecuadas en la manipulación de hemoderivados.

PREPARACIÓN

- **Precauciones y consideraciones generales:**
  - En la transfusión pediátrica, en ocasiones es necesario fraccionar en alícuotas algún componente sanguíneo; así se favorece la transfusión del mismo donante para el mismo receptor.
  - Según la edad del paciente y/o sus antecedentes médicos, se deberá considerar la transfusión de componentes sanguíneos lavados o irradiados, así como la necesidad de administrar medicación previa para evitar una reacción transfusional en pacientes con antecedentes.
  - Los componentes sanguíneos deben infundirse a través de un equipo estéril específico para transfusión de hemoderivados, provisto de un filtro con características diferentes según el tipo de hemoderivado a infundir (**Tabla 1.46-1**).

Tabla 1.46-1. Componentes sanguíneos, equipo, ritmo, tiempo máximo y consideraciones

	Concentrado de hematíes	Concentrado de plaquetas	Plasma
Equipo	Filtro de 170-260 µm para bomba 1 equipo/2 bolsas	Filtro suministrado por el banco de sangre No infundir con bomba	Filtro de 170-230 µm para bomba o a gravedad
Ritmo	Primeros 15 min: 10 gotas/min	Entre 20 y 30 min	Entre 20 y 30 min
Tiempo máximo admisible	No exceder las 4 h	No exceder las 4 h	No exceder las 2 h
Consideraciones específicas	Mover suavemente la bolsa	Mover suavemente la bolsa	Tras el descongelado, mantiene la efectividad 6 h

– No se debe administrar suero o medicación al mismo tiempo que la transfusión y por el mismo acceso venoso, a excepción de suero salino, si este fuera necesario.

• **Lugar:** box preparado para el procedimiento.

• **Materiales:** los necesarios para el acceso venoso (v. **capítulos 1.1 Acceso venoso periférico** y **1.16 Extracción de una muestra venosa**) y, además, el específico del procedimiento de transfusión:

– Catéter venoso: el calibre de elección será de 22 G. La canalización de un acceso venoso adecuado facilita la administración del componente sanguíneo y evita la hemólisis del producto a transfundir.

– Tubo para la obtención de una muestra sanguínea para grupo, Rh y pruebas cruzadas: pediátricos tubo con ácido etilendiaminotetraacético (EDTA) de 3 mL, y neonatos tubo con EDTA de 1,2 mL (**Fig. 1.46-1**).

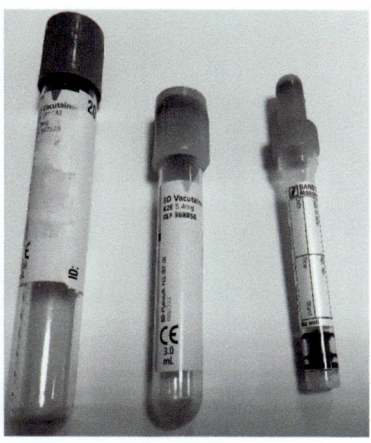

Figura 1.46-1. Tubos EDTA.

- Bomba de infusión volumétrica y su correspondiente equipo de transfusión provisto de un filtro para transfundir en el caso de concentrado de hematíes y de plasma (**Fig. 1.46-2**).
- Equipo de infusión con filtro específico para la transfusión de concentrado de plaquetas. No usar bomba de infusión con plaquetas.
- Elementos de seguridad transfusional. Es recomendable utilizar sistemas electrónicos que garanticen la seguridad del procedimiento de transfusión, por ejemplo, tipo GRICODE®. A continuación, se describen los pasos siguientes del procedimiento utilizando GRICODE®.
- PDA (GRICODE®) (**Fig. 1.46-3**).
- Tarjeta profesional electrónica (TPE).
- Pulsera de paciente y pulsera GRICODE®.
- Volante de transfusión electrónico (**Fig. 1.46-4**).
- **Preparación del personal:** la realizará personal entrenado en la técnica.
  - Lavado higiénico de manos con agua y jabón y/o desinfección con solución hidroalcohólica.
  - Colocación de guantes; no es preciso que sean estériles.
- **Preparación del paciente:**
  - Antes de iniciar el procedimiento, se tomarán y registrarán constantes vitales, que incluirán: temperatura (Tª), presión arterial (PA), frecuencia cardíaca (FC) y frecuencia respiratoria (FR).
  - Si existieran antecedentes de reacciones transfusionales anteriores, podría requerirse la administración de medicación previa.
  - Comprobar que el paciente tiene colocada la pulsera GRICODE® con fecha y hora.

DESARROLLO DE LA TÉCNICA

- Colocar al paciente de manera confortable en una cama o camilla, y en una posición adecuada.

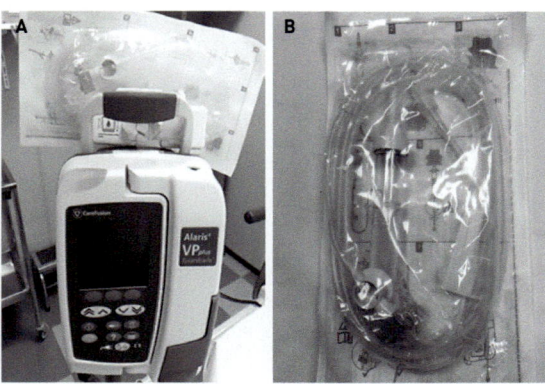

Figura 1.46-2. Bomba y equipo de infusión. **A)** Bomba volumétrica de infusión. **B)** Equipo de infusión con filtro.

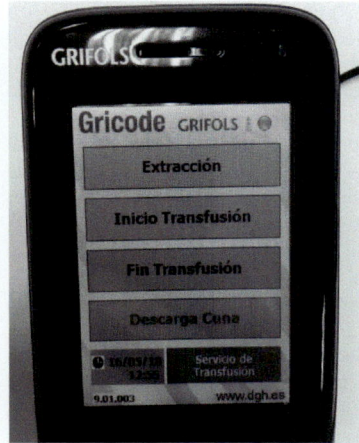

Figura 1.46-3. PDA GRICODE®.

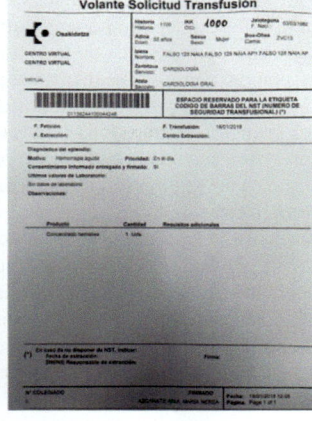

Figura 1.46-4. Volante para solicitud de transfusión.

- Verificar la identificación inequívoca del paciente, utilizando la PDA del GRICODE® como sistema de seguridad transfusional y la pulsera de identificación personal (**Fig. 1.46-5**).
- Revisar el cumplimiento correcto de la solicitud de hemoderivados.
- Si el sistema GRICODE® no da permiso para transfundir o algún dato no coincide, nunca se realizará la transfusión.
- Verificar que los padres/acompañantes del niño/a han leído, comprendido y firmado el formulario de consentimiento informado.
- Canalizar un acceso venoso y obtener muestras sanguíneas para grupo, Rh y pruebas cruzadas, si no dispusiera de él.
- A la llegada del componente sanguíneo, comprobar el contenido y la identificación de la bolsa, comprobando los códigos de barras de cada hemoderivado con la PDA del sistema GRICODE®.

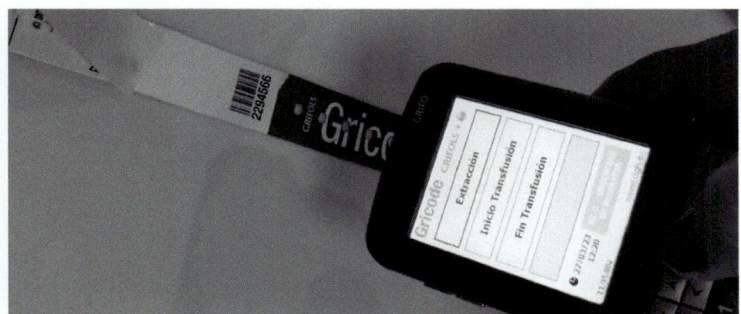

Figura 1.46-5. Pulsera de transfusión. GRICODE®.

- Tomar y registrar las constantes vitales: Tª, PA, FC y FR.
- La transfusión del componente sanguíneo se debe iniciar antes de los 30 min posteriores a la retirada de la bolsa del banco de sangre.
- Lavado de manos y uso de guantes para purgar el equipo de infusión adecuado al componente sanguíneo a transfundir.
- Los primeros 15 min de la transfusión deben realizarse a velocidad lenta, 10 gotas/min, con un control estricto por parte del personal de enfermería, debido a que es en este período cuando se detectan frecuentemente las reacciones hemolíticas agudas.
- Adecuar el ritmo de infusión al componente sanguíneo a transfundir. Como norma general, no superar las 4 h por el riesgo de contaminación bacteriana. Concentrado de hematíes < 3 h; plaquetas en 20 min y plasma fresco congelado (PFC) en 20-30 min.
- No administrar suero ni medicación por el mismo acceso venoso al mismo tiempo que la transfusión, a excepción de suero salino fisiológico.
- El paciente debe estar vigilado de forma continua hasta la finalización de la transfusión, para la identificación de posibles signos y síntomas de reacciones adversas.
- Tomar y registrar las constantes vitales tras la finalización de la transfusión, o si se produjera algún efecto adverso durante esta.
- En caso de incidencia con la PDA, **no transfundir**, sino proceder a solucionarla.

CUIDADOS TRAS LA TÉCNICA

- Mantener al paciente en el box adecuado hasta la finalización de la infusión del componente sanguíneo.
- Toma y registro de constantes vitales: Tª, PA, FC y FR.
- Mantenimiento del acceso venoso limpio y permeable o, en su caso, retirada del mismo.
- Instrucciones para la identificación de reacciones adversas tardías.
- La pulsera del GRICODE® no se retirará hasta las 24 h del tercer día de su colocación.
- Complicaciones (Tabla 1.46-2).

Tabla 1.46-2. Complicaciones

	Origen inmunitario	Origen no inmunitario
Complicaciones agudas	• Reacción hemolítica aguda • Reacción febril no hemolítica • Reacción alérgica • Lesión pulmonar aguda relacionada con la transfusión (LPART) • Aloinmunización con destrucción plaquetaria inmediata	• Contaminación bacteriana • Sobrecarga circulatoria • Disnea asociada a la transfusión • Hemólisis no inmunitaria • Reacciones hipotensivas

(Continúa)

Tabla 1.46-2. Complicaciones (*Cont.*)		
	Origen inmunitario	**Origen no inmunitario**
Complicaciones retardadas	• Reacción hemolítica retardada • Aloinmunización frente antígenos eritrocitarios • Púrpura postransfusional • Enfermedad de injerto contra huésped postransfusional (EICH-T)	• Transmisión de agentes infecciosos • Hemosiderosis transfusional • Transmisión de priones • Formación de inhibidores

RECUERDE QUE...

- La sangre y sus derivados son productos biológicos, por lo que su transfusión no está exenta de riesgos para el paciente receptor.
- Es fundamental la estricta vigilancia durante la transfusión y la toma periódica de constantes vitales.
- Si el sistema GRICODE® no permite transfundir, se debe cancelar la técnica y no transfundir. Se procederá a investigar la causa.

BIBLIOGRAFÍA

Jiménez T. Guía sobre la transfusión de componentes sanguíneos y derivados plasmáticos. 5ª ed. Barcelona: Sociedad Española de tTransfusión sSanguínea y Terapia cCelular; 2015.

MCClelland DBL, Pirie E, Franklin IM; participantes en el EU Optimal Blood Project. Manual de uso óptimo de componentes sanguíneos. Servicio Nacional Escocés de Transfusión Sanguínea. Madrid: Ministerio de Sanidad, Política Social e Igualdad; 2010. Disponible en: https://www.sanidad.gob.es/profesionales/saludPublica/medicinaTransfusional/congresos/JornadaUsoOptimoComponentesSanguineos/docs/Manual_Uso_Optimos.pdf

San Emeterio RM, Yagüe Rodríguez MJ. Transfusiones sanguíneas. En: Ares MI, Benito J, Mintegi S, Yagüe MJ (eds.). Técnicas y procedimientos para enfermería en urgencias pediátricas. 1ª ed. Madrid: Editorial Médica Panamericana; 2019. p. 399-403.

Servicio de Transfusión y Docencia de Enfermería. GRICODE®. Sistema de seguridad de transfusiones. Barakaldo: Hospital Universitario de Cruces. OSI Ezkerraldea-Enkarterri-Cruces. Osakidetza-Servicio vasco de Salud; 2021.

Teruya J. Red blood cell transfusion in infants and children: selection of blood products. UpToDate. 2023. Disponible en: https://www.uptodate.com

Valero A, Alcolea S. Transfusión de hemoderivados. Procedimientos del SJD E-Pedia. Barcelona: Hospital Sant Joan de Déu; 2021.

Transporte intrahospitalario del paciente crítico

1.47

S. Aparicio Manjón y E. López Gutiérrez

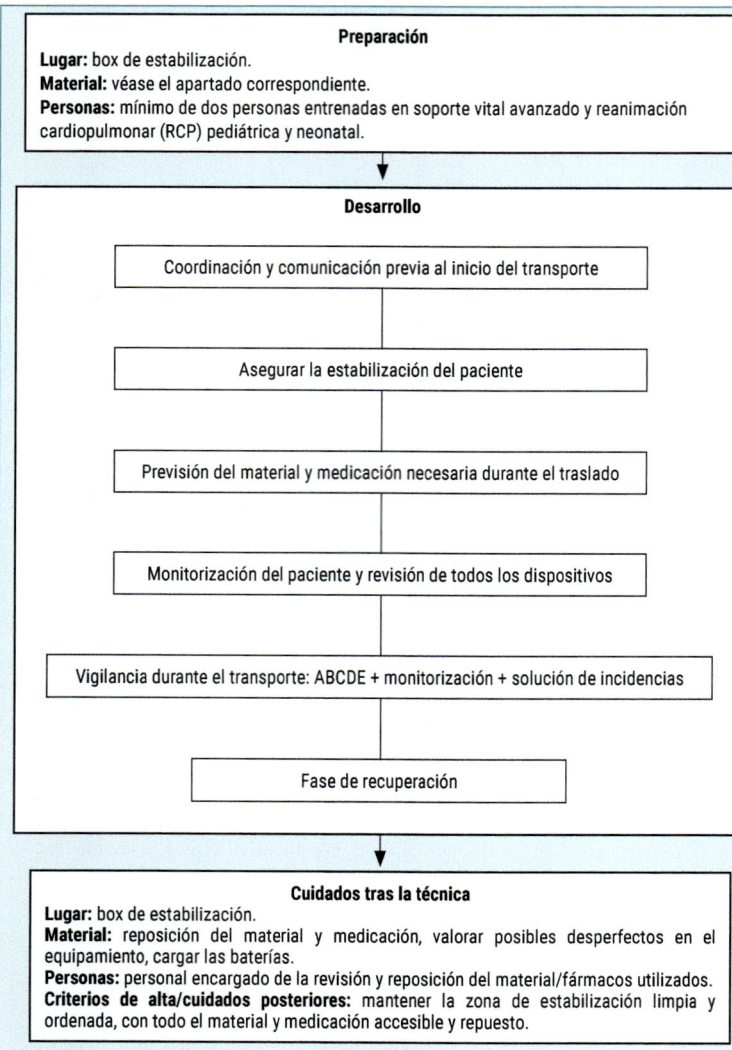

Preparación
Lugar: box de estabilización.
Material: véase el apartado correspondiente.
Personas: mínimo de dos personas entrenadas en soporte vital avanzado y reanimación cardiopulmonar (RCP) pediátrica y neonatal.

Desarrollo

Coordinación y comunicación previa al inicio del transporte

Asegurar la estabilización del paciente

Previsión del material y medicación necesaria durante el traslado

Monitorización del paciente y revisión de todos los dispositivos

Vigilancia durante el transporte: ABCDE + monitorización + solución de incidencias

Fase de recuperación

Cuidados tras la técnica
Lugar: box de estabilización.
Material: reposición del material y medicación, valorar posibles desperfectos en el equipamiento, cargar las baterías.
Personas: personal encargado de la revisión y reposición del material/fármacos utilizados.
Criterios de alta/cuidados posteriores: mantener la zona de estabilización limpia y ordenada, con todo el material y medicación accesible y repuesto.

OBJETIVOS
- Recordar la preparación y la estabilización necesarias previas al transporte de un niño grave.
- Conocer las diferentes complicaciones que pueden ocurrir durante el transporte, y contar con el material y los conocimientos adecuados para solucionarlas.
- Garantizar la calidad y la seguridad del paciente crítico en el transporte intrahospitalario.

CONCEPTOS IMPORTANTES

- La seguridad es una premisa en todo transporte. No debe trasladarse al paciente en situación inestable; es necesario conseguir una estabilidad previa.
- La situación clínica del paciente es el factor más importante para la aparición de complicaciones durante el transporte. Hay que anticiparse a cualquier problema técnico, logístico o clínico.
- Antes de iniciar el transporte, es necesario planificarlo, informar al paciente, a su familia y a todos los profesionales involucrados, revisar todos los dispositivos, y prever el material y la medicación necesarios durante el traslado.
- Las complicaciones más frecuentes durante el traslado se relacionan con la vía aérea, el mal funcionamiento del equipo, la comunicación deficiente y la preparación del transporte.

INDICACIONES

Necesidad de trasladar al paciente a otra unidad para la realización de pruebas diagnósticas y/o terapéuticas que no se pueden realizar a pie de cama.

PREPARACIÓN

- **Lugar:** box de estabilización con material y medicación para pacientes críticos.
- **Materiales:**
  - Seleccionar el material necesario (tubos, sondas, mascarillas, etc.) según la edad o el tamaño del niño (bolsa tipo Broselow).
  - Dispositivos para el traslado: aquellos que dependan de una batería deben tener carga suficiente para la duración del traslado.
  - Medicación para el traslado (precargada según el peso del paciente y correctamente identificada): precargar las dosis absolutas de las medicaciones y de las soluciones, y preparar, si es preciso, las dosis necesarias para una intubación urgente usando las hojas de cálculo preconfiguradas (*cards* de medicación). Realizar doble verificación (*double check*).
  - Comprobar la capacidad y la autonomía de la botella de oxígeno.
  - Utilizar la llave para el bloqueo de ascensores (si se dispone de una) para evitar esperas innecesarias.
- **Preparación del personal:** el traslado debe ser realizado por un equipo pediátrico especializado, experimentado y capacitado, que conste de, al menos,

dos personas expertas en el manejo del paciente crítico y entrenadas en RCP pediátrica y neonatal.

- **Preparación del paciente:** optimizar el estado fisiológico del paciente antes del transporte, verificar su identidad mediante la pulsera identificativa, asegurar los dispositivos (accesos venosos, endotraqueales, sondas o drenajes) y protegerle de los posibles cambios de temperatura durante el traslado.
- **Informar a la familia:** deben están informados en todo momento de la situación del paciente, de los pasos y los procedimientos que se llevarán a cabo.

DESARROLLO DE LA TÉCNICA

- **Coordinación y comunicación** con la unidad o personal receptor previo al traslado: transmitir los datos básicos del paciente, diagnóstico, nivel de compromiso e intervenciones y tratamientos recibidos. Se recomienda estandarizar la comunicación mediante el uso de técnicas tipo SBAR (**Tabla 1.47-1**), que proporcionan una estructura estándar, concisa y objetiva para la comunicación entre profesionales, mejoran la eficiencia y la precisión de la comunicación, minimizan los riesgos y fomentan la seguridad del paciente.

Tabla 1.47-1. SBAR. Comunicación estandarizada para la transferencia del paciente

SITUATION (SITUACIÓN)

¿Qué ocurre en este momento? ¿Qué está pasando con el paciente?
- Identificarse (pediatra, enfermero/a, auxiliar, etc.)
- Paciente: puesto/cama, nombre, edad, peso
- Describir el problema brevemente: cuál es, cuándo empezó, gravedad

BACKGROUND (ANTECEDENTES) y contexto

¿Qué circunstancias llevaron a esta situación?
- Diagnóstico y fecha de ingreso
- Signos vitales recientes
- Medicación que recibe
- Resultados de pruebas complementarias realizadas
- Otra información clínica útil

ASSESSMENT (EVALUACIÓN)

¿Qué piensa que puede ocurrir?
- Evaluar y describir el problema del paciente a través de los signos y síntomas
- Describir el problema detectado y los cambios desde la última evaluación del paciente: constantes vitales, signos y síntomas, etc.
- Otros: traslados, soporte familiar, etc.

RECOMENDATION (RECOMENDACIÓN)

¿Qué se debe hacer para corregir el problema?
- Plantear una sugerencia/recomendación, dada la situación del paciente, para corregir el problema

Seguido de **READ BACK.** Devolución: repetir la información recibida y asegurar la comprensión

- **Asegurar la estabilización del paciente:**
  - **Vía aérea y ventilación:** antes del traslado, asegurarse de que la vía aérea es permeable. Ante una insuficiencia respiratoria importante o en caso de dudas, intubar y ventilar antes del traslado. Confirmar la correcta colocación del tubo endotraqueal, fijarlo y aspirar secreciones. Colocar una sonda nasogástrica a todo paciente intubado. Si se conecta a ventilación mecánica, realizar un período de prueba previo al traslado y revisar los parámetros del ventilador. Llevar una bolsa y mascarilla para ventilación manual en caso de posibles extubaciones o complicaciones con el respirador. Los intubados deben permanecer sedados y paralizados durante el transporte, para evitar complicaciones. Identificar y tratar problemas o patologías agudas (neumotórax, obstrucción de la vía aérea, broncoespasmo).
  - **Circulación:** en pacientes inestables, canalizar al menos dos vías periféricas y asegurarlas. En algunos casos, será necesario un acceso intraóseo. Valorar la necesidad de soporte vasoactivo.
  - **Analgesia y sedación:** antes del traslado, valorar la necesidad de analgesia, sedación o relajantes musculares. Preparar una dosis de reserva. Si precisara sedación profunda, disponer de equipamiento para el soporte de vía aérea y medicaciones para reanimación.
  - **Inmovilización:** ante la sospecha de una lesión cervical, es necesario transportarlos con collarín, en una tabla espinal y con la inmovilización adecuada.
  - **Exposición:** cubrir al paciente para protegerle de los cambios de temperatura.
- **Previsión del material y la medicación necesaria durante el traslado (*check list*, Tabla 1.47-2).**
- **Monitorización del paciente y revisión de todos los dispositivos (*check list*, v. Tabla 1.47-2):** registro electrocardiográfico continuo, frecuencia cardíaca y respiratoria, presión arterial periódica, saturación de oxígeno por pulsioximetría y capnografía (no invasiva/invasiva en intubados).
- **Vigilancia durante el transporte:** vigilancia rigurosa. Combinar: monitorización continua, revaluación periódica (ABCDE) y actuación según necesidad.
  - Ante problemas graves durante el traslado o si se duda del estado del paciente, hay que detenerse y estabilizar de nuevo a este.
  - Morbilidad durante el transporte: una vez estabilizado el paciente, la enfermedad subyacente puede progresar, y es posible que aparezcan complicaciones relacionadas con el transporte (Tabla 1.47-3) (aceleraciones-desaceleraciones, vibraciones y ruidos, factores ambientales, como la temperatura) y errores del equipo. La mayoría se pueden prevenir o mitigar mediante el uso de listas de verificación (*check lists*), las dobles comprobaciones (*double-checks*), el uso de comunicación estandarizada (SBAR), el trabajo en equipo y el uso de equipos especializados.
  - En la transferencia del paciente, el líder dirige y debe colocarse en la cabecera del paciente, y la movilización se hará de modo coordinado, sincronizado y en bloque. Todos los dispositivos deben estar bien fijados y señalizados, hay que mantener la atención en las alarmas y tener en cuenta el número de personas necesarias para la maniobra. Se debe volver a revisar que todo sigue correcto.

Tabla 1.47-2. Valoración previa al transporte: *check list* (valorar en cada caso concreto)

Previo al transporte	• Identificación correcta del paciente (pulsera) • Avisar a la familia y al servicio receptor del traslado • Verificar los consentimientos informados • Coger la llave para el bloqueo del ascensor
Vía aérea y ventilación	• Caudalímetro de oxígeno en funcionamiento y cantidad correctos • Mascarilla y bolsa autoinflable • Laringoscopio con pala adecuada • Bolsa tipo Broselow que contiene: cánula de Guedel, tubo endotraqueal (TET), fiador, mascarilla facial y de reservorio, sondas, catéter corto (i.v), palomillas (i.v) • Equipo de aspiración portátil y sondas • Respirador de transporte con batería suficiente, prueba de funcionamiento y alarmas revisadas • Vía aérea permeable y asegurada • TET: fijación, posición correcta y libre de secreciones • Material de toracocentesis • Anotar la frecuencia respiratoria y los parámetros ventilatorios
Circulación	• Monitor con batería suficiente y límites de alarmas adecuados • Medicación de emergencia/RCP • Accesos venosos suficientes, bien fijados y permeables • Material de acceso intraóseo e intravenoso • Valorar la perfusión periférica y la ausencia de sangrado activo • Anotar la frecuencia cardíaca y la presión arterial
Estado neurológico	• Evolución y registro de la escala de Glasgow • Ausencia de dolor • Signos de focalidad • Reactividad pupilar • Presencia de fracturas craneales
Lesiones	• Ante un traumatismo cervical: colocar collarín cervical e inmovilización espinal • Ante un neumotórax: realizar una toracocentesis • Ante una fractura de huesos largos o pelvis: estabilizarlos
Dispositivos	• Comprobar la sujeción y la permeabilidad de sondas y drenajes • Comprobar el funcionamiento y la batería de las bombas de infusión
Medicación	• Valorar la necesidad de sedación-analgesia-paralización • Precargar la medicación según peso/edad • Comprobar el ritmo de las perfusiones • Preparar medicación suficiente
Datos complementarios	• Copia del informe de alta de urgencias bien cumplimentado • Copia del registro de datos clínicos del paciente crítico bien cumplimentado
Comunicación	• Avisar a la unidad receptora del traslado, de la duración prevista y de los problemas del paciente

Tabla 1.47-3. Complicaciones durante el transporte

- Obstrucción del tubo endotraqueal o extubación accidental
- Pérdida del acceso vascular
- Problemas con la monitorización electrónica
- Fallo del respirador por defecto en su funcionamiento o fallo en el suministro de gases
- Fallo de bombas de infusión por agotamiento de las baterías
- Hipotermia

- **Informe:** anotar las constantes, registrar la medicación y las intervenciones realizadas antes y durante el traslado.
- **Comunicación con la familia:** siempre que sea posible, se debe permitir que al menos uno de los familiares acompañe al niño durante el transporte.

CUIDADOS TRAS LA TÉCNICA

- **Lugar:** box de estabilización.
- **Material:** reposición del material y la medicación, valorar posibles desperfectos en el equipamiento. Los dispositivos pendientes de batería deben conectarse a la pared para cargarlos.
- **Personas:** personal encargado de la revisión y reposición del material.
- **Cuidados posteriores:** mantener la zona de estabilización limpia y ordenada con todo el material y la medicación accesible y repuesta.

RECUERDE QUE...
- La anticipación debe estar presente en todo el proceso, en particular en la fase preparatoria y de estabilización.
- Es necesario conseguir un máximo de estabilidad clínica previa al traslado.
- Las complicaciones más frecuentes se relacionan con el área respiratoria.
- Los traslados de calidad disminuyen los eventos adversos.

BIBLIOGRAFÍA

Comité Nacional de Emergencias y Cuidados Críticos. Consenso sobre el traslado de niños críticamente enfermos. Arch Argent Pediatr. 2019;117 (Supl.1):S1-23. Disponible en: https://www.sap.org.ar

González D. El transfer de UCIP a planta. Rev Esp Pediatr. 2017;73(Supl.1):112-Disponible en: https://www.seinap.es

Haydar B, Baetzel A, Elliott A, MacEachern M, Kamal A, Christensen R. Adverse events during intrahospital transport of critically ill children: a systematic review. Anesth Analg. 2020;131(4):1135-45. Disponible en: https://journals.lww.com

Jiménez M, Millán L, Albendea C. El transfer de URG/BQ a UCIP, ¿cómo debe hacerse? Rev Esp Pediatr. 2017;73(Supl.1):108-11.. Disponible en: https://www.seinap.es

Sharluyan Petrosyan A, Camacho VR. Transporte intrahospitalario en el paciente crítico pediátrico. Protoc Diagn Ter Pediatr. 2021;1:725-33. Disponible en: https://www.aeped.es/documentos/protocolos-sociedad-cuidados-intensivos-pediatricos

Sobrino M, Maestre AI. Transporte intrahospitalario del paciente crítico. En: Ares MI, Benito FJ, Mintegi S, Yagüe MJ (eds.). Técnicas y procedimientos para enfermería en urgencias pediátricas. 1ª ed. Madrid: Editorial Médica Panamericana; 2019. p. 32-6.

Twite MD, Ing RJ. Transport and transfer of care of critically-ill children. En: Da Cruz EM, Ivy D, Jaggers J (eds.). Pediatric and congenital cardiology, cardiac curgery and intensive care. 1ª ed. Londres: Springer London; 2013. p. 683-90.

Williams P, Karuppiah S, Greentree K, Darvall J. A checklist for intrahospital transport of critically ill patients improves compliance with transportation safety guidelines. Aust Crit Care. 2020;33(1):20-Disponible en: https://www.sciencedirect.com

M. Olabarri García

Preparación

Lugar: box preparado con material específico y de reanimación.
Material: véase el apartado correspondiente.
Personas: un mínimo de dos personas entrenadas en la técnica y en reanimación cardiopulmonar (RCP) pediátrica y neonatal.

▼

Desarrollo

Evaluación previa:
- Inspección de la cánula. Deshinchar el balón
- Aspiración + ventilación a través de traqueostomía
- Si la obstrucción persiste, reemplazar la cánula

Sustitución de emergencia de una cánula de traqueostomía:
- Cánula del mismo tamaño; si tiene balón, desinflarlo
- Si tiene doble cánula, retirar la interna. Si no es suficiente, retirar la externa. Antes, introducir el fiador:
  - Cortar la tela que fija la cánula
  - Retirar la cánula con una suave tracción
  - Introducir suavemente la cánula de la misma medida lubricada, con la porción curva hacia abajo
  - Sujeción durante la retirada del fiador. Ventilar y confirmar la posición. Fijar
- Ante la imposibilidad de introducir la cánula, intentar con una de menor tamaño
- Si no es posible, introducir un tubo endotraqueal (TET) de igual o menor diámetro por el estoma:
  - Dirigir el TET hacia abajo; si hay balón, inflarlo tras confirmar la posición correcta
  - TET en estoma inestable: medida transitoria
- Si no se puede introducir el TET en el estoma, como alternativa, introducir una sonda de oxigenación de menor calibre
- Si no hay mejoría clínica: intubación orotraqueal ocluyendo el estoma
  - Si no es posible, ventilar colocando un TET pequeño (nº 3,5-4,5) en el estoma, y conectar la bolsa autoinflable al TET, tapando la nariz y la boca del niño

▼

Cuidados tras la técnica

Lugar: mantener al paciente en el box hasta la mejoría clínica.
Material: el necesario para mantener la asepsia local.
Personas: tras la recuperación clínica no precisa personal específico.
Criterios de alta/cuidados posteriores: mantener la zona de la traqueostomía limpia. Colocar una gasa bajo la cánula para proteger la piel.

OBJETIVOS
- Detectar las situaciones en las que es necesario reemplazar la cánula de forma urgente.
- Conocer las indicaciones, la técnica y el material necesario para realizar una sustitución correcta de la cánula de traqueostomía.

CONCEPTOS IMPORTANTES

- **Definición:** la traqueostomía es un orificio creado quirúrgicamente (estoma) en la cara anterior del cuello a través de la tráquea, para superar la vía aérea superior. Las cánulas de traqueostomía mantienen permeable el estoma.
- **Componentes:** existen diferentes cánulas de traqueostomía.
  – Una o dos cánulas: la cánula externa permanece en el estoma, y la interna se puede extraer para facilitar su limpieza.
  – Con o sin balón: con balón en pacientes con aspiraciones crónicas y que precisan ventilación mecánica (VM) con presiones altas. En pacientes que precisan VM nocturna, se puede desinflar durante el día para permitir el habla.
  – Fenestrados o no fenestrados: los fenestrados tienen un orificio que redirige el aire hacia las vías superiores, permite que el niño hable y respire a través de la nariz y la boca, en aquellos casos que precisan un mayor ajuste en la tráquea mediante el inflado del balón.
  – Tamaño: el número de la cánula se refiere al diámetro interno de esta, y es la misma medida utilizada para los tamaños de los tubos endotraqueales (TET). Está estandarizado en todas las marcas y aparece en los laterales de la cánula; no así el diámetro externo y la longitud, que puede variar según las marcas.
  – Nariz artificial: dispositivo conectado a la cánula en el paciente con respiración espontánea, para mantener la humedad y el calor en la vía respiratoria.
- Las cánulas de traqueostomía indicadas en lactantes y niños de corta edad son las de una sola cánula, sin balón y no fenestrados.
- En niños más mayores, se comienzan a utilizar tubos de dos cánulas y con balón.
- En un niño, la complicación más frecuente de la traqueostomía es la obstrucción de la cánula por secreciones espesas. Se sospechará ante una dificultad respiratoria brusca.
- En los niños conectados a VM, ante la sospecha de una complicación de la cánula, desconectar del respirador y empezar la ventilación manual.

INDICACIONES

- Ante la sospecha de una obstrucción de la cánula que no mejora tras la aspiración de secreciones, está indicado reemplazarla.
- Decanulación accidental.

PREPARACIÓN

- **Lugar:** box preparado con material específico y de reanimación.
- **Materiales:**
  - Cánula de traqueostomía del mismo tamaño (con frecuencia, facilitada por los padres) y con las cintas de fijación colocadas. Comprobar la integridad del globo.
  - Cánula de una medida menor.
  - Fiador.
  - TET del mismo diámetro y un número menor.
  - Laringoscopio.
  - Catéteres para aspiración.
  - Solución fisiológica para aspiración.
  - Toalla o sábana para elevar los hombros.
  - Guantes y mascarilla estériles.
  - Tijeras.
  - Equipos de oxígeno y de aspiración.
  - Dispositivos de bolsa autoinflable de reanimación, con mascarillas del tamaño apropiado.
  - Gel lubricante hidrosoluble. NUNCA vaselina.
  - Gasas estériles.
  - Material de monitorización.
- **Preparación del personal:** mínimo dos personas entrenadas en la técnica y en RCP pediátrica y neonatal. Técnica estéril (no es necesario en el domicilio).
- **Preparación del paciente:** decúbito supino, hiperextensión cervical con un rodillo (sábana o toalla) bajo los hombros.

DESARROLLO DE LA TÉCNICA

- **Evaluación previa:**
  - Inspeccionar la cánula. Deshinchar el balón.
  - ABCDE: para evaluar la vía aérea, hay que asegurar la permeabilidad de la traqueostomía aspirando a través de la cánula (**Tabla 1.48-1**). Ventilar con bolsa autoinflable conectada a la fuente de oxígeno, a través de la cánula.
  - Si la obstrucción persiste a pesar de la aspiración y ventilación, reemplazar la cánula.
- **Pasos a seguir para la sustitución de emergencia de una cánula de traqueostomía:**
  - Elegir la cánula del mismo tamaño; si tiene balón, desinflarlo con una jeringa.
  - Cortar la cinta que fija el tubo de traqueostomía.
  - Retirar la cánula con una tracción y rotación suave. Si es de doble cánula, retirar la cánula interna. Si esto no es suficiente para permeabilizar la vía aérea, retirar también la cánula externa antes de la introducción del fiador.
  - Insertar una cánula de la misma medida, lubricada y sin retirar el fiador. Porción curva del tubo hacia abajo con movimiento de rotación. No forzar. Sostener las aletas de la cánula mientras se retira el fiador. Ventilar y confir-

Tabla 1.48-1. Aspiración de secreciones a través de la cánula de traqueostomía

1. Técnica aséptica: utilizar guantes y mascarilla estériles
2. Introducir la sonda de aspiración, aspirando con movimiento rotatorio, como máximo 1 cm más de la longitud de la cánula de traqueostomía. Si esto es ineficaz, se puede realizar una «aspiración profunda», introduciendo la sonda hasta notar una resistencia, y extraerla un poco
3. Si las secreciones son muy espesas, introducir de 3 a 5 mL de suero fisiológico por la cánula, para humidificarlas y estimular la tos
4. Aspirar las secreciones al retirar la sonda con movimientos circulares suaves. La duración de la aspiración no debe ser de más de 10-15 s. Permitirle descansar entre cada aspiración 20-30 s antes de introducir la sonda de nuevo
5. Si no hay respiración eficaz, conectar bolsa de ventilación en la cánula e intentar la ventilación con oxígeno al 100 % (si es de doble cánula, se debe conectar a la cánula interna.
6. Si no hay expansión torácica, repetir el procedimiento
7. Si después de la aspiración la ventilación con bolsa no genera expansión torácica o si el catéter de aspiración no pasa a través de la cánula, retirar todo el sistema de traqueostomía

mar la posición correcta. En caso de duda, confirmar con una radiografía. Colocar una gasa bajo la cánula, fijarla pasando la cinta por detrás del cuello del paciente y sujetarla por el otro extremo. Las cintas deben quedar ajustadas al cuello, pero no apretadas, de modo que permitan introducir uno o dos dedos entre la cinta y la piel con el cuello en extensión.

– Si no se puede introducir con facilidad, intentar colocar una de menor calibre.
– Si no es posible introducir una de menor calibre o no se dispone de cánula, insertar un TET con diámetro interno igual o menor que el del tubo de traqueostomía, a través del estoma (hasta la distancia equivalente a la mitad de la utilizada para la inserción orotraqueal).
  ■ Si se introduce un TET, dirigir hacia abajo. Si tiene balón, inflarlo tras confirmar la posición correcta con una radiografía.
  ■ Esta medida es transitoria, ya que un TET en el estoma es inestable.
– Si no es posible introducir un TET a través del estoma, como alternativa se puede introducir una sonda de oxigenación de menor calibre. Si el paciente está cianótico, conectar a la fuente de oxígeno (mínimo 1 L/min, 2-3 L/min en niños mayores de 3 años). Si no está cianótico, puede servir de guía para introducir la cánula.
– Si el paciente no mejora clínicamente, intentar la intubación orotraqueal, siempre que no exista obstrucción de la vía aérea superior, ocluyendo el estoma para evitar fugas.
– Si esto no es posible, ventilar al paciente colocando un TET pequeño (n° 3,5-4,5) en el estoma, y conectar la bolsa autoinflable al TET, tapando a la vez la nariz y la boca del niño.

CUIDADOS TRAS LA TÉCNICA

• **Lugar:** mantener al paciente en el box hasta la mejoría clínica.
• **Material:** el necesario para mantener la asepsia local.

- **Personas:** tras la recuperación clínica, no precisa personal específico.
- **Criterios de alta/cuidados posteriores:** mantener limpia la zona de la traqueostomía. Colocar una gasa bajo la cánula para proteger la piel.
- **Complicaciones:**
  - Por una colocación errónea de la cánula o imposibilidad de desobstrucción:
    - Distrés (dificultad) respiratorio.
    - Creación de una falsa vía, que genera un neumomediastino o neumotórax (realizar un radiografía de tórax).
  - Hemorragia:
    - Tras la aspiración o por granulomas con sangrado fácil. Son autolimitadas.
    - Erosión de la arteria innominada: puede provocar sangrado muy importante. Requiere cirugía urgente.

    Cualquier sangrado por la traqueostomía requiere exploración endoscópica.
  - Traqueítis y/o infección de la herida quirúrgica: si existen signos de infección, iniciar antibioterapia y aumentar la frecuencia del cambio de cánulas.

RECUERDE QUE...

- Ante un fallo cardiorrespiratorio o dificultad respiratoria en un niño dependiente de una cánula de traqueostomía, se debe sospechar una obstrucción de esta.
- Si no es posible la ventilación y la aspiración a través de la traqueostomía, se debe reemplazar la cánula.
- En determinadas situaciones, se puede introducir un TET a través del estoma o por vía orotraqueal.

BIBLIOGRAFÍA

Adirim TA. Niños con necesidades especiales: el niño dependiente de la tecnología. En: Tieffenberg JA, Fuchs S, Gausche-Hill M, Yamamoto L (eds.). APLS. Manual de referencia para la emergencia y la urgencia pediátricas. 5ª ed. México D.F.: Jones and Bartlett Publishers; 2015. p. 333-7.

Doherty C, Neal R, English C, Cooke J, Atkinson D, Bates L, et al.; Paediatric Working Party of the National Tracheostomy Safety Project. Multidisciplinary guidelines for the management of paediatric tracheostomy emergencies. Anaesthesia. 2018;73(11):1400-17.

Eber E, Oberwaldner B. Tracheostomy care in the hospital. Paed Resp Rev. 2006;7(3):175-84.

García Teresa MA, Barbero C. Cuidados del niño con traqueostomía. En: Martínez de Azagra A, Serrano A, Casado J (eds.). Ventilación mecánica en recién nacidos, lactantes y niños. 3ª ed. Madrid: Ergon; 2018. p. 423-33.

García Teresa MA, Barbero Peco C, Leoz Gordillo I, García Salido A, Gaboli M. Traqueostomía y sus cuidados en pacientes pediátricos. Protoc Diagn Ter Pediatr. 2021;1:245-68.

Mitchell RB, Hussey HM, Setzen G, Jacobs IN, Nussenbaum B, Dawson C, et al. Clinical consensus statement: tracheostomy care. Otolaryngol Head Neck Surg. 2013;148(1):6-20.

Sherman JM, Davis S, Albamonte-Petrick S, Chatburn RL, Fitton C, Green C, et al. Care of the child with a chronic tracheostomy. This official statement of the American Thoracic Society was adopted by the ATS Board of Directors, July 1999. Am J Respir Crit Care Med. 2000;161(1):297-308.

Triaje

1.49

I. Iglesias Llano y A. Goienetxea Gofinondo

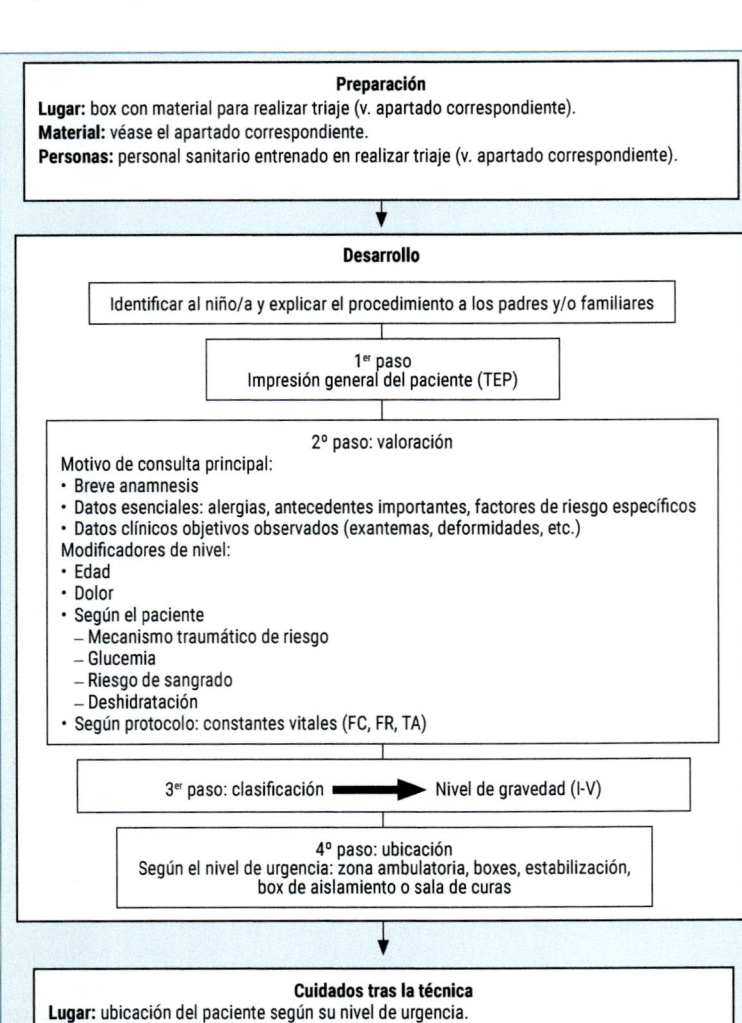

Preparación
Lugar: box con material para realizar triaje (v. apartado correspondiente).
Material: véase el apartado correspondiente.
Personas: personal sanitario entrenado en realizar triaje (v. apartado correspondiente).

Desarrollo

Identificar al niño/a y explicar el procedimiento a los padres y/o familiares

1er paso
Impresión general del paciente (TEP)

2º paso: valoración
Motivo de consulta principal:
- Breve anamnesis
- Datos esenciales: alergias, antecedentes importantes, factores de riesgo específicos
- Datos clínicos objetivos observados (exantemas, deformidades, etc.)
Modificadores de nivel:
- Edad
- Dolor
- Según el paciente
  – Mecanismo traumático de riesgo
  – Glucemia
  – Riesgo de sangrado
  – Deshidratación
- Según protocolo: constantes vitales (FC, FR, TA)

3er paso: clasificación ➡ Nivel de gravedad (I-V)

4º paso: ubicación
Según el nivel de urgencia: zona ambulatoria, boxes, estabilización, box de aislamiento o sala de curas

Cuidados tras la técnica
Lugar: ubicación del paciente según su nivel de urgencia.
Material: el necesario para realizar las revaluaciones y el triaje avanzado.
Personas: personal sanitario del área de ubicación del paciente.
Criterios de alta/cuidados posteriores: información/revaluación/triaje avanzado.

328

OBJETIVOS
- Saber en qué consiste un proceso de triaje y qué objetivos tiene la realización de esta técnica a la llegada de un paciente pediátrico a un servicio de urgencias.
- Conocer los recursos materiales, personales y de infraestructura necesarios para realizar un proceso de triaje de forma correcta, ordenada y válida.
- Comprender los pasos fundamentales para clasificar a un paciente pediátrico y establecer un orden de prioridad para su atención.

CONCEPTOS IMPORTANTES

- **Triaje de urgencias:** la Organización Mundial de la Salud (OMS) ha definido el triaje como la clasificación de los pacientes en grupos prioritarios, según sus necesidades y los recursos disponibles. Es un proceso de valoración clínica preliminar, antes de la valoración diagnóstica y terapéutica completa, que permite conocer el grado de urgencia de cada paciente. Es imprescindible y esencial para el funcionamiento correcto de un servicio de urgencias de pediatría (SUP).
- **Objetivos del triaje:**
  - Priorización del paciente en función del nivel de urgencia.
  - Revaluación periódica de los pacientes no urgentes.
  - Determinar el área más adecuada para la ubicación de cada paciente.
  - Informar al paciente y a su familia sobre el tipo de servicio que necesita y las perspectivas de espera probables.
  - Disminuir la congestión del servicio (control del flujo de pacientes, salas y tiempos de espera).
  - Facilitar la gestión del servicio (proporciona información para definir y monitorizar la complejidad del servicio).
- Funciones del personal que realiza el triaje:
  - Recepción del paciente.
  - Valoración: inspección del estado general y toma de constantes.
  - Evaluación.
  - Información a pacientes y familiares.
  - Coordinación con el resto del personal.
- **Triaje avanzado:** serie de maniobras diagnósticas o terapéuticas previamente protocolizadas, que se inician en el momento del triaje y agilizan el proceso diagnóstico-terapéutico, aumentando el confort de los pacientes y sus familias: administración de antitérmicos, analgésicos y suero de rehidratación, inmovilización de fracturas con férulas o cabestrillos, aplicación de anestésico tópico, cura de quemaduras (limpieza, vendaje) y pruebas complementarias de forma protocolizada y en pacientes seleccionados, como muestras de orina, radiografías, etc. El triaje avanzado contribuye a reducir los tiempos medios de estancia en los SUP, y aumentará la satisfacción percibida por el niño y su familia.

INDICACIONES

La valoración del proceso de triaje debe realizarse en todos los pacientes a su llegada al SUP.

PREPARACIÓN

- **Precauciones:**
    - El sistema debe ser adaptable a las diferentes situaciones de congestión del servicio (como incrementos estacionales y epidemias), activando si es preciso segundos puntos de triaje, salas de evaluación rápida, etcétera.
    - El profesional que realiza el triaje se dedicará en exclusiva a esta tarea e, idealmente, por un tiempo limitado (máximo 4 h/turno).
- **Lugar:**
    - Situación: entrada del SUP, tras la zona de admisión. Debe permitir la visión de la entrada y la sala de espera, y tener acceso rápido a la zona de tratamiento y a la sala de estabilización.
    - Claramente identificado, de dimensiones adecuadas (mínimo: 6 m²; óptimo: 9 m²) y correctamente equipado (material de emergencia, medidas de seguridad adecuadas, herramientas de comunicación) (**Fig. 1.49-1**). Cerca de la sala de estabilización.
    - Debe asegurar: comodidad, privacidad, y seguridad del paciente y el profesional.
- **Materiales:**
    - Escala de triaje válida, útil y reproducible, enmarcada en una estructura física, profesional, tecnológica y organizativa adecuada. El sistema de triaje debe ser estandarizado, dinámico y predictivo de la evolución clínica de los pacientes. Las escalas de triaje de cinco niveles de urgencia son las recomendadas por las sociedades científicas, ya que cumplen los

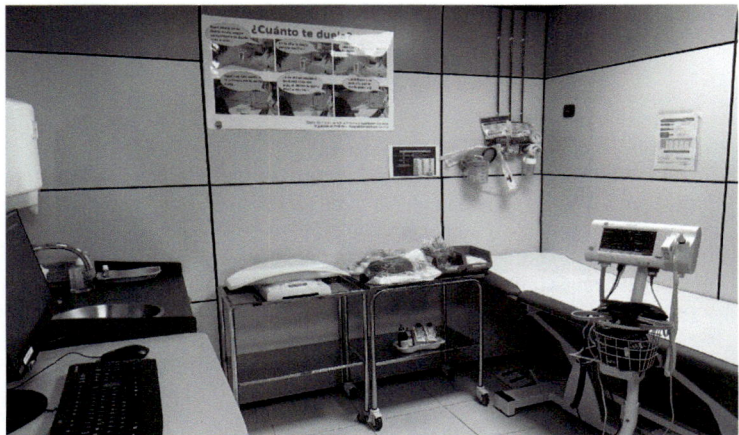

Figura 1.49-1. Box de triaje.

criterios de reproducibilidad, utilidad y validez. Los sistemas de triaje estructurados en cinco niveles más utilizados en pediatría son: *Australasian Triage Scale* (ATS), Escala Canadiense de Triaje Pediátrico (PCTAS), Sistema de Triaje de Manchester (MTS), Índice de Severidad de Urgencias (ESI), Modelo Andorrano de Triaje-Sistema Español de Triaje (MAT-SET) (**Tabla 1.49-1**).

– Herramienta informática o documental (papel) para la aplicación de la escala.

– Material del box de triaje (**Tabla 1.49-2**).

• **Preparación del personal:**

– Categoría: personal sanitario entrenado en la técnica (enfermera o pediatra).

– Requisitos: según las indicaciones de la SEMES de 2016, los requisitos que se deben exigir a un profesional para hacer triaje son: formación específica en urgencias, emergencias y atención al paciente crítico, y formación teórica-práctica del modelo específico de triaje a utilizar. El punto de corte

Tabla 1.49-1. Niveles de urgencia según las principales escalas de triaje validadas internacionalmente

Nivel de urgencia	Definición	Atención recomendada (según las diferentes escalas)
I Reanimación	Situaciones con riesgo vital inmediato (intervenciones agresivas inmediatas)	Inmediata (ATS, MTS, PCTAS, SET-MAT)
II Emergencia, muy urgente	Alto riesgo vital; su resolución depende radicalmente del tiempo. Generalmente, asocian inestabilidad fisiológica y/o dolor intenso	15 min (P-CTAS) 10 min (ATS, MTS)
III Urgente	Situaciones urgentes, riesgo vital potencial. Generalmente, requieren múltiples exploraciones diagnósticas y/o actuaciones terapéuticas. Pacientes con estabilidad fisiológica (o discretamente inestable) en el momento de la valoración	60 min (MTS) 30 min (ATS, PCTAS, SET-MAT)
IV Menos urgente, semiurgente, estándar	Poco urgentes. Pueden tener complejidad significativa y requerir alguna exploración diagnóstica y/o actuación terapéutica	120 min (MTS) 60 min (ATS, PCTAS, SET-MAT)
V No urgente	Problemas clínicos-administrativos de escasa complejidad (potencialmente enmarcables sin riesgo en un entorno de atención primaria)	240 min (MTS) 120 min (ATS, PCTAS, SET-MAT)

ATS: Australasian Triage Scale; MTS: Manchester Triage System; PCTAS: Pediatric Canadian Triage and Acuity Scale; SET-MAT: Sistema Español de Triaje-Modelo Andorrano de Triaje.

Tabla 1.49-2. Dotación de material de un box de triaje

Mobiliario	• Camilla de exploración • Lavabo
Suministros	• Toma de O_2 • Toma de vacío
Dispositivos de toma de constantes	• Termómetro • Pulsioxímetro • Aparato de toma de presión arterial • Glucómetro
Material sanitario de uso individual	• Guantes • Mascarillas quirúrgicas • Mascarillas de O_2 • Gasas • Empapadores, sábanas, toallas • Jabón antiséptico • Suero fisiológico • Esparadrapo • Bolsas de orina • Material para canalizar vía y para extracción de analítica • Venda crepé (cabestrillo)
Fármacos	• Analgésicos-antitérmicos orales • Solución de rehidratación oral • Gel LAT (lidocaína, adrenalina, tetracaína)
Soporte vital básico	• Cánulas orofaríngeas de diferentes tamaños • Bolsa de reanimación y mascarillas
Registro	• Ordenador

se establece en al menos un año de trabajo continuado en urgencias y emergencias, y 6 meses en la unidad en la que se realice el triaje.
  – Características del profesional de triaje:
    ■ Actuará según los cuatro principios bioéticos.
    ■ Poseerá habilidades comunicativas y dominio de la técnica de la entrevista, capacidad para la toma de decisiones, liderazgo y gestión, capacidad de trabajar en equipo y saber delegar.
    ■ Sabrá reconocer rápidamente a los pacientes en riesgo vital.
    ■ Garantizará la seguridad del paciente desde su ingreso en el servicio (identificación correcta, asegurar el acompañamiento).
    ■ Deberá actualizar de forma periódica los conocimientos sobre el sistema, y conocerá el plan de gestión de catástrofes.
  – Gestor de triaje: persona experta del servicio de urgencias, con formación en triaje y urgencias, cuyas funciones serán:
    ■ Resolver dudas relacionadas con la clasificación.
    ■ Organizar y gestionar el flujo de pacientes.
• **Preparación del paciente:** retirar la ropa para poder observar las zonas afectadas. Los pacientes con síntomas inespecíficos y generales deben ser desnudados por completo (especialmente los lactantes). Facilitar un clima tranquilo

y el acompañamiento de los padres. Medidas de distracción. Comunicación e información del procedimiento adecuadas a la edad y al nivel cognitivo.

DESARROLLO DE LA TÉCNICA

- La decisión del triaje debe basarse en la situación fisiológica, los signos y/o síntomas, y los factores de riesgo. Debe responder más a la pregunta «¿cómo está el niño?» que a «¿qué tiene el niño?».
- **1er paso:** impresión general (TEP): paso fundamental. En ocasiones, es suficiente para decidir nivel de triaje (v. **capítulo 2.7 Estabilización inicial. TEP**).
- **2º paso: motivo de consulta principal:**
  - Breve anamnesis.
  - Datos esenciales: edad, alergias, enfermedades de base, factores de riesgo específicos.
  - Datos clínicos objetivos observados (exantemas, deformidades, heridas, etcétera).
- **3er paso: modificadores de nivel:**
  - Edad.
  - Dolor.
  - Según el paciente:
    - Mecanismo traumático de riesgo.
    - Glucemia.
    - Riesgo de sangrado.
    - Deshidratación.
  - Según el protocolo: constantes vitales (frecuencia cardíaca [FC] frecuencia respiratoria [FR], presión arterial [PA], saturación de O_2 [$SatO_2$]). Según el nivel de urgencia, serán registradas en el box de triaje a su llegada, en el momento de la revaluación o en el box donde se inicia la atención médica.

CUIDADOS TRAS LA TÉCNICA

- **Lugar:** será ubicado, según su nivel de urgencia, en aquel lugar que le proporcione la vigilancia necesaria.
- **Material:** el necesario para realizar las revaluaciones y el triaje avanzado necesario.
- **Personas:** personal sanitario del área de ubicación del paciente.
- **Criterios de alta/cuidados posteriores:**
  - **Triaje avanzado:** se administrarán las medidas protocolizadas que correspondan según el proceso de triaje.
  - **Revaluación:** los pacientes pendientes de atención médica deben revaluarse periódicamente por el personal de triaje (con mayor frecuencia cuanto mayor sea el nivel de urgencia) y también en caso de cambios percibidos por la familia/acompañantes.
  - **Alta:** el tiempo de triaje finaliza cuando el paciente es valorado por el personal médico.

RECUERDE QUE...

- La implantación de un sistema de triaje pediátrico estructurado y validado es fundamental para asegurar el buen funcionamiento de un SUP.

- Se necesita un espacio y un material determinado, y sobre todo, se necesita personal adecuadamente formado en la realización del proceso de triaje.

- El nivel de triaje viene determinado por la situación fisiológica inicial a la llegada del paciente al SUP, por el TEP y los mecanismos de riesgo asociados, no por el diagnóstico médico.

BIBLIOGRAFÍA

Estrella Martínez-Segura E, Lleixà-Fortuño M, Salvadó-Usach T, Solà-Miravete E, Adell-Lleixà MR, Chanovas-Borrás M, et al. Perfil competencial en los profesionales de triaje de los servicios de urgencias hospitalarios. Emergencias. 2017;29:173-7.

Fernández Landaluce A. Triaje de urgencias de pediatría. Protocolos diagnósticos y terapéuticos en urgencias de pediatría. Madrid: Sociedad Española de Urgencias de Pediatría (SEUP); 2019. Disponible en: https:www.aeped.es

Font Cabrera C, Guix Comellas EM, Fabrellas i Padres N, Juve Udina E. Práctica avanzada enfermera en los servicios de urgencias hospitalarias. ROL. Revista Española de Enfermería. 2021;44(11-12):778-86. Disponible en: http://hdl.handle.net/2445/183332

López Gómez MS, Guerra Díez JL, Vejo Landaida V, Pulido Pérez P, Diéguez Poncela P, Sarabia Cobo CM. Repercusión de la experiencia y formación previa en el proceso de triaje de urgencias de pediatría. Emerg Pediatr. 2022;1(3)135-9.

Magalhães-Barbosa MC, Rodrigues Robaina J, Prata-Barbosa A, De Souza Lopes C. Reliability of triage systems for paediatric emergency care: a systematic review. Emerg Med J. 2019;36(4):231-8.

Magalháes-Barbosa MC, Rodrigues Robaina J, Prata-Barbosa A, De Souza Lopes C. Validity of triage systems for paediatric emergency care: a systematic review. Emerg Med J. 2017;34(11):703-10.

Mínguez MC, Guerrrero G, Ignacio MC. Manual de clasificación y triaje del paciente pediátrico en urgencias. Madrid: Ergon; 2015.

Sánchez-Bermejo R, Herreo-Valea A, Garvi-García M. Los sistemas de triaje de urgencias en el siglo XXI: una visión internacional. Perspectivas. Rev Esp Salud Pública. 2021:95..

Sánchez-Bermejo R. Encuesta a los profesionales de enfermería españoles sobre el triaje en los servicios de urgencias hospitalarios. Emergencias. 2015;27:103-8.

SEMES. Recomendaciones sobre el triaje. Madrid: Sociedad Española de Medicina de Urgencias y Emergencias; 2016. Disponible en: https://www.semes.org

Ventilación con bolsa y mascarilla (VBM)

1.50

O. Morientes Carbajo

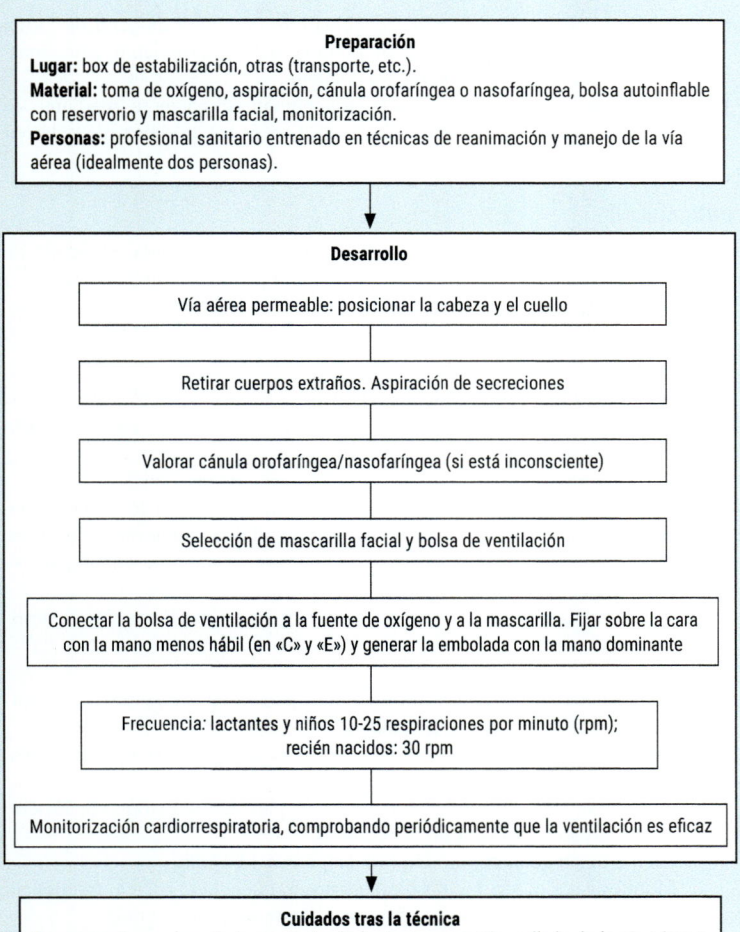

Preparación

Lugar: box de estabilización, otras (transporte, etc.).
Material: toma de oxígeno, aspiración, cánula orofaríngea o nasofaríngea, bolsa autoinflable con reservorio y mascarilla facial, monitorización.
Personas: profesional sanitario entrenado en técnicas de reanimación y manejo de la vía aérea (idealmente dos personas).

Desarrollo

Vía aérea permeable: posicionar la cabeza y el cuello

Retirar cuerpos extraños. Aspiración de secreciones

Valorar cánula orofaríngea/nasofaríngea (si está inconsciente)

Selección de mascarilla facial y bolsa de ventilación

Conectar la bolsa de ventilación a la fuente de oxígeno y a la mascarilla. Fijar sobre la cara con la mano menos hábil (en «C» y «E») y generar la embolada con la mano dominante

Frecuencia: lactantes y niños 10-25 respiraciones por minuto (rpm); recién nacidos: 30 rpm

Monitorización cardiorrespiratoria, comprobando periódicamente que la ventilación es eficaz

Cuidados tras la técnica

Lugar: mantener al paciente monitorizado hasta recuperación, sellado de la vía aérea o traslado a otra área.
Material: monitorización, secuencia rápida de intubación y material para intubación.
Personas: personal sanitario entrenado en el manejo de la vía aérea.
Criterios de alta/cuidados posteriores: según la etiología desencadenante.

OBJETIVOS
- Conocer la técnica de la ventilación con bolsa y mascarilla, así como sus indicaciones y contraindicaciones.
- Conocer los materiales más adecuados para utilizar en cada paciente.

CONCEPTOS IMPORTANTES

- **Definición:** aplicación de presión positiva intermitente y oxígeno de forma controlada mediante el empleo de una bolsa o balón autoinflable, y una mascarilla que sella la boca y la nariz del paciente.
- **Objetivo:** asegurar la ventilación y la oxigenación del paciente, mediante un dispositivo manual, cuando es inadecuada o no es capaz de mantenerla por sí mismo.

INDICACIONES

Situaciones que requieran una respiración asistida o controlada. El listado de etiologías es extenso, e involucra a aquellas que producen hipoventilación u obstrucción parcial de la vía aérea.

PREPARACIÓN

- **Precauciones y contraindicaciones relativas:**
  - Lesiones faciales o mandibulares graves que impidan el sellado adecuado de la mascarilla.
  - Sospecha de rotura de la vía aérea o fístula traqueoesofágica.
  - Obstrucción completa de la vía aérea por cuerpo extraño de gran tamaño.
  - Presencia de neumotórax. Riesgo de desencadenar neumotórax a tensión.
  - Precaución con cuerpos extraños en la vía aérea (dientes, vómito, secreciones, etcétera).
- **Lugar:** box preparado para el manejo adecuado de la vía aérea y la monitorización del paciente.
- **Materiales:**
  - Dispositivos de aspiración con toma de vacío y depósito, y sonda de aspiración: rígidas (Yankauer) o flexibles.
  - Cánula orofaríngea (Guedel). Las cánulas nasofaríngeas se emplean menos.
  - Mascarilla facial transparente (circular o triangular).
  - Bolsa de ventilación autoinflable o estándar para anestesia (bolsa de Rusch), con reservorio y válvula unidireccional.
  - Fuente de oxígeno con un flujo de oxígeno a 15 L/min.
  - Monitorización: saturación de oxígeno, frecuencia cardíaca, frecuencia respiratoria, presión arterial, electrocardiograma y capnografía.
- **Preparación del personal:** la realizará personal sanitario entrenado en realizar la técnica. Tiene una mayor efectividad si la llevan a cabo dos profesionales.
  - Lavado higiénico de manos con jabón o desinfección con solución hidroalcohólica.
  - Colocación de guantes no estériles.

- **Preparación del paciente:**
  - **Monitorización** (si es posible).
  - **Elección de material:**
    - **Sondas de aspiración:** rígidas (Yankauer, **Fig. 1.50-1**), especialmente útiles en el niño mayor, o para eliminar secreciones espesas o vómito. La sonda flexible puede ser más apropiada en el lactante y el niño pequeño.
    - **Dispositivos de apertura de la vía aérea:**
      - ○ Cánula orofaríngea (cánula de Guedel): impide que los tejidos blandos del cuello y de la lengua obstruyan la parte superior de la vía aérea. Presentan diversos tamaños, desde 00 (prematuros) hasta 4-5 (adultos). Elección de tamaño: distancia existente entre los incisivos centrales superiores y el ángulo mandibular; si existen dudas, utilizar la más pequeña (**Fig. 1.50-2**). Únicamente se utiliza en pacientes inconscientes.
      - ○ Cánula nasofaríngea: está contraindicada ante la sospecha de fractura de la base del cráneo o coagulopatía. Elección de tamaño: longitud según la distancia de la punta de la nariz al trago. Diámetro aproximado de acuerdo con el grosor del dedo meñique. Su uso es posible en pacientes conscientes o semiconscientes.
    - **Mascarilla facial transparente:** circular en neonatos y lactantes hasta 6-12 meses, y triangular en mayores. Preferiblemente de material trasparente para visualizar la coloración cutaneomucosa, las secreciones y el

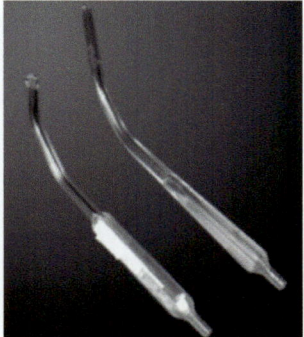

Figura 1.50-1. Sondas de Yankauer.

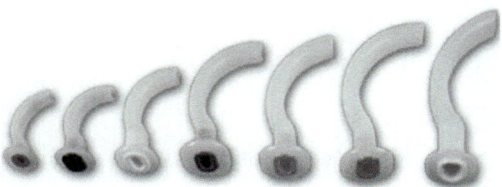

Figura 1.50-2. Cánulas orofaríngeas o de Guedel.

vómito. Tamaño: debe abarcar desde el puente nasal, sin tapar los ojos, hasta el surco mentoniano. Hay que llenar adecuadamente el reborde inflable (**Fig. 1.50-3**).

- **Bolsa de ventilación:** debe incluir una válvula unidireccional y un reservorio para maximizar la concentración de oxígeno. Conectar a la fuente de oxígeno (flujo: 15 L/min) y a la mascarilla facial en el otro extremo. Tipos:
  - ○ Autoinflable (más usada). Tamaños:
    - ♦ Tamaño lactante (250 mL): para recién nacido y prematuro (poco eficaz).
    - ♦ Tamaño pediátrico (500 mL): hasta 1-2 años.
    - ♦ Tamaño adulto (1.600-2.000 mL): para mayores de 2 años.

    Ante la duda, se usará la de mayor tamaño. Los tamaños más pequeños suelen incluir una válvula limitadora de presión (35-40 cmH$_2$O), que puede anularse si se necesitan presiones superiores.
  - ○ Bolsa estándar para anestesia (bolsa de Rusch).

DESARROLLO DE LA TÉCNICA

- **Alineación cefálica. Posicionamiento de la vía aérea:** maniobra frente-mentón o tracción mandibular si existe riesgo de lesión cervical, con fijación cervical llevada a cabo por otro reanimador (v. **capítulo 2.12 Reanimación cardiopulmonar**).
  - – Lactantes: posición neutra de cabeza y cuello (debido al occipucio prominente, puede ser útil colocar un paño doblado debajo de los hombros). No se debe hiperextender, ya que agravaría la obstrucción de la vía aérea.
  - – Niños > 1 año: ligera extensión del cuello (posición de «olfateo»). Puede ser necesario un pequeño rodete debajo del cuello en el niño mayor (siempre y cuando no exista riesgo de lesión cervical).

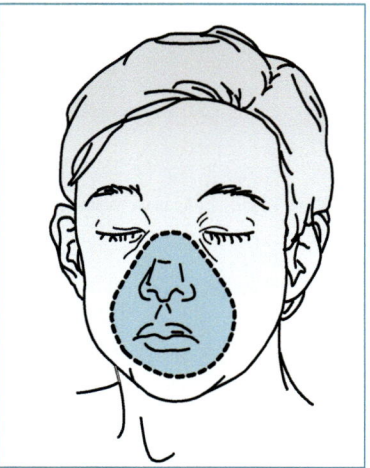

Figura 1.50-3. Posición de la mascarilla.

- **Comprobación de la permeabilidad de la vía aérea:** retirada de cuerpos extraños extraíbles. Aspiración de secreciones, evitando la introducción profunda o prolongada de la sonda. Existe riesgo de vómito y bradicardia por estimulación vagal.
- **Colocación de dispositivos de apertura de la vía aérea** (optativa): no elimina el riesgo de aspiración de secreciones y contenido gástrico. Ante una mala tolerancia, desistir. La aspiración de cuerpo extraño contraindica su uso. Tras su inserción, se debe revaluar la permeabilidad de la vía aérea.
  - Cánula orofaríngea: en lactantes de forma obligatoria y en niños de forma recomendable, está indicada la introducción directa (usando un depresor) para evitar la lesión del paladar blando. Como alternativa, en los niños mayores se puede introducir con la concavidad hacia arriba; cuando la punta llegue al paladar blando, se gira 180° y se empuja hasta la posición final (borde de la cánula entre los incisivos).
  - Cánula nasofaríngea: lubricar la fosa nasal y girar suavemente a lo largo del suelo de la nariz (en sentido vertical en un niño en decúbito supino). Debe progresar sin dificultad.
- **Conectar la bolsa de ventilación a una fuente de oxígeno** (15 L/min), y a la mascarilla facial en el otro extremo.
- **Colocación de la mascarilla (Figs. 1.50-4 y 1.50-5):** si hay un reanimador disponible, con la mano menos hábil, sellar la máscara en la cara del niño. Presionar con el primer dedo sobre la parte nasal, y con el segundo sobre la zona mentoniana, en «**C**». Con el resto de los dedos, abrazar la mandíbula en «**E**», desde el ángulo mandibular hasta el mentón. Si hay dos reanimadores disponibles, uno realizará la fijación y la tracción bimanual de la mandíbula (doble técnica C-E), y el otro realizará la ventilación. Se recomienda está última siempre que sea posible, ya que es más efectiva.
- **Ventilación:** con la mano dominante, ventilar con presión positiva a 10-25 respiraciones por minuto (rpm) en el lactante y niño, y a 30 rpm en el neonato. Ritmo de inspiración/espiración de 1:2. Evitar la hiperventilación.

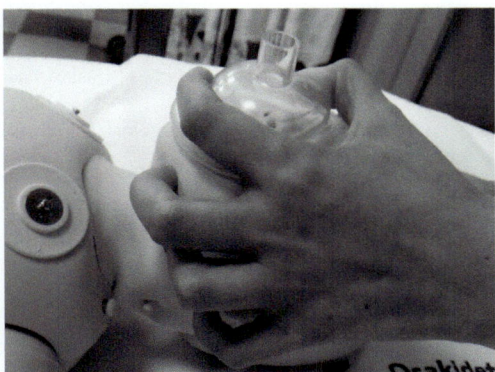

Figura 1.50-4. Técnica de la «C» y la «E» para la sujeción de la mascarilla.

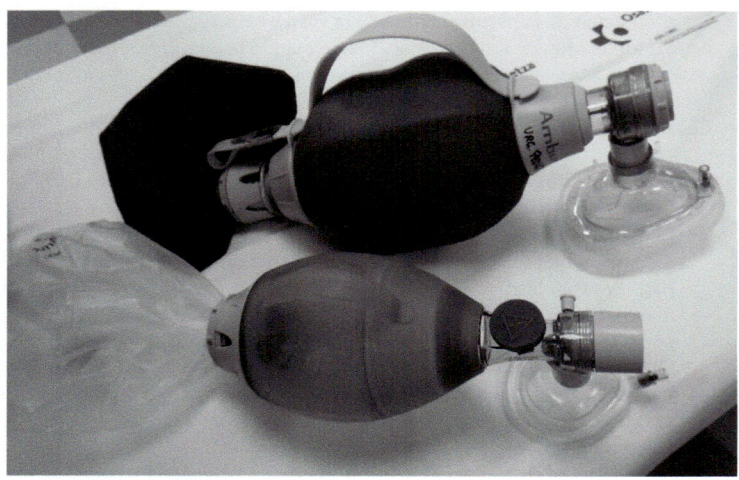

Figura 1.50-5. Mascarillas y bolsas autoinflables.

- **Maniobra de Sellick (presión cricoidea)** (optativa): presionar suavemente con dos dedos sobre el cartílago cricoides durante la técnica. Objetivo: comprimir el esófago para evitar el paso de aire al estómago, con la consiguiente distensión gástrica y posibilidad de aspiración. Su eficacia no ha sido establecida, y debe abandonarse si dificulta la ventilación, la intubación o ante vómitos activos (riesgo de rotura esofágica).
- **Comprobación:** revaluar periódicamente que la ventilación sea eficaz. Valorar: excursiones torácicas, auscultación pulmonar, situación clínica del paciente (color, frecuencia cardíaca, saturación de oxígeno y capnografía). Si la ventilación es ineficaz, revisar la secuencia completa.

CUIDADOS TRAS LA TÉCNICA

- **Lugar:** mantener al paciente monitorizado en el box adecuado hasta la resolución del cuadro que ha indicado la técnica, el traslado a otra área o la intubación.
- **Material:** oxígeno en mascarilla-reservorio, monitorización, secuencia rápida de intubación y material para intubación.
- **Personas:** personal entrenado en el manejo de la vía aérea.
- **Criterios de alta/cuidados posteriores:** según la etiología.
- **Causas de fracaso:**
  - Cuerpo extraño en la vía aérea.
  - Mala elección o colocación del material.
  - Técnica de ventilación inadecuada.
  - Distensión gástrica con elevación del diafragma que compromete la ventilación. Valorar la colocación de una sonda nasogástrica u orogástrica.
  - Neumotórax bilateral.

- **Complicaciones:**
  - Barotraumatismo.
  - Aspiración.
  - Bradicardia.

RECUERDE QUE...

- La VBM es segura y efectiva para un niño que requiere ventilación durante un corto período de tiempo. Cualquier profesional sanitario con responsabilidad para tratar niños debe ser capaz de realizar esta técnica.

- Si la vía aérea es permeable, pero la oxigenación no es adecuada o no hay respiración espontánea, es necesario iniciar la técnica. Es también esencial antes de una intubación traqueal, para asegurar una buena ventilación y oxigenación antes del procedimiento.

- Siempre es posible ventilar con una bolsa demasiado grande, pero nunca con una demasiado pequeña.

BIBLIOGRAFÍA

Advanced Life Support Group. Advanced paediatric life support: a practical approach to emergencies. 6ª ed. Londres: John Wiley & Sons, Ltd.; 2016.

Allende Vivanco A, Mayordomo Colunga J, Concha Torre A, Rey Galán C. Vía aérea y ventilación. En: Grupo Español de Reanimación Cardiopulmonar Pediátrica y Neonatal. Manual de reanimación cardiopulmonar avanzada pediátrica y neonatal. 6ª ed. Madrid: Grupo Español de Reanimación Cardiopulmonar Pediátrica y Neonatal (GERCPPYN); 2022. p. 89-112.

American College of Surgeons Committee on Trauma. Advanced Trauma Life Support (ATLS) Student Course Manual. 10ª ed. Chicago: American College of Surgeons; 2018.

Myers S, Aronson Schinasi DM, Nadel F, Gaines MS. Cardiopulmonary resuscitation. En: Fleisher G, Ludwig S (eds.). Textbook of pediatric emergency medicine. 8ª ed. Filadelfia: Lippincott Williams & Willkins; 2021.

Ralston ME. Basic airway management in children. UpToDate. 2022. Disponible en: https://www.uptodate.com

Van de Voorde P, Turner NM, Djakow J, De Lucas N, Martínez-Mejías A, Biarent D, et al. European Resuscitation Council Guidelines 2021: Paediatric life support. Resuscitation. 2021;161:327-87.

Emergencias

Alteraciones de la consciencia. Coma

2.1

B. Azkunaga Santibáñez

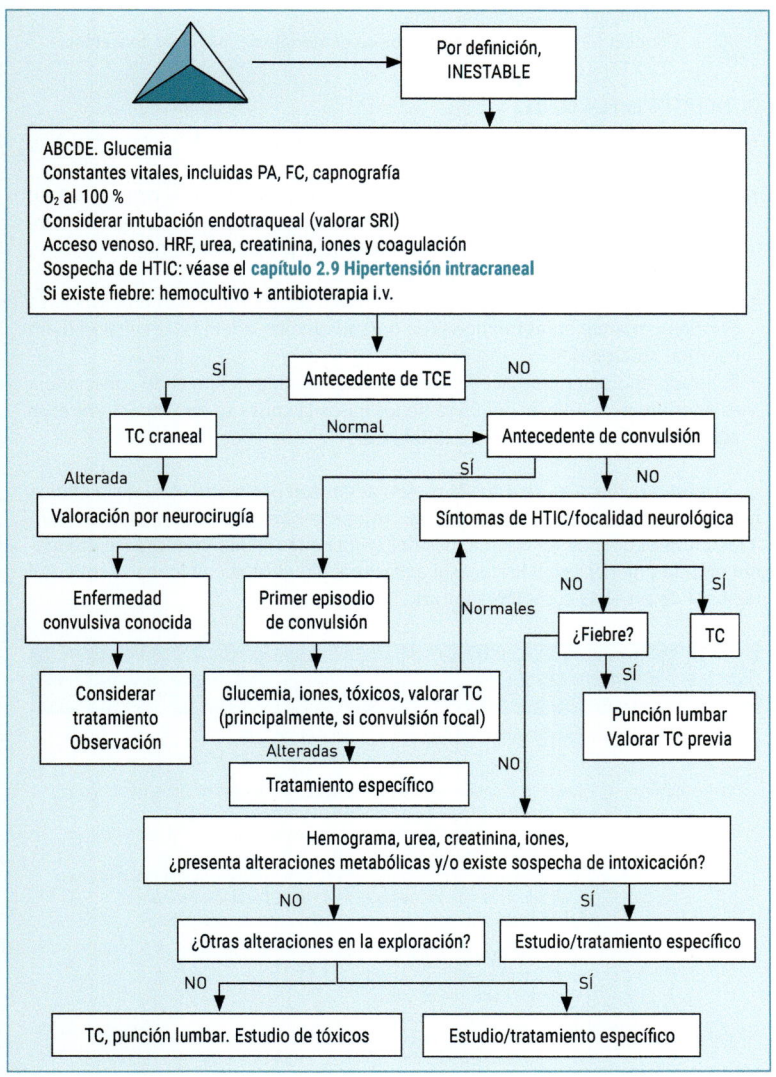

OBJETIVOS
- Realizar una aproximación inicial correcta ante un paciente con disminución del nivel de consciencia.
- Determinar la profundidad del coma y la posible localización del daño neurológico en función de los signos/síntomas.
- Conocer las distintas exploraciones complementarias que permitan el diagnóstico etiológico del coma.
- Conocer los posibles tratamientos en el manejo del paciente comatoso.

CONCEPTOS IMPORTANTES

- Los grados de alteración de la consciencia pueden ir desde letargia y confusión, hasta el coma profundo.
- **Coma:** disminución del nivel de consciencia, con ausencia de respuesta ante cualquier tipo de estímulo externo. Su aparición puede ser aguda (origen epiléptico, vascular o hipóxico) o, con más frecuencia, progresiva (origen infeccioso, tóxico, metabólico y, a veces, traumático).
- Las medidas de soporte vital se antepondrán a otro tipo de actuaciones. Es prioritario mantener las funciones de órganos vitales, además de evitar el daño cerebral adicional.
- El listado etiológico que puede justificar la alteración del nivel de consciencia es enorme, pero en más del 95 % de los casos la causa se encontrará entre las cuatro «A» que se muestran en la tabla 2.1-1.

Si a estas cuatro «A» se suma la presentación con predominancia de la clínica neurológica que tienen en ocasiones las invaginaciones, especialmente si afectan a lactantes pequeños, se abarca más del 95 % de las situaciones que se atenderán en una urgencia pediátrica. Esta aproximación etiológica facilita la solicitud racional de pruebas complementarias.

Tabla 2.1-1. Orientación etiológica del paciente con alteración del nivel de consciencia. Cuatro «A»	
Aporte insuficiente	Escaso aporte de glucosa u oxígeno al cerebro
Aporte equivocado	Llegada al cerebro de sustancias que habitualmente no lo hacen y que son tóxicas: • Tóxicos endógenos resultantes de desequilibrios en la homeostasis (fallo renal, fallo hepático, alteraciones metabólicas) • Tóxicos exógenos: sustancias tóxicas (ingeridas, inhaladas) o toxinas de diferentes gérmenes o invasión de los propios gérmenes (meningococo, neumococo, virus del herpes simple, etc.)
Agresión externa	El traumatismo craneal es el mecanismo paradigmático: • No intencionado • Intencionado: malos tratos
Agresión interna	Resultante de una lesión o acontecimiento sucedido en la cavidad intracraneal (convulsión, hemorragia, tumor, trastorno psiquiátrico)

ESTIMACIÓN DE LA GRAVEDAD

- **A recoger en la anamnesis:** rapidez de inicio del coma y progresión; antecedente de traumatismo craneoencefálico (TCE), convulsión, fiebre o enfermedad aguda infecciosa otorrinolaringológica (otitis, sinusitis, absceso dental); antecedente de cefalea, vómitos, irritabilidad o síntomas neurológicos; síntomas de depresión o intento de autólisis; posibilidad de ingesta/contacto con sustancias tóxicas; exposición ambiental a frío o calor extremos; enfermedades crónicas, intervención neuroquirúrgica previa.
- **A registrar en la exploración general:**
  - Triángulo de evaluación pediátrica (TEP), constantes vitales con monitorización electrocardiográfica (ECG), frecuencia cardíaca (FC), frecuencia respiratoria (FR), presión arterial (PA), saturación de oxígeno (SatO$_2$) y capnografía; valoración del dolor según la escala adecuada a la edad.
  - Evaluación primaria:
    - ABCDE.
    - Tríada de Cushing: bradicardia, hipertensión arterial (HTA) y respiración irregular.
    - Nivel de consciencia:
      - AVPU: A: alerta; V: responde a estímulos verbales; P: responde a estímulos dolorosos (*pain*); U: no responde (*unresponsive*).
      - Escala de Glasgow, si existe antecedente de TCE (v. **capítulo 4.3 Traumatismo craneoencefálico**).
      - Reactividad pupilar, dismetría entre ambas pupilas (> 5 mm).
  - Evaluación secundaria. Exploración por aparatos, que incluye:
    - Exploración neurológica completa.
    - Localizar el nivel de afectación cerebral (**Tabla 2.1-2**).
    - Signos de irritación meníngea: rigidez de nuca, signo de Kernig y signo de Brudziński.
    - Signos de TCE: hemotímpano, «ojos de mapache», signo de Battle.
    - Búsqueda de lesiones sospechosas de maltrato.
    - Exantema purpúrico o variceliforme.

Tabla 2.1-2. Localización del nivel de afectación cerebral

Nivel de lesión del SNC	Examen pupilar	Reflejos vestibulares	Respiración	Respuesta motora
Diencéfalo	Pequeña, reactiva	Incrementados	Cheyne-Stokes	Decorticada
Mesencéfalo	Posición media, no reactiva	Ausentes	Hiperventilación	Descerebrada
Protuberancia	Puntiforme o media, no reactiva	Ausentes	Apneústica	Descerebrada
Bulbo raquídeo	Pequeña, reactiva	Presentes	Atáxica	Hipotonía

SNC: sistema nervioso central.

PRUEBAS COMPLEMENTARIAS

- **Tomografía computarizada (TC) craneal.** Se realizará con el paciente estabilizado.
  - Indicaciones:
    - Si se desconoce la causa del coma.
    - Sospecha de TCE.
    - Signos de hipertensión intracraneal (HTIC) (postura anómala, papiledema, coma profundo).
    - Sospecha de coma de origen estructural (focalidad, alteración pupilar o patrón respiratorio).
- **Pruebas de laboratorio:**
  - **Glucemia capilar:** en todos los pacientes.
  - **Analítica sanguínea:**
    - En todos los pacientes: hemograma, iones, urea, gasometría venosa.
    - Considerar proteína C-reactiva (PCR), procalcitonina (PCT) y pruebas de coagulación.
  - **Punción lumbar.** Indicaciones:
    - Sospecha de infección del sistema nervioso central (SNC).
    - TC no concluyente y falta de certeza sobre el origen metabólico o tóxico del coma
    - Se realizará con el paciente estable y siempre que no haya signos de HTIC, lesiones focales en la TC o alteraciones en la coagulación importantes.
  - **Microbiología** (cultivos, serologías, etc.): si existe sospecha de etiología infecciosa.
  - **Tóxicos en sangre y orina**: ante una alteración del nivel de consciencia de causa desconocida.
  - **Cribado de metabolopatías**: niveles de amonio y lactato, y extracción de muestras de sangre y orina si existe sospecha de error congénito del metabolismo.
  - Valorar la determinación de **niveles de anticomiciales**, si los toma habitualmente.
- **Otros estudios.** Se realizan según la situación clínica:
  - Electroencefalograma (EEG): ante sospecha de convulsión activa no clínica.
  - Fondo de ojo.

TRATAMIENTOS

- Los tratamientos deben ir encaminados a estabilizar la situación hemodinámica del paciente, a corregir la causa que ha producido la situación actual y a evitar posibles complicaciones.
- **Acciones derivadas de la aproximación inicial y ABCDE. Estabilizar la situación hemodinámica del paciente.**
  - Inmovilización cervical, si existe sospecha de traumatismo.
  - Oxigenación y ventilación: administrar O_2 suplementario y valorar la necesidad de intubación en caso de:
    - Compromiso de la vía aérea y/o respiración ineficaz.

- Escala de Glasgow ≤ 8 (individualizar en caso de que se espere una rápida resolución; p. ej., si existe sospecha de intoxicación o poscrisis convulsiva, con ausencia de dificultad respiratoria, y $SatO_2$ y dióxido de carbono telespiratorio [$EtCO_2$] normales).
- Acceso venoso y expansión de volumen si existe inestabilidad hemodinámica.
- Ante sospecha de HTIC: véase el **capítulo 2.9 Hipertensión intracraneal.**
- **Corregir la causa de la alteración del nivel de consciencia:**
  - Si existe hipoglucemia: glucosa intravenosa (i.v.) en dosis de 0,5 g/kg en 15-20 min.
  - Si hay dolor: analgésicos i.v.
  - Si existe hipotensión: solución isotónica (suero salino fisiológico [SSF] o solución equilibrada), 10-20 mL/kg en bolo, y fármacos vasoactivos, si fuera necesario.
  - Si existe hipertensión: valorar antihipertensores (v. **capítulo 2.5 Crisis hipertensiva**).
  - Si hay trastornos hidroelectrolíticos (sodio, calcio, etc.): corrección.
  - Si existe sospecha de intoxicación por opiáceos: naloxona en dosis de 0,1 mg/kg i.v. (máximo: 2 mg/dosis).
  - Si existe sospecha de estado epiléptico: tratamiento anticomicial. Midazolam i.v. en dosis de 0,1-0,15 mg/kg (máximo: 5 mg); puede repetirse una vez a los 5 minutos. Alternativas: diazepam i.v. en dosis de 0,2 mg/kg (máximo: 8 mg). Si no hay acceso venoso: midazolam intramuscular (i.m.) en dosis de 0,2 mg/kg (máximo: 10 mg), dosis única.
  - Si existe sospecha de infección del SNC: si por la situación del paciente está contraindicado realizar una punción lumbar, no debe demorarse el inicio de la antibioterapia.
    - Tratamiento antibiótico empírico: cefotaxima en dosis de 75 mg/kg (máximo: 2 g/dosis) ± vancomicina en dosis de 15 mg/kg/6 h (máximo: 1 g/dosis) (v. **capítulo 6.28 Meningitis**).
    - Asociar aciclovir si existe sospecha de encefalitis vírica.
    - Ante la sospecha de infección por *S. pneumoniae* o *H. influenzae,* administrar dexametasona en dosis de 0,15 mg/kg/6 h antes de iniciar la antibioterapia.
  - Tratamiento quirúrgico: descompresión con craniectomía, drenaje de líquido cefalorraquídeo (LCR) y/o tratamiento etiológico según la causa del coma. Grado de urgencia de la intervención según la situación clínica del paciente.

Errores habituales en la evaluación y manejo de las alteraciones del nivel de consciencia

- No valorar la posibilidad de un TCE si no se ha referido antecedente traumático.
- Ante la posibilidad de un proceso infeccioso, retrasar la administración de antibiótico hasta la realización de pruebas complementarias.
- No asegurar la vía aérea antes de realizar pruebas de imagen.
- No mantener la sedación en los pacientes una vez que están paralizados e intubados.
- Ante un estudio toxicológico negativo, asumir la inexistencia de una intoxicación.

RECUERDE QUE...

- Una situación de coma o disminución del nivel de consciencia es una situación urgente, en la que se debe priorizar la estabilización del paciente.

- Los síntomas/signos iniciales, así como la historia previa, ayudarán a localizar la lesión y sus posibles causas.

- Las secuencias de exploraciones complementarias se realizarán siempre con el paciente estabilizado.

- En situaciones de HTIC, se aplicarán medidas para un mejor control.

- En pacientes con coma estructural, puede ser prioritario un tratamiento quirúrgico.

BIBLIOGRAFÍA

Glissmeyer EW, Nelson DS. Neurosurgical emergencies. En: Fleischer GR, Ludwig S (eds.). Textbook of pediatric emergency medicine. 8ª ed. Filadelfia: Wolters Kluwer; 2020. p. 117-26.

Kochanek PM, Bell MJ. Neurologic emergencies and stabilization. En: Kliegman RM, St Geme JW III (eds.). Nelson textbook of pediatrics. 20ª ed. Filadelfia: Elsevier; 2016. p. 531-9.

Michelson D, Thompson L, Williams EA. Evaluation of stupor and coma in children. UpToDate. 2018. Disponible en: https://www.uptodate.com

Thompson L, Williams EA. Treatment and prognosis of coma in children. UpToDate. 2019. Disponible en: https://www.uptodate.com

Trainor JL, Fuchs S, Isaacman DJ. Sistema nervioso central. En: American Academy of Pediatrics. APLS Medicina de emergencias pediátricas. 5ª ed. Burlington: Jones And Bartlett; 2015. p. 168-203.

Anafilaxia

2.2

A. Zumalde Gallego y M. Olabarri García

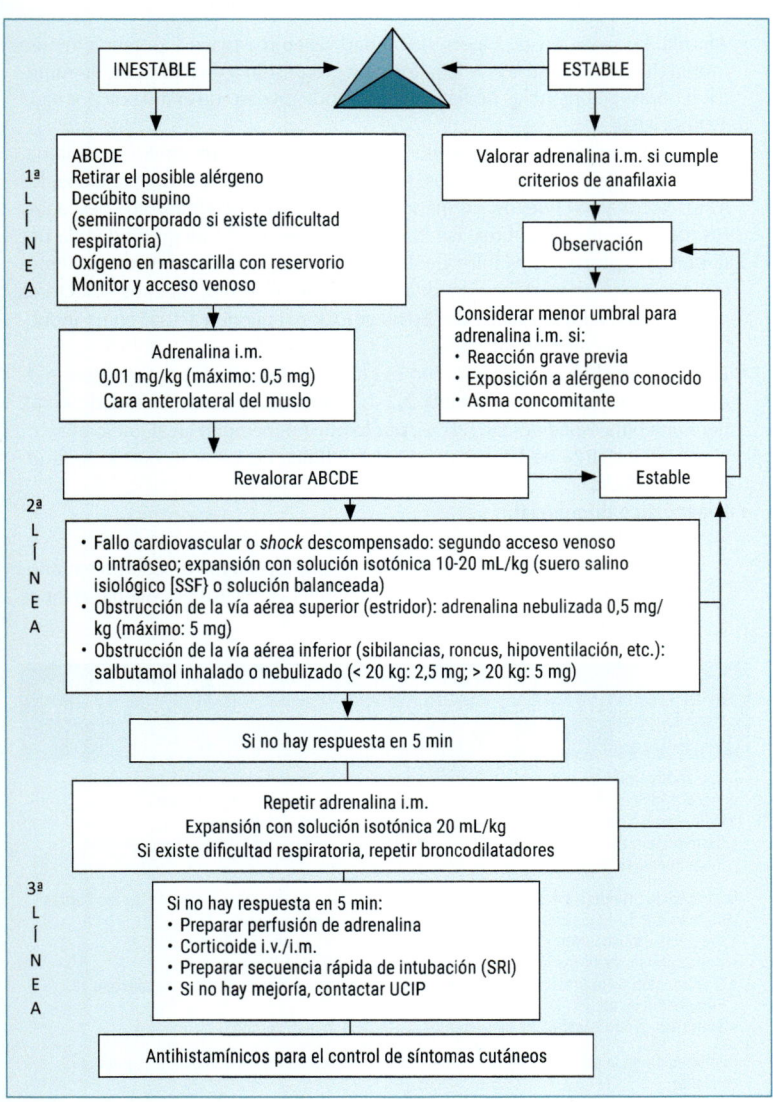

INESTABLE → ◄ ← ESTABLE

1ª LÍNEA

ABCDE
Retirar el posible alérgeno
Decúbito supino
(semiincorporado si existe dificultad respiratoria)
Oxígeno en mascarilla con reservorio
Monitor y acceso venoso

Valorar adrenalina i.m. si cumple criterios de anafilaxia

Observación

Adrenalina i.m.
0,01 mg/kg (máximo: 0,5 mg)
Cara anterolateral del muslo

Considerar menor umbral para adrenalina i.m. si:
· Reacción grave previa
· Exposición a alérgeno conocido
· Asma concomitante

Revalorar ABCDE → Estable

2ª LÍNEA

· Fallo cardiovascular o *shock* descompensado: segundo acceso venoso o intraóseo; expansión con solución isotónica 10-20 mL/kg (suero salino isiológico [SSF] o solución balanceada)
· Obstrucción de la vía aérea superior (estridor): adrenalina nebulizada 0,5 mg/kg (máximo: 5 mg)
· Obstrucción de la vía aérea inferior (sibilancias, roncus, hipoventilación, etc.): salbutamol inhalado o nebulizado (< 20 kg: 2,5 mg; > 20 kg: 5 mg)

Si no hay respuesta en 5 min

Repetir adrenalina i.m.
Expansión con solución isotónica 20 mL/kg
Si existe dificultad respiratoria, repetir broncodilatadores

3ª LÍNEA

Si no hay respuesta en 5 min:
· Preparar perfusión de adrenalina
· Corticoide i.v./i.m.
· Preparar secuencia rápida de intubación (SRI)
· Si no hay mejoría, contactar UCIP

Antihistamínicos para el control de síntomas cutáneos

OBJETIVOS
- Identificar a los pacientes con anafilaxia.
- Conocer el manejo de esta emergencia médica.

CONCEPTOS IMPORTANTES

- **Anafilaxia:** reacción de hipersensibilidad sistémica grave y potencialmente mortal, habitualmente con inicio brusco y progresión a cuadro grave en minutos u horas. En urgencias pediátricas se atiende un caso de anafilaxia por cada 1.000 visitas.
- **Etiología:** la anafilaxia inducida por alimentos es la más frecuente en pediatría, y en más de la mitad de los casos, los alérgenos relacionados son la leche, los frutos secos y los huevos. En menor porcentaje se encuentran los pescados, los mariscos, las legumbres, las frutas y los cereales. La alergia inducida por fármacos o picaduras es infrecuente en pediatría. En ocasiones, en pacientes que previamente toleraban adecuadamente un alimento, algunos cofactores como el ejercicio, fármacos o el estrés emocional pueden actuar como inductores de la reacción anafiláctica.
- **Diagnóstico clínico:** el diagnóstico es clínico, y los criterios diagnósticos más utilizados se exponen en la **tabla 2.2-1**. Tienen una gran sensibilidad (95 %), pero una baja especificidad (70 %), por lo que no reemplazan al juicio clínico. Hasta en un 10 % de los casos no existe clínica cutánea, lo que supone un reto diagnóstico.
- **Diagnóstico diferencial:**
  - Inestabilidad hemodinámica: sepsis, deshidratación, síncope cardiogénico.
  - Dificultad respiratoria: laringitis, epiglotitis, aspiración de cuerpo extraño, disfunción de cuerdas vocales, bronquiolitis, asma, tos psicógena, ataques de pánico.

Tabla 2.2-1. Criterios clínicos diagnósticos de anafilaxia. National Institute of Allergy and Infectious Diseases/Food Allergy and Anaphylaxis Network (NIAID/FAAN)

Inicio agudo (minutos u horas) de síntomas que afecten a la piel y/o las mucosas (habones generalizados, prurito, urticaria, angioedema), y al menos uno de los siguientes:
- Compromiso respiratorio (disnea, broncoespasmo, estridor, hipoxemia)
- Disminución de la presión arterial o signos de disfunción de orgánica (colapso, síncope, incontinencia)

Inicio rápido (minutos a algunas horas) de síntomas que afecten a dos o más de los siguientes sistemas tras la exposición a un probable alérgeno para el paciente:
- Afectación mucocutánea (habones, eritema, edema de labios, lengua o úvula)
- Compromiso respiratorio (disnea, broncoespasmo, estridor, hipoxemia)
- Disminución de la presión arterial o signos de disfunción orgánica (hipotonía, síncope, incontinencia, etc.)
- Síntomas gastrointestinales persistentes (dolor abdominal, vómitos)

Disminución de la presión arterial en minutos u horas tras la exposición a un alérgeno conocido

- Afectación cutánea: urticaria, angioedema, exantemas infecciosos, otras causas de *flushing* y eritema.
- Síntomas gastrointestinales: gastroenteritis aguda, enteritis por proteínas, intoxicación alimentaria, invaginación intestinal.
- Síntomas neurológicos: evento breve resuelto inexplicado (BRUE), espasmo del sollozo, estupor poscrisis.
- Síndrome de enterocolitis inducido por proteínas alimentarias (FPIES; del inglés, *food protein-induced enterocolitis syndrome*) no mediado por IgE. Manifestaciones clínicas: vómitos profusos, repetitivos, palidez y letargia, típicamente 1-4 h tras la ingesta del alimento causante. Puede aparecer diarrea 5-10 h después hasta en un 50 % de los lactantes y un 30 % de preescolares. Si bien el tratamiento de primera línea es la expansión con líquidos isotónicos, inicialmente puede ser indistinguible de la anafilaxia (criterio 2), por lo que en caso de paciente inestable se debe valorar la administración de adrenalina. El diagnóstico se basa en las características clínicas, y tras la exclusión de otras entidades (invaginación intestinal, gastroenteritis infecciosa, sepsis, descompensación metabólica, abdomen agudo, intoxicaciones).

ESTIMACIÓN DE LA GRAVEDAD

- Se considera anafilaxia grave aquella que precisa más de una dosis de adrenalina, intubación e ingreso en cuidados intensivos, presenta una reacción bifásica clínicamente importante o causa la muerte. Además, existen predictores independientes de anafilaxia grave:
  - Asma.
  - Inicio rápido de los síntomas (< 5 min).
  - Triángulo de evaluación pediátrica (TEP) alterado por apariencia a su llegada.
  - Taquicardia.
  - Hipotensión.
- La hipotensión registrada es un hallazgo poco frecuente, si bien su presencia se asocia a evolución tórpida y, de forma específica, a una mayor probabilidad de ingreso en cuidados intensivos.
- **A recoger en la anamnesis:**
  - Edad, antecedentes personales, alergias conocidas, antecedentes de atopia, anafilaxias previas, reacciones bifásicas previas, alimentación (lactancia materna, introducción de lactancia artificial, introducción de alimentación complementaria), toma de medicamentos (antiinflamatorios no esteroideos [AINE]), posibles picaduras de insectos, exposición al frío, realización de ejercicio en el momento de la crisis, relación temporal con el posible factor desencadenante, tiempo de instauración de la clínica, atención prehospitalaria recibida. Presencia de síntomas respiratorios, digestivos y/o cutáneos.
- **A registrar en la exploración general:**
  - TEP, constantes vitales (frecuencia cardíaca [FC], frecuencia respiratoria [FR], presión arterial [PA], electrocardiograma [ECG] y saturación de oxígeno [SatO$_2$]), signos de dificultad/insuficiencia respiratoria, signos de

shock (coloración, relleno capilar, presencia de pulsos centrales y periféricos), edema de párpados, labios o úvula, presencia de exantema. Resto de exploración por aparatos.

PRUEBAS COMPLEMENTARIAS

- NO son imprescindibles en urgencias. Lo prioritario es canalizar un acceso venoso para el tratamiento; si es posible, se extraerán las siguientes pruebas:
- **Gasometría venosa:** permite compararlo con el valor de la capnografía y poder realizar una monitorización más rigurosa.
- **Triptasa sérica:** puede ser útil para confirmar el diagnóstico de anafilaxia, sobre todo cuando el alérgeno sospechoso es un fármaco; sin embargo, nunca hay que basar el diagnóstico ni demorar el tratamiento de la anafilaxia por este motivo.
- **IgE total y prueba RAST (radioalergoadsorbencia) específicas:** si se sospecha un alérgeno concreto como causante del cuadro y el paciente no tiene ya un diagnóstico confirmado de alergia a este.

TRATAMIENTOS

- Ante un paciente inestable, se realizará la valoración reglada ABCDE. En la anafilaxia, la adrenalina es la única medicación de primera línea, y se incluye dentro de la valoración inicial.
- Algunos pacientes pueden consultar cuando los síntomas ya se han resuelto de forma espontánea, y presentar un TEP estable. En estos casos, hay que individualizar la necesidad de tratar según el tipo de alérgeno, el tiempo desde el contacto, la gravedad de los síntomas, los antecedentes personales, la edad, etc.:
  - **Tratamiento inicial basado en la aproximación ABCDE:** estabilizar la vía aérea, administrar O_2, monitorización continua, accesos venosos de grueso calibre (14-16 G), si es posible, dos.
  - **Retirada del alérgeno.**
  - **Fármacos de primera línea: adrenalina intramuscular (i.m.),** dosis de 0,01 mg/kg (dilución 1:1.000), máximo 0,5 mg, repitiéndose cada 5 min en caso necesario, en la cara anterolateral del muslo. No existen contraindicaciones absolutas para el uso de adrenalina, incluso en niños cardiópatas. En caso de persistencia de los síntomas respiratorios o cardíacos tras dos dosis de adrenalina i.m., se recomienda preparar una perfusión intravenosa (i.v.) de adrenalina y contactar con la unidad de cuidados intensivos.
  - **Fármacos de segunda línea:**
    - Si existe obstrucción bronquial: terapia inhalada con salbutamol y, si el cuadro es grave, bromuro de ipratropio en mayores de 2 años (v. dosis en el **capítulo 6.8 Crisis asmática**).
    - Si existe obstrucción de la vía aérea superior: adrenalina nebulizada (dosis: 0,5 mg/kg; dosis máxima: 5 mg).
    - Si existe alteración hemodinámica: solución isotónica (suero salino fisiológico [SSF] o solución balanceada), 10-20 mL/kg i.v. en bolo.

- **Otros tratamientos:**
  - Antihistamínicos para el control de la clínica cutánea: dexclorfeniramina i.v., 0,15 mg/kg; posteriormente, 0,15 mg/kg/i.v. cada 6-8 h. Si no se dispone de vía i.v., cetirizina oral (6 meses-2 años: 2,5 mg; 2-5 años: 5 mg; > 5 años: 10 mg) una dosis cada 24 h.
  - Corticoides: aunque los corticoides se han utilizado tradicionalmente en combinación con adrenalina i.m. para el tratamiento de primera línea, ya no se recomienda su uso para el tratamiento de la anafilaxia. No existen estudios que demuestren el beneficio de los corticoides en el tratamiento de la anafilaxia, ya sea como terapia individual o en conjunto con adrenalina o antihistamínicos. Actualmente, su uso se recomienda únicamente en casos de asma mal controlado o anafilaxia que no responde a dos dosis de adrenalina. Hidrocortisona i.v. (administración lenta) o i.m. 10-15 mg/kg, o metilpredinisolona i.v. o i.m. 1-2 mg/kg. Si no se dispone de vía intravenosa: dexametasona oral (0,6 mg/kg/dosis; máximo: 12 mg) o prednisolona oral (1 mg/kg/dosis: máximo: 30 mg).
  - Glucagón: de uso muy infrecuente. Puede ser útil en pacientes que no responden a adrenalina, especialmente aquellos que reciben tratamiento con bloqueadores β. Dosis: 20-30 μg/kg (máximo: 1 mg) i.v. durante 5 min, y posteriormente dosis de 5-15 μg/min en función de la respuesta.
- **Si existen síntomas refractarios:**
  - Repetir la dosis de adrenalina i.m. (a los 5 min de la primera) y administrar solución isotónica preferiblemente balanceada (20 mL/kg), incluso en ausencia de alteración hemodinámica i.v., para mejorar la distribución del fármaco.
  - Considerar la adrenalina i.v. ± ingreso en cuidados intensivos si existe inestabilidad hemodinámica grave, riesgo de parada cardiorrespiratoria o clínica que no responde a varias dosis de adrenalina i.m.
- **Observación:**
  - Una vez controlados los síntomas, el paciente debe permanecer en observación en urgencias para vigilar la aparición de una reacción bifásica. Si bien no existe un consenso sobre la duración óptima, se recomendaba un período de 4-6 h.
  - Estudios recientes sugieren que en pacientes sin comorbilidades, con cuadros resueltos de anafilaxia no grave, los tiempos de observación podrían ser más cortos. Con todo esto, se proponen diferentes tiempos de observación invidualizados según el riesgo (Tabla 2.2-2).
- **Medidas al alta: PREVENCIÓN.**
  - Informar a los pacientes y a sus familias acerca de los signos y síntomas a vigilar, así como de la evitación del alérgeno sospechoso, y proponer un plan de acción individual por escrito.
  - Llevar siempre una identificación de riesgo de anafilaxia y desencadenantes posibles.
  - Aconsejar acudir de nuevo a urgencias si se reinician los síntomas.

Tabla 2.2-2. Tiempos de observación recomendados

Considerar el alta 2 h después del control de los síntomas si se cumplen todos los siguientes:	Mínimo de 6 h de observación tras la resolución de los síntomas si:	Mínimo de 12 h de observación si se cumple alguno de los siguientes:
• Buena respuesta (5-10 min) a una única dosis de adrenalina administrada en los primeros 30 min del inicio de la reacción • Resolución completa de los síntomas • Se dispone de autoinyectable de adrenalina y recibe entrenamiento para su uso • Vigilancia adecuada	• Ha precisado dos dosis de adrenalina[1] • Reacciones bifásicas previas	• Anafilaxia grave que precisa más de dos dosis de adrenalina • Paciente con asma grave o que haya presentado insuficiencia respiratoria grave • Posibilidad de absorción continuada del alérgeno (p. ej., medicamento de liberación prolongada) • El paciente consulta de noche[2] o existe posibilidad de no respuesta en caso de deterioro • Dificultad de acceso a un servicio de urgencias

[1]En algunos casos, puede ser razonable considerar el alta a las 2 h (p. ej., tras una provocación en la consulta de alergología).
[2]Si no cumple ningún otro criterio de estancia necesaria de 12 h, podría ser dado de alta cuando se haya hecho de día, siempre cumpliendo con los requisitos de la tabla.

– Proporcionar autoinyectores de adrenalina (Altellus®, Jext®) e instruirles en su uso. Siempre deben llevar con ellos un dispositivo. Administrar una hoja de recomendaciones para las familias.
  ■ > 25 kg: 0,3 mg.
  ■ 10-25 kg: 0,15 mg.
  ■ < 10 kg: se valorará conjuntamente con el alergólogo el riesgo/beneficio de proporcionar o no autoinyectores, ya que no existen dispositivos de menos de 0,15 mg.
– Si existe clínica cutánea:
  ■ Antihistamínicos orales durante 3 días.
  ■ Si se indicaron corticoides en el manejo inicial: segunda dosis de dexametasona oral en las siguientes 24 h (0,6 mg/kg/dosis; máximo de 12 mg) o prednisolona oral 1 mg/kg/día en dos dosis durante tres días.
– Todos los pacientes que sufren un episodio de anafilaxia deben derivarse a un especialista en alergología.

RECUERDE QUE...
• La anafilaxia es una emergencia médica.
• Es fundamental saber identificarla precozmente, iniciar las medidas de estabilización ABC y administrar adrenalina i.m.

BIBLIOGRAFÍA

Dodd A, Hughes A, Sargant N, Whyte AF, Soar J, Turner PJ. Evidence update for the treatment of anaphylaxis. Resuscitation. 2021;163:86-96. Disponible en: https://www.ncbi.nlm.nih.gov

Goetz VL, Kim K, Stang AS. Pediatric anaphylaxis in the emergency department: clinical presentation, quality of care, and reliability of consensus criteria. Pediatr Emerg Care. 2019;35(1):28-31.

Grabenhenrich LB, Dölle S, Moneret-Vautrin A, Köhli A, Lange L, Spindler T, et al. Anaphylaxis in children and adolescents: The European Anaphylaxis Registry. J Allergy Clin Immunol. 2016;137(4):1128-37.

Loprinzi Brauer CE, Motosue MS, Li JT, Hagan JB, Bellolio MF, Lee S, et al. Prospective validation of the NIAID/FAAN criteria for emergency department diagnosis of anaphylaxis. J Allergy Clin Immunol Pract. 2016;4(6):1220-6.

Michelet M, Schluckebier D, Petit LM, Caubet JC. Food protein-induced enterocolitis syndrome. A review of the literature with focus on clinical management. J Asthma Allergy. 2017;10:197-207.

Muraro A, Worm M, Alviani C, Cardona V, DunnGalvin A, Garvey LH, et al. EAACI guidelines: Anaphylaxis (2021 update). Allergy. 2022;77(2):357-77.

Olabarri M, Vázquez P, González-Posada A, Sanz N, González-Peris S, Díez N. Risk factors for severe anaphylaxis in children. J Pediatr. 2020;225:193-7.e5.

Sampson HA, Muñoz-Furlong A, Campbell RL, Adkinson NF Jr, Bock SA, Branum A, et al. Second symposium on the definition and management of anaphylaxis: summary report - Second National Institute of Allergy and Infectious Disease/Food Allergy and Anaphylaxis Network symposium. J Allergy Clin Immunol. 2006;117(2):391-7.

Shaker MS, Wallace DV, Golden DBK, Oppenheimer J, Bernstein JA, Campbell RL, et al. Anaphylaxis-a 2020 practice parameter update, systematic review, and Grading of Recommendations, Assessment, Development and Evaluation (GRADE) analysis. J Allergy Clin Immunol. 2020;145(4):1082-123.

Tejedor-Alonso M, Moro-Moro M, Múgica-García MV. Epidemiology of anaphylaxis: contributions from the last 10 years. J Investig Allergol Clin Immunol. 2015;25(3):163-75; quiz follow 174-5.

Aspiración de cuerpo extraño

2.3

C. M. Gálvez Estévez y Y. Acedo Alonso

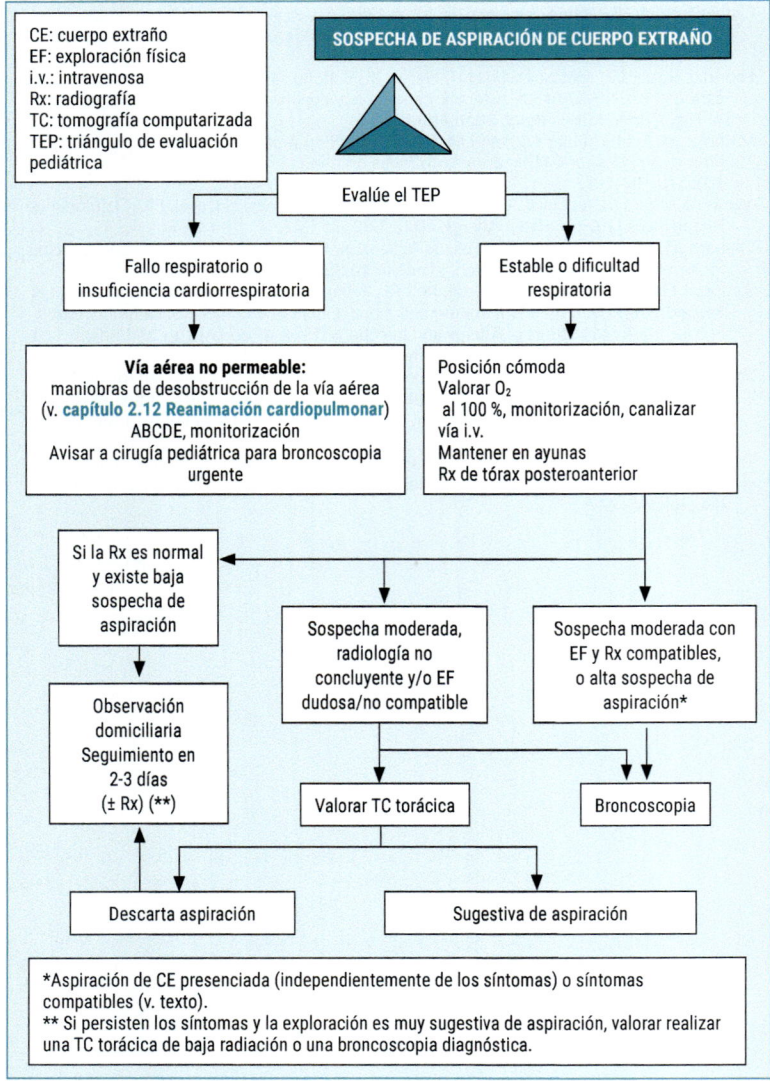

CE: cuerpo extraño
EF: exploración física
i.v.: intravenosa
Rx: radiografía
TC: tomografía computarizada
TEP: triángulo de evaluación pediátrica

SOSPECHA DE ASPIRACIÓN DE CUERPO EXTRAÑO

Evalúe el TEP

Fallo respiratorio o insuficiencia cardiorrespiratoria

Estable o dificultad respiratoria

Vía aérea no permeable:
maniobras de desobstrucción de la vía aérea
(v. **capítulo 2.12 Reanimación cardiopulmonar**)
ABCDE, monitorización
Avisar a cirugía pediátrica para broncoscopia urgente

Posición cómoda
Valorar O₂
al 100 %, monitorización, canalizar vía i.v.
Mantener en ayunas
Rx de tórax posteroanterior

Si la Rx es normal y existe baja sospecha de aspiración

Sospecha moderada, radiología no concluyente y/o EF dudosa/no compatible

Sospecha moderada con EF y Rx compatibles, o alta sospecha de aspiración*

Observación domiciliaria
Seguimiento en 2-3 días
(± Rx) (**)

Valorar TC torácica

Broncoscopia

Descarta aspiración

Sugestiva de aspiración

*Aspiración de CE presenciada (independientemente de los síntomas) o síntomas compatibles (v. texto).
** Si persisten los síntomas y la exploración es muy sugestiva de aspiración, valorar realizar una TC torácica de baja radiación o una broncoscopia diagnóstica.

OBJETIVOS
- Reconocer los signos y síntomas de presentación tras la aspiración de un cuerpo extraño.
- Describir las estrategias de manejo de los pacientes con un cuerpo extraño alojado en la vía aérea.

CONCEPTOS IMPORTANTES

- La aspiración de cuerpo extraño (CE) es una importante causa de morbimortalidad en los niños, especialmente en menores de 2 años. Las sustancias aspiradas con más frecuencia son los frutos secos, otras partículas de comida y piezas pequeñas de juguetes. La presentación clínica varía en función de la localización y la obstrucción de la vía aérea, y los niños pueden estar asintomáticos al inicio. Es fundamental mantener un alto índice de sospecha para evitar retrasos en el diagnóstico y el tratamiento.
- **Sospecha clínica moderada-alta:**
  - Aspiración de CE presenciada, independientemente de los síntomas.
  - Antecedente de atragantamiento, definido como el inicio repentino de tos y/o disnea y/o cianosis en un niño previamente sano con síntomas compatibles.
  - Niños pequeños, < 3-5 años, con síntomas compatibles de inicio brusco y sin ninguna otra explicación, especialmente si existe exploración física o imágenes sospechosas.
- **Sospecha clínica baja:** incluye aquellos casos en los que la familia refiere un antecedente de posible atragantamiento no presenciado, breve y autolimitado, sin síntomas respiratorios asociados, o cuando al interrogar a la familia por atragantamiento, esta recuerda un episodio breve, pero sin una relación temporal clara con los síntomas.

ESTIMACIÓN DE LA GRAVEDAD

- **A recoger en la anamnesis:**
  - Antecedentes personales (broncoespasmo previo, cirugías o problemas en la vía aérea). Tiempo de ayuno.
  - Tipo y tamaño del CE sospechado.
  - Clínica: características del episodio de atragantamiento/episodio asfíctico, tiempo transcurrido, presencia de fiebre, síntomas acompañantes y tratamiento recibido.
    Los síntomas y signos van a estar determinados por el grado de obstrucción de la vía aérea, la ubicación del objeto, la edad del paciente, el tipo de CE (tamaño y composición) y el tiempo transcurrido desde el episodio del atragantamiento/crisis asfíctica. En el 20% de los casos, están asintomáticos. La tríada clásica, consistente en antecedente de asfixia/tos aguda, sibilancias e hipoventilación unilateral, es muy específica, pero poco sensible.

En función de la ubicación:

- Laringotraqueales: estridor, respiración sibilante, tos y disnea, y a veces ronquera.
- Bronquio principal: generalmente, tos y sibilancias; también hemoptisis, disnea, asfixia, tiraje, disminución del murmullo vesicular, fiebre y cianosis.
- Distal al bronquio: dificultad respiratoria leve tras un episodio asfíctico.

- **A registrar en la exploración general:**
  - Siempre que la situación clínica no empeore al manipular al niño.
  - Triángulo de evaluación pediátrica (TEP), constantes vitales (frecuencia cardíaca [FC], frecuencia respiratoria [FR] y saturación de oxígeno [SatO$_2$]).
  - Signos y síntomas:
    - Laringotraqueal (5-17 % de los casos): tos, estridor inspiratorio, afonía, tiraje y cianosis.
    - Bronquial (85 %; 50 % en el bronquio derecho y 35 % en el bronquio izquierdo): tos, tiraje, hemoptitis, ruidos respiratorios disminuidos, cianosis y fiebre.
    - Si se encuentra en la vía aérea inferior (1 % de los casos): episodio de tos seguido de signos de dificultad respiratoria leve.
  - Exploración otorrinolaringológica (ORL): en los pacientes con sospecha de aspiración de CE están contraindicadas las maniobras exploratorias invasivas, salvo en aquellos que se encuentran inconscientes con una obstrucción total de la vía aérea en los que sean necesarias para intentar extracción.
  - Auscultación cardiopulmonar: puede ser normal (especialmente durante las primeras horas) o es posible encontrar, según la localización:
    - Si está en la tráquea/carina (13 % de los casos): ruido en «bandera» (el paso del aire hace vibrar el CE).
    - Si está en el bronquio: abolición del murmullo alveolar (si la obstrucción es total) o sibilancias localizadas/hipoventilación (si la obstrucción es parcial). Suelen presentar tos irritativa en accesos, con menor componente de disnea que en los casos de vías altas. Se pueden escuchar sibilancias diseminadas por broncoespasmo reflejo.

PRUEBAS COMPLEMENTARIAS

En pacientes asintomáticos o sintomáticos, pero estables:

- **Radiografía posteroanterior simple de tórax**: está indicada en todo niño con sospecha de aspiración de CE. En un paciente colaborador, podrían realizarse proyecciones en inspiración y espiración, ya que pueden aumentan la sensibilidad de la prueba. El uso del decúbito lateral es controvertido, ya que es una proyección difícil de realizar, aumenta la manipulación del paciente y puede proporcionar falsos positivos. En caso de sospecha de CE laringotraqueal, se debe realizar una radiografía del cuello.
  Posibles hallazgos:
  - **Visualización del CE si es radiopaco (la mayoría de los CE son radiolúcidos).**
  - Atrapamiento aéreo localizado, dependiendo del grado de obstrucción, y de si se produce o no mecanismo valvular: signo indirecto más frecuente.

- Atelectasia y desviación homolateral mediastínica: si hay obstrucción completa, sobre todo en cuadros de más de 24 h de evolución.
- Otros hallazgos: neumotórax, neumomediastino, desviación mediastínica contralateral o enfisema cervical.
- Neumonía, abscesos pulmonares y bronquiectasias en cuadros más evolucionados.

La radiografía puede ser normal hasta en dos tercios de los pacientes con aspiración, sobre todo en las primeras horas, porque los CE aspirados con más frecuencia son radiolúcidos.

- **Tomografía computarizada (TC) torácica**: opción diagnóstica posible en pacientes con una sospecha moderada de aspiración de CE, asintomáticos o sintomáticos, pero estables, cuya radiografía de tórax no es concluyente, o en los casos en los que haya una gran discrepancia entre la clínica y los resultados radiológicos. Solo debería realizarse si un resultado negativo para CE evitará la realización de una broncoscopia.
- **Broncoscopia**: es el método diagnóstico más sensible y específico. Permite llevar a cabo el tratamiento (extracción del CE). En la mayoría de los centros, se utiliza el broncoscopio rígido para tratamiento. Se puede utilizar el broncoscopio flexible como apoyo diagnóstico y, en algunos casos de larga evolución, para tratamiento. Se realiza en quirófano bajo anestesia general.
  Indicaciones:
  - Todo paciente con sospecha moderada o alta de aspiración de CE, aunque la exploración física y radiológica no sean concluyentes o sean negativas. En algunos casos de sospecha moderada con pruebas/exploración física no concluyente se puede realizar TC torácica.
  - Si la anamnesis, la exploración física y/o la radiología son sugestivas de aspiración, aunque no se recoja el antecedente asfíctico.

TRATAMIENTO

El tratamiento inicial de un niño con sospecha de aspiración de un CE debe ir dirigido a mantener la oxigenación y la ventilación, y a prevenir o tratar la obstrucción total de las vías aéreas.

- **Sospecha de localización en la vía aérea superior:**
  - **Obstrucción completa (posición en trípode, dificultad respiratoria universal, cianosis e incapacidad para el habla) o paciente inconsciente**: urgencia vital.
    - Actuación inmediata: maniobras de desobstrucción de la vía aérea (v. **capítulo 2.12 Reanimación cardiopulmonar**).
  - **Obstrucción incompleta (niño consciente y con tos efectiva):**
    - Administración de oxígeno (si es posible) y posición cómoda; animarle a que siga tosiendo.
    - Están contraindicadas las maniobras de extracción del CE y las exploraciones invasivas.

- Observación rigurosa del niño: vigilar si expulsa el CE o, por el contrario, la tos se hace inefectiva, deja de respirar o se deteriora el estado de consciencia → maniobras de desobstrucción de la vía aérea.
- **Sospecha de localización en la vía aérea inferior:**
  - Administración de oxígeno y posición cómoda.
  - Extracción del CE mediante broncoscopia en quirófano bajo anestesia general. Si con la broncoscopia no se consigue extraer el CE, se valorarán, según la situación clínica del paciente y las características del CE, la toracotomía o la observación expectante.
- **CE de largo tiempo de evolución:** puede causar inflamación importante e infección de la vía aérea.
  - Antibioterapia: ante la sospecha de sobreinfección.
  - Metilprednisolona o equivalente: 1-2 mg/kg/día v.o. o i.v. durante 3-7 días.
  - En casos de inflamación importante de la vía aérea. Programar la extracción del CE.
- **¿Qué hacer si expulsa el CE con la tos?:** dependiendo del tipo de CE, pueden haber quedado restos en la vía aérea. Hay que buscar en la exploración física signos de dificultad respiratoria, hipoventilación o broncoespasmo, y realizar un estudio radiológico. Si está asintomático, y la exploración física y radiológica son normales, se recomienda un control evolutivo riguroso en los días posteriores. Algunos autores defienden la realización de broncoscopia en estos casos, por la posibilidad de que persista algún fragmento en la vía aérea.

RECUERDE QUE...
- Para el diagnóstico de aspiración de CE, es necesario un alto índice de sospecha.
- El antecedente de atragantamiento/crisis asfíctica es el factor predictivo más fiable de aspiración de CE.
- Una radiografía de tórax normal no descarta el diagnóstico de aspiración de CE.
- El tratamiento inicial debe ir dirigido a mantener la oxigenación y la ventilación, y a prevenir o tratar la obstrucción total de las vías aéreas.
- La TC se puede realizar en casos de sospecha moderada y pruebas complementarias normales, presentaciones atípicas, o en los casos con una gran discrepancia entre la clínica del paciente y las pruebas complementarias.
- La broncoscopia es la técnica de elección para extraer los CE de las vías aéreas.

BIBLIOGRAFÍA

Gibbons AT, Casar Berazaluce AM, Hanke RE, McNinch NL, Person A, Mehlman T, et al. Avoiding unnecessary bronchoscopy in children with suspected foreign body aspiration using computed tomography. J Pediatr Surg. 2020;55(1):176-81. Disponible en: https://www.jpedsurg.org

Janahi IA, Khan S, Chandra P, Al-Marri N, Saadoon A, Al-Naimi L, et al. A new clinical algorithm scoring for management of suspected foreign body aspiration in children. BMC Pulm Med. 2017;17(1):61.

Lee JJW, Philteos J, Levin M, Namavarian A, Propst EJ, Wolter NE. Clinical prediction models for suspected pediatric foreign body aspiration: a systematic review and meta-analysis. JAMA Otolaryngol Head Neck Surg. 2021;147(9):787-96. Disponible en: https://www.ncbi.nlm.nih.gov

Powers KF, Reese AD, Carr MM. Pediatric bronchoscopy for airway foreign bodies in the ACS NSQIP-P: morbidity and mortality 2014-2019. Laryngoscope. 2023;133(3):689-93. Disponible en: https://onlinelibrary.wiley.com/doi/10.1002/lary.30170

Ruiz FE. Airway foreign bodies in children. UpToDate. 2023. Disponible en: https://www.uptodate.com

Soon AW, Schmidt S. Foreign body: ingestion and aspiration. En: Fleischer GR, Ludwig S (eds.). Textbook of pediatric emergency medicine. 8ª ed. Filadelfia: Wolters Kluwer; 2020; p. 206-12.

Tuckett P, Cervin A. Reducing the number of rigid bronchoscopies performed in suspected foreign body aspiration cases via the use of chest computed tomography: is it safe? A literature review. J Laryngol Otol. 2015;129(Suppl. S1):S1-7.

Convulsión

2.4

M. Serrano Oarbeaskoa y Y. Acedo Alonso

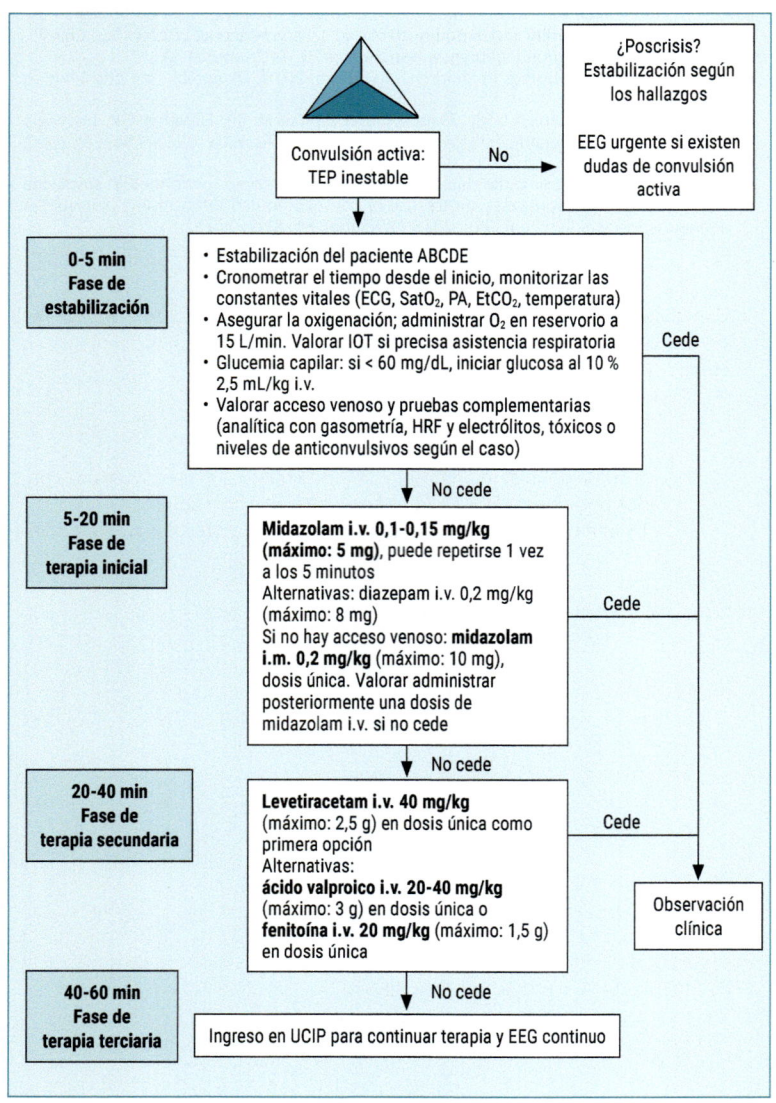

¿Poscrisis? Estabilización según los hallazgos

EEG urgente si existen dudas de convulsión activa

Convulsión activa: TEP inestable — **No** →

0-5 min
Fase de estabilización

- Estabilización del paciente ABCDE
- Cronometrar el tiempo desde el inicio, monitorizar las constantes vitales (ECG, SatO$_2$, PA, EtCO$_2$, temperatura)
- Asegurar la oxigenación; administrar O$_2$ en reservorio a 15 L/min. Valorar IOT si precisa asistencia respiratoria
- Glucemia capilar: si < 60 mg/dL, iniciar glucosa al 10 % 2,5 mL/kg i.v.
- Valorar acceso venoso y pruebas complementarias (analítica con gasometría, HRF y electrólitos, tóxicos o niveles de anticonvulsivos según el caso)

Cede

No cede ↓

5-20 min
Fase de terapia inicial

Midazolam i.v. 0,1-0,15 mg/kg (máximo: 5 mg), puede repetirse 1 vez a los 5 minutos
Alternativas: diazepam i.v. 0,2 mg/kg (máximo: 8 mg)
Si no hay acceso venoso: **midazolam i.m. 0,2 mg/kg** (máximo: 10 mg), dosis única. Valorar administrar posteriormente una dosis de midazolam i.v. si no cede

Cede

No cede ↓

20-40 min
Fase de terapia secundaria

Levetiracetam i.v. 40 mg/kg (máximo: 2,5 g) en dosis única como primera opción
Alternativas:
ácido valproico i.v. 20-40 mg/kg (máximo: 3 g) en dosis única o **fenitoína i.v. 20 mg/kg** (máximo: 1,5 g) en dosis única

Cede

Observación clínica

No cede ↓

40-60 min
Fase de terapia terciaria

Ingreso en UCIP para continuar terapia y EEG continuo

> **OBJETIVOS**
> - Conocer los distintos escalones del tratamiento farmacológico de la convulsión y el estado convulsivo.
> - Conocer el rendimiento de las distintas pruebas complementarias y las indicaciones de cada una de ellas en función de las características de la convulsión.
> - Ser capaz de dar a la familia información adecuada al alta en relación con la recurrencia, el tratamiento profiláctico y la actitud ante una nueva convulsión.

CONCEPTOS IMPORTANTES

- **Estatus convulsivo:** se define como más de 30 min de: *1)* actividad convulsiva continua, o *2)* dos o más convulsiones secuenciales sin recuperación completa del estado basal entre ellas.
- **Estado convulsivo precoz:** crisis de más de 5 min de duración, tiempo a partir del cual se recomienda iniciar tratamiento farmacológico.
- **Convulsión febril:** crisis convulsiva acompañada de fiebre, sin infección del sistema nervioso central (SNC). No se incluyen las convulsiones con fiebre en niños con antecedentes de convulsión afebril.
  - Típica o simple:
    - Edad: 6 meses a 5 años.
    - Generalizadas.
    - Únicas en un mismo proceso febril. Dos episodios de convulsión separados por menos de 30 min se considerarán como un único episodio.
    - < 15 min de duración, período poscrisis breve, con recuperación completa.
  - Atípica o compleja: cuando no cumplan los criterios anteriores.
- **Convulsión afebril:** menos frecuente. Es importante distinguir entre niños con una primera convulsión y aquellos que ya han tenido crisis previas, en cuyo caso se tratará probablemente de una recurrencia de la patología basal. El diagnóstico diferencial de un primer episodio incluye:
  - Proceso intracraneal (tumores, hemorragias tras traumatismo craneoencefálico [TCE], ictus).
  - Infección del SNC: meningitis, encefalitis.
  - Alteraciones hidroelectrolíticas o metabólicas (hipocalcemia, hipoglucemia, etc.).
  - Ingesta de tóxicos.
  - Debut de proceso epiléptico.
- **Convulsiones parainfecciosas:** convulsiones que aparecen en el contexto de una gastroenteritis leve, frecuentemente por rotavirus, en un niño sano, y sin signos de deshidratación o alteraciones hidroelectrolíticas. Suelen aparecer durante los primeros días, generalmente son de corta duración, y pueden ser únicas o presentarse en grupo o racimo (*cluster*) durante 12-24 h. Las pruebas complementarias no son necesarias y no suelen precisar tratamiento.

- **Convulsiones neonatales:** en ocasiones, son difíciles de reconocer y pueden confundirse con actividades motoras de origen no epiléptico. Las más frecuentes son las crisis sutiles, que consisten en movimientos de masticación, aumento de la salivación, movimientos de pedaleo o alteraciones del ritmo respiratorio. Pueden servir de ayuda algunas características diferenciadoras: las convulsiones suelen acompañarse de fenómenos autónomos (taquicardia, hipertensión) y no se controlan con una sujeción suave. El 90 % tendrán una causa identificable, y la más frecuente es la encefalopatía hipóxica-isquémica.

ESTIMACIÓN DE LA GRAVEDAD

- **Ante cualquier caso de convulsión en urgencias:**
  - ¿Está convulsionando en este momento? (v. algoritmo).
  - ¿Ha sido verdaderamente una convulsión? ¿Cómo ha ocurrido?
    - Antecedentes personales: edad, antecedentes de crisis previas, medicación habitual.
    - Enfermedad actual: febril o no, generalizada o focal, duración, necesidad de medicación o no, poscrisis.
    - Diagnóstico diferencial: no se debe confundir con otros eventos que alteran el nivel de consciencia o cursan con movimientos anómalos. Es importante poder historiar a la persona que ha presenciado el evento.
  - ¿Se está ante una convulsión febril o afebril?
- **Convulsiones febriles (CF):** según la historia clínica, se enfocarán como típicas o atípicas. No suelen generar complicaciones, pocas veces recurrirán y el objetivo principal, tras constatar una recuperación adecuada, será establecer la causa subyacente de la fiebre.
  Dentro de las convulsiones atípicas, son criterios de mayor gravedad: parálisis de Todd o focalidad persistente > 1 h, > 3 episodios en 24 h, ausencia de recuperación completa o asociación a retraso en el desarrollo.
- **Convulsiones afebriles:**
  - En niños con antecedentes de convulsión: valorar si las crisis han aumentado de frecuencia o duración, o presentan características que no habían presentado previamente. Requieren valoración por neuropediatría, que podrá realizarse ambulatoriamente o en urgencias.
  - En niños con un primer episodio: tras confirmar que se ha tratado de una convulsión, hay que definir las características e identificar hallazgos sugestivos de etiología orgánica.

PRUEBAS COMPLEMENTARIAS

- **Durante una convulsión activa:**
  - Glucemia capilar.
  - En convulsiones activas de > 5-10 min: solicitar gasometría, hemograma, iones y, en función de la sospecha clínica, calcio, proteína C-reactiva (PCR), procalcitonina (PCT), amonio, niveles de tóxicos, niveles de anticonvulsivos, etc.

- Electroencefalograma (EEG) urgente: en aquellos casos en los que existan dudas de si el niño se encuentra en estado convulsivo o no.

• **Convulsiones febriles:**
  - **CF típicas:** generalmente, no es necesario realizar pruebas complementarias; dependerá de las características del cuadro febril y de la presencia o no de foco infeccioso. En < 12 meses, se recomienda un manejo más conservador, valorando una observación más prolongada.
  - **CF atípicas:** dada la heterogeneidad de este grupo, resulta complicado realizar una recomendación general, aunque la prolongación de la observación será obligatoria en prácticamente todos los casos. Algunas pautas orientativas:
    ■ Analítica con electrólitos, valorar especialmente el sodio, hematimetría, recuento y fórmula (HRF), parámetros de infección: especialmente en crisis prolongadas o si existen datos que apoyen la existencia de una infección invasiva.
    ■ Punción lumbar: se debe realizar en el caso de que la exploración sea sugestiva de infección de SNC, y se considerará en menores de 12 meses en quienes la exploración es menos fiable, en pacientes no vacunados o previamente tratados con antibióticos, por la posibilidad de enmascarar el cuadro. Se considerará también en pacientes en los que la convulsión aparece a partir del segundo día del cuadro febril. La presencia de pleocitosis no debe considerarse secundaria a la convulsión, y hay que iniciar el tratamiento adecuado.
    ■ Tomografía computarizada (TC) craneal: individualizar. Valorar en casos de focalidad neurológica persistente o ante signos que sugieran hipertensión intracraneal, ya que su rendimiento es escaso cuando la exploración física tras la convulsión es normal.
    ■ EEG: no está recomendado de forma sistemática; se individualizará su necesidad tras el alta.
    ■ En menores de 6 meses: considerar el ingreso hospitalario para estudio.

• **Convulsiones afebriles:**
  Al igual que en las CF, se recomienda un manejo más conservador en los lactantes < 12 meses, con observación más prolongada, y ampliando el estudio y/o con hospitalización de aquellos lactantes de menor edad. Dado el amplio diagnóstico diferencial, se debe individualizar. Algunas pautas orientativas:
  - Analítica: no de forma sistemática. Los estudios deberán enfocarse en la sospecha diagnóstica. En pacientes de corta edad, puede considerarse la realización de una bioquímica básica con iones, ya que existe una mayor prevalencia de anomalías electrolíticas.
  - Punción lumbar: si existe sospecha de infección del SNC. Valorar en caso de convulsiones repetidas en un contexto infeccioso, aunque presenten una recuperación espontánea completa, especialmente en menores de 1 año.
  - Neuroimagen: valorar una TC urgente en:

- Menores de 6 meses, dado que la exploración física no es tan fiable. Si presentan buen estado general, puede considerarse realizar una resonancia magnética (RM) durante el ingreso.
- Mal estado general.
- Estado convulsivo.
- Poscrisis persistente durante > 1-2 h (en función de los síntomas que presente, la medicación administrada, etc.).
- Alteración del nivel de consciencia.
- Focalidad neurológica persistente.
- Convulsión focal. Si la recuperación es completa, posibilidad de RM diferida.
- Signos y síntomas de hipertensión intracraneal (HTIC).
- Antecedente de TCE.
- Viaje reciente a áreas con cisticercosis endémica.
- Antecedentes personales de: alteraciones de la coagulación, enfermedad cerebrovascular, hemihipertrofia, infección por el virus de la inmunodeficiencia humana (VIH), hidrocefalia/válvula de derivación ventriculoperitoneal, proceso oncológico, enfermedad neurocutánea, anemia de células falciformes. En el resto de casos, se efectuará RM como parte del estudio posterior.
  - EEG: indicado en todo niño con una primera crisis afebril y valoración por neuropediatría. Puede realizarse de forma diferida.

Niños con antecedentes de crisis previas: si ha aumentado el número de crisis, solicitar niveles de antiepilépticos si toma tratamiento. Si no toma tratamiento, considerar la realización de EEG y la valoración por neuropediatría.

Convulsiones neonatales: ingreso hospitalario y un estudio más amplio para descartar patología orgánica: HRF, ionograma con calcio y fósforo, gasometría, láctico y amonio. Valorar TC craneal o RM durante el ingreso, y examen de líquido cefalorraquídeo.

TRATAMIENTOS

- **Tratamiento de la convulsión activa/estado convulsivo** (v. algoritmo).
  - **Terapia inicial (5-20 min):**
    - Benzodiacepinas: primera elección. Su principal riesgo es la depresión respiratoria.
      - Midazolam intravenoso (i.v.), 0,1-0,15 mg/kg (máximo: 5 mg/dosis). Si persiste la convulsión, puede repetirse a los 5 min.
      - Si no se dispone de acceso venoso: midazolam intramuscular (i.m.) 0,2 mg/kg (dosis máxima: 10 mg/dosis).
      - Alternativas: diazepam i.v. (0,2 mg/kg/dosis; máximo: 8 mg/dosis) por su vida media más larg
    - En caso de no estar disponibles las ya mencionadas o en el ámbito prehospitalario, serán opciones válidas: midazolam intranasal o midazolam bucal (0,2-0,3 mg/kg; máximo: 10 mg/dosis total o 5 mg/dosis por cada orificio nasal), o diazepam rectal (0,2-0,5 mg/kg; máximo: 10 mg/dosis).

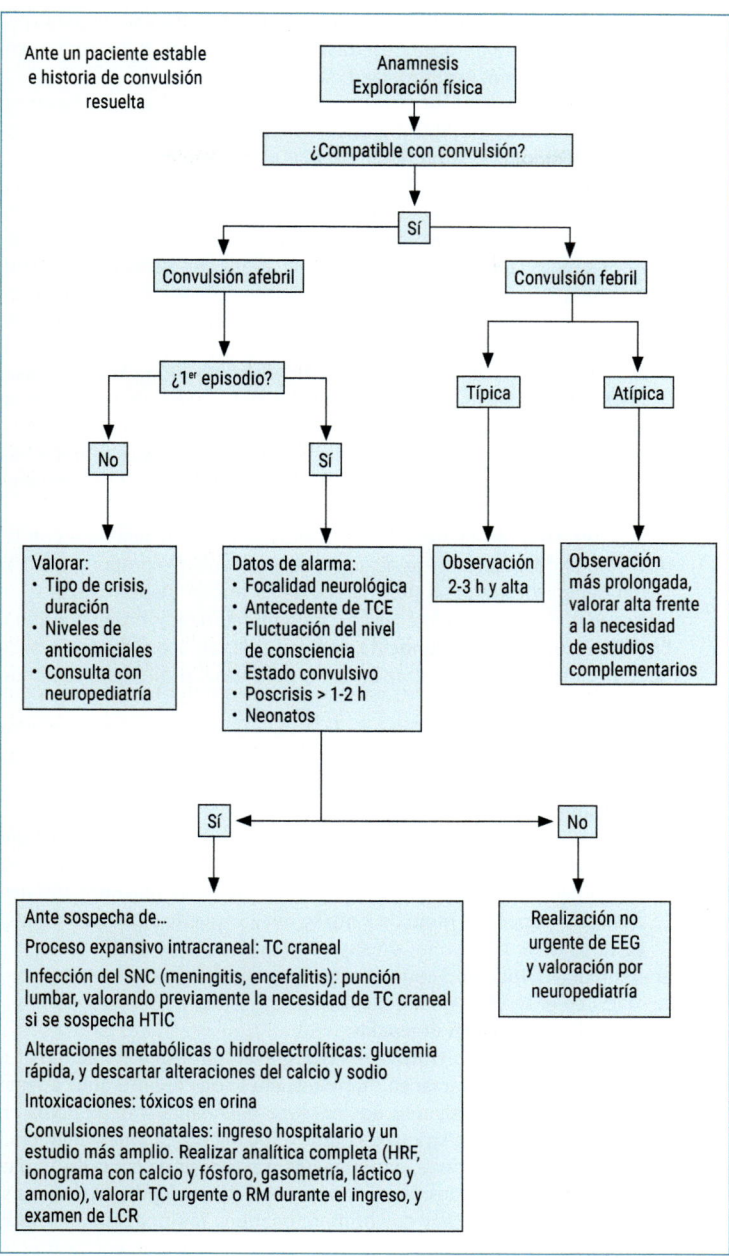

Ante un paciente estable e historia de convulsión resuelta

Anamnesis
Exploración física

¿Compatible con convulsión?

Sí

Convulsión afebril

Convulsión febril

¿1er episodio?

No

Sí

Típica

Atípica

Valorar:
- Tipo de crisis, duración
- Niveles de anticomiciales
- Consulta con neuropediatría

Datos de alarma:
- Focalidad neurológica
- Antecedente de TCE
- Fluctuación del nivel de consciencia
- Estado convulsivo
- Poscrisis > 1-2 h
- Neonatos

Observación 2-3 h y alta

Observación más prolongada, valorar alta frente a la necesidad de estudios complementarios

Sí

No

Ante sospecha de…

Proceso expansivo intracraneal: TC craneal

Infección del SNC (meningitis, encefalitis): punción lumbar, valorando previamente la necesidad de TC craneal si se sospecha HTIC

Alteraciones metabólicas o hidroelectrolíticas: glucemia rápida, y descartar alteraciones del calcio y sodio

Intoxicaciones: tóxicos en orina

Convulsiones neonatales: ingreso hospitalario y un estudio más amplio. Realizar analítica completa (HRF, ionograma con calcio y fósforo, gasometría, láctico y amonio), valorar TC urgente o RM durante el ingreso, y examen de LCR

Realización no urgente de EEG y valoración por neuropediatría

- **Terapia secundaria (20-40 min):** no existe evidencia suficiente para apoyar una opción frente a otra, pero se prioriza el uso de levetiracetam debido a que es más seguro y fácil de administrar.
  - Levetiracetam: dosis en estado convulsivo: 40 mg/kg i.v. a pasar en 15 min (máximo: 2.500 mg/dosis). Efectos secundarios: en general bien tolerado; puede producir astenia, somnolencia, mareo.
  - Fenitoína: dosis inicial: 20 mg/kg i.v., ritmo 1 mg/kg/min (dosis máxima 1.500 mg/dosis). Principal riesgo: hipotensión, arritmias cardíacas. Puede no servir en caso de estado epiléptico no convulsivo y crisis mioclónicas, pudiendo incluso desencadenar en estos pacientes un estado epiléptico generalizado. Los efectos secundarios más frecuentes (dependientes de la dosis) son: letargia, inestabilidad, disartria, vómitos, alteración del comportamiento.
  - Ácido valproico: dosis en estado epiléptico: 20-40 mg/kg i.v. a pasar en 5-10 min (dosis máxima: 3.000 mg/dosis). Efectos secundarios: puede causar hepatotoxicidad, especialmente en menores de 2 años, pacientes polimedicados y con metabolopatías (en estos últimos está contraindicado), y pancreatitis. No debe administrarse a niñas/mujeres en edad fértil.
- **Terapia terciaria (40-60 min):** las opciones son repetir la terapia secundaria o valorar dosis anestésicas de tiopental, midazolam o propofol. Valorar la intubación orotraqueal (IOT) antes de su inicio. Debe realizarse en una unidad de cuidados intensivos y bajo monitorización EEG continua. **En niños con epilepsia conocida,** tras fallo de las benzodiacepinas, se puede considerar administrar un bolo del fármaco que esté tomando como tratamiento basal.
  Otros tratamientos específicos de la convulsión activa: todos aquellos destinados a corregir el problema basal, sobre todo la corrección de la glucemia y las alteraciones hidroelectrolíticas.
  Convulsiones neonatales
  - Fenobarbital: fármaco de primera línea en las convulsiones neonatales una vez corregidas las alteraciones hidroelectrolíticas o metabólicas, si las hubiera. Dosis inicial: 20 mg/kg i.v. en infusión (máximo: 300 mg/dosis), sin superar el ritmo de 2 mg/kg/min. Se puede repetir a 5-10 mg/kg/dosis a los 15-30 min, sin superar una dosis total de 40 mg/kg.
- **Tratamiento de fondo:** como norma general, no se deben instaurar tratamientos de fondo en el servicio de urgencias.
- **Profilaxis anticonvulsiva en urgencias:**
  - Valorar la profilaxis convulsiva en TCE grave con lesión intracraneal u otro tipo de lesión intracraneal (tumores, etc.) con riesgo o antecedente de convulsión previa. Algunas opciones recomendadas son: fenitoína en dosis de carga de 20 mg/kg i.v. (máximo: 1.500 mg/dosis) y mantenimiento 5-10 mg/kg/día en dos dosis, o levetiracetam con dosis de carga de 30 mg/kg (máximo: 2.500 mg/dosis) y continuar con 5-10 mg/kg/día en dos dosis.
- **Información a las familias:** hay que proporcionar una información adecuada a la comprensión del paciente y su familia cuando acude a urgencias (riesgo

de recurrencia, precauciones y actuación en caso de una nueva convulsión, riesgo de epilepsia, pronóstico, así como la necesidad de más estudios o tratamientos).

RECUERDE QUE...

- Una convulsión activa es una emergencia. El objetivo es instaurar, rápid y simultáneamente, cuidados que estabilicen al paciente, identifiquen cualquier condición precipitante y terminen las convulsiones.
- En las CF típicas, las pruebas complementarias no suelen ser necesarias.
- En las CF atípicas o las convulsiones afebriles, una vez resuelta la convulsión, el manejo deberá individualizarse.
- Considerar el ingreso hospitalario en pacientes menores de 6 meses con un primer episodio de convulsión.

BIBLIOGRAFÍA

Dalziel SR, Borland ML, Furyk J, Bonisch M, Neutze J, Donath S, et al; PREDICT research network. Levetiracetam versus phenytoin for second-line treatment of convulsive status epilepticus in children (ConSEPT): an open-label, multicenter, randomized controlled trial. Lancet. 2019;393(10186):2135-45. Disponible en: https://www.thelancet.com

Glauser T, Shinnar S, Gloss D, Alldredge B, Arya R, Bainbridge J, et al. Evidence-based guideline: treatment of convulsive status epilepticus in children and adults: report of the Guideline Committee of the American Epilepsy Society. Epilepsy Curr. 2016;16(1):48-61.

Guedj R, Chappuy H, Titomanlio L, De Pontual L, Biscardi S, Nissack-Obiketeki G, et al. Do all children who present with a complex febrile seizure need a lumbar puncture? Ann Emerg Med. 2017;70(1):52-62.e6.

Kimia A, Chiang V. Seizures. En: Fleischer GR, Ludwig S (eds.). Textbook of pediatric emergency medicine. 8ª ed. Filadelfia: Wolters Kluwer,; 2020; p. 491-9.

Lyttle MD, Rainford NEA, Gamble C, Messahel S, Humphreys A, Hickey H, et al.; Paediatric Emergency Research in the United Kingdom & Ireland (PERUKI) collaborative. Levetiracetam versus phenytoin for second-line treatment of paediatric convulsive status epilepticus (EcLiPSE): a multicenter, open-label, randomized trial. Lancet. 2019;393(10186):2125-34. Disponible en: https://www.thelancet.com

McKenzie KC, Hahn CD, Friedman JN. Emergency management of the paediatric patient with convulsive status epilepticus. Paediatr Child Health. 2021;26(1):50-66. Disponible en: https://www.ncbi.nlm.nih.gov

Michelson KA, Lyons TW, Johnson KB, Nigrovic LE, Harper MB, Kimia AA. Utility of lumbar puncture in children presenting with status epilepticus. Pediatr Emerg Care. 2017;33(8):544-7.

Milichap JJ. Clinical features and evaluation of febrile. UpToDate. 2023. Disponible en: https://www.uptodate.com

Strobel AM, Gill VS, Witting MD, Teshome G. Emergent diagnostic testing for pediatric nonfebrile seizures. Am J Emerg Med. 2015;33(9):1261-4.

Wilfong A. Management of convulsive status epilepticus in children. UpToDate. 2023. Disponible en: https://www.uptodate.com

Crisis hipertensiva

2.5

L. Bizkarra Txurruka y Y. Ballestero Díez

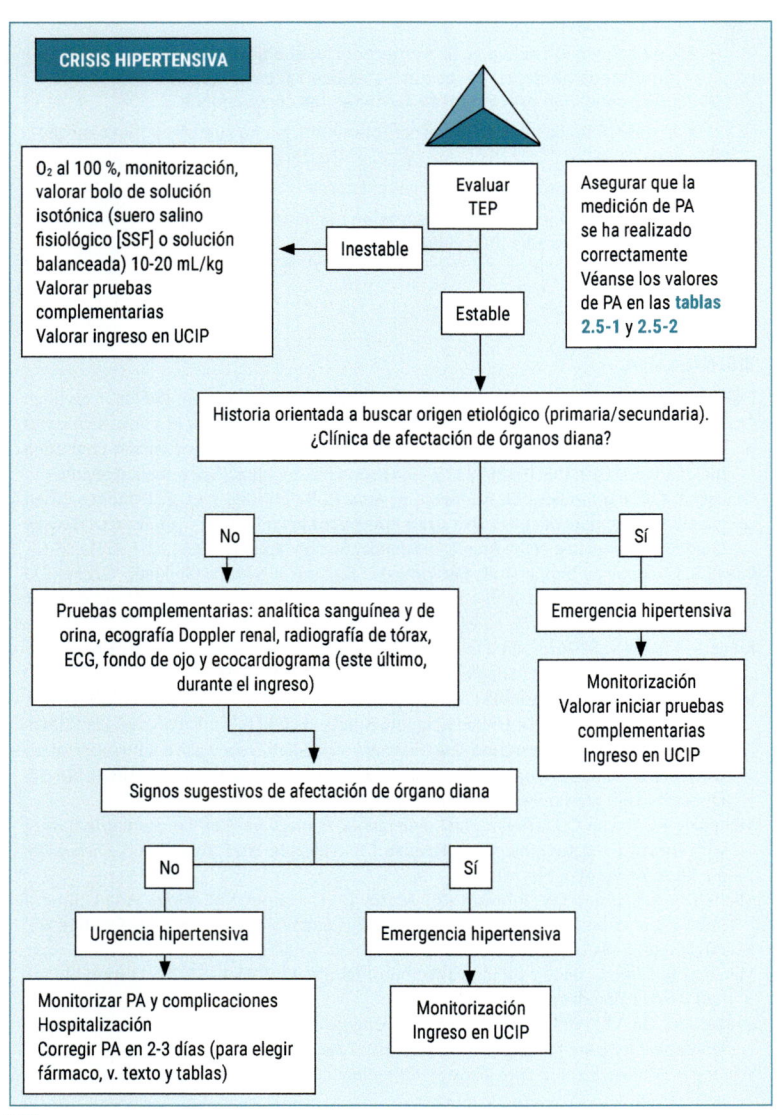

CRISIS HIPERTENSIVA

Evaluar TEP

Asegurar que la medición de PA se ha realizado correctamente
Véanse los valores de PA en las **tablas 2.5-1** y **2.5-2**

Inestable →
O₂ al 100 %, monitorización, valorar bolo de solución isotónica (suero salino fisiológico [SSF] o solución balanceada) 10-20 mL/kg
Valorar pruebas complementarias
Valorar ingreso en UCIP

Estable

Historia orientada a buscar origen etiológico (primaria/secundaria).
¿Clínica de afectación de órganos diana?

No

Sí

Pruebas complementarias: analítica sanguínea y de orina, ecografía Doppler renal, radiografía de tórax, ECG, fondo de ojo y ecocardiograma (este último, durante el ingreso)

Emergencia hipertensiva

Monitorización
Valorar iniciar pruebas complementarias
Ingreso en UCIP

Signos sugestivos de afectación de órgano diana

No

Sí

Urgencia hipertensiva

Emergencia hipertensiva

Monitorizar PA y complicaciones
Hospitalización
Corregir PA en 2-3 días (para elegir fármaco, v. texto y tablas)

Monitorización
Ingreso en UCIP

OBJETIVOS
- Identificar correctamente la hipertensión arterial y conocer el método adecuado para la determinación de la presión arterial.
- Conocer las pruebas complementarias a realizar y los antihipertensores de uso más frecuente en urgencias.

CONCEPTOS IMPORTANTES

- **Hipertensión arterial (HTA):** presión arterial sistólica (PAS) y/o presión arterial diastólica (PAD) ≥ p95 para su edad, sexo y talla, o ≥ 130/80 mmHg en adolescentes mayores de 13 años, en tres determinaciones en tres días separados.
- **Pseudourgencia hipertensiva:** son situaciones (como estados de agitación o dolor) en las que el aumento de la PA obedece a un estado transitorio en el que, una vez que desaparece, las cifras de PA regresan rápidamente a la normalidad.
- **Crisis hipertensiva:** situación en la que la HTA supone una grave amenaza vital para la función de los órganos vitales. Aunque no existe un consenso internacional sobre su definición, en la **tabla 2.5-1** se muestran los puntos de corte de PA a partir de los cuales se considera que se precisa un tratamiento urgente. La **tabla 2.5-2** muestra los percentiles 50 y 95 por edad y sexo.

Se puede dividir en:
- Urgencia hipertensiva (UH): cuando no se acompaña de disfunción orgánica aguda ni de sintomatología grave (inestabilidad clínica). Requiere disminuir la PA en 2-3 días, normalmente con tratamiento oral o sublingual.
- Emergencia hipertensiva (EH): asocia disfunción orgánica aguda (neurológica, renal, cardíaca u ocular) que compromete la vida del paciente, como: convulsiones o encefalopatía, insuficiencia renal, insuficiencia cardíaca, papiledema, o hemorragia o exudados retinianos. Requiere disminuir la PA rápidamente, habitualmente con medicación intravenosa.
- Causas: aunque hay casos debidos a HTA primaria o esencial, la mayoría son secundarios a enfermedades orgánicas, fundamentalmente renales. Otras causas: neurológicas, hormonales, administración externa de fármacos (corticoides, antiinflamatorios no esteroideos [AINE], ciclosporina, simpaticomiméticos) o cardiológicas. Cuanto menor sea la edad del niño y más altos los valores de PA, mayor será la probabilidad de que sea secundaria.
- Método de toma de la PA: la PA debe tomarse en las cuatro extremidades para descartar una coartación de aorta (junto con el pulso). Se deben obtener al menos dos medidas y tomar la media. Para obtener una determinación correcta, el paciente debe estar en reposo, sentado durante 5 min con la espalda apoyada

Tabla 2.5-1. Criterios de crisis hipertensiva

	HTA asintomática	HTA sintomática
< 13 años	PAS o PAD ⩾ p95 + 30 mmHg	PAS o PAD ⩾ p95 + 12 mmHg
⩾ 13 años	> 180/120 mmHg	⩾ 140/90 mmHg

y la fosa cubital a la altura del corazón. La parte hinchable del manguito del esfigmomanómetro (la bolsa) debe tener una anchura de, aproximadamente, un 40 % de la circunferencia del brazo, y una longitud suficiente para cubrir el 80-100 % de la circunferencia del brazo medido a mitad de camino entre el olécranon y el acromion. En caso de duda, usar el de mayor anchura.

Tabla 2.5-2. Valores de PA en niñas y niños según edad para un percentil 50 de altura

Edad	PA sistólica (p50/p95)	PA diastólica (p50/p95)
1 año Varón Mujer	86/103 86/103	41/55 43/60
2 años Varón Mujer	89/106 89/106	44/59 48/64
3 años Varón Mujer	90/107 90/108	47/62 50/66
4 años Varón Mujer	92/108 92/109	50/66 53/69
5 años Varón Mujer	94/109 93/110	53/69 55/71
6 años Varón Mujer	95/111 94/111	56/71 56/72
7 años Varón Mujer	97/112 95/112	58/73 57/73
8 años Varón Mujer	98/114 97/113	59/74 59/74
9 años Varón Mujer	99/115 98/114	60/76 60/75
10 años Varón Mujer	100/116 99/116	62/77 60/76
11 años Varón Mujer	102/118 102/118	63/78 61/77
12 años Varón Mujer	104/121 105/122	62/78 62/78
13 años Varón Mujer	108/125 107/124	62/78 64/79

ESTIMACIÓN DE LA GRAVEDAD

- **A recoger en la anamnesis:**
  - Edad, antecedentes familiares de HTA u otras enfermedades que pueden causarla, antecedentes personales de HTA, enfermedad renal, cardíaca, endocrina, neurológica o retraso ponderal; tratamiento actual con fármacos.
  - Síntomas sugestivos de HTA secundaria (disuria, poliuria, polidipsia, hematuria, edemas, pérdida de peso, fallo de medro, virilización o amenorrea primaria), clínica derivada de la afectación del sistema vascular en los cuatro órganos diana: ojo (visión borrosa), sistema nervioso central (SNC) (encefalopatía hipertensiva con cefalea intensa, irritabilidad, convulsiones, alteración del nivel de consciencia o epixtasis), corazón (clínica de insuficiencia cardíaca congestiva [ICC]) o renal (con clínica de insuficiencia renal progresiva) y tiempo de evolución de esta.

- **A registrar en la exploración general:**
  - Triángulo de evaluación pediátrica (TEP), constantes vitales, frecuencia cardíaca (FC), PA, frecuencia respiratoria (FR) y saturación de oxígeno (SatO$_2$) según la situación clínica.
  - Exploración por aparatos, con especial atención a la exploración neurológica (fondo de ojo), cardiovascular (signos de ICC) y abdominal (masas).

PRUEBAS COMPLEMENTARIAS

- Dirigidas a identificar hallazgos de afectación de órganos diana y la posible causa de la HTA:
  - Analítica sanguínea: gasometría, hemograma, velocidad de sedimentación globular (VSG), ionograma, glucemia, función renal y perfil hepático. Si se encuentra en ayunas, perfil lipídico.
  - Sistemático de orina con cuantificación de proteínas.
  - Electrocardiograma (ECG).
  - Pruebas de imagen: tras la estabilización, realizar una ecografía Doppler renal, una radiografía de tórax y un ecocardiograma (este último se puede realizar durante el ingreso).

  En pacientes estables en los que se identifica HTA, pero no en cifras de urgencia/emergencia, se aconseja realizar ECG, radiografía de tórax y tira reactiva de orina (para descartar proteinuria), y si estas pruebas son normales, se puede continuar el estudio de forma ambulatoria.

TRATAMIENTOS

- La aproximación requiere:
  - La valoración inicial del TEP y, en los pacientes inestables, la actuación según la aproximación ABCDE.
  - La evaluación rápida de la gravedad de la enfermedad (afectación de órganos diana) para distinguir entre EH y UH.

- Identificar las condiciones en las que el tratamiento antihipertensor está contraindicado o puede necesitar modificación (p. ej., lesión intracraneal aguda/masa intracraneal, coartación de aorta no corregida, dolor intenso o hiperactividad simpática). En pacientes con HTA crónica, la PA se debe disminuir de forma progresiva.

- **Tratamiento antihipertensivo:**
  - En la crisis hipertensiva, se debe iniciar precozmente. El fármaco indicado variará en función de la etiología (**Tabla 2.5-3**). La evidencia en pediatría en relación con la elección y la dosis de muchos fármacos antihipertensivos es limitada, basada en estudios observacionales pequeños o extrapolada de ensayos controlados aleatorios en adultos. Por ello, además de la etiología, deben tenerse en cuenta también otros criterios, como la facilidad y la comodidad de administración, siendo preferible utilizar fármacos cuyos efectos se conozcan bien y con los que se tenga experiencia. Hay que empezar con la dosis más baja del rango y ajustarla en función de la respuesta, para conseguir un descenso gradual de la PA.
  - **UH:** por vía oral o sublingual, con monitorización rigurosa inicial, cada 15 min las primeras horas y posteriormente cada 30-60 min. La PA debe reducirse gradualmente durante un período no inferior a 24-48 h. Uno de los fármacos más utilizados es el amlodipino, cuyo comienzo de acción no es inmediato, por lo que al inicio se pueden asociar otros fármacos como labetalol o hidralazina, que presentan un inicio de acción más rápido. El nifedipino se ha utilizado a menudo como primera opción en urgencias, pero su uso es cada vez más controvertido debido a su potente efecto hipotensor, por lo que debe utilizarse con precaución.
  - **EH:** por vía intravenosa, mejor en perfusión continua que en bolo. Se requiere monitorización rigurosa, al menos cada 3-5 min durante las prime-

Tabla 2.5-3. Antihipertensivos recomendados en función de la etiología	
Encefalopatía hipertensiva	Labetalol o nitroprusiato
Traumatismo craneal/accidente cerebrovascular	Labetalol o nitroprusiato
Insuficiencia ventricular izquierda	Nitroprusiato + furosemida
Cirugía cardíaca	Nitroprusiato o labetalol
Exceso de catecolaminas	Fentolamina
Posoperatorio	Labetalol o nitroprusiato
Trasplante renal o insuficiencia renal	EH: labetalol o nitroprusiato UH: nifedipino o labetalol
Insuficiencia respiratoria o asma	EH: nitroprusiato UH: nifedipino
UH de causa desconocida	Nifedipino
Coartación de aorta	Betabloqueantes (labetalol) o inhibidores de la enzima conversora de angiotensina (IECA) (captopril)

ras 2 h, recomendándose el ingreso en una unidad de cuidados intensivos pediátrica (UCIP). La cifra de PA no debe reducirse en las primeras 8 h más de un 25 % de la reducción total planeada. Hay que evitar la asociación de fármacos por vía intravenosa, ya que puede producir un efecto sinérgico, con el consiguiente riesgo de descenso brusco e impredecible de la PA. Los fármacos de primera línea más utilizados son el labetalol (puede causar broncoconstricción y empeorar el edema pulmonar en la insuficiencia cardíaca) y el nicardipino (de elección en menores de un año). Los pacientes con sobrecarga de volumen suelen requerir diuréticos para maximizar el efecto del tratamiento antihipertensor, pero estos nunca deben utilizarse como terapia única.

En las tablas 2.5-4 y 2.5-5 se muestran la dosificación, los efectos secundarios y las contraindicaciones.

Tabla 2.5-4. Antihipertensivos de uso oral o sublingual

Fármaco	Dosificación (mg/kg/día)	Dosis máxima	Inicio de acción (min)	Efectos secundarios
Hidrala-zina	0,75-3 mg/kg/día cada 6-8 h	7,5 mg/kg/día	20-40	Taquicardia refleja
Labetalol	1-3 mg/kg/día cada 12 h	10-12 mg/kg/día, hasta 1.200 mg/día	30-120	Contraindicación relativa en asma e insuficiencia cardíaca
Nifedipino	0,04-0,25 mg/kg/dosis cada 4-6 h	10 mg/dosis	20	Enrojecimiento, edema periférico
Amlodi-pino	< 6 años: 0,05-0,1 mg/kg/día > 6 años: 2,5 mg una vez al día (dosis inicial)	<6 años: 0,6mg/kg/día (5mg/día)	6-12 h	Dolor de cabeza, mareo y somnolencia, sofocos y fenómenos de *flushing*

Tabla 2.5-5. Fármacos de uso intravenoso

Fármaco	Dosificación	Inicio de acción (min)	Efectos secundarios
Labetalol	Bolo: 0,2-1 mg/kg/dosis en 1-10 min (máximo: 40 mg/dosis) Infusión: 0,25-3 mg/kg/h	5-10	Náuseas, bradicardia, extrasístoles, broncoespasmo
Nicardipino	0,3-5 µg/kg/min	1-5	Taquicardia refleja
Fentolamina	Bolo: 0,1-0,2 mg/kg Infusión: 1-7 µg/kg/min	< 1	Cefalea, angina, taquicardia
Esmolol	Bolo: 0,2-0,5 mg/kg en 2-4 min Infusión: 0,05-0,3 mg/kg/min	< 1	Náuseas, bradicardia, extrasístoles, broncoespasmo
Nitroprusiato	0,25-10 µg/kg/min	< 1	Cefalea, metahemoglobinemia, acidosis metabólica

RECUERDE QUE...

- Los valores de PA varían con el sexo, la edad y la talla.
- Es necesario buscar una posible afectación de órganos diana y la causa de la HTA.
- El objetivo inicial del tratamiento es la disminución progresiva de la PA para evitar o reducir la afectación de los órganos diana.

BIBLIOGRAFÍA

Castaño Rivero A, González Calvete L. Crisis hipertensiva. Manejo en Urgencias. Protoc Diagn Ter Pediatr. 2020;1:183-96. Disponible en: https://www.aeped.es/sites/default/files/documentos/15_crisis_hipertensiva.pdf

Flynn JT. Initial management of hyertensive emergencies and urgencies in children. UpToDate. 2022. Disponible en: https://www.uptodate.com

Flynn JT, Kaelber DC, Baker-Smith CM, Blowey D, Carroll AE, Daniels SR, et al. Clinical practice guideline for screening and management of high blood pressure in children and adolescents. Pediatrics. 2017;140(3):e20171904.

Nugent JT, Jiang K, Funaro MC, Saran I, Young C, Ghazi L, et al. Does this child with high blood pressure have secondary hypertension? JAMA. 2023;329(12):1012-21.

Raina R, Mahajan Z, Sharma A, Chakraborty R, Mahajan S, Sethi SK, et al. Hypertensive crisis in pediatric patients: an overview. Front Pediatr. 2020;8:588911.

Uspal NG, Halbach SM. Approach to hypertensive emergencies and urgencies in children. UpToDate. 2022. Disponible en: https://www.uptodate.com

Electrocución

2.6

R. Martínez Mas

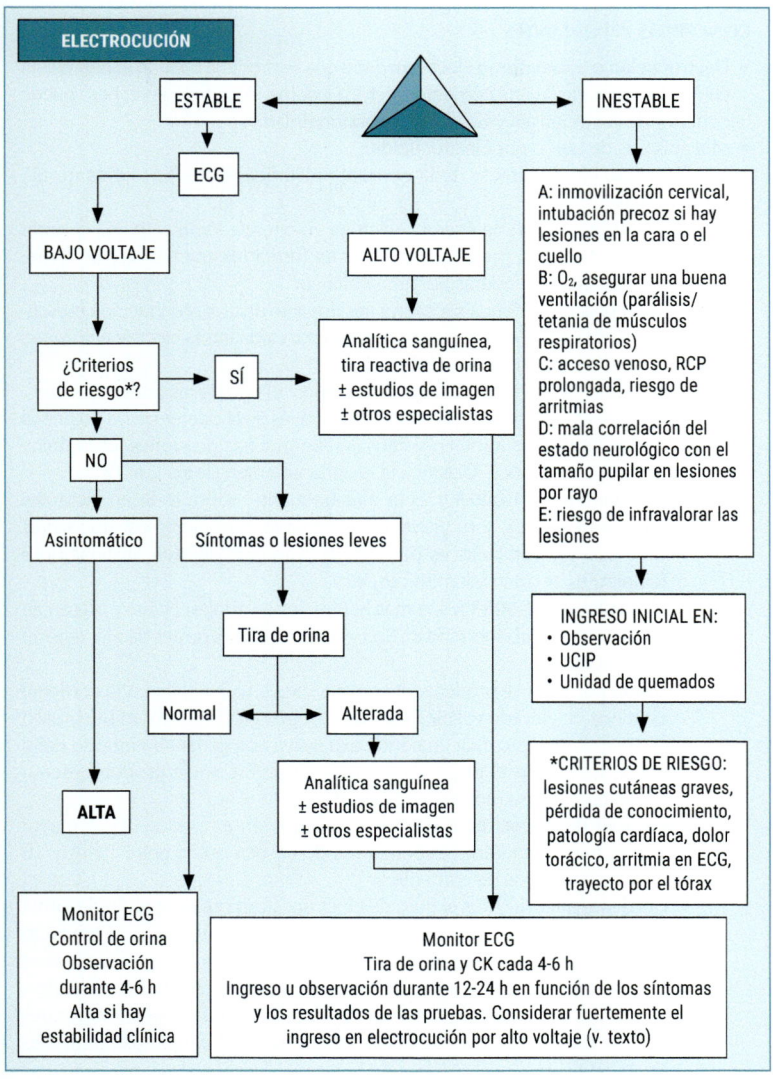

ELECTROCUCIÓN

ESTABLE ← → INESTABLE

ESTABLE → ECG

ECG → BAJO VOLTAJE / ALTO VOLTAJE

BAJO VOLTAJE → ¿Criterios de riesgo*? → SÍ → Analítica sanguínea, tira reactiva de orina ± estudios de imagen ± otros especialistas

¿Criterios de riesgo*? → NO

NO → Asintomático / Síntomas o lesiones leves

Síntomas o lesiones leves → Tira de orina

Tira de orina → Normal ← → Alterada

Alterada → Analítica sanguínea ± estudios de imagen ± otros especialistas

Asintomático → ALTA

INESTABLE:
A: inmovilización cervical, intubación precoz si hay lesiones en la cara o el cuello
B: O_2, asegurar una buena ventilación (parálisis/ tetania de músculos respiratorios)
C: acceso venoso, RCP prolongada, riesgo de arritmias
D: mala correlación del estado neurológico con el tamaño pupilar en lesiones por rayo
E: riesgo de infravalorar las lesiones

INGRESO INICIAL EN:
• Observación
• UCIP
• Unidad de quemados

*CRITERIOS DE RIESGO: lesiones cutáneas graves, pérdida de conocimiento, patología cardíaca, dolor torácico, arritmia en ECG, trayecto por el tórax

Monitor ECG
Control de orina
Observación durante 4-6 h
Alta si hay estabilidad clínica

Monitor ECG
Tira de orina y CK cada 4-6 h
Ingreso u observación durante 12-24 h en función de los síntomas y los resultados de las pruebas. Considerar fuertemente el ingreso en electrocución por alto voltaje (v. texto)

OBJETIVOS

- Identificar el nivel de gravedad de un accidente eléctrico.
- Conocer el tipo de lesiones que se producen en casos de electrocución.
- Basándose en estos datos, establecer una sistemática de manejo de esos pacientes.

CONCEPTOS IMPORTANTES

- **Electrocución o traumatismo eléctrico:** daño que se produce cuando el organismo entra a formar parte de una corriente eléctrica externa. Poco frecuente, pero puede conllevar lesiones graves y una alta morbimortalidad.
- Mecanismos de lesión por electrocución:
  - **Eléctrico:** efecto directo de la corriente eléctrica sobre los tejidos (p. ej., arritmias).
  - **Térmico:** conversión de energía eléctrica en energía térmica (p. ej., quemaduras). Esta energía puede transmitirse de forma interna o viajar de forma externa en las quemaduras por arco voltaico.
  - **Mecánico:** daño por onda expansiva tras impacto de rayo, contracción muscular producida por la corriente, traumatismo por caída tras la electrocución, etc.
- Características de una corriente eléctrica:
  Permiten estimar la gravedad de la electrocución y el tipo de lesiones esperables.
  - **Voltaje:** fuerza que mueve los electrones a través de la diferencia de potencial entre dos puntos; se mide en voltios (V). En muchas ocasiones, es la única variable que se conoce. Clasifica la electrocución en (**Tabla 2.6-1**):
    - **Bajo voltaje (< 1.000 V):** es la más frecuente, sobre todo en lactantes y niños pequeños, y su gravedad es variable. Son ejemplos: domicilios (110-220 V), instalaciones de fábricas, catenaria del tren, instalaciones temporales, aparatos domésticos, etc.
    - **Alto voltaje (> 1.000 V):** son más habituales en adolescentes, y presentan una elevada morbimortalidad. Son ejemplos: líneas/postes de alta tensión (> 100.000 V).
    - **Lesión por rayo:** se produce un contacto breve (< 0,1 s) con una corriente continua de elevado voltaje. Además del daño eléctrico, el cambio brusco de temperatura provoca una onda expansiva que genera un intenso daño mecánico. Dado el poco tiempo de exposición, suele producir escasa lesión térmica. Su mortalidad es del 30%.
  - **Intensidad de la corriente eléctrica:** se mide en amperios (A). A mayor corriente, mayor grado de lesión. La red doméstica oscila entre 1 mA y 10 mA. Existen dos tipos de corriente:
    - **Corriente alterna (AC):** el flujo de electrones cambia de sentido de forma cíclica, y se expresa en ciclos por segundo o hercios (Hz). El contacto produce una estimulación muscular repetida, que favorece un mayor tiempo de exposición y puede causar tetania. Se encuentra en las instalaciones eléctricas de domicilios, fábricas, instalaciones temporales (ferias). La frecuencia de la corriente alterna habitual en los domicilios es de 50-60 Hz.

Tabla 2.6-1. Diferencias entre los tipos de electrocución según el voltaje

	Rayo	Alto voltaje	Bajo voltaje
Voltaje	> 30 × 10⁶ V	> 1.000 V	< 1.000 V
Tiempo de exposición	Instantáneo	Corto	Prolongado
Corriente	DC	DC/AC	Sobre todo AC
Mecanismo lesional	Eléctrico +++ Térmico + Mecánico +++	Eléctrico ++ Térmico +++ Mecánico ++	Eléctrico + Térmico ++ Mecánico +
Arritmia más frecuente	Asistolia	FV	FV
Causa del paro respiratorio	Lesión en el centro respiratorio (SNC)	Traumatismo, parálisis/tetania de los músculos respiratorios	Parálisis/tetania de los músculos respiratorios
Contracción muscular	Única simple	Simple (DC) o tetánica (AC)	Tetánica
Quemaduras	Raras, superficiales	Frecuentes, profundas	Habitualmente superficiales
Rabdomiólisis	Rara vez	Muy habitual	Habitual
Causa de los traumatismos asociados	Onda expansiva	Caída o por contracción muscular única	Caída o tetania muscular repetida (poco frecuente)
Mortalidad	Muy alta	Moderada	Baja
Instalaciones	—	Líneas de alta tensión	Doméstica Catenaria de tren (DC) Fábricas Instalaciones temporales

AC: corriente alterna; DC: corriente directa; FV: fibrilación ventricular; SNC: sistema nervioso central; V: voltios.

- **Corriente continua o directa (DC):** el flujo de electrones siempre discurre en el mismo sentido. El contacto genera un solo espasmo muscular que desplaza a la víctima hacia atrás, lo que implica un menor tiempo de exposición, pero más riesgo de lesiones mecánicas. Presente en aparatos que funcionan con pilas/baterías, catenaria del tren, sistemas eléctricos de vehículos, rayo.

- **Resistencia:** oposición al movimiento de los electrones. Cuanto mayor es la resistencia, mayor es la conversión a energía térmica, produciendo lesiones más localizadas. Cuanto menor es la resistencia, mayor es la conducción de corriente y existe más riesgo de lesiones internas. La resistencia depende de:
  - **Tejidos afectados:** son menos resistentes los que tienen mayor cantidad de agua y electrólitos (hueso > grasa > tendones > piel > músculo/vísceras > vasos > nervios.
  - **Presión aplicada:** a mayor presión, menor resistencia.
  - **Humedad:** la piel húmeda tiene una resistencia 40 veces menor.

ESTIMACIÓN DE LA GRAVEDAD

- **A recoger en la anamnesis:**
  - Alergias, estado vacunal, antecedentes de interés (patología cardíaca previa, etc.).
  - **Características del accidente y de la corriente eléctrica:** voltaje, tipo de corriente (AC/DC), trayecto que ha seguido, superficie de contacto, lugar donde ha ocurrido, presencia de humedad y tiempo de exposición.
  - **Síntomas posteriores:** pérdida de conocimiento, dolor torácico, traumatismos, alteraciones de la fuerza y la sensibilidad.
- **A registrar en la exploración general:**
  - **Constantes:** monitorización de electrocardiograma (ECG), frecuencia cardíaca (FC), frecuencia respiratoria (FR), presión arterial (PA), saturación de oxígeno ($SatO_2$), temperatura. Prestar especial atención al ritmo cardíaco, ya que las arritmias pueden aparecer hasta 12 h después de la electrocución (en especial, en electrocución de alto voltaje).
  - **Exploración física:** considerar al paciente como un **politraumatizado** (v. **capítulo 2.11 Politraumatismo**), especialmente en alto voltaje/rayo o si existe traumatismo posterior. Hay que reevaluar de forma repetida en el tiempo, por la posibilidad de aparición tardía de algunas lesiones. Además de la valoración ABCDE y una exploración secundaria reglada, se debe prestar atención a las lesiones típicas de una corriente eléctrica (**Tabla 2.6-2**), así como a las lesiones cutáneas y osteomusculares:
    - Identificar puntos de entrada y salida, y valoración de las quemaduras (incluyendo la cavidad oral). Los hallazgos cutáneos suelen infraestimar el grado de afectación interna; de hecho, tejidos que inicialmente parecen sanos pueden empeorar de forma tardía.
    - Identificar fracturas, luxaciones y signos de síndrome compartimental.
    - Hallazgos específicos de las lesiones por rayo:
      - Keraunoparálisis: parálisis temporal de un miembro asociada a espasmo vascular y alteraciones sensoriales. Miembro mal perfundido y sin pulso. Suele resolverse espontáneamente en unas horas.
      - Lesiones de Lichtenberg: lesiones hipocrómicas con entramado violáceo (aspecto de pluma), patognomónicas de lesión por rayo. Desaparecen a las 24-36 h.
- **Factores de riesgo de complicaciones:**
  - Lesiones cutáneas graves.
  - Pérdida de conocimiento.
  - Patología cardíaca previa.
  - Dolor torácico.
  - Arritmia en ECG.
  - Trayecto eléctrico por el tórax (p. ej., por presentar lesiones en ambas manos).

PRUEBAS COMPLEMENTARIAS

- **Electrocución por alto voltaje/rayo:**
  - ECG y monitorización cardíaca.

Tabla 2.6-2. Lesiones descritas en casos de electrocución

	Lesiones
Respiratorio	**Insuficiencia/parada respiratoria** Menos frecuente: edema pulmonar no cardiogénico, SDRA
Cardíaco (posible aparición tardía, posible resolución espontánea)	**Arritmias** (posible resolución espontánea): • Frecuentes: taquicardia/bradicardia sinusal, extrasístoles, bloqueos, arritmias auriculares, prolongación del intervalo QT, alteraciones del segmento ST y la onda T • Graves: FV, asistolia, TV sin pulso Menos frecuente: lesión miocárdica, rotura miocárdica, contusión cardíaca
Vascular	Aneurismas, espasmos, rotura, trombosis, necrosis, rotura de grandes vasos
Neurológico (días a meses tras la electrocución, puede ser transitorio)	**Pérdida de conocimiento**, convulsiones, amnesia, desorientación, atrofia muscular, disfunción motora/sensitiva/autónoma (vegetativa), encefalopatía hipóxica-isquémica, edema/hemorragia/infarto cerebral, lesión/rotura medular, lesión de nervios periféricos, SIADH, keraunoparálisis
Renal	**IRA prerrenal:** sangrado, tercer espacio **IRA renal: rabdomiólisis** **Alteraciones hidroelectrolíticas:** hiperpotasemia, hiperfosforemia, hipocalcemia, ácido úrico
Cutáneo	**Quemaduras** de distintos grados (precaución en quemaduras bucales, por riesgo de hemorragia a las 2-3 semanas tras caída de escara) Lesiones de Lichtenberg
Osteomuscular	**Síndrome compartimental** **Fracturas/luxaciones** Quemaduras periósticas, destrucción de la matriz ósea, osteonecrosis
Ocular/ótico	Rotura timpánica, sordera neurosensorial, *tinnitus* (acúfenos), vértigo, lesiones del nervio facial, alteraciones visuales, lesiones corneales, hipema, uveítis, cataratas, hemorragia vítrea, lesión del nervio óptico, desprendimiento de retina, coriorretinitis, rotura coroidea
Gastrointestinal (poco frecuente)	**Úlceras de estrés** (úlcera de Curling) Íleo, hemorragia digestiva, isquemia mesentérica, perforación, fístulas

FV: fibrilación ventricular; IRA: insuficiencia renal aguda; SDRA: síndrome de distrés respiratorio del adulto; SIADH: síndrome de secreción inadecuada de hormona antidiurética; TV: taquicardia ventricular.

- – Análisis de orina: para detección de mioglobinuria.
- – Analítica sanguínea: hemograma, gasometría, ionograma (especial atención a potasio, calcio y fósforo), función renal y hepática, ácido úrico, creatina-cinasa (CK), lactato-deshidrogenasa (LDH) y coagulación. CK-MB/troponinas si el trayecto incluye el corazón o se sospecha lesión cardíaca (aunque no hay una clara correlación entre el valor de las enzimas cardíacas y el daño miocárdico).

- **Electrocución por bajo voltaje:**
  - – Con factores de riesgo: mismas pruebas que para electrocución por alto voltaje.
  - – Sin factores de riesgo:
    - ▪ ECG en todos los casos.

- Análisis de orina si hay síntomas o lesiones leves; no sería necesario si está asintomático.
- **Pruebas de imagen:** individualizar en función de la sospecha clínica.
- **Valoración conjunta con otros especialistas** en función de las lesiones (cirugía plástica, traumatología, cardiología, cirugía general, etc.).

TRATAMIENTOS

- **Paciente inestable:**
  - **Estabilización cardiorrespiratoria:** evaluación ABCDE con especial hincapié en la monitorización cardíaca. Valoración como paciente quemado y politraumatizado. Es importante tener algunas características en cuenta:
    - Inmovilización cervical/espinal y considerar la intubación precoz si existen lesiones en cara y cuello. Considerar vía aérea difícil. Considerar la posibilidad de inhalación de humo.
    - Asegurar una buena ventilación y oxigenación. Riesgo de parálisis/tetania de la musculatura respiratoria o de lesión del centro respiratorio.
    - La reanimación cardiopulmonar (RCP) debe ser prolongada, ya que, en muchas ocasiones, se produce una recuperación espontánea a ritmo sinusal tras el período de arritmia.
    - En lesiones causadas por un rayo, la reactividad pupilar puede estar alterada por disfunción autónoma o lesión del nervio óptico, por lo que no debe usarse como motivo para detener la RCP.
    - Recordar secar al paciente en el caso de que precise desfibrilación.
  - **Fluidoterapia:** riesgo de hipovolemia por sangrado o por tercer espacio (quemados).
    - La fórmula de Parkland para el cálculo de la reposición de líquidos en pacientes quemados puede infraestimar la verdadera extensión de las lesiones.
    - Evitar perfusiones que contengan potasio.
    - Objetivo: ritmo diurético de 1-2 mL/kg·h.
  - **Tratamiento de las arritmias** (v. capítulo correspondiente).
  - **Tratamiento de las convulsiones** (v. capítulo 2.4 Convulsión).
  - **Analgesia:** tanto para el tratamiento del dolor como para la evaluación/cura de las lesiones, puede ser necesario el uso de opioides o precisar sedación (v. capítulo 1.40 Sedoanalgesia: procedimientos).
  - Si existe **rabdomiólisis**, considerar tratamiento si CK > 5.000 (se incrementa el riesgo de daño renal agudo): hiperhidratación (3 L/m^2/día; < 10 kg: 200 mL/kg/día) y valorar la furosemida. La utilidad del manitol y de alcalinizar la orina es controvertida.
  - **Tratamiento de los trastornos hidroelectrolíticos**, si es preciso.
  - **Síndrome compartimental:** valoración por un especialista; puede requerir fasciotomía. Analgesia, oxígeno, evitar la hipotensión. Retirar todo el material externo que comprima y colocar la extremidad a la altura del corazón para favorecer el flujo arterial, sin elevar el miembro.
  - **Tratamiento de las quemaduras** (v. capítulo 5.8 Quemaduras).
  - **Profilaxis antitetánica**, si es necesario (v. capítulo correspondiente).

- **Profilaxis de úlceras de estrés:** si las quemaduras son extensas y/o dieta absoluta. Ranitidina en dosis de 1 mg/kg cada 6-8 h (máximo: 50 mg/dosis) u omeprazol en dosis de 1 mg/kg cada 12-24 h (máximo: 80 mg/día).
- **Paciente estable:**
  - **Alto voltaje y bajo voltaje con factores de riesgo:** observación durante 12-24 h con monitorización ECG, y controles de orina y CK cada 4-6 h. Control del dolor y tratamiento de las quemaduras. Valorar la necesidad de profilaxis antitetánica. Valorar ingreso con sueroterapia y protector gástrico en pacientes con lesiones graves, síntomas persistentes, presencia de arritmias en el ECG, historia de pérdida de conocimiento o electrocuciones de alto voltaje.
  - **Bajo voltaje sin factores de riesgo:** pueden manejarse ambulatoriamente con tratamiento sintomático. Los pacientes con síntomas leves y un ECG y análisis de orina normales pueden tratarse en el domicilio si, tras un período de observación de 4-6 h, no se objetivan cambios en el ECG ni en la orina.

RECUERDE QUE...

- Un paciente que ha sufrido una electrocución debe valorarse como un politraumatizado.
- Es importante recoger información sobre las características de la fuente eléctrica, así como el tiempo, los tejidos en contacto, el trayecto, y la presencia o no de humedad.
- Si es necesaria la RCP, debe ser prolongada, por la posibilidad de resolución espontánea de las arritmias cardíacas.
- Los hallazgos cutáneos pueden infraestimar la verdadera extensión de las lesiones tisulares internas.

BIBLIOGRAFÍA

Antoon AY. Burn injuries. En: Kliegman RM, St Geme JW III (eds.). Nelson textbook of pediatrics. 21ª ed. Filadelfia: Elsevier Inc.,; 2020. p. 2851-3.

Gentges J, Schieche C. Electrical injuries in the emergency department: an evidence-based review. Emerg Med Pract. 2018;20(11):1-20.

Glanstein MM, Ayalon I, Miller ED, Scolnik D. Pediatric electrical burn injuries: experience of a large tertiary care hospital and a review of electrical injury. Pediatr Emer Care. 2013;29(6):737-40.

Guideline: Electrocution and electrical injury – emergency management in children. Children's Health Queensland Hospital and Health Service. 2021. Disponible en: https://www.childrens.health.qld.gov.au

Koutroulis I, Agrawal D. Environmental emergencies, radiological emergencies, bites and stings. En: Shaw KN, Bachur RG (eds). Fleisher & Ludwig'stextbook of pediatric emergency medicine. 8ª ed. Filadelfia: Wolters Kluwer; 2021. p. 681-723.

Lorente Romero J, Vázquez López P. Electrocución. Protocolos diagnósticos y terapéuticos en urgencias de pediatría. 3ª ed. Madrid: Sociedad Española de Urgencias de Pediatría (SEUP); 2019.

O'Keefe KP. Electrical injuries and lightning strikes: evaluation and management. UpToDate. 2023. Disponible en: https://www.uptodate.com

Van de Voorde P, Turner NM, Djakow J, De Lucas N, Martínez-Mejías A, Biarent D, et al. European Resuscitation Council Guidelines 2021: paediatric life support. Resuscitation. 2021;161:327-87.

Estabilización inicial.
Triángulo de evaluación pediátrica

2.7

A. Utrilla Herbon y A. Fernández Landaluce

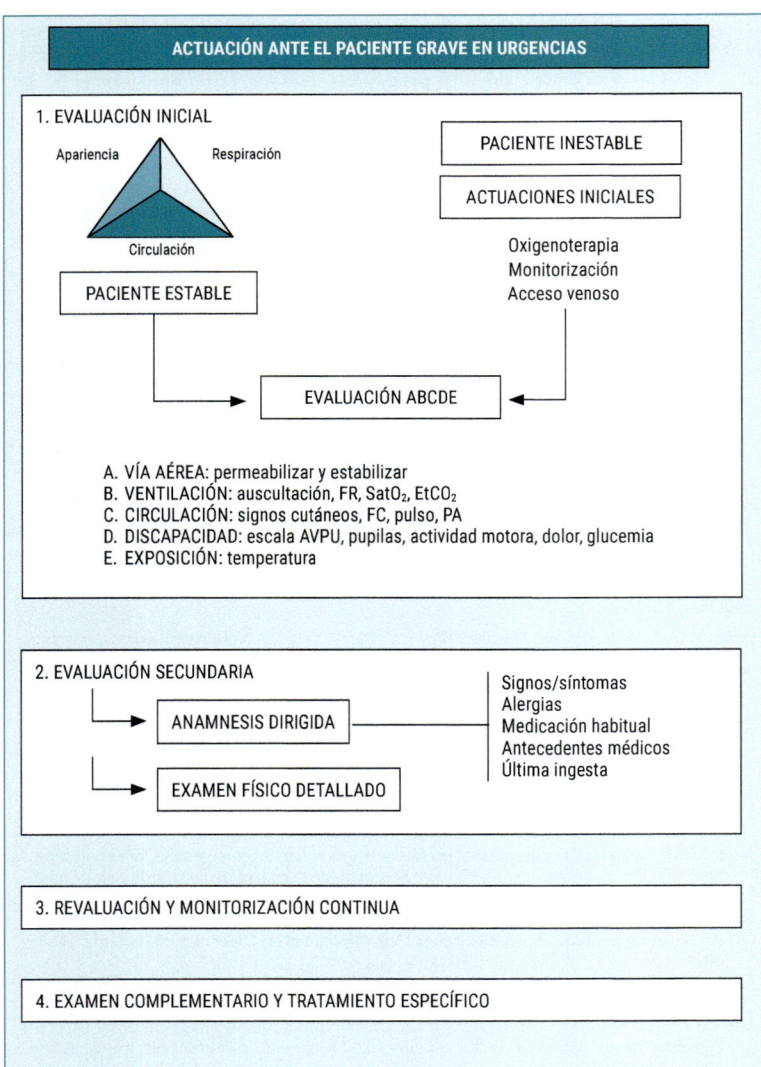

OBJETIVOS

- Describir el uso del triángulo de evaluación pediátrica (TEP) como herramienta de evaluación inicial del paciente pediátrico en el servicio de urgencias.
- Conocer las situaciones fisiopatológicas del TEP y las actuaciones iniciales que conllevan.
- Recordar la secuencia TEP-ABCDE en la aproximación al paciente crítico o potencialmente grave.
- Medidas terapéuticas prioritarias y secuenciales en función de los hallazgos del ABCDE.

CONCEPTOS IMPORTANTES

- La mayor parte de las urgencias pediátricas no son graves, pero en ocasiones el niño presenta lesiones o enfermedades que requieren una intervención inmediata. El personal sanitario de urgencias debe identificar esas situaciones por medio de una evaluación inicial, para establecer una secuencia de manejo rápida y ordenada, que permita solucionar los problemas que amenazan la vida del paciente.
- La **evaluación inicial** engloba:
  - **Impresión general**, por medio del triángulo de evaluación pediátrica (TEP).
  - **Evaluación ABCDE**, que permite identificar **alteraciones anatómicas y/o funcionales** y actuar en consecuencia.
- Tras la actuación inicial, y con el paciente ya estable, se procederá a la **evaluación secundaria**, que incluye la anamnesis dirigida y la exploración física detallada.
- **TEP**: herramienta rápida y sencilla para evaluar el estado fisiológico global del niño. No proporciona un diagnóstico, sino una valoración inmediata (30-60 s) de las necesidades urgentes del menor, que van a permitir tomar medidas rápidas de soporte vital. Se basa en indicios visuales y auditivos, sin contacto físico, aunque debe desvestirse al niño, al menos de cintura para arriba. El TEP incluye tres apartados:

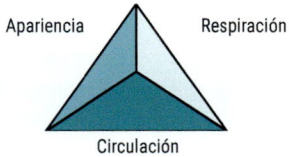

Apariencia — Respiración — Circulación

- **Apariencia o aspecto general:** elemento más importante para determinar la gravedad de la situación. Refleja el estado de oxigenación, ventilación, perfusión cerebral, función del sistema nervioso central y homeostasis corporal. Se evaluarán las siguientes características:
  - **Tono:** ¿la movilidad es adecuada para su edad? ¿Presenta resistencia al examen físico? ¿El tono es adecuado o está inmóvil, flácido e hipoactivo?

- **Reactividad**: ¿está alerta? ¿Responde a estímulos externos, interacciona o juega?
- **Consuelo**: ¿el llanto es inconsolable o se calma en brazos de los familiares?
- **Mirada**: ¿se encuentra fija y sigue con la mirada, o la mirada es opaca y vacía?
- **Llanto/lenguaje**: ¿el llanto/voz es fuerte y espontáneo, o débil y apagado?
- **Respiración:** refleja el estado de oxigenación y ventilación. Pueden alterarse tanto los ruidos respiratorios como los patrones respiratorios:
  - **Ruidos respiratorios anómalos:** los ronquidos, la voz apagada o ronca y el estridor sugieren obstrucción de la vía aérea superior. El quejido espiratorio refleja un intercambio gaseoso inadecuado por presencia de líquido en la vía aérea inferior y en los sacos alveolares. Las sibilancias son un signo de obstrucción bronquial.
  - **Posturas anómalas:** la postura en olfateo indica obstrucción de la vía aérea superior. La postura en trípode o la resistencia al decúbito se adquieren para mejorar la eficiencia de la musculatura accesoria.
  - **Tiraje:** uso de musculatura accesoria. Su magnitud y localización reflejan la gravedad de la hipoxia; existe tiraje supraclavicular, intercostal y subcostal. En el lactante, el balanceo de cabeza indica el uso de la musculatura cervical.
  - **Aleteo nasal:** indica hipoxia moderada/grave.
- **Circulatorio:** informa sobre el gasto cardíaco y la perfusión de los órganos vitales, y permite reconocimiento rápido de la situación de *shock*. La **palidez**, la **piel moteada** (vasoconstricción) y la **cianosis** indican perfusión disminuida.

ESTIMACIÓN DE LA GRAVEDAD

- **Evaluación inicial: TEP y ABCDE**
  - El objetivo es identificar inmediatamente problemas agudos que puedan comprometer las funciones vitales básicas.
  - TEP: los pacientes con los tres apartados del TEP normales se consideran estables (**Tabla 2.7-1**).
  - Si alguno de los apartados está alterado, el paciente se encuentra inestable, y requerirá alguna actuación médica inmediata. Posteriormente, se continuará con la evaluación y estabilización ABCDE.

Tabla 2.7-1. Valoración de la situación fisiopatológica según el TEP

Apariencia	Respiración	Circulación	Situación fisiopatológica
Anormal	Normal	Normal	Disfunción del sistema nervioso central
Normal	Anormal	Normal	Dificultad respiratoria
Anormal	Anormal	Normal	Fallo respiratorio
Normal	Normal	Anormal	*Shock* compensado
Anormal	Normal	Anormal	*Shock* descompensado
Anormal	Anormal	Anormal	Fallo cardiorrespiratorio

– Evaluación ABCDE: esta parte de la evaluación inicial requiere contacto físico y monitorización. Debe realizarse de manera ordenada para priorizar las intervenciones de los trastornos potencialmente mortales a medida que son identificados:

  ■ **Vía aérea:** su evaluación y estabilización son prioritarias. Debe colocarse la cabeza en posición neutra, aspirar secreciones, si las hay, y permeabilizar la vía aérea de forma manual o instrumental. No se debe olvidar la inmovilización cervical en caso de sospecha de traumatismo cervical.

  ■ **Ventilación:** se valorarán los siguientes aspectos

    ○ **Frecuencia respiratoria (FR):** debe ajustarse a la edad del paciente (Tabla 2.7-2) e interpretarse junto al resto de parámetros respiratorios. Una FR anormalmente alta o baja suele ser signo de insuficiencia respiratoria, aunque una FR alta puede deberse a fiebre, dolor o agitación.

    ○ **Auscultación cardiopulmonar:** valorará la entrada de aire bilateral, y la presencia de ruidos respiratorios anómalos como estertores, crepitantes y/o sibilancias durante la inspiración y la espiración.

    ○ **Saturación de oxígeno** (SatO$_2$): una SatO$_2$ > 94 % indica una oxigenación adecuada. Debe interpretarse junto al trabajo respiratorio. Ciertas situaciones pueden subestimar erróneamente el intercambio gaseoso: hipoperfusión, sensor inadecuado, movimientos del paciente, cardiopatía congénita cianógena, metahemoglobinemia y carboxihemoglobinemia.

    ○ **Determinación de dióxido de carbono:** la hipercapnia es un marcador más precoz que la hipoxia en situaciones de compromiso de la vía aérea. Las técnicas más empleadas son: capnometría, capnografía y concentración de CO$_2$ al final de la espiración (v. **capítulo 1.4 Capnografía no invasiva para indicaciones y técnica**).

  ■ **Circulación:** además del aspecto circulatorio del TEP, se evalúa:

    ○ **Frecuencia cardíaca (FC):** se ajustará a la edad del paciente (Tabla 2.7-2). Puede aumentar de manera fisiológica en situación de fiebre, dolor o agitación.

Tabla 2.7-2. Constantes vitales según la edad

Edad	FC Latidos por minuto	FR Respiraciones por minuto	PA	
			PAS	PAD
0-3 meses	100-150*	35-55	65-85	45-55
3-6 meses	90-120	30-45	70-90	50-65
6-12 meses	80-120	25-40	80-100	55-65
1-3 años	70-110	20-30	90-105	55-70
3-6 años	65-110	20-25	95-110	60-75
6-12 años	60-95	14-22	100-120	60-75
> 12 años	55-85	12-18	110-135	65-85

* Durante el sueño, la FC puede bajar significativamente. Si no hay signos de bajo gasto, no requiere intervención alguna.

- ○ **Características del pulso:** si los pulsos periféricos están ausentes, se deben palpar los centrales (femoral en el lactante, carotídeo en niños mayores y adolescentes). La ausencia de pulso central obliga a iniciar maniobras de reanimación cardiopulmonar. Permiten estimar la presión arterial (PA):
  - ◆ Pulsos periféricos palpables: PA sistólica (PAS) ≥ 90 mmHg.
  - ◆ Pulsos centrales palpables: PAS = 50-90 mmHg.
  - ◆ Ausencia de pulsos palpables: PAS < 50 mmHg.
- ○ **Temperatura cutánea y relleno capilar:** la piel caliente cerca de los tobillos y las muñecas es signo de perfusión adecuada; un gradiente térmico a cualquier nivel de las extremidades indicará perfusión inadecuada. El relleno capilar se evalúa sobre la rótula, los pies, las manos y los antebrazos; es normal ≤ 2 s.
- ○ **Presión arterial:** varía con la edad, y es importante usar el manguito adecuado (ancho equivalente a dos tercios de la longitud del brazo o muslo). Entre 1 y 10 años, el límite inferior de la PAS aceptable es: PAS mínima = 70 + (2 × edad en años).
  La PA baja es signo inequívoco de *shock* descompensado.
- ■ **Neurológico:** evaluar rápidamente:
  - ○ **Nivel de consciencia y respuesta a estímulos:** mediante la escala AVPU (A: alerta; V: respuesta a estímulo verbal; P: estímulo doloroso [pain]; U: ausencia de respuesta [unresponsive]).
  - ○ **Traumatismo craneoencefálico:** evaluar con escala de Glasgow (v. **capítulo 4.3 Traumatismo craneoencefálico**).
  - ○ **Respuesta pupilar a la luz.**
  - ○ **Actividad motora:** postura, tono, simetría de movimientos, etc.
  - ○ **Dolor:** valoración mediante escalas validadas.
- ■ **Exposición:** exponer y explorar completamente al niño (incluida la espalda), evitando la pérdida rápida de calor en los lactantes. En este punto debe registrarse la temperatura.
- • **Evaluación secundaria:** anamnesis y examen físico dirigidos. Tienen como objetivo establecer la impresión diagnóstica, y planificar los exámenes complementarios y tratamientos específicos:
  - – Anamnesis dirigida: investigar sobre los siguientes aspectos:
    - ■ **Signos y síntomas:** inicio y características.
    - ■ **Alergias** y medicación habitual.
    - ■ **Patología medicoquirúrgica previa:** incluye datos del embarazo, parto, vacunación, cirugías y/o ingresos hospitalarios previos, etc.
    - ■ **Hora de la última ingesta.**
    - ■ **Circunstancias** relacionadas con el episodio actual.
  - – Exploración física detallada: la secuencia de los pies a la cabeza es la más adecuada en lactantes, niños pequeños y preescolares. Conviene que los familiares estén presentes. Incluye: observación general, piel, cabeza, ojos, área otorrinolaringológica (ORL), cuello, tórax, corazón, espalda, abdomen, pelvis, extremidades, examen neurológico completo.
  - – Es fundamental realizar una **revaluación constante** del TEP y ABCDE de todo paciente crítico. Además, debe monitorizarse la respuesta a los tra-

tamientos iniciados. Así, se podrán identificar nuevos problemas, en caso de que surgieran, y valorar la necesidad de continuar o modificar los tratamientos.

TRATAMIENTOS

- Una vez identificada la situación de inestabilidad mediante el TEP, deben aplicarse unas actuaciones iniciales básicas:
  - Oxigenoterapia (máscara con reservorio, fracción inspiratoria de oxígeno [FiO_2] = 1 L).
  - Monitorización cardiorrespiratoria continua.
  - Determinación de la glucemia capilar (especialmente si existe alteración de la apariencia).
  - Canalización de acceso venoso.
- Posteriormente, y a medida que se identifican alteraciones en la evaluación ABCDE, se realizarán actuaciones de manera secuencial y progresiva:
  - Si la vía aérea no está permeable:
    - Incorporar la cabecera de la cama.
    - Maniobras manuales de apertura de la vía aérea: frente-mentón, triple maniobra en politraumatizado junto a inmovilización cervical (v. **capítulo 2.12 Reanimación cardiopulmonar**).
    - Aspiración de secreciones, examinar la cavidad oral.
    - Cánula orofaríngea cuando las maniobras manuales no son suficientes (si existe inconsciencia y el paciente lo tolera).
    - Mantenimiento mecánico de la vía aérea: si, pese a los pasos previos, no se logra una oxigenación y una ventilación adecuadas. Intubación orotraqueal (previa secuencia rápida de intubación, salvo en situación de parada cardiorrespiratoria [v. **capítulo 1.24 Intubación endotraqueal**]), mascarilla laríngea, punción cricotiroidea y/o cricotiroidotomía (v. **capítulo 2.12 RCP**).
  - Si la vía aérea es permeable, pero el niño no tiene una respiración espontánea o la ventilación es ineficaz: ventilación con máscara facial y bolsa autoinflable (v. **capítulo 1.50 Ventilación con bolsa y mascarilla (VBM)**).
    - Indicaciones de intubación orotraqueal:
      - Incapacidad para la ventilación con bolsa autoinflable.
      - Necesidad de control prolongado de la vía aérea, por ausencia de reflejo protector de la vía aérea (incluye el estado de coma).
      - Insuficiencia respiratoria grave.
      - Situaciones con riesgo inminente de obstrucción de la vía aérea.
      - *Shock* resistente a líquidos.
      - Si el paciente está en situación de *shock*, no debe demorarse la administración de líquido intravenoso (solución isotónica [suero salino fisiológico —SSF— o solución balanceada]: 10-20 mL/kg), aparte de la administración de oxigenoterapia y monitorización continua. Para el tratamiento del s*hock*, véase el **capítulo 2.14 *Shock***.
  - Si existe una alteración del nivel de consciencia, se actuará del siguiente modo:

- Oxigenoterapia en máscara con reservorio.
- Valorar cánula orofaríngea, ventilación con máscara facial y bolsa auto-inflable, intubación orotraqueal.
- Monitorización continua (incluir capnografía) y canalización de acceso venoso.
- Determinación de la glucemia capilar.
- Iniciar sueroterapia intravenosa.
- Iniciar analgesia acorde al dolor y tratar las convulsiones.

 RECUERDE QUE...

- La evaluación del paciente grave es secuencial:
  - Evaluación del TEP e inicio de las medidas terapéuticas básicas.
  - Evaluación y estabilización ABCDE.
  - Anamnesis y examen físico dirigido.
  - Revaluación permanente de las constantes vitales y de los hallazgos patológicos.
- Revisión de la eficacia y de los posibles efectos adversos del tratamiento.

BIBLIOGRAFÍA

American Academy of Pediatrics. Pediatric assessment. En: Fuchs S, Pante M (eds.). Burlington. Jones and Bartlett, Burlington. Prehospital education for prehospital professionals. 3ª ed.; 2013. p. 8.

Dieckmann RA, Brownstein D, Gausche-Hill M. The pediatrics Aassessment triangle: a novel approach for the rapid evaluation of children. Pediatr Emerg Care. 2010;26(4):312-5.

Fernández A, Ares MI, García S, Martínez-Indarte L, Mintegi S, Benito J. The validity of the pediatric assessment triangle as the first step in the triage process in a pediatric emergency department. Pediatr Emerg Care. 2017;33(4):234-8.

Fernández Arribas JL. Protocolos diagnósticos y terapéuticos en urgencias de pediatría. Seup. org. 2019. Disponible en: https://seup.org

Hazinski MF, Samson RA, Schexnayder SM. Pediatric advanced life support provider manual. Dallas: American Heart Association; 2012.

Horeczko T, Enríquez B, McGrath NE, Gausche-Hill M, Lewis RJ. The pediatric assessment triangle: accuracy of its application by nurses in the triage of children. J Emerg Nurs. 2013;39(2):182-9.

Rodríguez López MA, Ramos Martínez R. Triaje en urgencias pediátricas. En: Rodríguez López MA, González Fernández CT, Megías Plata D (coords.). Enfermería del niño y el adolescente. Vol. II. Colección Enfermería S21. Madrid: Difusión Avances de Enfermería (DAE),; 2021. p. 863-94.

Ronald A. Pediatric assessment. En: Fuchs S, Yamamoto L; American Academy of Pediatrics; American College of Emergency Physicians (eds.). APLS: the pediatric emergency medicine resource. 5ª ed. Burlington: Jones & Bartlett Learning; 2012.

Weiss AK, Lavoie ME, Khoon-yen ET. A general approach to the ill or injured child. En: Fleischer GR, Ludwig S (eds.). Textbook of pediatric emergency medicine. 8ª ed. Filadelfia: Wolters Kluwer; 2020. p. 26-33.

Evento breve resuelto e inexplicado (BRUE)

2.8

L. Serrano Costa y Y. Ballestero Díez

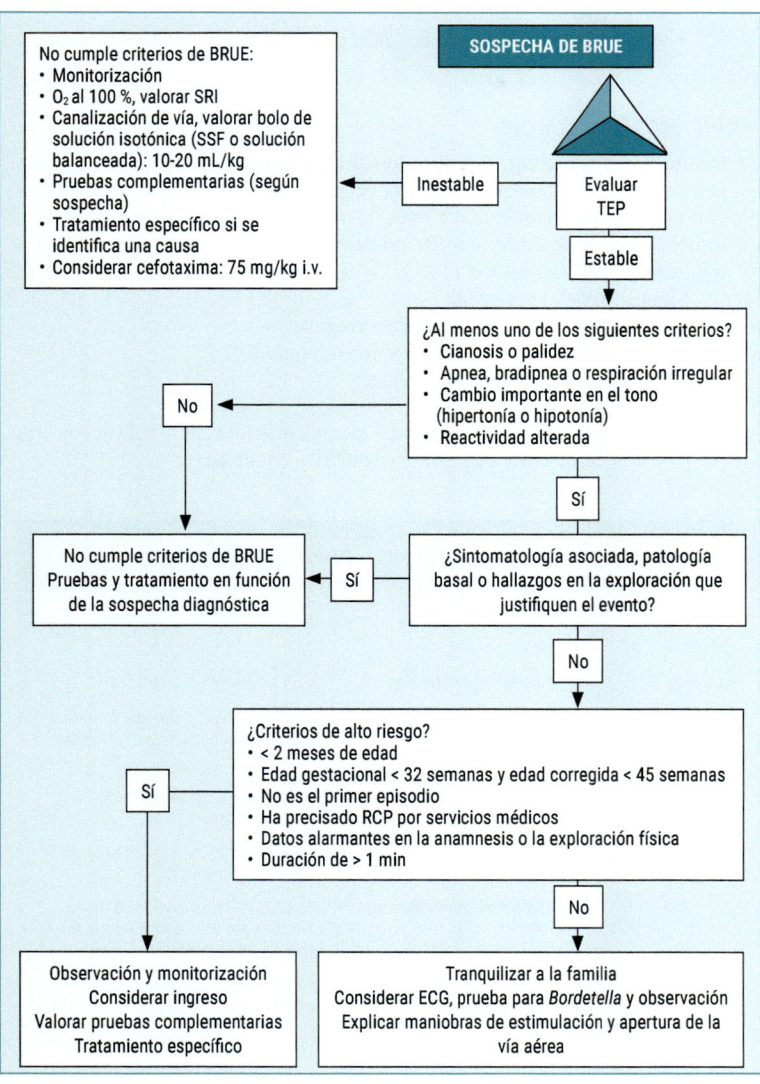

SOSPECHA DE BRUE

Evaluar TEP

Inestable → **No cumple criterios de BRUE:**
- Monitorización
- O$_2$ al 100 %, valorar SRI
- Canalización de vía, valorar bolo de solución isotónica (SSF o solución balanceada): 10-20 mL/kg
- Pruebas complementarias (según sospecha)
- Tratamiento específico si se identifica una causa
- Considerar cefotaxima: 75 mg/kg i.v.

Estable

¿Al menos uno de los siguientes criterios?
- Cianosis o palidez
- Apnea, bradipnea o respiración irregular
- Cambio importante en el tono (hipertonía o hipotonía)
- Reactividad alterada

No →

Sí

¿Sintomatología asociada, patología basal o hallazgos en la exploración que justifiquen el evento?

Sí → No cumple criterios de BRUE
Pruebas y tratamiento en función de la sospecha diagnóstica

No

¿Criterios de alto riesgo?
- < 2 meses de edad
- Edad gestacional < 32 semanas y edad corregida < 45 semanas
- No es el primer episodio
- Ha precisado RCP por servicios médicos
- Datos alarmantes en la anamnesis o la exploración física
- Duración de > 1 min

Sí →

No

Observación y monitorización
Considerar ingreso
Valorar pruebas complementarias
Tratamiento específico

Tranquilizar a la familia
Considerar ECG, prueba para *Bordetella* y observación
Explicar maniobras de estimulación y apertura de la vía aérea

OBJETIVOS
- Conocer los criterios para diagnosticar un episodio como evento breve resuelto e inexplicado (BRUE) y establecer los pasos a seguir en su valoración inicial.
- Saber identificar a los pacientes de alto riesgo de recurrencia o de presentar una enfermedad subyacente grave no diagnosticada, basándose en la historia clínica y la exploración.
- Valorar correctamente la necesidad o no de pruebas complementarias y hospitalización.

CONCEPTOS IMPORTANTES

- **Evento breve resuelto e inexplicado (BRUE):** evento que ocurre en un niño menor de 1 año, y que es referido por el observador como un episodio repentino y breve (habitualmente < 1 min; en la mayoría de los casos < 20-30 s), y resuelto (recuperación de la situación basal), que incluye al menos uno de los siguientes datos (**Tabla 2.8-1**):
  - Cianosis o palidez central.
  - Respiración ausente, disminuida o irregular.
  - Cambio de tono marcado (hipertonía o hipotonía).
  - Alteración del nivel de consciencia.

Para clasificarse como BRUE, no debe identificarse una causa subyacente tras una anamnesis completa y una exploración física detallada.

Tabla 2.8-1. Características del evento breve resuelto e inexplicado (BRUE) y aquellas que excluyen esta codificación

Características	Compatible con BRUE	Descarta BRUE
Breve	< 1 min	
Resuelto	TEP y constantes normales	TEP o constantes alteradas
Inexplicado	Sin sintomatología, patología de base o hallazgos en la exploración que lo justifiquen	Sintomatología, patología de base o hallazgos que justifiquen el evento
Criterios clínicos	Palidez o cianosis central	Acrocianosis o cianosis perioral aislada, eritrosis
	Apnea, bradipnea o respiración irregular	Respiración periódica del neonato, espasmo del sollozo
	Hipertonía o hipotonía marcada	Cambio de tono asociado a llanto, reflujo gastroesofágico, atragantamiento o espasmo del sollozo
	Pérdida de conocimiento, alteración del nivel de consciencia	Pérdida de conocimiento secundaria a espasmo del sollozo

TEP: triángulo de evaluación pediátrica.

ESTIMACIÓN DE LA GRAVEDAD

- La mayor parte de estos eventos tienen un bajo riesgo de recurrencia o de tener un problema subyacente grave. Se ha observado que solo en torno a un 4 % de los pacientes presentan una enfermedad grave subyacente.
- Es preciso realizar una cuidadosa historia clínica y examen físico completo para:
  - Identificar las características que sugieren una causa específica (descartaría un BRUE): infecciones respiratorias, reflujo gastroesofágico, arritmias, maltrato infantil, infecciones, convulsiones, etc.
  - Caracterizar el evento.
  - Evaluar el riesgo de recurrencia o de presentar una enfermedad subyacente grave no diagnosticada (pacientes de alto riesgo).
- **A recoger en la anamnesis:**
  - **Descripción del evento:**
    - Testigos.
    - Estado inmediatamente antes: dónde ocurrió, despierto o dormido, posición, actividad (relación con una toma, vómito, llanto, acceso de tos, atragantamiento, etc.).
    - Estado durante el evento:
      - Esfuerzo respiratorio (ausente, superficial, aumentado).
      - Cambios de tono: flacidez, rigidez, movimientos anómalos.
      - Cambios de color: cianosis, palidez, eritrosis.
      - Nivel de consciencia.
    - Fin del evento:
      - Duración.
      - Intervención necesaria para la recuperación.
    - Estado tras el evento:
      - Regreso a la normalidad inmediatamente/gradualmente todavía no.
      - Estado previo a recuperar la normalidad (tranquilo, aturdido, irritable).
  - **Antecedentes personales:**
    - Episodios previos de BRUE.
    - Enfermedades, hospitalizaciones, inmunizaciones o medicaciones recientes.
    - Antecedentes relacionados con el embarazo, el parto y el período perinatal.
    - Desarrollo psicomotor y curva de crecimiento.
    - Alimentación y comportamiento habitual: frecuencia y cantidad de las tomas, dificultades de alimentación, regurgitador/vomitador habitual, hábitos de sueño.
    - Medicaciones en domicilio, posibilidad de ingesta o atragantamiento.
  - **Antecedentes familiares:**
    - Fallecimientos inexplicados, síndrome de muerte súbita del lactante (SMSL) en hermanos, etc.
    - Enfermedades metabólicas, genéticas, cardíacas o neurológicas.
    - Alteraciones craneofaciales.

- Coherencia de la información, circunstancias sociales de la familia y presencia de hábitos tóxicos (descartar la posibilidad de una intoxicación).
- **A registrar en la exploración general:**
  - Toma de constantes: temperatura, frecuencia respiratoria (FR), frecuencia cardíaca (FC), presión arterial (PA) y saturación de oxígeno (SatO$_2$).
  - Exploración física completa, con especial atención a la exploración neurológica, respiratoria y cardiovascular. Valorar síntomas que puedan orientar hacia una etiología (rinorrea, tos, signos de posible traumatismo, hemorragias conjuntivales, alteraciones de la morfología craneofacial, etc.). Si existe sospecha de maltrato, está indicado explorar el fondo de ojo.
  - Se consideran **pacientes de alto riesgo**:
    - Lactante < 2 meses.
    - Edad gestacional < 32 semanas y edad corregida < 45 semanas.
    - No es el primer episodio.
    - Duración > 1 min.
    - Haber requerido reanimación cardiopulmonar (RCP) por personal médico entrenado.
    - Encontrar datos de alarma en la historia clínica o en la exploración física (sospecha de maltrato, síntomas durante la evaluación, compromiso significativo durante el evento como cianosis generalizada sostenida o pérdida de consciencia, características dismórficas, anomalías congénitas y/o síndrome conocido).

PRUEBAS COMPLEMENTARIAS

- Los **pacientes de bajo riesgo** podrían manejarse de forma segura sin necesidad de pruebas complementarias ni hospitalización. Podría valorarse la realización de un electrocardiograma (ECG) de 12 derivaciones y mantenerse en observación durante un breve período, con monitorización de pulsioximetría.
- En los **pacientes de alto riesgo** o en aquellos en los que se sospeche una etiología específica, se realizarán pruebas complementarias encaminadas a documentar tanto la gravedad del episodio como un diagnóstico asociado. En los casos en que la anamnesis o la exploración sugieran un diagnóstico concreto, las pruebas a realizar dependerán de la sospecha clínica. En aquellos casos en los que no se sospeche un diagnóstico concreto, las pruebas complementarias a realizar podrían incluir:
  - Hematimetría, ionograma incluido calcio, proteína C-reactiva, procalcitonina (PCT), glucemia, transaminasas, gasometría venosa, lactato y amonio.
  - Sistemático de orina y urocultivo.
  - Radiografía de tórax.
  - ECG.
  - Valorar detección de tóxicos en sangre y orina (si existe sospecha clínica de intoxicación), test rápido de virus respiratorio sincitial (VRS) y gripe (en épocas epidémicas), reacción en cadena de la polimerasa (PCR) y cultivo de *Bordetella pertussis* (ambiente epidémico).

Durante el ingreso en planta se completará el estudio etiológico en función de la sospecha clínica (electroencefalograma [EEG], ecografía cerebral, estudio de deglución, estudio metabólico, etc.).

TRATAMIENTOS

- La mayoría de los lactantes que acuden a urgencias por un BRUE tendrán un triángulo de evaluación pediátrica (TEP) normal y no requerirán ninguna actitud terapéutica inicial.
- En aquellos pacientes que cumplen los criterios de bajo riesgo previamente definidos:
  - Se debe:
    - Explicar a la familia la benignidad del episodio (no existe asociación conocida entre el SMSL; la mayoría son idiopáticos, probablemente relacionados con la inmadurez de los sistemas de control de la respiración), el riesgo de recurrencia, la actitud a adoptar y el seguimiento que precisa. Recordar las medidas para minimizar el riesgo de SMSL (dormir en decúbito supino, con la cara libre, evitar la ropa suelta y excesiva, evitar la temperatura extrema y eliminar la exposición al humo del tabaco).
    - Dar instrucciones a la familia sobre las formas de estimulación y las maniobras de apertura de la vía aérea en caso de necesidad.
    - Hacer partícipes a las familias en la toma de decisiones.
  - Se debe considerar:
    - Realizar prueba de detección de *Bordetella pertussis*.
    - ECG de 12 derivaciones.
    - Monitorización breve seriada que incluya pulsioximetría.
  - No es necesario:
    - Realizar pruebas de virus respiratorios.
    - Análisis de orina.
    - Pruebas de neuroimagen.
    - Ingresar al paciente en el hospital para monitorización cardiorrespiratoria.
  - No se debe realizar:
    - Analítica sanguínea.
    - Hemocultivos.
    - Análisis de líquido cefalorraquídeo (LCR).
    - Pruebas de imagen como radiografía de tórax, ecocardiograma o EEG.
    - Monitorización cardiorrespiratoria en el domicilio.
    - Iniciar tratamiento con neurolépticos.
- Los lactantes que no cumplan los criterios de bajo riesgo precisarán un período de observación y monitorización hospitalaria (al menos durante 24 h). Si transcurridas 24 h no se ha llegado a un diagnóstico concreto tras la realización de pruebas complementarias, y no ha vuelto a repetir eventos, se valorará el alta al domicilio con un seguimiento riguroso posterior por parte del pediatra ambulatorio.

RECUERDE QUE...

- El BRUE se define como un episodio repentino, breve y resuelto, en menores de 1 año, que incluye al menos uno de los siguientes: cianosis o palidez central, respiración ausente, disminuida o irregular, cambio de tono y capacidad de respuesta disminuida. No existe una causa subyacente.

- La mayoría tienen escaso riesgo de recurrencia o de tener un problema subyacente grave.

- Los pacientes de bajo riesgo podrían manejarse de forma segura sin una evaluación diagnóstica extensa u hospitalización.

- Los pacientes de alto riesgo precisarán un período de observación, monitorización y realización de pruebas complementarias oportunas.

BIBLIOGRAFÍA

Corwin MJ. Acute events in infancy including brief resolved unexplained event (BRUE). UpToDate. 2023. Disponible en: https://www.uptodate.com

Nama N, Hall M, Neuman M. Brief resolved unexplained event research and quality improvement network. Risk prediction after a brief resolved unexplained event. Hosp Pediatr. 2022;12(9):772-85.

Tieder JS, Bonkowsky JL, Etzel RA. Clinical practice guideline: brief resolved unexplained events (formerly apparent life-threatening events) and evaluation of lower-risk infants: executive Ssummary. Pediatrics. 2016;;137(5):e20160591.

Hipertensión intracraneal

2.9

Y. Ballestero Díez

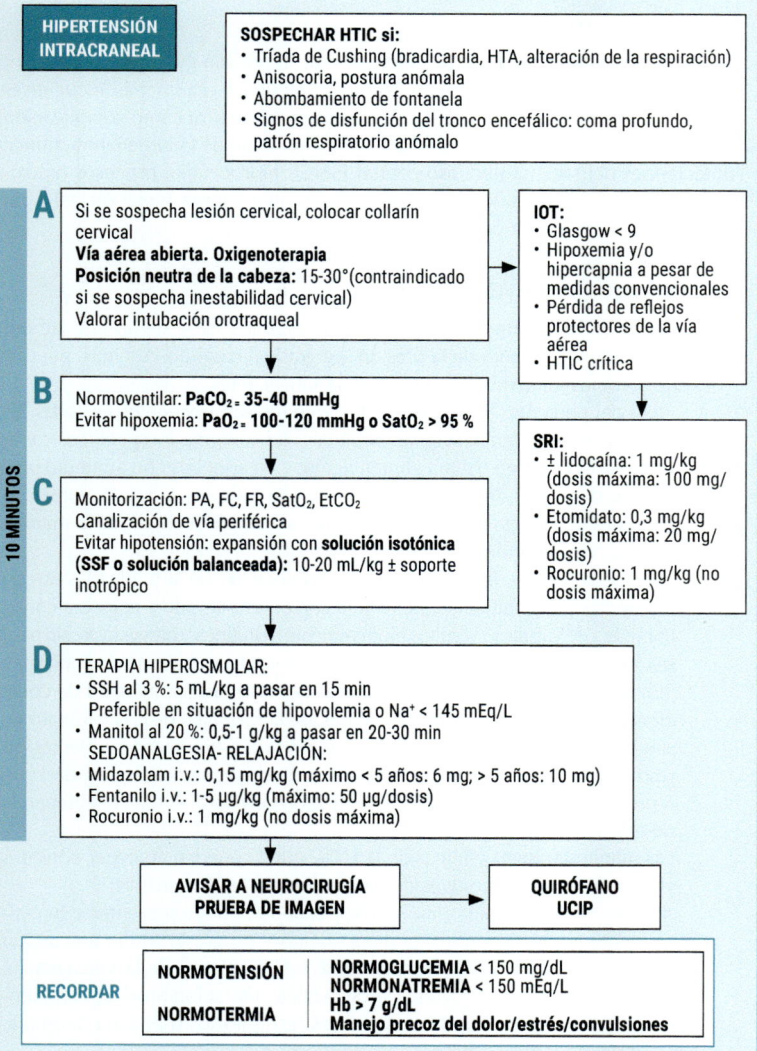

HIPERTENSIÓN INTRACRANEAL

SOSPECHAR HTIC si:
- Tríada de Cushing (bradicardia, HTA, alteración de la respiración)
- Anisocoria, postura anómala
- Abombamiento de fontanela
- Signos de disfunción del tronco encefálico: coma profundo, patrón respiratorio anómalo

10 MINUTOS

A Si se sospecha lesión cervical, colocar collarín cervical
Vía aérea abierta. Oxigenoterapia
Posición neutra de la cabeza: 15-30° (contraindicado si se sospecha inestabilidad cervical)
Valorar intubación orotraqueal

IOT:
- Glasgow < 9
- Hipoxemia y/o hipercapnia a pesar de medidas convencionales
- Pérdida de reflejos protectores de la vía aérea
- HTIC crítica

B Normoventilar: $PaCO_2 = 35\text{-}40$ mmHg
Evitar hipoxemia: $PaO_2 = 100\text{-}120$ mmHg o $SatO_2 > 95\,\%$

SRI:
- ± lidocaína: 1 mg/kg (dosis máxima: 100 mg/dosis)
- Etomidato: 0,3 mg/kg (dosis máxima: 20 mg/dosis)
- Rocuronio: 1 mg/kg (no dosis máxima)

C Monitorización: PA, FC, FR, $SatO_2$, $EtCO_2$
Canalización de vía periférica
Evitar hipotensión: expansión con **solución isotónica (SSF o solución balanceada):** 10-20 mL/kg ± soporte inotrópico

D TERAPIA HIPEROSMOLAR:
- SSH al 3 %: 5 mL/kg a pasar en 15 min
  Preferible en situación de hipovolemia o $Na^+ < 145$ mEq/L
- Manitol al 20 %: 0,5-1 g/kg a pasar en 20-30 min
  SEDOANALGESIA- RELAJACIÓN:
- Midazolam i.v.: 0,15 mg/kg (máximo < 5 años: 6 mg; > 5 años: 10 mg)
- Fentanilo i.v.: 1-5 µg/kg (máximo: 50 µg/dosis)
- Rocuronio i.v.: 1 mg/kg (no dosis máxima)

AVISAR A NEUROCIRUGÍA PRUEBA DE IMAGEN → **QUIRÓFANO UCIP**

RECORDAR

NORMOTENSIÓN	NORMOGLUCEMIA < 150 mg/dL
	NORMONATREMIA < 150 mEq/L
NORMOTERMIA	Hb > 7 g/dL
	Manejo precoz del dolor/estrés/convulsiones

OBJETIVOS
- Conocer la sintomatología inicial sugestiva de hipertensión intracraneal para poder realizar un diagnóstico precoz y prevenir secuelas neurológicas, incluso la muerte.
- Conocer el tratamiento escalonado.

CONCEPTOS IMPORTANTES

Hipertensión intracraneal (HTIC): elevación de la presión intracraneal (PIC) por encima de 20 mmHg durante más de 5 min con clínica. La causa más frecuente es el traumatismo craneoencefálico (TCE), aunque puede ocurrir como complicación de cualquier situación clínica que conlleve un aumento de volumen intracraneal (infecciones del sistema nervioso central [SNC], hidrocefalia, procesos hipóxico-isquémicos, lesiones ocupantes de espacio, alteraciones metabólicas) o ser idiopática (pseudotumor cerebri).

ESTIMACIÓN DE LA GRAVEDAD

- **A recoger en la anamnesis:** La presentación clínica varía según la edad del niño, y según el aumento de la presión sea gradual o agudo. Además, pueden existir síntomas relacionados con la causa subyacente.
  - Edad del paciente: las náuseas y los vómitos son frecuentes en todas las edades. En los lactantes son más habituales los síntomas inespecíficos como irritabilidad, letargo o mala alimentación, y en aquellos con aumento progresivo de la PIC, macrocefalia para la edad. En los niños mayores son comunes la cefalea, el edema de papila, la alteración visual, de la marcha o de la coordinación.
  - El aumento agudo de la PIC puede ir acompañado de la tríada clásica que incluye: cefalea (matutina, que mejora con el ortostatismo y empeora con la maniobra de Valsalva), vómitos (normalmente matutinos y proyectivos, sin náusea previa) y edema de papila (no siempre presente, su hallazgo lo confirma).
  - Si hay progresión clínica, puede aparecer disminución del nivel de consciencia, alteraciones visuales, pupilares, de la marcha o de la coordinación, síntomas sistémicos (como hipertensión arterial, bradicardia y depresión respiratoria, que constituyen la tríada de Cushing, signo de gravedad que representa un riesgo elevado de herniación cerebral) e incluso fenómenos de enclavamiento.
  - Las manifestaciones clínicas de la HTIC crítica pueden aparecer constituyendo síndromes sugestivos de herniación del tejido cerebral:
    - Herniación transtentorial: la más frecuente. Puede presentarse inicialmente como un síndrome diencefálico y progresar a una afectación bulbar (v. **tabla 2.1-2 en capítulo 2.1 Alteraciones de la consciencia. Coma**). La clínica progresa desde cefalea, alteración nivel de consciencia, alteraciones pupilares, patrones respiratorios o postura anómala, hasta tríada de Cushing y paro cardiorrespiratorio.

- Herniación subfalcina: produce pérdida de fuerza unilateral o bilateral, pérdida del control vesical y coma.
- Herniación uncal: se caracteriza por la alteración del III par ipsilateral con anisocoria, seguido de midriasis unilateral y coma.
- Herniación amigdalina: produce disfunción de los centros respiratorio y cardíaco. Los síntomas pueden empeorar al flexionar el cuello y mejorar al extenderlo. Con frecuencia es una complicación mortal.
  - Cuando la HTIC se establece lentamente, puede aparecer:
    - En lactantes: abombamiento de la fontanela, dehiscencia de suturas, incremento de perímetro cefálico, irritabilidad, ojos en sol poniente, nistagmo o convulsiones.
    - En edades posteriores: cefalea, vómitos, edema de papila, diplopia, alteraciones en la deambulación o cambios de conducta.
  - Además, habrá que preguntar por síntomas (infecciones del SNC) o antecedentes personales (TCE, discrasias sanguíneas, enfermedades metabólicas, hidrocefalia o portadores de válvula de derivación ventriculoperitoneal) que orienten a la etiología.

- **A registrar en la exploración general:**
  - Monitorización continua de frecuencia cardíaca (FC), presión arterial (PA), frecuencia respiratoria (FR), saturación de oxígeno (SatO$_2$) y dióxido de carbono telespiratorio (EtCO$_2$).
  - Se debe realizar una exploración neurológica completa, incluido fondo de ojo, características pupilares, posturas anómalas, perímetro cefálico y monitorización de la escala de Glasgow.
  - Signos que orientan a la causa de la HTIC: lesiones o tumefacciones a nivel craneal (posible TCE), o en otras localizaciones (posible politraumatismo o maltrato), exantemas cutáneos (posible infección del SNC), etc.
  - Es importante vigilar el patrón respiratorio y los signos de hipoperfusión periférica (frialdad acra, relleno capilar retardado).

PRUEBAS COMPLEMENTARIAS

- **Neuroimagen:** no solo contribuyen a establecer el diagnóstico de HTIC, sino que también aportan información sobre su etiología:
  - Tomografía computarizada (TC): es el método de elección tanto en el diagnóstico como en el seguimiento, por el alto rendimiento para visualizar lesiones traumáticas agudas y ser una exploración rápida. Debe realizarse tan pronto como el paciente se encuentre estabilizado. Una TC normal no descarta la existencia de HTIC. Es menos sensible para las lesiones de la fosa posterior.
  - Resonancia magnética: es más precisa que la TC, pero requiere más tiempo y su accesibilidad es limitada.
  - Ecografía cerebral: en lactantes con fontanela abierta es muy útil para el diagnóstico y el seguimiento de la hidrocefalia.
- **Punción lumbar:** si se considera necesaria (sospecha de infección intracraneal), debe realizarse tras la TC para descartar lesiones focales intracraneales

o hallazgos que impliquen alto riesgo de herniación. Se recomienda realizar con el paciente en decúbito lateral y medir la presión de apertura (normal entre 0 y 20 cmH$_2$O).

- **Medición invasiva de la PIC:** establece el diagnóstico definitivo. Su cuantificación es esencial para medir la presión de perfusión cerebral, que es la diferencia entre la presión arterial media (PAM) y la PIC. Está indicada en:
  - TCE grave con un Glasgow inferior a 9.
  - Pacientes con mayor puntuación, pero con lesiones en la TC sugestivas de HTIC o con riesgo de desarrollarla (*swelling,* hemorragia, compresión de cisternas), sobre todo si están sedados.
- **Analítica sanguínea:** gasometría, hemograma, iones, glucemia, perfil renal y hepático, y coagulación. Según la sospecha clínica, valorar: ácido láctico, amonio y pruebas cruzadas.

TRATAMIENTOS

- Es necesario iniciar tratamiento:
  - Si la PIC es > 20 mmHg durante más de 5 min en pacientes sintomáticos.
  - Si se desconoce la PIC, y existen signos de herniación en espera de TC y confirmación.
- El objetivo es mantener un flujo sanguíneo y una oxigenación cerebral adecuados. Para ello, es preciso mantener:
  - PIC < 20 mmHg.
  - PAM suficiente para tener una presión de perfusión cerebral adecuada, de 40-50 mmHg, en menores de 5 años, y de 50-60 mmHg en mayores.
- El tratamiento de la HTIC se realiza de manera escalonada:
  - **Medidas de estabilización inicial:** el primer objetivo es la estabilización respiratoria y hemodinámica: asegurar la vía aérea y mantener una ventilación, oxigenación y circulación adecuadas. Vía aérea y ventilación.
    - Optimización del aporte de O$_2$ cerebral. Evitar la hipoxia, mantener una presión parcial arterial de oxígeno (PaO$_2$) de 100-120 mmHg o una SatO$_2$ ≥ 95 %.
    - Mantener la normocapnia (presión parcial arterial de dióxido de carbono [PaCO$_2$] de 35-40). La hipercapnia produce vasodilatación cerebral (aumenta la PIC), y la PaCO$_2$ < 35 mmHg vasoconstricción, pudiendo producir hipoperfusión cerebral. Solo si existen signos de herniación inminente se puede utilizar hiperventilación más agresiva (PaCO$_2$ < 30 mmHg) de forma temporal.
    - La intubación endotraqueal está indicada en todo paciente con clínica de HTIC crítica, si existe hipoxia y/o hipercapnia que no responde a las medidas convencionales, pérdida de reflejos protectores de la vía aérea o Glasgow < 9. La intubación puede aumentar la PIC, por lo que está indicado usar la secuencia rápida de intubación (v. **capítulo 1.24 Intubación endotraqueal: secuencia rápida**).
    - Evitar la anemia (hemoglobina [Hb] > 7 g/dL).
    - Si el paciente está en ventilación mecánica, se aconseja utilizar una presión positiva al final de la espiración (PEEP) de 3-5 cmH$_2$O.

- Control hemodinámico para mantener una presión de perfusión cerebral adecuada. Para ello:
  - Mantener un volumen circulante adecuado y cierta hiperosmolaridad sérica (285-320).
  - Usar como expansor soluciones isotónicas y, si es preciso, iniciar perfusión de inotrópicos: en pacientes con *shock* distributivo causado por lesión del SNC o medular, pueden requerirse vasopresores con efecto adrenérgico α (noradrenalina o adrenalina).
  - La bradicardia causada por un *shock* medular puede requerir estimulación externa o administración de atropina.
- **Medidas generales para reducir la PIC:**
  - Si es secundaria a TCE, sospechar siempre una lesión cervical. Colocar un collarín con apoyo mentoniano e inmovilizaciones laterales.
  - Posición del paciente: cabeza en posición neutra, elevada 15-30°. Está contraindicado si existe inestabilidad de la columna cervical.
  - Control de la temperatura: combatir la hipertermia con antipiréticos o mantas de hipotermia.
  - Evitar la infección: la profilaxis antibiótica no está indicada de forma sistemática (valorar si existen fracturas abiertas o de la base del cráneo).
  - Manejo neurológico: evitar el dolor y el estrés; para ello, si es preciso, usar sedación y/o analgesia, fundamentalmente antes de las manipulaciones.
  - Tratamiento precoz de las convulsiones (benzodiacepinas): la profilaxis debe administrarse a pacientes de alto riesgo (anomalías parenquimatosas, fracturas de cráneo deprimidas o lesiones cerebrales traumáticas graves).
  - Mantener la Hb en cifras > 7 g/dL.
  - Mantener la homeostasis metabólica:
    - Glucosa: control estricto. Si es preciso, iniciar insulinoterapia para mantener una glucemia < 150 mg/dL.
    - Sodio: mantener normonatremia/discreta hipernatremia (135-155). Vigilar la aparición de síndrome de secreción inadecuada de hormona antidiurética (ADH), diabetes insípida o síndrome con pérdida de sal.
- **Medidas farmacológicas/invasivas:** están indicadas si con las medidas generales la PIC es > 20 mmHg, o si persisten síntomas y signos de HIC:
  - Terapia hiperosmolar. La evidencia es limitada con respecto al mejor régimen de un solo fármaco; suero salino hipertónico (SSH) frente a manitol. Para el tratamiento agudo de la herniación cerebral, algunos expertos prefieren el manitol, sin embargo, para los niños con TCE grave, las pautas sugieren SSH como agente de primera línea:
    - SSH al 3%: 5 mL/kg (corresponde a un aumento del sodio de 5 mEq/L) a pasar en 15 min. Se puede repetir de forma horaria hasta que el sodio en suero alcance 160 mEq/L. Tras los bolos iniciales, se puede emplear en perfusión continua a 0,5-1 mL/kg/h para mantener la PIC < 20 mmHg. Presenta la ventaja respecto al manitol de no producir diuresis osmótica significativa, por lo que es de elección en pacientes hemodinámicamente inestables.

■ Manitol: 0,5-1 g/kg en 20-30 min (2,5-5 mL/kg de manitol al 20%). Se puede repetir cada 4 h. Evitar una osmolaridad sérica superior de 320 mOsm/L. Está contraindicado si existe sangrado intracraneal activo.
   – Relajación muscular añadida a la sedoanalgesia (rocuronio, vecuronio o cisatracurio).
   – Evacuación de LCR si se dispone de un catéter intraventricular: entre 2-10 mL (máximo 20 mL en adolescentes).
   – Hiperventilación moderada para obtener una PaCO$_2$ de 30-35 mmHg. Debido al riesgo de isquemia cerebral, está reservada para pacientes con signos de herniación inminente o elevación de la PIC que no responden a medidas generales y terapia hiperosmolar.
 • **Otras medidas farmacológicas/invasivas:** a valorar cuando fracasan las medidas descritas.
   – Coma barbitúrico.
   – Hiperventilación intensa (PaCO$_2$ < 30 mmHg si hay signos clínicos de herniación aguda).
   – Craniectomía descompresiva.
   – Ante la persistencia o el empeoramiento de la HTIC, debe valorarse la nueva realización de una TC para descartar lesiones tributarias de cirugía.
 • **Tratamiento etiológico:** una vez que el paciente se encuentra estabilizado, se realizarán las pruebas complementarias necesarias para establecer un diagnóstico y un tratamiento etiológico adecuados, y se contactará con neurocirugía en caso necesario.

En caso de edema cerebral secundario a tumor/absceso cerebral, se añadirá al tratamiento dexametasona: 0,25-0,5 mg/kg/dosis, cada 6 h (dosis máxima diaria: 16 mg).

RECUERDE QUE...
 • El diagnóstico precoz es prioritario para evitar posibles secuelas.
 • Tras la estabilización cardiorrespiratoria, es prioritaria la realización de una TC.
 • El manejo de la HTIC es secuencial, realizando inicialmente medidas generales dirigidas a disminuir la PIC y a mejorar la presión de perfusión cerebral, y si estas no son suficientes, comenzar con medidas farmacológicas/invasivas.

BIBLIOGRAFÍA

Aylward SC, Reem RE. Pediatric intracranial hypertension. Pediatr Neurol. 2017;66:32-43.
Kochanek PM, Tasker RC, Bell MJ, Adelson PD, Carney N, Vavilala MS, et al. Management of pediatric severe traumatic brain injury: 2019 consensus and guidelines-based algorithm for first and second tier therapies. Pediatr Crit Care Med 2019;20(3):269-79. https://pubmed.ncbi.nlm.nih.gov/30830015/
Tasker RC. Elevated intracranial pressure (ICP) in children: clinical manifestations and diagnosis. En: UpToDate. 2022. Disponible en: https://www.uptodate.com
Tasker RC. Elevated intracranial pressure (ICP) in children: management. UpToDate. 2022. Disponible en: https://www.uptodate.com

Lesiones por inmersión

2.10

S. Lucea Sánchez y O. Morientes Carbajo

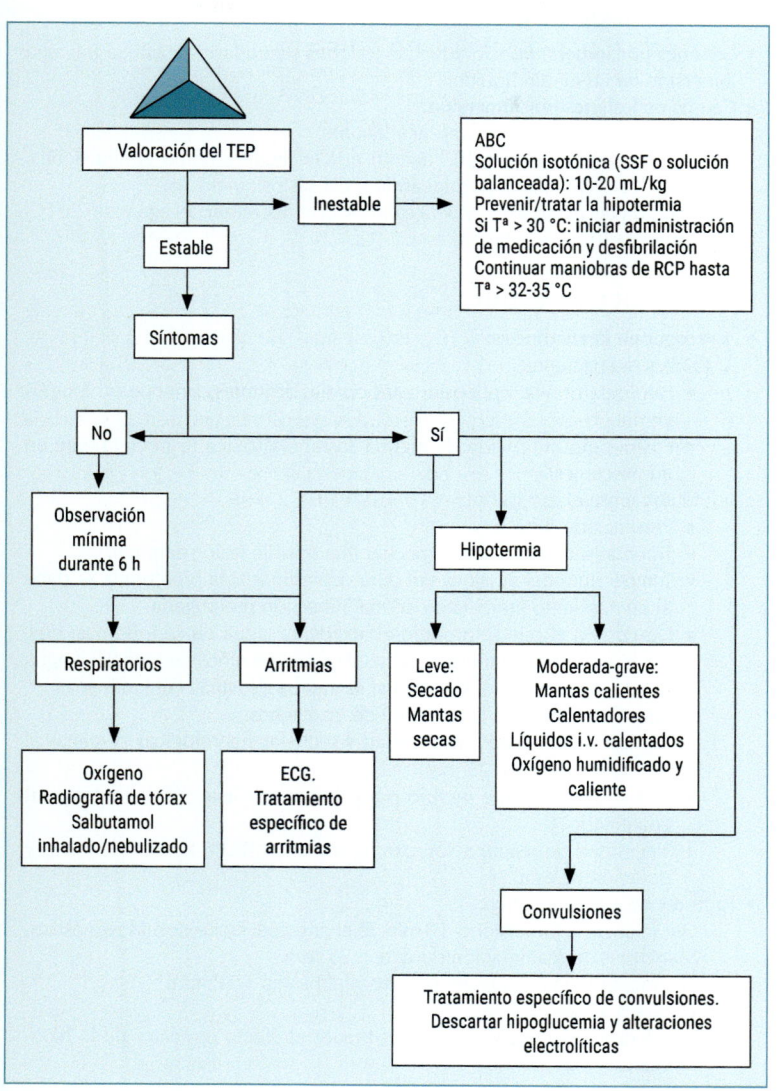

OBJETIVOS
- Describir la aproximación inicial de estos pacientes.
- Conocer las peculiaridades en la reanimación de los pacientes con lesiones por inmersión.

CONCEPTOS IMPORTANTES

- **Lesiones por inmersión:** son aquellas lesiones secundarias a asfixia tras una inmersión en un medio líquido.
- **Causas de lesiones por inmersión:**
  - Primarias: no existe otro desencadenante.
  - Secundarias: si hubo algún evento que lo facilitó, como convulsiones, hipoglucemia, infarto de miocardio o causas psiquiátricas.
- **Temperatura del agua:** se considera cálida si la temperatura del agua es > 20 °C, fría entre 5 y 20 °C, y helada si es < 5 °C.

ESTIMACIÓN DE LA GRAVEDAD

- **A recoger en la anamnesis:**
  - Datos del paciente:
    - Patología previa: epilepsia, cardiopatía, arritmias, síncope e hipoglucemia.
    - Posible ingesta previa de alguna sustancia tóxica (especialmente en adolescentes).
  - Datos sobre el escenario:
    - Presenciado o no.
    - Traumatismo asociado: sospechar una posible lesión cervical.
    - Temperatura del agua: es útil para determinar si la hipotermia se debe al enfriamiento inmediato o a una inmersión prolongada.
    - Líquido en el que se produjo el accidente: agua dulce (piscinas, ríos, lagos, estanques, bañeras y cubos de agua [en niños pequeños]) o agua salada (agua de mar). Conocer si se trataba de aguas contaminadas.
  - Datos sobre el desarrollo temporal de los hechos:
    - Tiempo de inmersión (mortalidad y secuelas neurológicas cercanas al 100 % si supera los 25 min).
    - Momento en el que recibió por primera vez asistencia de personal cualificado.
    - Necesidad de reanimación cardiopulmonar (RCP), tiempo de inicio y duración de esta.
- **Factores de mal pronóstico:**
  - Duración de la inmersión > 10 min. Es el principal factor de mal pronóstico.
  - Maniobras de reanimación durante > 25 min.
  - Tiempo hasta la llegada del soporte vital básico > 10 min.
  - Edad < 3 años.
  - Temperatura del agua > 10 °C (es menor el efecto protector de la hipotermia).

- Glasgow < 5 a su llegada a urgencias.
- Apnea persistente y necesidad de maniobras de reanimación al llegar a urgencias.
- pH arterial < 7 a su llegada a urgencias.
- Hipotermia (medición de temperatura central, rectal): si la inmersión tuvo lugar en agua helada, la hipotermia puede tener un efecto protector (reducción del metabolismo basal previo al inicio de la hipoxia). Sin embargo, en general, es un factor que influye de forma negativa en el pronóstico, ya que para que las maniobras de reanimación sean eficaces se debe lograr una temperatura > 32-35 °C. Se distingue:
  - Hipotermia leve: 32-35 °C.
  - Hipotermia moderada: 28-32 °C.
  - Hipotermia grave: < 28 °C.
- **A registrar en la exploración general:**
  - La valoración del paciente a su llegada a urgencias debe iniciarse con el triángulo de evaluación pediátrica (TEP) y la evaluación ABCDE. Posteriormente, se realizará una evaluación secundaria completa. Las alteraciones más frecuentes asociadas a lesiones por inmersión son las alteraciones pulmonares (broncoespasmo, atelectasia, neumonía, neumonitis, edema agudo de pulmón y síndrome de dificultad respiratoria del adulto [casos más graves, ingreso en la UCIP]).
  - Alteraciones neurológicas: convulsiones, alteración del nivel de consciencia, alteraciones del lenguaje, motoras y visuales.
  - Daño renal agudo y coagulación intravascular diseminada.
  - Alteraciones hematológicas: son infrecuentes. Si se objetiva una disminución del hematócrito y la hemoglobina, se debe pensar en un traumatismo asociado.
  - Alteraciones electrolíticas: son inusuales, pero se pueden producir si la cantidad de agua deglutida es elevada:
    - Agua salada: hipernatremia y hemoconcentración.
    - Agua dulce (la mayoría): hiponatremia y hemodilución. Si es importante, produce hemólisis (hiperpotasemia y hemoglobinuria → daño renal).

PRUEBAS COMPLEMENTARIAS

- Si el paciente tiene un TEP estable y no presenta síntomas, puede bastar con mantenerle en observación, sin realizar pruebas complementarias de entrada.
- De lo contrario, se solicitará:
  - Glucemia capilar: si al llegar a urgencias presenta alteración del aspecto, según el TEP.
  - Bioquímica: glucosa, electrólitos, enzimas hepáticas y función renal.
  - Hemograma y coagulación.
  - Gasometría venosa.
  - Niveles de alcohol y tóxicos: considerar, especialmente en adolescentes, si hay ingesta referida de tóxicos/fármacos, si existe sospecha de maltrato o cuando persista el estado de inconsciencia sin otra causa que lo justifique.

– Troponina I: se considerará en pacientes con arritmias o compromiso hemodinámico importante.
– Radiografía de tórax: está indicada en pacientes sintomáticos a fin de descartar aspiración, edema pulmonar, atelectasias que pueden sugerir cuerpos extraños. También sirve para confirmar la posición del tubo endotraqueal.
– Electrocardiograma (ECG): si existe arritmia objetivada en monitorización ECG.
– Tomografía computarizada (TC) cerebral y/o radiografía cervical: si hay sospecha de traumatismo o si existe déficit neurológico, sin otra causa que lo justifique.

TRATAMIENTOS

• **Evaluación y estabilización ABC.** Considerar una posible lesión cervical asociada si existe antecedente traumático, e inmovilizar con collarín cervical (accidente de buceo, caída desde una altura elevada, colisión con vehículo a motor, entre otros). En estos pacientes, hay que tener en cuenta las siguientes peculiaridades de la reanimación:
  – Si existe hipotermia < 30 °C, la medicación intravenosa puede no tener efecto y alcanzar niveles tóxicos. No administrar hasta que la temperatura sea > 30 °C.
  – Si existe parada cardiorrespiratoria en ritmo no desfibrilable y temperatura > 30 °C, administrar adrenalina cada 6-10 min (hasta alcanzar una temperatura de 35 °C) y, posteriormente, continuar con la frecuencia habitual.
  – Si existe parada cardiorrespiratoria en ritmo desfibrilable y temperatura < 30 °C, tras tres descargas sin respuesta, continuar maniobras de reanimación y calentamiento. Reanudar la desfibrilación una vez que la temperatura corporal sea > 30 °C.
  – La maniobra de Heimlich no está indicada.
  – Continuar con las maniobras de reanimación hasta temperatura > 32-35 °C.
  – Una vez alcanzada la temperatura > 32-35 °C, suspender las maniobras de reanimación tras 20 min de asistolia persistente.
• **Procedimientos a considerar:**
  – Intubación endotraqueal (tubo con balón) y ventilación mecánica si hay insuficiencia respiratoria, hipotensión persistente o ausencia de reflejos protectores de la vía aérea. Entre los parámetros de ventilación pulmonar, podría ser necesario emplear presiones positivas al final de la espiración (PEEP) más elevadas a 5 cmH_2O, si la oxigenación no es adecuada (edema pulmonar). Comprobar que la expansión torácica sea adecuada y simétrica.
  – Sonda nasogástrica: si ha deglutido gran cantidad de agua, presenta distensión abdominal sugestiva de dilatación gástrica o hay riesgo de aspiración pulmonar.
  – Sonda uretral para cuantificar el gasto urinario.
• **Control y tratamiento de la hipotermia:** la hipotermia mantenida durante la estabilización/reanimación puede exacerbar la bradicardia, la acidosis y la hipoxemia. Las medidas de calentamiento pueden ser:
  – Pasivas: retirada de ropa y secado del paciente, mantas secas, habitación caliente.

- – Activas externas: mantas calientes, aire caliente.
- – Activa internas: si se quiere lograr un calentamiento central rápido (temperatura central < 32 °C), administrar líquidos i.v. calentados a 36-40 °C, y oxígeno humidificado y calentado a 40-44 °C.
- – Otras: lavado gástrico, vesical, pleural o peritoneal con suero salino caliente, y calentamiento con membrana extracorpórea.
- **Tratamiento específico de otras alteraciones:** hipoglucemia, alteraciones electrolíticas, convulsiones, broncoespasmo y arritmias.
- **Antibioterapia profiláctica:** no está indicada de forma sistemática. Considerar si el agua estaba muy contaminada o si existen signos claros de neumonía.
- Realizada la evaluación y estabilización inicial, el manejo posterior será el siguiente:
  - – **Si el niño está consciente, asintomático, y con constantes y exploración normales:** se mantendrá en observación durante un mínimo de 6 h, ya que puede haber una lesión pulmonar diferida. Permanecerá con monitorización continua y exploración física seriada.
  - – **Si el niño tiene síntomas:** se solicitarán las pruebas anteriormente indicadas y se llevarán a cabo medidas de soporte según la gravedad de los síntomas.

RECUERDE QUE...
- Es prioritario corregir la hipoxemia y la acidosis, que pueden originar arritmias cardíacas.
- La temperatura corporal debe ser > 32-35 °C para que las maniobras de RCP sean eficaces.
- El niño consciente, asintomático, con constantes y exploración normales se puede manejar de forma ambulatoria tras un período de observación mínimo de 6 h.

BIBLIOGRAFÍA

Burford AE, Manning Ryan L, J Stone B, Mark Hirshon J, Klein LB. Drowning and near drowning in children and adolescents: a succinct review for emergency physicians and nurses. Pediatr Emerg Care. 2005;21(9):610-6; quiz 617-9.

Carreras-González E, Brió Sanagustín S, Turón Viñas E. Accidentes por inmersión. En: Carreras González E, Concha Torre A, Serrano González A (eds.). Soporte vital avanzado en trauma pediátrico. 2ª ed. Madrid: Ergon; 2018; p. 197-206.

Cohen N, Capua T, Lahat S, Glatstein M, Sadot E, Rimon A. Predictors for hospital admission of asymptomatic to moderately symptomatic children after drowning. Eur J Pediatr. 2019;178(9):1379-84.

Gisarek DC, Hargarten S. Prevention of and emergency response to drowning. N Engl J Med, 2022;387(14):1303-8.

Idris AH, Bierens JJLM, Perkins GD, Wenzel V, Nadkarni V, Morley P, et al. 2015 revised Utstein-style recommended guidelines for uniform reporting of data from drowning-related resuscitation: an ILCOR advisory statement. Resuscitation. 2017;10(7):147-58.

Perkins GD, Graesner JT, Semeraro F, Olasveengen T, Soar J, Lott C, et al.; European Resuscitation Council Guideline Collaborators. European Resuscitation Council Guidelines 2021: executive summary. Resuscitation. 2021;161:1-60.

Pons Morales S. Lesiones por inmersión. Protoc dDiagn tTer pPediatr. 2020;1:289-98. Disponible en: https://www.aeped.es

Seider Nussenbaum L, Del Río García, Del Castillo Peral J. Reanimación cardiopulmonar y en situaciones especiales. En: Grupo Español de Reanimación Cardiopulmonar Pediátrica y Neonatal. Manual de reanimación cardiopulmonar y avanzada pediátrica y neonatal. 6ª ed. Madrid: Síosí pPunto gGráfico,; 2022; p. 241-52.

Szpilman D, Bierens JLM, Hnadley AJ, Orlowski JP. Drowning. N Engl J Med. 2012;366(22):2102-10. Disponible en: https://www.nejm.org

Szpilman D, Morgan PJ. Management for the drowning patient. Chest. 2021;159(4):1473-83.

Politraumatismo

2.11

G. Martín Irazábal y O. Morientes Carbajo

<table>
<tr><td colspan="3" align="center">**APROXIMACIÓN INICIAL/BOX DE ESTABILIZACIÓN**</td></tr>
<tr>
<td rowspan="2">**Manejar como inestable**</td>
<td colspan="2">**Control cervical**/inmovilización manual
O₂ al 100 % (mascarilla con reservorio)
Monitorización: PA, FC, FR, SatO₂, EtCO₂
Canalización de 2 vías periféricas (analítica/pruebas cruzadas)</td>
</tr>
</table>

		IDENTIFICAR	**MANEJO**
5-10 MINUTOS	**A**	1. Obstrucción 2. Vía aérea difícil/traumatismo de la vía aérea	1. Apertura de la vía aérea ± aspiración de secreciones ± cánula orofaríngea 2. Vía aérea quirúrgica
	B	1. Ausencia de respiración/imposibilidad de oxigenación-ventilación 2. Neumotórax a tensión 3. Neumotórax abierto 4. Hemotórax masivo 5. *Volet* costal	1. Ventilación con bolsa mascarilla ± IOT 2. Toracocentesis 3. Apósito lubricado fijado por 3 lados 4. Tubo de drenaje pleural 5. Ventilación con bolsa mascarilla
	C	1. Ausencia de pulso 2. Hemorragia externa 3. Signos de *shock* 4. Taponamiento cardíaco 5. Fractura de pelvis	1. RCP 2. Control/compresión 3. Fluidoterapia/hemoderivados 4. Pericardiocentesis 5. Inmovilizar la pelvis
	D	1. SCG/respuesta pupilar 2. Hipertensión intracraneal	1. IOT si SCG < 9 o descenso rápido de SCG o signos de herniación 2. Elevar cabecero/hiperventilación moderada/agentes osmóticos/neurocirugía
	E	Hipotermia	1. Retirar ropa/calentamiento

10-20 MIN		1. Examen secundario:
		  • Exploración detallada de cabeza a pies
		  • Historia clínica
		2. Revaluación tras intervención
		3. Constantes cada 5 min
			Rx lateral de columna cervical, tórax y pelvis*
			Colocar SNG-SOG/fijación TET/drenaje pleural o pericárdico definitivo/sondaje uretral/tabla espinal
			Tratar deformidades, dolor y convulsiones

CADA 5 MIN		1. Revaluación tras intervención (ABCDE) y constantes cada 5 min 2. Ampliar pruebas complementarias 3. Valorar destino	1. Si es preciso, actuar ante lo detectado 2. Si precisa, ECO FAST, TC craneal/otras localizaciones, Rx… 3. Ingreso en UCIP/planta/alta

411

OBJETIVOS
- Conocer la secuencia de actuación frente a un paciente politraumatizado.
- Reconocer las lesiones de riesgo de muerte inminente y su manejo.
- Aprender a detectar situaciones que requieran una actuación de forma urgente, así como la categorización y triaje de esos pacientes.

CONCEPTOS IMPORTANTES

- **Paciente politraumatizado:** es aquel que, como consecuencia de un traumatismo, presenta lesiones que afectan a dos o más órganos y/o sistemas, o bien, aquel que presenta al menos una lesión que pone en peligro su vida.

  El politraumatismo es una de las principales causas de morbimortalidad infantil en los países desarrollados. Los factores de riesgo de traumatismo en la infancia son la edad, el sexo masculino y una situación socioeconómica baja, mientras que las causas más habituales son accidentes de tráfico, ahogamiento, lesiones intencionadas, quemaduras y caídas. Su evaluación y su tratamiento deben ser continuos, coordinados, sistemáticos y con reevaluación constante. El objetivo es reconocer y tratar las lesiones con riesgo inminente de muerte (RIM), prevenir el daño secundario y determinar las prioridades terapéuticas (en especial, si requieren intervención quirúrgica de emergencia).

- **Lesiones con RIM:** son aquellas lesiones que, si no se detectan ni se tratan con prontitud, pueden ocasionar la muerte del paciente:
  - *Neumotórax a tensión*: es la más frecuente en el paciente pediátrico y su diagnóstico es clínico. Se debe sospechar en caso de dificultad respiratoria, desviación de la tráquea, ingurgitación yugular, hiperdistensión, hipertimpanismo, ausencia de ruidos respiratorios del hemitórax afectado y desplazamiento de los tonos cardíacos. Tratamiento urgente.
  - *Neumotórax abierto o aspirativo*: por herida penetrante en el tórax (> $^2/_3$ del diámetro traqueal) que llega a la cavidad pleural. El diagnóstico es clínico. Se visualiza una herida penetrante y traumatopnea (ruido soplante por el paso del aire a través de la herida en cada respiración).
  - *Hemotórax masivo*: presencia de sangre (el 25 % de la volemia) en la cavidad pleural por lesión de grandes vasos, rotura cardíaca o estallido pulmonar. Sus manifestaciones clínicas son similares a las del neumotórax, pero con matidez a la percusión del hemitórax afectado y *shock* asociado.
  - *Contusión pulmonar bilateral*: dificultad respiratoria progresiva, hemoptisis, dolor pleurítico, hipofonesis con crepitantes y matidez a la percusión.
  - *Tórax inestable o volet costal*: sospechar ante fracturas costales múltiples (más de tres costillas vecinas), dos o más fracturas en la misma costilla, desinserción costocondral y fractura esternal. Produce un movimiento paradójico del área pulmonar subyacente y se colapsa en la inspiración. Generalmente, se asocia a contusión pulmonar.
  - *Taponamiento cardíaco*: es raro. Se debe sospechar ante una herida penetrante anterior o en la región lateral izquierda del tórax. El cuadro clínico típico es la tríada de Beck (ingurgitación yugular, ruidos cardíacos amor-

tiguados e hipotensión), también puede objetivarse un signo de Kussmaul (aumento de la presión venosa en la inspiración), pulso paradójico (descenso de la presión arterial [PA] en inspiración), disminución del voltaje en el electrocardiograma (ECG) y actividad eléctrica sin pulso.
  – *Hipertensión intracraneal (HTIC)* (v. **capítulo 2.9 Hipertensión intracraneal**).
- *Shock* **medular:** *shock* originado por una disregulación del sistema nervioso autónomo por lesión medular. Se manifiesta con hipotensión, pero sin taquicardia (incluso puede haber bradicardia) ni vasoconstricción. No suele responder a la administración de fluidos y suele requerir fármacos vasoactivos.

ESTIMACIÓN DE LA GRAVEDAD

La secuencia de actuación a realizar es la siguiente:

1. Examen o reconocimiento primario y reanimación inicial: triángulo de evaluación pediátrica (TEP), control cervical, ABCDE (descartar y/o tratar lesiones con RIM).
2. Examen o reconocimiento secundario: anamnesis, examen físico, intervenciones y pruebas complementarias.
3. Categorización y triaje.
4. Transporte y cuidados definitivos.

Durante toda la secuencia es imprescindible una revaluación periódica. Si existe un deterioro clínico del paciente en algún paso de la secuencia de actuación, se deberá volver a la evaluación primaria con el fin de identificar la causa y tratarla.

- **A recoger en la anamnesis:**
  – La anamnesis debe realizarse durante el examen secundario. Los datos más importantes a recoger en la historia clínica siguiendo las siglas SAMPLE son: signos y síntomas.
  – Alergias.
  – Medicación habitual, inmunizaciones (tétanos).
  – Patología (antecedentes personales), líquidos ingeridos, hora de la última ingesta.
  – Entorno, información sobre mecanismo, tiempo transcurrido, otras víctimas y evolución de estas, cambios en el estado del niño.
- **Factores de riesgo:** herido en accidente de tráfico a gran velocidad, fallecidos en el accidente, caída desde altura de ≥ 2 pisos o mayor del doble-triple de la altura del niño, atropello por vehículo motorizado, fractura de la primera costilla o huesos largos proximales, heridas penetrantes (en la cabeza, el pecho y el abdomen), amputaciones, etc.
- **A registrar en la exploración general:** constantes: monitorización ECG, presión arterial (PA), frecuencia cardíaca (FC), frecuencia respiratoria (FR), saturación de oxígeno ($SatO_2$), dióxido de carbono telespiratorio ($EtCO_2$), temperatura, diuresis y estado mental.

- **Examen o reconocimiento primario:**
  - **A:** control cervical y valoración de la vía aérea (descartar obstrucción).
  - **B:** optimización de la oxigenación y ventilación. Descartar lesiones con RIM.
    - Inspección del tórax: posición de la tráquea, ingurgitación yugular, hematomas, contusiones o laceraciones, simetría de excursión torácica, profundidad y regularidad de las respiraciones.
    - Percusión del tórax: timpanismo (neumotórax) y matidez (hemotórax).
    - Palpación del tórax: desniveles (fracturas costales), crepitación (enfisema subcutáneo) y choque de la punta cardíaca.
    - Auscultación respiratoria.

Los signos de dificultad que se pueden encontrar son: taquipnea, quejido, aleteo nasal, retracciones, bradicardia, cianosis y/o disminución del nivel de consciencia (estos tres últimos son signos tardíos).

  - **C:** control de hemorragias externas y valoración del estado hemodinámico:
    - Pulsos: centrales y periféricos.
    - FC: signo precoz de *shock*, aunque puede estar alterado por temblor, dolor, temperatura, etc.
    - Perfusión: color, temperatura de las extremidades y relleno capilar.
    - PA: la hipotensión es un signo tardío e indica pérdidas mayores del 40 % de la volemia.
    - Otros: nivel de consciencia (si existe traumatismo craneoencefálico [TCE] asociado, pierde especificidad) y diuresis (no es muy útil en la valoración primaria).

Los signos precoces de *shock* (*shock* compensado) son la taquicardia y el relleno capilar enlentecido, mientras que la hipotensión, la disfunción del SNC y la oliguria serían signos tardíos (*shock* descompensado).

  - **D:** valoración estado neurológico:
    - Nivel de consciencia: AVPU.
      - Alerta.
      - Responde a la orden verbal.
      - Responde al dolor (*pain*).
      - Sin respuesta o indiferente (*unresponsive*).
    - Escala de coma de Glasgow: evalúa el estado neurológico mediante la apertura ocular, la respuesta verbal y la respuesta motora (v. **capítulo 4.3 Traumatismo craneoencefálico**).
    - Pupilas: tamaño, reactividad, simetría.
    - Glucemia capilar (si el nivel de consciencia se encuentra alterado).

En esta etapa se deben descartar signos de HTIC (lesión RIM).

  - **E:** exposición y control ambiental:
    - Exposición.
    - Visualización rápida del paciente (búsqueda de grandes lesiones).

■ Prevención de la hipotermia.

- **Examen o reconocimiento secundario:** anamnesis, exploración minuciosa, exhaustiva, detallada y ordenada desde la cabeza hasta los pies (Tabla 2.11-1). Intervenciones y pruebas complementarias.
- **Categorización y triaje:** se utiliza el **Índice de Trauma Pediátrico** (ITP; Tabla 2.11-2). Se trata de una puntuación (*score*) que valora una serie de ítems funcionales y anatómicos. Se calcula con los hallazgos de la primera atención del paciente (a nivel prehospitalario, si es posible). Tiene un rango de puntuación de 12 a −6, y orienta acerca de la gravedad del paciente y la necesidad de traslado a un centro específico de traumatología (cuanto menor es la puntuación, mayor es la gravedad y la mortalidad; se considera grave un ITP ≤ 8).

Tabla 2.11-1. Examen secundario

Zona	Inspección, palpación, percusión y auscultación
Cabeza y cara	• Hematomas, heridas, crepitaciones, fracturas • Examen de orificios y cavidades (faringe, otoscopia, rinoscopia), examen ocular, mandíbulas • Signos de fractura de la base del cráneo • MEN: pupilas, GCS y función motora de los miembros
Cuello	Vasos cervicales, tráquea, laringe, columna cervical, enfisema y pulsos
Tórax	Inspección (movimientos respiratorios), palpación-percusión y auscultación. Búsqueda de signos de RIM, fracturas y deformidades
Abdomen	Inspección (hematomas, heridas), percusión-palpación (defensa abdominal, masas y dolor) y auscultación
Pelvis	Inspección (hematomas, deformidades), palpación (crepitación), comprobar la estabilidad de la pelvis y pulsos femorales
Periné/recto	Hematomas, sangre en el meato urinario, tacto rectal (tono del esfínter, rectorragia y desplazamiento de la próstata), examen testicular, examen vaginal (hemorragias y lesiones)
Espalda	Deformidad ósea, heridas penetrantes, hematomas, palpar las apófisis espinosas y realizar puñopercusión renal
Miembros	• Heridas, dolor, deformidad, crepitación y hematomas • Valorar los pulsos periféricos y la sensibilidad, signos de isquemia y síndrome compartimental
SNC	Examen neurológico: GCS, pupilas, pares craneales, sensibilidad, movilidad espontánea, reflejos y signos de lesión medular

GCS: escala de coma de Glasgow (del inglés, *Glasgow coma scale*); MEN: Miniexamen Neurológico; RIM: riesgo inminente de muerte; SNC: sistema nervioso central.

Tabla 2.11-2. Índice de Trauma Pediátrico			
Puntuación	+2	+1	–1
Peso	> 20 kg	10-20 kg	< 10 kg
Vía aérea	Normal	Intervención elemental	Intervención avanzada[b]
PAS (mmHg)[a] o pulsos	> 90 en niño mayor, o pulsos centrales y periféricos presentes	50-90 en niño mayor, o pulsos centrales presentes y periféricos ausentes	< 50 en niño mayor, o pulsos centrales y periféricos ausentes
SNC[c]	Consciente	Obnubilado	Coma
Heridas[d]	No	Menores	Mayor o penetrante
Fractura[e]	No	Única y cerrada	Múltiple o abierta

[a] Se registra el peor valor durante toda la atención inicial. [b] Cualquiera que sea la indicación. [c] Peor valor en la etapa D de la reanimación o después, o valor antes de la sedación farmacológica. Se asigna +1 en caso de pérdida de consciencia inmediata y transitoria. [d] No grave (+1), grave (–1): quemaduras de 2º grado > 10 % de la superficie corporal quemada (SCQ), quemaduras de tercer grado > 5 % de la SCQ, regiones especiales (manos, cara, cuello, tórax, pliegue de codo, genitales), quemaduras circunferenciales.
[e] Huesos largos de extremidades.
PAS: presión arterial sistólica; SNC: sistema nervioso central.

PRUEBAS COMPLEMENTARIAS

- **Pruebas de laboratorio:** sus hallazgos muchas veces son inespecíficos, pero permiten establecer un valor basal para observar la evolución.
  - **Pruebas cruzadas y reserva de sangre:** ES LO MÁS IMPORTANTE.
  - **Hematócrito:** es útil para conocer el valor basal y el control evolutivo posterior (puede ser normal en el momento inicial). Un hematócrito < 30 % implica una menor capacidad para el transporte de oxígeno, y puede sugerir una lesión abdominal con sangrado, que inicialmente haya pasado desapercibida.
  - **Glucemia, gasometría venosa, ácido láctico, iones, función renal, amilasa, lipasa, albúmina, enzimas musculares y cardíacas** (en casos seleccionados).
  - **Función hepática:** glutamato-oxalacetato-transaminasa (GOT) > 200 o glutamato-piruvato-transaminasa (GPT) > 125 sugieren una probabilidad alta de lesión intraabdominal (los valores por debajo de esos niveles no excluyen una lesión significativa, si el mecanismo es grave).
  - **Hemograma y coagulación.**
  - **Análisis de orina:** la presencia de macrohematuria o un sedimento con más de 50 hematíes por campo es muy sugestivo de lesión renal o del tracto urinario
  - **Otras pruebas:** se valorarán en función del contexto: etanol, prueba de embarazo, tóxicos en orina, carboxihemoglobina, etc.
- **Radiología:**
  En todo paciente politraumatizado se debe realizar:
  - *Radiografía cervical lateral*: puede haber lesión medular cervical, incluso con una radiografía normal (SCIWORA). Si hubo, o persiste, alteración motora o sensorial con disminución del nivel de consciencia, se reco-

mienda mantener el collarín hasta poder descartar una lesión cervical mediante otros estudios.
- *Radiografía de tórax anteroposterior.*

Otros estudios a realizar según la sospecha clínica:
- *Radiografía de pelvis anteroposterior*: solo en pacientes que, tras sufrir traumatismos de alta energía, están hemodinámicamente inestables y/o presentan dolor de cadera y/o inestabilidad de la pelvis, y/o signos de fractura o sangrado en la zona.
- *Tomografía computarizada (TC) abdominal* con contraste: de primera elección en pacientes hemodinámicamente estables, para detectar lesiones abdominales, está indicada en caso de:
  - Defensa abdominal.
  - Lesión en cinturón.
  - Mecanismo sugestivo de probable lesión interna.
  - GOT > 200, GPT > 125, > 50 hematíes por campo en sedimento de orina.
  - Disminución del hematócrito hasta el 30 %.
  - Altos requerimientos transfusionales.
  - Cuando no hay posibilidad de una valoración abdominal correcta y el mecanismo es sugestivo.
- ECO FAST: ecografía rápida (2-3 minutos) que valora cuatro regiones: hipocondrio derecho, hipocondrio izquierdo, área subxifoidea e hipogastrio. Su objetivo es detectar hemopericardio y/o líquido libre abdominal en el paciente inestable. En el examen extendido (e-FAST) se amplía la valoración al tórax para detectar neumotórax y hemotórax. Su método de detección inicial es útil, tiene limitaciones, ya que no detecta lesiones como rotura diafragmática, lesión pancreática, perforación intestinal y lesiones de órgano sólido que no se acompañe de líquido. Su papel en el paciente pediátrico no está bien establecido, y no debe utilizarse para valorar la realización o no de una TC abdominal. Puede ser útil para priorizar las intervenciones que se realizarán en el paciente (p. ej., un paciente hemodinámicamente inestable con ECO FAST positiva puede requerir una revisión quirúrgica.
- *TC cervical*: está indicada en:
  - Proyecciones inadecuadas de las radiografías cervicales.
  - Hallazgos de fractura/luxación en la radiografía cervical.
  - Hallazgos sospechosos en la radiografía.
  - Alta sospecha de lesión cervical a pesar de una radiografía normal.
- *TC craneal y radiografía simple de miembros*: según clínica y mecanismo lesional.

TRATAMIENTOS

Examen o reconocimiento primario

Exploración rápida y ordenada a realizar en 5-10 min, con el objetivo de identificar y tratar los compromisos que presenta el paciente (lesiones RIM) antes de continuar la evaluación, prevenir lesiones secundarias y recoger de forma indirecta los datos para su categorización. Durante este examen, se realizan intervenciones de acuerdo con las diferentes lesiones que se encuentran en la exploración y, tras esas intervenciones, se revalúa al paciente.

Valoración del TEP (v. **capítulo 2.7 Estabilización inicial. Triángulo de evaluación pediátrica**).

Evaluación ABCDE:

A. Vía aérea e inmovilización cervical

- Recolocar la vía aérea: mantener la cabeza en posición de olfateo con una alineación correcta, y un ayudante que mantenga la inmovilización cervical durante la manipulación de la vía aérea o hasta que se pueda colocar el collarín cervical.
- Inmovilización cervical, mediante:
  - Inmovilización cervical bimanual, para la que existen dos maniobras:
    - Lateral: posicionado lateral al cuello del paciente, colocar la mano por debajo del cuello, con los dedos pulgar e índice apoyados en el occipucio, el resto de la palma en la parte posterior del cuello y el antebrazo descansando sobre la superficie donde se encuentra el accidentado. Colocar la otra mano por encima del cuello, con los dedos pulgar e índice sobre los ángulos mandibulares, e intentar llevar la mandíbula hacia delante (**Fig. 2.11-1**).
    - Cefálica: colocarse a la cabeza del paciente, con una mano a cada lado del cuello. Situar los pulgares en la mandíbula para elevarla y desplazarla hacia delante, mientras el resto de los dedos sujetan el occipucio (**Fig. 2.11-2**).
  - Collarín cervical: los collarines mentonianos tipo Philadelphia son los que realizan una mejor inmovilización cervical, pero requieren inmovilizaciones laterales (tipo Dama de Elche). Para elegir correctamente el collarín cervical, este debe tener una anchura similar a la distancia desde el ángulo mandibular hasta la base del cuello.

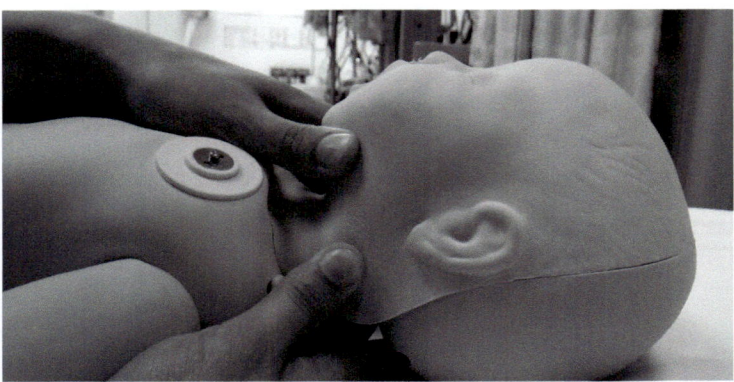

Figura 2.11-1. Inmovilización cervical lateral.

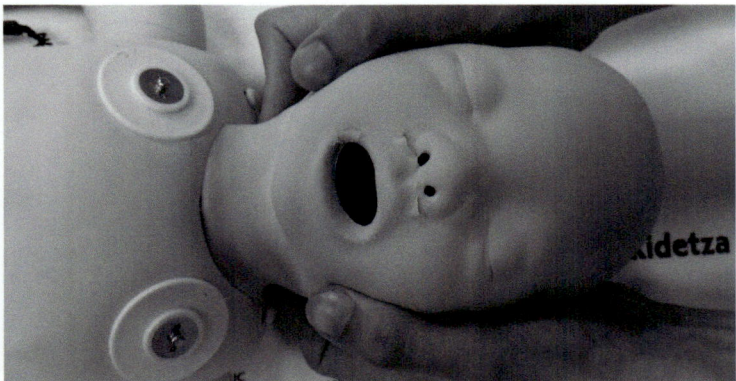

Figura 2.11-2. Inmovilización cervical cefálica.

La opción de elección durante esta fase es la inmovilización cervical bimanual, pero cuando la disponibilidad de personal no lo permita, se colocará el collarín cervical (dificulta las maniobras de reanimación).

- Abrir la vía aérea: debe hacerse para evitar cualquier movimiento de la columna cervical, mediante tracción mandibular o la triple maniobra modificada (v. **capítulo 2.12 Reanimación cardiopulmonar**).
- Examinar la cavidad orofaríngea: retirar cuerpos extraños con pinzas de Magill y aspirar secreciones con sonda de aspiración rígida (Yankauer).
- Asegurar la permeabilidad de la vía aérea:
  - Cánula orofaríngea.
  - Intubación (preferiblemente orotraqueal): está indicada de forma inmediata en caso de:
    - Parada respiratoria o cardiorrespiratoria.
    - Vía aérea no sostenible de forma espontánea.
    - Vía aérea obstruida o con signos inminentes de obstrucción.
    - Insuficiencia respiratoria grave (excluyendo previamente neumotórax a tensión o hemotórax masivo).
    - *Shock* grave que no responde a volumen.
    - Glasgow ≤ 8.
    - Actividad convulsiva persistente.
- Si el paciente está en situación de apnea, coma o parada cardiorrespiratoria (PCR), la intubación se realizará sin premedicación. En el resto de casos, se aconseja esperar a obtener un acceso venoso y realizar una secuencia rápida de intubación (v. **capítulo 1.24 Intubación endotraqueal: secuencia rápida**).
- Si es portador de collarín cervical, para la intubación se le retirará la parte anterior mientras otra persona inmoviliza el cuello.
- Salvo que exista la sospecha de fractura laríngea, se puede realizar maniobra de Sellick (compresión cricotiroidea) tanto para la intubación como para la ventilación con bolsa-mascarilla.

- Si no es posible realizar la intubación y la ventilación con bolsa-mascarilla no es eficaz, como alternativa se puede optar por la colocación de una mascarilla laríngea. Si existe edema de glotis importante o traumatismo facial grave, se valorará la necesidad de una punción cricotiroidea.

B. Respiración: valoración y optimización de ventilación y oxigenación

- Administrar oxígeno (fracción inspiratoria de oxígeno [FiO_2] = 1 L): SIEMPRE hasta confirmar que no lo necesita.
- Evaluar signos de insuficiencia respiratoria (v. **apartado de exploración física**).
- Iniciar ventilación con bolsa-mascarilla si hubiera datos de respiración ineficaz.
- Descartar y tratar lesiones RIM:
    - Neumotórax a tensión: toracocentesis (v. **capítulo 1.44 Toracocentesis: punción de neumotórax a tensión**).
    - Neumotórax abierto: ocluir la herida con un apósito impermeable lubricado con vaselina. Fijarlo por tres de sus cuatro bordes para que actúe a modo de válvula, dejando salir el aire sin dejar que vuelva a entrar. Posteriormente, tratar el neumotórax simple residual.
    - Hemotórax masivo: colocar un drenaje pleural en el 5° espacio intercostal en la línea medioaxilar y tratar el *shock* asociado.
    - Contusión pulmonar bilateral: no existe un tratamiento específico, puede llegar a requerir soporte ventilatorio, que puede ser de manejo complicado.
    - Tórax inestable o *volet* costal: analgesia y ventilación con presión positiva (CPAP, PEEP).

C. Circulación y control de la hemorragia

- Evaluar estado hemodinámico (v. **apartado de exploración física**).
- Control de las hemorragias:
    1. Hemorragias externas:
    - Elevar y presionar de forma manual en la herida, con gasas estériles de poco espesor.
    - Comprimir en las zonas por donde discurre el vaso supuestamente causante de la herida en la región corporal proximal a esta.
    - Torniquetes: evitarlos, salvo que exista amputación grave o hemorragia incontrolable.
    - Pinzas hemostáticas o vasculares: deben evitarse, están indicadas únicamente en el cuero cabelludo.
    - Inmovilización de fracturas abiertas de huesos largos intentando restablecer las relaciones anatómicas normales.

    2. Hemorragias internas: si a pesar del control de la hemorragia externa, persisten la hipovolemia y la necesidad de reposición de líquidos, debe buscarse activamente una hemorragia interna y corregirla. Las más frecuentes son: hemotórax, hemopericardio, sangrado intraabdominal y fractura de pelvis.

Ante esta última o ante una inestabilidad pélvica se deberá inmovilizar mediante cinturón pélvico o sábana.

- Acceso venoso:
  1. Canalizar dos vías periféricas del máximo calibre posible, y preferentemente una por encima y otra por debajo del diafragma.
  2. Es aconsejable no exceder de 3 min en el niño grave y de 60 s en situación de PCR. Si no se obtiene, colocar vía intraósea.
  3. Si no se consigue por vía intraósea, plantear un acceso venoso central (vía femoral) o la realización de una venotomía.
  4. Una vez conseguido el acceso venoso, realizar la extracción para las pruebas complementarias y pruebas cruzadas (v. **apartado correspondiente**).

Tratamiento del *shock*: el más frecuente es el *shock* hipovolémico (hemorrágico), pero también puede producirse *shock* de origen cardiogénico (contusión cardíaca,) neurogénico (*shock* medular) u obstructivo (neumotórax, taponamiento cardíaco). El *shock* séptico es raro.

Tratamiento del *shock* hemorrágico: reposición de las pérdidas y control de los focos sangrantes con el objetivo de mantener la presión arterial sistólica (PAS) > p5 (salvo en caso de TCE, que requiere de cifras superiores), diuresis > 1 mL/kg/h y hemoglobina (Hb) de 7-10 g/dL.

- Administrar solución isotónica (SSF o solución balanceada: 10-20 mL/kg) e iniciar precozmente la reposición de las pérdidas con hemoderivados, limitando las expansiones con cristaloides al mínimo (máximo: 20 mL/kg). Se recomienda administrarlos con calentador, si se dispone de él.
- Hemoderivados: administración precoz de concentrado de hematíes a 10-20 mL/kg o, en caso de disponibilidad, hemoderivados con ratio elevado de componentes (concentrado de hematíes, plasma fresco y plaquetas: 1:1:1).

Si no hay disponibilidad de sangre de un grupo compatible o no está cruzada en 10 min, transfundir concentrado de hematíes 0 negativo sin cruzar en las siguientes situaciones:
  1. PCR con actividad eléctrica sin pulso que no responde a volumen.
  2. Reanimación ineficaz a pesar de expansión y Hb < 5 g/dL.

- Ácido tranexámico: administrar tan pronto como sea posible, dentro de las primeras 3 h tras la lesión en:
  – Paciente que presenta hemorragia potencialmente mortal o precisa transfusión de hemoderivados tras un traumatismo grave.
  – Considerarlo en niños con un traumatismo craneal moderado aislado (Glasgow de 9-13) sin anomalías pupilares:
    - Usar una dosis de carga de 15-20 mg/kg (máximo: 1 g) en 10 min, seguido de una perfusión de 2 mg/kg/h durante al menos 8 h o hasta que cese el sangrado (máximo: 1 g en 8 h).
    - En caso de mala respuesta a la reposición de la volemia, hay que considerar otras causas de *shock* y aplicar el tratamiento pertinente:

  ○ *Shock* cardiogénico y medular (responde a la infusión de fármacos inotrópicos) (v. **capítulo 1.34 Pericardiocentesis**).
  ○ *Shock* obstructivo: tratamiento específico.

Evaluar la respuesta a la reposición:

- *Respuesta rápida*: corresponde a pérdidas de un 20% de la volemia. Estabilidad tras 20 mL/kg de cristaloide. Continuar con las necesidades basales y revaluar de forma rigurosa.
- *Respuesta transitoria*: corresponde a unas pérdidas del 20-40%. Indicativo de hemorragia oculta no resuelta, por lo que se debe valorar la necesidad de cirugía.
- *Respuesta nula o mínima*: corresponde a pérdidas superiores al 40%. Descartar otras causas de *shock* (neumotórax, taponamiento cardíaco, *shock* medular) y considerar la cirugía inmediata.

D. Disfunción neurológica

- Nivel de consciencia: AVPU, Glasgow y pupilas.
- Glucemia: en caso de alteración de la consciencia que no se explica fácilmente por el traumatismo.
- Lesiones RIM: lesión intracraneal significativa o HTIC:
  – HTIC (v. **capítulo 2.9 Hipertensión intracraneal**).
  – Sospecha de lesión intracraneal significativa o Glasgow ≤ 12: valoración urgente por neurocirugía.
  – Convulsiones: deben tratarse (v. **capítulo 2.4 Convulsión**). Las convulsiones precoces (aparición súbita tras un intervalo previo de alerta) no suelen acompañarse de lesión cerebral y tienen buen pronóstico.

E. Exposición y control ambiental

- Exponer el cuerpo del paciente: desvestirlo por completo. Si porta un casco, será en este momento cuando se retirará, salvo excepciones (objeto empalado en la cabeza y/o menos de dos personas que dominen la técnica de retirada). La única indicación para retirarlo antes es si impide el manejo adecuado de la vía aérea. Para la técnica se necesitan dos personas que sincronicen bien sus acciones y mantengan, durante toda la fase de extracción, la tracción de la cabeza para prevenir desplazamientos.
- Realizar una visualización general y rápida en busca de lesiones que no pueden esperar hasta el reconocimiento secundario, como amputaciones, presencia de deformidades evidentes (fracturas graves y aplastamientos) y exposición de cavidades (evisceración y pérdida de masa encefálica).
- Control ambiental: cubrir al paciente para evitar la hipotermia (ambiente cálido, calentar sueros intravenosos y gases inhalados, mantas térmicas o dispositivos externos de calentamiento).

Evaluación o examen secundario

- Cara y cuello:
  – Controlar las hemorragias, lavar y cubrir las heridas, y retirar los cuerpos extraños de la vía aérea.

- – Fijar tubo endotraqueal, inmovilización cervical (collarín Philadelphia + Dama de Elche).
- – Colocar sonda nasogástrica (SNG) (orogástrica si se sospecha una fractura de la base del cráneo).
- Tórax: colocar un drenaje pleural o pericárdico, si es necesario.
- Abdomen: no extraer los cuerpos extraños penetrantes, valorar la necesidad de cirugía.
- Pelvis: inmovilizar mediante un fajado compresivo que pase a través de los trocánteres mayores.
- Periné: si no hay sospecha de lesión uretral, realizar sondaje vesical. Si el sondaje está contraindicado, valorar la realización de una punción suprapúbica.
- Espalda: giro-movilización en bloque y colocación de tabla espinal de inmovilización (solo para el traslado del paciente con sospecha de lesión inestable espinal, que debe retirarse lo antes posible).
- Musculoesquelético: lavar y cubrir las heridas, alinear, realizar una leve tracción e inmovilización de los miembros fracturados o con sospecha (comprobando vasculonervioso antes y después de la inmovilización). Si existe compromiso neurovascular, consultar de forma urgente con traumatología.
- SNC: tratamiento de las convulsiones, tratamiento del dolor (fentanilo: 1-5 µg/kg i.v.; máximo: 50 µg).
- Otras acciones: cobertura antibiótica (cefazolina o clindamicina), valorar profilaxis antitetánica.

RECUERDE QUE...

- La atención al paciente politraumatizado debe ser rápida y ordenada.
- En los primeros 5-10 min se debe iniciar la estabilización y detectar problemas que pongan en peligro la vida del paciente.
- La segunda prioridad es identificar lesiones que requieren intervención quirúrgica.
- La categorización del paciente mediante el ITP permite identificar a pacientes más graves y, por tanto, con mayor necesidad de ser trasladados a un centro específico de traumatismos, siempre tras la estabilización previa.

BIBLIOGRAFÍA

American College of Surgeons Committee on Trauma. Advanced trauma life support (ATLS) student course manual. 10ª ed. Chicago: American College of Surgeons; 2018.

Ballestero Díez Y. Manejo del paciente politraumatizado. Protoc Diagn tTer Pediatr. 2020;1:247-62. Disponible en: https://seup.org

Carreras González A, Concha Torre A, Serrano González A. Soporte vital avanzado en trauma pediátrico. 2ª ed. Madrid: Ergon,; 2018.

Kessler DO. Abdominal ultrasound for pediatric blunt trauma: FAST is not always better. JAMA. 2017;317(22):2283-5.

Pérez Hernández R, González Bravo MN, Hernández Borges A. Politraumatismo. En: López-

Herce Cid J, Calvo Rey C, Rey Galán C, Rodríguez Núñez A (eds.). Manual de cuidados intensivos pediátricos. 5ª ed. Madrid: Publimed; 2019; p. 309-407.

Schonfeld D, Lee LK. Blunt abdominal trauma in children. Curr Opin Pediatr. 2012;24(3):314-8.

Strumwasser A, Speer AL, Inaba K, Branco BC, Upperman JS, Ford HR, et al. The impact of acute coagulopathy on mortality in pediatric trauma patients. J Trauma Acute Care Surg. 2016;81(2):312-8.

Van de Voorde P, Turner NM, Djakow J, De Lucas N, Martínez-Mejías A, Biarent D, et al. European Resuscitation Council Guidelines 2021: paediatric life support. Resuscitation. 2021;161:327-87.

Reanimación cardiopulmonar

2.12

N. Martínez Miñambres y Y. Ballestero Díez

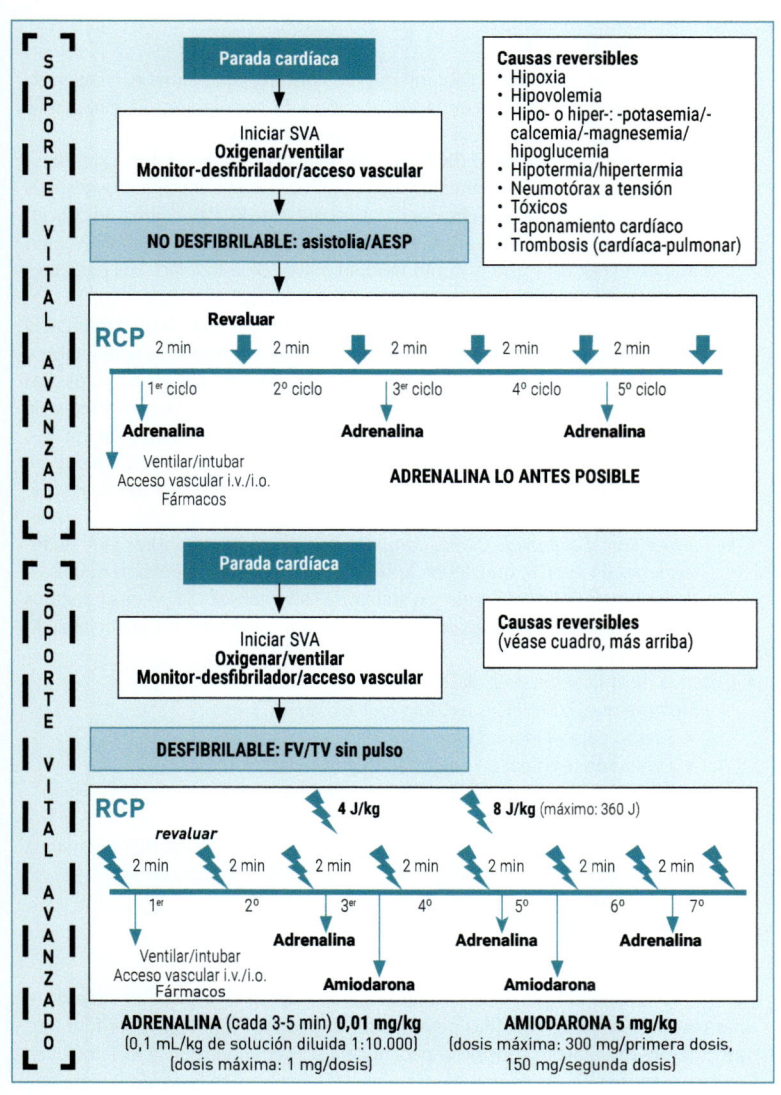

OBJETIVOS

- Saber el orden secuencial de las maniobras a realizar tanto en una reanimación cardiopulmonar básica como avanzada.
- Conocer el protocolo de actuación ante una obstrucción de vía aérea superior.

CONCEPTOS IMPORTANTES

- **Parada cardiorrespiratoria (PCR):** interrupción brusca, generalmente inesperada y potencialmente reversible de la ventilación y la circulación. La causa más frecuente de PCR en la infancia es la parada respiratoria.
- **Reanimación cardiopulmonar (RCP)/soporte vital (SV):** conjunto de pautas estandarizadas, de desarrollo secuencial, cuyo objetivo es sustituir primero y después restablecer la respiración y la circulación. Las pautas de RCP pediátrica se aplican a todos los niños, de 0 a 18 años, excepto los recién nacidos. Se define como lactante al menor de 1 año, y como niño, al mayor de esta edad. Los pacientes que parecen adultos pueden ser tratados como adultos.
  - *Soporte vital básico* (SVB): conjunto de medidas que permiten identificar si el niño está en PCR, así como sustituir y después restaurar la ventilación y la circulación espontánea, cuando no se dispone de medios técnicos. Las maniobras deben realizarse secuencialmente en un orden establecido y de forma estandarizada de acuerdo con las recomendaciones internacionales. Los objetivos son la oxigenación de emergencia, para la protección del sistema nervioso central (SNC), y el mantenimiento de la víctima hasta que pueda realizarse la RCP avanzada.
  - *Soporte vital avanzado* (SVA): conjunto de técnicas y maniobras para el tratamiento de la PCR, que deben aplicarse para el restablecimiento definitivo de las funciones circulatoria y respiratoria espontáneas. Se precisan medios técnicos adecuados (equipamiento), y debe realizarla personal especializado y entrenado.
- Criterios de aplicación de la RCP:
  - Siempre que exista PCR, excepto en caso de:
    - Riesgo para el reanimador.
    - Evolución terminal de enfermedad incurable.
    - Presencia de signos evidentes de muerte biológica.
    - Acuerdo previo de no RCP.
    - PCR de más de 30 min de duración (excepciones: ahogamiento en agua fría, intoxicación por drogas supresoras del SNC o hipotermia).
  - Ante la duda, se iniciará siempre.

ESTIMACIÓN DE LA GRAVEDAD

Aunque se han identificado varios factores que se asocian al pronóstico, no existen unas recomendaciones sencillas para decidir cuándo la RCP llega a ser fútil. Los aspectos más relevantes a considerar para decidir si se continúa con la RCP incluyen la edad, la existencia de enfermedades previas, la causa y el lugar de la parada y si esta fue presenciada, el tiempo de inicio de las maniobras de RCP, la duración y la calidad de la RCP, y circunstancias especiales como el ahogamiento en agua helada o la exposición a tóxicos.

- **A recoger en la anamnesis:**
  - Edad, estado vacunal, patologías previas, síntomas acompañantes en las horas previas, circunstancia desencadenante, tiempo estimado de PCR y tratamiento recibido.
- **A registrar en la exploración general:**
  - Triángulo de evaluación pediátrica (TEP), monitorización de constantes vitales (temperatura, electrocardiograma [ECG] continuo, frecuencia cardíaca [FC], frecuencia respiratoria [FR], presión arterial [PA], saturación de oxígeno [SatO$_2$] y dióxido de carbono telespiratorio [EtCO$_2$]), exploración por aparatos, exantemas.
  - La monitorización del ECG se puede realizar con las palas del desfibrilador o con electrodos autoadhesivos conectados a un monitor de ECG o desfibrilador.

PRUEBAS COMPLEMENTARIAS

Al canalizar el acceso venoso, se solicitará:
- Gasometría y láctico.
- Hemograma.
- Ionograma con calcio iónico.
- Glucemia, urea, creatinina.
- Estudio de coagulación.
- Otras pruebas en función de la sospecha clínica/origen de la PCR (pruebas cruzadas, reacción en cadena de la polimerasa, procalcitonina [PCT], amonio, hemocultivo, reacción en cadena de la polimerasa para meningococo y neumococo, etc.).

TRATAMIENTOS

PASOS DEL SVB (**Fig. 2.12-1**). Es importante realizar todos los pasos siguiendo el orden establecido:
- **Seguridad:**
  - Antes de iniciar la reanimación, hay que asegurarse de que no existe peligro para el reanimador ni para la víctima; se debe movilizar a la víctima únicamente si se encuentra en un lugar peligroso.
  - Si existe sospecha de traumatismo:
    - Mover cabeza-cuello-tronco, como «un bloque».
    - Evitar que el cuello se flexione, extienda, lateralice o rote.
    - Efectuar tracción axial suave de la cabeza durante la movilización.
- **Comprobar el estado de consciencia:**
  - Estimular al paciente en busca de repuesta, hablándole en voz alta o con estímulos táctiles (pellizcos o pequeñas sacudidas; esto último está contraindicado en lactantes y si hay sospecha de traumatismo).

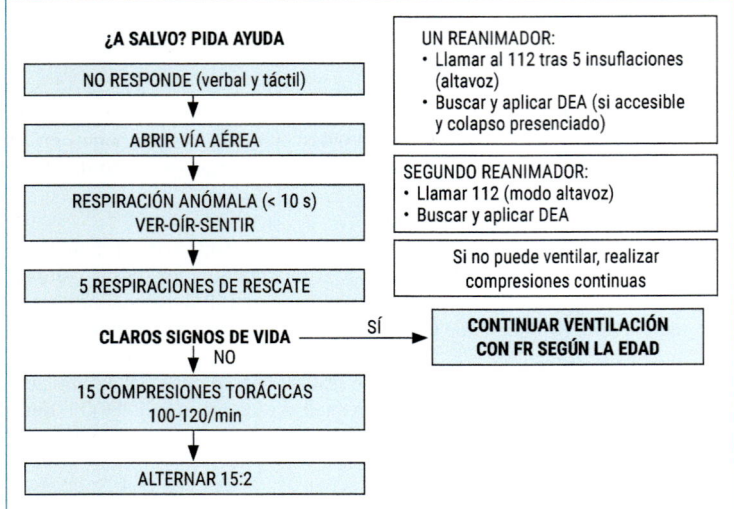

Figura 2.12-1. Pasos del soporte vital básico. DEA: desfibrilador externo automático; FR: frecuencia respiratoria.

- – Si el paciente responde, pedir ayuda si fuese preciso, y revaluar su situación clínica de forma periódica.
- – Si el paciente no responde, colocar en decúbito supino sobre una superficie dura.
- **Pedir ayuda:**
  - – Pedir ayuda a las personas de alrededor, gritando y sin separarse de la víctima.
  - – Se activará el sistema de emergencias (SE) (teléfono 112).
  - – Si hay más de un reanimador, mientras uno continúa con la RCP el otro activa el SE.
  - – Si hay un solo reanimador y no dispone de teléfono con manos libres, realizar RCP durante 1 min antes de activar el SE.
  - – Si hay un solo reanimador y dispone de teléfono con manos libres, tras realizar las cinco insuflaciones de rescate, poner el teléfono en altavoz y llamar para pedir ayuda al SE, mientras continúa con la RCP.
  - – En un niño con colapso súbito presenciado (el reanimador observa que el niño presenta una pérdida brusca de consciencia y sospecha que es de origen cardíaco):
    - Si solo hay un reanimador, llamar primero al SE y, a continuación empezar la reanimación.
    - Si hay más de un reanimador, uno de ellos debe iniciar inmediatamente la RCP, mientras el otro busca la ayuda.
  - – La información a los equipos de emergencia debe ser clara y concreta, indicando: localización exacta, situación clínica y el teléfono desde el que se llama.

- **Apertura de la vía aérea (A):**
  - Se pueden usar varias maniobras:
    - Maniobra frente-mentón: si no se sospecha traumatismo cervical (**Fig. 2.12-2**). El reanimador se sitúa a un lado del paciente y, colocando una mano en la frente, efectúa una extensión del cuello (moderada en niños pequeños, neutra o en posición de olfateo en lactantes). Se levanta el mentón con la punta de los dedos de la otra mano, sin presionar los tejidos blandos.
    - Maniobra de elevación mandibular o triple maniobra (**Fig. 2.12-3**): está indicada si existe sospecha de traumatismo cervical. El reanimador se sitúa en la cabecera, y coloca 2 o 3 dedos de ambas manos a lo largo de los ángulos de la mandíbula, empujándola hacia arriba, situando a la vez con suavidad los pulgares en las mejillas. Los codos deben estar apoyados sobre la superficie en la que se encuentra el niño.
    - Comprobar la vía aérea: explorar el interior de la boca para asegurarse de que no existe un cuerpo extraño. Si se objetiva y se considera que se puede extraer sin complicaciones, intentar realizar un barrido digital.
- **Comprobar la ventilación (B).** No hay que emplear más de 10 segundos:
  - Manteniendo la apertura de la vía aérea, aproximar el oído a la boca del paciente y comprobar si realiza movimientos respiratorios, oír si existen ruidos respiratorios y sentir el aire al ser exhalado. La población general puede valorar la existencia de respiración solo por la existencia o no de movimientos respiratorios.
  - En los primeros minutos de la parada cardíaca, el niño puede realizar una respiración agónica o «boqueadas» ocasionales. Si existe duda sobre si la respiración es normal, se actuará como si no fuera normal.
  - Si el paciente respira, asegurar la permeabilidad de la vía aérea. En el medio extrahospitalario y si no hay antecedente traumático, colocarle en posición lateral de seguridad. Revaluar cada minuto.
  - Si el paciente no respira, pasar al punto siguiente.
- **Ventilar:**
  - Ventilación boca a boca-nariz en lactantes, y boca-boca (pinzando la nariz) en niños.
  - Realizar cinco ventilaciones lentas iniciales (1 s de duración). Al menos dos deben ser efectivas.

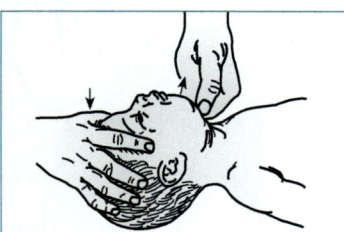

Figura 2.12-2. Maniobra de apertura de la vía aérea. Maniobra frente-mentón.

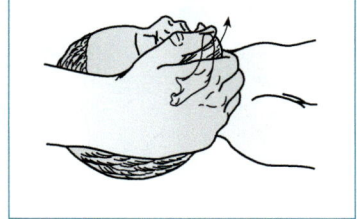

Figura 2.12-3. Maniobra de apertura de la vía aérea. Triple maniobra.

- Tomar aire e insuflar un volumen «suficiente» para lograr que el pecho se eleve visiblemente. Si no se eleva, recolocar la vía aérea, y si persiste sin elevarse, tratar como si fuese una obstrucción de la vía aérea.
- Si solo hay un reanimador con teléfono móvil, se pondrá en modo de altavoz para activar el SE. Continuar con el siguiente paso, mientras se espera una respuesta. Si no hay un teléfono disponible, realizar 1 min de RCP antes de activar el SE.

- **Comprobar los signos de circulación (C):**
  - Proceder inmediatamente con 15 compresiones torácicas, salvo que existan signos claros de circulación (movimiento, tos).
  - Si hay signos de circulación, continuar ventilando con una FR ajustada a la edad del paciente: < 1 año (25 respiraciones por minuto [rpm]), 1-8 años (20 rpm), 8-12 años (15 rpm) y > 12 años (10 rpm), hasta que inicie la respiración espontánea o no presente signos de circulación.

- **Masaje cardíaco:**
  - Cuando sea posible, realizar compresiones sobre una superficie firme. Mover al niño solo si esto da lugar a unas condiciones de RCP notablemente mejores (superficie, accesibilidad). Solo se retirará la ropa a la víctima si obstaculiza gravemente las compresiones torácicas.
  - Efectuar el masaje en el tercio inferior del esternón, por encima del apéndice xifoides.
  - Efectuar compresiones torácicas de buena calidad; «empujar fuerte y rápido»:
    - La fuerza de la compresión debe ser suficiente como para deprimir el esternón al menos un tercio del diámetro del pecho (al menos 4 cm en el lactante y 5 cm en el niño). No hay que superar los 6 cm (longitud del pulgar de un adulto).
    - Es muy importante la descompresión completa tras cada compresión.
    - La frecuencia del masaje debe ser de 100-120 compresiones por minuto.
    - Realizar el menor número de interrupciones posibles para minimizar el tiempo sin circulación.
  - La técnica varía según la edad:
    - Lactantes (**Fig. 2.12-4**):

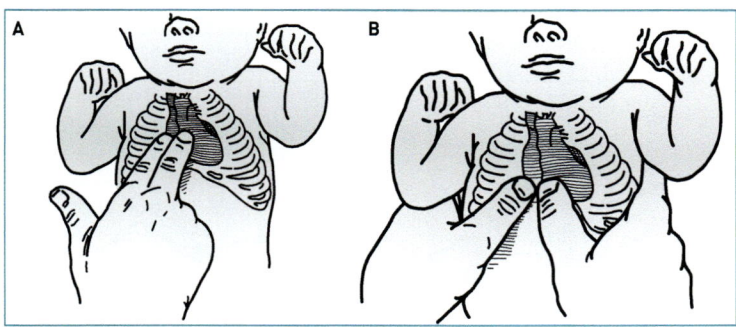

Figura 2.12-4. **A** y **B)** Masaje cardíaco en el lactante.

○ Utilizar preferentemente la técnica de compresión torácica con dos pulgares. Para ello, si hay dos reanimadores, uno se colocará a los pies del paciente, abrazará el tórax con ambas manos (con los dedos pulgares sobre el tercio inferior del esternón) y comprimirá este con las puntas dirigidas hacia la cabeza del paciente; el resto de dedos abrazan el tórax.

○ Si hay un reanimador, se colocará a un lado y usará preferentemente la técnica anterior.

○ Otra técnica que se puede realizar es comprimir el esternón con la punta de los dedos medio y anular o índice, perpendiculares al esternón.

- Niños (**Fig. 2.12-5**):

  ○ Colocar el talón de una mano en el tercio inferior del esternón (levantando los dedos para asegurar que la presión no se aplica sobre las costillas), de manera perpendicular al esternón, con el brazo extendido (en niños mayores puede ser necesario usar ambas manos, entrelazando los dedos).

  ○ Si se utiliza la técnica de una mano, la otra mano puede colocarse para mantener abierta la vía aérea en todo momento o para estabilizar el brazo de compresión en el codo.

– Tras las 15 compresiones, realizar dos insuflaciones efectivas y luego alternar compresiones con insuflaciones (relación 15:2).

– No interrumpir la RCP en ningún momento, salvo que existan signos claros de circulación (movimiento, tos) o cuando se esté exhausto.

– Si hay dos o más reanimadores, cambiar al reanimador que realiza compresiones torácicas con frecuencia; el reanimador individual debe cambiar de mano o técnica (de una a dos manos) para evitar la fatiga.

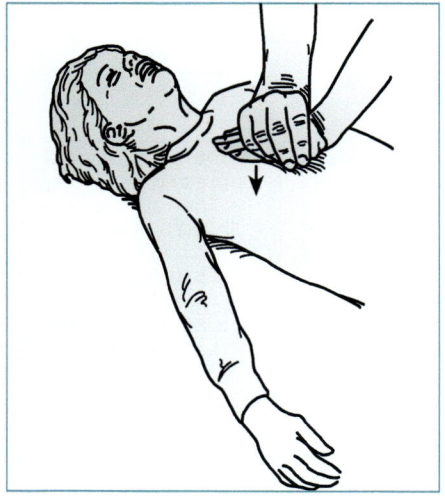

Figura 2.12-5. Masaje cardíaco en el niño mayor de 1 año.

- **Uso de un desfibrilador externo automático (DEA):**
  - En niños con PCR, un reanimador debe iniciar inmediatamente la RCP como se describe anteriormente.
  - En los casos en los que la probabilidad de un ritmo primario desfibrilable sea muy alta, como en un colapso repentino presenciado, y solo haya un reanimador, si es fácilmente accesible, aplicar rápidamente un DEA al mismo tiempo que se llama al SE.
  - En caso de que haya más de un reanimador, un segundo reanimador llamará inmediatamente para pedir ayuda y luego aplicar un DEA (si es posible).

Obstrucción de la vía aérea por cuerpo extraño (CE) (**Fig. 2.12-6**). El objetivo fundamental de las maniobras no es expulsar el CE, sino desobstruir la vía aérea. Se pueden encontrar tres situaciones diferentes:

- **Paciente consciente con tos y respiración efectivas** (responde completamente, tose fuerte, toma aire antes de toser, llora o habla):
  - Colocarle en posición incorporada.
  - Animarle a que siga tosiendo o llorando.
  - Se observará estrechamente al niño hasta que:
    - Expulse el CE y mejore la respiración.
    - La tos se torne inefectiva, deje de respirar o disminuya el estado de consciencia.
- **Paciente consciente con tos y respiración no efectivas** (tos o llanto débiles o apagados, incapacidad para vocalizar, no respirar con normalidad, cianosis):
  - Hay que actuar inmediatamente. Solicitar ayuda a un transeúnte.
  - Si solo hay un reanimador, proceder primero con las maniobras de desobstrucción de la vía aérea. Si hay dos reanimadores, el segundo avisará al SE.

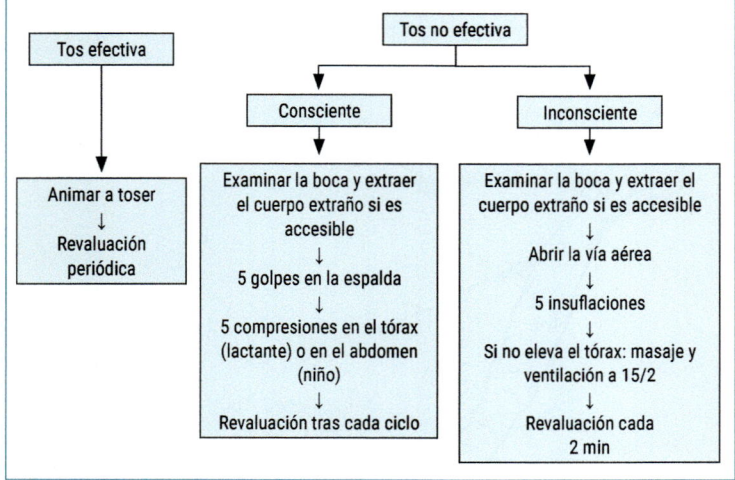

Figura 2.12-6. Secuencia de desobstrucción de la vía aérea.

– Realizar la apertura de la boca y la extracción manual del CE (está indicado si es visible y fácil de extraer). Realizar la extracción con el índice en forma de gancho: introducirlo por el lateral de la boca y, una vez dentro, doblarlo como si fuese un gancho. El personal experto considerará utilizar unas pinzas Magill.

– Tras ello, iniciar las maniobras de expulsión del CE:

- En el lactante (**Fig. 2.12-7**): en decúbito prono, apoyándole sobre el antebrazo, sujetándole, y colocando el pulgar de una mano en los ángulos de la mandíbula, y uno o dos dedos de la misma mano en el ángulo contralateral, con la cabeza en posición neutra, ligeramente extendida y ligeramente más baja que el tronco:

  ○ Realizar cinco golpes interescapulares rápidos y fuertes con el talón de la otra mano.

  ○ Cambiar al lactante de antebrazo, colocándole en decúbito supino, sujetándole la cabeza con la mano más baja que el tronco.

  ○ Realizar cinco compresiones torácicas con los dedos índice y medio en la misma zona del masaje cardíaco, pero más fuerte y lento.

- En el niño (**Fig. 2.12-8**): con el niño inclinado hacia delante en bipedestación:

  ○ Realizar cinco golpes interescapulares.

  ○ Realizar cinco compresiones abdominales. El reanimador se situará de pie sujetando a la víctima por detrás, pasando los brazos por debajo de las axilas y rodeando el tórax. Colocar una mano en forma de puño, con el pulgar flexionado hacia dentro, apoyándola en la línea media del epigastrio, entre el esternón y el ombligo. Con la otra mano, abrazar el puño y realizar un movimiento hacia atrás y hacia arriba.

– Observar si expulsa el CE y, después de cada ciclo, revaluar la consciencia 5-10 s, si respira o tose, y si el CE es accesible. Si persiste la obstrucción, repetir las maniobras. Si recupera la respiración efectiva, suspender las maniobras, aunque el CE no se haya expulsado.

• **Paciente inconsciente**: actuar como si se estuviera ante una PCR (la RCP es la maniobra de desobstrucción de la vía aérea). Cuando se abra la vía aérea, comprobar si existe un CE visible.

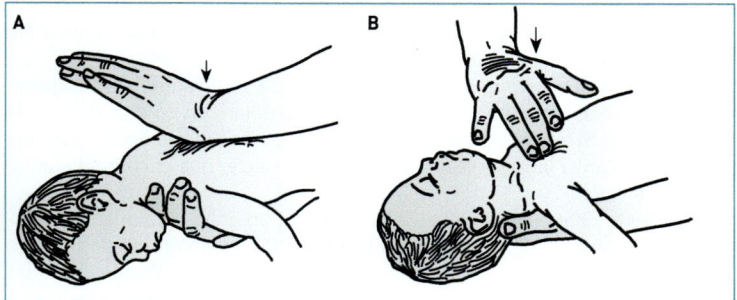

Figura 2.12-7. A y **B)** Maniobras de desobstrucción de la vía aérea en el lactante.

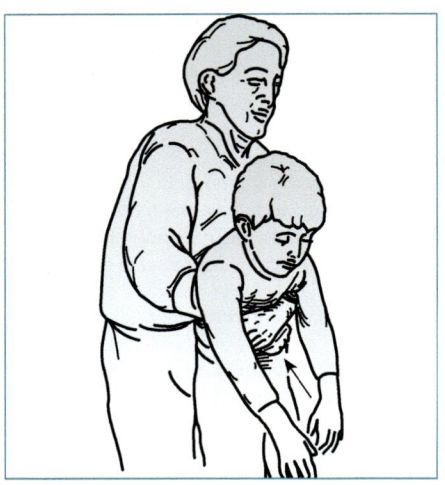

Figura 2.12-8. Maniobra de desobstrucción de la vía aérea en el niño mayor de 1 año.

PASOS DEL SVA. Es fundamental la importancia del trabajo en equipo, de forma simultánea, para disminuir las interrupciones en las compresiones torácicas y de ventilación. Comprende las siguientes maniobras:

- Optimización de la vía aérea y ventilación (A, B).
- Masaje cardíaco (C).
- Obtención de acceso vascular, administración de fármacos y líquidos (D).
- Monitorización de ECG. Diagnóstico y tratamiento de arritmias (E):
  1. **Optimización de la vía aérea y ventilación (A, B).** Especialmente importante, ya que la causa más frecuente de PCR es la hipoxia y la acidosis respiratoria:
     – Optimización de la apertura de la vía aérea:
       - Mantener la apertura de la vía aérea.
       - Aspiración de secreciones: presión de aspiración no superior a 100-120 mmHg.
       - Introducir la cánula orofaríngea para impedir que los tejidos blandos obstruyan la vía aérea. No es prioritario.
       - Ventilación con bolsa entre dos reanimadores para asegurar una ventilación adecuada (v. **capítulo 1.50 Ventilación con bolsa y mascarilla (VBM)**).
       - Intubación endotraqueal (v. **capítulo 1.24 Intubación endotraqueal: secuencia rápida**). Si no se consigue, ventilar con bolsa y mascarilla facial. Si esta no es efectiva y no se consigue la intubación, colocar una mascarilla laríngea o, en caso extremo, realizar una cricotiroidotomía
     – Ventilación:
       - Antes de intubar a un paciente, ventilar con bolsa autoinflable y mascarilla facial conectada a oxígeno (fracción inspiratoria de oxígeno [FiO_2] del 100 %) a 12-15 L/min (v. **capítulo 1.50 Ventilación con bolsa y mascarilla (VBM)**).

- Si el paciente no tiene la vía aérea aislada (no está intubado), se sigue recomendando realizar la ventilación coordinada con las compresiones torácicas (dos ventilaciones por cada 15 compresiones torácicas).
- Tras la intubación endotraqueal, no hay que coordinar la ventilación con las compresiones torácicas ajustando la FR a la mínima normal para su edad:
  - < 1 año: 25 rpm.
  - 1-8 años: 20 rpm.
  - 8-12 años: 15 rpm.
  - > 12 años: 10 rpm.
- Si el paciente estaba conectado previamente a ventilación mecánica, se permite la posibilidad de mantener la ventilación con el respirador en modo controlado por volumen, con la sensibilidad de flujo o presión, y los límites de alarmas desactivados2.

2. Masaje cardíaco (C):

Según lo descrito en la RCP básica. Una vez que la vía aérea está protegida por intubación traqueal o mascarilla laríngea, continuar la ventilación ajustada según la edad (v. anteriormente) y procurando asegurar que las insuflaciones son adecuadas durante las compresiones torácicas3.

3. Obtención de acceso vascular, administración de fármacos y líquidos (D):

– Acceso vascular: la canalización venosa puede ser difícil. Es imprescindible establecer un orden de prioridades:
  - Vía venosa periférica: es el método de elección (fosa antecubital, dorso de la mano, epicraneales, dorso del pie o safena).
  - Es necesario diluir la medicación hiperosmolar y administrar bolo de al menos 2-5 mL de suero salino fisiológico (SSF) (preferible 10 mL) tras cada medicación.
  - Vía intraósea: está indicada si no se consigue canalizar una vía venosa periférica por una persona experta tras dos intentos o 5 min en un paciente crítico (**v. capítulo 1.37 Punción intraósea**).
  - Vía intratraqueal: no se recomienda para la administración de fármacos.
  - Si fracasan todas las opciones anteriores, recurrir a la punción percutánea de la vena femoral o a la disección de la vena safena.

– Fármacos y líquidos:
  - Adrenalina:
    - Es el principal fármaco de la RCP. Está indicada en toda RCP.
    - Administrar lo antes posible, en cuanto se disponga de acceso venoso.
    - Dosis intravenosa (i.v.) e intraósea (i.o.): 10 µg/kg (0,1 mL/kg de la dilución 1/10.000; diluir 1 ampolla de adrenalina al 1/1.000 con 9 mL de agua bidestilada o SSF). Dosis máxima única de 1 mg.
  - Amiodarona:
    - Está indicada en ritmos desfibrilables: taquicardia ventricular (TV)/ fibrilación ventricular (FV) refractarias, tras el tercer choque.
    - Dosis: 5 mg/kg (dosis máxima: 300 mg/dosis). Vía i.v. Bolo rápido.
    - Puede repetirse un segundo bolo de 5 mg/kg (dosis máxima: 150 mg).

- Bicarbonato sódico:
  - ○ No administrar de forma rutinaria. Considerarlo en hiperpotasemia y en intoxicación por antidepresivos tricíclios.
  - ○ Dosis inicial: 1 mEq/kg (1 mL/kg de bicarbonato sódico 1M diluido a la mitad en agua bidestilada o SSF). Vía i.v.
  - ○ No administrar con adrenalina.
- Glucosa: en caso de hipoglucemia documentada (0,3 g/kg).
- Magnesio: si existe hipomagnesemia documentada o taquicardia ventricular con *torsades de pointes* (50 mg/kg; dosis máxima: 2 g).
- Calcio:
  - ○ Si existe hipocalcemia documentada, hiperpotasemia, hipermagnesemia o intoxicación por bloqueantes del calcio.
  - ○ Gluconato cálcico al 10%: 0,5 mL/kg (máximo: 20 mL) diluido al medio con SSF a pasar en 10-20 s.
- Líquidos:
  - ○ Administrar según la sospecha del origen de la PCR.
  - ○ Solución cristaloide, preferiblemente balanceada, 10 mL/kg4.

4. Monitorización de ECG. Diagnóstico y tratamiento de arritmias (E):

- Monitorización y diagnóstico de arritmias. Si aún no está realizado, monitorizar lo antes posible utilizando electrodos de ECG o parches autoadhesivos (o palas de desfibrilación). Los ritmos más frecuentes son.

- Asistolia: la más frecuente y la de peor pronóstico.

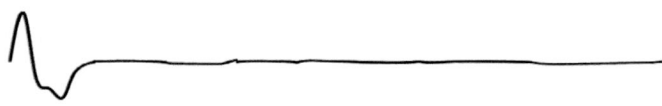

- Bradicardia grave: frecuencia < 60 latidos por minuto (lpm) con hipoperfusión tisular grave.

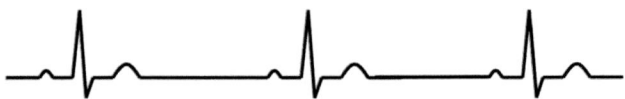

- Actividad eléctrica sin pulso (AESP): presencia de un ritmo eléctrico en ausencia de signos vitales y pulso. Se excluyen la bradicardia grave y la taquicardia ventricular sin pulso.

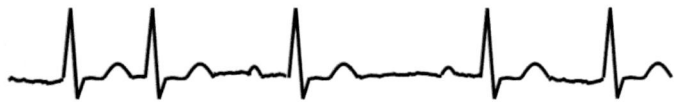

- Fibrilación ventricular (FV): ritmo caótico y desorganizado, sin pulso. Puede observarse en pacientes con cardiopatías congénitas y en adolescentes, secundaria a trastornos electrolíticos e intoxicaciones.

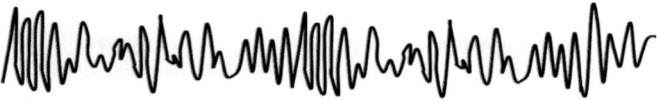

- Taquicardia ventricular (TV) sin pulso: ritmo ventricular con frecuencia de 120-400 lpm, sin pulso palpable.

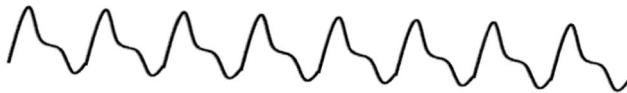

- Bloqueo aurículoventricular (AV) completo: muy poco frecuente, suele ser secundario a cirugía cardíaca o intoxicación digital.

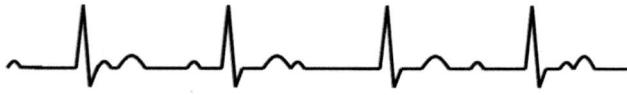

- Tratamiento de las arritmias:
  - Ritmos no desfibrilables: asistolia, bradicardia, AESP, bloqueo AV completo. En ausencia de signos de vida, continuar con una RCP de alta calidad. Obtener acceso vascular y administrar adrenalina i.v. lo antes posible (10 µg/kg; máximo: 1 mg). Tras el bolo de adrenalina, infundir bolo de SSF para facilitar la distribución del fármaco. Repetir la adrenalina cada 3-5 min. En los casos en los que probablemente sea difícil obtener un acceso i.v., buscar el acceso i.o. de inmediato.
  - Ritmos desfibrilables: FV y TV sin pulso. Tan pronto como se identifique, intentar la desfibrilación de inmediato (independientemente de la amplitud del ECG). En caso de duda, considerar que el ritmo es desfibrilable. Administrar una descarga (4 J/kg) y reanudar inmediatamente la RCP. Volver a evaluar el ritmo cardíaco cada 2 min (después de la última descarga), y administrar otra descarga (4 J/kg) si persiste un ritmo desfibrilable. Inmediatamente después de la tercera descarga, administrar adrenalina (10 µg/kg; máximo: 1 mg) y amiodarona (5 mg/kg; máximo: 300 mg) i.v./i.o. Infundir SSF después de cada medicamento. Administrar una segunda dosis de adrenalina (10 µg/kg; máximo: 1 mg) y amiodarona (5 mg/kg; máximo: 150 mg) después de la quinta descarga si el niño todavía tiene un ritmo desfibrilable. Una vez administrada, la adrenalina debe repetirse cada 3-5 min.
    - Se debe continuar la RCP salvo que: se reconozca un ritmo organizado potencialmente perfundido (al comprobar el ritmo), y se acompañe

de signos de retorno de la circulación espontánea identificado clínicamente (apertura de los ojos, movimiento, respiración normal) y/o mediante monitorización ($EtCO_2$, $SatO_2$, PA, ultrasonido) o existan criterios para interrumpir la reanimación.

- **Circunstancias especiales:**
  - **Causas reversibles:**
    - La identificación temprana y el tratamiento adecuado de cualquier causa reversible durante la RCP es una prioridad para todos los reanimadores de SVA.
    - Utilizar la nemotecnia «4H4T» para recordar qué buscar activamente: hipoxia; hipovolemia; hipo- o hiper-: -potasemia/-calcemia/-magnesemia, e hipoglucemia; hipotermia o hipertermia; neumotórax a tensión; taponamiento; trombosis (cardíaca-pulmonar); sustancias tóxicas.
    - Salvo que se especifique lo contrario, el tratamiento específico para cada una de estas causas es el mismo en la PCR que en la enfermedad aguda.
    - Los reanimadores deben considerar (según el protocolo y, si es posible, con la ayuda de un experto) tratamientos específicos para intoxicaciones por medicamentos de alto riesgo (p. ej., betabloqueantes, antidepresivos tricíclicos, bloqueadores de los canales de calcio, digital o insulina). Para ciertas intoxicaciones potencialmente mortales, se deben considerar tratamientos extracorpóreos desde el principio.
  - Condiciones específicas como cirugía cardíaca, neurocirugía, traumatismo, ahogamiento, sepsis, hipertensión pulmonar también exigen un abordaje específico.
  - El soporte vital extracorpóreo (ECMO) durante la RCP debe considerarse precozmente en niños con una presunta causa reversible, y el SVA convencional no conduce rápidamente a una recuperación de la circulación espontánea.

CUIDADOS TRAS LA REANIMACIÓN. Los cuidados tras la reanimación incluyen todos los tratamientos necesarios para lograr una recuperación neurológica completa:

- **Hemodinámico:** el objetivo debe ser conseguir una PA igual o superior al p50, teniendo en cuenta los signos clínicos, el lactato sérico y/o las medidas del gasto cardíaco. Para ello, se utilizarán dosis mínimas necesarias de líquidos parenterales y de fármacos vasoactivos.
- **Oxigenación:** ajustar la FiO_2 para lograr la normoxia o, si no se dispone de gasometría arterial, mantener la $SatO_2$ en el rango de 94-98%. Mantener una FiO_2 alta si existe sospecha de intoxicación por monóxido de carbono o anemia grave.
- **Ventilación:** proporcionar una FR y volúmenes ventilatorios normales para la edad, para lograr una presión parcial arterial de dióxido de carbono ($PaCO_2$) normal. Tratar de evitar tanto la hipocapnia como la hipercapnia.
- **Control de la temperatura:** se debe mantener un control estricto de la temperatura para evitar la hipertermia (> 37,5 °C) y la hipotermia profunda (< 32 °C).
- **Control de la glucemia:** tanto la hipoglucemia como la hiperglucemia pueden alterar el pronóstico. Un control demasiado ajustado de la glucosa puede ser perjudicial.

RECUERDE QUE...

- En la RCP básica, tras comprobar la inconsciencia y pedir ayuda, se debe seguir el ABC:
  - A: apertura de la vía aérea.
  - B: comprobar la ventilación y ventilar si no ventila.
  - C: iniciar masaje cardíaco (relación 15/2) si no hay signos de circulación.
- En la RCP avanzada, se continuará con el ABC, optimizando la vía aérea, y:
  - D: obtención de acceso vascular, administración de fármacos y líquidos.
  - E: monitorización de ECG. Diagnóstico y tratamiento de arritmias.
- Hay dos grupos de ritmos electrocardiográficos:
  - No desfibrilables: su tratamiento se basa en ciclos de RCP de 2 min y administración de adrenalina.
  - Desfibrilables: su tratamiento es la desfibrilación junto con RCP, añadiendo fármacos si no es efectiva.

BIBLIOGRAFÍA

López-Herce J, Manrique I, Calvo C, Rodríguez A, Carrillo A, Sebastián V, et al.,; en nombre del Grupo Español de Reanimación Cardiopulmonar Pediátrica y Neonatal. Novedades en las recomendaciones de reanimación cardiopulmonar pediátrica y líneas de desarrollo en España. An Pediatr (Barc). 2021;96(2):146.e1-11.

Maconochie IK, Bingham R, Eich C, López-Herce J, Rodríguez-Núñez A, Rajka T, et al.; Paediatric life support section Collaborators. European Resuscitation Council Guidelines for Resuscitation 2015 Section 6. Paediatric life support. Resuscitation. 2015;95:223-48.

Perkins GD, Olasveengen TM, Maconochie I, Soar J, Wyllie J, Greif R, et al.; European Resuscitation Council. European Resuscitation Council Guidelines for Resuscitation: 2017 update. Resuscitation. 2018;123:43-50.

Van de Voorde P, Turner NM, Djakow J, De Lucas N, Martínez-Mejías A, Biarent D, et al. European Resuscitation Council Guidelines 2021: paediatric life support. Resuscitation. 2021;161:327-87.

Sepsis

2.13

B. Gómez Cortés

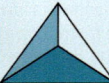

SEPSIS

Considerar sospecha clínica de sepsis en pacientes con fiebre + TEP alterado y en aquellos en que en la valoración ABCDE se identifiquen datos de mala perfusión

MINUTO 0 → 5
- **Protección individual** del personal sanitario
- Valoración del **TEP** y el **ABCDE**
- Administrar **oxígeno al 100%**
- **Monitorización de** FC (ECG), PA, EtCO$_2$, FR y SatO$_2$
- Canalización de **2 vías venosas periféricas**. Considerar acceso intraóseo en situación de *shock* y si no se logra vía periférica en 5 min

MINUTO 5 → 15
- **Expansión con cristaloides** (balanceados primera elección): 10 mL/kg (máx.: 500 mL)
- **Revaluar** ABCDE y respuesta a medidas iniciadas:
  - Considerar oxigenoterapia de alto flujo
  - Considerar secuencia rápida de intubación:
    - Premedicación (< 1 año): atropina: 0,02 mg/kg (mín.: 0,1 mg; máx.: 1 mg)
    - Sedación: ketamina: 1,5 mg/kg (máx.: 50 mg)
    - Paralización: rocuronio: 1mg/kg (no dosis máx.)
- Si precisa, continuar con expansiones de 10 mL/kg (máx.: 40-60 mL/kg), vigilando signos de sobrecarga (crepitantes, hepatomegalia, ritmo de galope)
- **Pruebas:**
  - Hemograma, proteína C-reactiva, procalcitonina, gasometría, iones, calcio iónico, urea, creatinina, GPT, bilirrubina, láctico y coagulación
  - Hemocultivo, PCR *N. meningitidis* y *S. pneumoniae*

MINUTO 15 → 60
- Iniciar **antibioterapia empírica**. Pautas en niños previamente sanos:
  - < 1 mes: ampicilina (75 mg/kg) + ceftazidima (50 mg/kg). Valorar asociar a (20 mg/kg) si hay sospecha de infección por VHS
  - > 1 mes: cefotaxima (75 mg/kg; máx.: 2 g):
    - Alérgicos a betalactámicos: aztreonam (30 mg/kg; máx.: 2 g)
    - Asociar vancomicina (15 mg/kg; máx.: 1 g) si hay sospecha clínico-epidemiológica de *Staphylococcus aureus* resistente a la meticilina
    - Asociar clindamicina (10 mg/kg; máx.: 650 mg) si hay sospecha clínico-epidemiológica de *shock* tóxico estreptocócico
- Si el *shock* no revierte tras 40-60 mL/kg de cristaloides o aparecen signos de sobrecarga de fluidos:
  - Iniciar inótropos: adrenalina (0,05 µg/kg·min), titulando efecto
  - Secuencia rápida de intubación
  - Canalización de vía central
- Corregir hipocalcemia/hipoglucemia:
  - Hipocalcemia: gluconato cálcico al 10 % (50 mg/kg = 0,5 mL/kg; máx.: 2 g)
  - Hipoglucemia: dextrosa al 10 % 0,3 g/Kg (3 mL/kg)

> **OBJETIVOS**
> - Identificar precozmente la situación clínica de sepsis.
> - Realizar oportunamente las medidas de estabilización y la administración precoz de antibioterapia empírica.

DEFINICIONES

- **Sepsis:** síndrome clínico caracterizado por alteraciones fisiológicas y bioquímicas desencadenadas por una infección, y que generan una respuesta inmunitaria inadecuada que acaba provocando alteraciones en la microcirculación y disfunción de órganos diana.
- El *International Consensus Criteria for Pediatric Sepsis and Septic Shock*, publicado en 2024, recomienda definir la sepsis como una disfunción orgánica grave causada por una respuesta mal regulada a una infección, equiparándola así con la definición aceptada ya para el paciente adulto desde 2016. Existen diferentes criterios para definir esta disfunción orgánica, aunque en ese mismo consenso se recomienda utilizar el recientemente desarrollado y validado *Phoenix Sepsis Score* (**Tabla 2.13-1**). Una puntuación ≥ 2 en un paciente previamente sano definiría dicha disfunción orgánica grave, mientras que una puntuación ≥ 1 en el componente cardiovascular del score definiría la situación de *shock* **séptico**.
- **Causas de sepsis:** las bacterias más frecuentes en pacientes previamente sanos son:
  - < 2 meses: *S. agalactiae* y *E. coli*. Menos frecuentes: enterococos, *Listeria*.
  - 2-24 meses: *N. meningitidis* y *S. pneumoniae*. Menos frecuentes: *E. coli*, *S. pyogenes*.
  - > 24 meses: *N. meningitidis, S. pneumoniae* y *S. pyogenes*. Menos frecuente: *S. aureus*.

Se deben considerar otras bacterias en aquellos pacientes con factores de riesgo (oncológicos, drepanocitosis) (v. **capítulos correspondientes**).

ESTIMACIÓN DE LA GRAVEDAD

- Es esencial la identificación precoz de una situación de sepsis para establecer, lo más rápidamente posible, las maniobras terapéuticas necesarias para revertirla. El *shock* séptico presenta una morbilidad y mortalidad elevadas, y se ha demostrado que un retraso en el diagnóstico se relaciona con un peor pronóstico. Cada centro debe implementar un sistema de cribado adaptado a sus posibilidades. Existen diferentes herramientas publicadas, sin evidencia suficiente que demuestre cuál es la mejor para aplicarla en urgencias. La mayoría se basan en la identificación de taquicardia y signos de mala perfusión como factores activadores de iniciar un manejo más agresivo.
- En todo paciente con fiebre y alteración del triángulo de evaluación pediátrica (TEP), especialmente si está alterado el lado circulatorio o el de la apariencia, debe realizarse una valoración ABCDE. Se dará especial importancia a los

hallazgos que orienten hacia una inestabilidad hemodinámica o una perfusión disminuida:

- Taquicardia o bradicardia.
- Disminución de los pulsos periféricos.
- Extremidades frías o moteadas.

Tabla 2.13-1. *Phoenix Sepsis Score*

	0 puntos	1 punto	2 puntos	3 puntos
Respiratorio (0-3 puntos)	$PaO_2/FiO_2 \geqslant 400$ o $SatO_2/FiO_2 \geqslant 292$	$PaO_2/FiO_2 < 400$ o $SatO_2/FiO_2 < 292$ (con cualquier soporte respiratorio)	$PaO_2/FiO_2 = 100$-200 o $SatO_2/FiO_2 \geqslant 148$-$220$ (con ventilación mecánica)	$PaO_2/FiO_2 < 100$ o $SatO_2/FiO_2 < 148$ (con ventilación mecánica)
Cardiovascular (0-6 puntos)	• No fármacos vasoactivos • Lactato $\leqslant$ 5 mmol/L • PAM:	1 punto por cada (máximo 3 puntos): • 1 fármaco vasoactivo • Lactato 5-10.9 mmol/L • PAM:	2 puntos por cada (máximo 6 puntos): • $\geqslant$ 2 fármacos vasoactivos • Lactato $\geqslant$ 11 mmol/L • PAM:	
< 1 mes	> 30 mmHg	17-30 mmHg	< 17 mmHg	
1-11 meses	> 38 mmHg	25-38 mmHg	< 25 mmHg	
1-< 2 años	> 43 mmHg	31-43 mmHg	< 31 mmHg	
2-< 5 años	> 44 mmHg	32-44 mmHg	< 32 mmHg	
5-< 12 años	> 48 mmHg	36-48 mmHg	< 36 mmHg	
12-< 18 años	> 51 mmHg	38-51 mmHg	< 38 mmHg	
Coagulación (0-2 puntos)	• Plaquetas $\geqslant$ 100.000/µL • INR $\leqslant$ 1,3 • Dímero D $\leqslant$ 2 mg/L • Fibrinógeno $\geqslant$ 100 mg/dL	1 punto por cada (máximo 2 puntos): • Plaquetas < 100.000/µL • INR > 1,3 • Dímero D > 2 mg/L • Fibrinógeno < 100 mg/dL		
Neurológico (0-2 puntos)	Escala de Glasgow > 10; pupilas reactivas	Escala de Glasgow $\leqslant$ 10	Pupilas fijas bilateralmente	

Sepsis: sospecha de infección y puntuación $\geqslant$ 2
Shock séptico: sepsis y $\geqslant$ 1 punto en el componente cardiovascular

FiO_2: fracción inspiratoria de oxígeno; INR: cociente internacional normalizado; PaO_2: presión parcial arterial de oxígeno; PAM: presión arterial media = (presión arterial sistólica + 2 × presión arterial diastólica)/3; $SatO_2$: saturación de oxígeno.

- Relleno capilar enlentecido.
- Coloración pálida-sucia de la piel.
- Taquipnea, bradipnea o apnea.
- Estado mental alterado (irritabilidad, ansiedad, confusión, letargia, somnolencia).

PRUEBAS COMPLEMENTARIAS

- El diagnóstico de sospecha es clínico. En los niños con sospecha de sepsis se deben realizar diversas pruebas complementarias, con los siguientes objetivos:
  - **Valorar la repercusión sistémica y la presencia de datos de disfunción orgánica:**
    - Gasometría arterial o venosa: el hallazgo más habitual es una acidosis metabólica, secundaria a la hipoperfusión tisular.
    - Glucemia: puede haber tanto hipoglucemia, por el aumento de la tasa metabólica, como hiperglucemia de estrés.
    - Iones, incluido calcio: la hipocalcemia (calcio iónico < 1,1 mmol/L o < 4,8 mg/dL) puede afectar a la función miocárdica y al tono vascular.
    - Función renal, bilirrubina total y enzimas hepáticas (glutamato-piruvato-transaminasa [GPT]). Su alteración sugeriría la presencia de afectación renal o hepática, respectivamente.
    - Estudio de coagulación: el aumento del tiempo de protrombina (TP) y el tiempo de tromboplastina parcial activado (TTPa) o en el índice internacional normalizado (INR) sugiere la presencia de coagulación intravascular diseminada (CID). El descenso del fibrinógeno y el aumento de los dímeros-D apoyan la presencia de coagulopatía de consumo y CID.
  - **Obtener marcadores pronósticos y parámetros cuya variación permita monitorizar la evolución posterior:**
    - Proteína C-reactiva y procalcitonina (PCT): útiles para identificar lactantes con fiebre sin foco y con riesgo de presentar una infección bacteriana invasiva. La PCT es el marcador más útil de los dos, por su relación con la invasividad del proceso y por su cinética más rápida. En pacientes con sospecha clínica de sepsis, su elevación apoya el diagnóstico. La monitorización de sus valores es útil también para monitorizar la respuesta al tratamiento.
    - Hemograma: la leucopenia, la trombocitopenia (incluida en la puntuación *Phoenix Sepsis Score*) y la neutropenia se relacionan con peor pronóstico.
    - Lactato sérico: diferentes estudios muestran que valores > 3,5-4 mmol/L (31,5-36 mg/dL) se asocian a mayor mortalidad, por lo que puede tener utilidad pronóstica. Además, un valor > 5 mmol/L sería criterio de *shock* séptico de acuerdo al *Phoenix Sepsis Score*.
  - **Establecer el foco de origen de la infección y diagnóstico microbiológico:**
    - Hemocultivo.
    - Técnica de reacción en cadena de la polimerasa (PCR) para meningococo/neumococo: es más sensible que el hemocultivo, sobre todo tras el inicio del tratamiento antibiótico.

- Examen de líquido cefalorraquídeo (LCR): se aconseja para valorar la presencia de meningitis asociada y aumentar la probabilidad de identificar el agente causal, pero está contraindicada si existe inestabilidad hemodinámica.
- Otras pruebas microbiológicas (examen de orina, otros cultivos) y/o pruebas de imagen, según la sospecha clínica y los hallazgos exploratorios.
- La realización de ninguna prueba debe retrasar el inicio del tratamiento antibiótico.

TRATAMIENTOS

MONITORIZACIÓN INICIAL
Nivel de consciencia
Relleno capilar, características de pulsos periféricos, temperatura cutánea
Frecuencia cardíaca, presión arterial, frecuencia respiratoria, $SatO_2$, CO_2 espirado
OBJETIVOS DE LA REANIMACIÓN INICIAL (en la 1ª hora)
Obtención de acceso venoso o intraóseo en los primeros 5 min
Inicio de fluidoterapia adecuada en los primeros 15 min
Inicio de antibioterapia empírica en los primeros 60 min
Obtención de hemocultivo si no retrasa el inicio de la administración de antibiótico
Uso de fármacos inótropos, por vía central o periférica, en aquellos casos en que esté indicado en los primeros 60 min

- **Vía aérea y ventilación:**
  - O_2 al 100%. Monitorización continua de la $SatO_2$. Una vez recuperada una perfusión tisular adecuada, el O_2 suplementario debe reducirse para evitar los efectos adversos asociados a una hiperoxia mantenida.
  - Capnografía.
  - Valorar la intubación endotraqueal. Evitar el uso de etomidato por riesgo de insuficiencia suprarrenal. No existe evidencia de cuál es el mejor sedante, pero la ketamina parece ser la mejor opción, por sus efectos hemodinámicos.
- **Fluidoterapia intravenosa:**
  - Canalizar dos accesos vasculares, del mayor calibre posible. Si no se logra una vía periférica en 5 min, considerar la canalización de un acceso intraóseo.
  - Bolos de cristaloide a 10-20 mL/kg, en 5-10 min. Valorar la respuesta clínica y vigilar la aparición de signos de sobrecarga hídrica. Se recomienda el uso de sueros balanceados sobre el suero salino fisiológico. Si persiste la mala perfusión, repetir hasta un máximo de 40-60 mL/kg.
  - En pacientes sin hipotensión atendidos en medios sin accesibilidad a una unidad de cuidados intensivos, se recomienda no administrar bolos e iniciar directamente sueroterapia de mantenimiento.

- – Una vez recuperado el volumen circulatorio efectivo, la fluidoterapia de mantenimiento se basará en la monitorización de la perfusión tisular.
- • **Tratamiento de la hipoglucemia e hipocalcemia:**
  - – Hipoglucemia: administrar 0,3 g/kg (glucosa al 10 % 3 mL/Kg). Una vez superada la fase de *shock*, se debe controlar el aporte de glucosa evitando tanto las hipoglucemias como las hiperglucemias > 180 mg/dL.
  - – Hipocalcemia (< 1,1 mmol/L o < 4,8 mg/dL): administrar gluconato cálcico al 10 %: 50 mg/kg (0,5 mL/kg), máximo 2 g.
- • **Antibioterapia (ATB) inicial:**
  - – En la primera hora en pacientes con *shock* séptico, y en las primeras tres horas en pacientes sin *shock*. Siempre que sea posible, tras la obtención de cultivos, pero su recogida no debe retrasar el inicio del tratamiento.
  - – Se utilizará inicialmente ATB empírica, teniendo en cuenta la edad, la historia, la comorbilidad, el síndrome clínico y los patrones de resistencia locales. Las pautas recomendadas en pacientes previamente sanos son:
    - ▪ **< 1 mes:** ampicilina (75 mg/kg) + ceftazidima (50 mg/kg). Valorar asociar aciclovir (20 mg/kg) si existe sospecha de infección por virus del herpes simple (VHS).
    - ▪ **> 1 mes:** cefotaxima 75 mg/kg (maximo 2 g). En alérgicos a betalactámicos: aztreonam (30 mg/kg; máximo 2 g). Asociar vancomicina 15 mg/kg (máximo 1 g) si existe una alta prevalencia de *S. aureus* resistente a meticilina o de *S. pneumoniae* resistente a cefalosporinas. Asociar clindamicina 10 mg/kg (máximo 650 mg) si existe sospecha de *shock* tóxico estreptocócico.
- • **Fármacos vasoactivos:** están indicados en pacientes en quienes persiste una mala perfusión tras haber recibido 40-60 mL/kg de cristaloides. Se admite el uso de inótropos diluidos por vía periférica mientras se obtiene un acceso central. Los inótropos de elección son la adrenalina y la noradrenalina. Ambos pueden iniciarse a 0,05 µg/kg/min, e ir titulando el efecto. Una vez que se disponga de monitorización invasiva o de información adicional (datos de disfunción cardíaca, etc.), se individualizará la asociación de un segundo inótropo o de otros fármacos.

RECUERDE QUE...

- • Se debe establecer la sospecha clínica de sepsis en todo paciente con fiebre y alteración del TEP en el lado circulatorio o de la apariencia.
- • Entre las medidas iniciales, destacan por su impacto en el pronóstico: la fluidoterapia precoz, mediante bolos de 10-20 mL/kg, y el inicio precoz de antibioterapia ATB empírica (en la primera hora si existe *shock* séptico).
- • Se recomienda el inicio de soporte inótropo (adrenalina o noradrenalina como primera elección) en pacientes que persisten con mala perfusión tras 40-60 mL/kg de fluidos.

BIBLIOGRAFÍA

Balamuth F, Scott HF, Weiss Sl. Validation of the pediatric sequential organ failure assessment score and Evaluation of Third International Consensus Definitions for Sepsis and Septic Shock Definitions in the Pediatric Emergency Department. JAMA Pediatr. 2022;176(7):672-8.

Davis AL, Carcillo JA, Aneja RK. American College of Critical Care Medicine Clinical Practice Parameters for Hemodynamic Support of Pediatric and Neonatal Septic Shock. Crit Care Med. 2017;45(6):1061-93.

Gómez B. Sepsis. En: Protocolos diagnósticos y terapéuticos en urgencias de pediatría. Sociedad Española de Urgencias de Pediatría (SEUP). 4ª ed. 2022.

Lim PPC, Bondarev DJ, Edwards AM, Hoyen CM, Macias CG. The evolving value of older biomarkers in the clinical diagnosis of pediatric sepsis. Pediatr Res. 2023;93(4):789-96.

Matics TJ, Sánchez-Pinto LN. Adaptation and validation of a pediatric sequential organ failure assessment score and evaluation of the sepsis-3 Definitions in Critically Ill Children. JAMA Pediatr. 2017;171(10):e172352.

Ramaswamy KN, Singhi S, Jayashree M. Double-blind randomized clinical trial comparing dopamine and epinephrine in pediatric fluid-refractory hypotensive septic shock. Pediatr Crit Care Med. 2016;17(11):e502-12.

Shankar-Hari M, Phillips GS, Levy ML. Developing a new definition and assessing new clinical criteria for septic shock: for the Third International Consensus Definitions for Sepsis and Septic Shock (Sepsis-3). JAMA. 2016;315(8):775-87.

Schlapbach LJ, Watson RS, Sorce LR, et al; Society of Critical Care Medicine Pediatric Sepsis Definition Task Force. International Consensus Criteria for Pediatric Sepsis and Septic Shock. JAMA. 2024 Jan 21. doi: 10.1001/jama.2024.0179. Epub ahead of print. PMID: 38245889.

Van de Voorde P, Turner NM, Djakow J. European Resuscitation Council Guidelines 2021: paediatric life support. Resuscitation. 2021;161:327-37.

Weiss SL, Keele L, Balamuth F, Vendetti N, Ross R, Fitzgerald JC, et al. Crystalloid fluid choice and clinical outcomes in pediatric sepsis: a matched retrospective cohort study. J Pediatr. 2017;182:304-10.e10.

Weiss SL, Peters MJ, Alhazzani W, Agus MSD, Flori HR, Inwald DP, et al. Surviving Sepsis Campaign International Guidelines for the Management of Septic Shock and Sepsis-Associated Organ Dysfunction in Children. Pediatr Crit Care Med. 2020;21(2):e52-106.

Shock

2.14

A. Lejarzegi Beraza y B. Gómez Cortés

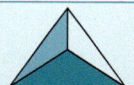

Por definición: circulación alterada ± comportamiento alterado

MINUTO 0 → 5
- Mantener la vía aérea permeable (aspirar secreciones, cánula orofaríngea, etc.)
- O_2 al 100 %
- Considerar SRI/ventilación no invasiva
- Monitorización: FC, PA, temperatura, $SatO_2$, FR, $EtCO_2$, glucemia capilar
- Canalización de dos vías periféricas. Considerar la vía intraósea si existe *shock* hipotensivo en el que no se consigue una vía periférica en dos intentos como máximo (5 min)
- Analítica sanguínea en función de la sospecha. Si se desconoce la causa: HRF, iones, glucemia, urea, creatinina, GPT, PCR, PCT, proteínas totales, gasometría, coagulación, ácido láctico

MINUTO 5 → 30

¿Signos de sobrecarga hídrica (hepatomegalia, crepitantes, ingurgitación yugular y/o ritmo de galope?

No →
- FLUIDOTERAPIA: bolo de solución isotónica (SSF o solución balanceada) 10-20 mL/kg en 10-20 min, si existe *shock* compensado, o en 5-10 min, si existe *shock* descompensado
- Tratamiento etiológico: antibiótico si existe sospecha de *shock* séptico, adrenalina i.m. si existe sospecha de *shock* anafiláctico

Sí

Sobrecarga hídrica

INOTRÓPICOS

- Valorar la respuesta revaluando: FC, PA, perfusión periférica, nivel de consciencia y signos de sobrecarga hídrica
- Corregir la hipoglucemia y la hipocalcemia
- Valorar la necesidad de analgesia y sedación

Respuesta inadecuada o transitoria

Respuesta adecuada

- Repetir bolos de solución isotónica (SSF o solución balanceada) 10 mL/kg (máximo: 40-60 mL/kg)
- Ante sospecha de *shock* cardiogénico: bolos de 5-10 mL/kg más lento (en 10-20 min)
- Si existe *shock* hemorrágico: transfundir concentrado de hematíes (10 mL/kg)

Continuar la monitorización
Otras pruebas y tratamientos en función de la causa

Respuesta inadecuada o transitoria

MINUTO 30 → 60

INOTRÓPICOS en la 1ª hora:
- Si existe sospecha de *shock* séptico: adrenalina o noradrenalina (inicio ambos a 0,05 µg/kg/min), titulando según efecto
- Ante sospecha de *shock* cardiogénico: individualizar inótropo en función de la etiología específica y la situación hemodinámica
- Si existe *shock* hipovolémico, sospechar una subestimación de pérdidas
- Valorar la ventilación invasiva/no invasiva
- Replantearse la sospecha etiológica
- Ingreso en UCIP (acceso venoso central, monitorización invasiva de PA, soporte inótropo, etc.)

> **OBJETIVOS**
> - Reconocer el *shock* precozmente.
> - Conocer el manejo inicial del *shock* y en especial la fluidoterapia apropiada.
> - Identificar los cuatro tipos de *shock* y las peculiaridades del manejo de cada uno.

CONCEPTOS IMPORTANTES

- ***Shock***: situación de aporte inadecuado de oxígeno y nutrientes a los tejidos, que genera una hipoxia tisular y el paso a un metabolismo anaerobio.

  Se definen cuatro tipos de *shock* en función del mecanismo fisiopatológico principal que lo desencadena, aunque en la práctica es frecuente encontrarse ante casos mixtos:

  - ***Shock* hipovolémico:**
    - Es el más frecuente en pediatría. Secundario a un descenso en el volumen intravascular o extravascular, con el consiguiente descenso en la precarga y el gasto cardíaco.
    - Principales causas: diarrea, hemorragia (interna o externa), quemaduras, diuresis osmótica, ingesta inadecuada de líquidos.
  - ***Shock* distributivo:**
    - Es el segundo en frecuencia. Existe una volemia normal, pero mal distribuida. Existe una reducción de la resistencia vascular sistémica, con redistribución inadecuada del flujo sanguíneo en la microcirculación, lo que produce una hipovolemia funcional. El gasto cardíaco suele ser normal o estar aumentado.
    - Principales causas: sepsis, anafilaxia, lesión medular, intoxicaciones.
  - ***Shock* cardiogénico:**
    - Secundario a un fallo de la función cardíaca. Se puede diferenciar clínicamente de los anteriores por la presencia de signos de insuficiencia cardíaca congestiva (crepitantes pulmonares, ritmo de galope, ingurgitación yugular, hepatomegalia).
    - Principales causas: cardiopatía congénita, miocarditis, miocardiopatía, arritmia, cirugía cardíaca, traumatismo cardíaco, intoxicaciones.
  - ***Shock* obstructivo:**
    - Secundario a una obstrucción al flujo sanguíneo.
    - Principales causas: taponamiento cardíaco, neumotórax a tensión, embolismo pulmonar masivo. En neonatos pueden existir cardiopatías congénitas, como la coartación de aorta o la hipoplasia de ventrículo izquierdo, que desarrollan un *shock* tras el cierre del *ductus* en las primeras semanas de vida.

ESTIMACIÓN DE LA GRAVEDAD

- ***Shock* compensado:** los mecanismos compensadores (taquicardia, vasoconstricción periférica, redistribución del volumen sanguíneo, aumento de la contractilidad cardíaca) mantienen normal la presión arterial (PA).

- *Shock* **descompensado o hipotensivo:** los mecanismos de compensación se ven superados, apareciendo hipotensión y signos de disfunción orgánica. Las medidas terapéuticas iniciales tienen menos probabilidad de revertir el *shock,* y la situación puede evolucionar rápidamente a un fallo cardiorrespiratorio. La presencia de *shock* no depende por tanto de que exista o no hipotensión, y de hecho, esta es habitualmente un signo tardío.
- **Valoración del triángulo de evaluación pediátrica (TEP):**
  - **Apariencia:** la alteración de este componente puede indicar un compromiso en la perfusión cerebral. Puede haber alteraciones inicialmente sutiles, como poca interacción con los familiares o respuesta escasa ante estímulos dolorosos.
  - **Respiración:** taquipnea sin esfuerzo, compensadora de la acidosis láctica. Puede haber tiraje u otros signos de dificultad respiratoria en los *shocks* cardiogénicos que generen edema pulmonar y en los *shocks* obstructivos.
  - **Circulación:** piel pálida o moteada, sudorosa, salvo en algunos *shocks* distributivos en los que puede estar caliente y roja (*shock* caliente).
- **Valoración del ABC:**
  - **A:** vía aérea habitualmente permeable, salvo disminución del nivel de consciencia o *shock* anafiláctico con edema lingual o laríngeo. Determinación de la saturación de oxígeno ($SatO_2$).
  - **B:** taquipnea sin esfuerzo. Si existen signos de dificultad respiratoria, sospechar *shock* cardiogénico u obstructivo. Valorar en la auscultación los datos sugestivos de edema pulmonar que orienten hacia un *shock* de origen cardiogénico. Determinación de la frecuencia respiratoria (FR) y capnografía.
  - **C:**
    - Habitualmente, pulsos débiles frialdad acra y relleno capilar enlentecido (en algunos *shocks* distributivos, puede haber pulsos saltones, piel caliente y relleno capilar rápido).
    - Determinación de la frecuencia cardíaca (FC): habitualmente, taquicardia. Puede existir una FC normal en los *shocks* neurogénicos, y bradicardia en algunas intoxicaciones (betabloqueantes, antagonistas de los canales de calcio, etc.).
    - Determinación de la PA: es normal en el *shock* compensado, y es baja si el *shock* es hipotensivo. La presión diferencial suele estar disminuida en los *shocks* hipovolémico y cardiogénico, y aumentada en el *shock* distributivo (**Tabla 2.14-1**).
    - Buscar posibles signos de insuficiencia cardíaca (hepatomegalia, ingurgitación yugular, ritmo de galope, etc.).
  - **D:** determinar la glucemia y valorar el nivel de consciencia.
  - **E:** exposición para identificar hemorragias externas susceptibles de cohibir y hallazgos que orienten hacia una etiología (petequias, púrpura, urticaria, angioedema, hematomas, etc.). Medición de la temperatura y protección de la hipotermia.
- **Exploración por aparatos para identificar la causa del *shock*, el subtipo y las complicaciones secundarias a la disfunción orgánica.**

> **Tabla 2.14-1. Valoración rápida de la presión arterial en el paciente con** *shock*
>
> **Estimación de la presión arterial sistólica**
>
> Pulsos periféricos (radial, pedio) palpables: ⩾ 90 mmHg
>
> Pulsos centrales (femoral) palpables, pero no los periféricos: 50-90 mmHg
>
> Pulsos centrales no palpables: ⩽ 50 mmHg
>
> **Cifras de presión arterial sistólica consideradas como hipotensión según la edad**
>
> Neonatos: < 60 mmHg
>
> Entre 1 mes y 10 años: 70 mmHg + (2 × edad en años)
>
> Niños mayores de 10 años: < 90 mmHg

PRUEBAS COMPLEMENTARIAS

- Se deben solicitar pruebas que permitan:
  - Graduar la gravedad del *shock*.
  - Evaluar la disfunción de órganos.
  - Identificar la causa del *shock*.
- En un paciente en *shock* de causa desconocida, se solicitará:
  - Hemograma.
  - Glucemia, iones (con especial atención a las cifras de potasio y calcio), función renal y hepática, proteínas totales y albúmina.
  - Procalcitonina y proteína C-reactiva.
  - Estudio de coagulación.
  - Gasometría.
  - Lactato.
- Ante un paciente en *shock* en el que exista una alta sospecha de una etiología concreta (sepsis, anafilaxia, deshidratación, politraumatismo, miocarditis, etc.), se solicitarán las pruebas indicadas en esa patología (v. **capítulo específico en cada caso**).

TRATAMIENTOS

- El objetivo del tratamiento de un paciente en *shock* es revertir la situación de mala perfusión tisular existente. Se deben alcanzar los siguientes objetivos:
  - Descenso de la taquicardia, teniendo en cuenta que, además del estado de *shock*, existen otros factores (fiebre, fármacos, ansiedad, etc.) que pueden producir taquicardia en el paciente.
  - Mantener o, en su caso, recuperar una PA normal.
  - Conseguir una perfusión periférica adecuada (relleno capilar < 2 s, piel caliente).
  - Nivel de consciencia normal.
- **Oxigenación:**
  - Permeabilizar la vía aérea.
  - Administrar O_2 al 100 %

- Colocar al paciente en posición horizontal si la ventilación pulmonar no está comprometida.
- Valorar la necesidad de ventilación no invasiva/invasiva (secuencia rápida de intubación [SRI]). Las indicaciones de ventilación invasiva son: disminución del nivel de consciencia con Glasgow < 9 y fallo cardiorrespiratorio. También se debe valorar la intubación orotraqueal en aquellos pacientes en que se inicie tratamiento con inótropos.

- **Fluidoterapia:**
  - Acceso venoso: canalización de una vía periférica; considerar la obtención de un acceso intraóseo en pacientes con *shock* descompensado en quienes no se logra la canalización de una vía periférica en un máximo de dos intentos (5 min).
  - Valorar la existencia de signos de fallo cardíaco/sobrecarga hídrica (hepatomegalia, crepitantes, ingurgitación yugular, ritmo de galope):
    - Si existe alguno de estos signos, se deben evitar los bolos de fluidoterapia e iniciar tratamiento con fármacos inotrópicos.
    - Si no existen signos de sobrecarga hídrica, se iniciará fluidoterapia: bolos de solución isotónica (suero salino fisiológico [SSF] o solución balanceada) 10-20 mL/kg en 10-20 min, si existe *shock* compensado, o en 5-10 min, si existe *shock* hipotensivo. Valorar la respuesta clínica reevaluando la FC, la PA, la calidad de los pulsos, el relleno capilar y el nivel de consciencia. Hay que tener precaución ante:
      ○ Alta sospecha de *shock* cardiogénico: la fluidoterapia agresiva puede generar un empeoramiento clínico. Si no existen signos de sobrecarga hídrica, administrar solución isotónica (SSF o solución balanceada) 5-10 mL/kg en 10-20 min, y monitorizar estrechamente.
      ○ Alta sospecha de *shock* obstructivo: el tratamiento debe ir encaminado a la corrección urgente de la causa (drenaje de taponamiento cardíaco o del neumotórax, apertura farmacológica de *ductus* en cardiopatía dependiente de este, etc.).
      ○ Anemia grave (hemoglobina [Hb] < 5 g/dL), por riesgo de empeorar la hipoxia tisular. El tratamiento de elección es la transfusión de concentrado de hematíes.
      ○ Cetoacidosis diabética: riesgo de edema cerebral con la administración rápida de líquidos.
  - Si la respuesta es inadecuada o transitoria, en ausencia de signos de sobrecarga hídrica:
    - Continuar con bolos de soluciones isotónicas a 10 mL/kg hasta un total de 40-60 mL/kg.
    - En caso de *shock* hemorrágico, transfundir precozmente concentrado de hematíes a 10 mL/kg; objetivo: Hb > 10 g/dL.
  - Bicarbonato sódico: la acidosis metabólica suele corregirse con la administración de líquidos. Está indicado el uso de bicarbonato solo en caso de acidosis grave o resistente a fluidoterapia.
- **Tratamiento específico de la causa del *shock*** (sepsis, anafilaxia, miocarditis, arritmia, etc.) (v. **capítulos específicos**).

- **Agentes inotrópicos**: están indicados ante signos de sobrecarga hídrica, o si existe una respuesta inadecuada o transitoria a la fluidoterapia. Preferiblemente, por vía central o acceso intraóseo, aunque en la actualidad se recomienda el uso de inótropos diluidos por vía periférica mientras se obtiene un acceso central:
  - *Shock* séptico: adrenalina o noradrenalina (inicio ambos a 0,05 µg/kg/min), titulando efecto. Alternativa si no están disponibles: dopamina (inicio a 5-10 µg/kg/min).
  - *Shock* cardiogénico: el inótropo de elección dependerá de la etiología específica y de la situación hemodinámica.
  - *Shock* hipovolémico: no hay indicación sistemática de uso de vasoactivos. Sospechar subestimación de pérdidas o presencia de pérdidas continuadas. Podrían ser útiles de forma individualizada en *shocks* hipotensivos o si el paciente está recibiendo fármacos sedantes.

Otras medidas generales:
- Normotermia.
- Analgesia y sedación.

RECUERDE QUE...
- Es esencial reconocer precozmente el estado de *shock* compensado; la progresión a *shock* descompensado puede ser rápida, y en este se reduce notablemente la probabilidad de respuesta a las medidas terapéuticas iniciales.
- El pilar básico del tratamiento es la fluidoterapia agresiva.
- A la hora de valorar la respuesta al tratamiento, hay que guiarse por indicadores fisiológicos como la FC, la PA, la perfusión cutánea, la calidad de los pulsos y el nivel de consciencia.

BIBLIOGRAFÍA

Carcillo JA, Kuch BA, Han YY, Day S, Greenwald BM, McCloskey KA, et al. Mortality and functional morbidity after use of PALS/APLS by community physicians. Pediatrics. 2009;124(2):500-8.

Davis AL, Carcillo JA, Aneja RK, Deymann AJ, Lin JC, Nguyen TC, et al. American College of Critical Care Medicine clinical practice parameters for hemodynamic support of pediatric and neonatal septic shock. Crit Care Med. 2017;45(6):1061-93.

García JJ, Cruz O, Mintegi S. Shock. En: Cruz M (ed.). Manual de pediatría. 4ª ed. Madrid: Ergon; 2020. p. 1456-9.

Gausche-Hill M, Buitenhuys C. Shock. En: American Academy of Pediatrics; American College of Emergency Physicians. APLS. Medicina de emergencias pediátricas. 5ª ed. Burlington: Jones and Bartlett; 2015. p. 96-129.

Kliegman RM, St Geme J, Blum N. Shock. En: Nelson. Textbook of pediatrics. 21ª ed. Filadelfia: Elsevier, 2020. p. 572-83.

Lewis SR, Pritchard MW, Evans DJ, Butler AR, Alderson P, Smith AF, et al. Colloids versus crystalloids for fluid resuscitation in critically ill people. Cochrane Database Syst Rev. 2018;8(8):CD000567.

Matewh H, Trakas EV, Su E, Carcillo JA, Aneja RK. Advances in monitoring and management of shock. Pediatr Clin North Am. 2013;60(3):641-54.

Shaw KN, Bachur RG, Chamberlain JM. Shock. En: Fleisher & Ludwig's textbook of pediatric emergency medicine. 8ª ed. Filadelfia: Lippincott Williams & Wilkins; 2020. p. 72-86.

Van de Voorde P, Turner NM, Djakow J, De Lucas N, Martínez-Mejías A, Biarent D, et al. European Resuscitation Council Guidelines 2021: paediatric life support. Resuscitation. 2021;327-87.

Waltzman M. Initial management of shock in children. UpToDate. 2022. Disponible en: https://www.uptodate.com

Motivos de consulta médicos

Agitación/agresividad

3.1

M. Aguirre Salazar y Y. Acedo Alonso

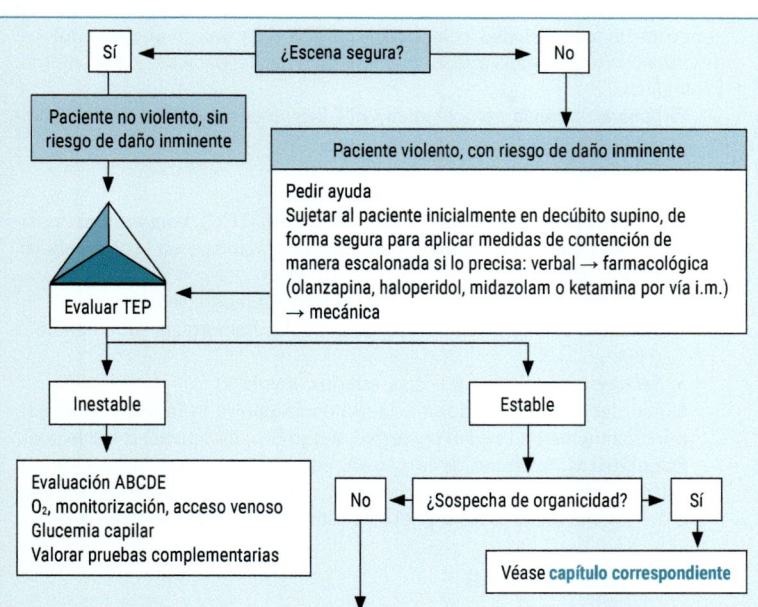

Valoración clínica rápida:
Historia: centrarse en ¿qué ha funcionado otras veces?, ¿por qué se ha desencadenado este episodio? Antecedentes personales
Exploración: establecer el grado de agitación y realizar una valoración rápida (focalidad neurológica, evidencia de intoxicación, valoración del dolor, etc.)
Pruebas complementarias: no necesarias en este momento

Manejo:
- **Contención verbal:** debe realizarla un solo miembro experimentado
- **Contención farmacológica:** acorde al nivel de agitación
  - De elección la vía oral (preferiblemente con su medicación). Opciones frecuentes: lorazepam (< 40 kg: 0,5-1 mg; > 40 kg: 1-2,5 mg); diazepam: 0,2-0,4 mg/kg (máximo: 10 mg); midazolam: 0,5-0,75 mg/kg (máximo: 20 mg); olanzapina (< 40 kg: 2,5-5 mg; > 40 kg: 5-10 mg); risperidona (< 12 años: 0,5 mg; adolescentes: 1 mg)
  - Vía parenteral (si no acepta la vía oral o si persiste agitado tras 45 min de la vía oral). Opciones frecuentes: midazolam i.m.: 0,1-0,2 mg/kg (máximo: 10 mg); olanzapina i.m. (< 40 kg: 5 mg; > 40 kg: 10 mg); haloperidol i.m. (> 6 años: 1-3 mg/dosis cada 4-8 h; máximo: 0,15 mg/kg/día) e, incluso, ketamina i.m. (4 mg/kg; máximo: 200 mg) en casos graves
- **Contención física:** como última opción o cuando existan contraindicaciones para las previas
Valorar interconsulta a psiquiatría ± ingreso si la seguridad del paciente no está garantizada

OBJETIVOS
Conocer la aproximación inicial al paciente agitado en urgencias.

CONCEPTOS IMPORTANTES

- **Agitación psicomotriz:** estado de exaltación motora, acompañado por un estado afectivo de ansiedad, cólera, pánico o euforia, y una conducta impulsiva, desordenada o arriesgada que supone un riesgo para el paciente y/o el entorno.
- Etiologías:
  - **Orgánicas:** la regla nemotécnica GOT IVS recuerda las causas más habituales a descartar:
    - **Glucosa:** hipoglucemia.
    - **Oxígeno:** hipoxia.
    - **Traumatismo** (traumatismo craneoencefálico [TCE]), **temperatura** (hipertermia/hipotermia), **tóxicos** (tanto la intoxicación como la abstinencia), **tumor cerebral.**
    - **Infección:** meningitis, encefalitis, absceso cerebral, sepsis.
    - **Vascular:** accidente cerebrovascular (ACV), hemorragia subaracnoidea (HSA).
    - *Seizure* (convulsión): posictal, estado convulsivo.
  - No se debe olvidar el dolor y la violencia contra la infancia o sexual, principalmente en la edad preverbal, autismo o discapacidad intelectual.
  - **Psiquiátricas:** trastorno de la personalidad, de conducta, oposicionista, psicótico, bipolar, del espectro autista, retraso mental, crisis de angustia o de histeria. Situaciones especiales: estrés postraumático (**Tabla 3.1-1**).

ESTIMACIÓN DE LA GRAVEDAD

- **A recoger en la anamnesis:**
  - Edad, antecedentes médicos y psiquiátricos personales (existencia de diagnóstico establecido, episodios de agitación previos) y familiares.
  - Medicación habitual y dosis, medicación empleada en episodios de agitación previos.

Tabla 3.1-1. Criterios de sospecha de etiología médica no psiquiátrica
Inicio brusco
Alteración de los signos vitales
Antecedente de TCE o exploración física sugerente
Síntomas/signos: focalidad neurológica, alteración del nivel de consciencia, fluctuación de la sintomatología, confusión, discurso incoherente, desorientación temporoespacial, pérdida del ritmo sueño-vigilia, empeoramiento nocturno, alucinaciones visuales, olfatorias o táctiles (las auditivas se relacionan más con una etiología psiquiátrica)
Alteración de las pruebas complementarias

TCE: traumatismo craneoencefálico.

- Características del episodio: modo de presentación, contexto, precipitantes, síntomas acompañantes, posibilidad de tóxicos.
- Si existe tratamiento prehospitalario, fármacos y métodos de contención empleados.
- Establecer tutores legales del menor, lugar de residencia, cambios recientes.

Puede ser útil realizar por separado la entrevista al paciente y a la familia o acompañantes, en un lugar tranquilo y seguro, sin objetos potencialmente peligrosos y con facilidad para solicitar ayuda.

- **A registrar en la exploración general:**
  - **Exploración inicial rápida:** triángulo de evaluación pediátrica (TEP) y ABCDE. Búsqueda de datos que indiquen organicidad (focalidad neurológica, intoxicación, dolor, etc.).
  - **Exploración completa (una vez controlado el comportamiento):**
    - Revaluar el TEP, constantes (temperatura, frecuencia cardíaca [FC], frecuencia respiratoria [FR], presión arterial [PA] y saturación de oxígeno [SatO$_2$], según la situación clínica), exploración por aparatos, incluyendo exploración neurológica completa y signos de traumatismos.
    - Determinar la orientación temporoespacial, y la presencia de confusión, coherencia, e ideación suicida y homicida.
    - Puede ser útil obtener también datos sobre la memoria a corto y a largo plazo, la capacidad de razonamiento y los sentimientos demostrados por el niño.

PRUEBAS COMPLEMENTARIAS

En general no son necesarias, salvo que exista sospecha de organicidad.

TRATAMIENTO

- **Prioridad inicial: asegurar la escena**, por lo que en el paciente violento se requerirá una serie de actuaciones previas a la estabilización. Si existe sospecha de organicidad o causa desencadenante, se deberá tratar siempre primero esta causa, si es posible. Debe considerarse la valoración por psiquiatría y el ingreso si la seguridad del paciente o de terceros no está garantizada (pensamientos suicidas/homicidas).
- **Actuaciones iniciales en el paciente violento con riesgo de daño inminente:**
  - Serán necesarias al menos cinco personas para inmovilizar al paciente de forma firme y calmada, ejerciendo la menor fuerza posible. Entre los participantes, se elegirá un líder que será quien establezca los roles.
  - Inicialmente, se sujetará al paciente en decúbito supino, de forma segura para aplicar medidas de contención. Puede considerarse la posición en decúbito prono en casos extremos, con la máxima precaución por el riesgo de asfixia (**Fig. 3.1-1**).
- **Medidas de contención** (escalando si es necesario):

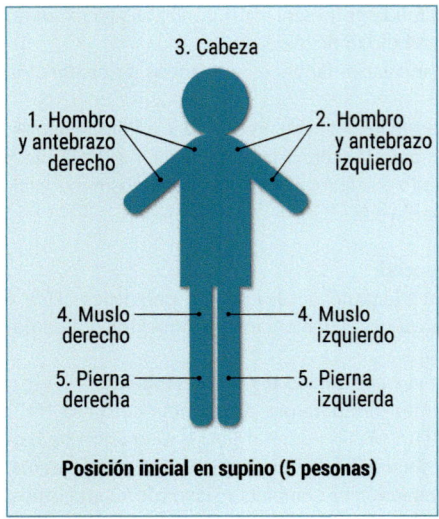

Posición inicial en supino (5 pesonas)

Figura 3.1-1. Esquema para la contención de emergencia del paciente.

Tabla 3.1-2. Recomendaciones para la contención verbal

Identifícate

Utiliza un lenguaje simple, un tono firme, pero suave, y movimientos lentos

Explícale lo que va a ocurrir en urgencias

Reduce la estimulación ambiental, si es posible (menos ruido o luz, menor número de personas)

Evita el acceso a objetos/equipamiento que se pueda romper

Realiza estas técnicas (si es posible) en una sala destinada para ello, donde se pueda dejar que se tranquilice

Ofrece algo de beber o comer, una manta abrigada, etc.

Explica al paciente que tu labor es garantizar su seguridad, que ese es tu trabajo

Escucha y trata de empatizar

Di al paciente que intentarás que sus peticiones se trasladen adecuadamente, siempre que sean razonables

Intenta conocer el objetivo del paciente, y trata de conseguir su cooperación para cumplir ese objetivo

Busca algo que el paciente pueda controlar, por ejemplo, la elección de la bebida o la cantidad luz

Ofrécele algo para que se distraiga

Continúa conectado al paciente; la percepción de que está siendo ignorado podría empeorar la situación de nuevo

No se debe tomar su enfado como algo personal

- **Contención verbal** (Tabla 3.1-2): estrategia inicial, no siempre posible. Debe realizarla la persona más experta (siempre la misma durante el proceso), valorando si los acompañantes son facilitadores u obstructores.
- **Contención farmacológica** (Tablas 3.1-3 y 3.1-4): en el paciente colaborador, es **de elección la vía oral**. Si no colabora, hay que considerar la vía intramuscular (de elección en el paciente violento), intranasal o intravenosa (i.v.) (rara vez disponible). Si existe tratamiento psiquiátrico previo, se puede considerar administrar una dosis de su medicación de base o de la que haya sido eficaz en otras ocasiones.

  La elección del fármaco depende de la rapidez con la que se necesita que el cuadro ceda y de los síntomas del paciente:

  - Ansiedad: lorazepam, diazepam o difenhidramina.
  - Psicosis o manía: risperidona, olanzapina, haloperidol, ziprasidona.
  - Impulsividad, agresividad maladaptativa: risperidona u olanzapina.

Tabla 3.1-3. Opciones farmacológicas de elección

Clase	Fármaco	Vía	Dosis	Contraindicaciones relativas	Comentarios
Antihistamínicos	Difenhidramina	v.o. i.m. i.v.	1,25 mg/kg/dosis (en adolescentes: 50 mg)	Riesgo de reacción paradójica en retraso del neurodesarrollo y discapacidad intelectual	Indicado en casos de agitación leve
	Hidroxizina	v.o. i.m. i.v.	1,25 mg/kg/dosis (en adolescentes: 50 mg)		
Benzodiacepinas	Lorazepam	v.o.	< 40 kg: 0,5-1 mg > 40 kg: 1-2,5 mg	Desinhibición, inestabilidad respiratoria	Elección en agitación no psicótica o secundaria a intoxicación
		i.m. i.v.	0,1 mg/kg (máximo: 5 mg) Puede repetirse cada 10 min		Si no se consigue una sedación adecuada, considerar añadir otra clase de fármaco
	Midazolam	v.o.	0,5-0,75 mg/kg (máximo: 20 mg)		
		i.n.	0,3 mg/kg (máximo: 5 mg). Puede repetirse cada 10 min		
		i.m. i.v.	0,1-0,2 mg/kg (máximo: 10 mg)		
	Diazepam	v.o.	0,2-0,4 mg/kg (máximo: 10 mg)		
		i.v.	0,25-0,5 mg/kg/dosis. Máximo: 10 mg en mayores de 5 años		

(Continúa)

Tabla 3.1-3. Opciones farmacológicas de elección (*Cont.*)

Clase	Fármaco	Vía	Dosis	Contraindicaciones relativas	Comentarios
Antipsicóticos atípicos	Olanzapina	v.o.	< 40 kg: 2,5-5 mg > 40 kg: 5-10 mg	QT largo, intoxicación por anticolinérgicos, epilepsia activa, hipotensión	Elección en la agitación psicótica Menos efectos secundarios que los antipsicóticos típicos Pueden adminis-trarse con benzodiacepi-nas
		i.m.	< 40 kg: 5 mg > 40 kg: 10 mg		
	Risperidona	v.o.	< 12 años: 0,5 mg Adolescentes: 1 mg		
	Quetiapina	v.o.	25 mg		
	Ziprasidona	v.o. i.m.	< 12 años: 5 mg Adolescentes: 10-20 mg		
Antipsicóticos típicos	Haloperidol	v.o.	0,01-0,03 mg/kg/día, cada 8-12 h (máximo: 2,5-5 mg/día)	Alargamiento del QT, intoxicación anticolinérgica, epilepsia activa, síndrome de abstinencia	
		i.m.	> 6 años: 1-3 mg/dosis cada 4-8 h Máximo: 0,15 mg/kg/día		
Sedante-anestésico	Ketamina	i.m.	4 mg/kg (máximo: 200 mg). Puede repetirse a los 10-15 min en dosis de 2 mg/kg, según la necesidad	Urgencia hipertensiva, hiper-tensión intracraneal, intoxicación por fenciclidina (PCP)	Indicado para casos graves Considerar su asociación a benzodiacepi-nas
		i.v.	1-1,5 mg/kg (máximo: 100 mg). Dosis sucesivas de 0,5 mg/kg cada 10-15 min según la necesidad		

Las opciones sombreadas se consideran de elección en el paciente violento con riesgo de daño inminente. i.m.: intramuscular; i.n.: intranasal; i.v.: intravenosa; v.o.: vía oral.

- Autismo y trastornos del desarrollo, control de agresividad y autolesiones: risperidona.
- Esquizofrenia, manía en trastorno bipolar y demencia: olanzapina.
- Síndrome de Tourette: ziprasidona.

Tabla 3.1-4. Efectos adversos del tratamiento farmacológico

Efectos adversos	Causa	Tratamiento
Depresión respiratoria	Sobre todo con benzodiacepinas También por olanzapina y haloperidol	Generalmente suficiente con soporte Puede emplearse flumazenilo: 10 µg/kg (máximo: 200 µg/dosis); repetir en intervalos de 1 min hasta un máximo de cinco dosis, si hay depresión respiratoria asociada a benzodiacepinas. No administrar si existen dudas de que el paciente esté en tratamiento con benzodiacepinas de acción prolongada o si puede haber ingerido sustancias que se asocien a convulsiones
Reacciones extrapiramidales (distonía, discinesia, crisis oculógiras y acatisia)	Sobre todo con haloperidol También con una única dosis de olanzapina	Biperideno: para una respuesta rápida, se recomienda la vía i.m. o i.v. directa lenta en dosis de 0,04-1 mg/kg, o de 1 a 6 años, 2 mg; y hasta 10 años, 3 mg. Se puede repetir la dosis a los 30 min (máximo: 5 mg)
Síndrome neuroléptico maligno (hipertermia, rigidez muscular, disfunción autónoma y alteración de consciencia)	Antipsicóticos (típicos y atípicos): complicación poco frecuente, pero grave	Retirar el agente causal, medidas de soporte, mantas para enfriar y, en casos moderados graves, valorar administrar benzodiacepinas (para la agitación y la rigidez muscular) ± dantroleno (2,5 mg/dosis) repitiendo hasta que mejore (máximo: 10 mg) en casos de rigidez muscular moderada-grave Valorar el ingreso en UCIP
Reacciones paradójicas (aumento de agitación y ansiedad)	Benzodiacepinas Difenhidramina	Más frecuentes en niños. Habitualmente leves y autolimitadas

i.m.: intramuscular; i.v.: intravenosa; UCIP: unidad de cuidados intensivos pediátricos.

- **Cuidados tras el tratamiento:**
  - Observación rigurosa tras la administración de fármacos (especialmente signos de obstrucción de la vía aérea, depresión respiratoria, hipotensión y reacciones extrapiramidales).
  - Si existe disminución del nivel de consciencia: monitorización continua.
  - Molestar lo menos posible al paciente.
- **Contención física:** únicamente si los métodos anteriores han fallado o están contraindicados. Se debe mantener el menor tiempo posible. Requiere personal especializado, evitando, si es posible, la participación del médico responsable del paciente. Hay que informar al paciente de la técnica que se va a realizar y de los motivos de la actuación (favorece su colaboración):
  - Box preparado con cierre externo, aislado, con cama fija con correas de fijación homologadas.
  - Realizar en decúbito supino (acceso al paciente, manipulación); si hay riesgo de aspiración, realizar en posición lateral. Evitar inmovilizaciones en decúbito prono, o que opriman el cuello o el tórax.

- – Se suele aplicar el cinturón abdominal y 2/3/4 extremidades, dependiendo del nivel de agitación. Se inmovilizarán las extremidades por los codos y rodillas, y en caso de inmovilizar únicamente dos, se escogerán el brazo y la pierna contrarios.
- – Monitorizar al paciente durante la contención, revaluando periódicamente.

Se retirará lo antes posible. A la hora de la retirada de los mecanismos de contención mecánica, no existe una estrategia recomendada sobre otra. Algunas guías abogan por la retirada completa cuando se considera que el paciente está tranquilo, y otras, por una retirada progresiva. No se debe dejar al paciente sujeto por una única extremidad, pues existe riesgo de que se dañe a sí mismo o a terceros.

RECUERDE QUE...

- • La prioridad inicial debe ser siempre garantizar la seguridad de las personas que están en urgencias, sanitarios o no, y el propio paciente.
- • No hay que olvidar descartar una causa orgánica, incluso en pacientes con antecedentes de enfermedad psiquiátrica.
- • Si existe ideación suicida/homicida, debe plantearse el ingreso del paciente.

BIBLIOGRAFÍA

Chapman L, Katz E, Friedlaender E, Chun T, Esposito J. Agitated child. En: Fleischer GR, Ludwig S (eds.). Textbook of pediatric emergency medicine. 8ª ed. Filadelfia: Wolters Kluwer,; 2020. p. 94-101.

Chun T, Mace S, Katz E. Evaluation and management of children and adolescents with acute mental health or behavioral problems. Part I: common clinical challenges of patients with mental health and/or behavioral emergencies. Pediatrics. 2016;138(3):e20161570-e20161570.

Gerson R, Malas N, Feuer V, Silver GH, Prasad R, Mroczkowski MM, et al. Best Practices for Evaluation and Treatment of Agitated Children and Adolescents (BETA) in the emergency department: consensus statement of the American Association for Emergency Psychiatry. West J Emerg Med. 2019;20(2):409-18. Errata en: West J Emerg Med. 2019;20(3):537. Errata en: West J Emerg Med. 2019;20(4):688-9.

Hoffmann JA, Pergjika A, Konicek CE, Reynolds S. Pharmacologic management of acute agitation in youth in the emergency department. Pediatr Emerg Care. 2021;37(8):417-22.

Katz E, Johnsa A, Friedlaender E, Fein J, Chun T, Chapman L. Behavioral and psychiatric emergencies. En: Fleischer GR, Ludwig S (eds.). Textbook of pediatric emergency medicine. 8ª ed. Filadelfia: Wolters Kluwer,; 2020. p. 1427-47.

Lavelle J, M'Farrej M, Esposito J, Johnsa A, Perry E, White K, et al. Children's Hospital of Philadelphia. Behavioural Health Issues Clinical Pathway. Emergency Department (sede web). Filadelfia: Clinical Pathways Program; 2022.

The Royal Children's Hospital Melbourne. Acute behavioural disturbance: acute management. Melbourne: Clinical Practice Guideline Group; 2020.

Anticoncepción de emergencia

3.2

E. Daghoum Dorado

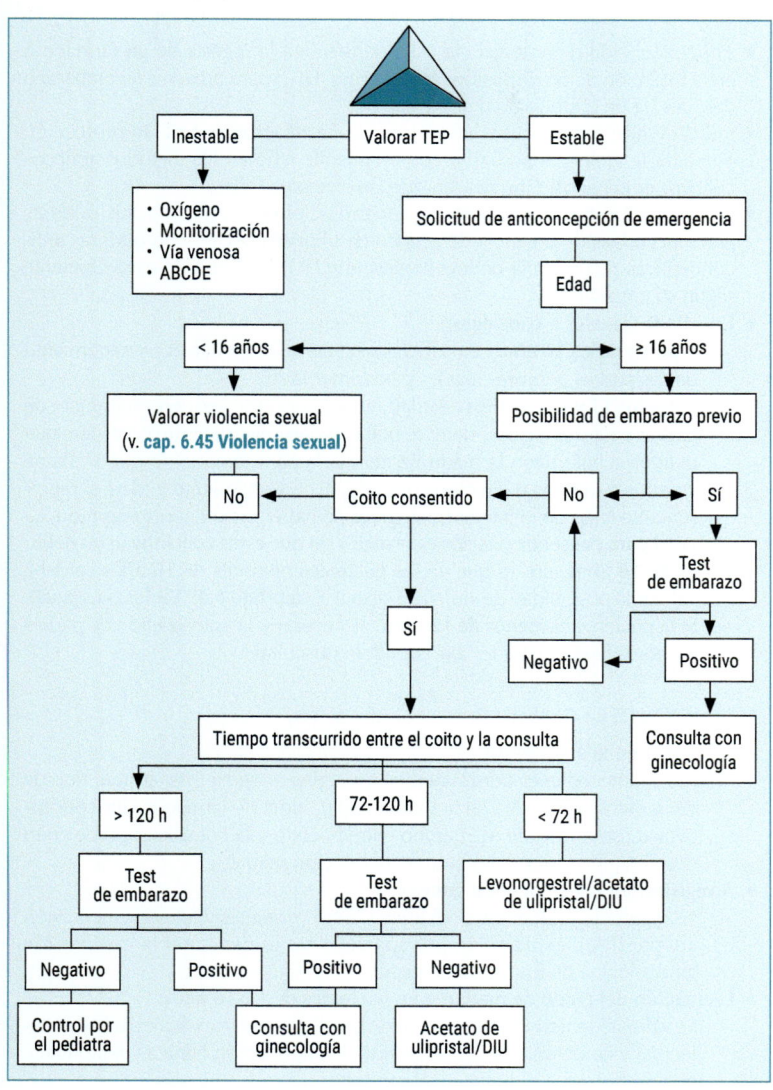

OBJETIVOS
- Conocer los distintos métodos de anticoncepción de emergencia y las indicaciones de cada uno de ellos.
- Saber que su administración debe ser lo más precoz posible.

CONCEPTOS IMPORTANTES

- Anticoncepción de emergencia (AE): consiste en la ingesta de un fármaco o en la inserción de un dispositivo intrauterino (DIU) para prevenir un embarazo después de un coito vaginal desprotegido.
- Indicaciones: mujeres que hayan tenido una relación sexual sin protección (incluida la violencia sexual) o con un posible fallo en los métodos anticonceptivos empleados, y no deseen quedarse embarazadas.
- En Europa existen tres métodos autorizados: el DIU de cobre, las píldoras anticonceptivas de urgencia de acetato de ulipristal (AUP) y las píldoras anticonceptivas de urgencia de levonorgestrel (LNG), cuyo orden es decreciente según su efectividad.
- **Cuestiones legales a considerar:**
  - **A partir de los 16 años** de edad, las mujeres no necesitan el consentimiento de sus padres o tutores legales para tomar la AE.
  - **Entre los 12 y los 16 años** de edad, no será necesario el consentimiento de padres o tutores legales, siempre que el profesional sanitario considere que la adolescente tiene la madurez necesaria para tomarla (lo que se llama «madurez mínima»). En caso contrario, el consentimiento lo dará el representante legal de la paciente, después de haber escuchado su opinión. La **edad para consentir relaciones sexuales sin que estas constituyan un delito es de 16 años**, por lo que en las pacientes menores de 16 años se debe valorar la posibilidad de violencia sexual (v. **capítulo 6.45 Violencia sexual**).
  - Si la paciente es **menor de 12 años**, es necesaria la autorización de padres o tutores legales para recibir la píldora poscoital.

ESTIMACIÓN DE LA GRAVEDAD

- **A recoger en la anamnesis:**
  - Edad, antecedentes personales, historia ginecológica (menarquia, tipo de ciclo menstrual, fecha de la última regla), toma de fármacos, anticonceptivos o uso previo de AE, tiempo entre el coito y la consulta, tipo de coito desprotegido, consentimiento en la relación sexual.
- **A registrar en la exploración general:**
  - Triángulo de evaluación pediátrica (TEP), constantes vitales (peso, presión arterial [PA]), exploración por aparatos. No es necesaria la exploración ginecológica de forma sistemática.
- **Evaluación del grado de madurez en pacientes de 12-16 años:**
  - Se valorará teniendo en cuenta su desarrollo evolutivo, y su capacidad intelectual y emocional para comprender la información clínica y terapéutica que proporciona el profesional sanitario.

- Se registrará en la historia clínica que se ha comprobado su madurez, que comprende la información recibida y que consiente libremente.
- En caso de conflicto entre la voluntad de la paciente con suficiente capacidad de juicio y la de sus padres o tutores legales, deberá prevalecer la voluntad de la paciente.

PRUEBAS COMPLEMENTARIAS

- En general, no están indicadas.
- Prueba de embarazo si:
  - Se emplea AUP o DIU como método de AE.
  - Se sospecha embarazo por la historia clínica/síntomas o por la ausencia del último período menstrual o un período anómalo.
- Valorar la necesidad de un estudio de infecciones de transmisión sexual (v. **capítulo 6.45 Violencia sexual**).

TRATAMIENTOS

- **Hormonal:**
  - LNG: es el más empleado.
    - 1,5 mg en dosis única, vía oral. Se administra en las primeras 72 h tras la relación sexual de riesgo.
    - Si se presentaran vómitos durante las primeras 3 h posteriores a la toma, deberá tomar un nuevo comprimido de manera inmediata.
    - No presenta contraindicaciones, salvo hipersensibilidad al principio activo o a los excipientes. No se recomienda su administración en caso de insuficiencia hepática grave.
    - Efectos secundarios: náuseas y vómitos, trastornos menstruales, dismenorrea o dolor abdominal.
    - Advertencia: debe doblarse la dosis de levonorgestrel (3 mg en dosis única) si en los últimos 28 días la paciente ha tomado inductores de enzimas hepáticas: antiepilépticos (carbamazepina, eslicarbazepina, oxcarbazepina, fenobarbital, fenitoína, primidona, rufinamida y topiramato, lamotrigina), hipérico (hierba de San Juan), antibióticos (rifampicina y rifabutina), antirretrovirales o antifúngicos (griseofulvina). Existen estudios en los que se ha observado una reducción de su eficacia en pacientes con un índice de masa corporal (IMC) > 25.
  - AUP:
    - 30 mg en dosis única por vía oral. Se administra antes de las 120 h (5 días) posteriores al coito desprotegido.
    - Es más eficaz que el LNG.
    - Si se presentan vómitos durante las primeras 3 h posteriores a la toma, deberá tomar un nuevo comprimido de manera inmediata.
    - Puede ser de elección en pacientes con sobrepeso/obesidad, porque tiene menos fallos que el LNG.
    - Contraindicaciones: embarazo, hipersensibilidad al principio activo o excipientes, e insuficiencia hepática grave. Hay que tener precaución

si existe asma grave controlado con glucocorticoides orales, o insuficiencia renal o hepática.

■ Efectos secundarios: cefalea, náuseas, dolor abdominal, trastornos menstruales, dismenorrea. Se puede producir un embarazo ectópico, por lo que se debe advertir que es necesario consultar en caso de dolor abdominal intenso durante las 3-5 semanas posteriores a la toma.

■ No se recomienda el uso de AUP si la paciente está tomando: inductores de enzimas hepáticas (v. anteriormente), medicamentos que aumenten el pH gástrico (inhibidores de la bomba de protones, antiácidos y antagonistas de receptores H_2) o LNG. Su eficacia es menor si la mujer está tomando fármacos que contienen progesterona.

• **Dispositivo intrauterino:** la inserción de un DIU con alta carga de cobre se puede utilizar como AE hasta las 120 h posteriores al coito de riesgo. Su uso es limitado, aunque se trata del método de AE más eficaz. Una vez colocado, la mujer puede continuar utilizándolo como método anticonceptivo regular. Puede ser de elección en pacientes con sobrepeso/obesidad (especialmente si el índice de masa corporal [IMC] es > 35 kg/m2), ya que el resto de métodos hormonales disminuyen su eficacia en estas pacientes. Contraindicaciones: embarazo, enfermedad inflamatoria pélvica, alergia al cobre o anomalías uterinas. El riesgo de infección, expulsión o perforación es bajo.

• **Tratamiento de AE en pacientes que emplean métodos anticonceptivos e indicaciones de contracepción adicional tras la administración de AE:**

Método de anticoncepción	Método de AE	Contracepción adicional (preservativo/abstinencia de coito)
Píldora combinada*/anillo/parche	LNG AUP	7 días 14 días
Píldora solo con gestágeno	LNG AUP	2 días 9 días
Implante de progesterona	LNG AUP	7 días 14 días
Inyectable de progesterona	LNG AUP	7 días 14 días
DIU de cobre	DIU de cobre	No es necesario

*Excepto E_2/dienogest: 9 días después de LNG y 16 días después de AUP. AE: anticoncepción de emergencia; AUP: acetato de ulipristal; DIU: dispositivo intrauterino; E2: estradiol; LNG: levonorgestrel.

Si tras la AE hormonal la paciente empieza a tomar anticonceptivos hormonales, se le debe indicar que se pueden iniciar de forma inmediata si ha tomado LNG, pero que su inicio debe diferirse 5 días si ha tomado AUP.

RECUERDE QUE...

- La AE puede reducir el riesgo de embarazo si se emplea durante las 120 h siguientes al coito sin protección o al fallo del método anticonceptivo, aunque es más eficaz durante las primeras 24 h.

- Ninguno de estos métodos protege frente a las enfermedades de transmisión sexual, por lo que su profilaxis, diagnóstico y tratamiento específico deben tenerse en cuenta.

- Solo se debe emplear en caso de emergencia. Su uso sistemático como anticonceptivo no es tan eficaz para evitar un embarazo como los métodos de uso habitual diseñados para este fin.

BIBLIOGRAFÍA

Baird A, Craig A, Gilbert L. FSRH Guideline: Emergency Contraception. The Faculty of Sexual & Reproductive Healthcare. 2017. Disponible en: https://www.fsrh.org/documents/ceu-clinical-guidance-emergency-contraception-march-2017/

Coles MS, Urbach K, Conard LAE, Gold MA, Johnson N, Sales C, et al.; Society for Adolescent Health and Medicine. Emergency contraception for adolescents and young adults: Guidance for health care professionals. J Adolesc Health. 2016;58(2):245-8.

Jatlaoui TC, Ermias Y, Zapata LB. Emergency contracepcion. En: Kliegman RM, St. Geme JW III (eds.). Nelson textbook of pediatrics. 21ª ed. Filadelfia: Elsevier Saunders,; 2020. p. 1072-3.

Rodríguez Jiménez MJ. Anticoncepción en la adolescencia. Pediatr Integral. 2022;5:280-8.

Shen J, Che Y, Showell E, Chen K, Cheng L. Interventions for emergency contraception. Cochrane Database Syst Rev. 2017;8(8):CD001324.

Trussell J, Raymond EG, Cleland K. Emergency contraception: a last chance to prevent unintended pregnancy. Contemporary Readings in Law and Social Justice. 2014;6:7-38.

Turok D. Emergency contraception. UpToDate. 2023. Disponible en: https://www.uptodate.com

Upadhya KK, AAP Committee on Adelescence. Emergency contraception. Pediatrics. 2019;144(6):e20193149.

Williams BN, Jauk VC, Szychowski JM, Arbuckle JL. Adolescent emergency contraception usage, knowledge, and perception. Contraception. 2021;103(5):361-6.

Ataxia aguda

3.3

A. Elosegi Castellanos

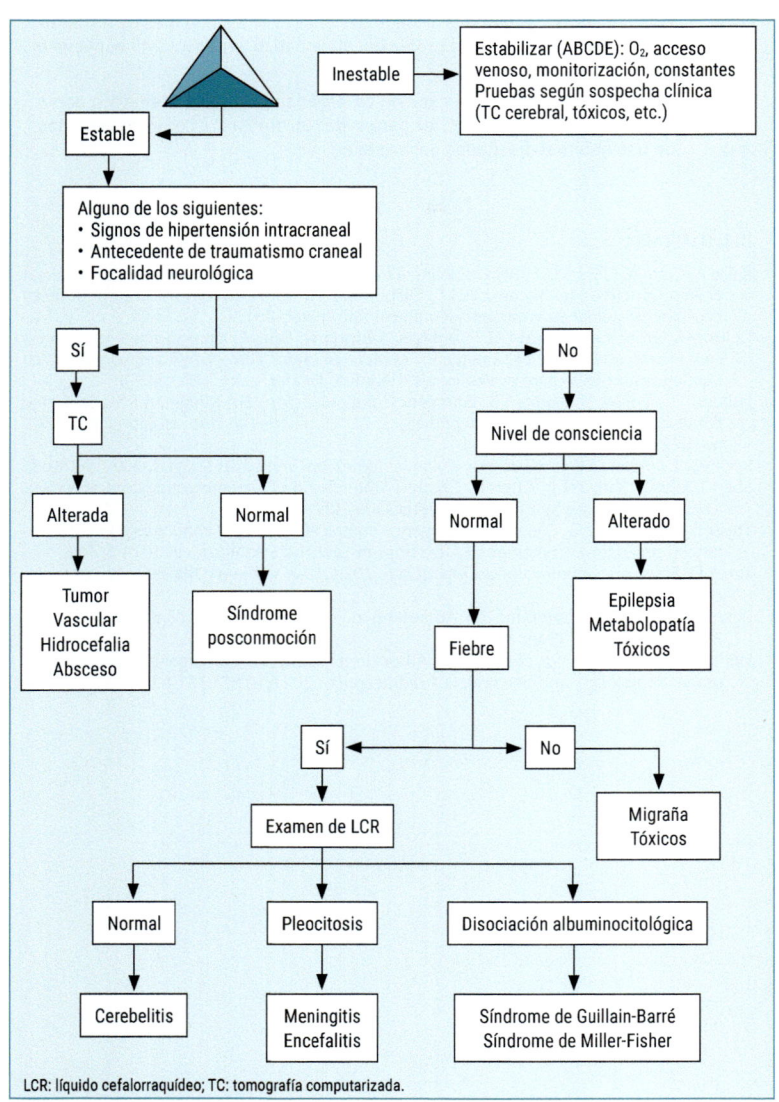

LCR: líquido cefalorraquídeo; TC: tomografía computarizada.

OBJETIVOS

Reconocer las características de la ataxia de aparición aguda en la infancia para una evaluación diagnóstica y un manejo terapéutico adecuados.

CONCEPTOS IMPORTANTES

Ataxia aguda: trastorno de la coordinación voluntaria de la postura y del movimiento de menos de 72 h de evolución en un niño previamente sano (**Tabla 3.3-1**):

• Ataxia cerebelosa aguda posinfecciosa: es la causa más frecuente de ataxia aguda. Se inicia tras un proceso infeccioso febril (varicela, virus de Epstein-Barr [VEB], micoplasma, enterovirus, etc.) y predomina en menores de 5 años. Los pacientes presentan un estado mental conservado y pruebas complementarias normales. La evolución es favorable sin tratamiento, con recuperación progresiva en días.

Tabla 3.3-1. Etiología de la ataxia aguda

Cerebelosa	Infecciosa/ inmunomediada	Ataxia cerebelosa aguda posinfecciosa
		Cerebelitis aguda
		Encefalomielitis aguda diseminada, mielitis transversa
	Intoxicación	Benzodiacepinas, etanol, antiepilépticos
	Paraneoplásica	Síndrome opsoclono-mioclono (SOM)
	Traumática	Ataxia tras contusión
		Disección vertebral traumática
	Vascular	Ictus isquémico o hemorrágico
	Metabólica	Enfermedad de la orina con olor a jarabe de arce
		Deficiencia de piruvato-deshidrogenasa
		Trastornos del ciclo de la urea
		Deficiencia de transportador de glucosa tipo 1
Vestibular	Relacionada con migraña	Migraña vestibular
		Vértigo paroxístico benigno
	Disfunción vestibular unilateral aguda	Neuritis vestibular
		Laberintitis
		Contusión vestibular
Sensitiva	Inflamatoria	Síndrome de Guillain-Barré
		Síndrome de Miller Fisher
Pseudoataxia epiléptica aguda		
Psicógena		

- Cerebelitis aguda: los pacientes presentan alteración del sensorio (somnolencia, etc.), y pueden asociar fiebre y signos de hipertensión intracraneal (HITC) (vómitos, cefalea). Suelen observarse alteraciones del líquido cefalorraquídeo (LCR) (pleocitosis o elevación de proteínas) y de las pruebas de neuroimagen. Puede evolucionar a hidrocefalia por obstrucción del IV ventrículo y requerir una craneotomía descompresiva.
- Encefalomielitis aguda diseminada: trastorno inflamatorio desmielinizante, generalmente precedido de una infección, que afecta a la sustancia blanca cerebral, el tronco del encéfalo, la médula espinal y/o los nervios ópticos. Los pacientes presentan un estado mental alterado con síntomas de piramidalismo (hemiplejia, etc.), parálisis de nervios craneales, disminución de la agudeza visual por neuritis óptica y convulsiones.
- Síndrome de Guillain-Barré: polineuropatía posinfecciosa que cursa con debilidad simétrica ascendente, parestesias, reflejos osteotendinosos disminuidos o ausentes, y alteraciones vegetativas (autónomas). El LCR muestra disociación albuminocitológica, aunque puede ser normal al inicio.

ESTIMACIÓN DE LA GRAVEDAD

- **A recoger en la anamnesis:**
  – Forma de presentación (aguda, aguda-recurrente, intermitente, crónica), infección o vacunación reciente, síntomas asociados (fiebre, cuadro catarral, exantema, otalgia, vértigo, vómitos, HTIC, nivel de consciencia, cambios de comportamiento), acceso a tóxicos o medicamentos, traumatismo, epilepsia, trauma emocional, desarrollo psicomotor, enfermedades asociadas y antecedentes familiares.
- **A recoger en la exploración física:**
  – Constantes vitales (frecuencia cardíaca [FC], presión arterial [PA] y temperatura), exploración general (meningismo, otitis media aguda [OMA], tortícolis, nistagmo, exantema) y neurológica completa (nivel de consciencia, reflejos, signos cerebelosos como pruebas de coordinación, marcha y lenguaje) y fondo de ojo.

PRUEBAS COMPLEMENTARIAS

Una anamnesis completa y una exploración neurológica detallada orientarán hacia la etiología. Seleccionar pruebas complementarias en función de la sospecha clínica:

- Analítica de sangre: hematimetría, perfil renal con electrólitos (incluyendo magnesio y fosfato), perfil hepático, proteína C-reactiva (PCR), procalcitonina (PCT) y estudio de coagulación. En caso de ataxia episódica o sospecha de etiología metabólica, añadir gasometría venosa, láctico, pirúvico y amonio.
- Tóxicos en sangre y orina.
- Tomografía computarizada (TC) craneal: si existe alteración del nivel de consciencia, focalidad neurológica, sospecha de HTIC o traumatismo previo. Generalmente, suele ser necesario realizar una resonancia magnética (RM) cerebral.

- Examen del LCR (citoquímica, reacción en cadena de la polimerasa para virus y bacterias): si existe sospecha de infección del sistema nervioso central (SNC) o enfermedad metabólica. Valorar realizar una TC craneal previa si existe sospecha de HTIC (especial precaución ante la sospecha de cerebelitis aguda o alteración del nivel de consciencia).
- Electroencefalograma (EEG): no suele ser necesario. Se recomienda en pacientes con epilepsia (si el nivel de consciencia o la clínica es alternante).
- Catecolaminas en orina: si existe sospecha de síndrome opsoclono-mioclono secundario a neuroblastoma.

TRATAMIENTOS

- Sintomático: corregir las alteraciones hidroelectrolíticas y los síntomas asociados, como vómitos, cefalea o fiebre.
- Específico de la causa subyacente:
    - Ataxia aguda posinfecciosa: no requiere tratamiento específico.
    - Infección: terapia antimicrobiana específica.
    - Intoxicación: descontaminación y/o tratamiento específico según el tóxico.
    - Cerebelitis aguda: metilprednisolona intravenosa (i.v.) (30 mg/kg al día) en dosis única durante 3-5 días (máximo: 1 g/día); en algunos casos, descompresión quirúrgica.
    - Encefalomielitis aguda diseminada: metilprednisolona i.v. (30 mg/kg/día, máximo: 1 g/día). En casos refractarios, inmunoglobulinas y plasmaféresis.
    - Síndrome de Guillain-Barré: inmunoglobulinas (0,4 g/kg/día durante 5 días).

CRITERIOS DE INGRESO HOSPITALARIO

- Ataxia leve por intoxicación aguda o ataxia aguda posinfecciosa sin afectación del estado general: manejo ambulatorio.
- Resto de pacientes: ingreso para estudio (RM cerebral, EEG, cribado de neuroblastoma, etc.) y/o tratamiento, si fuese necesario. Se hospitalizará en situaciones de:
    - Signos de HTIC.
    - Signos de disfunción neurológica.
    - Sospecha de patología potencialmente grave (encefalomielitis aguda diseminada, efecto expansivo de fosa posterior, infecciones del SNC, síndrome de Guillain-Barré, intoxicaciones con afectación sistémica, patología vascular, etc.).

RECUERDE QUE...

- La mayoría de las ataxias agudas en la infancia se deben a ataxia cerebelosa aguda posinfecciosa o a intoxicaciones por fármacos depresores del SNC.

- La anamnesis y la exploración física detalladas orientarán hacia la etiología.

- Si la anamnesis no aporta información específica o existen otros signos de disfunción neurológica asociados, se debe considerar la realización de una TC craneal para descartar un proceso expansivo intracraneal, especialmente antes de la realización de una punción lumbar.

BIBLIOGRAFÍA

Caffarelli M, Kimia AA, Torres AR. Acute ataxia in children: a review of the differential diagnosis and evaluation in the emergency department. Pediatr Neurol. 2016;65:14-30.

Overby P, Kaplein M, Jacobson R. Acute ataxia in children. Pediatr Rev. 2019;40(7):332-43.

Poretti A, Benson JE, Huisman TA, Boltshauser E. Acute ataxia in children: approach to clinical presentation and role of additional investigations. Neuropediatrics. 2013;44(3):127-41.

Segal E, Schif A, Kasis I, Ravid S. Acute ataxia in children: common causes and yield of diagnostic work-up in the era of vaccination. J Clin Neurosci. 2019;68:146-50.

Sivaswamy L. Approach to acute ataxia in childhood: diagnosis and evaluation. Pediatr Ann. 2014;43(4):153-9.

Thakkar K, Maricich S, Alper G. Acute ataxia in childhood: 11-year experience at a mayor pediatric neurology referral center. J Child Neurol. 2016;31(9):1156-60.

Whelan HT, Verma S, Guo Y, Thabet F, Bozarth X, Nwosu M, et al. Evaluation of the child with acute ataxia: a systematic review. Pediatr Neurol. 2013;49(1):15-24.

Cefalea

3.4

S. Cerezo Corredera y A. M. Carro Falagán

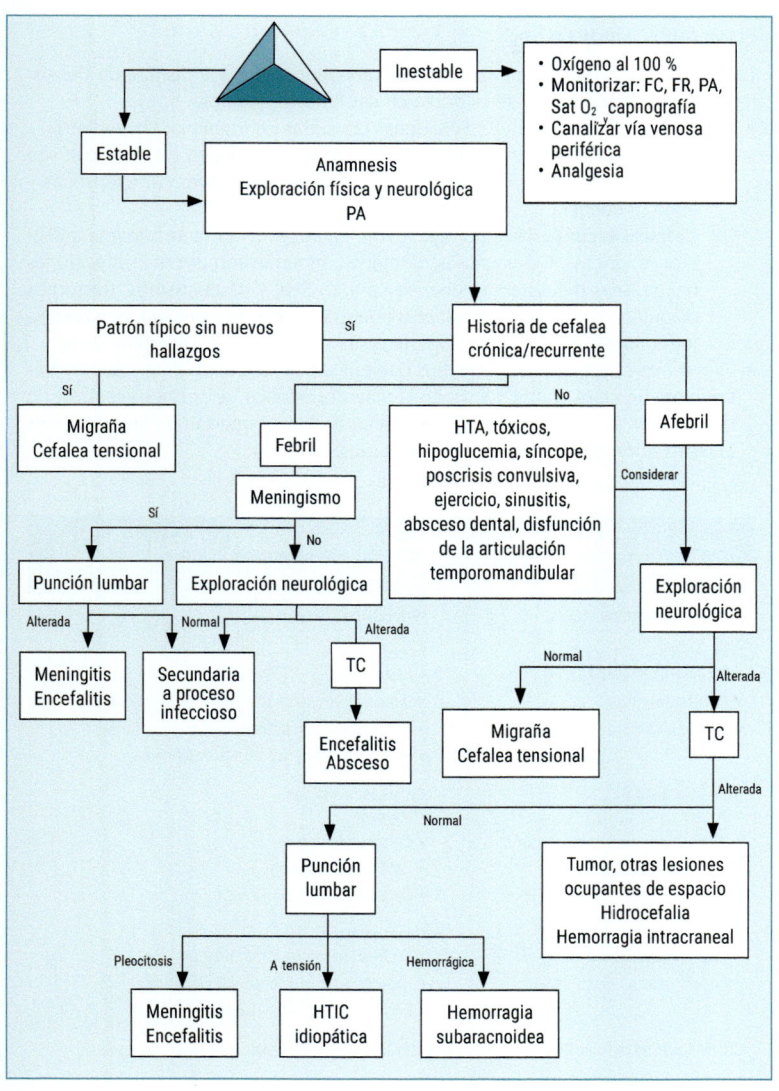

OBJETIVOS
- Realizar una evaluación correcta de la cefalea en urgencias.
- Conocer las indicaciones de pruebas de neuroimagen y de hospitalización.
- Manejar adecuadamente las diferentes opciones terapéuticas.

CONCEPTOS IMPORTANTES

Las cefaleas secundarias a traumatismo craneoencefálico y a disfunción del sistema ventriculoperitoneal se estudian en capítulos diferentes.
- La cefalea supone hasta el 2,5 % de las consultas en urgencias de pediatría:
  - **Cefaleas primarias** (migraña, cefalea tensional, cefalea en racimos): son típicamente autolimitadas. Su diagnóstico se basa en las características y en la frecuencia.
  - **Cefaleas secundarias** (etiología identificable, generalmente benigna, infecciones víricas). Otras causas: fármacos, hipertensión arterial, infecciones bacterianas del sistema nervioso central (SNC), traumatismos, trastornos psiquiátricos, lesiones ocupantes de espacio (efecto de masa), hemorragia intracraneal, hidrocefalia, hipertensión intracraneal (HTIC) idiopática.
- El objetivo es identificar a aquellos pacientes que requieran diagnóstico y tratamiento urgentes (**Tabla 3.4-1**). En la mayoría de ellos, se consigue realizando una anamnesis y una exploración física cuidadosas, precisando, en ocasiones, la realización de pruebas complementarias.

Tabla 3.4-1. Causas potencialmente mortales y causas habituales de cefalea en la infancia

Potencialmente mortales	Habituales
Infecciones: • Meningitis bacteriana • Encefalitis vírica • Absceso cerebral u orbitario	Infecciones: • Fiebre • Infección vírica (incluyendo meningitis vírica) • Faringitis, OMA, sinusitis, infección dental • Meningitis de Lyme (zonas endémicas)
Aumento de la PIC: • Tumor • Hidrocefalia obstructiva aguda • Hemorragia intracraneal (generalmente subaracnoidea)	Cefaleas primarias: • Migraña • Cefalea tensional • Cefalea en racimos • Cefalea crónica diaria
Otras causas: • Intoxicación por CO • Encefalopatía hipertensiva	Otras causas: • Disfunción temporomandibular • Hipertensión intracraneal idiopática • Errores refractivos visuales

CO: monóxido de carbono; OMA: otitis media aguda; PIC: presión intracraneal.

ESTIMACIÓN DE LA GRAVEDAD

- **Historia clínica:**
  - Características de la cefalea: modo de inicio, localización e irradiación, tipo de dolor, tiempo de evolución, periodicidad, horario, frecuencia y duración, intensidad, tratamiento utilizado y respuesta a este, desencadenantes y factores que la mejoran/empeoran. Antecedentes familiares.
  - Patrones de cefaleas previas:
    - **Aguda:** cefalea de < 5 días de duración, sin antecedentes previos. Son generalmente cefaleas secundarias (con frecuencia causadas por infecciones víricas febriles) o el primer episodio de una cefalea primaria.
    - **Aguda recurrente:** episodios de cefalea que recurren periódicamente con intervalos libres de síntomas. Son generalmente cefaleas primarias. Los niños con cambios significativos en la calidad, gravedad y frecuencia de su cefalea habitual deben evaluarse con cautela en busca de otras posibles causas.
    - **Crónica no progresiva:** > 15 días/mes, con frecuencia e intensidad estables. La cefalea tensional es la más habitual.
    - **Crónica progresiva:** > 15 días/mes, con frecuencia e intensidad crecientes. Se relaciona con procesos expansivos intracraneales. Se recomienda realizar una tomografía computarizada (TC) craneal urgente.
  - Síntomas/signos asociados: fiebre, dolor cervical, estado mental alterado (meningitis, encefalitis), dolor localizado (faringitis, otitis media aguda [OMA], sinusitis, infección dental), cambios en la agudeza visual (HTIC idiopática), síntomas vegetativos (cefalea en racimos), aura.
  - Antecedentes médicos: traumatismo previo (hemorragia intracraneal), exposición ambiental (monóxido de carbono [CO]). Las cefaleas pueden ser potencialmente mortales en niños con antecedentes de inmunodeficiencias, válvula de derivación ventriculoperitoneal (VDVP), enfermedades tumorales, coagulopatías, anemia de células falciformes y cardiopatías cianógenas.
- **Exploración física:** triángulo de evaluación pediátrica (TEP), constantes vitales (temperatura, presión arterial [PA]: la elevación de la PA puede ser la causa de la cefalea o ser una respuesta al aumento de la presión intracraneal [PIC], frecuencia cardíaca [FC], frecuencia respiratoria [FR], saturación de oxígeno [SatO$_2$], glucemia capilar y capnografía, según la situación clínica), exploración por aparatos, sobre todo cabeza y cuello (senos, orofaringe, dientes, articulación temporomandibular, rigidez de nuca) y piel (síndromes neurocutáneos).
- **Exploración neurológica incluyendo fondo del ojo:** la mayoría de las cefaleas secundarias a enfermedades neurológicas graves presentan una alteración en la exploración neurológica. Algunos pacientes con migrañas pueden desarrollar alteraciones neurológicas focales, generalmente confirmadas en episodios previos por sus cuidadores (**Tabla 3.4-2**).

Tabla 3.4-2. *Red flags* (síntomas/signos de alarma)

- **Déficit neurológico focal**, meningismo, ataxia o dismetría
- Cambios en el estado de ánimo/**personalidad**
- **Vómitos persistentes** (sobre todo matutinos, «en escopetazo»)
- Empeoramiento con **tos, Valsalva** (defecación) o cambios de postura
- **Cambio de patrón** de una cefalea primaria
- Inicio súbito e intenso («el peor dolor de su vida»), instauración brusca
- Cefalea cuya intensidad **progresa**
- Cefalea intensa de inicio reciente (< 6 meses)
- Inicio durante el sueño o matutina (sin datos sugestivos de síndrome de apnea-hipopnea obstructiva del sueño [SAHOS])
- Cefalea occipital sin contractura cervical
- **Papiledema**
- **Convulsiones**
- Alteración del estado de **consciencia** (> 60 min)
- Evolución desfavorable a pesar del tratamiento
- Cefalea pospunción que no mejora
- Falta de cooperación para describir el dolor (edad/alteración cognitiva)
- **Población de riesgo**: anemia de células falciformes, inmunodeficiencia, neoplasia, cardiopatía, facomatosis, traumatismo craneal reciente, válvula de derivación ventriculoperitoneal

---

PRUEBAS COMPLEMENTARIAS

En la mayoría de los pacientes con cefalea y exploración neurológica normal, sin síntomas de alarma, no es preciso realizar pruebas complementarias.

- **Indicaciones de TC craneal:**
  - Alteración en la exploración neurológica. Papiledema.
  - Intensidad grave, rebelde al tratamiento.
  - Migraña con déficit neurológico persistente.
  - Cefalea crónica progresiva.
    *Hay que valorar con cautela a los pacientes con lesiones cutáneas sugestivas de síndromes neurocutáneos y a los menores de **6 años con cefaleas importantes inexplicadas**.
- **Indicaciones de punción lumbar:**
  - Sospecha de infección del SNC (meningitis, encefalitis).
  - Sospecha de hemorragia subaracnoidea no confirmada mediante pruebas de neuroimagen.
  - Medición de presión de apertura de **líquido cefalorraquídeo (LCR)** ante la sospecha de hipertensión intracraneal idiopática.
    *Valorar la realización de una TC craneal previa si existe sospecha de lesión ocupante espacio (expansiva).
- **Indicaciones de pruebas de laboratorio** (según la sospecha clínica):
  - Hemograma y glucemia, urea, creatinina, electrólitos, proteína C-reactiva (PCR), procalcitonina (PCT), cultivos de sangre y LCR (sospecha de proceso infeccioso).

- Cribado toxicológico.
- Recuento de plaquetas y pruebas de coagulación (sospecha de hemorragia subaracnoidea).
- Sedimento urinario (si existe hipertensión arterial [HTA]).
- Carboxihemoglobina (ante sospecha intoxicación por CO).
- **Criterios de ingreso hospitalario:**
  - Cefalea secundaria a una enfermedad orgánica intracraneal.
  - Cefalea crónica diaria refractaria ± complicada con abuso de fármacos.
  - Estado migrañoso que no responde al tratamiento en urgencias.
  - Cefalea acompañada de problemas médicos o quirúrgicos importantes.
  - Cefalea acompañada de fiebre de origen desconocido.
- **Criterios de derivación a consultas de neuropediatría:**
  - Migraña con aura.
  - Frecuencia: > 4 crisis/mes en migrañas y > 15/mes en cefaleas tensionales.
  - Cefaleas crónicas no progresivas sin factores identificables.
  - Cambios en el patrón previo de cefalea.
  - Cefalea asociada a alteración del comportamiento o ansiedad: derivar a psiquiatría infantil.

TRATAMIENTOS

- Etiológico, si procede.
- Medidas ambientales: lugar tranquilo, poca luz, sin ruido, reposo en cama, y dejarle descansar o dormir.
- O_2 al 100 % durante 15-30 min en cefalea en racimos y crisis migrañosas.
- Analgésicos menores:
  - Ibuprofeno por vía oral (v.o.): 10 mg/kg/dosis, pudiéndose repetir cada 4-6 h, sin suministrar más de 4 dosis/24 h (máximo: 40 mg/kg/día u 800 mg/dosis). Es el fármaco de primera elección.
  - Paracetamol v.o.: 15 mg/kg/dosis cada 4-6 h (máximo: 90 mg/kg/día o 1 g/dosis, tres dosis/día). Se puede repetir en 2-4 h si la clínica persiste.
- En caso de dolor intenso o cuando el cuadro no cede:
  - Naproxeno v.o.: 5 mg/kg/8-12 h (máximo: 15 mg/kg/día o 1 g/día).
  - Metamizol v.o.: 15 mg/kg/6-8 h (máximo: 500 mg/dosis); intravenoso (i.v.): 20-40 mg/kg/6-8 h.
  - En estados migrañosos refractarios: metilprednisolona v.o.: 1-2 mg/kg/día (máximo: 60 mg/kg/día) durante 3-5 días.
- Si la cefalea no cede a pesar de los tratamientos previos:
  - Sumatriptán intranasal:
    - \> 12 años: 10 mg en una fosa nasal; si hay mejoría pero los síntomas recurren, puede administrarse una segunda dosis en 2 h (dosis máxima: 20 mg/24 h).
    - 5-12 años (fuera de ficha técnica): 5 mg en una fosa nasal.
- Si no mejora con tratamientos anteriores, valorar la doble terapia: sumatriptán intranasal + naproxeno v.o. (5 mg/kg).

- Antieméticos orales: si existen vómitos asociados a cefalea, administrar 10-30 min antes del analgésico ondansetrón: 2 mg (8-15 kg), 4 mg (15-30 kg), 6-8 mg (> 30 kg).

RECUERDE QUE...

- Aunque la mayoría de las cefaleas se deben a enfermedades autolimitadas, algunas pueden ser potencialmente mortales, por lo que es preciso su diagnóstico y tratamiento urgentes.
- La anamnesis y la exploración física detalladas facilitan el diagnóstico.
- Debe realizarse una TC craneal únicamente en pacientes seleccionados, basándose en la anamnesis y en la exploración física.

BIBLIOGRAFÍA

Álvarez N, González Acero A, Málaga Diéguez I. Cefalea en el niño y el adolescente. Protocolos diagnósticos y terapéuticos en neurología pediátrica. Madrid: Asociación Española de Pediatría (AEP); 2022. p. 115-24. Disponible en: https://www.aeped.es

Bonthius DJ, Hershey AD. Headache in children: approach to evaluation and general management strategies. UptTodDate. 2022. Disponible en: https://www.uptodate.com

Costa FM, Ferreira IP, Mascarenhas IF, Alves CF, Bento VA, Loureiro HC. Diagnosis and treatment of headache in a pediatric emergency department. Pediatr Emerg Care. 2020;36(12):571-4.

Mack KJ. Acute treatment of migraine in children. UpToDate. 2023. Disponible en: https://www.uptodate.com

Massano D, Julliand S, Kanagarajah L, Gautier M, Vizeneux A, Elmaleh M, et al. Headache with focal neurologic signs in children at the emergency department. J Pediatr. 2014;165(2):376-82.

Prezioso G, Suppiej A, Alberghini V, Bergonzini P, Capra ME, Corsini I, et al. Pediatric headache in primary care and emergency departments: consensus with RAND/UCLA method. Life (Basel). 2022;12(2):142.

Saladino RA. Emergency department approach to nontraumatic headache in children. UpToDate. 2023. Disponible en: https://www.uptodate.com

Cojera

3.5

M. C. Pinedo Gago y A. M. Carro Falagán

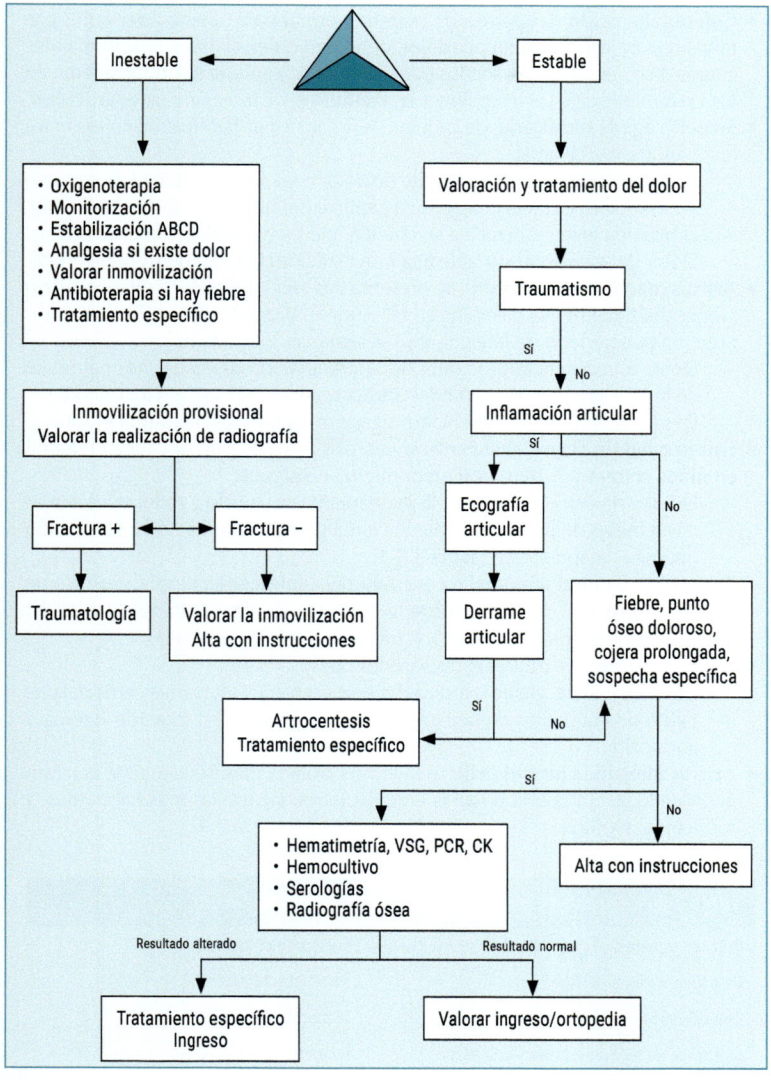

OBJETIVOS
- Realizar un enfoque diagnóstico inicial del niño con cojera.
- Manejo terapéutico de las causas principales de cojera en los niños.

CONCEPTOS IMPORTANTES

- **Cojera:** alteración del patrón de marcha normal para la edad del niño. Los niños que cojean lo hacen por dolor, debilidad o deformidad. Las principales causas de cojera dolorosa son los traumatismos (v. **capítulo 4.4 Traumatismo de las extremidades**) y las infecciones (v. **capítulo 6.21 Infección osteoarticular**).
- **Sinovitis aguda transitoria** (de cadera): es la causa más habitual de cojera entre los 2 años y los 10 años.
  - Diagnóstico clínico: inicio súbito de dolor en la región inguinal, que puede ser irradiado, y cojera o negativa a caminar del niño con aspecto saludable.
  - Limitación leve-moderada a la rotación interna y la abducción de la cadera. Dolor de intensidad variable a la movilización. Marcha de Trendelenburg.
- **Artritis reactiva:** artritis estéril. Se presenta tras una infección en otras localizaciones (habitualmente, gastrointestinal o urinaria), por un mecanismo inmunitario, tras un período de latencia de 1-4 semanas. Cursa con:
  - Dolor e impotencia funcional de la articulación afectada, normalmente de menor intensidad que en las artritis sépticas. No suele haber fiebre.
  - En la exploración, se observarán signos inflamatorios leves-moderados.
- **Enfermedad de Legg-Calvé-Perthes:** necrosis avascular de la cabeza femoral en niños entre 4 y 7 años, con predominio en varones.
  - Dolor y rigidez en la ingle, y la parte interna del muslo y rodillas, de semanas o meses de evolución. Marcha antiálgica, con limitación a la rotación interna y la abducción (**Tabla 3.5-1**).
- **Epifisiólisis femoral proximal o *coxa vara* del adolescente:** desplazamiento de la epífisis proximal del fémur sobre la metáfisis, ligado a patología previa del cartílago de crecimiento (crónica) o tras un traumatismo (aguda).
  - Es frecuente en adolescentes varones obesos.
  - Dolor de cadera, glúteo o rodilla. Presentan cojera y rotación externa del pie.
  - Existe acortamiento de la extremidad, y limitación en rotación interna y abducción.
- **Artritis idiopática juvenil (AIJ):** es la artritis crónica más frecuente de la infancia. Puede afectar a una o varias articulaciones, siendo las más habituales la rodilla y el tobillo.

Tabla 3.5-1. Otras necrosis avasculares según localización	
Osteocondrosis de Sever	Epífisis calcánea
Osteocondrosis de Köhler	Escafoides tarsiano
Osteocondrosis de Freiberg	2º metatarsiano
Síndrome de Sinding-Larsen-Johansson	Polo inferior de la rótula

- **Artritis séptica:** infección purulenta (bacteriana) y grave de una o varias articu-
laciones. Es una urgencia ortopédica (v. **capítulo 6.21 Infección osteoarticular**).
  - Pico de incidencia máximo en < 2 años y adolescentes.
  - El germen más frecuente es *S. aureus*. Entre 4 meses y 4 años: *Kingella kingae*.
  - La articulación más afectada es la rodilla.
  - Inicio agudo, con fiebre y signos de toxicidad.
  - Inflamación local de la articulación afectada y posición neutra en reposo.
    La articulación aparece «bloqueada».
  - Cuanto menor es la edad, más insidioso es el inicio y más inespecífica la
    sintomatología.
- **Osteomielitis:** infección bacteriana del hueso.
  - Germen más frecuente: *S. aureus*. Suele afectar a huesos largos.
  - La clínica es inespecífica en el lactante y el preescolar. En el niño mayor
    y el adolescente: fiebre, dolor óseo, limitación de la movilidad e inflama-
    ción local de forma tardía. En otras ocasiones, puede manifestarse con
    leves signos sistémicos, pero con molestias locales en el hueso afectado
    y pseudoparálisis.
- **Discitis:** inflamación del disco intervertebral, sin osteomielitis acompañante.
  Localización frecuente: dorsolumbar.
  - Etiología desconocida. Puede estar causada por una infección por estafi-
    lococos o estreptococos.
  - Afecta a varones de 1-5 años de edad, que presentan, de forma tórpida,
    fiebre leve-moderada, irritabilidad, molestias imprecisas en las extremi-
    dades inferiores, cojera, rechazo a caminar, dolor con la sedestación o
    bipedestación, o dolor lumbar.
  - La palpación y la percusión de los espacios intervertebrales (sobre todo
    L4-L5) suele ser dolorosa. Al sentarse, adoptan una postura «en trípode».
    No existe déficit neurológico.
- **Miositis:** inflamación muscular de etiología vírica (la causa más frecuente es
  el virus de la gripe [influenza]), habitualmente bilateral, que afecta a las extre-
  midades inferiores (gemelos), y produce dolor con la marcha o marcha en
  puntillas, o ambas cosas.
- **Causas oncológicas:**
  - **Tumores óseos:** la mitad de los tumores óseos en la infancia son malignos
    (los más frecuentes son el tumor de Ewing [diafisario] y el osteosarcoma
    [metafisario]).
    - Producen: dolor óseo constante, profundo y progresivo, y cojera. Suele
      ser nocturno e interrumpe el sueño. No mejora con antiinflamatorios.
    - Con frecuencia, asocian síndrome general (cansancio, pérdida de peso,
      palidez, etc.).
    Los tumores benignos más frecuentes son el osteocondroma y el osteoma
    osteoide (el dolor, con frecuencia nocturno, mejora tras administrar ácido
    acetilsalicílico [AAS]).
  - **Leucemia:** puede debutar con dolor articular y/o cojera. Asocia otros sín-
    tomas generales.

- **Enfermedad de Osgood-Schlatter:** crecimiento doloroso del tubérculo tibial y la inserción del tendón rotuliano por esfuerzo repetido de estiramiento del cuádriceps.
  – Es más frecuente en adolescentes con actividades atléticas.
  – Empeora con la actividad y se alivia con el reposo.
  – Causa dolor en la zona de la tuberosidad anterior de la tibia. Su curso es recurrente.
- **Condromalacia rotuliana:** es más frecuente en niñas adolescentes.
  – Dolor mal definido a la altura de la rodilla. Empeora al bajar escaleras y con la flexión prolongada.
  – Se puede apreciar una crepitación entre el fémur y la rótula y, en ocasiones, cierto derrame articular. El dolor se reproduce al comprimir la rótula contra el fémur, con la rodilla en extensión, mientras el paciente contrae el cuádriceps.
- **Distrofia simpática refleja o síndrome de dolor regional complejo:** intenso dolor en las extremidades tras un traumatismo aparentemente banal. Círculo cerrado de dolor-inmovilidad-atrofia muscular.
  – Se pueden apreciar alteraciones vasomotoras: acrocianosis, frialdad a la palpación, hiperhidrosis.
  – Tiene un componente psicógeno importante.
  – El dolor es unilateral.
  – Localización: a nivel profundo en los músculos de pantorrillas y muslos, así como en las corvas, fuera de las articulaciones.
- **Marcha de Trendelenburg:** marcha con el torso inclinado lateralmente sobre la extremidad patológica, por debilidad de los músculos abductores pélvicos (glúteo medio).
- **Prueba de Galeazzi:** se realiza con el niño en posición supina, llevando los tobillos hacia las nalgas, con las caderas y las rodillas flexionadas. Resulta positiva si las rodillas están a diferente altura. Orienta hacia una discrepancia de longitud o displasia de cadera.
- **Prueba de Fabere:** flexión, abducción y rotación externa de la cadera. Específica para la articulación sacroilíaca: es positiva si existe dolor en esa articulación en posición supina, con el tobillo ipsilateral colocado sobre la rodilla contralateral, y se realiza una suave presión hacia abajo sobre la rodilla ipsilateral.

ESTIMACIÓN DE LA GRAVEDAD

- **A recoger en la anamnesis:**
  – Edad (**Tabla 3.5-2**), localización, irradiación (lesión de cadera irradiada a la rodilla), ritmo (si interrumpe sueño), desencadenantes, duración e intensidad del dolor.
  – Síntomas generales, otros síntomas asociados: fiebre, dolor abdominal, diarrea, artralgias, exantemas, aftas bucales de repetición, afectación ocular.
  – Antecedentes personales: parto de nalgas, traumatismos, actividad deportiva, curva estatural, inmunizaciones por vía intramuscular, cuadros infecciosos previos, tratamientos recibidos (corticoides, antibióticos, analgésicos, vitamina A), alteraciones de la coagulación (hemofilia), ingesta de

Tabla 3.5-2. Causas más frecuentes de cojera según la edad

Edad	< 3 años	4-10 años	> 11 años	Cualquier edad
Patología	Artritis séptica de cadera Luxación o subluxación de cadera Discitis	Sinovitis transitoria de cadera Enfermedad de Perthes Miositis aguda	Síndromes «por exceso de uso» Enfermedad de Osgood-Schlatter Epifisiólisis femoral Osteocondrosis tarsales	Traumatismos Artritis séptica Osteomielitis Celulitis Artritis idiopática juvenil Fractura de estrés Neoplasias Enfermedades neuromusculares

lácteos no controlados, epidemiología de tuberculosis (TBC), problemas emocionales.
  – Antecedentes familiares de enfermedades reumatológicas o autoinmunitarias (Tabla 3.5-3).
• **A registrar en la exploración general:**
  – Triángulo de evaluación pediátrica (TEP), constantes vitales (temperatura, frecuencia cardíaca [FC], frecuencia respiratoria [FR], presión arterial [PA] y saturación de oxígeno [SatO$_2$], según la situación clínica). Exploración física: organomegalias abdominales, adenopatías, exantemas, hematomas, focos infecciosos otorrinolaringológicos (ORL), soplos cardíacos, lesiones cutáneas y oculares.
  – Exploración musculoesquelética:
    ▪ Postura del niño en bipedestación: escoliosis, asimetrías de pliegues y relieves óseos a la altura de la cintura o las nalgas, posición de los pies.
    ▪ Deambulación con marcha normal, marcha de puntillas y de talones, salto y carrera (evalúa la fuerza), marcha de Trendelenburg (debilidad del abductor de la cadera).
    ▪ Postura en la camilla de exploración.
    ▪ Inspección de extremidades inferiores (EEII): búsqueda de inflamación o deformidad. Lesiones cutáneas.
    ▪ Palpación de puntos óseos, masas musculares y articulaciones; valorar la inflamación y el dolor.

Tabla 3.5-3. Síntomas y signos de alarma

Dolor que despierta por la noche

Pérdida de peso, fiebre

Cojera y rigidez que empeora por la mañana

Cojera persistente durante más de 7 días

Enrojecimiento, inflamación o rigidez articular o de la extremidad

Exantema petequial o purpúrico

- Exploración del rango de movilidad articular (activa y pasiva) de la cadera, la rodilla y el tobillo, y la presencia de signos inflamatorios (aumento de tamaño, edema, eritema). Observar limitaciones, dolor, rigidez articular, debilidad muscular, prueba *log-roll* modificada, prueba de Fabere.
- Exploración neurológica: tono y fuerza muscular, sensibilidad, reflejos osteotendinosos, tono de los esfínteres.

PRUEBAS COMPLEMENTARIAS

Individualizar. Valorar si existe síndrome febril acompañante, signos inflamatorios, puntos óseos dolorosos, curso prolongado o sospecha diagnóstica específica

- **Radiografía ósea en dos proyecciones ± bilateral:** si hay antecedente traumático (Ottawa +), curso prolongado y/o alteración de la exploración (puntos óseos dolorosos).
  - Cadera: radiografía bilateral: valorar la cabeza femoral y el espacio articular.
  - En la sinovitis transitoria de cadera, realizar si: edad atípica (< 1 año o > 10), antecedente de cojera, sintomatología > 1 semana.
  - En la enfermedad de Perthes puede ser inicialmente normal.
- **Ecografía articular:** si existe inflamación articular.
- **Hemograma y reactantes de fase aguda (proteína C-reactiva [PCR] y velocidad de sedimentación globular [VSG])**, en sospecha de infección, inflamación, malignidad y hemoglobinopatía. **Creatina-fosfocinasa (CPK)** si existe sospecha de miositis.
- **Hemocultivo:** si se sospecha un proceso infeccioso.
- **Serologías (parvovirus B19, enterovirus, adenovirus, herpes simple, varicela-zóster, citomegalovirus [CMV], virus de Epstein-Barr [VEB], rubéola, sarampión, hepatitis B y C)** ante sospecha de artritis séptica o reactivas. Otras serologías estarán indicadas según los datos de la anamnesis:
  - ***Borrellia:*** antecedente de picadura de garrapata (semanas o meses), vivienda en medio rural o contacto con animales.
  - ***Salmonella, Yersinia, Shigella, Campilobacter, Chlamydia trachomatis, Chlamydia pneumoniae o Mycoplasma***, si existe sospecha de artritis reactiva (cuadro de gastroenteritis, uretritis o infección respiratoria en las 4 semanas previas).
- **Anticuerpos antiestreptolisina O (ASLO).**
- **Artrocentesis, tinción de Gram, reacción en cadena de la polimerasa para *Kingella kingae* y cultivo del líquido sinovial** si existe inflamación articular.
- **Punción lumbar** cuando se sospecha un síndrome de Guillain-Barré.
- **Inmunoglobulinas, factor reumatoideo (FR), anticuerpos antinucleares (ANA), anticuerpos anti-ADN y anticuerpos anticitoplasma, C3 y C4** si existe sospecha de enfermedad sistémica.
- La realización de otras determinaciones (**función renal, lactato-deshidrogenasa [LDH], tira reactiva de orina, frotis de sangre periférica**) y **otras pruebas microbiológicas** (coprocultivo, cultivo de frotis faríngeo o prueba rápida de antígeno estreptocócico) depende de los datos de la anamnesis y de los hallazgos en la exploración física o las pruebas complementarias.

TRATAMIENTOS

- **Tratamiento del dolor según la escala del dolor.**
- **Reposo relativo.**
- **Valorar la inmovilización en caso de traumatismo previo.**
- **Tratamiento específico según la sospecha diagnóstica:**
  - Sinovitis transitoria: reposo, aplicación de calor local y antiinflamatorios (ibuprofeno). Si el curso es recidivante: valoración por ortopedia infantil.
  - Artritis reactiva: reposo y antiinflamatorios. Antibioterapia si existe un foco infeccioso primario que lo requiere.
  - Enfermedad de Legg-Calvé-Perthes: reposo funcional, evitar saltos, antiinflamatorios no esteroideos (AINE). Derivación a ortopedia infantil.
  - Epifisiólisis o *coxa vara* del adolescente: tratamiento quirúrgico.
  - AIJ: antiinflamatorios/inmunomoduladores. Valoración por reumatología pediátrica.
  - Artritis séptica/osteomielitis: antibioterapia intravenosa, AINE, artrocentesis terapéutica. En cadera y hombro: drenaje quirúrgico (v. **capítulo 6.21 Infección osteoarticular**).
  - Discitis: reposo y antiinflamatorios. Valorar la antibioterapia.
  - Miositis: reposo, hidratación abundante y antiinflamatorios.
  - Enfermedad de Osgood-Schlatter: reposo y cese de actividad deportiva. Frío local y antiinflamatorios.
  - Condromalacia rotuliana: reposo y frío local.

RECUERDE QUE...

- La mayor parte de los trastornos que causan cojera en la infancia son benignos y autolimitados, relacionados con traumatismos, ejercicio excesivo o enfermedad intercurrente. No hay que olvidar las patologías que pueden comprometer la vida del paciente: artritis sépticas, osteomielitis o causas tumorales.
- El dolor de cadera se refiere a la altura del pliegue inguinal, pero puede irradiarse a la cara interna del muslo y la rodilla.
- La prueba más útil para el diagnóstico diferencial de las artritis es la artrocentesis.
- El dolor de los tumores óseos suele ser constante, interrumpe el sueño y no mejora con antiinflamatorios habituales.

BIBLIOGRAFÍA

Herman MJ, Martinek M. The limping child. Pediatr Rev. 2015;36(5):184-95.

Kost S, Thompson AD. Limp. En: Fleisher GR, Shaw KN, Bachur RG (eds). Textbook of pediatric emergency medicine, 8ª ed. Filadelfia: Wolters Kluwer,; 2021. p. 899-912.

Laine JC, Novotny SA, Tis JE, Sankar WN, Martin BD, Kelly DM, et al.; International Perthes Study Group. Demographics and clinical presentation of early-stage Legg-Calvé-Perthes disease: a prospective, multicenter, international study. J Am Acad Orthop Surg. 2021;29(2):e85-91.

McCanny PJ, McCoy S. Implementation of an evidence-based guideline reduces blood tests and length of stay for the limping child in a paediatric emergency department. Emerg Med J. 2013;30(1):19-23.

Naranje S, Kapoor M. The limping child: a systematic approach to diagnosis. Am Fam Physician. 2015;92(10):908-18.

Shah AP, Indra S, Kannikeshwaran N, Hartwig E, Kamat D. Diagnostic approach to limp in children. Pediatr Ann. 2015 Dec;44(12):548-56.

Tu J, Haines M, Gowdie P, Craig S. Paediatric acute non-traumatic limp presenting to the emergency department: a retrospective observational study. Emerg Med J. 2023;40(3):182-8.

Vezzetti R, Bordoni B. Antalgic gait in children. 2022. En: StatPearls [Internet]. Treasure Island (FL): StatPearls Publishing; 2022.

Contacto accidental con una jeringa

3.6

M. Olabarri García

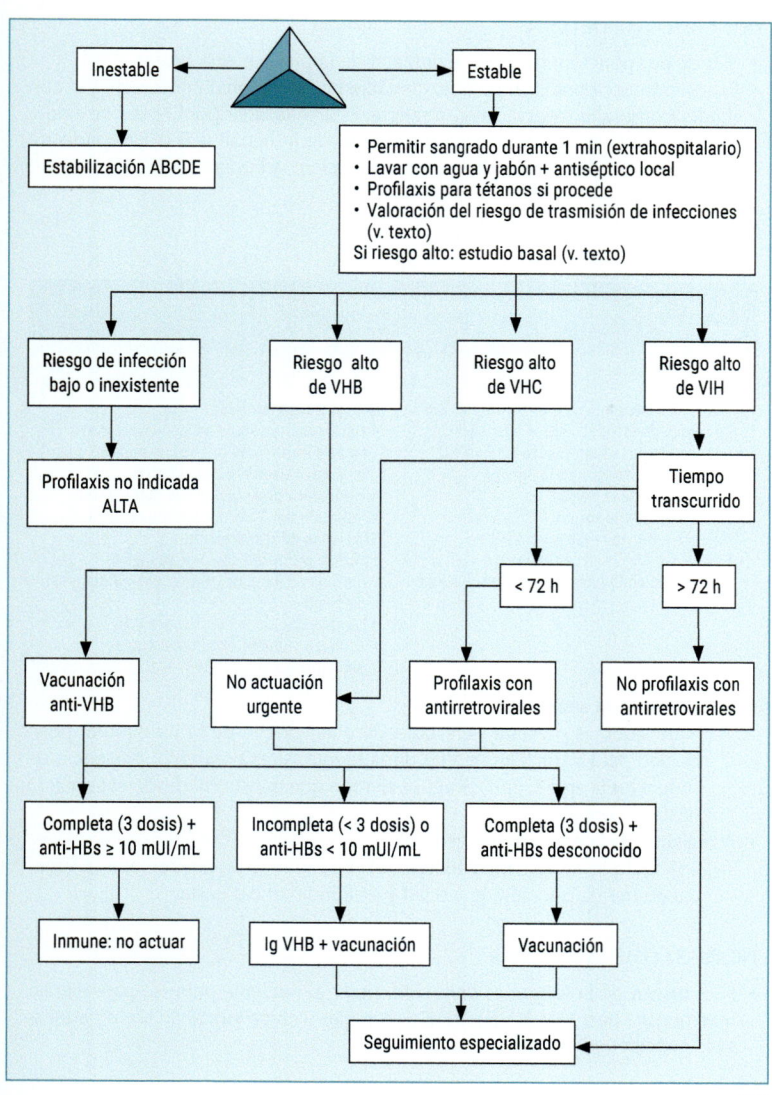

OBJETIVOS
- Valorar el riesgo de transmisión de infecciones ante un contacto accidental con una jeringa.
- Valorar el riesgo/beneficio de la profilaxis tras la exposición a VIH y VHB.

CONCEPTOS IMPORTANTES

- Herida por punción: punción accidental de la piel por una aguja.
- Exposición accidental sanguínea: contacto no intencional con sangre y/o con fluidos corporales mezclados con sangre. Están causadas por heridas de aguja, y conllevan el riesgo de infección por virus de la hepatitis B (VHB), virus de la hepatitis C (VHC), virus de la inmunodeficiencia humana (VIH) y tétanos.

ESTIMACIÓN DE LA GRAVEDAD

Factores de riesgo que aumentan la probabilidad de transmisión de una infección	
VHB y VHC	**VIH**
• Cobertura vacunal incompleta anti-VHB o no respondedor (anti-HBs < 10 mUI/mL) • Positividad de la fuente para VHB y VHC • Presencia de sangre en la aguja y profundidad de la herida • Prevalencia superior del VHB y VHC en nuestro entorno respecto al VIH • El VHB y el VHC permanecen en concentraciones más elevadas en la aguja	**Riesgo de transmisión:** • Herida de una aguja gruesa hueca **con** sangre fresca visible en el dispositivo o con una aguja usada recientemente. • Herida profunda (sangrado abundante) • Infección por VIH conocida de la fuente **Sin riesgo de transmisión:** • Herida punzante con una aguja fina (jeringa de insulina) **sin** sangre visible en el dispositivo • Negatividad de la fuente para VIH • Arañazo superficial con una aguja abandonada en la calle

- **A recoger en la anamnesis**
  - Antecedentes personales, estado vacunal, origen de la jeringuilla, positividad para VHB, VHC o VIH de la fuente, si es conocido, presencia de sangre en la aguja, tipo de aguja, tiempo que transcurre desde el contacto hasta la consulta.
- **A registrar en la exploración general:**
  - Triángulo de evaluación pediátrica (TEP), exploración por aparatos, presencia de herida/punción, gravedad y profundidad del corte.

PRUEBAS COMPLEMENTARIAS

- Si el **origen** de la sangre es **conocido**, pedir al paciente permiso para extraer una muestra para VIH, VHB y VHC (serologías y carga vírica). Si no lo permite, se le considerará como infectado.

- Las guías recomiendan realizar un **estudio basal** (para conocer la exposición previa del paciente y disminuir parcialmente la ansiedad familiar) en caso de riesgo de exposición y si se va a iniciar tratamiento:
  - Serología para VIH, VHB y VHC.
  - Hemograma.
  - Pruebas de función hepática: glutamato-oxalacetato-transaminasa (GOT), glutamato-piruvato-transaminasa (GPT).
  - Pruebas de función renal (urea y creatinina) si se va a iniciar quimioprofilaxis con antirretrovirales.

TRATAMIENTOS

- **Cuidado de la herida inmediatamente después del accidente:**
  - Dejar sangrar la herida durante un minuto (no exprimir), y limpiar completamente con agua o con solución salina. Lavar la herida utilizando gran cantidad de jabón y agua, y aplicar un antiséptico local, preferiblemente alcohol.
- **Atención frente una posible infección por VHB:**
  - Depende del estado de inmunidad del sujeto afecto respecto al VHB:
    - Niño inmune (anti-HBs positivo en cualquier momento de su vida) que ha recibido tres dosis frente al VHB y/o ha pasado una hepatitis B antes: no actuar.
    - Niño parcialmente vacunado o no vacunado: si se considera que el accidente es de riesgo, los beneficios claramente superan los riesgos, por lo que debe administrarse inmunoglobulina intramuscular frente a VHB (0,06 mL/kg) en las primeras 48 h y completar la vacunación. Se pueden administrar ambas a la vez en distintos lugares del cuerpo (no en la misma extremidad).
    - Niño con tres dosis de vacuna anti-VHB, pero sin la realización de niveles de anti-HBs para evaluar la respuesta inmunitaria (algo muy frecuente): si se considera que el contacto es de riesgo, se recomienda administrar una dosis de vacuna anti-VHB. Se realizará un estudio basal en el que se incluirán anti-HBs, y se derivará al especialista que, en función del resultado, completará el tratamiento en < 7 días.
- **Atención frente a una posible infección por VHC:**
  - No existe una profilaxis efectiva frente al VHC.
- **Atención frente a una posible infección por VIH:**
  - El punto clave consiste en decidir si una herida es susceptible de recibir profilaxis posexposición (PPE) frente al VIH.
  - No se han descrito casos de transmisión del VIH por un pinchazo accidental con jeringuillas abandonadas en la calle, por lo que en general no está justificada la PPE. Si existen factores que aumenten el riesgo de transmisión (fuente de VIH conocida, herida profunda o con sangrado abundante, sangre fresca presente o uso reciente), debe valorarse el inicio rápido de la PPE (en las 6 primeras horas tras el accidente), lo que disminuye considerablemente el riesgo de transferir la infección. En casos de pinchazo con sospecha de intención de sumisión química, hay que recordar que en los

arañazos superficiales con objetos afilados no estaría indicada la PPE. En todos los casos, la decisión debe incluir siempre la opinión de la familia (o del menor maduro si es el caso).

– Si la PPE no se inicia en las primeras 72 h, no está justificada la PPE, ya que los efectos adversos de la medicación superan al beneficio.

– PPE: combinación de tres fármacos, dos de ellos inhibidores de la transcriptasa inversa análogos de nucleósidos y nucleótidos (ITIAN), y un inhibidor de la proteasa (IP) o un inhibidor de la transcriptasa inversa no análogo de nucleósidos y nucleótidos (ITINN). Pauta:
  - < 12 años: zidovudina + emtricitabina + lopinavir/ritonavir.
  - > 12 años: tenofovir + emtricitabina + raltegravir.

– La duración de esta PPE estándar será de 28 días. Es recomendable realizar controles a las 4 y 6 semanas, y a los 3-6-12 meses.

– Dosificación de los fármacos:
  - Zidovudina (AZT): solución oral (10 mg/mL), cápsulas de 100 mg y 250 mg.
    - < 4 kg: 4 mg/kg/12 h.
    - De 4 a 9 kg: 12 mg/kg/12 h.
    - De 9 a 30 kg: 9 mg/kg/12 h.
    - > 30 kg: 300 mg/12 h.
  - Emtricitabina (FTC): solución oral (10 mg/mL), cápsulas de 200 mg.
    - 1-3 meses: 3 mg/kg/24 h.
    - > 3 meses: 6 mg/kg/24 h, máximo: 200 mg/24 h.
  - Lopinavir/ritonavir (LPV/r): solución oral de 80 mg/20 mg/1 mL (contiene 40 % de etanol); cápsulas de 100 mg/25 mg y 200 mg/50 mg. Dosis calculada por LPV.
    - Menores de 12 meses: 16 mg/kg/12 h.
    - Mayores de un año:
      - < 15 kg: 12 mg/kg/12 h.
      - 15-40 kg: 10 mg/kg/12 h.
      - > 40 kg: 400 mg cada 12 h.
  - Tenofovir (245 mg tenofovir disoproxil, TD = 300 mg tenofovir disoproxil fumarato, TDF, todas las dosis expresadas en TDF): gránulos de 40 mg/g, comprimidos de 150 mg, 200 mg, 250 mg, 300 mg. La preparación en gránulos contiene una cuchara de dosificación: 1 cuchara = 40 mg de TDF. Se debe administrar con alimentos semisólidos (p. ej., yogur o puré); no diluir en líquidos. No está indicado en menores de 2 años.
    - 8 mg/kg/24 h, máximo: 300 mg/24 h.
  - Raltegravir (RAL): suspensión de 20 mg/mL, comprimidos masticables de 25 mg y 100 mg, comprimidos de 400 mg. La suspensión oral y los comprimidos masticables no son bioequivalentes con los no masticables, por lo que las dosis no son intercambiables.
    - 3-20 kg: suspensión oral: 6 mg/kg/12 h, máximo: 100 mg/dosis.
    - ≥ 11 kg: comprimidos masticables: 6 mg/kg/12 h, máximo: 300 mg/dosis.
    - ≥ 25 kg: comprimidos no masticables: 400 mg/12 h.

- Lamivudina (3TC, EpivirR): solución oral de 10 mg/mL, comprimidos de 100 mg y 150 mg: 4 mg/kg/12 h, máximo: 150 mg/12 h.
- Se informará a la familia de que, a pesar de la profilaxis, existe un riesgo de seroconversión, ya que la terapia no tiene una eficacia del 100 %.
- Cada fármaco antiviral puede acarrear posibles efectos secundarios, relativamente frecuentes, aunque la mayoría de ellos son leves y suelen desaparecer al suspender el tratamiento.
- La triple terapia antirretroviral puede posibilitar la aparición del síndrome retroviral agudo, que consiste en la presencia de los siguientes signos y síntomas: fiebre, linfadenopatías, faringitis, exantema (*rash*), mialgias/artralgias, diarrea, cefalea, náuseas, pérdida de peso, aftas, hepatoesplenomegalia y síntomas neurológicos.

- **Seguimiento especializado:**
  - Todo paciente en el que se ha iniciado la PPE deberá tener un seguimiento especializado, como también todos aquellos casos en los que se ha valorado un riesgo alto de infección. También será importante esta consulta para la monitorización de efectos adversos de la medicación pautada.

RECUERDE QUE...

- Será esencial valorar el riesgo de transmisión de infección para iniciar medidas de profilaxis, y estas serán consensuadas con la familia y el paciente.
- La PPE se recomienda en aquellas situaciones de alto riesgo producidas en las últimas 48 h, para el VHB, y 72 h, para el VIH.

BIBLIOGRAFÍA

Aberg JA. Management of nonoccupational exposures to HIV and hepatitis B and C in adults. UpToDate. 2023. Disponible en: https://www.uptodate.com

Antiretroviral postexposure prophylaxis A or other nonoccupational exposure to HIV - United States 2016. MMWR Morb Mortal Wkly Rep. 2016;65(17):458.

Bamford A, Tudor-Williams G, Foster C. Post-exposure prophylaxis guidelines for children and adolescents potentially exposed to HIV. Arch Dis Child. 2017;102(1):78-83.

Cresswell F, Asanati K, Bhagani S, Boffito M, Delpech V, Ellis J, et al. UK guideline for the use of HIV post-exposure prophylaxis 2021. HIV Med. 2022;23(5):494-545.

Grupo de expertos de la Secretaría del Plan Nacional sobre el Sida (SPNS); Grupo de Estudio de Sida (GeSIDA); Sociedad Española de Medicina y Seguridad del Trabajo (SEMST); Sociedad Española de Medicina Preventiva, Salud Pública e Higiene (SEMPSPH); Asociación Española de Especialistas en Medicina del Trabajo (AEEMT); Sociedad Española de Salud Laboral en Administración Pública (SESLAP); Asociación Nacional de Médicos del Trabajo en el Ámbito Sanitario (ANMTAS); Sociedad Española de Infectología Pediátrica (SEIP); Sociedad Española de Medicina de Urgencias y Emergencias (SEMES); Grupo de Estudio de Hepatitis Víricas-SEIMC (GEHEP); Federación Española de Enfermería del Trabajo (FEDEET). Documento de Consenso sobre Profilaxis postexposición ocupacional y no ocupacional en relación con el VIH, VHB y VHC en adultos y niños. Enferm Infecc Microbiol Clin. 2016;34(2):121.e1-15.

Havens PL; American Academy of Pediatrics Committee on Pediatric AIDS. Postexposure prophylaxis in children and adolescents for nonoccupational exposure to human immunodeficiency virus. Pediatrics. 2003;111(6 Pt 1):1475-89.

Moore DL. Needle stick injuries in the community. Pediatr Child Health. 2018;23(8):532-46.

World Gastroenterology Organization Practice Guidelines. Herida producida por punción de aguja. Disponible en: https://www.worldgastroenterology.org

World Health Organization. Guidelines on Post-Exposure Prophylaxis for HIV and the Use of Co-Trimoxazole Prophylaxis for HIV-Related Infections Among Adults, Adolescents and Children: Recommendations for a Public Health Approach: December 2014 supplement to the 2013 consolidated guidelines on the use of antiretroviral drugs for treating and preventing HIV infection. WHO Guidelines Approved by the Guidelines Review Committee. Ginebra: World Health Organization; 2014.

Contacto con enfermedad infecciosa invasiva

3.7

A. M. Carro Falagán

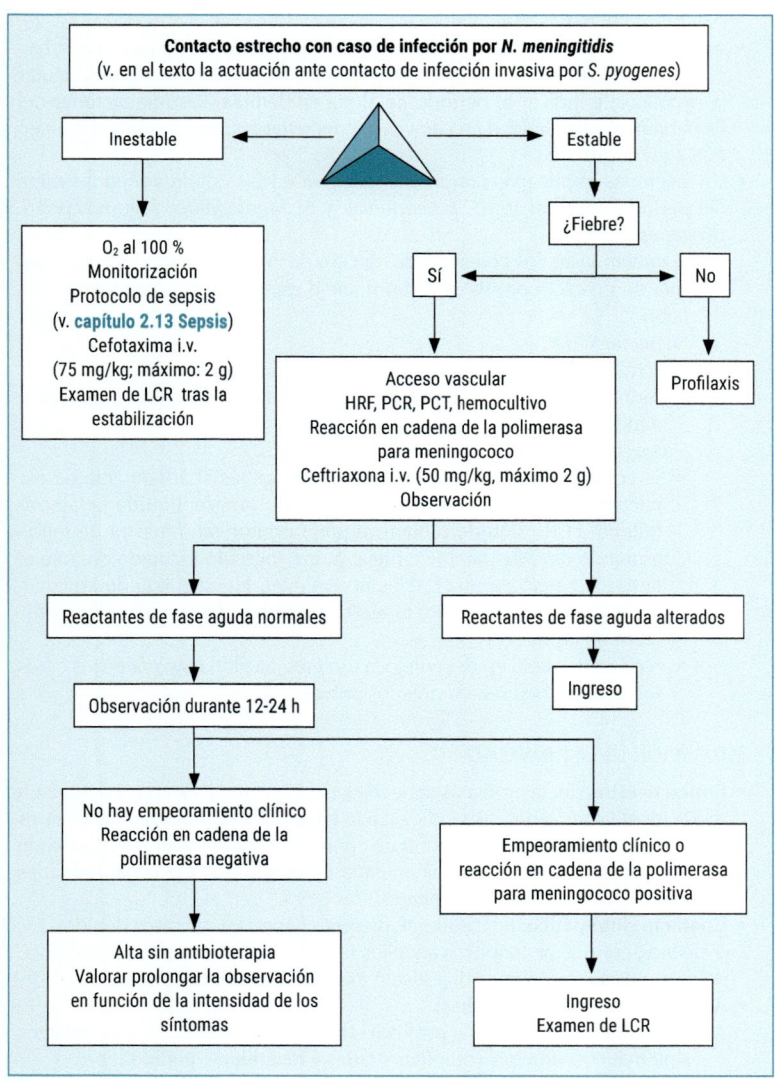

OBJETIVOS
- Identificar qué personas son consideradas contactos ante un caso de infección meningocócica e infección invasiva por *S. pyogenes*.
- Conocer el protocolo de actuación ante un contacto con fiebre.

CONCEPTOS IMPORTANTES

- Ante un caso de infección invasiva, el Departamento de Sanidad es el responsable de informar al entorno del paciente, definir los contactos y pautar la profilaxis, e indicar el período de alerta epidémica. Las indicaciones del Departamento de Sanidad en cada caso concreto prevalecen sobre el manejo que aquí se describe.
- Las bacterias implicadas con más frecuencia en los cuadros sépticos fuera del período neonatal son *S. pneumoniae* y *N. meningitidis*, seguidos por *S. pyogenes*.
  - *S. pneumoniae*: los contactos de un caso de infección neumocócica invasiva no precisan profilaxis ni un manejo específico si comenzaron con fiebre.
  - *N. meningitidis*:
    - Período de incubación: 2-10 días (normalmente, 3-4 días).
    - Período de alerta epidemiológica: un mes. El 90 % de los casos secundarios aparecen en los primeros 15 días.
  - *S. pyogenes*:
    - Se considera infección invasiva por *S. pyogenes* al aislamiento de esa bacteria en un lugar normalmente estéril: sangre, líquido cefalorraquídeo (LCR), líquido pleural, líquido peritoneal, muestra de tejido profundo tomada durante cirugía (p. ej., músculo recogido durante el desbridamiento en una fascitis necrosante), hueso o líquido articular. No incluye el oído medio, ni aspirados de heridas superficiales o abscesos abiertos.
    - Período de alerta epidemiológica: un mes. La gran mayoría de los casos secundarios ocurren durante los primeros 7 días.

ESTIMACIÓN DE LA GRAVEDAD

- **Contacto estrecho:** la profilaxis debe iniciarse idealmente en las primeras 24 h tras la identificación del caso índice. En la tabla 3.7-1 se muestran los criterios que suelen considerarse para definir un contacto estrecho, pero se recomienda comprobar los criterios vigentes en cada momento, ya que las autoridades sanitarias los revisan periódicamente.
- **Contacto sintomático:** contacto que presente fiebre. En los casos debidos a *S. pyogenes*, considerar también a aquellos sin fiebre, pero con dolor de garganta, dolores musculares, clínica digestiva o exantema escarlatiniforme.
- **Actitud en contactos estrechos:**
  - Infección meningocócica: profilaxis si está asintomático. En los contactos sintomáticos, pruebas complementarias y tratamiento antibiótico.

Tabla 3.7-1 Contactos estrechos de infección por *N. meningitidis* y *S. pyogenes*

N. meningitidis	*S. pyogenes*
• Todos los convivientes con el caso índice • Todos los que hayan pernoctado en la misma habitación del caso durante alguno de los 10 días previos a su hospitalización • Otras personas que hayan tenido contacto directo con las secreciones nasofaríngeas del enfermo durante los 10 días precedentes a su hospitalización, como besos íntimos en la boca • Personal sanitario que haya realizado maniobras de reanimación boca a boca o intubación endotraqueal sin mascarilla	
En guarderías y centros de educación Infantil hasta 5 años: • Todos los niños y personal del aula a la que ha acudido el caso • Si los niños de varias aulas en el mismo centro tuvieran actividades en común, se valorará considerar como contactos a todos, con especial atención en las guarderías	**No** se considerarán contactos estrechos a los compañeros de clase
No se considerará como contactos a los compañeros de autobús escolar, recreos u otras actividades limitadas en el tiempo	

– Infección invasiva por *S. pyogenes*:
  - Solo se administrará profilaxis a aquellos contactos asintomáticos con factores de riesgo (infecciones por el virus de la varicela-zóster en las dos semanas previas, infección por el virus de la inmunodeficiencia humana [VIH], diabetes *mellitus*, enfermedad cardíaca o pulmonar crónica, procesos oncológicos, tratamiento con dosis elevadas de corticoides, inmunosupresión, quemaduras, varicela e inmunosupresión).
  - Solo se realizarán pruebas complementarias en aquellos contactos sintomáticos con factores de riesgo o inestables.

PRUEBAS COMPLEMENTARIAS

- Contacto asintomático: ninguna.
- Contacto de caso de infección meningocócica:
  – Inestable: protocolo de sepsis (v. **capítulo 2.13 Sepsis**).
  – Estable:
    - Recuento leucocitario, proteína C-reactiva (PCR) y procalcitonina (PCT). La elevación de la PCT aumenta la probabilidad de presentar una infección invasiva. El recuento leucocitario tiene escasa sensibilidad para identificar infección por *N. meningitidis*.
    - Hemocultivo.
    - Reacción en cadena de la polimerasa para meningococo en sangre:
      ○ Ventajas respecto al hemocultivo: resultado más rápido, no se afecta su sensibilidad por la administración previa de antibiótico.
      ○ Permite el tipado. No ha sustituido al hemocultivo porque no permite realizar un antibiograma.
- Examen de LCR, incluyendo cultivo y reacción en cadena de la polimerasa para meningococo. Está indicado en:

- – Contactos inestables: tras la estabilización inicial y no debe retrasar la administración del tratamiento antibiótico.
- – Contactos estables con fiebre con resultado positivo de la reacción en cadena de la polimerasa para meningococo.
- Contacto sintomático de caso de infección invasiva por *S. pyogenes*: se recomienda la realización de pruebas **solo** en pacientes inestables o con factores de riesgo de infección invasiva por esta bacteria (v. **apartado Estimación de la gravedad**):
  - – Recuento leucocitario, PCR y PCT.
  - – Hemocultivo.
  - – Prueba rápida estreptocócica y frotis faríngeo.

TRATAMIENTOS

- **Profilaxis de contactos asintomáticos de enfermedad meningocócica:** rifampicina oral 10 mg/kg/12 h (5 mg/kg/12 h en neonatos) durante 48 h. Dosis máxima: 600 mg/12 h. Puede teñir de anaranjado las lágrimas, la orina y las lentes de contacto. Interfiere en la actividad de los anticonceptivos orales. Está contraindicado en las embarazadas y en los pacientes con enfermedad hepática. Alternativas para estos casos: en < 12 años, dosis única de 125 mg, de ceftriaxona intramuscular (i.m.); en ≥ 12 años, dosis única de 250 mg ceftriaxona i.m. o de 500 mg de ciprofloxacino oral.
- **Profilaxis de contactos asintomáticos de infección invasiva por *S. pyogenes*:** está indicada únicamente cuando presenten algún factor de riesgo (v. **apartado Estimación de la gravedad**). Cefuroxima axetilo oral: 15 mg/kg/12 h durante 10 días. Dosis máxima de 250 mg/12 h, que es la dosis correspondiente a adultos. Está contraindicado en < 3 meses (alternativa: azitromicina 20 mg/kg/día en dosis única durante 3 días).
- **Tratamiento de contactos sintomáticos inestables de enfermedad meningocócica o infección invasiva por *S. pyogenes*:** cefotaxima intravenosa (i.v.), 75 mg/kg la primera dosis, y continuar con 50 mg/kg/6 h (dosis máxima: 2 g/6 h). En *S. pyogenes*, asociar clindamicina i.v., 10 mg/kg/6 h (dosis máxima: 600 mg/6 h).
- **Tratamiento de contactos sintomáticos estables de enfermedad meningocócica o infección invasiva por *S. pyogenes*:** está indicado en aquellos pacientes con riesgo de desarrollar un caso secundario (v. **apartado de Estimación de la gravedad**), con alteración de alguno de los parámetros infecciosos: ceftriaxona i.v.: 50 mg/kg; dosis máxima: 2 g.

RECUERDE QUE...

- El primer paso ante un paciente que consulta por haber estado en contacto con un caso de infección invasiva es identificar si cumple criterios de contacto estrecho y si, por la bacteria causante, es susceptible de un manejo específico.

- La infección meningocócica es la patología más estudiada en cuanto a manejo de contactos, existen controversias en el caso de infección invasiva por *S. pyogenes*.

- La profilaxis debe administrarse, en lo posible, en las primeras 24 h tras la identificación del caso índice.

- Ante un contacto sintomático con elevación de biomarcadores, se recomienda un manejo más intervencionista.

BIBLIOGRAFÍA

Carbajosa Moreno H. Meningitis bacteriana (profilaxis de contactos) (v.3/2019). En: Guía-ABE. Infecciones en pediatría. Guía rápida para la selección del tratamiento antimicrobiano empírico. Disponible en http://www.guia-abe.es.

Carrol ED, Newland P, Riordan FAI, Thomson APJ, Curtis N, Hart CA. Procalcitonin as a diagnostic marker of meningococcal disease in children presenting with fever and a rash. Arch Dis Child. 2002;86(4):282-5.

Departamento de Salud. Gobierno Vasco. Protocolo de vigilancia de enfermedad invasiva por estreptococo grupo A. 2018. Disponible en: https://www.euskadi.eus

Departamento de Salud. Gobierno Vasco. Protocolos de vigilancia epidemiológica. Enfermedad meningocócica invasiva. 2019. Disponible en: https://www.euskadi.eus

Laho D, Blumental S, Botteaux A, Smeesters PR. Invasive group A streptococcal infections: benefit of clindamycin, intravenous immunoglobulins and secondary prophylaxis. Front Pediatr. 2021;9:697938.

McNamara LA, Blain A. Meningococcal disease. En: Roush SW, Baldy LM, Kirkconnell Hall MA (eds). Manual for the surveillance of vaccine-preventable diseases. Atlanta: Centers for Disease Control and Prevention (CDC); 2022. Disponible en: https://www.cdc.gov/vaccines/pubs/surv-manual/chpt08-mening.html

Ruiz Contreras J. Infecciones invasivas por estreptococo del grupo A y por meningococo: incertidumbres y certezas [Invasive infections due to group A streptococci and meningococci]. An Pediatr (Engl Ed). 2019;91(5):283-5.

Stevens DL. Invasive group A streptococcal infection and toxic shock syndrome: treatment and prevention. UpToDate. 2023. Disponible en: https://www.uptodate.com

Suárez-Arrabal MC, Sánchez Cámara LA, Navarro Gómez ML, Santos Sebastián MDM, Hernández-Sampelayo T, Cercenado Mansilla E, et al. Enfermedad invasiva por Streptococcus pyogenes: cambios en la incidencia y factores pronósticos [Invasive disease due to Streptococcus pyogenes: Changes in the incidence and prognostic factors]. An Pediatr (Engl Ed). 2019;91(5):286-95.

Debilidad de extremidades

3.8

A. Sánchez Arlegui y N. Paniagua Calzón

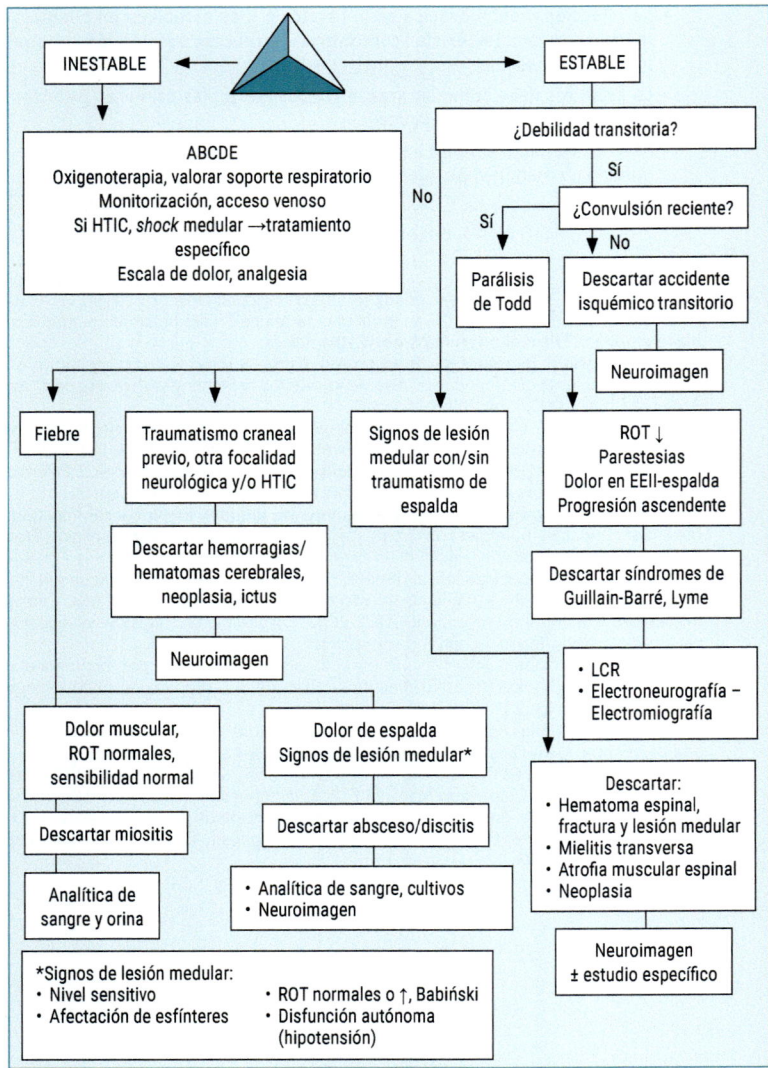

*Signos de lesión medular:
- Nivel sensitivo
- Afectación de esfínteres
- ROT normales o ↑, Babiński
- Disfunción autónoma (hipotensión)

OBJETIVOS
- Realizar un diagnóstico diferencial adecuado de la debilidad muscular.
- Identificar signos de alarma para un adecuado abordaje diagnóstico y terapéutico.

CONCEPTOS IMPORTANTES

- **Definiciones:**
  - **Debilidad:** incapacidad para generar fuerza muscular normal de forma voluntaria. La fuerza se gradúa de 0 a 5 (**Tabla 3.8-1**). Se manifiesta como una dificultad para adquirir la marcha o torpeza de esta, disminución de los movimientos espontáneos o imposibilidad para subir escaleras, caminar de puntillas o con los talones. Es característica la dificultad para levantarse del suelo (maniobra de Gowers) y para elevar los brazos. Puede asociar problemas respiratorios, deglutorios o ptosis palpebral.
  - **Hipotonía:** disminución de la resistencia a la movilidad pasiva. Es un signo inespecífico, que puede asociar debilidad. Se observa en parálisis cerebral, síndromes genéticos, etc.
- **Clasificación en función del área afectada** (**Tablas 3.8-2** y **3.8-3**):
  - **Motoneurona superior:** debilidad contralateral al lugar de la lesión.
  - **Corteza cerebral:**
    - Ictus: véase el **capítulo 6.20 Ictus**
    - Accidente isquémico transitorio (AIT), parálisis de Todd tras una convulsión: debilidad transitoria (v. **capítulo correspondiente**).

Tabla 3.8-1. Valoración de la fuerza muscular

0: Ausencia de contracción muscular
1: Indicios de contracción (visuales o por palpación)
2: Contracción muy débil, movimiento articular solo a favor de la gravedad
3: Contracción débil, movimiento articular completo que vence a la gravedad
4: Movimiento que vence a la resistencia, pero con fuerza disminuida
5: Fuerza normal

Tabla 3.8-2. Manifestaciones clínicas de la motoneurona superior e inferior

Motoneurona superior	Motoneurona inferior
Parálisis espástica*	Parálisis flácida
Atrofia muscular discreta	Atrofia intensa por pérdida de masa
Sin fasciculaciones	Fasciculaciones
Reflejos miotáticos exaltados	Reflejos miotáticos disminuidos o abolidos
Reflejo plantar extensor	Reflejo plantar flexor
Clonus presente	Clonus ausente

*En la fase inicial puede no haber espasticidad por tono muscular disminuido.

Tabla 3.8-3. Diagnóstico diferencial en función del área afectada

Motoneurona superior		Motoneurona inferior	
Corteza cerebral	Ictus Neoplasia AIT Parálisis de Todd Malformaciones Migraña hemipléjica Hemiplejia alternante	**Asta anterior**	Poliomielitis Amiotrofia idiopática postasmática Atrofia muscular espinal
Médula espinal	Traumatismo Infección Tumores Mielitis transversa ADEM	**Nervio periférico**	Síndrome de Guillain-Barré Traumatismo durante el parto Intoxicaciones Enfermedad de Lyme
		Unión neuromuscular	Botulismo Miastenia grave Intoxicación por organofosforados
		Músculo	Infecciones (miositis vírica, piomiositis) Alteraciones iónicas Rabdomiólisis, hemoglobinuria Distrofia muscular y miotónica Trastornos endocrinos y metabólicos Miopatía esteroidea
Esclerosis lateral amiotrófica			

ADEM: encefalomielitis aguda diseminada; AIT: accidente isquémico transitorio.

- Neoplasia: efecto expansivo (masa) o sangrado. Asocia síntomas de hipertensión intracraneal (HTIC): hipertensión arterial, bradicardia, cefalea, vómitos matutinos, cambios de comportamiento, signos de focalidad neurológica.
- Traumatismo craneoencefálico (TCE) con hemorragia intracraneal (v. **capítulo 4.3 Traumatismo craneoencefálico**).
- Migraña hemipléjica: esporádica o familiar. Debilidad unilateral como aura. Su duración puede ser superior a la de la cefalea. Recuperación completa (días-semanas).
- Hemiplejia alternante de la infancia: poco frecuente. Hemiplejia o tetraplejia que se resuelve tras el sueño. Puede asociar otros síntomas neurológicos.
- **Médula espinal:**
  - Traumatismo (el nivel cervical es el que se afecta con más frecuencia; pueden presentar *shock* medular con bradicardia e hipotensión):
    ○ Contusión espinal: paraplejia o tetraplejia flácida, nivel sensitivo, hiporreflexia y retención urinaria. Recuperación variable.

- ○ Hematoma epidural, con riesgo de compresión medular.
- ○ Fractura o luxaciones en cuerpos vertebrales, con o sin sección medular.
- ○ SCIWORA (*spinal cord injury without radiologic abnormality*).
- ▪ Infección: absceso epidural, discitis; por bacteriemia (*S. aureus*) o por extensión de osteomielitis. Fiebre, dolor local, rigidez de nuca, posible incontinencia de esfínteres.
- ▪ Mielitis transversa: proceso desmielinizante agudo, habitualmente precedido de una infección vírica. Generalmente afecta a un segmento torácico, con parestesias, dolor de espalda y debilidad de las piernas (en ocasiones, asimétrica), que evoluciona rápidamente con aparición de nivel sensitivo, asociado a incontinencia de esfínteres (**Tabla 3.8-4**).
- ▪ Encefalomielitis aguda diseminada (ADEM): afectación desmielinizante tras infecciones (incluido SARS-CoV-2), inmunizaciones. Signos multifocales (corteza cerebral, cerebelo, tronco encefálico, nervios ópticos, médula). Mielitis completa en fase aguda.
- ▪ Tumores: debilidad focal; en ocasiones, dolor local y alteración de esfínteres.
- ▪ Malformaciones: médula anclada, luxación atlantoaxial (síndrome de Klippel-Feil, síndrome de Down), malformación de Chiari, mielomeningocele. Se asocian déficits neurológicos y de control vesical.
- – **Motoneurona inferior:**
  - ▪ **Asta anterior:**
    - ○ Infección por enterovirus:

Tabla 3.8-4. Criterios diagnósticos de mielitis transversa aguda idiopática

Criterios de inclusión	Criterios de exclusión
Alteración sensorial, motora o autonómica atribuible a la médula espinal	Historia de radiación previa en la columna en los últimos 10 años
Signos y/o síntomas bilaterales (no simétricos necesariamente)	Déficit clínico compatible con infarto de la arteria espinal anterior
Nivel sensitivo evidente	Alteración de vacío de flujo en la médula espinal compatible con malformación arteriovenosa
Exclusión de etiologías extraaxiales por neuroimagen (no válida la TC)	Evidencia clínica o serológica de enfermedad del tejido conectivo*
Inflamación en la médula espinal (demostrada por pleocitosis o elevación del índice IgG o captación con gadolinio). Si no se cumple ninguno de estos, repetir examen del LCR y RM en 2-7 días	Evidencia clínica o serológica de infección relacionada con el SNC*
Progresión hasta el déficit máximo entre 4 h y 21 días tras el inicio de la clínica	Alteraciones de la RM cerebral compatibles con esclerosis múltiple*
	Historia o clínica de neuritis óptica*

*No excluye mielitis transversa aguda asociada a una enfermedad.

♦ Poliomielitis: en vías de erradicación. Debilidad asimétrica. En ocasiones, problemas respiratorios por parálisis de músculos torácicos o síndrome pospolio (debilidad muscular varios años después). Afectación más frecuente: musculatura proximal, piernas.

♦ Casos esporádicos o epidémicos por serotipo A71, clínica similar a poliomielitis, especialmente en menores de 6 años.

♦ Mielitis aguda flácida por serotipo D68, debilidad de extremidades, afectación de nervios craneales variable (parálisis facial, oftalmoplejia, disartria, disfagia).

○ Amiotrofia idiopática posasmática (síndrome de Hopkins): similar a poliomielitis, 1 o 2 semanas tras una crisis de asma. Parálisis permanente variable.

○ Atrofia muscular espinal: autosómica recesiva. Degeneración progresiva, atrofia muscular progresiva y simétrica. Fasciculaciones linguales. No hay afectación de la sensibilidad, las funciones intelectuales ni los esfínteres. Músculo liso y cardíaco respetado. Pronóstico variable según el tipo (I: la forma más grave; III: la más leve).

■ **Nervio periférico:** afectación axonal o de la mielina. Presentación progresiva, distal y simétrica. Puede asociar afectación sensitiva en patrón «guante-calcetín».

○ Síndrome de Guillain-Barré (SGB): inflamación y desmielinización inmunomediada que ocurre 8-10 días después de una infección vírica (citomegalovirus [CMV], virus de Epstein-Barr [VEB], adenovirus, varicela, virus de la inmunodeficiencia humana [VIH], SARS-CoV-2, etc.) o bacteriana (*Mycoplasma pneumoniae, Campylobacter jejuni*). Debilidad (simétrica), y dolor en piernas o espalda, con alteración en la forma de caminar y parestesias. Progresión ascendente (días o semanas), con arreflexia, incontinencia de esfínteres y riesgo de disfunción autónoma (hipotensión y arritmias). Un 20-40 % asocia parálisis respiratoria y pares craneales afectados (facial, oculomotores). Variante de Miller-Fisher: ataxia, disfunción bulbar y oftalmoplejia, en ocasiones con afectación sensorial.

○ Enfermedad de Lyme: puede presentar un cuadro neurológico similar al SGB.

○ Menos frecuentes: intoxicación por metales pesados (plomo, mercurio, arsénico) o toxinas de animales marinos (ciguatera, saxitoxina), fármacos quimioterápicos (vincristina, cisplatino), antibióticos (isoniazida, nitrofurantoína), antirretrovirales (zidovudina); porfiria aguda intermitente (musculatura proximal).

– **Unión neuromuscular:** afecta a pares craneales y presenta disfunción autónoma, sin alteración sensitiva.

■ Botulismo: la toxina de *C. botulinum* bloquea la liberación de acetilcolina en la unión, lo que produce una parálisis flácida descendente. Formas clínicas:

○ Infantil (ingesta de espora): debilidad generalizada, llanto débil, hipomimia y estreñimiento. La ingesta de miel se ha asociado a esta forma.

- ○ Clásica/alimentaria (ingesta de toxina, niños mayores y adultos): diplopia, ptosis y visión borrosa, disartria; inicio 12-36 h después de la ingesta.
- ○ Asociada a una herida (contaminación por esporas).
- ▪ Miastenia grave (forma juvenil): debilidad ocular con ptosis y diplopia desencadenada con la actividad. Se recupera con reposo. Sensibilidad y reflejos normales.
- ▪ Intoxicación por organofosforados y carbamatos (insecticidas): inhibición de la acetilcolinesterasa. Crisis colinérgica aguda: taquicardia, diaforesis, sialorrea, calambres y debilidad muscular grave potencialmente mortal.
- ▪ Intoxicación por neurotoxina tras mordedura de determinadas serpientes.
- **Músculo:**
  - ▪ Infecciones:
    - ○ Miositis aguda benigna: es la causa más frecuente de debilidad aguda. Está precedida de infección por virus de la gripe (especialmente B) u otros virus (herpesvirus, SARS-CoV-2). Cursa con fiebre, rechazo de la deambulación (marcha típica en puntillas), debilidad simétrica, predominio en extremidades inferiores y dolor espontáneo, con la palpación muscular (gemelos) y la dorsoflexión del pie. Pueden presentar una orina oscura por mioglobinuria, creatina-cinasa (CK) elevada (al menos, dos veces el límite superior) por lisis de fibras musculares y lactato-deshidrogenasa (LDH) aumentada. Aunque las CK pueden elevarse hasta 20-30 veces su valor normal, el fallo renal y la afectación cardíaca es infrecuente en los niños. La evolución es autolimitada en 1-2 semanas. Se ha descrito asociada al síndrome inflamatorio multisistémico en el contexto de infección por SARS-CoV-2.
    - ○ Piomiositis bacteriana (*S. aureus, Streptococcus, E. coli, Yersinia*) o por parásitos (triquinosis, cisticercosis, toxoplasmosis).
  - ▪ Alteraciones iónicas.
  - ▪ Rabdomiólisis y mioglobinuria: secundaria a miositis, convulsión prolongada, ejercicio intenso o traumatismo grave. Puede presentar cifras de CK muy elevadas con riesgo de hiperpotasemia, insuficiencia renal, arritmias.
  - ▪ Distrofia muscular (DM): debilidad proximal y función sensitiva conservada.
    - ○ DM de Duchenne: signo de Gowers, compromiso cardiorrespiratorio grave.
    - ○ DM de Becker: inicio más tardío y pronóstico más leve.
  - ▪ Distrofia miotónica: debilidad distal con miotonía característica.
  - ▪ Dermatomiositis: asocia exantema en heliotropo y pápulas de Gottron.
  - ▪ Trastornos endocrinos, metabolopatías.
  - ▪ Miopatía esteroidea (presentación proximal).
- **Afectación de ambas motoneuronas:**
  - ▪ Esclerosis lateral amiotrófica: espasticidad, atrofia muscular. Evolución mortal.

ESTIMACIÓN DE LA GRAVEDAD

- Valoración ABCDE, constantes, escala de dolor y valoración secundaria. Atención al patrón respiratorio (monitorización del dióxido de carbono telespiratorio [EtCO$_2$], riesgo de fallo respiratorio), nivel de consciencia, y signos de HTIC o *shock* medular (hipotensión y bradicardia). Si existe antecedente de traumatismo, realizar una inmovilización adecuada con collarín y tabla espinal.
- Anamnesis dirigida: tipo de presentación (aguda, subaguda o crónica), gravedad y presencia de otros síntomas neurológicos y sistémicos. Exploración física completa valorando fuerza, sensibilidad, reflejos, pares craneales y topografía de la debilidad (simétrica o no, distal o proximal), y presencia de estigmas cutáneos (exantema, picaduras). Si la exploración es incongruente, existe la posibilidad de un trastorno conversivo.

PRUEBAS COMPLEMENTARIAS

- Analítica general: gasometría, hemograma, bioquímica (incluyendo CK, y perfil hepático y renal si hay sospecha de miositis o rabdomiólisis, reactantes de fase aguda si existe un cuadro infeccioso), coagulación.
- Sospecha de lesiones ocupantes de espacio (expansivas) o ictus: neuroimagen (de elección, resonancia magnética [RM]).
- Sospecha de proceso desmielinizante:
  - Neuroimagen.
  - LCR: pleocitosis con/sin hiperproteinorraquia.
  - Electromiografía (EMG): patrón neurogénico, velocidad de conducción normal. EEG si afectación encefalopática.
  - Oftalmoscopia y potenciales visuales evocados.
- Sospecha de afectación de la placa motora:
  - LCR:
    - SGB: aumento de proteínas con celularidad normal (disociación albuminocitológica). Puede no aparecer hasta la segunda o la tercera semana.
  - Electroneurografía (ENG)/EMG y estudios de velocidad de conducción:
    - SGB: velocidad de conducción disminuida y tiempo de latencia aumentado (puede ser normal en los primeros días).
    - Miastenia: disminución progresiva en la respuesta de los potenciales tras la estimulación repetitiva. Mejoría clínica tras administrar edrofonio.
  - Anticuerpos en suero, LCR, serologías, y reacción en cadena de la polimerasa vírica (recordar SARS-CoV-2) y bacteriana.
- Sospecha de miositis o rabdomiólisis: tira reactiva de orina (falsa hematuria por presencia de mioglobina) y sedimento para detectar mioglobinuria.
- Intoxicación por organofosforados: completar estudio con ECG y radiografía de tórax. Si hay disponibilidad, estudio de actividad acetilcolinesterasa plasmática o intraeritrocitaria.
- Sospecha de botulismo: detección de toxina (suero o heces) o *C. botulinum* en heces.
- Sospecha de cardiopatía subyacente embolígena: ecocardiograma.
- Sospecha de drogas de abuso: buscar tóxicos en orina.
- Sospecha de disfrofias y AME: realizar estudio genético.

TRATAMIENTOS

- Estabilización clínica de los pacientes inestables. En caso de HTIC o *shock* medular: realizar tratamiento específico (v. **capítulo 2.9 Hipertensión intracraneal**). Valorar administrar analgesia y la necesidad de soporte respiratorio.
- Sospecha de proceso desmielinizante: metilprednisolona intravenosa (i.v.) (30 mg/kg/día, máximo: 1 g/día). En casos refractarios: inmunoglobulinas y plasmaféresis.
- SGB: inmunoglobulinas (0,4 g/kg/día durante 5 días).
- Síndrome inflamatorio multisistémico en infección por SARS-CoV-2: véase **capítulo 6.22 Infección por SARS-CoV-2.**
- Antibioterapia i.v. en los casos de sospecha de infección.
- Miositis: en general, manejo ambulatorio con reposo, antiinflamatorios e hidratación, con instrucciones de vigilancia y seguimiento.
- Los casos de parálisis flácida aguda deben notificarse al organismo de sanidad correspondiente.
- Si existe rabdomiólisis, hay que asegurar una hidratación adecuada. Valorar el uso de furosemida (monitorización estrecha del balance hídrico para evitar un fallo prerrenal). Puede ser necesaria la diálisis.
- En caso de dolor neuropático: considerar administrar gabapentina.
- Inhibidores de la colinesterasa (piridostigmina) en miastenia grave con afectación ocular exclusiva (efectos secundarios gastrointestinales frecuentes).

COMPLICACIONES

- Deterioro respiratorio que precise soporte ventilatorio (hasta un 20-30 % en el SGB y la mielitis transversa).
- Inestabilidad hemodinámica con arritmias (rabdomiólisis, SGB).
- Insuficiencia renal secundaria a rabdomiólisis.
- Secuelas de incapacidad en grado variable.
- Mortalidad, principalmente por complicaciones respiratorias (un 5 % en el SGB, un 20 % en la ADEM).
- La miositis vírica suele ser benigna y autolimitada, con recuperación completa en 3-10 días, y normalización de enzimas musculares en 3 semanas (la rabdomiólisis es infrecuente).

CRITERIOS DE INGRESO

- La debilidad de presentación aguda requiere ingreso, para monitorización y vigilancia clínica por riesgo de complicaciones, así como para completar el estudio y tratamiento. La miositis vírica, salvo excepciones, se maneja ambulatoriamente.
- Ingreso en cuidados Intensivos si precisa soporte respiratorio o hemodinámico.

RECUERDE QUE...

- La debilidad aguda presenta un diagnóstico diferencial amplio. Una de las causas más frecuentes es la miositis vírica, de pronóstico benigno y curso autolimitado.

- Se debe descartar la presencia de signos de alarma de lesión medular (nivel sensitivo, afectación de reflejos y esfínteres, disfunción autónoma).

- Puede asociar complicaciones potencialmente graves, por lo que es preciso un manejo urgente y multidisciplinar para minimizar el riesgo de morbimortalidad.

BIBLIOGRAFÍA

Donnelly KA, Zhao X. Weakness. En: Fleisher GR, Shaw KN, Bachur RG (eds.). Textbook of pediatric emergency medicine. 8ª ed. Filadelfia: Wolters Kluwer; 2021. p. 556-65.

Escuredo M, Prados J, Ramírez S, Martínez B. Enfermedades neuromusculares. Aspectos generales. En: Verdú A, García A, Martínez B (eds). Manual de neurología infantil. 1ª ed. Madrid: Publimed; 2008. p. 696-703.

Lin JE, Asfour A, Sewell TB, Hooe B, Pryce P, Earley C, et al. Neurological issues in children with COVID-19. Neurosci Lett. 2021;743:135567.

Magee H, Goldman RD. Viral myositis in children. Can Fam Physician. 2017;63(5):365-8.

Ramos Lizana J. Debilidad muscular crónica/progresiva. En: Verdú A, García A, Martínez B (eds). Manual de neurología infantil. 1ª ed. Madrid: Publimed; 2008. p. 999-1006.

Ramos Lizana J. Parálisis fláccida aguda. En: Verdú A, García A, Martínez B (eds). Manual de neurología infantil. 1ª ed. Madrid: Publimed; 2008. p. 889-93.

Ruiz-Falcó M. Parálisis y paresia de aparición brusca. Hemiparesias. En: Casado J, Serrano A (eds). Urgencias y tratamiento del niño grave. 2ª ed. Madrid: Ergón; 2007. p. 527-32.

Shellahass RA, Smith SE, O'Tool E. Mimics of childhood stroke: characteristics of a prospective cohort. Pediatrics. 2006;118(2):704-9.

Tabarki B, Coffiniéres A, Van Den Bergh P, Huault G, Landrieu P, Sebire G. Critical illness neuromuscular disease: clinical, electrophysiological, and prognostic aspects. Arch Dis Child. 2002;86(2):103-7.

Transverse Myelitis Consortium Working Group. Proposed diagnostic criteria and nosology of acute transverse myelitis. Neurology. 2002;59(4):499-505.

Diarrea aguda. Deshidratación

3.9

O. Morientes Carbajo

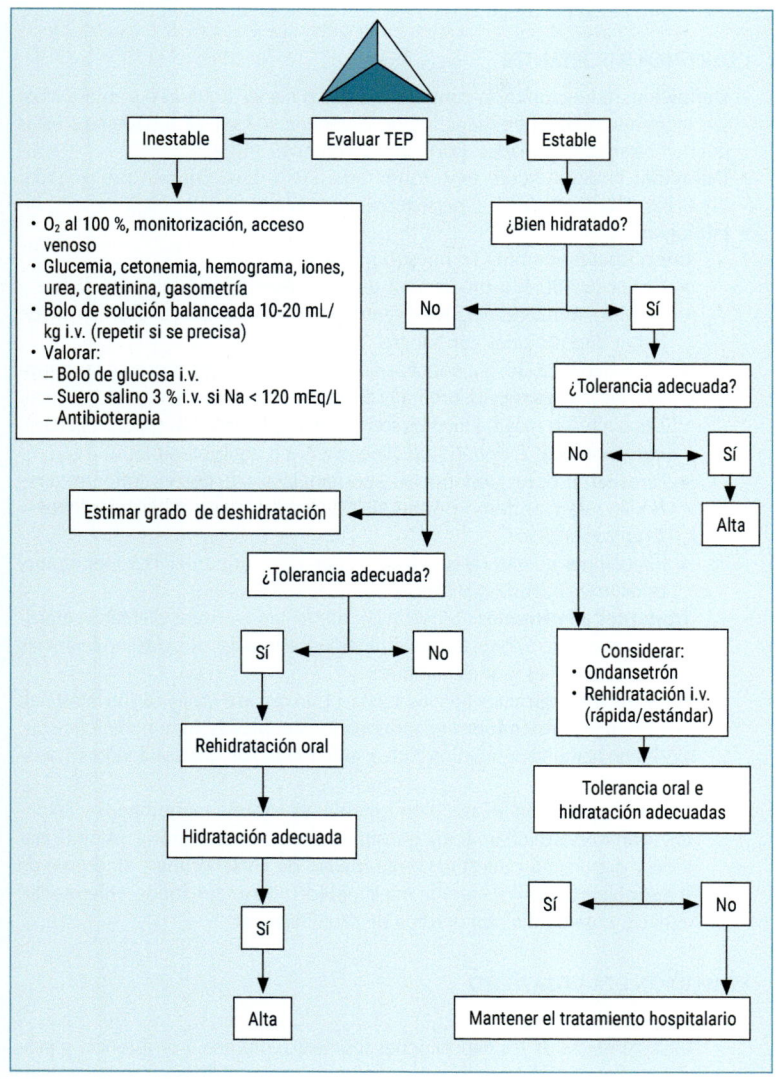

Inestable ← Evaluar TEP → Estable

Inestable:
- O_2 al 100 %, monitorización, acceso venoso
- Glucemia, cetonemia, hemograma, iones, urea, creatinina, gasometría
- Bolo de solución balanceada 10-20 mL/kg i.v. (repetir si se precisa)
- Valorar:
  – Bolo de glucosa i.v.
  – Suero salino 3 % i.v. si Na < 120 mEq/L
  – Antibioterapia

¿Bien hidratado? → No / Sí

No → Estimar grado de deshidratación

Sí → ¿Tolerancia adecuada? → No / Sí

Sí → Alta

Estimar grado de deshidratación → ¿Tolerancia adecuada? → Sí / No

Sí → Rehidratación oral → Hidratación adecuada → Sí → Alta

No (¿Tolerancia adecuada? de ¿Bien hidratado? Sí) → Considerar:
- Ondansetrón
- Rehidratación i.v. (rápida/estándar)

→ Tolerancia oral e hidratación adecuadas → Sí / No

No → Mantener el tratamiento hospitalario

OBJETIVOS
- Realizar una aproximación inicial adecuada ante un paciente con diarrea aguda.
- Valorar el grado de deshidratación.
- Conocer las medidas terapéuticas necesarias para la estabilización inicial y el tratamiento posterior en un paciente deshidratado.

CONCEPTOS IMPORTANTES

- **Definición:** reducción de la consistencia de las heces (líquidas o semilíquidas) y/o incremento en su frecuencia (por lo general > 3 en 24 h); además, estas pueden estar acompañadas por fiebre o vómitos.
- **Duración:** habitualmente es autolimitada a 3-6 días. Diarrea prolongada: 7-14 días. Diarrea crónica o persistente > 14 días.
- **Etiología:**
  - **Infecciosa:** predomina en nuestro medio.
    - Vírica (60-80 %): predomina en los meses fríos, junto con fiebre y vómitos. Rotavirus (su pico es entre enero y marzo); en ocasiones puede haber deposiciones con sangre.
    - Bacteriana (15-30 %): puede asociarse moco, sangre o pus en las deposiciones, tenesmo, abdominalgia, fiebre o alteración del estado general. Las bacterias más frecuentes son: *C. jejuni*, *Salmonella* spp., *Shigella*, *Y. enterocolitica*, *E. coli*. *C. difficile* posterior a antibioterapia.
    - Parasitaria: dolor abdominal, alternancia diarrea/estreñimiento, anorexia, estancamiento ponderal. *G. lamblia*, oxiuros, *E. histolytica* y *Cryptosporidium*.
    - Infecciones no enterales: infección del tracto urinario (ITU), neumonía, otitis media aguda (OMA), sepsis.
  - **Trastornos alimentarios:** intoxicación alimentaria, errores dietéticos (transgresiones, escaso aporte, fórmulas hiperconcentradas), alergias/intolerancias a proteínas lácteas u otros alimentos.
  - **Patología quirúrgica:** apendicitis aguda, obstrucción e invaginación intestinal.
  - **Enfermedades sistémicas:** endocrinopatías, neoplasias, inmunodeficiencias, síndrome hemolítico urémico (SHU), enfermedad de Kawasaki, fibrosis quística, etc.
  - **Otras:** impactación fecal, colon irritable, yatrogenia (antibióticos y laxantes), enfermedad inflamatoria intestinal, alteraciones anatómicas (malrotación y duplicación intestinal, enfermedad de Hirschprung y síndrome de intestino corto), malabsorción intestinal (déficits enzimáticos, enfermedad celíaca, enteropatía con pérdida de proteínas), etc.

ESTIMACIÓN DE LA GRAVEDAD

- **A recoger en la anamnesis:**
  - Características de las deposiciones (número, volumen, consistencia y productos patológicos), tiempo de evolución, dolor o distensión abdominal,

tenesmo, fiebre, vómitos (número, volumen y características), síntomas respiratorios o urinarios, diuresis, ingesta de sólidos y líquidos (tipo y cantidad).
– Antecedentes: edad, peso previo, alimentación, medicaciones, patologías concomitantes, asistencia a guardería, epidemiología familiar, viajes, contacto con animales o agua no purificada.
– **Signos de alarma:** dolor abdominal intenso o en el hemiabdomen derecho, productos patológicos en heces, diarrea persistente desde el nacimiento, rechazo de la ingesta, vómitos biliosos o hemáticos, y oligoanuria.
• **A registrar en la exploración general:**
– Triángulo de evaluación pediátrica (TEP). Constantes vitales (temperatura y peso en todos los casos, frecuencia cardíaca [FC], frecuencia respiratoria [FR], presión arterial [PA], dióxido de carbono telespiratorio [EtCO$_2$] y saturación de oxígeno [SatO$_2$] según la situación clínica).
– Estado general, valoración neurológica (decaimiento e irritabilidad), coloración, turgencia cutánea, ojos o fontanela hundidos, sequedad de las mucosas, presencia de lágrima. Pulsos centrales y periféricos, relleno capilar. Respiración alterada. Exploración abdominal. Presencia de edemas o hemorragias.
– Estimación de la deshidratación (DH): leve (3-5 %), moderada (6-9 %), grave (≥ 10 %).
– El parámetro más objetivo es la pérdida de peso. Si no se conoce este dato, hay que estimarlo mediante escalas, aunque ninguna ha sido validada. La escala de Gorelick es de fácil manejo (**Tabla 3.9-1**).
– **Signos de alarma:** constantes alteradas, decaimiento, irritabilidad llamativa, DH grave, dolor abdominal intenso o en hemiabdomen derecho, distensión o masa abdominal, heces «en jalea de grosella» o sangrado intenso, ictericia, edemas, petequias o púrpura, y hematuria.

PRUEBAS COMPLEMENTARIAS

• **Glucemia capilar:** en caso de alteración de la apariencia o vómitos incoercibles.
• **Analítica sanguínea:** en paciente inestable, con DH grave, signos de alarma en la exploración, sospecha de alteraciones electrolíticas o si se va a realizar rehidratación intravenosa (i.v.). Individualizar en DH moderada.
– Solicitar gasometría, hemograma, bioquímica (ionograma, glucemia, función renal y osmolaridad). Individualizar proteína C-reactiva (PCR), procalcitonina (PCT), función hepática y coagulación según la sospecha clínica.

Tabla 3.9-1. Escala de Gorelick

Ojos hundidos	Relleno capilar > 2 s
Mucosas secas	Pulso radial débil
Ausencia de lágrimas	Taquicardia > 150
Pérdida de turgencia cutánea	Respiración anormal
Deterioro del estado general	Oliguria

< 3 puntos: leve (< 5 %).   3-5 puntos: moderada (5-9 %).   6-10 puntos: grave (> 10 %).

- Permite clasificar el tipo de deshidratación (**Tabla 3.9-2**). La DH moderada-grave puede presentar acidosis metabólica, y aumento de urea y creatinina. El bicarbonato sérico es el parámetro analítico más útil para determinar el grado de DH: $HCO_3 < 17$ mEq/L indica DH moderada-grave (v. **Tabla 3.9-2**).

- **Coprocultivo:** no está indicado de forma sistemática. Puede ser diferido de forma coordinada con atención primaria. Está indicado en: ingreso hospitalario, edad < 3 meses, paciente inmunodeprimido, aspecto séptico o tóxico, diarrea prolongada o grave, diarrea sanguinolenta, antecedente de viaje, interés epidemiológico. Valorar añadir virología en heces.

- **Estudio de orina:** ante la sospecha de diarrea infecciosa no entérica debido a un foco urinario. En casos seleccionados (DH grave y alteración electrolítica significativa), se debe solicitar un sistemático de orina, sedimento, iones, urea, creatinina y osmolaridad urinaria.

- **Pruebas de imagen:** según la sospecha clínica.
  - **Radiografía de tórax:** ante la sospecha de diarrea infecciosa no entérica con foco respiratorio.
  - **Ecografía abdominal:** sospecha de invaginación intestinal, apendicitis aguda, masas abdominales, etc.

TRATAMIENTOS

- Iniciar medidas de estabilización ABC si es preciso. Tras la estabilización inicial o en el paciente estable, se administrará tratamiento según la etiología y para mantener un balance hidroelectrolítico adecuado.

- **Rehidratación oral o enteral (boca y/o sonda nasogástrica):**
  - Es segura y efectiva, y constituye la primera línea de tratamiento para la DH, salvo contraindicaciones. Su objetivo es reponer las pérdidas de agua y electrólitos, además de prevenir la DH posterior. Presenta menor riesgo de efectos adversos y estancia hospitalaria, es igual de efectiva que la rehidratación i.v. en los casos de DH leve-moderada.

Tabla 3.9-2. Tipos de deshidratación			
	Hipotónica	**Isotónica**	**Hipertónica**
Na⁺ (mEq/L)	< 130	130-150	> 150
Osmolaridad	< 280	280-310	> 310
Compartimento afectado	Extracelular	Extracelular	Intracelular
Riesgo de *shock*	+++	+	Casos graves
Cuadro clínico	Hipertonía, ojos hundidos, taquicardia	Hipotonía	Irritabilidad, sed, fiebre, temblores
Mucosas	Algo húmedas	Secas	Pastosas
Signo del pliegue	++	+	—
Na⁺ total	↓↓↓	↓↓	↓
Otras alteraciones	Acidosis +++	Acidosis ++	Acidosis + hiperglucemia

- **Contraindicaciones absolutas:**
  - DH del 10 % y estados de *shock* hipovolémico.
  - Estado séptico e inestabilidad hemodinámica.
  - Íleo paralítico.
  - DH en pacientes con abdomen potencialmente quirúrgico.
  - Disminución del nivel de consciencia.
  - Pérdidas fecales > 10 mL/kg/h.
  - Limitación de la absorción intestinal (p. ej., síndrome de intestino corto).
- **Contraindicaciones relativas:**
  - Vómitos. Habitualmente toleran volúmenes pequeños (2-5 mL) cada 2-5 min en pauta ascendente.
  - No son contraindicación: edad < 3 meses, los trastornos hidroelectrolíticos ni la insuficiencia renal.
  - Tipo de solución de rehidratación oral (SRO): en nuestro medio, actualmente se recomienda utilizar SRO con 60 mmol/L de sodio, ya que el cólera es excepcional. Existen múltiples preparados líquidos y en polvo (más económicos, pero con riesgo de errores en la preparación). Se toleran mejor fríos. Hay que evitar utilizar otros preparados caseros o comerciales por tener composiciones inadecuadas (Tabla 3.9-3).
- **Sonda nasogástrica (SNG):** fina y a débito continuo. Es una alternativa en la fase de rehidratación en vómitos persistentes o ingesta insuficiente. Se tolera bien (principalmente en < 2 años), es efectiva y presenta menores complicaciones que la rehidratación i.v. Está contraindicada en: coagulopatía grave no controlada, bajo nivel de consciencia, sospecha de varices esofágicas, inserción nasal en neonatos y lactantes pequeños.

Tabla 3.9-3. Composición de las soluciones de rehidratación oral (SRO) existentes en el mercado

SRO	Na (mEq/L)	K (mEq/L)	Cl (mEq/L)	Base citrato	Glucosa (mmol/L)	mOsmol/L
Bioralsuero®	60	20	38	14	80	212
Bioralsuero Baby®	60	20	38	14	80	212
Cito-oral®	60	20	50	10	90	230
Cito-oral junior zinc®	60	22	50	33	90	261
Citorsal®	50	20	30	35	278	420
Isotonar®	48	20	39	10	110	190
Miltina Electrolit®	60	20	50	10	90	230
Oralsuero®	60	20	38	14	80	212
Sueroral®	90	20	80	30	111	313
Sueroral hiposódico®	50	20	41	30	111	232
Bebesales Ibys®	40	20	36	14	30	230
Recuperat-ion®	60	20	38	14	80	212

- **Gastrostomía:** en pacientes portadores de gastrostomía, hay que intentar usar esta vía salvo contraindicaciones.
- La rehidratación oral o enteral consta de dos fases:
  - **Fase de rehidratación inicial:**
    - ○ Volumen a administrar: corrección del déficit conocido o estimado (porcentaje de DH × 10 × peso [kg]) + pérdidas continuadas (5-10 mL/kg por deposición y 2-3 mL/kg por vómito). Si no hubiese signos ni síntomas de DH, se deberá pasar directamente a la fase de mantenimiento.
      - ♦ DH leve (3-5 %): 30-50 mL/kg + pérdidas continuadas.
      - ♦ DH moderada (6-9 %): 60-90 mL/kg + pérdidas continuadas.
      - ♦ DH grave (≥ 10 %): valorar fuertemente la administración de un tratamiento i.v. 100-150 mL/kg + pérdidas continuadas.
    - ○ Se administrará en pequeñas cantidades y de forma frecuente. En caso de vómitos, se administrarán inicialmente 5 mL cada 2-5 min, y se aumenta según la tolerancia. Tiempo de rehidratación:
      - ♦ DH isotónicas o hipotónicas: 3-4 h.
      - ♦ DH hipertónicas: 8-12 h.
  - **Fase de mantenimiento:**
    - ○ Se realizará en domicilio con SRO. Necesidades basales (100 mL/kg/día) + pérdidas continuadas (administrando 5-10 mL/kg por cada deposición líquida y 2-3 mL/kg por cada vómito abundante, sin superar 150 mL/kg/ía). Si no es posible estimar las pérdidas, asegurar un aporte de 10-15 mL/kg/h (máximo: 150 mL/kg/día).
    - ○ Reintroducir la alimentación lo más rápido que se tolere.
- **Rehidratación intravenosa:**
  - Según la situación clínica del paciente o cuando la rehidratación oral no sea posible.
  - **DH grave o *shock* descompensado (fase de reanimación):** estabilización. Expansión con suero salino fisiológico (SSF) o solución balanceada a 10-20 mL/kg lo más rápido posible, repitiendo más expansiones si precisa (en la DH grave, puede precisar hasta 40 mL/kg) hasta la restauración de una perfusión adecuada o la aparición de signos de sobrecarga hídrica. En caso de hipoglucemia asociada: bolo de glucosa 0,25 g/kg i.v. (suero glucosado al 10 %: 2,5 mL/kg) a ritmo de 1 mL/min.
  - **DH sin signos de *shock* (fase de reposición):**
    - **Pautas de rehidratación rápidas:**
      - ○ Contraindicaciones: sin consenso claro.
        - ♦ Absolutas: hiponatremia e hipernatremia graves.
        - ♦ Relativas: edad < 3-6 meses, inestabilidad hemodinámica y/o presencia de enfermedad basal (insuficiencia renal, cardiopatías, diabetes).
      - ○ Es conveniente revalorar periódicamente al paciente durante la infusión de líquidos, y pasar a vía oral en cuanto sea posible.
      - ○ Pasos:
        - ♦ Suero isotónico (SFF al 0,9 % o solución balanceada): 10-20 mL/kg/h durante 1-4 h. No superar el déficit calculado ni 700 mL/h. Si

existe hipoglucemia, asociar glucosa (SSF al 0,9 % + glucosa al 3 %). Preparación del suero: 15 mL de glucosa GR50 por cada 250 mL de SSF 0,9 %.

◆ Revaluar cada hora (vigilar posibles signos de sobrecarga hídrica o persistencia del déficit).

◆ En caso de mejoría, iniciar la tolerancia oral precoz.

◆ Si no mejora, completar la pauta y revaluar nuevamente.

◆ Si persiste la intolerancia oral, continuar con perfusión i.v. con SSF al 0,9 % + dextrosa al 5 % (añadiendo ClK al 15 %: 1 mL/100 mL, tras comprobar la diuresis). El volumen será la suma del resto del déficit estimado no aportado más las necesidades de mantenimiento según la «regla de los diez» de Holliday-Segar (**Tabla 3.9-4**) en 24 h. Si hay pérdidas mantenidas importantes, se revaluará periódicamente al paciente para ajustar las necesidades. Reintentar la tolerancia oral de forma periódica.

▪ **Pauta de rehidratación clásica:**
  ○ **DH con hipernatremia (Na > 150 mEq/L):**
    ◆ No existe consenso en la elección del líquido ni en la velocidad de su infusión. Lo principal es la monitorización del Na plasmático y el ajuste continuo del tratamiento.
    ◆ Tras la estabilización inicial y según los niveles de sodio:
      1. Comenzar con suero glucosado al 5 % + SSF ½ o glucosalino (5 %/0,9 %).
      2. Corrección en 48 h (½ - ½) o en 72 h (⅓ -⅓ -⅓) del déficit estimado (restando lo administrado en la estabilización inicial) + necesidades basales + pérdidas continuadas.
    ◆ Controles estrechos de Na en plasma, inicialmente cada 1-2 h.
    ◆ Evitar descenso de Na > 0,5 mEq/L/h o > 10 mEq/L/día.
    ◆ Ajustar la concentración de Na en el suero infundido o ritmo de infusión en función de los controles analíticos. Se recomienda que la diferencia entre el Na del suero infundido y el Na plasmático no sea superior a 15 mEq/L.
  ○ **DH isonatrémica.** Tras la estabilización inicial.
    ◆ Glucosalino (5 %/0,9 %).

Tabla 3.9-4. Regla de Holliday-Segar	
Regla de Holliday-Segar	
Peso	Kcal/día o mL/día (máximo: 2.000-2.500 mL/día)
0-10 kg	100 mL/kg/día
10-20 kg	1.000 mL + 50 mL/kg por cada kg por encima de los 10
> 20 kg	1.500 mL + 20 mL/kg por cada kg por encima de los 20

En caso de fiebre, aumentar 10 mL/kg/día por cada °C superior a 37 °C.

♦ Volumen a administrar: necesidades basales + corrección del déficit (restando lo administrado en la estabilización inicial) + pérdidas continuadas.
♦ Rehidratación en 24 h.
- **DH con hiponatremia (Na < 130 mEq/L).** Tras estabilización inicial, glucosalino (5 %/0,9 %).
  ○ Corrección en 24 h del déficit estimado (restando lo administrado en la estabilización inicial) + necesidades basales + pérdidas continuadas (50 % en las primeras 8 h + 50 % en las siguientes 16 h).
  ○ Evitar un aumento del Na > 0,5-1 mEq/L/h o 10 mEq/L/día.
  ○ Realizar controles de Na inicialmente cada 2-4 h; posteriormente, en función de la evolución.
  ○ La concentración del Na en el suero se modificará según el ritmo de corrección del Na plasmático (entre el Na plasmático y el suero administrado no debe haber una diferencia > 30 mEq/L).
  ○ En caso de Na sérico < 120 mEq/L o cuadro clínico neurológico grave (alteración del nivel de consciencia, convulsiones o coma). →Elevar la natremia hasta > 125 mEq/L con suero salino al 3 % (hipertónico), 2-5 mL/kg (máximo: 100 mL). Infusión en 10-15 min.

• **Dieta:**
  – Reintroducción precoz de la alimentación. Reanudar lo antes posible la dieta normal para su edad, evitando alimentos ricos en grasas (retraso de vaciado gástrico) e hidratos de carbono de rápida absorción (favorece la diarrea osmótica). Disminuye la permeabilidad intestinal producida por la infección y la duración de la enfermedad.
  – Lactancia:
    - Lactancia materna: mantener sin restricciones, incluso durante la fase de rehidratación rápida, si se tolera, y realizar aportes extras (pérdidas continuadas) de SRO mientras dure el cuadro.
    - Fórmula adaptada: mantener su fórmula habitual sin diluir. Reservar fórmulas sin lactosa ante sospechas fundadas de intolerancia y fórmula hidrolizada de proteínas vacunas para sospecha clínica razonada de intolerancia a estas.

• **Tratamiento farmacológico:**
  – Antibióticos: no se indican de entrada, incluso en etiologías bacterianas (cuadros generalmente autolimitados, el tratamiento favorece la disbacteriosis, el portador crónico, las resistencias y puede aumentar el riesgo de SHU). Excepciones (tratar según el antibiograma, si está disponible) (**Tabla 3.9-5**):
    - *Salmonella* no *thypi*: lactantes < 3-6 meses, inmunodeficiencias, hemoglobinopatías, sospecha de bacteriemia o fiebre entérica. Ceftriaxona o cefotaxima si es grave. Azitromicina oral o trimetropima-sulfametoxazol. En caso de enteritis 5-7 días, y 14 días en infecciones invasivas.
    - *Campylobacter* spp.: infección generalmente autolimitada. Se reserva su uso si existe inmunosupresión, formas disentéricas, infección grave y sistémica, y para reducir la transmisión en guarderías. Acorta la duración de la enfermedad. Azitromicina (primera elección), eritro-

micina, ciprofloxacino: 5-7 días. Cefalosporina de tercera generación (parenteral).

- *Shigella* spp.: siempre si se confirma o si hay sospecha epidemiológica. Azitromicina oral. Cefalosporina de tercera generación (parenteral).
- *Yersinia*: ciertas guías recomiendan tratamiento en sepsis, < 3 meses, inmunodeprimidos y diarreas prolongadas. Trimetropima-sulfametoxazol: 3-5 días. Cefalosporina de tercera generación o aminoglucósido.
- *E. coli*: solo está indicado en casos de diarrea moderada-grave o prolongada. Está contraindicado en la diarrea por *E. coli* enterohemorrágica (diarrea sanguinolenta o inflamatoria), ya que incrementa el riesgo de desarrollar un SHU. Azitromicina (primera elección). Trimetropima-sulfametoxazol: 3-5 días (oral en moderados, i.v. en graves).
- *C. difficile:* si tras suspender la antibioterapia persisten los síntomas. Metronidazol oral: 10 días.
- Antieméticos: solo en caso de vómitos persistentes que dificulten la rehidratación oral tras haber descartado un abdomen agudo. El recomendado es ondansetrón (v. **capítulo 3.33 Vómitos**).
- Antidiarreicos: racecadotrilo; existen pocos estudios. Pendiente de establecer seguridad, indicaciones y verdadera relación coste-beneficio en nuestro medio. Otros no están indicados.
- Modificadores de la flora intestinal (probióticos): su uso continúa siendo controvertido. Considerar su uso (*L. rhamnosus GG, S. boulardii* y *L. reuteri*) en la diarrea infecciosa tipo vírica (principalmente rotavirus) y en la diarrea asociada a antibióticos, para su prevención (no como tratamiento una vez establecida).
- Otros: cinc y vitamina A. Existen recomendaciones para países en vías de desarrollo. No están indicados en nuestro medio.

Tabla 3.9-5. Pauta de administración de antibióticos indicados en diarrea aguda
Ampicilina: 100 mg/kg al día; i.v.: 4 dosis (máximo: 12.000 mg/día)
Azitromicina: 10 mg/kg al día; v.o.: 1 dosis (máximo: 500 mg/día)
Cefotaxima: 100-200 mg/kg al día; i.v.: 3-4 dosis (máximo: 12 g/día)
Ceftriaxona: 50-75 mg/kg al día; i.m./i.v.: 1 dosis (máximo: 4 g/día)
Ciprofloxacino: 30 mg/kg al día; v.o.: 2 dosis (máximo: 500 mg/12 h)
Eritromicina: 50 mg/kg al día; v.o.: 3-4 dosis (máximo: 2.000 mg/día)
Metronidazol: 30 mg/kg al día; v.o.: 3-4 dosis (máximo: 500-750 mg/dosis)
Trimetoprima-sulfametoxazol: 10 mg de trimetoprima/kg al día; 2 dosis (máximo: 160 mg/dosis de trimetoprima)

i.m.: intramuscular; i.v.: intravenosa; v.o.: vía oral.

RECUERDE QUE...

- Los niños sin DH o con DH en grado leve no suelen precisar estudio de laboratorio.

- Son criterios de ingreso hospitalario: *shock*, DH grave > 9 %, alteraciones neurológicas (letargia, crisis convulsivas, etc.), vómitos persistentes o biliosos, fracaso en la rehidratación oral, sospecha de proceso quirúrgico y si los cuidadores/familiares no pueden prestar los cuidados necesarios.

- Se podrán manejar ambulatoriamente aquellos casos con: hidratación adecuada según el peso y la exploración física, que no requieran rehidratación i.v., la ingesta de líquidos orales iguale o supere a las pérdidas, existan garantías de adecuado manejo por los cuidadores/familiares y posibilidad de control ambulatorio.

BIBLIOGRAFÍA

Bartolomé Porro JM, Vecino López R, Rubio Murillo M. Diarrea aguda. Protoc Diagn Ter Pediatr. 2023;1:99-108.

Bruzzese E, Giannattasio A, Guarino A. Antibiotic treatment of acute gastroenteritis in children. F1000Res. 2018;7:193.

Costa Pages J, Polanco Allué I, Gonzalo de Liria CR. Gastroenteritis aguda en el niño. Guía multidisciplinar SEGNHP-SEIP 2010. Madrid: Ergon; 2010.

De Morientes Carbajo O. Diarrea aguda. Deshidratación. En: Benito J, Mintegi S, Azkunaga B, Gómez B (eds.). Urgencias pediátricas. Guía de actuación. 2ª ed. Madrid: Editorial Médica Panamericana; 2019. p. 470-9.

Freedman S. Oral rehydratation therapy. UpToDate. 2023. Disponible en: https://www.uptodate.com

García Herrero MA, Olivas López de Soria C, López Lois MG. Deshidratación aguda. Protoc Diagn Ter pPediatr. 2020;1:215-31.

Greenbaum LA. Deficit therapy. En: Kliegman R, Geme ST (eds.). Nelson textbook of pediatrics. 21ª ed. Filadelfia: Elsevier Health; 2019. p. 429-32.

Guarino A, Ashkenazi S, Gendrel D, Lo Vecchio A, Shamir R, Szajewska H. European Society for Pediatric Gastroenterology, Hepatology, and Nutrition/European Society for Pediatric Infectious Diseases evidence-based guidelines for the management of acute gastroenteritis in children in Europe: update 2014. J Pediatr Gastroenterol Nutr. 2014;59(1)132-52.

Kauna R, Sobi K, Pameh W, Vince JD, Duke T. Oral rehydration in children with acute diarrhoea and moderate dehydration-effectiveness of an ORS tolerance test. J Trop Pediatr. 2019;65(6):583-91.

Mora-Capín A, López-López R, Guibert-Zafra B, De Ceano-Vivas La Calle M, Porto-Abad R, Molina-Cabañero JC, et al.; Grupo de Trabajo de Hidratación y Trastornos electrolíticos de la Sociedad Española de Urgencias Pediátricas. Documento de recomendaciones sobre la rehidratación intravenosa rápida en gastroenteritis aguda. An Pediatr. 2021:S1695-4033(21)00190-9.

Dolor abdominal

3.10

M. Besada Garrido y Y. Acedo Alonso

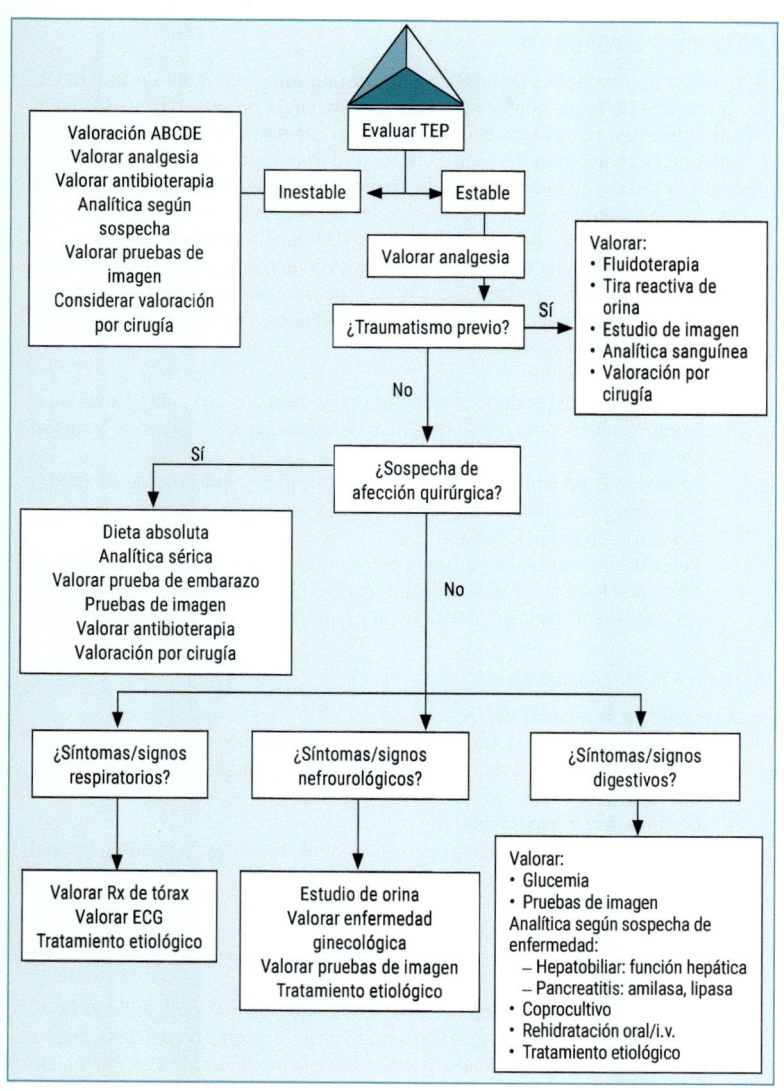

OBJETIVOS
- Conocer las causas más frecuentes de dolor abdominal en función de la edad.
- Identificar a los pacientes que precisan tratamiento urgente, cirugía y hospitalización.

CONCEPTOS IMPORTANTES

- El dolor abdominal es un motivo de consulta muy frecuente en urgencias. La mayoría de niños que acuden con abdominalgia presentan procesos leves autolimitados, pero en ocasiones puede ser un síntoma que preceda a una enfermedad grave o quirúrgica. El dolor abdominal puede acompañar a procesos intraabdominales y extraabdominales, así como psicológicos. Puede ser agudo, de comienzo brusco, o crónico en casos de > 1 mes de evolución. La edad del paciente orienta en el diagnóstico diferencial (**Tabla 3.10-1**).
- Acompaña a cualquier edad: infecciosos (gastroenteritis aguda, mononucleosis, infecciones otorrinolaringológicas (ORL), neumonías, pielonefritis), estreñimiento, traumatismos, medicamentos (antibióticos, corticosteroides, hierro, etc.) o fiebre (dolor discreto).
- Tipos de dolor abdominal:
  - **Esplácnico o visceral:** peritoneo visceral y músculo liso. Sordo, mal localizado. Suele acompañarse de síntomas vegetativos. No provoca posición antiálgica.
  - **Somático o peritoneal:** peritoneo parietal, piel y músculo. Más agudo, punzante y localizado. Provoca posición antiálgica, rigidez muscular y desaparición del peristaltismo.
  - **Referido:** indica afectación intensa. Vías biliares y vesícula: a escápula derecha. Hombro: diafragmática, hígado o bazo ipsilateral, neumoperitoneo ipsilateral. Zona genital: ureteral y gonadal femenina. Lumbar: uterina.

ESTIMACIÓN DE LA GRAVEDAD

- **A recoger en la anamnesis:**
  - **Características del dolor** (**Tabla 3.10-2**): duración e intensidad, carácter continuo o cólico, circunstancias modificadoras (ingesta, sueño, actividad diaria, medicaciones).
  - **Localización e irradiación:**
    - Epigastrio: hígado, páncreas, vías biliares, estómago y región proximal del intestino delgado.
    - Región periumbilical: porción distal del intestino delgado, ciego, apéndice y colon proximal.
    - Región suprapúbica: región distal del intestino grueso, vías urinarias y órganos pélvicos.
    - Cuanto más asimétrico y lejano al ombligo sea, más probabilidad existe de que se trate de una patología quirúrgica. La migración del dolor orienta hacia el órgano lesionado. Por otro lado, la modificación con movimien-

Tabla 3.10-1. Causas del dolor abdominal según la edad

	Procesos más frecuentes	Patología menos frecuente	Patología muy poco frecuente
< 2 años	• Cólico del lactante (0-3 meses) • RGE • GEA • Estreñimiento • ITU	• Invaginación intestinal • Hernia incarcerada • Enfermedad de Hirschsprung • Enterocolitis necrosante • Traumatismos • Alergia a proteínas de la leche de vaca • Drepanocitosis	• Apendicitis aguda • Vólvulo intestinal/malrotación • Proceso oncológico (p. ej., tumor de Wilms) • Intoxicaciones por metales pesados • Síndromes de malabsorción
2-5 años	• GEA • ITU • Apendicitis aguda • Neumonía, asma • Infecciones víricas • Estreñimiento	• Púrpura de Schoenlein-Henoch • Invaginación intestinal • Divertículo de Meckel (habitualmente sin dolor) • Obstrucción intestinal por cirugía previa • Drepanocitosis	• Hernia incarcerada • Neoplasia • Fiebre reumática, miocarditis, pericarditis • Hepatitis • Enfermedad inflamatoria intestinal • Quite de colédoco • Anemia hemolítica • Diabetes *mellitus* • Porfiria
6-12 años	• GEA • Traumatismos • Apendicitis aguda • ITU • Estreñimiento • Infecciones víricas • Dolor abdominal funcional • Faringoamigdalitis estreptocócica	• Neumonía, asma • Enfermedad inflamatoria intestinal • Úlcera péptica • Colecistitis, pancreatitis • Diabetes *mellitus*/cetoacidosis diabética • Torsión testicular • Drepanocitosis	• Fiebre reumática • Tóxicos • Litiasis renal • Neoplasia • Torsión ovárica • Invaginación intestinal
Adolescentes	• GEA, gastritis, colitis • Estreñimiento • Enfermedad por RGE • Traumatismos • Estreñimiento • Apendicitis aguda • ITU • Neumonía, asma • Infecciones víricas • Dismenorrea	• Enfermedad inflamatoria pélvica • Torsión testicular/ovárica • Litiasis renal • Colecistitis, pancreatitis, hepatitis • Enfermedad inflamatoria intestinal	• Fiebre reumática • Neoplasia • Embarazo ectópico

GEA: gastroenteritis aguda; ITU: infección del tracto urinario; RGE: reflujo gastroesofágico.

Tabla 3.10-2. Patrones de dolor	
Apendicitis	Periumbilical, migratorio a hemiabdomen inferior derecho
Torsión ovárica	Agudo, intenso, focal
Invaginación	Intermitente, cólico, asociado a síntomas vagales
Gastroenteritis	Difuso o vago
Hepatitis y colecistitis	Hipocondrio derecho, cuadrante superior derecho
Gastritis, úlcera gástrica	Epigástrico, a punta de dedo
Pancreatitis	Constante a nivel periumbilical o subxifoideo, a menudo con irradiación a la espalda
Cólico renal	Dolor en el flanco, irradiado a abdomen medio e inferior

tos respiratorios puede orientar hacia una patología torácica o abdominal alta (neumonía, derrame pleural o absceso subdiafragmático). El dolor abdominal inespecífico suele ser leve, periumbilical y de tipo cólico.
- Interrogar por otros síntomas asociados:
  - Antecedente de traumatismo.
  - Síntomas digestivos asociados: náuseas, vómitos, características de las deposiciones y momento de la última deposición, pirosis, distensión abdominal.
  - Síntomas sistémicos: fiebre, pérdida de peso, clínica vegetativa.
  - Interrogar por otros síntomas que, en función de la etiología, pueden estar presentes: ictericia, acolia, coluria, síntomas urinarios, síntomas respiratorios, etc.
- **Antecedentes personales:** edad, peso, cirugía abdominal previa, medicaciones y tóxicos (hierro, plomo), cefaleas de repetición, enfermedades crónicas conocidas, menarquia, características menstruales y relaciones sexuales.
- **Antecedentes familiares:** migraña, úlcera, enfermedad inflamatoria intestinal, fiebre mediterránea familiar, etc.
- **Signos de alarma:** traumatismo previo, distensión abdominal, dolor abdominal intenso, progresivo alejado del área umbilical, irradiado o con despertar nocturno, productos patológicos en las heces, vómitos biliosos o hemáticos, poliuria y polidipsia, artritis.

- **A registrar en la exploración general:**
  - Triángulo de evaluación pediátrica (TEP). Constantes vitales (temperatura y peso, frecuencia cardíaca, frecuencia respiratoria, presión arterial y saturación de oxígeno), según la situación clínica.
  - Estado general, coloración, hidratación, exantemas, respiratorio, hemodinámica, neurológica, ORL, adenopatías, genitales, actitud y posturas antiálgicas.
  - **Exploración abdominal:** evitar maniobras bruscas:
    - **Inspección:** postura, modo de caminar, actitud (inquietud: cuadros cólicos, viscerales; estáticos: cuadros parietales), distensión, hematomas (signos de Cullen y Grey-Turner, traumáticos), patrón respiratorio.

- **Auscultación:** peristaltismo, ruidos anómalos (p. ej., silencio abdominal en procesos peritoníticos u oclusivos, hiperperistaltismo en gastroenteritis aguda [GEA] o procesos obstructivos, soplos en fístulas arteriovenosas o tumores con hiperaflujo).
- **Palpación:** evitar las manos frías; si el paciente llora, aprovechar durante la inhalación de aire. Iniciar de manera superficial, valorando masas y megalias, defensa localizada o generalizada, y localización del dolor. En algunos pacientes, puede ser útil realizar una presión leve con la campana del fonendoscopio durante la auscultación. Percutir suavemente (timpanismo, matidez, dolor transmitido). Realizar una palpación profunda y valorar la respuesta. Valorar la administración previa de analgesia según el caso.
- **Maniobras específicas:** Blumberg, Rovsing, Murphy, psoas, obturador, tos, salto, puñopercusión en ambas fosas renales, etc.
- **Tacto rectal:** valorar si puede aportar datos nuevos (duda diagnóstica, sangrado, fecaloma, etc.) y al final de la exploración (incomodidad, desconfianza).
  - **Signos de alarma:** constantes alteradas, decaimiento, pérdida de peso, detención del crecimiento, distensión abdominal, signos de irritación peritoneal, hematomas, palpación dolorosa localizada o alejada del ombligo, organomegalias, masas, úlceras y fisuras perianales, manchado de sangre en tacto rectal, artritis, exploración de los genitales externos alterada en el varón.
  - En algunos pacientes no se consigue el diagnóstico inicialmente, por lo que la revaloración y el seguimiento son componentes esenciales del estudio del dolor abdominal agudo.

PRUEBAS COMPLEMENTARIAS

- No se deben realizar de forma sistemática. Considerar:
  - **Glucemia capilar:** ante alteración de la consciencia, rechazo de la ingesta, vómitos incoercibles, sospecha de cetoacidosis diabética.
  - **Analítica sanguínea:**
    - **Hemograma:** hemoglobina y hematócrito (sangrado), recuento y fórmula (procesos inflamatorios e infecciosos).
    - **Coagulación:** sangrados, procesos quirúrgicos, función hepática.
    - **Bioquímica:** electrólitos y gasometría (ante pérdidas de líquidos abundantes por vómitos o diarrea, sospecha de alteración metabólica, etc.), función renal, función hepática, amilasa y lipasa, glucemia, proteína C-reactiva (PCR) y velocidad de sedimentación globular (VSG), etc.
  - **Estudio de orina:** en sospecha de enfermedad nefrourológica. Prueba de embarazo en adolescentes sexualmente activas.
  - **Pruebas de imagen:** según la sospecha clínica.
    - **Ecografía abdominal:** suele ser la primea prueba a realizar en casos de sospecha de apendicitis aguda, invaginación intestinal, palpación de masa abdominal, etc. También resulta útil si se sospecha enfermedad ovárica y testicular, cólico nefrítico, hidronefrosis, pancreatitis, colecistitis o abdomen agudo de etiología no aclarada.

- **Radiografía de abdomen:** cada vez más en desuso. Considerar si existe sospecha de obstrucción intestinal (escasez de aire, asas dilatadas, niveles hidroaéreos, asa centinela).
- **Tomografía computarizada (TC) abdominal:** en casos de traumatismo abdominal, o sospechas diagnósticas específicas o abdomen agudo no diagnosticados con el cuadro clínico y las exploraciones previas.
- **Estudios con contraste:** excepcional en urgencias. Enema opaco para estudio del colon en malrotación, atresia, microcolon, enfermedad de Hirschsprung.
- **Radiografía de tórax:** sospecha de neumonía.
- **Ecocardiograma (y electrocardiograma):** sospecha de pericarditis o miocarditis.
  - **Prueba rápida estreptococo/frotis faríngeo:** ante sospecha de faringoamigdalitis por *Streptococcus pyogenes*.

TRATAMIENTOS

- De forma general:
  - Medidas de reanimación, si precisa. Tras la estabilización inicial o en paciente estable, tratamiento según la etiología.
  - Dieta absoluta hasta esclarecer la causa.
  - Analgesia para controlar el dolor según su intensidad.
  - El de enfermedades específicas:
    - **Adenitis mesentérica:** inflamación de los ganglios mesentéricos (≥ 0,8-1 cm). Suele existir antecedente de infección de vías altas, viriasis inespecíficas o gastroenteritis (causa más frecuente). La presentación aguda puede observarse en casos de apendicitis, mononucleosis o infecciones gastrointestinales. Una presentación subaguda puede indicar una enfermedad inflamatoria intestinal.
      - **Clínica:** dolor abdominal, que puede ser intenso (generalmente sin postración), intermitente, con posible focalidad en la fosa ilíaca derecha. Puede haber fiebre, vómitos y cambios en las deposiciones.
      - **Diagnóstico:** ecografía abdominal, ganglios aumentados de tamaño.
      - **Tratamiento:** sintomático. Analgesia habitual (paracetamol, antiinflamatorios no esteroideos [AINE]), e hidratación oral o intravenosa, según la intensidad del cuadro.
      - **Pronóstico:** resolución espontánea sin secuelas dentro de las cuatro primeras semanas (aunque puede prolongarse 10 semanas).
    - **Dolor abdominal crónico:** dolor abdominal de > 1 mes de evolución y de causa funcional en más del 90 % de los casos. Sospechar una etiología orgánica principalmente en < 7 años (sobre todo < 3-4 años) y ante síntomas/signos de alarma.
      - **Clínica:** valorar cada episodio de forma individualizada. Presenta un inicio gradual, periumbilical y epigástrico, sin relación con la ingesta o el ejercicio; normalmente, no despierta del sueño, pero interfiere en la actividad habitual. Sin alteraciones del ritmo intestinal ni sintomatología general.

- ○ **Diagnóstico:** según la anamnesis y la exploración; pruebas complementarias ante sospecha de organicidad.
- ○ **Tratamiento:** dirigido a la causa. En el funcional, evitar el abuso de analgésicos. Las medidas psicosociales (terapia cognitivo-conductual y familiar) pueden ser útiles.
- ■ **Obstrucción intestinal:**
  - ○ **Múltiples causas:** es más frecuente en niños con antecedente de cirugía abdominal (bridas y adherencias) o patología intestinal previa, como atresias/estenosis intestinales, malformaciones anorrectales, o alteraciones de la rotación y fijación de las asas. También puede ser el síntoma inicial en algunas enfermedades como la enfermedad de Hirschsprung, la invaginación intestinal, tumores, la enfermedad inflamatoria intestinal, hernias, etc.
  - ○ **Clínica:** decaimiento, dolor, signos de irritación peritoneal, distensión abdominal previa al punto de obstrucción con posible peristaltismo, masas, vómitos (frecuentemente biliosos o fecaloideos), posible diarrea inicial por irritación distal. Se genera un tercer espacio que produce hipovolemia, alteraciones electrolíticas, deshidratación, hipotensión y *shock* si no se corrige. En el 50 % de los vólvulos la exploración abdominal es normal, y en el 30 % muestra distensión abdominal sin dolor.
  - ○ **Diagnóstico:** para descartar una obstrucción, y saber si es parcial o completa (riesgo de estrangulación del 20-40 % y aumento de la morbimortalidad). Es útil la radiografía de abdomen (niveles hidroaéreos, ausencia de gas distal, imagen de grano de café en vólvulo intestinal), la ecografía abdominal (cambio de calibre de las asas, líquido libre) y la TC abdominal en caso de dudas.
  - ○ **Tratamiento:** dieta absoluta y descompresión (sonda nasogástrica [SNG]), reposición de líquidos intravenosos (i.v.), valorar la antibioterapia con gérmenes que cubran la microflora entérica (v. **capítulo 6.4 Apendicitis aguda**) y valoración urgente por cirugía.
- ■ **Pancreatitis aguda:** es rara en la infancia y, por tanto, difícil de diagnosticar, ya que el cuadro clínico puede ser inespecífico. Hay que considerarla si existe enfermedad malformativa previa, obstrucción de la vía biliar, síndrome hemolítico urémico, casos familiares o recurrentes, enfermedades víricas (mononucleosis, parotiditis, hepatitis A y B, gripe, varicela, etc.) o bacterianas (*Salmonella, E. coli, Mycoplasma*), traumatismos abdominales, fibrosis quística, síndrome de Schoenlein-Henoch, enfermedad de Kawasaki, fármacos, etc.
  - ○ **Cuadro clínico:** dolor (suele ser intenso, «en barra o cinturón», epigástrico y en el hipocondrio izquierdo, y puede irradiar a la espalda), vómitos y anorexia. La forma leve y autolimitada es la más frecuente en la infancia, y suele asociarse a una recuperación completa. Las complicaciones en los casos graves incluyen la formación de pseudoquistes, necrosis, infección bacteriana secundaria, síndrome de dificultad respiratoria, *shock,* fallo multiorgánico y muerte. Al inicio

del cuadro es difícil predecir qué pacientes tendrán una peor evolución. Pueden ser episodios aislados o repetidos.

○ **Diagnóstico:** hemograma con bioquímica, PCR y perfil hepático, amilasa y lipasa (más sensible y específica, comienza a elevarse a las 6 h, y el pico máximo es a las 24-30 h), calcio y glucemia. Indican mal pronóstico: aumento del hematócrito (por formación de un tercer espacio que provoca hemoconcentración, y se relaciona con necrosis pancreática), elevación de la PCR, hiperglucemia, hipoproteinemia, hipocalcemia, azoemia e hipoxemia.

○ **Pruebas de imagen:** ecografía abdominal de elección. TC para la clasificación de la gravedad y si se requiere una mayor precisión previa a la cirugía. Se recomienda realizar una radiografía de tórax para valorar derrame pleural, infiltrados intersticiales y/o atelectasias basales. Criterios diagnósticos: se deben cumplir al menos 2 de los siguientes criterios:
  ♦ Dolor abdominal compatible con pancreatitis aguda.
  ♦ Elevación de amilasa/lipasa × 3 sobre el valor de referencia.
  ♦ Prueba de imagen compatible con pancreatitis aguda.

○ **Tratamiento:** se basa en la fluidoterapia, el control del dolor y la vigilancia clínica rigurosa. Se recomienda una fluidoterapia i.v. tan pronto como sea posible, y una vez corregida la posible situación de hipovolemia/*shock,* mantener con sueroterapia a ×1,5-2 sobre las necesidades basales durante las primeras 24 h; se recomienda el uso de cristaloides. En cuanto al control del dolor, no existe una recomendación concreta. Para el dolor leve/moderado, pueden utilizarse AINE, y en caso de dolor intenso, administrar opiáceos es una opción segura (la teoría del espasmo del esfínter de Oddi con el uso de algunos opiáceos no ha sido demostrada en la bibliografía). La antibioterapia profiláctica no está indicada de forma sistemática, y su utilización precoz se reserva para casos de pancreatitis grave. Todos los pacientes con una pancreatitis deben ser hospitalizados, la indicación de ingreso en una unidad de cuidados intensivos pediátricos (UCIP) debe individualizarse en función de la situación hemodinámica y el riesgo de complicaciones.

• **Enfermedad aguda de la vesícula biliar (litiasis, colecistitis, colangitis):**
  – **Litiasis y cólico biliar:**
    ▪ **Clínica:** dolor en el cuadrante superior derecho, de < 30 min de duración, con posterior estabilización y disminución del dolor. El episodio completo suele durar < 6 h. Una duración superior debería hacer sospechar una colecistitis aguda. A diferencia de esta última, la fiebre, el malestar general y los signos peritoneales faltan.
    ▪ **Tratamiento:** analgesia (preferiblemente AINE) e hidratación.
    ▪ **Diagnóstico:** ecografía abdominal. Los estudios de laboratorio suelen ser normales.

- **Colecistitis/colangitis:** la colecistitis es una inflamación de la vía biliar que puede ser aguda o crónica. La colangitis es una inflamación e infección de las vías biliares.
  - **Etiopatogenia:** posible antecedente de colelitiasis, enfermedad hemolítica, fiebre tifoidea, salmonelosis, neumonía por micoplasma, enfermedad de Kawasaki, síndrome de Schoenlein-Henoch, endocarditis, nutrición parenteral total.
  - **Clínica:** dolor periumbilical, epigástrico que migra al cuadrante superior derecho, con irradiación a la escápula o la región interescapular. Pueden aparecer náuseas y vómitos leves, ictericia y febrícula. La presencia de dolor intenso en el cuadrante superior derecho, fiebre con tiritona e ictericia debe hacer sospechar una colangitis (tríada de Charcot).
  - **Diagnóstico:** hemograma (la leucocitosis importante sugiere colangitis), elevación de transaminasas, fosfatasa alcalina, bilirrubina (habitualmente < 4 g/dL) y amilasa. Ecografía abdominal. TC abdominal (generalmente, no es necesaria).
  - **Tratamiento:** dieta absoluta, fluidoterapia, analgesia según la necesidad y valoración por cirugía. En casos de sospecha de colangitis, debe administrarse antibioterapia empírica de amplio espectro que cubra la microflora entérica.

CRITERIOS DE INGRESO HOSPITALARIO

- Todos los cuadros quirúrgicos.
- Causas gastrointestinales: colecistitis/colangitis, pancreatitis, diverticulitis y pseudoobstrucción por bridas.
- Causas metabólicas: cetoacidosis diabética.
- Valorar según el estado general y la tolerancia oral en: neumonía, úlcera gastrointestinal, crisis vasooclusivas en paciente con drepanocitosis, enfermedad inflamatoria intestinal.
- En el resto de los cuadros, se deberá individualizar la decisión de ingreso hospitalario.

RECUERDE QUE...
- La anamnesis y la exploración física son las herramientas más valiosas para el diagnóstico, y las pruebas complementarias son con gran frecuencia innecesarias.

BIBLIOGRAFÍA

Cohen RZ, Freeman AJ. Pancreatitis in children. Pediatr Clin North Am. 2021;68(6):1273-91.
Helbling R, Conficconi E, Wyttenbach M, Benetti C, Simonetti GD, Bianchetti MG, et al. Acute nonspecific mesenteric lymphadenitis: more than «no need for surgery». Biomed Res Int. 2017;2017:9784565.
Lee WH, O'Brien S, Skarin D, Cheek JA, Deitch J, Nataraja R, et al. Pediatric abdominal pain in children presenting to the emergency department. Pediatr Emerg Care. 2021;37(12):593-8.

Maniaci V, Neuman M. Pain: abdomen. En: Fleischer GR, Ludwig S (eds.). Textbook of pediatric emergency medicine. 8ª ed. Filadelfia: Wolters Kluwer; 2020. p. 354-61.

Neuman MI. Causes of acute abdominal pain in children and adolescents. UpToDate. 2022. Disponible en: https://www.uptodate.com

Otto M, Nagalli S. Mesenteric de adenitis. 8. En: StatPearls [Internet]. Treasure Island (FL): StatPearls Publishing, 2022.

Russel E, Chumpitazi BP, Chumpitazi CE. Gastrointestinal emergencies. En: Fleischer GR, Ludwig S (eds.). Textbook of pediatric emergency medicine. 8ª ed. Filadelfia: Wolters Kluwer; 2020. p. 724-46.

Smith J, Fox SM. Pediatric abdominal pain: an emergency medicine perspective. Emerg Med Clin North Am. 2016;34(2):341-61.

Zakko SF, Afdhal NH. Approach to the management of gallstones. UpToDate. 2022. Disponible en: https://www.uptodate.com

Dolor de espalda

3.11

M. Montejo Fernández

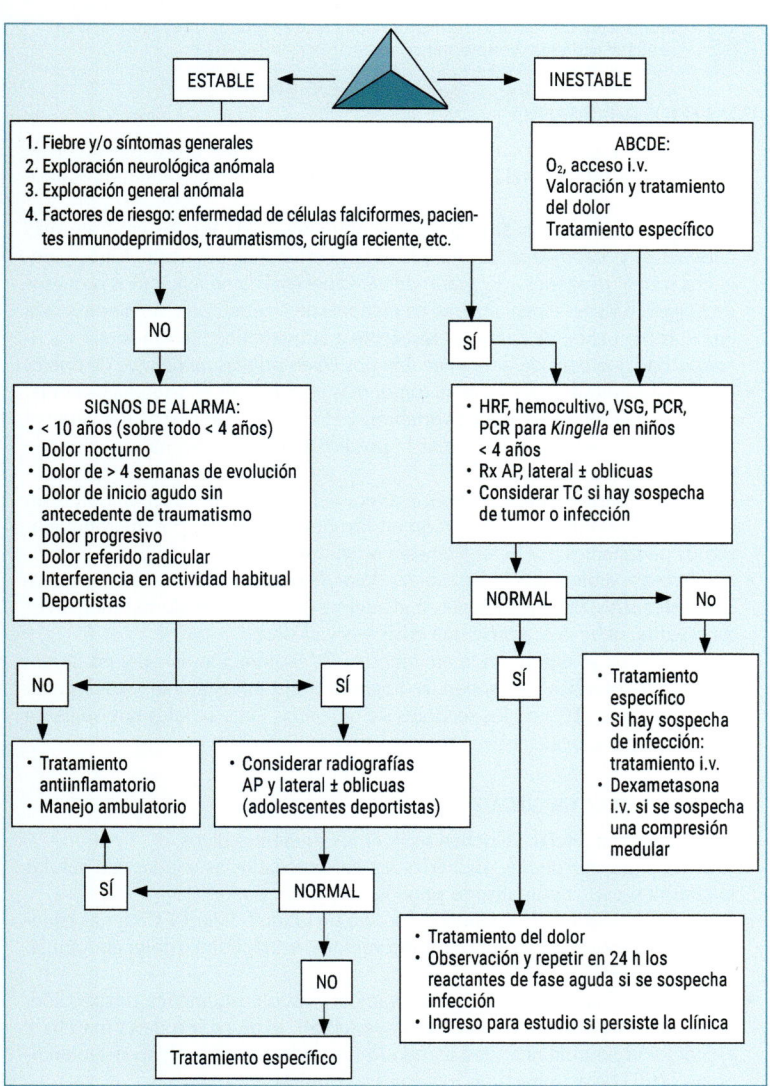

ESTABLE ← → INESTABLE

ESTABLE:
1. Fiebre y/o síntomas generales
2. Exploración neurológica anómala
3. Exploración general anómala
4. Factores de riesgo: enfermedad de células falciformes, pacientes inmunodeprimidos, traumatismos, cirugía reciente, etc.

INESTABLE:
ABCDE:
O₂, acceso i.v.
Valoración y tratamiento del dolor
Tratamiento específico

NO

SÍ

SIGNOS DE ALARMA:
- < 10 años (sobre todo < 4 años)
- Dolor nocturno
- Dolor de > 4 semanas de evolución
- Dolor de inicio agudo sin antecedente de traumatismo
- Dolor progresivo
- Dolor referido radicular
- Interferencia en actividad habitual
- Deportistas

- HRF, hemocultivo, VSG, PCR, PCR para *Kingella* en niños < 4 años
- Rx AP, lateral ± oblicuas
- Considerar TC si hay sospecha de tumor o infección

NORMAL → No

NO ← → SÍ

SÍ

- Tratamiento antiinflamatorio
- Manejo ambulatorio

- Considerar radiografías AP y lateral ± oblicuas (adolescentes deportistas)

- Tratamiento específico
- Si hay sospecha de infección: tratamiento i.v.
- Dexametasona i.v. si se sospecha una compresión medular

SÍ ← NORMAL

NO

Tratamiento específico

- Tratamiento del dolor
- Observación y repetir en 24 h los reactantes de fase aguda si se sospecha infección
- Ingreso para estudio si persiste la clínica

OBJETIVOS

- Identificar a los pacientes con una patología subyacente importante, especialmente infecciosa, tumoral o traumatológica, aunque mayoritariamente el dolor de espalda se deba a una patología musculoesquelética leve no específica.
- Reconocer las señales de alarma recogidas en la valoración inicial, una anamnesis completa y una exploración física adecuada que recomienden realizar pruebas complementarias.

CONCEPTOS IMPORTANTES

- Los procesos graves o con posibilidad de secuelas que producen dolor de espalda son: infecciones, tumores y la patología traumatológica en el adolescente.
- **Patología infecciosa**: la discitis y la osteomielitis aguda son los procesos más habituales, y *Staphylococcus aureus* es el germen más frecuente. Otros patógenos son: *S. pyogenes* y *S. pneumoniae*. Papel emergente en ambos procesos de *Kingella kingae,* especialmente en menores de 4 años, con aislamiento, cada vez más frecuente, de *S. aureus* resistente a la meticilina. En niños mal vacunados, hay que considerar la infección por *Haemophilus influenzae* de tipo b.
- **Patología tumoral**: aún es rara; el tumor más frecuente es el osteoma osteoide, tumor primario de la columna vertebral, y el astrocitoma, el más frecuente el intramedular. No hay que olvidar la posible afectación espinal en casos de leucemias, linfomas, etc.
- La espondilólisis/espondilolistesis o rotura del istmo de la vértebra, con o sin desplazamiento de esta, sobre todo en jóvenes deportistas, por microtraumatismos persistentes por hiperextensión o flexión lumbar.
- Numerosas patologías pueden asociar dolor de espalda: pielonefritis, pancreatitis, colecistitis, etc. En pacientes con anemia de células falciformes con dolor de espalda, debe descartarse una crisis vasooclusiva.
- El diagnóstico se basará en la anamnesis y la exploración física, y en la realización de pruebas de imagen (radiografía [Rx] convencional y tomografía computarizada [TC]) en los servicios de urgencias, ante señales que sugieran una patología subyacente importante.

ESTIMACIÓN DE LA GRAVEDAD

Tras la valoración inicial, se deben recoger los siguientes datos:

- Antecedentes personales, incluidas las enfermedades asociadas (de células falciformes, etc.), traumatismos previos, etc.
- Síntomas asociados: fiebre (puede ser de bajo grado o faltar) y síntomas generales, en ocasiones inespecíficos como vómitos, irritabilidad o dolor abdominal o pérdida de peso.
- Exploración física, incluida la exploración musculoesquelética (inspección, palpación, movilidad de la columna vertebral), exploración de la marcha y exploración neurológica, destacando la fuerza muscular, reflejos osteotendinosos (ROT) de extremidades inferiores y Babiński.

SIGNOS DE ALARMA	
Anamnesis	**Exploración física**
• Dolor en < 10 años (sobre todo < 4 años), edad más frecuente de patología tumoral o infecciosa • Dolor de inicio agudo sin traumatismo previo • Dolor de más de 4 semanas de evolución • Dolor nocturno. El osteoma osteoide clásicamente cursa con dolor nocturno que se alivia con antiinflamatorios no esteroideos (AINE) • Dolor de intensidad constante o progresiva • Dolor que interfiere en la actividad habitual • Dolor en adolescentes con alto grado de actividad deportiva • Dolor que se irradia a los glúteos y a la parte posterior de los muslos • Rigidez matutina	• Postura antiálgica: en la patología orgánica, prefieren permanecer tumbados o adoptar ciertas posturas, como postura «en trípode» • Puntos dolorosos o contracturas musculares (discitis, espondilólisis) • Limitación de la movilidad (negación a doblarse hacia delante) o empeoramiento del dolor con la movilización de la columna (aumento del dolor en hiperextensión en espondilólisis) • Rechazo de la marcha, la bipedestación o la sedestación: frecuente en procesos infecciosos • Pérdida de las curvas naturales de la columna vertebral. Pérdida de la lordosis lumbar (discitis) o aparición de escoliosis reciente (procesos tumorales) • Signos neurológicos, sobre todo déficits motores con debilidad muscular progresiva y alteración de la marcha. Las alteraciones sensitivas y de esfínteres aparecen de forma más tardía

PRUEBAS COMPLEMENTARIAS

• Hematimetría, recuento y fórmula (HRF), proteína C-reactiva (PCR) y hemocultivo. Es útil en los niños con síntomas generales y/o fiebre, aunque son poco sensibles y específicos. El recuento puede ser normal o estar elevado en procesos infecciosos, en los que en un alto porcentaje se encuentran elevaciones de la velocidad de sedimentación globular (VSG) y de la PCR. El rendimiento del hemocultivo es muy bajo.

• Pruebas de imagen:

– En los niños con signos de alarma, la primera prueba a realizar es la Rx simple anteroposterior (AP) y lateral. La Rx convencional puede mostrar: curvaturas anómalas, imágenes líticas, erosiones de los pedículos, lesiones vertebrales, anomalías congénitas, estrechamiento de los espacios intervertebrales, aumento de la distancia intervertebral. En caso de sospecha de espondilólisis, se debe realizar una Rx lateral y oblicua de la zona lumbosacra. Los hallazgos pueden no ser visibles dependiendo del tiempo de evolución.

– En los servicios de urgencias, debe considerarse la TC cuando hay sospecha de una patología infecciosa o tumoral, aunque su sensibilidad para la detección de estos procesos es más baja que la de la resonancia magnética (RM).

TRATAMIENTOS

- Sin signos alarmantes en la anamnesis, con una exploración física normal y con pruebas de imagen (si se han realizado) sin hallazgos patológicos: manejo ambulatorio, con antiinflamatorios no esteroideos (AINE) para tratar el dolor.
- Si se amplía el estudio, por presencia de síntomas generales o alteración de la exploración y con normalidad de las pruebas complementarias, recibirá tratamiento analgésico-antiinflamatorio, con observación hospitalaria y repetición de las pruebas complementarias (HRF, PCR, VSG si existe sospecha de infección), e ingreso si los síntomas persisten.
- Si el paciente presenta síntomas generales, y existe alteración de la exploración física y de las pruebas complementarias, debe recibir tratamiento específico:
  - Iniciar tratamiento intravenoso (i.v.) con cobertura antiestafilocócica: véase **capítulo 6.21. Infección osteoarticular**.
  - Si existen signos de sospecha de compresión medular, considerar la administración de dexametasona i.v. La dosis y la duración del tratamiento deben individualizarse. Si hay disfunción medular progresiva, el tratamiento inicial puede efectuarse con dosis altas (1-2 mg/kg en bolo, seguido de 0,25-0,5 mg/kg/6 h; máximo: 16 mg/día).

RECUERDE QUE...
- El dolor de espalda puede ser la manifestación de patología importante, debiéndose realizar una anamnesis y una exploración física adecuadas para detectar signos de alarma.
- Las pruebas de imagen desempeñan un papel clave en el diagnóstico de estos pacientes.

BIBLIOGRAFÍA

Achar S, Yamanaka J. Back pain in children and adolescents. Am Fam Physician. 2020;102(1):19-28.

Al Yazidi LS, Hameed H, Kesson A, Isaacs D. Spondylodiscitis in children. J Paediatr Child Health. 2022;58(10):1731-5.

Biagiarelli FS, Piga S, Reale A. Management of children presenting with low back pain to emergency department. Am J Emerg Med. 2019;37(4):672-9.

Booth TN, Iyer RS, Falcone RA Jr, Hayes LL, Jones JY, Kadom N, et al. ACR Appropriateness Criteria ®Back Pain-Child. J Am Coll Radiol. 2017;14(5S):S13-24.

Brooks TM, Friedman LM, Silvis RM, Lerer T, Milewski MD. Back pain in a pediatric emergency department: etiology and evaluation. Pediatr Emerg Care. 2018;34(1):e1-6.

Nigrovic PA. Back pain in children and adolescents: evaluation. UpToDate. 2023. Disponible en: https://www.uptodate.com

Pate JW, Joslin R, Hurtubise K, Anderson DB. Assessing a child or adolescent with low back pain is different to assessing an adult with low back pain. J Paediatr Child Health. 2022;58(4):566-71.

Pessina B, Indolfi G, Galli L, Trapani S. Spondylodiscitis in pediatric age: a retrospective cohort study. Pediatr Infect Dis J. 2022;41(7):530.

Woods CR, Bradley JS, Chatterjee A. Clinical practice guideline by the Pediatric Infectious Diseases Society and the Infectious Diseases Society of America: 2021 guideline on diagnosis and management of acute hematogenous osteomyelitis in pediatrics. J Pediatric Infect Dis Soc. 2021;10(8):801-44.

Dolor testicular

3.12

M. Valdivieso Castro y M. Olabarri García

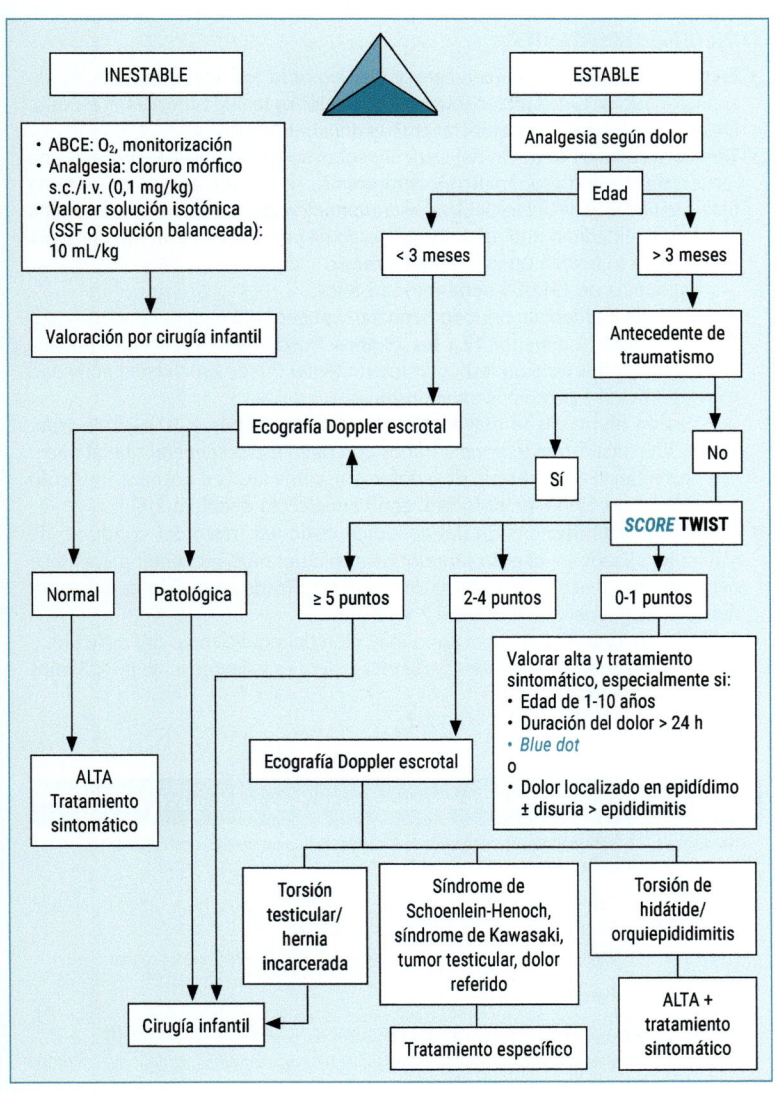

OBJETIVOS

- Reconocer las patologías que requieren valoración y tratamiento inmediatos.
- Conocer las características diferenciales de los principales cuadros que producen dolor testicular en el niño.

CONCEPTOS IMPORTANTES

- **Escroto agudo:** cuadro clínico caracterizado por la aparición de dolor agudo acompañado de tumefacción y signos inflamatorios (calor, rubor) en el escroto. Debe considerarse una potencial emergencia quirúrgica.
- **Torsión testicular:** rotación del testículo sobre su propio eje que provoca una torsión del cordón espermático y compromiso del aporte sanguíneo por una fijación inadecuada del testículo al escroto (túnica vaginal excesiva que facilita mayor movilidad del testículo). Existe riesgo de pérdida del testículo de forma rápida si no se realiza un tratamiento precoz.
  - Incidencia de 1/4.000 hombres < 25 años.
  - Picos de incidencia: período neonatal y pubertad. Fuera del período neonatal, el 65 % entre los **12 y los 18 años.** Pueden referir episodios previos autolimitados (torsión testicular intermitente) Puede asociarse a actividad deportiva o a pequeños traumatismos.
  - Torsión neonatal: se diagnostica durante los primeros 30 días de vida. Incluye una forma temprana (niños con buen estado general que al nacer presentan testículo atrófico no doloroso), y una tardía o posnatal (testículo agrandado, firme, no doloroso, con hemiescroto decolorado).
- **Torsión de hidátide:** torsión del apéndice testicular (resto del conducto de Müller localizado en el polo superior del testículo; más frecuente) o apéndice del epidídimo (resto del conducto de Wolff, localizado en la cabeza del epidídimo). Más frecuentemente entre **7 y 12 años.**
- **Epididimitis/orquitis:** inflamación o infección del epidídimo o del testículo.
  - Ocurre en todas las edades pediátricas, pero es más frecuente en **< 5 años y en > 10 años.**
  - Etiología (**Tablas 3.12-1** y **3.12-2**):

Tabla 3.12-1. Diagnóstico diferencial del escroto agudo según la etiología	
Alteraciones circulatorias	Torsión testicular, torsión de hidátide testicular, hernia incarcerada, varicocele
Alteraciones inflamatorias	Epididimitis/orquitis
Tumores	Hemorragia aguda en tumor testicular, tumor de crecimiento rápido
Traumatismo	Hematoma escrotal
Alérgica	Edema escrotal idiopático, edema en púrpura de Schoenlein-Henoch
Otros	Espermatocele, hidrocele (no doloroso), síndrome de Kawasaki

Tabla 3.12-2. Diagnósticos más prevalentes según la edad de aumento del volumen escrotal	
Edad	**Patología**
Neonatos	• Torsión testicular • Hernia
Lactantes	• Hidrocele • Hernia
Niños	• Hernia • Torsión testicular • Torsión de apéndices • Traumatismo
Adolescentes	• Epididimitis • Torsión de apéndices • Torsión testicular • Traumatismo

- **Niños prepúberes:** rara vez es infecciosa; probablemente sea secundaria a irritación química por reflujo de orina. En ocasiones, es posinfecciosa (*M. pneumoniae*, adenovirus y enterovirus). En **adolescentes sexualmente activos** el **agente más freuente** es *C. trachomatis*, seguido de *N. gonorrhoeae*, *E. coli* y virus.
- En un 15 % se asocia a infecciones y anomalías del tracto urinario.
- Secundaria a traumatismos, infecciones generales y maniobras instrumentadas.
- La orquitis suele ser una extensión de una epididimitis. Rara vez se debe a una diseminación de una infección bacteriana sistémica o es secundaria a una infección vírica (parotiditis, Coxsackie B, virus de Epstein-Barr, adenovirus, parvovirus, etc.).

ESTIMACIÓN DE LA GRAVEDAD

- **A recoger en la anamnesis:**
  - Edad, tiempo de instauración, intensidad del dolor, desencadenantes (ejercicio, traumatismo leve, episodios recurrentes), actividad sexual, síntomas acompañantes (vómitos, náuseas, dolor abdominal, fiebre, disuria). **No hay que olvidar descartar en motivo de consulta de dolor abdominal, sobre todo en niños/adolescentes tímidos.**
- **A registrar en la exploración general:**
  - Triángulo de evaluación pediátrica (TEP), constantes vitales (temperatura en todos los casos, frecuencia cardíaca [FC], frecuencia respiratoria [FR], presión arterial [PA] y saturación de oxígeno [SatO$_2$], según la situación clínica), exploración abdominal e inguinal.
  - Exploración genital: posición, tamaño y simetría testicular, inflamación/induración localizadas, localización de dolor.
  - Reflejo cremastérico: retracción del testículo al rozar suavemente la parte interna del muslo.

- – Signo de Prehn: disminución del dolor al elevar el testículo.
- – La tabla 3.12-3 muestra las características diferenciadoras entre la torsión testicular, la torsión de hidátide y la orquiepididimitis.
- – *Score* TWIST (Tabla 3.12-4): consta de cinco variables de anamnesis y exploración física, y clasifica a los pacientes en riesgo bajo, intermedio y alto. En los últimos años se han propuesto nuevas puntuaciones o *scores* (TT, BALS, AIS), que añaden la edad y la duración del dolor, con buenos resultados, aún pendientes de validación para incluirlos en la práctica clínica.

Tabla 3.12-3. Diagnóstico diferencial en el dolor testicular

	Torsión testicular	Torsión de hidátide	Orquiepididimitis
Edad	Neonato/puberal	Prepúberes	Todas las edades
Traumatismo previo	++	++	+++
Evolución < 12 h	++++	+++	++ (habitualmente > 24 h)
Curso del dolor	Inicio súbito	Progresivo	Progresivo
Carácter del dolor	Muy intenso, constante	Leve/moderado	Leve/moderado signo de Prehn
Náuseas/vómitos	+++	+	+
Fiebre	Infrecuente	Infrecuente	Frecuente
Síndrome miccional	—	—	15 %
Localización del dolor	Hemiescroto, todo el testículo, posible irradiación a abdomen	Polo superior del testículo	Epidídimo (engrosado)
Posición del testículo	Indurado, elevado, horizontalizado	Normal	Normal
Eritema/edema escrotal	++	+	+++
Reflejo cremastérico	Ausente	Presente	Ausente 10 %
Signo de Prehn	Negativo		Positivo
Transiluminación	Testículo aumentado de tamaño, posible hidrocele reactivo	«Mancha azul» (*blue dot*) en el polo superior	Líquido libre
Ecografía Doppler color	Disminución del flujo	Aumentado/normal	Aumentado/normal
Tratamiento	Quirúrgico urgente	Médico	Médico

Tabla 3.12-4. *Score* de TWIST (Testicular Workup for Isquemia and Suspected Torsion)	
Aumento de volumen escrotal	2 puntos
Testículo indurado	2 puntos
Ausencia de reflejo cremastérico	1 punto
Nauseas o vómitos	1 punto
Elevación del testículo	1 punto

PRUEBAS COMPLEMENTARIAS

- Aunque la mayoría de las causas son benignas, es esencial descartar una torsión testicular. Cuando los hallazgos clínicos son muy sugestivos (TWIST ≥ 5), requiere la valoración urgente por un cirujano (se realizarán pruebas de imagen si no suponen un retraso en el tratamiento).
  - **Ecografía Doppler:** permite la visualización de la anatomía escrotal y la determinación del flujo arterial intratesticular. Está indicada en casos de riesgo intermedio/bajo en los que no se pueda excluir una torsión testicular. También ante la sospecha de una torsión intermitente (dolor testicular intenso, de unos 30 min de duración, con inicio y fin brusco, asociado a náuseas o vómitos, aunque la exploración sea normal y el paciente esté asintomático (puede estar parcialmente detorsionado)
    En la **torsión testicular:** aparece una **disminución del flujo del testículo**. Otros hallazgos ecográficos, como la posición del testículo, las características del parénquima o el signo del remolino (giro circular del trayecto del cordón espermático) pueden ser de utilidad. La sensibilidad para la detección de la torsión es del 69-100 %, y la especificidad es del 77-100 %. En caso de testículo detorsionado o torsiones intermitentes, se puede observar un flujo normal o aumentado.
  - **Tira reactiva de orina y urocultivo:** en caso de sospecha de orquidoepididimitis. Si existe secreción uretral, se recogerá muestra para cultivo y tinción de Gram.
  - **Cribado de enfermedades de transmisión sexual (ETS):** en casos de orquidoepididimitis en pacientes sexualmente activos, se debe descartar sífilis, infección por el VIH, gonorrea e infección por *C. trachomatis*.

TRATAMIENTOS

- **Analgesia** según el grado de dolor: en todos los casos.
- **Torsión testicular:** es una emergencia quirúrgica.
  - Si la clínica es muy sugestiva, no se debe demorar la intervención para confirmar el diagnóstico con pruebas de imagen.
  - También está indicada si no se puede descartar con certeza una torsión testicular.
  - La viabilidad del testículo depende del tiempo de evolución (90 % a las 12 h, < 20 % a las 24 h). Independientemente de las horas de evolución,

la cirugía es una prioridad absoluta: detorsión del testículo y orquidopexia bilateral (defecto de fijación bilateral: 40 %), u orquiectomía y orquidopexia contralateral, según los hallazgos. Existe la posibilidad de realizar una detorsión manual bajo analgesia en casos de imposibilidad de intervención quirúrgica rápida, considerando una posterior exploración/orquidopexia.

- Torsión neonatal: en estos casos, el tratamiento es controvertido en los casos unilaterales, y quirúrgico en los casos bilaterales o sospecha de torsión posnatal aguda.
- En los casos de sospecha de torsión intermitente, pero con exploración normal y ecografía Doppler normal, debería garantizarse un seguimiento evolutivo durante 7 días.

- **Torsión de hidátide:** tratamiento sintomático con antiinflamatorios y reposo. Se recomienda llevar ropa interior ajustada para limitar el dolor producido por la movilidad. El dolor se suele resolver en 5-10 días. En caso de dolor persistente, valorar el tratamiento quirúrgico.
- **Orquidoepididimitis:**
  - Si existe piuria, urocultivo positivo, factores de riesgo de infección del tracto urinario (ITU) o aparición en edad neonatal: administrar antibiótico empírico (gérmenes coliformes) y realizar estudio posterior para descartar anormalidad en las vías urinarias.
  - Si el paciente es sexualmente activo o presenta secreción uretral: antibiótico empírico para cubrir *C. trachomatis* y *N. gonorrhoeae* (v. **capítulo 6.45 Violencia sexual**). Tratamiento a la pareja y nueva valoración en 3 días.
  - En el resto de los casos: antiinflamatorios, reposo y ropa interior ajustada para que eleve el testículo. Puede durar entre 1 y 2 semanas.

RECUERDE QUE...
- Todo paciente con dolor testicular agudo requiere una evaluación inmediata, por la posibilidad de torsión testicular, lo que supone una emergencia quirúrgica.
- La exploración de todo niño con dolor abdominal debe incluir la exploración testicular.
- La ecografía Doppler es la prueba complementaria de elección, siempre que no demore la intervención quirúrgica en caso de alta sospecha de torsión testicular. En estos casos, el paciente debe ser valorado de forma urgente por cirugía.

BIBLIOGRAFÍA

Barbosa JA, Tiseo BC, Barayan GA, Rosman BM, Torricelli FCM, Passerotti CC, et al. Development and initial validation of a scoring system to diagnose testicular torsion in children. J Urol. 2013;189(5):1859-64.

Bayne CE , Villanueva J, Davis TA, Pohl HG, Rushton HG. Factors associated with delayed presentation and misdiagnosis of testicular torsion: a case-control study. J Pediatr. 2017;186:200-4.

Jefferies MT, Cox AC, Gupta A, Proctor A. The management of acute testicular pain in children and adolescents. BMJ. 2015;350:h1563.

Mellick LB. Torsion of the testicle. It is time to stop tossing the dice. Pediatr Emer Care. 2012;28(1):80-6.

Mellick LB, Sinex JE, Gibson RW, Mears K. A systematic review of testicle survival time after a torsion event. Pediatr Emerg Care. 2019;35(12):821-5.

Qin KR, Qu LG. Diagnosing with a TWIST: systematic review and meta-analysis of a testicular torsion risk score. J Urol. 2022;208(1):62-70.

Santillanes G, Gausche-Hill M, Lewis RJ. Are antibiotics necessary for pediatric epididymitis? Pediatr Emer Care. 2011;27(3):174-8.

Srinivasan A, Cinman N, Feber KM, Gitlin J, Palmer LS. History and physical examination findings predictive of testicular torsion: an attempt to promote clinical diagnosis by house staff. J Pediatr Urol. 2011;7(4):470-4.

Weiss DA, Jacobstein CR. Genitourinary emergencies. En: Fleisher G, Ludwing S (eds.). Textbook of pediatric emergency medicine. 8ª ed. Filadelfia: Lippincott Williams and Wilkins; 2016. Cap. 119.

Yin S, Trainor JL. Diagnosis and management of testicular torsion, torsion of the appendix testis, and epididymitis. Clin Pediatr Emerg Med. 2009;10:38-44.

Dolor torácico

3.13

S. García González

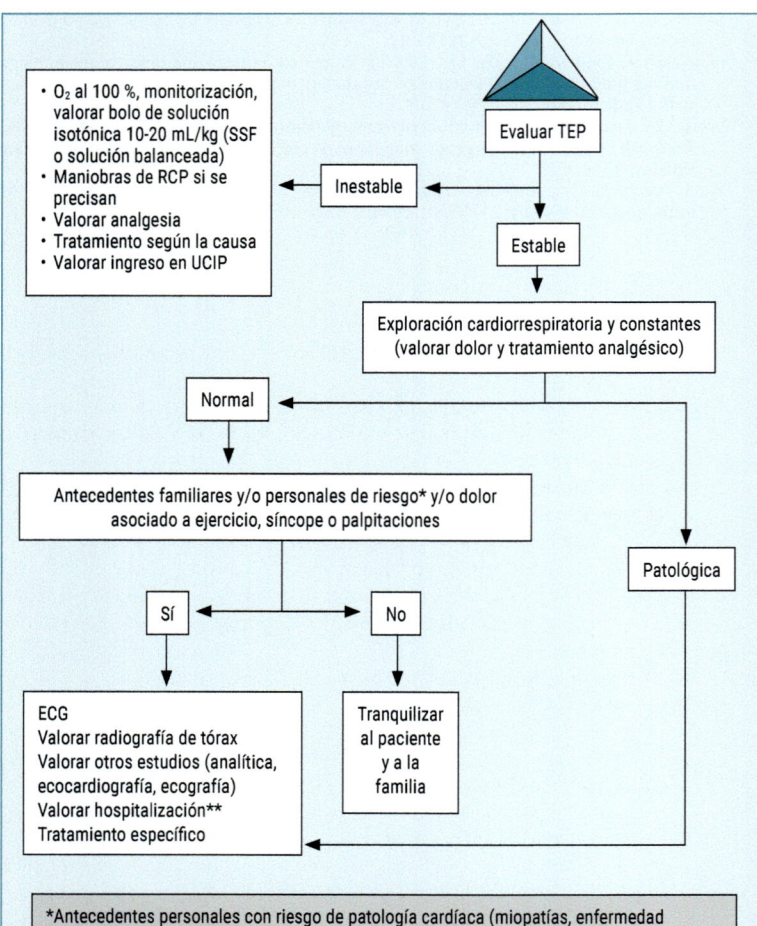

Evaluar TEP

Inestable

- O₂ al 100 %, monitorización, valorar bolo de solución isotónica 10-20 mL/kg (SSF o solución balanceada)
- Maniobras de RCP si se precisan
- Valorar analgesia
- Tratamiento según la causa
- Valorar ingreso en UCIP

Estable

Exploración cardiorrespiratoria y constantes (valorar dolor y tratamiento analgésico)

Normal

Patológica

Antecedentes familiares y/o personales de riesgo* y/o dolor asociado a ejercicio, síncope o palpitaciones

Sí

No

ECG
Valorar radiografía de tórax
Valorar otros estudios (analítica, ecocardiografía, ecografía)
Valorar hospitalización**
Tratamiento específico

Tranquilizar al paciente y a la familia

*Antecedentes personales con riesgo de patología cardíaca (miopatías, enfermedad inflamatoria sistémica, trombopatías).

*Antecedentes familiares de muerte súbita, miocardiopatías, hiperlipidemias graves o antecedentes de hipertensión pulmonar.

**Si existe sospecha de causa cardíaca: arritmia, pericarditis, miocarditis, miocardiopatía dilatada, isquemia coronaria, miocardiopatía hipertrófica.

> **OBJETIVOS**
> - En los niños, el dolor torácico suele ser un síntoma benigno y autolimitado.
> - La mayoría de los casos no se corresponde con ninguna patología.
> - Las características del dolor, los síntomas asociados, la exploración y los antecedentes son la clave para el diagnóstico.

CONCEPTOS IMPORTANTES

Aunque la etiología es benigna en la mayor parte de los casos, genera gran ansiedad en el paciente y la familia. En la gran mayoría de los niños no se encuentra una causa, por lo que se interpreta el origen como inespecífico, musculoesquelético, psicógeno, etc. En los niños con síntomas asociados (fiebre, dificultad respiratoria, etc.), hay mayor probabilidad de encontrar una causa del dolor, fundamentalmente respiratoria, sobre todo neumonía y asma.

ESTIMACIÓN DE LA GRAVEDAD

- **A recoger en la anamnesis:**
  - Anamnesis y exploración física detalladas dirigidas al diagnóstico etiológico del cuadro (**Tabla 3.13-1**).
  - Datos a recoger: enfermedad basal (asma, reflujo gastroesofágico o cardiopatía), traumatismo o ejercicio brusco previos, problemas anímicos o psicológicos, etc.
  - Características del dolor y circunstancias que lo disminuyen o exacerban (alimentación, respiración, tos, ejercicio, etc.).
  - En niños mayores, se interrogará sobre el posible consumo de drogas ilegales (fundamentalmente cocaína, *cannabis* y anfetaminas).
  - Antecedentes personales con riesgo de patología cardíaca: miopatías, trombopatías, enfermedad inflamatoria sistémica, arritmias, enfermedad de Kawasaki, etc.
  - Antecedentes familiares de muerte súbita o miocardiopatías.
- **A registrar en la exploración general:**
  - Triángulo de evaluación pediátrica (TEP), constantes vitales (temperatura, frecuencia cardíaca [FC], frecuencia respiratoria [FR], presión arterial (PA), saturación de oxígeno [SatO$_2$] y escala del dolor).
  - La exploración física de tórax y abdomen debe ser completa y minuciosa, inspeccionando, palpando y percutiendo la pared torácica (dolor a la palpación, inflamación o contractura muscular, lesiones traumáticas, crepitación subcutánea, etc.), y auscultando la presencia de ruidos pulmonares o cardíacos patológicos (hipoventilación, arritmias, tonos cardíacos apagados, etc.).

PRUEBAS COMPLEMENTARIAS

- Ante una exploración física normal o hallazgos que sugieran una etiología musculoesquelética, no son necesarias las pruebas complementarias.

Tabla 3.13-1. Datos clínicos que pueden orientar hacia una etiología concreta

Aspectos del dolor	Datos	Etiología probable
Localización	• Superficial, localizado • Difuso, subesternal, epigástrico	• Parrilla costal • Víscera torácica, diafragma y víscera abdominal
Exacerbación/alivio Pregunta más útil para descubrir etiología	• ↑ dolor subesternal con esfuerzo, tumbado • ↓ dolor epigástrico con antiácidos, cambio de dieta • ↑ con la respiración, tos, movimiento, estornudo • ↑ con el estrés (emocional), ↓ con relax	• Reflujo, esofagitis • Úlcera • Pleuritis, parrilla costal • Hiperventilación, psicógeno
Aspectos de la situación	• Sin dolor por la noche • El dolor empeora o aparece por la noche	• Psicógeno • Orgánico
Calidad y cantidad	• Punzante o hiriente • Quemante, «de roer», o profundo • Origina disfunción	• En la parrilla costal, de forma localizada o irritación pleural • Visceral (torácica o abdominal) • Es significativo, sea orgánico o psicógeno, investigar las ganancias secundarias
Hechos asociados	• Quejas multisomáticas • Signos sistémicos (fiebre, pérdida peso, síncope, etc.)	• Psicógeno • Requiere búsqueda de causas orgánicas

- Si existen síntomas o hallazgos que sugieren patología pulmonar o cardíaca, el dolor se asocia al ejercicio, a síncope o a palpitaciones, las pruebas diagnósticas pueden ayudar.
- **Radiografía de tórax** (hallazgos relacionados con distintas patologías):
  - Cardiomegalia: obstrucción de salida del ventrículo izquierdo, fallo cardíaco, miocarditis, pericarditis, derrame pericárdico.
  - Arteria pulmonar prominente: hipertensión pulmonar.
  - Infiltrados pulmonares: neumonía, atelectasia (descartar la aspiración de un cuerpo extraño).
  - Hiperinsuflación: asma.
  - Aire extrapulmonar: neumotórax, neumomediastino.
  - Derrame pleural.
- **Electrocardiograma (ECG):** debería realizarse ante la sospecha de patología cardíaca. Se podrían detectar arritmias en caso de palpitaciones, alteraciones del segmento ST en derrame pericárdico, datos de hipertrofia ventricular en caso de obstrucción de salida ventricular o hipertensión pulmonar, etc.
- **Ecocardiograma.** Su realización estaría indicada en:
  - Pacientes con antecedentes médicos predisponentes a mayor riesgo de patología cardíaca (miopatías, enfermedad inflamatoria sistémica, trombopatías).

- Pacientes con antecedentes familiares de muerte súbita, miocardiopatía, hiperlipidemias graves o antecedentes de hipertensión pulmonar.
- Hallazgos patológicos en la exploración física o ECG.

TRATAMIENTOS

Una vez superada la fase de atención inicial en el caso de inestabilidad clínica y administrada la analgesia necesaria, el tratamiento del dolor torácico irá dirigido a la causa que lo produce.

- **Idiopático:**
  - No precisan tratamiento específico. Reforzar el carácter benigno del proceso. Estos cuadros suelen generar múltiples consultas.
- **Psicógeno:**
  - Tranquilizar al paciente.
  - Apoyo psicológico ante cuadros repetidos.
  - Cuando se acompañen de hiperventilación, puede ser útil, si existe sintomatología secundaria a la alcalosis, hacer respirar al enfermo con la ayuda de una bolsa.
  - En ocasiones, es necesario el uso de ansiolíticos y mantener al paciente hospitalizado hasta el alivio del proceso.
- **Orgánico (musculoesquelético, costocondritis, traumático):**
  - Reposo, aplicación de frío o calor, vendajes compresivos y administración de analgésicos-antiinflamatorios (ácido acetilsalicílico, ibuprofeno).
  - Puede ser necesaria la valoración de un traumatólogo.
- **Orgánico (tos, asma, neumonía, gastrointestinal, cardíaco):**
  - Completar el estudio, de forma ambulatoria o con hospitalización, según la situación clínica o el riesgo potencial del proceso.
  - Si es posible, al alta se iniciará el tratamiento etiológico o la derivación al especialista correspondiente.
  - Si se sospecha una causa cardíaca (arritmias, pericarditis, miocarditis, miocardiopatía dilatada, isquemia coronaria, miocardiopatía hipertrófica), hospitalizar al paciente para los estudios y tratamientos adecuados.

RECUERDE QUE...

- En los niños, el dolor torácico suele ser un síntoma benigno y autolimitado.
- Las pruebas complementarias tienen más valor cuando el cuadro clínico orienta hacia la organicidad.
- El dolor torácico asociado a ejercicio, síncope o palpitaciones debe evaluarse más a fondo.
- El tratamiento del dolor torácico deberá ir dirigido a tratar la causa que lo produce.

BIBLIOGRAFÍA

Friedman KG, Alexander ME. Chest pain and syncope in children: a practical approach to the diagnosis of cardiac disease. J Pediatr. 2013;163(3):896-901.e1-3.

Gastesi M, Fernández A, Mintegi S. Dolor torácico en urgencias de pediatría: un proceso habitualmente benigno. An Pediatr (Barc). 2003;59(3):234-8.

Geggel RL, Endom EE. Nontraumatic chest pain in children and adolescents: approach and initial management. UpToDate. 2022. Disponible en: https://www.uptodate.com

Jensen S. Muskuloeskeletal causes of chest pain. Aust Fam Phys. 2001;30:834-9.

Knapp JF, Padalik S, Conner J, Bocock J, Singer JI. Recurrent stabbing chest pain. Pediatr Emerg Care. 2002;18(6):460-5.

Massin M, Bourguignont A, Coremans C. Chest pain in pediatric patients presenting to an emergency department or to a cardiac clinic. Clin Pediatr (Phila). 2004;43(3):231-8.

Saleeb SF, Li WYV, Warren SZ, Lock JE. Effectiveness of screening for life-threatening chest pain in children. Pediatrics. 2011;128(5):e1062-8.

Sumski C, Goot B. Evaluating chest pain and heart murmurs in pediatric and adolescent patients. Pediatr Clin North Am. 2020;67(5):783-99.

Enfermedad de células falciformes: complicaciones agudas

3.14

J. de Pedro Olabarri

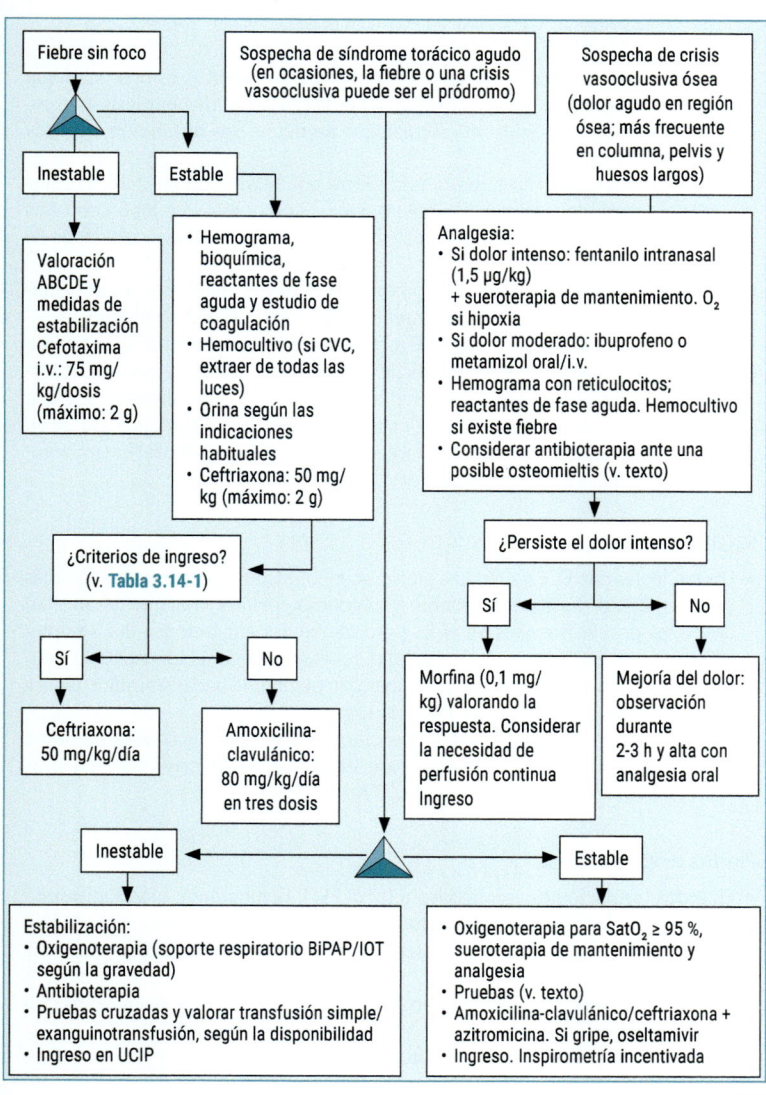

OBJETIVOS
- Conocer las complicaciones agudas más frecuentes que pueden padecer los pacientes con enfermedad de células falciformes.
- Realizar un diagnóstico correcto y poder ofrecer un tratamiento adecuado.

CONCEPTOS IMPORTANTES

- La drepanocitosis o enfermedad de células falciformes (ECF) es una patología crónica y hereditaria, que se caracteriza por la presencia de hemólisis y episodios intermitentes de oclusión vascular, que producen una disfunción orgánica aguda y crónica.
- La ECF incluye tanto la anemia falciforme por hemoglobina (Hb) SS (más habitual), como los estados por heterocigotos compuestos de HbS con otras patologías de la hemoglobina (HbC, HbE y HbD, o las distintas variedades de β-talasemia).
- El rasgo falciforme es un estado de portador benigno sin manifestaciones hematológicas y que no precisa generalmente tratamiento específico alguno.
- La mayoría de los pacientes con ECF reciben tratamiento con hidroxicarbamida de forma crónica desde los 9 meses de edad. Es un citostático que ha demostrado beneficios en estos pacientes al aumentar la Hb fetal, disminuyendo la polimerización de la HbS, pero con los siguientes efectos secundarios a tener en cuenta: mielosupresión transitoria, molestias digestivas al inicio del tratamiento, úlceras maleolares y teratogenia.

SÍNDROME FEBRIL

- Los pacientes con ECF tienen una gran susceptibilidad a infecciones bacterianas y víricas, debido fundamentalmente a la hipoesplenia/asplenia que desarrollan desde los primeros meses de vida, pero también a alteraciones del complemento, la opsonización y la inmunidad celular. La vacunación frente al neumococo y otros patógenos, y la profilaxis con penicilina han disminuido la tasa de infecciones graves en estos pacientes.
- Hay que tener en cuenta que las infecciones no son la única causa de fiebre en estos pacientes, sino que puede aparecer también en las crisis vasooclusivas (VOC) y el síndrome torácico agudo (STA).

Pruebas complementarias

- En todos los pacientes con fiebre sin foco (FSF): hemograma, bioquímica con perfil hepático y renal, lactato-deshidrogenasa (LDH), iones, reactantes de fase aguda y coagulación. Hemocultivos (si lleva catéter central, extraer de todas las luces).
- Descartar una infección urinaria en lactantes con FSF y en niños mayores con síntomas urinarios.
- Radiografía si existe clínica respiratoria.

- Exudado/aspirado nasofaríngeo para virus respiratorios si existe clínica respiratoria. En época epidémica de gripe, solicitar una reacción en cadena de la polimerasa con transcripción inversa (rt-PCR) para gripe en pacientes con FSF.
- Punción lumbar: mismas indicaciones que en el paciente sano (v. **capítulo 6.28 Meningitis**).
- Si ha realizado un viaje reciente a zona endémica: véase **capítulo 3.16 Fiebre en el niño a la vuelta de una zona endémica**.
- Otras pruebas, según la clínica.

Tratamientos

- Administrar antibioterapia empírica de forma precoz, en los primeros 60 min de su llegada a urgencias: ceftriaxona (50 mg/kg (máximo: 2 g).
- Si el paciente cumple criterios de ingreso (**Tabla 3.14-1**): continuar con ceftriaxona (50 mg/kg/24 h).
- Si el paciente no cumple criterios de ingreso: mantener en observación durante unas horas y continuar tratamiento antibiótico de forma ambulatoria con amoxicilina-clavulánico (80 mg/kg/día en tres dosis), con seguimiento por hematología infantil.
- Si existe sospecha de meningitis: cefotaxima/ceftriaxona + vancomicina en dosis elevada (v. **capítulo 6.28 Menginitis**). Es importante el diagnóstico diferencial con otras complicaciones neurológicas que pueden producirse en estos pacientes, como infartos isquémicos o hemorragia intracerebral.

Tabla 3.14-1. Criterios de ingreso

Signos de gravedad: inestabilidad hemodinámica, afectación del estado general, fiebre alta, meningismo

Pacientes incorrectamente vacunados o que no cumplen la profilaxis antibiótica

Lactantes < 12 meses

Temperatura > 40 °C

Episodios previos de sepsis

Esplenectomía (si se ha realizado en los últimos 12 meses o en niños < 5 años)

Pacientes portadores de catéter venoso central (CVC)

Disminución significativa (> 2 g/dL) de la hemoglobina con respecto a su valor basal o < 5 g/dL

Leucocitos > 30.000/µL o < 5.000/µL

Plaquetas < 100.000/µL

Sospecha de síndrome torácico agudo (STA)

Presencia de otros problemas asociados que puedan requerir ingreso (dolor moderado, grave, etc.)

Dificultad para la valoración de ese paciente en las siguientes 24 h o ante empeoramiento clínico

Considerar en aquellos niños que han recibido tratamiento antibiótico antes de la extracción del hemocultivo (se excluye la penicilina profiláctica)

- Infección urinaria: mismo tratamiento que en la población general (v. **capítulo 6.23 Infección urinaria**).
- Si hubo un viaje reciente a zonas endémicas, hay que tener en cuenta la posibilidad de la malaria.

CRISIS VASOOCLUSIVA ÓSEA

- Es la complicación más frecuente y la primera causa de consulta e ingreso hospitalario. Se definen como eventos agudos en los que aumenta la falciformación en regiones de baja oxigenación, como las epífisis óseas, los sinusoides de la médula ósea y el territorio periarticular, originando infartos isquémicos de las trabéculas óseas. Pueden ocurrir en cualquier hueso, pero son más frecuentes en la columna vertebral, la pelvis y los huesos largos (húmero, tibia y fémur son los más frecuentes). En los menores de 2 años, es frecuente un cuadro limitado a las manos y los pies llamado dactilitis o síndrome de manos y pies.
- El síntoma guía es el dolor, y es importante la valoración de su intensidad mediante la escala adecuada a la edad (v. **capítulo 1.10 Dolor: valoración y tratamiento**). Con frecuencia, cursa con signos inflamatorios en los tejidos blandos adyacentes, pudiendo asociar una osteomielitis aguda. El diagnóstico diferencial entre ambas entidades es difícil (en ambas puede haber dolor, leucocitosis y aumento de reactantes de fase aguda).

Pruebas complementarias

- Hemograma con reticulocitos, bioquímica con reactantes de fase aguda.
- Hemocultivos si existe fiebre.
- Radiografía de tórax si existe clínica respiratoria o fiebre de varios días de evolución.

Tratamientos

- Crisis leve no complicada:
  - Ingesta abundante de líquidos.
  - Calor local, masajes.
  - Analgesia oral:
    - Paracetamol oral: 10-15 mg/kg/4-6 h (máximo: 4 g).
    - Si no es suficiente, se puede asociar ibuprofeno: 10 mg/kg/8 h. No debe administrarse de forma prolongada, pues puede causar toxicidad renal.
    - Alternativas al ibuprofeno: metamizol 15 mg/kg/6-8 h (máximo: 500 mg) o ketorolaco (en > 6 años y durante un máximo de 2-3 días) 1-2 mg/kg/día en 3-4 dosis (máximo: 40 mg/día).
- Crisis moderadas/graves:
  - Si existe hipoxia: oxigenoterapia.
  - Hidratación intravenosa (i.v.): sueroterapia de mantenimiento al 100 % de las necesidades basales. Evitar la canalización de vías en miembros inferiores por riesgo de úlceras y trombosis.

- Analgesia: es fundamental administrar en los primeros 15-30 min de la llegada a urgencias. El dolor debe controlarse en la primera hora y monitorizarse cada 30 min en las primeras 2 h.
  - Tratamiento inicial: fentanilo intranasal en > 10 kg (1,5 µg/kg; máximo: 100 µg/dosis).
  - Continuar con morfina: 0,1-0,15 mg/kg/dosis. Valorar la respuesta en 15-30 min para titular la dosis necesaria y revaluar cada 15 min hasta comprobar la respuesta adecuada. Para la frecuencia de administración, empezar cada 4 h y disminuir el intervalo si lo necesita. Si requiere morfina cada 2 h, iniciar con bomba de perfusión continua.
  - Tratamiento laxante, si lo precisa.
  - Inspirometría incentivada durante el ingreso (el VOC es un pródromo frecuente del STA).

OSTEOMIELITIS

Es mucho menos frecuente que los infartos óseos. No existe una característica clínica que lo diferencie de una VOC, salvo un cultivo positivo. Los gérmenes más frecuentes son: *Salmonella*, *S. aureu*s, *S. pneumoniae*, *H. Influenzae* y *N. meningitidis*.

Pruebas complementarias

- Hemograma con reticulocitos, bioquímica y reactantes de fase aguda.
- Hemocultivos.
- Coprocultivo (para buscar *Salmonella*).
- Pruebas de imagen: radiografía simple (para descartar fractura).

Tratamiento

Ingreso con antibioterapia: cefotaxima (150 mg/kg/día cada 8 h i.v.; máximo: 12 g/día) + cloxacilina (100 mg/kg/día cada 6 h i.v.; máximo: 8 g/día).

SÍNDROME TORÁCICO AGUDO

- Se define como un proceso agudo, caracterizado por fiebre y/o síntomas respiratorios asociado a un nuevo infiltrado en la radiografía de tórax. Es una complicación frecuente, con un pico de incidencia entre los 2 y los 4 años. Los microorganismos más frecuentes son: *C. pneumoniae, M. pneumoniae,* virus, *S. aureus* y *S. pneumoniae*.
- Puede ser un cuadro grave, por lo que su sospecha y tratamiento precoces determinan el pronóstico. La mitad de los STA se desarrollan durante un ingreso por una VOC o tras cirugías.

Pruebas complementarias

- Analítica sanguínea: hemograma con reticulocitos, bioquímica completa, reactantes de fase aguda, gasometría.

- Pruebas cruzadas con fenotipo compatible (se recomienda hablar con el banco de sangre).
- Hemocultivo.
- Serologías para *C. pneumoniae, M. pneumoniae* y parvovirus B19.
- Lavado nasofaríngeo.
- Cultivo de esputo, si la edad del paciente lo permite.
- Radiografía de tórax.

Tratamientos

- Medidas generales:
  - Ingreso en planta o unidad de cuidados intensivos pediátricos (UCIP), según el estado del paciente.
  - Hidratación a necesidades basales (evitando la sobrecarga).
  - Analgesia apropiada según la intensidad del dolor y evitar la hipoventilación.
- Soporte respiratorio:
  - Oxigenoterapia para saturación de oxígeno ($SatO_2$) $\geq$ 95 % y/o presión parcial arterial de oxígeno (PaO_2) de 70-80 mmHg.
  - Inspirometría incentivada durante el ingreso.
  - Broncodilatadores, si hay sibilancias o antecedente de asma.
- Tratamiento antibiótico: empírico al diagnóstico.
  - Amoxicilina-clavulánico (100 mg/kg/día cada 8 h i.v.) + azitromicina (10 mg/kg el primer día y 5 mg/kg durante 5 días), o ceftriaxona (50 mg/kg/24 h; máximo: 2 g) + azitromicina (10 mg/kg; máximo: 500 mg el primer día; y 5 mg/kg; máximo: 250 mg durante 5 días).
  - Si presenta alergia a cefalosporinas: levofloxacino (10 mg/kg/día en monoterapia; máximo: 750 mg/día).
  - Si se sospecha *S. aureus* resistente a la meticilina (SARM), considerar añadir clindamicina (30 mg/kg/día cada 6-8 h; máximo: 2,7 g/día), o vancomicina (10 mg/kg/6 h; máximo: 1 g/6 h).
  - Si se detecta infección por gripe: iniciar oseltamivir.
- Hemoderivados:
  - Transfusión simple: considerar si Hb < 9 g/dL y descenso de > 1 g/dL respecto al valor basal, $SatO_2$ < 92 %, progresión clínica y radiológica desfavorable, y pacientes graves que requieran exanguinotransfusión/eritrocitoaféresis si esta no está disponible. Administrar concentrado de hematíes (10 mL/kg). El objetivo es elevar el hematócrito al 30 % o la Hb a 10-11 g/dL, disminuyendo así la falciformación y mejorando la oxigenación.

SECUESTRO ESPLÉNICO

- Constituye una de las complicaciones más graves de la ECF. Se considera la segunda causa de muerte, después de la infección, en la primera década de la vida. La mayoría de los episodios se producen en lactantes y niños (pico entre 3 meses y 5 años). En los adultos es un fenómeno muy raro, al haber sufrido ya un fenómeno de autoesplenectomía.

- Se debe al atrapamiento masivo de eritrocitos en el bazo, lo que genera un aumento repentino de su tamaño, un descenso de la Hb y riesgo de *shock* hipovolémico. En muchas ocasiones, se acompaña de reticulocitosis y trombocitopenia.

Pruebas complementarias

- Analítica sanguínea (hemograma con reticulocitos y bioquímica).
- Pruebas cruzadas.
- Cultivos, gota gruesa (desencadenante infeccioso frecuente).

Tratamientos

- Valorar el ingreso en UCIP.
- Corregir la volemia: inicialmente con expansores de volumen, hasta la llegada de concentrado de hematíes, con prudencia hasta alcanzar una Hb de 8-9 g/dL. Se debe tener en cuenta que, en los días posteriores, los hematíes secuestrados en el bazo serán liberados, aumentando la hiperviscosidad sanguínea y el riesgo de STA.
- Valorar el tratamiento de infecciones asociadas, y descartar la malaria si hubo un viaje reciente a áreas endémicas.

PRIAPISMO

Complicación vasooclusiva en la circulación peneana que produce una erección dolorosa. Puede presentarse en la infancia, y se ha estimado que entre un 40 y un 80 % de los varones ha sufrido algún episodio antes de los 20 años.

Tratamiento

- Hidratación con suero salino fisiológico (SSF): 10 mL/kg en una hora y posteriormente sueroterapia a necesidades basales.
- Administrar analgesia (pueden llegar a precisar opioides por dolor intenso).
- No aplicar frío local.
- Si el episodio dura > 4 h y no mejora con estas medidas, avisar al urólogo de guardia para aspiración e irrigación con adrenalina.
- Si el episodio dura > 24 h, considerar s*hunt* quirúrgico y exanguinotransfusión o eritrocitoaféresis, con el fin de disminuir la HbS a < 30 %.

ACCIDENTE CEREBROVASCULAR

Se debe sospechar siempre si existe sintomatología neurológica de inicio agudo. Puede ser isquémico o hemorrágico. Hay que tener en cuenta que en estos pacientes también son más frecuentes que en la población general las crisis comiciales, las migrañas hemipléjicas, el síndrome de encefalopatía posterior reversible y la trombosis de senos venosos.

Tratamiento

- Véase **capítulo 6.20 Ictus**.
- Particularidades de los pacientes con ECF.
- Exanguinotransfusión o eritrocitoaféresis automática tan pronto como sea posible para conseguir una HbS < 20 %. Puede valorarse la realización de una transfusión simple inicialmente (sin sobrepasar una Hb de 10 g/dL) si no se consigue realizar una exanguinotransfusión de forma inmediata.

ANEMIA

La mayoría de los pacientes tiene anemia crónica, pero esta cifra puede variar según el genotipo y el tratamiento que recibe (mayor en HbSS y Sb0). La anemia aguda se define como un descenso de 2 g/dL o más respecto a la cifra basal del paciente, y puede deberse a diferentes causas. Las crisis aplásicas son frecuentes, generalmente asociadas a infección por parvovirus y otros microorganismos.

Pruebas complementarias

- Analítica sanguínea: hemograma con reticulocitos.
- Cruzar y reservar concentrado de hematíes.
- Serología de parvovirus.
- Hemocultivos si existe fiebre.
- Determinación de ácido fólico.

Tratamiento

- Hidratación i.v.
- Transfusión simple de hematíes en caso de anemia sintomática o anemización > 2 g/dL.

CRISIS HIPERHEMOLÍTICAS/HIPERHEMÓLISIS POSTRANSFUSIONAL

Emergencia hematológica producida por hemólisis intravascular grave tras una transfusión de sangre (3-14 días después). Debe sospecharse cuando exista una agudización de la anemia de forma repentina. Asocia ictericia y, en ocasiones, orinas oscuras. Pueden ir acompañadas de fiebre y de dolor, por lo que puede retrasarse el diagnóstico.

Pruebas complementarias

Analítica sanguínea: hemograma con reticulocitos, bioquímica completa con perfil hepático, haptoglobina y LDH. Es característica la anemia grave con escasa respuesta reticulocitaria, elevación de LDH, hiperbilirrubinemia indirecta elevada, haptoglobina indetectable y hemoglobinuria.

Tratamiento

- Monitorización rigurosa. Se recomienda ingreso en UCIP. Hidratación, oxigenación y tratamiento del dolor.
- Evitar transfundir siempre que sea posible.
- Tratamiento inmunosupresor: inmunoglobulinas inespecíficas (1 g/kg/día durante 2 días; si hay daño renal agudo o riesgo de trombosis: 0,4 g/kg/día) más corticoides (metilprednisolona: 2-6 mg/kg/día) hasta el control de la hemólisis.
- Optimización de la hematopoyesis: ácido fólico, vitamina B_{12}. Valorar la administración de epoetina (EPO).
- En los casos más graves, se ha utilizado rituximab, plasmaféresis o eculizumab.

DOLOR ABDOMINAL

Es un motivo de consulta muy frecuente. Se debe valorar la posibilidad de crisis vasooclusiva abdominal y otros procesos graves que también pueden producirse en estos pacientes:
- Colecistitis aguda.
- Secuestro hepático/esplénico.
- Patología pancreática.
- Patología renal o urológica (pielonefritis, cólico renal o necrosis papilar aguda).
- Hemólisis postransfusional.

Síndrome del cuadrante abdominal superior derecho

Dolor abdominal que se localiza predominantemente en el hipocondrio derecho, y que se asocia a ictericia, náuseas, vómitos, febrícula y hepatomegalia dolorosa, con elevación de transaminasas y bilirrubina.
Puede deberse a:
- Colelitiasis y colecistitis: precisan manejo conjunto con cirugía infantil, radiólogos y endoscopistas. En el caso de la colecistitis, el tratamiento es conservador con medidas de soporte (analgesia, antibioterapia y reposición de electrólitos). Transfusión de hematíes, según la gravedad y la evolución, para disminuir la HbS.
- Crisis aguda hepática, secuestro hepático o colestasis intrahepática. Todas tienen una base fisiopatológica común con falciformación hepática.
    - Crisis aguda hepática: predomina el dolor y el aumento de las transaminasas. Tratamiento: soporte con hidratación i.v. y analgesia. Los síntomas y las alteraciones se resuelven en 3-14 días.
    - Secuestro hepático: hepatomegalia brusca y dolorosa con disminución del hematócrito, y menor repercusión en transaminasas y bilirrubina. Tratamiento: restaurar la volemia con expansores + transfusión de concentrado de hematíes hasta conseguir una Hb de 8 g/dL.
    - Colestasis intrahepática: es la forma más grave de estas complicaciones. Presenta ictericia por hiperbilirrubinemia directa, que se puede acompañar de fracaso renal agudo, coagulopatía, trombocitopenia, acidosis láctica y

encefalopatía. Tratamiento: exanguinotransfusión precoz, además de tratamiento de soporte.

RECUERDE QUE...

- La ECF es una enfermedad rara, pero cada vez más prevalente en España, por lo que es importante conocer las posibles complicaciones agudas que pueden padecer los pacientes.

- Los pacientes con ECF son más propensos a sufrir infecciones bacterianas, por lo que es importante que reciban tratamiento antibiótico de forma precoz.

- Es muy frecuente que presenten crisis de dolor intenso, que debe tratarse de forma precoz (generalmente, con opioides).

- Entre otras complicaciones graves, destacan las respiratorias (STA) y las digestivas (secuestro esplénico, colecistitis, etc.).

BIBLIOGRAFÍA

Brandow AM, Carroll CP, Creary S, Edwards-Elliott R, Glassberg J, Hurley RW, et al. American Society of Hematology 2020 guidelines for sickle cell disease: management of acute and chronic pain. Blood Advances. 2020 Jun 19;4(12):2656-701. Disponible en: https://ashpublications.org/bloodadvances/article/4/12/2656/460974/American-Society-of-Hematology-2020-guidelines-for

Cela E, Ruiz A, Cervera A. SEHOP. Guía de práctica clínica sobre enfermedad de células falciformes pediátricas. Sociedad Española de Hematología y Oncología Pediátricas. SEHOP-2019. Disponible en: http://www.sehop.org

Villegas A, GEE. GUIA de enfermedad de células falciformes. Sociedad Española de Hematología y Hemoterapia. GEE-2022. Disponible en: https://www.sehh.es/publicaciones/guias-recomendaciones

Estreñimiento

3.15

C. Tutau Gómez

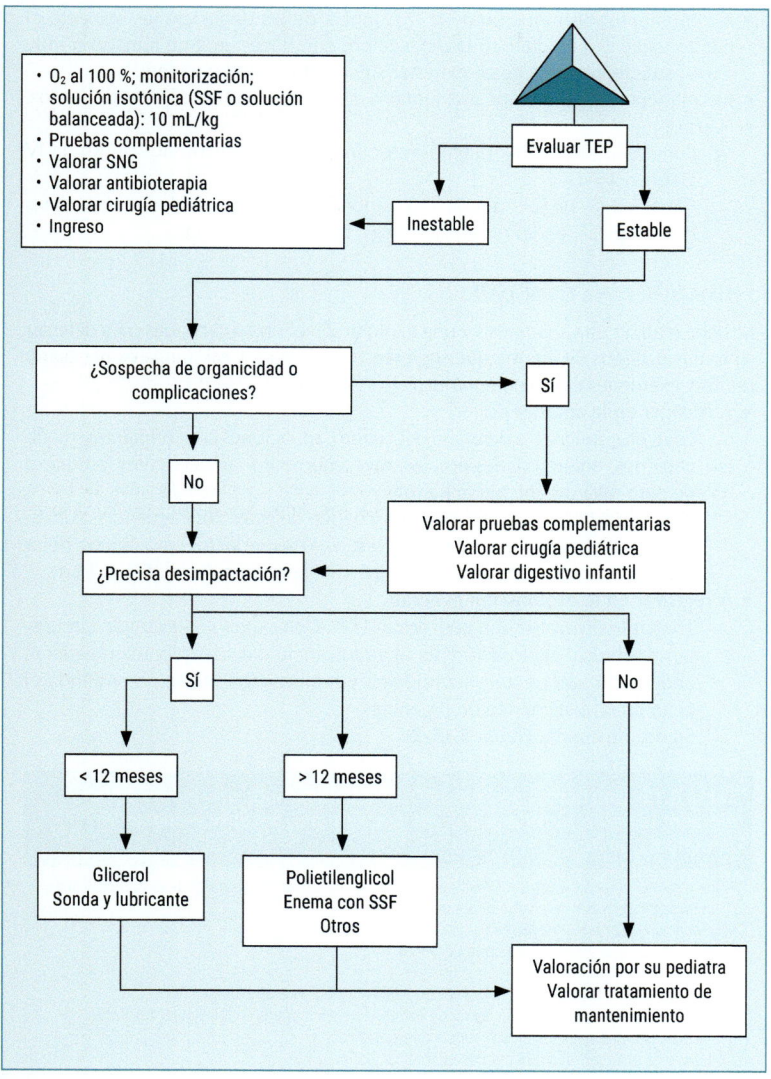

- O₂ al 100 %; monitorización; solución isotónica (SSF o solución balanceada): 10 mL/kg
- Pruebas complementarias
- Valorar SNG
- Valorar antibioterapia
- Valorar cirugía pediátrica
- Ingreso

Evaluar TEP

Inestable

Estable

¿Sospecha de organicidad o complicaciones?

Sí

No

Valorar pruebas complementarias
Valorar cirugía pediátrica
Valorar digestivo infantil

¿Precisa desimpactación?

Sí

No

< 12 meses

> 12 meses

Glicerol
Sonda y lubricante

Polietilenglicol
Enema con SSF
Otros

Valoración por su pediatra
Valorar tratamiento de mantenimiento

OBJETIVOS

Identificar los factores de gravedad y el manejo global del niño que acude a urgencias por estreñimiento.

CONCEPTOS IMPORTANTES

- Estreñimiento: disminución de la frecuencia de las deposiciones respecto al hábito usual o dificultad en la defecación, con heces de gran tamaño o muy duras, suficiente para causar malestar significativo en el paciente.
- Incontinencia fecal: escape involuntario de heces en niños mayores de 4 años.
- Causas:
  - Funcional (90-95 %): diagnóstico clínico según los criterios de Roma IV (**Tabla 3.15-1**).
  - Orgánica (5-10 %): alteraciones anorrectales, dismotilidad, alteraciones neurológicas, endocrinometabólicas, farmacológicas, etc.

ESTIMACIÓN DE LA GRAVEDAD

Se debe realizar una anamnesis y una exploración clínica adecuadas para detectar síntomas o signos de alarma que sugieran organicidad. Casi nunca es necesario realizar exámenes complementarios.

- **A recoger en la anamnesis:**
  - Edad de comienzo y duración del cuadro, situaciones concomitantes, medicaciones, enfermedades previas, meconiorrexis y antecedentes familiares de patología orgánica compatible.
  - Características de las deposiciones y hábito defecatorio: frecuencia, consistencia (escala de Bristol), tamaño, presencia de productos patológicos, dolor al defecar, actitud retentiva, incontinencia y prolapso rectal (**Fig. 3.15-1**).
- **A registrar en le exploración general:**
  - Triangulo de evaluación pediátrica (TEP). Constantes vitales según circunstancia clínica. Exploración por aparatos, incluidas la exploración general, abdominal, anorrectal, neurológica y lumbosacra. No se recomienda el tacto rectal sistemático en urgencias.
  - Signos de alarma (**Tabla 3.15-2**).

Tabla 3.15-1. Criterios de Roma IV. Se deben cumplir dos o más de los siguientes datos, al menos una vez por semana, durante un período mínimo de un mes

- Dos o menos deposiciones por semana en niños con un desarrollo mental de al menos 4 años
- Posturas retentivas o retención excesiva de heces
- Defecación dolorosa o movimientos intestinales difíciles
- Presencia de una gran masa fecal en el recto
- Heces de gran tamaño
- *Tras una evaluación adecuada, los síntomas no pueden atribuirse a otra causa*
- En niños que han alcanzado el control de esfínteres deben añadirse los siguientes datos:
  - Al menos un episodio de incontinencia a la semana
  - Heces de gran tamaño que puedan obstruir el baño

Tipo 1	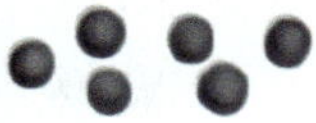	Pedazos duros separados, como nueces (difíciles de excretar)
Tipo 2	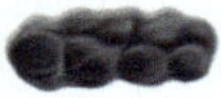	Con forma de salchicha pero llena de bultos
Tipo 3	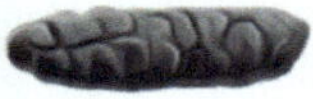	Como una salchicha pero con rajaduras en la superficie
Tipo 4	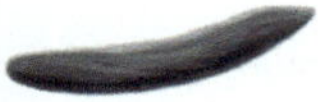	Como una viborita, suave y blanda
Tipo 5	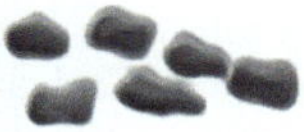	Pedazos blandos con bordes claros (se excretan fácilmente)
Tipo 6	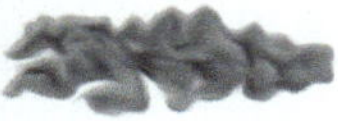	Pedazos blandos con bordes deshechos
Tipo 7	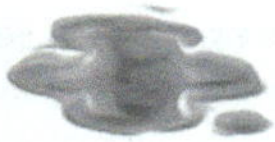	Aguado, sin trozos sólidos Enteramente líquido

Figura 3.15-1. Escala de heces de Bristol.

Tabla 3.15-2. Síntomas y signos de alarma en el estreñimiento

- Meconiorrexis > 24 h
- Inicio neonatal o muy agudo
- Antecedente familiar de enfermedad de Hirschprung
- Heces acintadas
- Sangre en ausencia de fisuras anales
- Retraso en el desarrollo
- Fallo de medro
- Vómitos biliosos
- Distensión abdominal importante
- Alteraciones tiroideas
- Posición anómala del ano
- Ausencia de reflejo cremastérico
- Poca fuerza, tono y reflejos en extremidades
- Fosita sacra
- Mechón de pelo en la columna
- Asimetría en la hendidura glútea

PRUEBAS COMPLEMENTARIAS

- No son necesarias en urgencias, salvo sospecha de complicación, ciertos tipos de trastornos orgánicos u otra etiología.
- Pruebas de imagen:
  - Radiografía de abdomen: considerar si existe sospecha de obstrucción intestinal y/o ciertas entidades de base orgánica (p. ej., enfermedad de Hirschsprung).
  - Otras (ecografía, tomografía computarizada [TC]): considerar en el diagnóstico diferencial con otras enfermedades.
- Hematimetría, urea, iones, glucemia, creatinina: ante paciente inestable y/o grave secundario a trastornos orgánicos.
- Análisis de orina: ante la sospecha de una infección del tracto urinario asociada (v. **capítulo 6.23 Infección urinaria**).

TRATAMIENTOS

Debe diferenciarse entre el tratamiento dirigido a solucionar la posible impactación fecal y el tratamiento de mantenimiento, que se indicará pasada esa fase, y que incluye aspectos farmacológicos, educativos, modificación de hábitos y dieta.
- Desimpactación fecal (si se precisa):
  - Vía oral: es la de elección porque es la menos traumática.
    - El polietilenglicol (PEG) se considera el fármaco de elección en > 6 meses, dosis de 1-1,5 g/kg/día (máximo: 100 g/día), repartida en dos tomas separadas no más de 6-8 h entre ambas dosis. Se suele comenzar con 0,5 g/kg/día, y se incrementa en los siguientes días hasta conseguir la desimpactación o alcanzar la dosis plena durante 7 días. Puede producirse un aumento de la incontinencia fecal durante el tratamiento.
    - Presentaciones pediátricas disponibles en la actualidad:
      - PEG 3350 sobres 6,553 g, con electrólitos (Movicol® pediátrico sobres).
      - PEG 4000 sin electrólitos (Casenlax® 4 g y 10 g sobres y solución 500 mg/mL) indicado en mantenimiento en > 6 meses.
    - Carbonato magnésico (Eupeptina®): utilidad principal en menores de 6 meses. Una o dos cucharadas de café al día en < 1 año.
  - Vía rectal: considerar ante dolor agudo o por preferencia del paciente.
    - Enemas de suero salino (Fisio Enema®): 3 mL/kg cada 12 h, hasta 3-5 mL/kg en dosis única, durante 3 a 6 días. Algún estudio recomienda hasta 10 mL/kg en administración única. La evidencia muestra que los enemas son igual de efectivos que el PEG en la desimpactación fecal, aunque se prefiere este último ante la posibilidad de administración por vía oral.
    - No se deben usar enemas de fosfatos ante el riesgo de complicaciones.
    - Otros: supositorios de bisacodilo (útiles en el estreñimiento sin impactación asociada), aceite de parafina, lactulosa, lactitol, glicerol rectal (cánulas rectales, una al día), sonda rectal (no rígida, habitualmente de látex y con extremo romo) con lubricante de forma puntual; estas dos últimas opciones son especialmente útiles en < 1 año.

En caso de impactación rectal, son útiles los supositorios de glicerina y la estimulación rectal; sin embargo, no deben emplearse de forma habitual ante el riesgo de generar o aumentar actitudes retentivas y desarrollo de tolerancia.

• Mantenimiento:
  - El PEG ha demostrado ser la medida más efectiva.
  - Dosis recomendadas: 0,4-0,8 g/kg/día (máximo: 34 g/día). Se puede ajustar en relación con el efecto logrado durante el seguimiento posterior. Se acompañará de un incremento en la ingesta de fibra y una modificación en los hábitos defecatorios.

RECUERDE QUE...

• Tras la desimpactación, se sopesará de forma individualizada el tratamiento de mantenimiento hasta una nueva valoración médica.

• Considerar la valoración por el especialista (gastroenterología infantil/cirugía pediátrica) ante la sospecha de una enfermedad orgánica, cronicidad, impactación fecal con pobre respuesta a tratamiento médico, signos de alarma o complicaciones.

BIBLIOGRAFÍA

Alper A, Pashankar DS. Polyethylene glycol: a game-changer laxative for children. J Pediatr Gastroenterol Nutr. 2013;57(2):134-40.

Benninga MA, Faure C, Hyman PE, St James Roberts I, Schechter NL, Nurko S. Childhood functional gastrointestinal disorders: neonate/toddler. Gastroenterology. 2016;150(6):1443-55.

García JI, Torres R. Trastornos funcionales gastrointestinales en el niño menor de cuatro años. Protoc Diagn Ter Pediatr. 2023;1:87-98.

Gordon M, Naidoo K, Akobeng AK, Thomas AG. Osmotic and stimulant laxatives for the management of childhood constipation. Cochrane Database Syst Rev. 2012;(7):CD009118.

Hyams JS, Di Lorenzo C, Saps M, Shulman RJ, Staiano A, Van Tilburg M. Functional disorders: children and adolescents. Gastroenterology. 2016;150(6):1456-68.

National Institute for Health and Clinical Excellence (NICE). Constipation in children and young people. Diagnosis and management of idiopathic childhood constipation in primary and secondary care. 2010. NICE clinical guideline 99. Disponible en: www.nice.org.uk. https://www.nice.org.uk/guidance/cg99

Pociello N, Schneider S, Castillejo G. Tratamiento en gastroenterología, hepatología y nutrición pediátrica. 5ª ed. Madrid: Ergon; 2021. p. 331-44.

Sood MR. Recent-onset constipation in infants and children. UpToDate. 2023. Disponible en: https://www.uptodate.com/contents/recent-onset-constipation-in-infants-and-children

Tabbers MM, DiLorenzo C, Berger MY, Faure C, Langendam NW, Nurko S, et al.; European Society for Pediatric Gastroenterology, Hepatology, and Nutrition; North American Society for Pediatric Gastroenterology. Evaluation and treatment of functional constipation in infants and children: evidence-based recommendations from ESPGHAN and NASPGHAN. J Pediatr Gastroenterol Nutr. 2014;58(2):258-74.

Van den Berg MM, Benninga MA, Di Lorenzo C. Epidemiology of childhood constipation: a systematic review. Am J Gastroenterol. 2006;101(10):2401-9.

Fiebre en el niño a la vuelta de una zona endémica

3.16

R. Martínez Mas

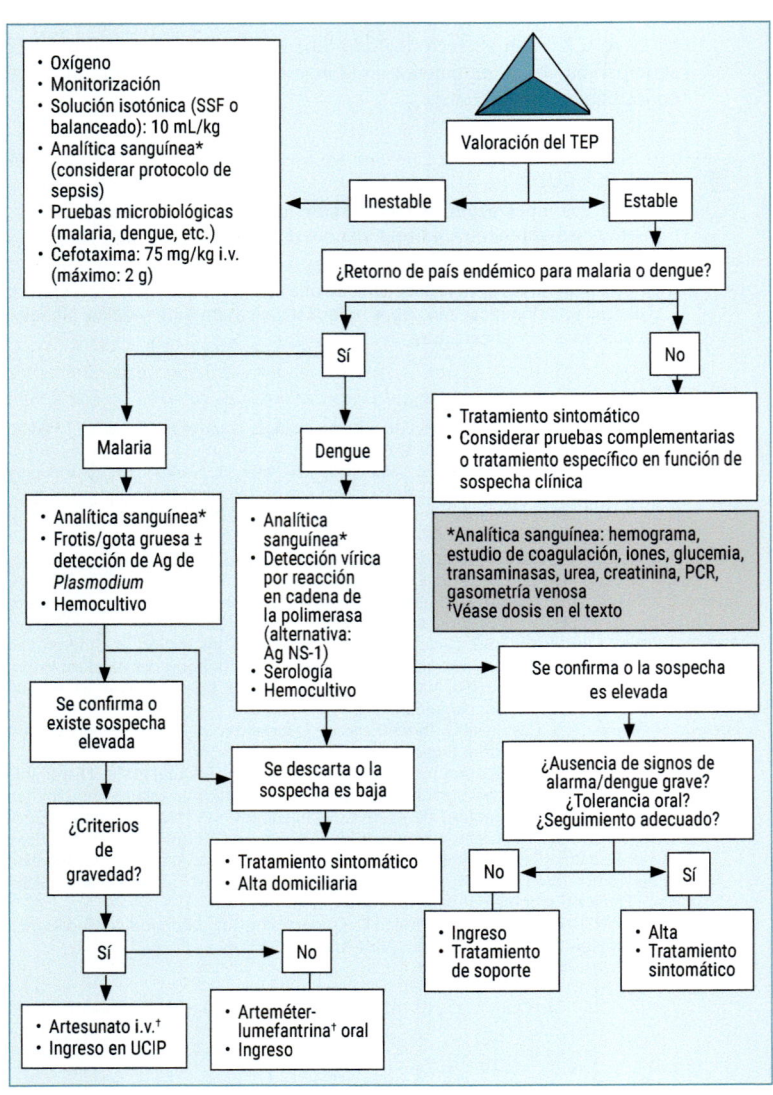

OBJETIVOS

- Identificar al paciente susceptible de iniciar el estudio de enfermedad importada, con el objetivo de detectar las enfermedades:
  - Tratables.
  - Con elevada morbimortalidad.
  - Con importantes implicaciones de salud pública.
- Conocer los criterios de gravedad y de ingreso en pacientes con malaria o dengue.

CONCEPTOS IMPORTANTES

- **Viajero VFR** (*visiting friends and relatives*): inmigrante viajero que, una vez establecido en el país de acogida, visita su país de origen. Al haber perdido la inmunidad natural, son más propensos a contraer las enfermedades propias de ese país. **Las enfermedades importadas más relevantes se muestran en la tabla 3.16-1.**
- **Malaria:** enfermedad producida por parásitos del género *Plasmodium*. Por su potencial gravedad y su frecuencia, la malaria debe descartarse en todo paciente con fiebre y antecedente de estancia en un país endémico. Realizar la profilaxis no descarta la posibilidad de padecerla. Los turistas que van a áreas endémicas tienen más riesgo de padecer malaria grave, ya que no tienen inmunidad.
  - **Clínica:** fiebre, escalofríos, malestar general, fatiga, sudoración, cefalea, anorexia, tos, vómitos, dolor abdominal (esplenomegalia), diarrea, artralgias y mialgias. Sin tratamiento, puede evolucionar a malaria cerebral o malaria grave (**Tabla 3.16-2**).

Tabla 3.16-1. Características de la malaria y de las enfermedades por arbovirus más habituales

	Malaria	Dengue	Chikungunya	Zika
Agente	*Plasmodium*	Virus de la familia *Flaviviridae*	Virus de la familia *Togaviridae*	Virus de la familia *Flaviviridae*
Vector	Hembra de *Anopheles*	Hembra de *Aedes aegypti/Aedes albopictus*		
Incubación	Un mes, incluso más prolongado	< 14 días		Desconocido
Zonas endémicas	África América Latina Caribe Afganistán Subcontinente indio Sudeste Asiático Oriente Medio Europa del Este Sur del Pacífico	América tropical y subtropical Sudeste Asiático Pacífico Oeste África Mediterráneo Este	Florida Argentina África China Subcontinente indio Sudeste Asiático Islas del Pacífico	América Central Sudamérica Islas del Pacífico

Aparición frecuente de brotes en otras regiones |

Tabla 3.16-2. Estimación de la gravedad en malaria y dengue

Malaria

Criterios de malaria grave

- Disminución de la consciencia y/o coma
- Postración/decaimiento
- Convulsiones (> 2 en 24 h)
- Acidosis: bicarbonato < 15 mmol/L, déficit de bases > 8 mEq/L, lactato ≥ 5 mmol/L
- Hipoglucemia: glucemia < 40 mg/dL
- Anemia grave: Hb ≤ 5 g/dL o Hto ≤ 15 % en < 12 años, (< 7 o < 20 % en adultos)
- Fallo renal: creatinina > 3 mg/dL o urea > 20 mmol/L
- Ictericia: bilirrubina total > 3 mg/dL
- Dificultad respiratoria o edema pulmonar: confirmado por radiografía o saturación < 92 %
- Hemorragias/coagulación intravascular diseminada
- *Shock* y fallo multiorgánico
- En caso de infección por *P. falciparum*: hiperparasitemia > 10 %. Sin umbral en *P. ovale* o *P. vivax*

Dengue

Signos de alarma en el dengue	Criterios de dengue grave

• Dolor abdominal intenso
• Hepatomegalia > 2 cm
• Vómitos persistentes
• Derrames en cavidades serosas
• Letargia o agitación
• Sangrado de mucosas
• Hto > 20 % asociado a descenso rápido de la cifra de plaquetas
	• Extravasación grave de plasma que genere:
	  – *Shock*
	  – Insuficiencia respiratoria
	• Hemorragia grave
	• Compromiso orgánico grave:
	  – GOT o GPT > 1.000
	  – Alteración del nivel de consciencia
	• Fallo de otros órganos

GOT: glutamato-oxalacetato-transaminasa; GPT: glutamato-piruvato-transaminasa; Hb: hemoglobina; Hto: hematócrito.

- **Arbovirus** (*arthropod-borne viruses*): virus cuya transmisión se produce a través de la picadura de artrópodos. Las enfermedades más frecuentes son:
  - **Dengue:** es la enfermedad vírica transmitida por mosquitos más frecuente en todo el mundo. Puede cursar de forma asintomática y, en general, se resuelve de forma espontánea. Una pequeña proporción de pacientes (más riesgo en reinfecciones) progresará a **dengue grave** (mortalidad > 20 %).
    - **Clínica:** se sospechará dengue si, en los 15 días siguientes de estar en una zona endémica, el paciente presenta un cuadro febril que asocia artralgias, mialgias, cefalea, dolor retroorbitario, exantema macular/maculopapular, vómitos, petequias u otras manifestaciones hemorrágicas. Presenta tres fases:
      - **Fase febril** (primeras 72 h): síndrome pseudogripal, que puede causar convulsiones febriles. La mayoría de los pacientes presentarán una resolución espontánea, y un 5 % avanzan a la fase crítica.
      - **Fase crítica** (3-6 días tras el inicio): disminución de la fiebre y aparición de los **signos de alarma** (v. Tabla 3.16-2). Duración de 24-72 h.

○ Tras la fase crítica, el paciente puede pasar a la **fase de recuperación** (6-9 días) o evolucionar a un **dengue grave** (v. Tabla 3.16-2).

– **Chikungunya:** la clínica es similar a la del dengue, siendo muy característica la poliartralgia (87 %) simétrica y debilitante de articulaciones pequeñas (manos, muñecas, tobillos). Suele resolverse en 7-10 días, aunque en un 5-10 % de los casos las poliartralgias persisten durante meses. Pueden aparecer manifestaciones hemorrágicas (más habituales en los niños) y complicaciones como meningoencefalitis, insuficiencia renal o compromiso cardiorrespiratorio (más frecuentes en pacientes crónicos y ancianos).

– **Zika:** enfermedad de curso leve, de 2 a 7 días de duración. En el 80 % de los casos, cursa de forma asintomática; los casos sintomáticos presentan un cuadro pseudogripal similar al dengue. Se puede adquirir por vía sexual, a través de transfusiones o mediante transmisión vertical. La principal complicación es el Zika congénito.

ESTIMACIÓN DE LA GRAVEDAD (V. TABLA 3.16-2)

• **A recoger en la anamnesis:**
  – Está dirigida a diferenciar si la enfermedad se debe a una infección autóctona o importada.
  – **Antecedentes personales:** país de procedencia, tiempo de residencia en España, enfermedades, calendario vacunal, alergias, tratamientos de base. Valoración previa al viaje en «consulta del viajero»: vacunación recibida, profilaxis contra la malaria (fármaco y dosis), uso de repelentes o mosquiteras.

Tabla 3.16-3. Posibles gérmenes en función de la exposición a riesgos	
Exposición	**Microorganismos**
Ingesta de alimentos no cocinados	*Salmonella* no *typhi*, diarrea del viajero, fiebre tifoidea, enteritis, *Vibrio cholerae*, *Trichinella*, *Entamoeba*
Ingesta de agua no potabilizada	Hepatitis A-E, *Salmonella* no *typhi*, diarrea del viajero, fiebre tifoidea, enteritis, *Vibrio cholerae*
Ingesta de lácteos no pasteurizados	*Brucella*, micobacterias atípicas, *Listeria*, fiebre Q, *Salmonella*, *Shigella*
Baños en agua dulce	*Schistosoma*, *Leptospira interrogans*
Contacto con animales	*Brucella*, fiebre Q, *Toxoplasma*, rabia, *Francisella tularensis*, *Yersinia pestis*
Picaduras de insectos	*Plasmodium*, dengue, *Rickettsia*, Chikungunya, Zika, fiebre amarilla, enfermedad de Lyme, *Francisella tularensis*, *Trypanosoma*, *Leishmania*
Contacto con enfermos	*Neisseria meningitidis*, tuberculosis, *Arenavirus*, *Filoviridae*, *Bunyaviridae*, *Flavivirus*
Relaciones sexuales	Enfermedades de transmisión sexual, VIH, hepatitis (A,B, C), Zika, fiebres hemorrágicas

- **Datos del viaje:** zona geográfica visitada y fechas. Exposición a riesgos (Tabla 3.16-3).
- **Fiebre y patrón de presentación:** ritmo horario, diaria o a días alternos, progresiva (tuberculosis, brucelosis, fiebre tifoidea), brusca (malaria, dengue); momento de inicio de la fiebre y período de incubación (Tabla 3.16-4).
- Síntomas acompañantes (Tabla 3.16-5).
- Tratamientos realizados.
- Epidemiología familiar.
- **A registrar en la exploración general:**
  - Triángulo de evaluación pediátrica (TEP), constantes vitales (temperatura, frecuencia cardíaca, frecuencia respiratoria, presión arterial, saturación de oxígeno).
  - Exploración por aparatos: prestando especial atención a los signos de dificultad respiratoria, *shock* o alteración del nivel de consciencia. Valorar estado de hidratación, y la presencia de adenopatías, alteraciones retinianas o conjuntivales, exantemas, enantemas, hemorragias, visceromegalias, etc. (v. Tabla 3.16-5).

PRUEBAS COMPLEMENTARIAS

- **Analítica sanguínea:** hemograma, coagulación, gasometría con lactato. Bioquímica con glucemia, iones, función renal, función hepática, proteína C-reactiva (PCR), lactato-deshidrogenasa (LDH).
- **Hemocultivo.**
- **Si existe sospecha de malaria:**
  - Frotis de sangre periférica/gota gruesa: permite la detección de parasitemia y la identificación de la especie de *Plasmodium* (si el microbiólogo es experto). Si los resultados son negativos pero la sospecha es alta, deberían repetirse al cabo de 24-72 h.

Tabla 3.16-4. Períodos de incubación de enfermedades tropicales	
< 1 semana	*Arbovirus* (dengue, fiebre amarilla, Zika, Chikungunya), bacterias entéricas, *Legionella*, *Yersinia pestis*, fiebres hemorrágicas, difteria, encefalitis japonesa, gripe, infecciones meningocócicas, *Rickettsia*, COVID-19, *Francisella tularensis*
1-3 semanas	Malaria, fiebre tifoidea e infecciones por *Salmonella* no *tiphy*, fiebre Q, fiebres hemorrágicas, *Brucella*, enfermedad de Lyme, *Leptospira*, *Rickettsia*, rabia, sarampión, *Toxoplasma*, triquinosis, tripanosomiasis africana, hantavirus
> 3 semanas	Malaria, infección aguda por VIH, hepatitis víricas, tuberculosis, *Schistosoma*, *Leishmania*, absceso hepático amebiano, citomegalovirus (CMV), rabia, rubéola, *Bartonella*, *Brucella*, filariasis, tripanosomiasis americana
> 6 semanas	Malaria, absceso hepático amebiano, hepatitis B-C-E, tuberculosis, *Leishmania*, *Schistosoma*

– Detección de antígenos parasitarios: no sustituyen al frotis ni a la gota gruesa (falsos negativos). Permite distinguir *P. falciparum* de las demás especies.

Tabla 3.16-5. Signos comunes de las enfermedades tropicales

Fiebre...	Enfermedad tropical
Sin foco	Malaria, dengue, chikungunya, Zika, *Rickettsia*, *Leptospira*, fiebre tifoidea, *Brucella*
Más exantema	Dengue, fiebre tifoidea, *Rickettsia*, chikungunya, Zika, enfermedad de Lyme (eritema migratorio), infección por VIH, sarampión, enfermedad meningocócica
Más dolor abdominal	Absceso hepático amebiano, fiebre tifoidea, hepatitis víricas
Más esplenomegalia	*Brucella*, malaria, fiebre tifoidea, *Borrelia*, *Leishmania*
Más ictericia	Malaria, dengue, hepatitis, *Leptospira*, fiebre amarilla, amebiasis, tuberculosis, fiebre tifoidea, tifus, fiebres hemorrágicas
Más mialgias	Arbovirus, triquinosis, fiebres hemorrágicas, hepatitis
Más diarrea	*Shigella*, *Salmonella* no *typhy*, *Campylobacter*, *E coli* enterotoxígena, virus entéricos (enterovirus, rotavirus, norovirus), parasitosis intestinal (giardiasis, amebiasis), malaria, *Vibrio cholerae*, *Cyclospora*, disentería, *Yersinia pestis*, hepatitis, *Cryptosporidium*
Más adenopatías	Dengue y otros arbovirus, infección por VIH, *Leishmania*, tuberculosis, *Rickettsia*, *Brucella*, tripanosomiasis
Más leucopenia	Dengue, malaria, *Rickettsia*, infección por VIH, fiebre tifoidea, Zika, chikungunya
Más síntomas neurológicos	Malaria cerebral, meningitis, encefalitis, arbovirus, fiebre tifoidea, rabia, poliomielitis, neurocisticercosis, tripanosomiasis africana
Más equimosis, hematomas o hemorragia, petequias, púrpura	Enfermedad meningocócica, fiebres hemorrágicas, dengue, chikungunya, *Leptospira*, *Rickettsia*, malaria
Más eosinofilia	*Schistosoma*, infecciones parasitarias
Más afectación hepática	Malaria, absceso hepático amebiano, hepatitis, fiebre tifoidea, *Leptospira*, *Brucella*, *Schistosoma*, citomegalovirus, virus de Epstein-Barr, dengue, fiebre amarilla, *Rickettsia*, fiebre Q, tuberculosis
Más infiltrados pulmonares o síntomas respiratorios	Gripe, neumonías bacterianas o *Mycoplasma*, *Legionella*, *Schistosoma*, fiebre Q, malaria, tuberculosis, *Histoplasma*, fiebres hemorrágicas, quiste hidatídico, síndrome de Loeffler, COVID 19, *Leptospira*, hantavirus, *Yersinia pestis*
> 2 semanas	Malaria, toxoplasma, *Schistosoma*, *Brucella*, tuberculosis, fiebre Q
Más escara	Tifus, *Rickettsia*, *Borrelia*

- Reacción en cadena de la polimerasa: detecta parasitemias muy bajas; sensibilidad y especificidad elevadas. No suele tenerse el resultado de forma rápida, por lo que es útil para la toma de decisiones.
- **Si se sospecha de dengue:**
  - Detección vírica mediante reacción en cadena de la polimerasa: más útil los primeros 5 días; posteriormente, puede dar falsos negativos.
  - Prueba de diagnóstico rápido para antígeno NS-1: alternativa a la prueba de reacción en cadena de la polimerasa (más barata). Es útil en los primeros 7 días.
  - Serología: es útil en infecciones avanzadas (> 5 días). Permite saber si es una primoinfección (inmunoglobulina M [IgM]) o una reinfección (IgG).
- **Según la sospecha clínica**, considerar:
  - **Análisis de orina**, si se sospecha una infección del tracto urinario (ITU). Si existe leucocituria o nitrituria, recoger muestra para urocultivo.
  - **Coprocultivo** y parásitos en heces, prueba de Graham, si hay diarrea.
  - **Radiografía de tórax**, si existe dificultad respiratoria.
  - **Mantoux**, si se sospecha una tuberculosis. Hay que tener en cuenta el estado vacunal (bacilo de Calmette y Guérin [BCG]).
  - **Serologías**: hepatitis, *Salmonella typhi* y *paratyphi*, *Rickettsia*, sarampión, *Leptospira*, Ébola.
  - **Serología o reacción en cadena de la polimerasa:** chikungunya, Zika, VIH, Ébola.
  - **Punción lumbar y cultivo de líquido cefalorraquídeo (LCR):** si se sospecha malaria cerebral o meningitis.
  - **Ecografía abdominal:** si se sospecha ascitis, masa abdominal o complicación.
  - **Pruebas cruzadas:** si aparece una complicación hemorrágica que pueda precisar transfusión.

TRATAMIENTOS

- Considerar aislamiento en caso de: fiebres hemorrágicas (Ébola, etc.), tuberculosis, meningitis.
- Si el TEP está alterado, adoptar medidas de estabilización.
- Tratamientos específicos:
  - **Malaria:** se recomienda el ingreso (en UCIP si existen criterios de gravedad). La malaria no complicada puede progresar a una forma grave en horas o días, por lo que el tratamiento debe iniciarse precozmente.
    - **Malaria no complicada:** tratamiento oral si la tolerancia es adecuada.
      - ○ *P. falciparum* o especie de *Plasmodium* no identificada: combinaciones basadas en artemisinina (ACT): **artémeter-lumefantrina** (comprimidos de 20 mg + 120 mg).
        - ◆ 5 kg a < 15 kg: 1 comprimido a las 0, 8, 24, 36, 48 y 60 h.
        - ◆ 15 kg a < 25 kg: 2 comprimidos a las 0, 8, 24, 36, 48 y 60 h.
        - ◆ 25 kg a < 35 kg: 3 comprimidos a las 0, 8, 24, 36, 48 y 60 h.
        - ◆ ≥ 35 kg: 4 comprimidos a las 0, 8, 24, 36, 48 y 60 h.

- Resto de especies: si procede de zona con *Plasmodium* sensible a cloroquina, se podría utilizar esta si no la ha recibido como profilaxis (comprimidos de 155 mg de cloroquina base). Si se desconoce la sensibilidad, utilizar artémeter-lumefantrina.
  - ♦ Dosis total de 25 mg/kg de cloroquina base, repartido en tres tomas: primer y segundo día 10 mg base/kg/día (máximo: 600 mg/dosis); el tercer día 5 mg base/kg/día (máximo: 300 mg/dosis).
  - ♦ En lactantes se puede solicitar suspensión en fórmula magistral: cloroquina 15 mg/mL (1 mL= 15 mg de cloroquina base).
  - ♦ En caso de que la fórmula utilizada contenga fosfato de cloroquina: 250 mg de fosfato de cloroquina son equivalentes a 150 mg de cloroquina base.
- En caso de malaria no complicada por *P. vivax* o *P. ovale*, asociar primaquina para evitar recurrencias (0,25-0,5 mg/kg/24 h durante 14 días; comprimidos de 7,5 mg y 15 mg). Está contraindicado en < 6 meses y déficit de glucosa-6-fosfato-deshidrogenasa (G6PD).
  - ♦ 0,25 mg de primaquina equivalen a 3,5 mg de primaquina base.
- **Malaria grave:** tratamiento de soporte: oxígeno, monitorización cardiorrespiratoria, fluidos intravenosos, antipiréticos (se recomienda paracetamol), tratamiento de los síntomas (convulsiones, hipoglucemia, anemia, etc.).
  - **Artesunato intravenoso (i.v.):** debe iniciarse de inmediato y administrarse durante al menos 24 h.
  - < 20 kg: 3 mg/kg por dosis i.v. a las 0, 12 y 24 h.
  - ≥ 20 kg: 2,4 mg/kg por dosis i.v. a las 0, 12 y 24 h.

  Posteriormente, se revalorará la parasitemia y, en función de esta y la situación clínica, se podrá pasar a vía oral según la pauta de malaria no complicada.
  - **Antibioterapia empírica:** predisposición a sobreinfección bacteriana. Iniciar antibioterapia de amplio espectro con ceftriaxona i.v.: 50 mg/kg (máximo: 2 g).
- **Dengue:**
  - Ingreso si el dengue es grave o existen signos de alarma (v. **Tabla 3.16-2**).
  - Tratamiento sintomático: reposo, antitérmicos (evitar antiinflamatorios no esteroideos [AINE] o ácido acetilsalicílico), fluidoterapia, etc.
  - Manejo de la hemorragia: si hay hipovolemia, suero salino fisiológico (20 mL/kg). Considerar la transfusión de concentrado de hematíes (5-10 mL/kg). Si la cifra de plaquetas es < 20.000 µL o existe sangrado activo: considerar la transfusión de plaquetas (1 UI/10 kg).
  - Manejo del *shock* y otras complicaciones: véase **capítulo 2.14** *Shock*

  Los pacientes sin signos de alarma y con una buena tolerancia oral pueden tratarse de forma ambulatoria si se asegura la evaluación clínica diaria durante la fase febril y un hemograma cada 48 h hasta 2 días después de la remisión de la fiebre.
- **Chikungunya y Zika:** tratamiento de soporte (fluidoterapia y antitérmicos). Si hay sospecha de dengue asociado, evitar los AINE hasta descartarla.

ENLACES DE INTERÉS

- **Mapas de distribución de la malaria e información por países (especies predominantes y sensibilidad):**
    - https://www.who.int/data/gho/data/themes/malaria
    - https://www.cdc.gov/malaria/travelers/country_table/a.html
- **Mapas de distribución del dengue e información por países:**
    - https://wwwnc.cdc.gov/travel/yellowbook/2024
    - https://www.cdc.gov/dengue/areaswithrisk/around-the-world.html

---

RECUERDE QUE...

- El objetivo principal en el paciente con fiebre al regreso de una zona endémica es descartar enfermedades de elevada morbimortalidad o con una importante repercusión en la salud pública.

- Toda fiebre al regreso del trópico es malaria hasta que no se demuestre lo contrario.

- El dengue debe considerarse en el diagnóstico diferencial del viajero internacional con fiebre dentro de los 14 días tras volver de un área endémica.

BIBLIOGRAFÍA

Brunette GW, Nemhauser JB (eds.). CDC Health Information for International Travel. (The Yellow Book). Nueva York: Oxford University Press; 2020.

Christerson JC, John CC. Chapter 200: Health advice for children traveling internationally. En: Kliegman RM, St Geme III JW (eds.). Nelson textbook of pediatrics. 21ª ed. Filadelfia: Elsevier Inc.; 2020. p. 1375-86.

Cohee L, Seydel K. Malaria: clinical manifestations and diagnosis in nonpregnant adults and children. UpToDate. 2022. Disponible en: https://www.uptodate.com

Daily J. Treatment of uncomplicated falciparum malaria in nonpregnant adults and children. UpToDate. 2023. Disponible en: https://www.uptodate.com

Halstead SB. Dengue fever, dengue hemorrhagic fever, and severe dengue. En: Kliegman RM, St Geme III JW (eds.). Nelson textbook of pediatrics. 21ª ed. Filadelfia: Elsevier Inc.; 2020. p. 1760-4.

John CC. Malaria (Plasmodium). En: Kliegman RM, St Geme III JW (eds.). Nelson textbook of pediatrics. 21ª ed. Filadelfia: Elsevier Inc.; 2020. p. 1851-63.

Taylor TE. Treatment of severe malaria. UpToDate. 2024. Disponible en: https://www.uptodate.com

Wilson ME. Evaluation of fever in the returning traveler. UpToDate. 2023. Disponible en: https://www.uptodate.com

World Health Organization. Dengue guidelines for diagnosis, treatment, prevention and control, 3rd ed. Ginebra: World Health Organization; 2009. Disponible en: https://www.who.int

World Health Organization. WHO guidelines for malaria. Ginebra: World Health Organization; 2023. Disponible en: https://www.who.int/teams/global-malaria-programme/guidelines-for-malaria

Fiebre en el paciente oncológico

3.17

O. Quintana García y R. López Almáraz

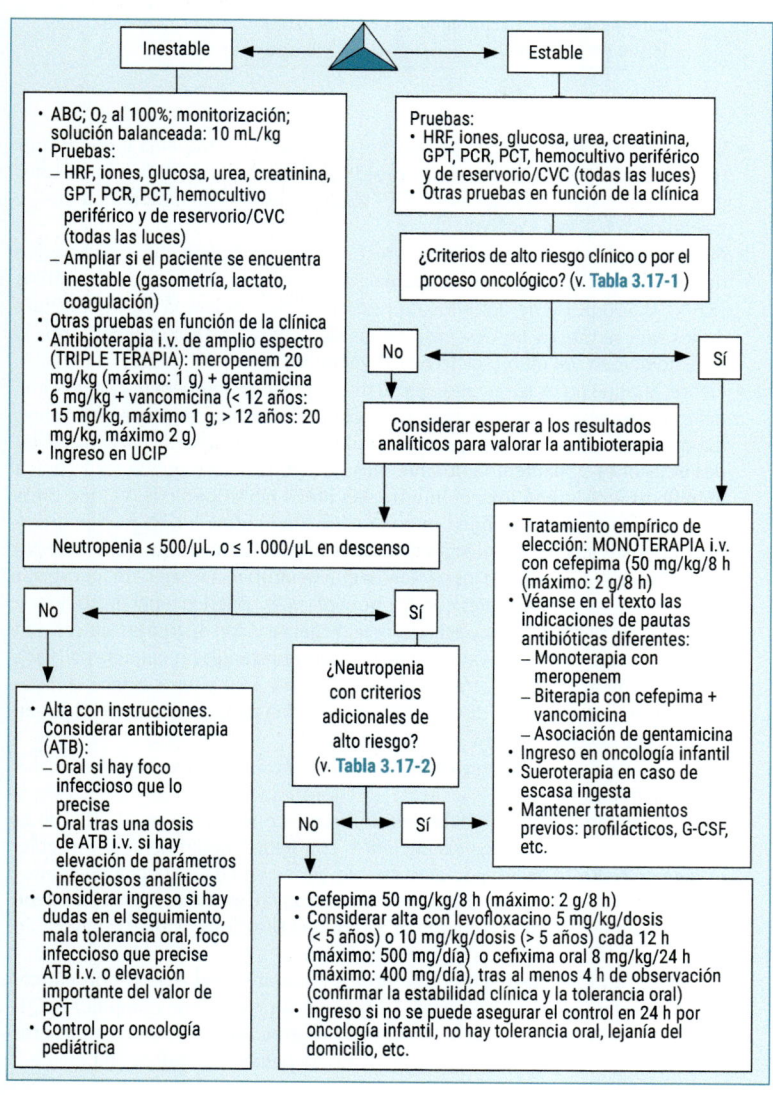

Inestable

- ABC; O_2 al 100%; monitorización; solución balanceada: 10 mL/kg
- Pruebas:
  - HRF, iones, glucosa, urea, creatinina, GPT, PCR, PCT, hemocultivo periférico y de reservorio/CVC (todas las luces)
  - Ampliar si el paciente se encuentra inestable (gasometría, lactato, coagulación)
- Otras pruebas en función de la clínica
- Antibioterapia i.v. de amplio espectro (TRIPLE TERAPIA): meropenem 20 mg/kg (máximo: 1 g) + gentamicina 6 mg/kg + vancomicina (< 12 años: 15 mg/kg, máximo 1 g; > 12 años: 20 mg/kg, máximo 2 g)
- Ingreso en UCIP

Estable

Pruebas:
- HRF, iones, glucosa, urea, creatinina, GPT, PCR, PCT, hemocultivo periférico y de reservorio/CVC (todas las luces)
- Otras pruebas en función de la clínica

¿Criterios de alto riesgo clínico o por el proceso oncológico? (v. **Tabla 3.17-1**)

No / Sí

Considerar esperar a los resultados analíticos para valorar la antibioterapia

Neutropenia ≤ 500/μL, o ≤ 1.000/μL en descenso

No / Sí

¿Neutropenia con criterios adicionales de alto riesgo? (v. **Tabla 3.17-2**)

No / Sí

- Alta con instrucciones. Considerar antibioterapia (ATB):
  - Oral si hay foco infeccioso que lo precise
  - Oral tras una dosis de ATB i.v. si hay elevación de parámetros infecciosos analíticos
- Considerar ingreso si hay dudas en el seguimiento, mala tolerancia oral, foco infeccioso que precise ATB i.v. o elevación importante del valor de PCT
- Control por oncología pediátrica

- Tratamiento empírico de elección: MONOTERAPIA i.v. con cefepima (50 mg/kg/8 h (máximo: 2 g/8 h)
- Véanse en el texto las indicaciones de pautas antibióticas diferentes:
  - Monoterapia con meropenem
  - Biterapia con cefepima + vancomicina
  - Asociación de gentamicina
- Ingreso en oncología infantil
- Sueroterapia en caso de escasa ingesta
- Mantener tratamientos previos: profilácticos, G-CSF, etc.

- Cefepima 50 mg/kg/8 h (máximo: 2 g/8 h)
- Considerar alta con levofloxacino 5 mg/kg/dosis (< 5 años) o 10 mg/kg/dosis (> 5 años) cada 12 h (máximo: 500 mg/día) o cefixima oral 8 mg/kg/24 h (máximo: 400 mg/día), tras al menos 4 h de observación (confirmar la estabilidad clínica y la tolerancia oral)
- Ingreso si no se puede asegurar el control en 24 h por oncología infantil, no hay tolerancia oral, lejanía del domicilio, etc.

OBJETIVOS

- Manejar adecuadamente al niño y adolescente oncológico con fiebre y neutropenia.
- Identificar a aquellos pacientes con signos y síntomas de infección bacteriana (incluso en ausencia de fiebre), para el inicio precoz de medidas de soporte y antibioterapia empírica de amplio espectro, y a aquellos con bajo riesgo susceptibles de un manejo ambulatorio incluso sin tratamiento antibiótico.

CONCEPTOS IMPORTANTES

- La infección es la complicación más frecuente de la neutropenia inducida por quimioterapia (QT). Conlleva una considerable morbilidad (80 % en pacientes con neoplasias hematológicas y 10-15 % en pacientes con tumores sólidos), y mortalidad (1-2 % en niños).

- **Neutropenia:** la mayoría de las guías recomiendan un tratamiento más agresivo de aquellos pacientes con **neutropenia grave** (recuento absoluto de neutrófilos [RAN] < 500/μL) y de aquellos con neutropenia moderada (500-1.000/μL) en los que se prevea un descenso en las siguientes 24-48 h, estimado por la mielotoxicidad del último ciclo de QT recibido.

- **Fiebre:** aunque no existe acuerdo en cuanto al punto de temperatura por encima del cual se debe considerar que los pacientes oncológicos presentan fiebre, los más utilizados son: temperatura axilar ≥ 38,3 °C aislada, o ≥ 38 °C en dos ocasiones o mantenida durante más de 1 h. La fiebre puede ser la única manifestación de una infección grave en niños neutropénicos, ya que otros signos de infección sistémica pueden estar atenuados. En un paciente con neutropenia y fiebre, la etiología de esta es infecciosa hasta que se demuestre lo contrario; el 10-15 % de los pacientes con neutropenia febril se diagnostican de bacteriemia. Los pacientes con neutropenia grave pueden tener episodios de compromiso hemodinámico en ausencia de fiebre y con aparente buen estado general, lo que subraya el valor del resto de las constantes (frecuencia cardíaca [FC], presión arterial [PA], frecuencia respiratoria [FR]) y otros signos clínicos (relleno capilar, signos de distrés respiratorio). Una temperatura < 36 °C puede indicar que se está ante una infección grave.

- Es importante conocer la prevalencia local de infección y las resistencias locales a los antimicrobianos.

- La antibioterapia empírica debe administrarse en los primeros 60 min de la llegada a urgencias a todos los pacientes con fiebre, neutropenia y sospecha clínica de sepsis. Ante un paciente estable, pero con alta sospecha de neutropenia (v. *Criterios de riesgo por proceso oncológico*, en Tabla 3.17-1), se debe valorar también la administración de la primera dosis tras recoger cultivos, sin esperar a confirmar si está o no neutropénico.

- No existe un consenso sobre cuándo los pacientes pediátricos con cáncer dejan de estar inmunodeprimidos. En general, si un paciente completó la QT, los corticosteroides, la terapia inmunitaria u otros agentes inmunosupresores hace más de 3 meses, puede tratarse como un paciente inmunocompetente.

ESTIMACIÓN DE LA GRAVEDAD

- Además de los datos a recoger en cualquier paciente con fiebre y de una exploración por aparatos, en el caso de pacientes oncológicos es importante conocer:
  - Triángulo de evaluación pediátrica (TEP) y constantes vitales: temperatura, FC, FR, PA y saturación de O_2 ($SatO_2$).
  - Enfermedad tumoral:
    - Fecha de diagnóstico.
    - Situación actual: remisión completa, no remisión, recaída.
    - Tipo y fecha de último ciclo de QT recibido, teniendo en cuenta el «nadir» de este: el nadir en la cifra de neutrófilos se produce a los 7-12 días de la administración de QT.
    - Fecha del último control en oncología y resultados de la última analítica sanguínea.
    - Número de días de neutropenia y número esperado de días si está presente el dato en la historia clínica.
    - Infecciones previas, y si recibe tratamiento profiláctico antimicrobiano o ha recibido tratamiento antibiótico de amplio espectro los 15 días previos y cuál ha sido (rotación de antibióticos).
    - Considerar la presencia (colonización) de bacterias multirresistentes en el paciente, si estuvieran documentadas.
    - Si es portador de reservorio u otro catéter venoso central (CVC), válvula de derivación ventriculoperitoneal (VDVP), injerto óseo, material de osteosíntesis, etc.
    - Si ha sido sometido a trasplante de progenitores hematopoyéticos, tipo de este (autólogo, alogénico) y fecha, así como hospitalizaciones recientes.
    - Tratamiento actual además de la QT: corticoides, factores estimulantes, otros inmunosupresores, terapia de linfocitos T con receptor de antígeno quimérico (CAR-T).
  - Proceso febril:
    - Grado de temperatura: en pacientes de alto riesgo, considerar también el estudio si existe únicamente febrícula, y siempre si hay hipotermia.
    - Síntomas: tiritona/escalofríos, respiratorios, digestivos (dolor abdominal, diarrea, mucositis), neurológicos.
  - Hallazgos exploratorios específicos del paciente oncológico:
    - Aftas bucales/gingivales/faríngeas/mucositis.
    - Lesiones perineales o perianales.
    - Signos inflamatorios en localización de dispositivos mecánicos (reservorio, vía central, válvula de derivación ventriculoperitoneal (VDVP), heridas quirúrgicas).

- Las **tablas 3.17-1** y **3.17-2** muestran los criterios para considerar que un **paciente tiene alto riesgo de infección bacteriana invasiva.** Es suficiente con cumplir uno solo de los criterios para ser considerado de alto riesgo.

Tabla 3.17-1. Criterios de alto riesgo de infección bacteriana en pacientes oncológicos

Paciente inestable

TEP alterado o signos de inestabilidad hemodinámica (taquicardia mantenida, taquipnea, hipoxia, hipotensión, síntomas neurológicos o estado mental alterado)

Criterios clínicos

Mucositis grave, grado 3-4 (interfiere en la alimentación oral), dolor abdominal moderado-intenso, vómitos de repetición, diarrea moderada-grave y/o deshidratación

Infección local del reservorio/CVC u otro dispositivo (válvulas, prótesis)

Focalidad neurológica

Dificultad respiratoria o hipoxemia

Sospecha de infección por *Pseudomonas*

Criterios por el proceso oncológico

LLA en tratamientos de inducción, reinducción o intensificación

LLA en paciente con síndrome de Down

LLA en menores de 1 año

LMA durante todo el tratamiento

Cualquier tipo de leucemia en recaída, segundas leucemias o SMD

Linfomas no hodgkinianos en inducción, reinducción o en recaída

Tumor sólido que haya iniciado un ciclo de QT con alto potencial mielotóxico los 7 -14 días previos; el «nadir» varía en función del tipo de QT y de la periodicidad de los ciclos

Trasplante de progenitores hematopoyéticos: se debe individualizar en función del tiempo tras el trasplante, el tipo de este, si está recibiendo tratamiento inmunosupresor o si existe enfermedad de injerto contra huésped

Terapia de linfocitos T con receptores de antígenos quiméricos (CAR-T), utilizada como segunda línea en LLA y LMA que no responden a tratamiento inicial: se considerarán de riesgo los 6 meses posteriores a su administración

CVC: catéter venoso central; LLA: leucemia linfoblástica aguda; LMA: leucemia mielógena aguda QT: quimioterapia; SMD: síndromes mielodisplásicos; TEP: triángulo de evaluación pediátrica..

Tabla 3.17-2. Criterios adicionales de alto riesgo en pacientes con neutropenia confirmada

- Edad < 1 año
- Edad > 12 años
- RAN ≤ 100/μL
- Monocitos < 100 μL
- PCT > 0,5 ng/mL
- PCR > 90 mg/L
- Temperatura ≥ 39 °C
- Celulitis, absceso, neumonía

PCR: proteína C-reactiva; PCT: procalcitonina; RAN: recuento absoluto de neutrófilos.

PRUEBAS COMPLEMENTARIAS

- En todos los pacientes: hemograma, proteína C-reactiva (PCR), procalcitonina (PCT), glucemia, iones, función renal y función hepática. Al no existir consenso internacional en la definición de fiebre en pacientes oncológicos, se debe considerar también el estudio en pacientes con criterios de alto riesgo que consulten por febrícula.
- Estudio de coagulación, gasometría y lactato si se sospecha una sepsis.
- Hemocultivo del reservorio/CVC (de todas las luces) y, si es posible, hemocultivo periférico. La mayoría de las guías recomiendan recoger este último para aumentar la tasa de bacteriemias identificadas y facilitar la diferenciación entre una bacteriemia relacionada con catéter y una contaminación en aquellos pacientes en los que se aísla una bacteria habitualmente contaminante en un hemocultivo central. El rendimiento aumenta en función del volumen recogido (1 mes-2 años: 2-3 mL; 3-12 años: 3-5 mL; adolescentes: 5-10 mL) y si el paciente se encuentra febril. La recogida de hemocultivos no debe suponer un retraso en el inicio de la antibioterapia.
- Otras pruebas **en función de los síntomas asociados**:
  - Tira reactiva de orina en pacientes con clínica urinaria y en lactantes de acuerdo con las indicaciones habituales (v. **capítulo 3.21 Fiebre sin focalidad en el lactante de 2-24 meses**). En caso de leucocituria o nitrituria, se solicitará un urocultivo de micción espontánea en pacientes continentes. En lactantes con neutropenia, está contraindicado el sondaje uretral, por lo que se individualizará el tratamiento empírico o la realización de urocultivo en una muestra no estéril. Si no se puede obtener una muestra de orina de manera rápida y fácil, no se debe retrasar el inicio de administración de antibioterapia para su obtención, ya que los regímenes de antibioterapia empírica ya cubren los microorganismos causantes de la posible infección del tracto urinario (ITU).
  - Coprocultivo, incluido *Clostridium* spp., si hay diarrea evidente.
  - Prueba rápida estreptocócica y frotis faríngeo, en caso de faringoamigdalitis.
- Prueba rápida para virus de la gripe (influenza) y coronavirus de tipo 2 del síndrome respiratorio agudo grave (SARS-CoV-2) en época epidémica; lavado nasofaríngeo/frotis nasal para estudio de virus respiratorios, si existe clínica respiratoria.
- Cultivos periféricos o de heridas.
- Radiografía de tórax, exclusivamente si existen síntomas respiratorios sugestivos de infección respiratoria de vías respiratorias bajas.
- Ecografía abdominal si se sospecha una enterocolitis neutropénica (dolor abdominal más acusado en la fosa ilíaca derecha ± vómitos ± diarrea).
- En los pacientes neutropénicos están contraindicadas las pruebas agresivas con riesgo de rotura de barreras, como tactos rectales, enemas o sondajes uretrales.

TRATAMIENTOS

- **Antibioterapia empírica:**

- **TEP alterado o paciente hemodinámicamente inestable:** cobertura frente a gérmenes resistentes grampositivos y gramnegativos y anaerobios con **triple terapia**: meropenem 20 mg/kg/8 h (máximo: 2 g/8 h) + gentamicina 6 mg/kg/24 h + vancomicina 15 mg/kg/6 h, en menores de 12 años, y 20 mg/kg/12 h, en mayores de 12 años (dosis máxima de 4 g/día), monitorizando los niveles valle de esta tras cuatro vidas medias para ajustar la dosis.
- **TEP normal y criterio de riesgo, clínico o por el proceso oncológico, de infección grave** (v. Tabla 3.17-1):
  - Primera elección: **monoterapia** con betalactámico antipseudomonas. Cefepima 50 mg/kg/8 i.v. (máximo: 2 g/8 h).
  - En caso de sospecha de enterocolitis neutropénica, foco abdominal o pacientes colonizados por bacilos gramnegativos productores de betalactamasas de espectro amplio (BLEA): MONOTERAPIA con meropenem 20 mg/kg/8 h i.v. (máximo: 1 g/8 h).
  - Asociar vancomicina (BITERAPIA): 15 mg/kg/6 h en menores de 12 años y 20 mg/kg/12 h en mayores de 12 años (dosis máxima: 4 g/día), monitorizando niveles para ajuste posterior, si:
    - Meningitis aguda.
    - Infección relacionada con catéter u otros dispositivos (VDVP).
    - Mucositis grave, grado 3-4, en niños y adolescentes que reciben profilaxis con fluoroquinolonas.
    - Infección en piel o tejidos blandos.
    - Neumonía documentada radiológicamente hasta conocer los cultivos.
    - Colonización/infección previa por grampositivos resistentes (*Staphylococcus aureus* resistente a la meticilina [SARM] o neumococo resistente a la penicilina).
  - Asociar gentamicina (6 mg/kg/24 h) si:
    - Sospecha de infección por bacilos gramnegativos resistentes (BITERAPIA).
    - Valorar en caso de neumonía documentada (TRIPLE TERAPIA) hasta la llegada de los cultivos.
- **TEP normal sin criterios de riesgo, clínico o por el proceso oncológico, de infección grave (v. Tabla 3.17-1):** las guías más recientes plantean la opción de esperar a disponer del RAN antes de iniciar el tratamiento antibiótico. Los pacientes sin neutropenia podrían manejarse sin tratamiento antibiótico o con antibioterapia oral.
  - **Si existe neutropenia con criterios adicionales de alto riesgo** (v. Tabla 3.17-2): el tratamiento sería el mismo que el de los pacientes con criterios clínicos de riesgo (v. Tabla 3.17-1).
  - **Si existe neutropenia sin criterios adicionales de alto riesgo:**
    - Considerar tratamiento ambulatorio con antibioterapia oral (tras la administración de una primera dosis de cefepima i.v.): levofloxacino 5 mg/kg/dosis (< 5 años) o 10 mg/kg/dosis (> 5 años) cada 12 h (máximo: 500 mg/día) o cefixima oral 8 mg/kg/24 h (máximo: 400 mg/día), siempre que haya permanecido estable y con una tolerancia oral adecuada durante 4-24 h en observación, y se asegure un

seguimiento y control rigurosos por el equipo de oncología pediátrica al día siguiente (recomendación débil, moderada evidencia).

○ Individualizar el ingreso en caso de mala tolerancia oral, gran distancia al domicilio o dudas sobre el seguimiento.

■ **Si no existe neutropenia:**

○ Si las pruebas complementarias son normales, los pacientes pueden recibir el alta con instrucciones, antibioterapia oral (en caso necesario, según el foco) y control por el equipo de oncología pediátrica. En caso de elevación de parámetros analíticos infecciosos, considerar la antibioterapia oral tras una primera dosis de antibioterapia i.v. (misma pauta que para pacientes con neutropenia de bajo riesgo).

○ Considerar el ingreso si existen dudas sobre el seguimiento, mala tolerancia oral, foco infeccioso que precise de antibioterapia i.v. o elevación importante del valor de la PCT.

○ En caso de neumonía: amoxicilina-clavulánico 90 mg/kg/día en tres dosis durante 7 días (máximo: 4 g/día) + azitromicina: el primer día: 10 mg/kg/24 h (máximo: 500 mg) y posteriormente: 5 mg/kg/24 h (máximo: 250 mg), hasta cumplir 5 días.

• **En pacientes alérgicos a la penicilina:**

– En caso de neutropenia de alto riesgo: aztreonam 30 mg/kg/6 h i.v. (máximo: 2 g/6 h) + vancomicina 15 mg/kg/6 h en menores de 12 años y 20 mg/kg/12 h en mayores de 12 años (dosis máxima: 4 g/día).

– En caso de neutropenia de bajo riesgo: levofloxacino v.o., 5 mg/kg/dosis (< 5 años) o 10 mg/kg/dosis (> 5 años) cada 12 h (máximo: 500 mg/día).

• **Otras recomendaciones:**

– Transfusión profiláctica de hemoderivados: plaquetas si cifra ≤ 10.000/μL, y/o hematíes si hemoglobina (Hb) ≤ 7-8 g/dL, teniendo en cuenta la situación clínica del paciente en el momento que consulta.

– Continuar el tratamiento que estuviera tomando como profilaxis antimicrobiana (trimetoprima-sulfametoxazol, antifúngico, antivírico) y recibiendo previamente factor estimulante de colonias de granulocitos (G-CSF) subcutáneos.

– No administrar de forma sistemática G-CSF como terapéutica en pacientes con episodios de neutropenia febril no complicada (podrían ser útiles en episodios de fiebre y neutropenia complicados con sepsis grave y fallo multiorgánico).

RECUERDE QUE...

- La neutropenia febril es una emergencia médica que precisa un tratamiento empírico enérgico y precoz, y puede ser la única manifestación de una infección grave.

- Los pacientes con neutropenia grave pueden presentar episodios de sepsis grave, incluso en ausencia de fiebre y con aparente buen estado general.

- Existen criterios clínicos, relacionados con el proceso oncológico, y analíticos que permiten estratificar el riesgo de infección bacteriana invasiva.

- Los pacientes con neutropenia de bajo riesgo y aquellos sin neutropenia podrían tratarse ambulatoriamente con antibioterapia oral y sin antibioterapia, respectivamente, si se asegura un control posterior adecuado.

BIBLIOGRAFÍA

Esbenshade AJ, Pentima MC, Zhao Z, Shintani A, Esbenshade JC, Simpson ME, et al. Development and validation of a prediction model for diagnosing blood stream infections in febrile, non-neutropenic children with cancer. Pediatr Blood Cancer. 2015;62(2):262-8.

Jackson TJ, Napper R, Haeusler GM, Pizer B, Bate J, Grundy RG, et al. Can I go home now? The safety and efficacy of a new UK paediatric febrile neutropenia protocol for risk-stratified early discharge on oral antibiotics. Arch Dis Child. 2023;108(3):192-7.

Lehrnbecher T, Averbuch D, Castagnola E, Cesaro S, Ammann RA, García-Vidal C , et al.; 8th European Conference on Infections in Leukaemia. 8th European Conference on Infections in Leukaemia: 2020 guidelines for the use of antibiotics in paediatric patients with cancer or post-haematopoietic cell transplantation. Lancet Oncol. 2021;22(6):e270-80.

Lehrnbecher T, Robinson PD, Ammann RA, Fisher B, Patel P, Phillips R, et al. Guideline for the management of fever and neutropenia in pediatric patients with cancer and hematopoietic cell transplantation recipients: 2023 update. J Clin Oncol. 2023;41(9):1774-85.

Martínez Camposa L, Pérez-Albert P, Ferres Ramis L, Rincón-López EM, Mendoza-Palomar N, Soler-Palacin P, et al. Documento de consenso de manejo de neutropenia febril en el paciente pediátrico oncohematológico de la Sociedad Española de Infectología Pediátrica (SEIP) y la Sociedad Española de Hematología y Oncología Pediátrica (SEHOP). An Pediatr (Barc). 2023;98(6):446-59.

Morgan JE. Fifteen minute consultation: fever in children being treated for cancer. Arch Dis Child Educ Pract Ed. 2019;104(3):124-8.

Pulcini CD, Lentz S, Saladino RA, Bounds R, Herrington R, Michaels MG, et al. Emergency management of fever and neutropenia in children with cancer: a review. Am J Emerg Med. 2021;50:693-8.

Walker H, Esbenshade AJ, Dale S, Bhatia K, Zhao Z, Babl FE, et al. Non-neutropenic fever in children with cancer: management, outcomes and clinical decision rule validation. Pediatr Blood Cancer. 2022;69(12):e29931.

Fiebre en el paciente con enfermedad reumatológica

3.18

A. M. Barreiro Parrado y M. C. Pinedo Gago

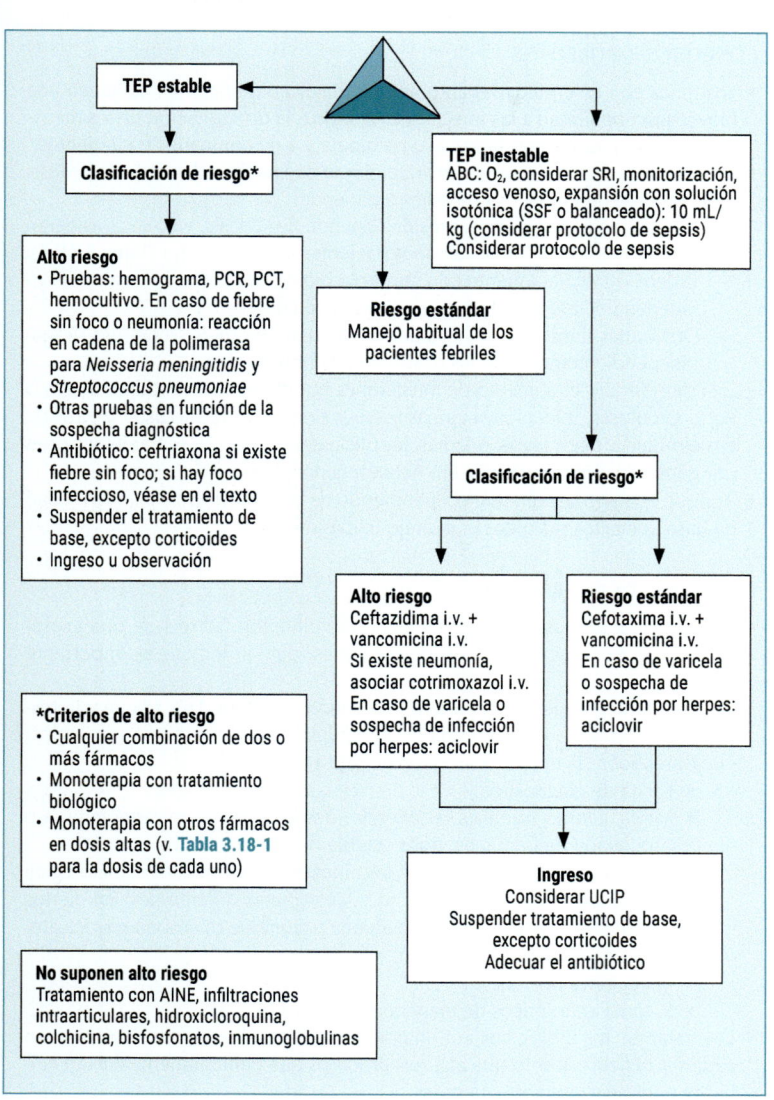

> **OBJETIVOS**
> - Conocer el manejo adecuado del niño con enfermedad reumatológica que consulta por fiebre.
> - Identificar a aquellos pacientes con riesgo de infección grave para el inicio precoz de la antibioterapia.

CONCEPTOS IMPORTANTES

- Los niños con enfermedades autoinmunitarias y autoinflamatorias tienen una mayor susceptibilidad a las infecciones debido a la disregulación de los mecanismos inmunitarios asociados a su patología y a determinados tratamientos.
- El riesgo de infección grave por el tratamiento que reciben depende de la dosis y del número de fármacos que estén recibiendo:
    - Monoterapia: la inmunosupresión depende de la dosis, y no se consideran como inmunodeprimidos algunos pacientes con dosis bajas (**Tabla 3.18-1**). Excepción: el tratamiento con fármacos biológicos conlleva un alto riesgo independientemente de la dosis que el paciente reciba.
    - Dos o más fármacos: se considerará inmunodeprimido (o de alto riesgo) independientemente de las dosis de cada uno de ellos.
- Está demostrado el aumento de infecciones por micobacterias tuberculosas o no tuberculosas, infecciones víricas (herpes simple, varicela-zóster y virus de Epstein-Barr) y por hongos. Además, los pacientes pueden presentar infecciones por gérmenes oportunistas (p. ej., neumonía por *Pneumocistis jirovecii*).
- Aunque el riesgo sea diferente dependiendo de la medicación y la enfermedad de base, a efectos prácticos el manejo inicial será similar.

ESTIMACIÓN DE LA GRAVEDAD

- Además de los datos a recoger en cualquier niño con fiebre y de una exploración por aparatos, en el caso de pacientes reumatológicos es importante conocer:
    - Constantes vitales: temperatura, frecuencia cardíaca (FC), frecuencia respiratoria (FR), presión arterial (PA) y saturación de O_2.
    - Datos sobre la enfermedad reumatológica:
        - Fecha de diagnóstico.
        - Medicaciones que está recibiendo: desde cuándo, en monoterapia o asociación de fármacos, dosis estable o en disminución.
        - Estado vacunal: por lo general, los niños con enfermedad reumatológica cumplirán el calendario oficial y las vacunas adicionales; en ciertos casos, puede haberse omitido alguna vacuna de microorganismos atenuados (varicela, triple vírica).
        - Infecciones previas.
        - Si toma antibióticos de manera profiláctica.
- Los tratamientos biológicos anti-interleucina 1 (anti-IL-1) y anti-IL-6 podrían suprimir la fiebre, por lo que algunos procesos que habitualmente cursan con fiebre podrían presentarse afebriles.

- En la **tabla 3.18-1** se muestran los criterios para considerar a un **paciente de alto riesgo**. El resto de pacientes se considerarán de riesgo estándar.
- Otros tratamientos que pueden precisar los niños con enfermedades reumatológicas (antiinflamatorios no esteroideos [AINE], infiltraciones intraarticulares de corticoides, hidroxicloroquina, colchicina, bisfosfonatos, inmunoglobulinas) no confieren un aumento de riesgo infeccioso.

PRUEBAS COMPLEMENTARIAS

- **En pacientes de alto riesgo:**
    - Hemograma, bioquímica con glutamato-piruvato-transaminasa (GPT), proteína C-reactiva (PCR), procalcitonina (PCT). Puede resultar compleja su interpretación, ya que una elevación de reactantes de fase aguda puede deberse tanto a la infección como a la actividad de la enfermedad.
    - Reacción en cadena de la polimerasa para *N. meningitidis* y *S. pneumoniae*. Está indicada en pacientes con fiebre sin foco o neumonía.
    - Hemocultivo.
    - Las indicadas en función de los síntomas clínicos asociados:
        - Radiografía de tórax.
        - Valorar pruebas rápidas en el contexto epidemiológico adecuado: estreptococo grupo A, gripe.
        - Urocultivo, coprocultivo, y cultivos periféricos o de heridas.
- **En pacientes de riesgo estándar:** las pruebas a realizar seguirán las mismas indicaciones que en la población general.

Tabla 3.18-1. Criterios de alto riesgo. Administración de las siguientes medicaciones

Corticoterapia ≥ 0,5 mg/kg/día durante 2 semanas

Metotrexato ≥ 10 mg/m^2/semana

Azatioprina ≥ 3 mg/kg/día

Micofenolato ≥ 30 mg/kg/día o > 1.000 mg/día

Tacrólimus > 1,5 mg/día

Ciclofosfamida por vía oral > 2 mg/kg/día

Tofacitinib (inhibidor de JAK-1) a cualquier dosis

Cualquier combinación de los fármacos anteriores, independientemente de la dosis

Cualquier tratamiento biológico (anti-TNF [etanercept, adalimumab, infliximab], anti-IL-1 [anakinra, canakinumab], anti-IL-6 [tocilizumab], anti-CD20 [rituximab], inhibidor de la coestimulación de los LT [abatacept], anti-BLyS [belimumab])

BLyS: estimulador de los linfocitos B; IL: interleucina; JAK-1: cinasa de Jano 1; LT: linfocitos T; TNF: factor de necrosis tumoral.

- **Independientemente del riesgo**, en pacientes inestables se realizarán las pruebas indicadas en pacientes con sospecha de sepsis (v. **capítulo 2.13 Sepsis**).

TRATAMIENTOS
- **Triángulo de evaluación pediátrica (TEP) inestable:**
  - Aproximación ABCDE: O_2, considerar secuencia rápida de intubación (SRI), monitorización, acceso venoso, expansión 10 mL/kg (suero balanceado como primera opción si existe sospecha de sepsis).
  - Tratamiento antibiótico:
    - En pacientes de alto riesgo: ceftazidima intravenosa (i.v.) (50 mg/kg/12 h) + vancomicina i.v. (10 mg/kg/6 h; en caso de meningitis, 15 mg/kg/6 h, máximo: 500 mg/6 h). En caso de neumonía, asociar cotrimoxazol i.v. (25/5 mg/kg/6 h).
    - En pacientes de riesgo estándar: cefotaxima i.v. (200-300 mg/kg/día en 3-4 dosis, máximo 12 g/día; dosis inicial: 75 mg/kg, máximo 4 g) + vancomicina i.v. (10 mg/kg/6 h i.v.; en caso de meningitis, 15 mg/kg/6 h; máximo: 500 mg/6 h).
  - En caso de varicela o sospecha de enfermedad herpética: aciclovir i.v.
    - < 1 año: 20 mg/kg/día, en tres dosis, durante 7-10 días.
    - > 1 año: 1.500 mg/m^2/día, en tres dosis, durante 7-10 días.
  - Ingreso, considerar unidad de cuidados intensivos pediátricos (UCIP)
  - En caso de fiebre, se debe interrumpir el tratamiento inmunosupresor/inmunomodulador hasta su resolución, exceptuando el tratamiento con corticoides prolongado, que debe mantenerse para evitar la insuficiencia suprarrenal yatrógena.
- **TEP normal:**
  - **Paciente de alto riesgo:**
    - Antibiótico:
      - Neumonía: en general, ceftriaxona (100 mg/kg/día en 2 dosis hasta máximo de 4 g/día). Si existe sospecha de neumonía por micoplasma, asociar azitromizina (el primer día 10 mg/kg/día, y posteriormente 5 mg/kg/día hasta cumplir 5 días; una dosis diaria).
      - En caso de varicela o sospecha de infección herpética: aciclovir (80 mg/kg/día, máximo 3.200 mg/día, en 4 dosis durante 5 días, v.o.).
      - Fiebre sin foco (FSF), gastroenteritis aguda (GEA) febril, infección otorrinolaringológica (ORL) complicada: ceftriaxona i.v.: 50 mg/kg/día (máximo 4 g/día, 2 g/dosis).
      - Infección urinaria, infección ORL no complicada, infección cutánea, infección del sistema nervioso central (SNC): tratamiento habitual.
    - Suspender el tratamiento inmunosupresor/inmunomodulador hasta la resolución de la fiebre, excepto el tratamiento con corticoides.
    - Ingreso en planta de hospitalización u observación. En caso de infección respiratoria de vías altas o gripe, puede tratarse de forma ambulatoria.
  - **Paciente con riesgo estándar:** su manejo será el mismo que en un paciente sin enfermedad reumatológica.

RECUERDE QUE...

- La fiebre puede ser la única manifestación de una infección grave en niños con enfermedad reumatológica.
- La clasificación como paciente de alto riesgo se realiza en función de la medicación de base que está recibiendo el paciente.
- Los pacientes de alto riesgo precisarán pruebas complementarias y antibioterapia empírica; los pacientes con riesgo estándar podrán tratarse de forma habitual.

BIBLIOGRAFÍA

Becker I, Horneff G. Risk of serious infection in juvenile idiopathic arthritis patients associated with tumor necrosis factor inhibitors and disease activity in the German Biologics in Pediatric Rheumatology Registry. Arthritis Care Res (Hoboken). 2017;69(4):552-60.

Canadian Rheumatology Association. A resident's guide to pediatric rheumatology. 4th revised edition. Toronto: The Hospital For Sick Children; 2019. Disponible en: https://reumaped.es

Davies HD; Committee on Infectious Diseases. Infectious complications with the use of biologic response modifiers in infants and children. Pediatrics. 2016;138(2):e20161209.

Jansen MHA, Rondaan C, Legger GE. EULAR/PRES recommendations for vaccination of paediatric patients with autoimmune inflammatory rheumatic diseases: update 2021. Ann Rheum Dis. 2023;82(1):35-47.

Mehta J, Beukelman T. Biologic agents in the treatment of childhood-onset rheumatic disease. J Pediatr. 2017;189:31-9.

Noreña I, Fernández-Ruiz M, Aguado JM. Is there a real risk of bacterial infection in patients receiving targeted and biological therapies? Enferm Infecc Microbiol Clin (Engl Ed). 2022;40(5):266-72.

Ruperto N, Brunner HI, Synoverska O. Paediatric Rheumatology International Trials Organisation (PRINTO) and Pediatric Rheumatology Collaborative Study Group (PRCSG). Tofacitinib in juvenile idiopathic arthritis: a double-blind, placebo-controlled, withdrawal phase 3 randomized trial. Lancet. 2021;398(10315):1984-96.

Walters HM, Pan N, Lehman TJ, Adams A, Huang WT, Sitaras L, et al. A prospective study comparing infection risk and disease activity in children with juvenile idiopathic arthritis treated with and without tumor necrosis factor-alpha inhibitors. Clin Rheumatol. 2015;34(3):457-64.

Fiebre en el paciente trasplantado renal

3.19

M. García Alonso y A. Intxauspe Maritxalar

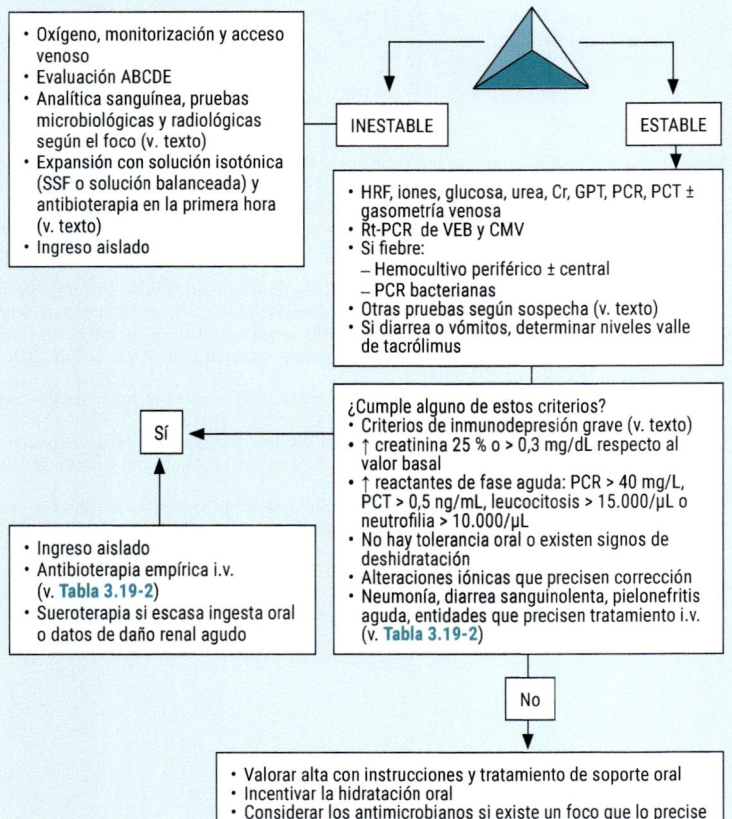

- Oxígeno, monitorización y acceso venoso
- Evaluación ABCDE
- Analítica sanguínea, pruebas microbiológicas y radiológicas según el foco (v. texto)
- Expansión con solución isotónica (SSF o solución balanceada) y antibioterapia en la primera hora (v. texto)
- Ingreso aislado

INESTABLE

ESTABLE

- HRF, iones, glucosa, urea, Cr, GPT, PCR, PCT ± gasometría venosa
- Rt-PCR de VEB y CMV
- Si fiebre:
  - Hemocultivo periférico ± central
  - PCR bacterianas
- Otras pruebas según sospecha (v. texto)
- Si diarrea o vómitos, determinar niveles valle de tacrólimus

¿Cumple alguno de estos criterios?
- Criterios de inmunodepresión grave (v. texto)
- ↑ creatinina 25 % o > 0,3 mg/dL respecto al valor basal
- ↑ reactantes de fase aguda: PCR > 40 mg/L, PCT > 0,5 ng/mL, leucocitosis > 15.000/µL o neutrofilia > 10.000/µL
- No hay tolerancia oral o existen signos de deshidratación
- Alteraciones iónicas que precisen corrección
- Neumonía, diarrea sanguinolenta, pielonefritis aguda, entidades que precisen tratamiento i.v. (v. **Tabla 3.19-2**)

Sí

- Ingreso aislado
- Antibioterapia empírica i.v. (v. **Tabla 3.19-2**)
- Sueroterapia si escasa ingesta oral o datos de daño renal agudo

No

- Valorar alta con instrucciones y tratamiento de soporte oral
- Incentivar la hidratación oral
- Considerar los antimicrobianos si existe un foco que lo precise

Recuerde:
- No modificar el tratamiento inmunosupresor.
- Ajustar dosis de fármacos por filtrado glomerular estimado (eGFR = 0,413 × talla en cm/Cr plasmática).
- Evitar los AINE.
- Suspender los IECA o ARA-II si existe riesgo de deshidratación (fiebre elevada, vómitos, diarrea), pero vigilar la PA.
- Si se da el alta al domicilio: contacto con nefrología infantil en 24 h. En los casos que planteen dudas, se puede alargar la observación durante 24 h más.

OBJETIVOS
- Identificar precozmente las infecciones graves en el paciente trasplantado renal.
- Establecer un tratamiento precoz y adecuado.

CONCEPTOS IMPORTANTES

- **Infección en el paciente trasplantado renal:** puede ser por patógenos comunes u oportunistas. A mayor grado de inmunosupresión, mayor predisposición a sufrir infecciones por microorganismos habitualmente menos virulentos, de **mayor gravedad** y con **menor expresión clínica**. Además, pueden padecer infecciones nosocomiales relacionadas con estancias hospitalarias prolongadas, reactivaciones de infecciones pasadas o latentes, e infecciones derivadas del órgano del donante según el momento y la inmunosupresión (**Fig. 3.19-1**).
- **Fiebre:** aunque la etiología principal es la infecciosa, hay que considerar otras causas como la medicamentosa, el rechazo del injerto o las neoplasias.
- **Síntomas gastrointestinales:** hay que considerar otras etiologías como la medicamentosa, además de la infecciosa (sobre todo, cuando el paciente presenta diarrea). Estos síntomas pueden producir una **disfunción del injerto** directamente **por toxicidad del germen, por depleción de volumen y/o por toxicidad farmacológica** (especialmente por tacrólimus).
- **Riesgo de disfunción renal aguda:** las infecciones, tanto si afectan de forma directa al injerto como si no, aumentan el riesgo de daño renal agudo y disminuyen potencialmente la supervivencia del injerto.

ESTIMACIÓN DE LA GRAVEDAD

- **A recoger en la anamnesis** (además de los datos habituales que se recogen en cualquier paciente con clínica infecciosa):

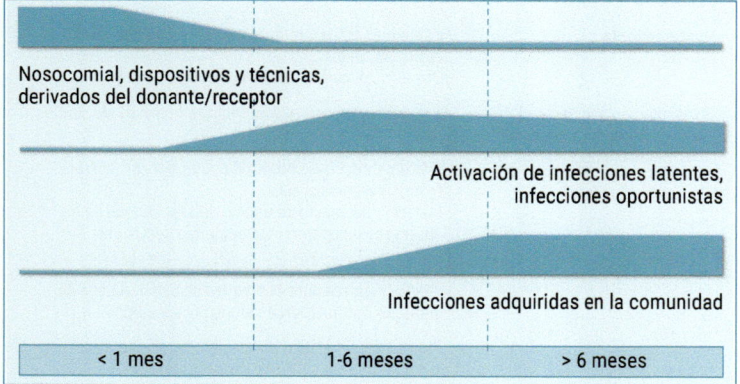

Figura 3.19-1. Cronología de las infecciones postrasplante.

- **Tiempo desde el trasplante.**
- **Tipo y nivel de inmunosupresión:** pauta de mantenimiento actual y otros inmunosupresores que haya podido recibir previamente.
- **Dispositivos:** catéter venoso central (CVC), catéter peritoneal o urinario.
- **Enfermedad de base:** los pacientes con síndrome hemolítico urémico atípico (SHUa) pueden presentar nuevos brotes con las infecciones. Los pacientes con síndrome nefrótico activo, además de presentar una inmunosupresión mayor por pérdida de inmunoglobulinas y factores de complemento, también tienen mayor riesgo de sufrir peritonitis espontáneas.
- Hospitalización o antibioterapia recientes.
- **Factores de riesgo de infección:**
  - **Nivel de inmunosupresión:** se debe tener en cuenta el tratamiento que está recibiendo (**Tabla 3.19-1**). Se consideran **inmunodeprimidos graves**:
    - Primeros 6 meses desde el trasplante; 12 meses si han recibido alemtuzumab como tratamiento de inducción.
    - Pacientes que estén recibiendo o hayan recibido en las dos semanas previas prednisona ≥ 2 mg/kg/día durante ≥ 14 días, o ≥ 1 mg/kg/día durante ≥ 28 días (o dosis equivalente de otro corticosteroide) o bolos de corticosteroide.
    - Plasmaféresis en las 72 h previas.
    - Otros inmunosupresores añadidos al mantenimiento en los últimos meses (v. **Tabla 3.19-1**).
  - **Portador de dispositivos** como CVC, catéter peritoneal o sonda urinaria.

Tabla 3.19-1. Inmunosupresores más utilizados en el trasplantado renal	
Tipo de fármaco	**Fármacos**
Inducción (se administra antes del trasplante y en los primeros días posteriores al trasplante)	Los más frecuentes: basiliximab o timoglobulina Menos frecuente: alemtuzumab
Mantenimiento	Pauta más frecuente: tacrólimus + micofenolato ± corticosteroides Otros: ciclosporina, sirólimus, belatacept
Otros (pueden asociarse al fármaco de mantenimiento en determinadas indicaciones)	Bolos de corticosteroides: rechazo humoral y/o celular, recaída de SN
	Rituximab: rechazo humoral agudo, SN corticorresistente, desensibilización Duración del efecto de unos 6 meses, aunque se ha observado hipogammaglobulinemia persistente
	Eculizumab, ravulizumab: SHU atípico Efecto mientras dure el bloqueo de CH50. Riesgo de infección por microorganismos encapsulados
	Plasmaféresis: desensibilización, enfermedades autoinmunitarias, SN corticorresistente

SHU: síndrome hemolítico urémico; SN: síndrome nefrótico.

- **A registrar en la exploración general:**
  – Constantes: presión arterial, frecuencia cardíaca, saturación de oxígeno, frecuencia respiratoria, temperatura y peso.
  – Exploración por aparatos, prestando especial atención a:
    - Dolor al palpar el injerto y soplos de nueva aparición en este.
    - Presencia de adenopatías no descritas previamente.
    - Posible foco de infección bucodental.
    - Lesiones cutáneas y presencia de edemas no descritos previamente.
    - Datos de deshidratación.

PRUEBAS COMPLEMENTARIAS

- **Analítica sanguínea:**
  – En todos los pacientes con fiebre, independientemente de la presencia o no de foco (la fiebre puede ser un signo de rechazo agudo), con riesgo de deshidratación o cuadro clínico que puede precisar tratamiento endovenoso:
    - Glucosa, urea, creatinina, urato, iones incluyendo calcio (Ca), magnesio (Mg) y fósforo (P) (estos dos últimos son de interés sobre todo si existe clínica gastrointestinal; si hay valores alterados, pero no síntomas, no es necesaria su corrección, pero permite el ajuste posterior de su tratamiento de base por nefrología infantil), transaminasas, proteína C-reactiva (PCR), procalcitonina (PCT) y hemograma.
    - Hemocultivo periférico; si es portador de CVC, también hemocultivo central.
    - Técnica de reacción en cadena de la polimerasa (rt-PCR) de *S. pneumoniae*, *N. meningitis* y *L. monocytogenes*. Es de especial importancia en pacientes con bloqueo del complemento o hipogammaglobulinemia.
    - Rt-PCR de virus Epstein-Barr y citomegalovirus (CMV).
  – Si existen adenopatías de reciente aparición: lactato-deshidrogenasa (LDH) y velocidad de sedimentación globular (VSG).
  – En caso de antecedente de SHUa: indicadores de hemólisis (LDH, bilirrubina, haptoglobina y morfología eritrocitaria) y sedimento urinario.
  – Ante la sospecha de infección grave o la presencia de vómitos/diarrea: gasometría venosa.
  – Si existe sospecha de infección grave o de patología quirúrgica: estudio de coagulación.
- **Tira reactiva de orina, tinción de Gram y urocultivo:** siempre si existe clínica sugestiva de infección urinaria, y considerar seriamente en pacientes con fiebre sin foco y:
  – Primer mes postrasplante.
  – Pacientes portadores de sonda urinaria.
  – Infecciones del tracto urinario (ITU) de repetición antes o después del trasplante.
  – Reflujo vesicoureteral no corregido a riñones nativos o injerto.
- **Otras pruebas dirigidas** en función de la sintomatología:
  – **Prueba rápida de estreptococo y frotis faríngeo:** si existe sospecha de faringoamigdalitis o adenopatías cervicales.

- **Rt-PCR de virus respiratorios:** si presenta clínica respiratoria.
- **Rt-PCR de virus del herpes simple y de la varicela-zóster:** si hay exantema compatible.
- **Coprocultivo estándar y de inmunodeprimido**, que incluya patógenos habituales (*Salmonella, Campylobacter, Listeria, Shigella, Yersinia, E. coli*), parásitos intestinales (*Cryptosporidium, Microsporidium*) y virus (rotavirus, CMV) en caso de diarrea. *Clostridioides difficile* y toxina si hay antecedente de hospitalización o antibioterapia reciente.
- **Análisis bioquímico, tinción de Gram y cultivo de líquido peritoneal y del orificio de salida:** en portadores de catéter peritoneal que consultan por fiebre sin foco o sospecha de peritonitis.
- **Análisis bioquímico, tinción de Gram, rt-PCR de virus y bacterias, y cultivo de líquido cefalorraquídeo:** si existe sospecha de meningitis/encefalitis (v. capítulo **6.28 Meningitis y encefalitis**).
- **Radiografía de tórax:**
    - En caso de adenopatías de reciente aparición (descartar adenopatías mediastínicas).
    - **Y/o ecografía pulmonar:** si existe sospecha de neumonía o los reactantes de fase aguda están elevados en pacientes con fiebre sin foco.
- **Ecografía abdominal:** ante la sospecha de abdomen agudo/peritonitis, adenopatías de reciente aparición (descartar adenopatías abdominales y organomegalias), sospecha de pielonefritis aguda o para descartar complicaciones derivadas de la cirugía o del injerto (sobre todo en el primer mes postrasplante).
- **Niveles valle de tacrólimus** si hay vómitos o diarrea, y dosis próxima (si ingresara y no se han extraído en urgencias, solicitar control para la mañana siguiente).

TRATAMIENTOS

- **Si triángulo de evaluación pediátrica (TEP) alterado o paciente hemodinámicamente inestable:** estabilización inicial (v. **capítulo 2.13 Sepsis**) e ingreso con antibioterapia de amplio espectro (administrar en la primera hora).
- **Sueroterapia:** si no es posible la hidratación oral, se realizará por vía intravenosa:
    - Cantidad: déficit calculado o estimado + mantenimiento + pérdidas continuadas (tener en cuenta la diuresis en los pacientes con poliuria).
    - Calidad: en general, se prefieren soluciones glucohiposalinas (glucosa al 5 % + cloruro sódico [NaCl] al 0,33 % o al 0,45 %).
        - Si hay hiponatremia: suero salino fisiológico (SSF) al 0,9 % ± glucosa al 5 %.
        - Si existe acidosis metabólica con pH < 7,2 y no hay tolerancia oral, considerar la administración de los miliequivalentes (mEq) de bicarbonato que tome habitualmente más el déficit estimado en la sueroterapia.
        - Si hay hipopotasemia < 2,5 mEq/L: aportar potasio.
        - Si existe hipomagnesemia < 1 mg/dL o sintomática: aportar magnesio.
- **Antibioterapia empírica de elección** (**Tabla 3.19-2**): se debe iniciar tratamiento empírico, que debe cubrir los patógenos más habituales, y se recomienda

Tabla 3.19-2. Tratamiento antimicrobiano empírico según el cuadro clínico

Shock séptico

Gérmenes resistentes, grampositivos, gramnegativos y anaerobios

Ceftazidima (o meropenem/imipenem) + gentamicina + vancomicina

Fiebre sin foco

No IS grave	IS grave	Portador de CVC
Streptococcus, S. aureus	*Pseudomonas, (Enterococcus)*	
Cefotaxima o ceftriaxona (cefotaxima si hay antecedente de litiasis biliar) Amoxicilina-clavulánico oral	Cefepima, meropenem/ imipenem o piperazilina/ tazobactam	Cefepima Si es portador de SARM, asociar vancomicina o linezolid

Infección urinaria

Cistitis, sin IS grave ni catéter urinario	PNA, IS grave o catéter urinario
Bacilos gramnegativos	*Pseudomonas* y *Enterococcus*
Amoxicilina-clavulánico oral Alternativa: ciprofloxacino oral[1]	Ceftazidima + ampicilina Alternativa: imipenem

Neumonía

Sin IS grave	IS grave o IOT reciente
Streptococcus, Staphylococcus	*Pseudomonas*
Cefotaxima o ceftriaxona o amoxicilina-clavulánico intravenoso	Cefepima

Peritonitis

Síndrome nefrótico	Portador de catéter peritoneal
S. pneumoniae, gramnegativos	SARM, *Pseudomonas* y *Enterococcus*
Cefotaxima	Ceftazidima + vancomicina

Virus del herpes simple

Mucocutáneo leve (herpes labial)	Mucocutáneo grave y visceral (gingivoestomatitis, eccema herpético)
Valaciclovir oral	Aciclovir intravenoso

Virus de la varicela-zóster

HZ localizado a dermatoma (excepto oftálmico y ótico), sin datos de gravedad	HZ diseminado, ótico u oftálmico, o varicela
Valaciclovir oral	Aciclovir intravenoso

Meningitis

Gérmenes resistentes, grampositivos, gramnegativos y *Listeria* ± VHS

Ampicilina + ceftazidima + vancomicina ± aciclovir

CVC: catéter venoso central; HZ: herpes zóster; IOT: intubación orotraqueal; IS: inmunosupresión; PNA: pielonefritis aguda; SARM: *Staphylococcus aureus* resistente a la meticilina; VHS: virus del herpes simple.
[1]Para la elección de antibióticos, véanse los urocultivos previos.

ampliar el espectro para cubrir patógenos menos frecuentes, más agresivos o resistentes en los siguientes casos:

– Paciente con TEP alterado o sospecha clínica de sepsis/*shock* séptico.
– Antecedente de infección o colonización por gérmenes resistentes.
– Resistencias locales en la comunidad de referencia.
– Antibioterapia reciente (no incluye profilaxis habitual).
– Neutropenia.

• **Otras recomendaciones:**
– No se debe disminuir ni retirar el tratamiento inmunosupresor.
– En el caso de que el filtrado glomerular se encuentre alterado, se deben ajustar las dosis de los fármacos al filtrado glomerular estimado (**Tabla 3.19-3**) para evitar sus efectos tóxicos.
– Se recomienda evitar el uso de antiinflamatorios no esteroideos (AINE) por su efecto potencialmente nefrotóxico.
– En caso de deshidratación o de riesgo aumentado por un aumento de pérdidas insensibles, se recomienda retirar los inhibidores de la enzima conversora de la angiotensina (IECA)/antagonistas de los receptores de

Tabla 3.19-3. Dosis habitual y ajuste, según el aclaramiento de creatinina, de los principales antibióticos intravenosos empleados

	Dosis habitual	Ajuste según eGFR (mL/min/1,73m²)		
		50-30	29-10	< 10
Ampicilina	25-50 mg/kg/6 h[1]	NRA	35-50 mg/kg/8-12 h	35-50 mg/kg/12 h
Amoxicilina-clavulánico	i.v.: 100 mg/kg/día en 3 dosis v.o.: 80 mg/kg/día en 3 dosis	NRA	NRA	NRA
Cefepima	50 mg/kg/8 h	50 mg/kg/12 h	50 mg/kg/24 h	25-50 mg/kg/24 h
Cefotaxima	50 mg/kg/8 h	50 mg/kg/8-12 h	50 mg/kg/12 h	50 mg/kg/24 h
Ceftazidima	50 mg/kg/8 h[2]	50 mg/kg/12 h	50 mg/kg/24 h	50 mg/kg/48 h
Ceftriaxona	100 mg/kg/día en 1-2 dosis	NRA	NRA	NRA
Gentamicina	5-7,5 mg/kg/24 h	2,5 mg/kg/12-18 h	2,5 mg/kg/18-24 h	2,5 mg/kg/48-72 h
Meropenem	20 mg/kg/8 h	20 mg/kg/12 h	10 mg/kg/12 h	10 mg/kg/24 h
Vancomicina	10 mg/kg/6 h[3]	10 mg/kg/12 h	10 mg/kg/24 h	10 mg/kg/dosis

Las dosis máximas de cada antibiótico son las mismas que en los pacientes sanos.
eGFR: estimación de filtrado glomerular = 0,41 × talla en cm/creatinina en sangre; i.v.: intravenosa; NRA: no requiere ajuste; v.o.: vía oral.
[1]En caso de meningitis: 75-100 mg/kg/6 h.
[2]En caso de infección grave: 75-100 mg/kg/8 h.
[3]En caso de meningitis: 15 mg/kg/6 h.

angiotensina II (ARA-II), para no aumentar el riesgo de daño renal agudo prerrenal, aunque se deberá monitorizar la presión arterial en los pacientes con hipertensión arterial (HTA).

CRITERIOS DE INGRESO

Ingresar con aislamiento:
- TEP inestable o alteración del estado general.
- Criterios de inmunodepresión grave.
- Datos de daño renal agudo (aumento de la creatinina en un 25 % o más de 0,3 mg/dL respecto a la creatinina basal).
- Imposibilidad para la hidratación oral o signos de deshidratación.
- Alteraciones hidroelectrolíticas que requieran corrección intravenosa.
- Elevación de la PCR > 40 mg/L, PCT > 0,5 ng/mL, leucocitosis > 15.000/µL o neutrofilia > 10.000/µL.
- Sospecha de síndrome linfoproliferativo (adenopatías de reciente aparición).
- Infecciones específicas: neumonía, diarrea sanguinolenta, pielonefritis aguda, varicela, herpes zóster diseminado, ótico y oftálmico, etc.

CRITERIOS DE ALTA DOMICILIARIA

Con tratamiento oral y contacto con nefrología infantil en 24 h:
- Paciente con fiebre sin foco, infección respiratoria de vías altas u otorrinolaringológica no complicada, ITU afebril o diarrea no sanguinolenta sin ninguno de los criterios recogidos en el apartado anterior («Criterios de ingreso»).
- En caso de sospecha clínica elevada de cuadro vírico leve o fiebre sin foco, y más de 1 año postrasplante sin otros datos de gravedad: puede valorarse la opción de manejo ambulatorio sin antibioterapia.
- Es muy importante incentivar la ingesta de líquidos.
- En casos dudosos y si no es posible el contacto con nefrología infantil, se puede prolongar la observación durante 24 h para valorar la evolución.

RECUERDE QUE...
- Los pacientes portadores de un trasplante de órgano sólido pueden presentar infecciones por patógenos comunes, oportunistas o por reactivación de infecciones latentes. A mayor grado de inmunosupresión, mayor predisposición a padecer infecciones por microorganismos menos virulentos, de mayor gravedad y con menor expresión clínica.
- Aunque la etiología principal de la fiebre o los síntomas gastrointestinales sea la infecciosa, hay que tener en cuenta otras posibles causas como la medicamentosa, el rechazo del injerto o las neoplasias.
- La instauración del tratamiento adecuado y precoz mejora la supervivencia del injerto y disminuye la morbimortalidad del paciente. El ajuste de la dosis de los fármacos al filtrado glomerular estimado es una medida a tener en cuenta en todos los casos. Serán los nefrólogos pediátricos los responsables de decidir la idoneidad del tratamiento inmunosupresor en cada caso.

BIBLIOGRAFÍA

Aguirre M, Alonso A, Fijo J, Mendizábal S, Vila A, Vilalta R. Sobreinmunosupresión e infecciones oportunistas en pediatría. Nefrología Sup Ext. 2018;9(2):82-5.

Alkandari O, Nguyen L, Hebert D, Langlois V, Jawa N, Parekh R, et al. Acute kidney injury in children with kidney transplantation. Clin J Am Soc Nephrol. 2018;13(11):1721-9.

Ashkenazi-Hoffnung L, Davidovits M, Bilavsky E, Yassin R, Amir J. Children after renal transplantation hospitalized for fever: Is empirical antibiotic treatment always justified? Pediatr Transplant. 2017;21(2):e12862.

Fishman JA. Infection in organ transplantation. Am J Transplant. 2017;17(4):856-79.

Karuthu S, Blumberg EA. Common infections in kidney transplant recipients. Clin J Am Soc Nephrol. 2012;7(12):2058-70.

Lau K, Giglia L, Chan H, Chan A. Management of children after renal transplantation: highlights for general pediatricians. Transl Pediatr. 2012;1(1):35-46.

Moreno Camacho A, Cervera Álvarez C, Cofán Pujol F, Gil-Vernet Cebrián S. Trasplante renal y trasplante de páncreas. En: Aguado García JM (ed.). Infecciones en pacientes trasplantados. Barcelona: IRWIN; 2009. p. 499-513.

Fiebre sin focalidad en el menor de 2 meses

3.20

A. Mier Castañón y B. Gómez Cortés

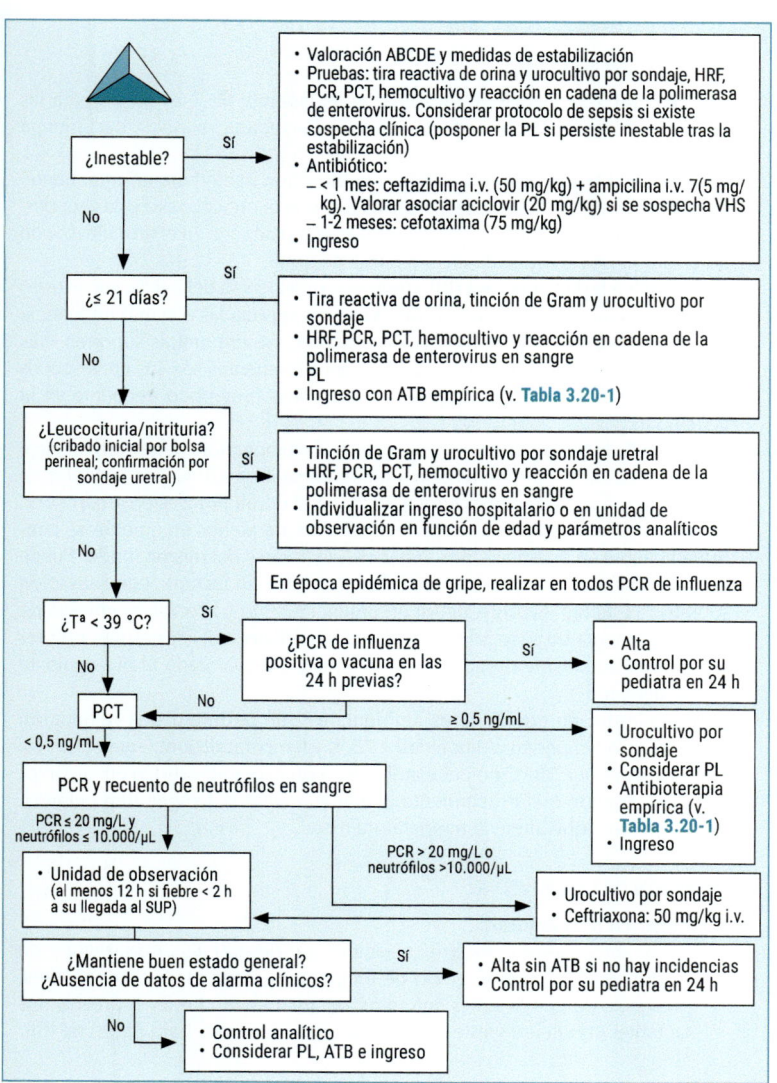

OBJETIVOS
- Comprender el protocolo de manejo secuencial de estos pacientes.
- Clasificar correctamente a estos lactantes como pacientes de bajo o alto riesgo de infección bacteriana de acuerdo con el TEP, la edad, el resultado de la tira reactiva de orina y los biomarcadores sanguíneos.

CONCEPTOS IMPORTANTES

Véase **capítulo 3.21 Fiebre sin focalidad en el lactante de 2-24 meses** para las definiciones de fiebre, fiebre sin foco, infección bacteriana invasiva y bacteriemia oculta.

- **Infección del tracto urinario (ITU):** es la infección bacteriana más frecuente, con una prevalencia de alrededor del 15 % y mayor en varones a estas edades. Se define como la identificación de una bacteria patógena en el urocultivo, con leucocituria/piuria asociada en el análisis de orina.
- **Infección bacteriana invasiva (IBI):** tiene una prevalencia del 3-4 %, superior en las primeras semanas de vida. Las dos bacterias implicadas con más frecuencia en estas infecciones son *E. coli* y *S. agalactiae*, y entre ambas suponen más del 80 % de los casos. Otras bacterias menos frecuentes son los enterococos y *S. aureus*. *Listeria monocytogenes* es una causa muy poco frecuente en la actualidad.
- **Medición de la temperatura:** en los lactantes, la temperatura debe determinarse por vía rectal, y se considera fiebre una temperatura ≥ 38 °C. Los lactantes en los que se refiera una temperatura ≥ 38 °C en el domicilio y estén afebriles en urgencias tienen una prevalencia de IBI similar a aquellos en quienes se confirma la fiebre en urgencias, por lo que deben tratarse del mismo modo. Puede considerarse tratar sin pruebas complementarias a un lactante con sensación subjetiva de fiebre (táctil) y afebril en urgencias si no ha recibido antitérmico alguno, presenta un triángulo de evaluación pediátrica (TEP) normal, no presenta otros factores de riesgo infeccioso y puede ser valorado al día siguiente por su pediatra.
- **Arropamiento:** en condiciones ambientales que permitan una regulación correcta de la temperatura (humedad < 75 % y temperatura ambiental < 35 °C), una temperatura ≥ 38 °C no debe atribuirse a un exceso de abrigo en lactantes > 7 días. Aunque ese arropamiento puede aumentar la temperatura cutánea, es excepcional que altere la temperatura rectal.

ESTIMACIÓN DE LA GRAVEDAD

- **A recoger en la anamnesis:**
  - Edad, antecedentes obstétricos, factores de riesgo infeccioso, tiempo de evolución de la fiebre, grado de temperatura, síntomas acompañantes, presencia de convivientes enfermos, vacunación en las 24 h previas (los lactantes con fiebre y este antecedente tienen un muy bajo riesgo de IBI).

- **Factores de riesgo infeccioso** (de importancia sobre todo en el neonato): prematuridad, rotura prematura de membranas, rotura prolongada de membranas (> 18 h antes del parto), cultivo vaginal para *Streptococcus* del grupo B (SGB) positivo, fiebre materna intraparto. Hay que saber también si han recibido profilaxis antibiótica adecuada ante algún factor de riesgo.

• **A registrar en la exploración general:**
  - TEP, constantes vitales (temperatura en todos los casos, frecuencia cardíaca [FC], frecuencia respiratoria [FR], presión arterial [PA] y saturación de oxígeno [SatO$_2$], según la situación clínica), exploración por aparatos, exantemas.

• **Clasificación de riesgo según *step-by-step*:**
  - Este protocolo de manejo evalúa secuencialmente aquellos factores clínicos y analíticos de los que hay evidencia de que aumentan el riesgo de presentar una IBI:
    ▪ Estado general: TEP alterado, riesgo alto.
    ▪ Edad: los lactantes ≤ 21 días de vida, riesgo alto (incluso con buen estado general y normalidad de pruebas complementarias).
    ▪ Tira reactiva de orina (TRO): leucocituria, riesgo alto (incrementa el riesgo de IBI, al ser la ITU la primera causa de bacteriemia).
    ▪ Parámetros analíticos:
      ○ Procalcitonina (PCT): ≥ 0,5 ng/mL, riesgo alto. Es especialmente útil en procesos recortados y para identificar a aquellos lactantes con IBI.
      ○ Proteína C-reactiva (PCR) y neutrófilos: PCR > 20 mg/L o neutrófilos > 10.000/µL, riesgo intermedio (su elevación aumenta el riesgo de presentar una IBI, aunque en menor medida que la PCT). Ni la leucocitosis ni la leucopenia son útiles para identificar infecciones bacterianas en pacientes con buen estado general.
      ○ El rendimiento de los biomarcadores para predecir IBI en < 21 días es muy bajo, por lo que su normalidad no descarta la presencia de una IBI.
      ○ Hay que tener en cuenta que el rendimiento de los parámetros analíticos disminuye en los pacientes que consultan con procesos muy recortados, especialmente en las primeras 2 h de fiebre, por lo que es recomendable en ellos la observación hospitalaria durante unas horas, incluso aunque cumplan criterios de bajo riesgo.

PRUEBAS COMPLEMENTARIAS

• En todo lactante menor de 2 meses con fiebre sin foco (FSF) se debe solicitar:
  - **Análisis de orina:** en < 21 días se debe recoger una muestra de orina por método estéril para la realización de TRO y urocultivo. Entre 22-60 días, se efectúa cribado inicial por bolsa perineal y, en caso de leucocituria/nitrituria, se confirmará mediante método estéril. Si se confirma, se envía una muestra para urocultivo. En ambos grupos, se solicitará también tinción de Gram (mayor frecuencia de ITU por cocos grampositivos que en el lactante mayor).
  - **Hemocultivo.**

- **PCT, PCR, hemograma.**
- **Reacción en cadena de la polimerasa** para enterovirus en sangre. Los pacientes con un resultado positivo para enterovirus en sangre tienen escaso riesgo de IBI asociada.

- **Indicaciones del resto de pruebas:**
  - **Examen de líquido cefalorraquídeo (LCR)**, que está indicado en:
    - Lactantes con TEP alterado.
    - Lactantes con sospecha clínica de meningitis/encefalitis (irritabilidad, fontanela anterior alterada, meningismo, alteración de la exploración neurológica, convulsiones).
    - Lactantes < 21 días.
    - No existe evidencia de que la elevación de biomarcadores en sangre en lactantes con TEP normal > 21 días sea predictiva de una meningitis bacteriana. La decisión de realizar un examen de LCR únicamente por criterios analíticos deberá personalizarse, teniendo en cuenta el número de parámetros alterados y el grado de alteración.
    - En aquellos a los que se realice examen de LCR, se solicitará bioquímica, cultivo bacteriano y tinción de Gram. Si se dispone de él, se solicitará panel de PCR múltiple que incluya al menos los patógenos bacterianos más frecuentes en esta edad (*S. agalactiae* y *E. coli*), enterovirus y herpes simple. En su defecto, es recomendable al menos solicitar una técnica de reacción en cadena de la polimerasa para enterovirus y, en menores de 1 mes, considerar también para virus del herpes simple (siempre si pleocitosis). Se considera pleocitosis si hay > 25 células/µL, en menores de 1 mes, y > 10 células/µL entre 1 y 2 meses.
  - **Reacción en cadena de la polimerasa para virus de la gripe (influenza):** en época epidémica. Los pacientes con una reacción en cadena de polimerasa positiva para virus de la gripe tienen un riesgo muy bajo de presentar una IBI, por lo que en los niños > 21 días con TEP estable y fiebre < 39 °C podría ser suficiente con descartar la ITU y evitar la analítica sanguínea.

TRATAMIENTOS

- **Tratamiento antitérmico:** paracetamol. Posología oral o rectal, esta última de absorción irregular: 10-15 mg/kg/dosis. Dosis máxima diaria de 60 mg/kg, por lo que se utilizará una pauta de 15 mg/kg/6 h o 10 mg/kg/4 h.
- **Tratamiento antibiótico:** se recomienda el ingreso y el tratamiento antibiótico empírico en aquellos lactantes con TEP alterado y en aquellos con TEP normal que cumplan alguno de los siguientes criterios:
  - Edad < 21 días. En estos pacientes existe la posibilidad de ingresar sin antibiótico si la PCR de influenza es positiva y la orina y la analítica son normales.
  - Pacientes con leucocituria (entre 1 y 2 meses, se puede considerar el tratamiento ambulatorio tras 24 h de ingreso/observación hospitalaria si el TEP es normal y la analítica no muestra alteraciones).
  - PCT ≥ 0,5 ng/mL.

- PCR > 20 mg/L o neutrófilos > 10.000/μL: si no se asocian otros factores, presentarían un riesgo intermedio de infección bacteriana, por lo que puede considerarse inicialmente el ingreso en una unidad de observación para control clínico.
- Los lactantes con TEP normal, mayores de 21 días, sin alteraciones en la TRO, con PCT < 0,5 ng/mL, PCR sérica < 20 mg/L y número absoluto de neutrófilos < 10.000/μL pueden tratarse de forma ambulatoria sin antibiótico, pero recomendándose una observación inicial en urgencias, especialmente cuando consultan por procesos de muy corta duración.
- Pautas antibióticas empíricas:
  - Sospecha clínica de sepsis: véase capítulo 2.13 Sepsis.
  - Sospecha de ITU (leucocituria): véase capítulo 6.23 Infección urinaria.
  - TEP normal sin leucocituria (Tabla 3.20-1).

Tabla 3.20-1. Pautas antibióticas en pacientes con TEP normal sin leucocituria

Edad	Sin pleocitosis	Pleocitosis
< 1 mes	Ampicilina (50 mg/kg/8 h) + gentamicina (4 mg/kg/24 h) Sustituir la gentamicina por cefotaxima: 50 mg/kg/8 h en > 7 días y cada 12 h en ≤ 7 días si alta tasa de bacterias resistentes a la gentamicina (especialmente *E. coli*)	Ampicilina (75 mg/kg/6 h en > 7 días y 100 mg/kg/8 h en ≤ 7 días) + ceftazidima (50 mg/kg/8 h) + aciclovir (20 mg/kg/6-8 h)
1-2 meses	Ceftriaxona (50 mg/kg/24 h) Considerar asociar ampicilina (50 mg/kg/6 h) si existe una alta prevalencia de bacteriemia por *Listeria* o *Enterococcus*	Cefotaxima (75 mg/kg/6 h) + vancomicina (15 mg/kg/6 h) Considerar asociar ampicilina (75 mg/kg/6 h) si existe una alta prevalencia de meningitis por *Listeria* o *Enterococcus*

En cualquier paciente, asociar aciclovir (20 mg/kg/8 h) si ha presentado convulsiones, presenta vesículas mucocutáneas o cualquier otro signo sugestivo de encefalitis.

RECUERDE QUE...
- Aunque la infección bacteriana más frecuente en este grupo de edad sigue siendo la infección de orina, la prevalencia de bacteriemia y otras infecciones invasivas es superior a la de los lactantes mayores.
- El TEP, la edad y la TRO permiten identificar en torno al 80 % de las IBI en este grupo de edad.
- La PCT es el mejor marcador sanguíneo para identificar infecciones bacterianas.

BIBLIOGRAFÍA

Gómez B, Bressan S, Mintegi S, Da Dalt L, Blázquez D, Olaciregui I, et al. Diagnostic value of procalcitonin in well-appearing young febrile infants. Pediatrics. 2012;130(5):815-22.

Gómez B, Díaz H, Carro A, Benito J, Mintegi, S. Performance of blood biomarkers to rule out invasive bacterial infection in febrile infants under 21 days old. Arch Dis Child. 2019;104(6):547-51.

Gómez B, Fernández-Uría A, Benito J, Lejarzegi A, Mintegi S. Impact of the Step-by-Step on febrile infants. Arch Dis Child. 2021;106(11):1047-9.

Gómez B, Mintegi S, Bressan S. European Group for Validation of the Step-by-Step Approach. Validation of the «Step-by-Step» approach in the management of young febrile infants. Pediatrics. 2016;138(2):e20154381.

Greenhow TL, Hung YY, Herz AM, Losada E, Pantell RH. The changing epidemiology of serious bacterial infections in young infants. Pediatr Infect Dis J. 2014;33(6):595-9.

Martínez E, Mintegi S, Vilar B, Martínez MJ, López A, Catediano E, et al. Prevalence and predictors of bacterial meningitis inyoung infants with fever without a source. Pediatr Infect Dis J. 2015;34(5):494-8.

Mintegi S, Gómez B, Carro A, Díaz H, Benito J. Invasive bacterial infections in young afebrile infants with a history of fever. Arch Dis Child. 2018;103(7):665-9.

Mintegi S, Gómez B, Martínez-Virumbrales L, Morientes O, Benito J. Outpatient management of selected young febrile infants without antibiotics. Arch Dis Child. 2017;102(3):244-9.

Pantell RH, Roberts KB, Adams WG, Dreyer BP, Kuppermann N, O'Leary S, et al. Evaluation and management of well-appearing febrile infants 8 to 60 days old. Pediatrics. 2021;148(2):e2021052228.

Pintos C, Mintegi S, Benito J, Aranzamendi M, Bonilla L, Gómez B. Blood enterovirus polymerase chain reaction testing in young febrile infants. Arch Dis Child. 2021;106(12):1179-83.

Fiebre sin focalidad en el lactante de 2-24 meses

3.21

A. Ugedo Alzaga y S. Mintegi Raso

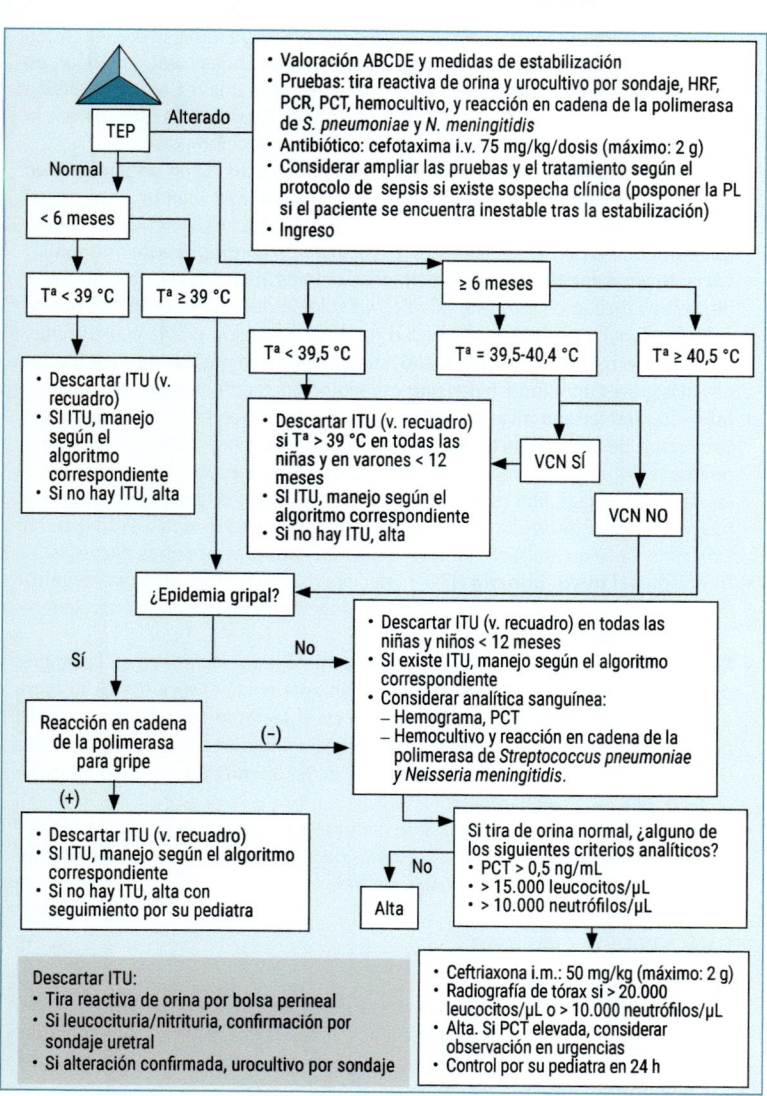

OBJETIVOS

Identificar a los lactantes febriles con una infección bacteriana invasiva y con una infección del tracto urinario.

CONCEPTOS IMPORTANTES

- **Fiebre:** temperatura > 38 °C. En menores de 2 años debe tomarse por vía rectal, aunque habitualmente se registra de otras maneras (axilar, oral, cutánea), en las que la temperatura suele ser menor, sin que exista una regla de conversión estandarizada entre estas y la temperatura rectal. Cuanto más elevada sea la temperatura, mayor riesgo existe de padecer una infección grave.
- **Fiebre sin foco (FSF):** registro de una temperatura ≥ 38 °C en un paciente en el que la anamnesis y la exploración física no permiten identificar el origen de la fiebre (incluyendo la ausencia de signos de otitis media aguda, infección osteoarticular o de tejidos blandos, y auscultación cardiopulmonar normal).
- **Lactante previamente sano**: sin enfermedad crónica (neumopatía, uropatía, etc.), dispositivo mecánico (prótesis valvular, válvula de derivación ventriculoperitoneal, implante coclear) o enfermedad reciente (infección previa o recurrente, intervención quirúrgica), enfermedad o tratamiento que predisponga a infecciones más graves (inmunodeficiencias, quimioterapia, corticoterapia, etc.).
- **Infección bacteriana invasiva (IBI):** infección en la que se aísla un patógeno bacteriano de uno o más de los siguientes líquidos: sangre, líquido cefalorraquídeo (LCR), líquido articular o líquido pleural. *S. pneumoniae* es la primera causa de IBI en lactantes de 2-24 meses con FSF y buen estado general, aunque tras la introducción de la vacunación conjugada neumocócica (VCN) se ha experimentado un aumento relativo de las IBI causadas por otras bacterias.
- **Infección del tracto urinario (ITU):** infección bacteriana no invasiva, definida como la identificación de una bacteria patógena en el urocultivo, con leucocituria asociada en el análisis de orina.
- **Bacteriemia oculta (BO):** aislamiento de un patógeno bacteriano en la sangre de un paciente febril previamente sano, sin apariencia clínica tóxica ni foco evidente. La causa más frecuente de BO en el lactante de 2-24 meses es *S. pneumoniae*. La BO neumocócica puede evolucionar a: curación espontánea (70 %), BO persistente (18 %), neumonía (5 %), meningitis (3-4 %), celulitis (2 %) o infección osteoarticular (1 %).
- **Fiebre de origen desconocido:** fiebre documentada por un especialista sanitario, y cuya causa no se identifica después de 3 semanas de evaluación ambulatoria o tras 1 semana de evaluación intrahospitalaria.

ESTIMACIÓN DE LA GRAVEDAD

- **A recoger en la anamnesis:**
  - Sexo, edad, estado vacunal, tiempo de evolución de la fiebre, grado de temperatura, síntomas acompañantes, tratamiento recibido, patología de base que predispone a infecciones graves, contacto con algún caso de enfermedad invasiva, uso reciente de antibióticos.

- **A registrar en la exploración general:**
  - Triángulo de evaluación pediátrica (TEP), constantes vitales (temperatura en todos los casos; frecuencia cardíaca [FC], frecuencia respiratoria [FR], presión arterial [PA] y saturación de oxígeno [$SatO_2$] según la situación clínica, siempre en caso de analítica), exploración por aparatos, exantemas, meningismo y exploración de la fontanela anterior.

PRUEBAS DE LABORATORIO

- **Hemocultivo:** indicado en pacientes con FSF y sospecha de IBI.
  - Lactantes con sospecha clínica de sepsis:
    - TEP alterado.
    - Lesiones cutáneas sugestivas de meningococemia.
  - En lactantes con buen aspecto, considerar en aquellos con riesgo aumentado de BO de acuerdo con la edad y el grado de fiebre:
    - Menor de 6 meses y fiebre ≥ 39 °C.
    - 6-24 meses con fiebre ≥ 39,5 °C que no hayan recibido al menos dos dosis de la vacunación conjugada antineumocócica (transcurridas al menos dos semanas desde la segunda).
    - 6-24 meses con fiebre ≥ 40,5 °C, independientemente de su estado vacunal.
  - Paciente inmunodeprimido.
  - La reacción en cadena de la polimerasa en sangre (*S. pneumoniae, N. meningitidis*) está indicada en las mismas situaciones en que se solicite un hemocultivo.
- **Pruebas de respuesta inflamatoria:** están indicadas siempre que se extraiga un hemocultivo:
  - **Recuento leucocitario:**
    - Leucocitosis (leucocitos > 15.000/µL): sobre todo si está acompañado de predominio de polimorfonucleares, aumenta el riesgo de etiología bacteriana. En lactantes con > 20.000 leucocitos/µL o > 10.000 neutrófilos/µL (sobre todo, si son mayores de 12 meses y tienen una proteína C-reactiva [PCR] elevada) se recomienda realizar una radiografía de tórax, pues se relaciona con mayor riesgo de neumonía oculta.
    - Leucopenia (leucocitos < 5.000/µL):
      - En pacientes con buen estado general se asocia habitualmente a procesos víricos.
      - En pacientes con sospecha clínica de sepsis es un factor de mal pronóstico.
    - Recuento normal (leucocitos: 5.000-15.000/µL): sobre todo si se acompaña de una fórmula normal, se relaciona con bajo riesgo de infección bacteriana.
  - **PCR sérica:** tiene un valor limitado para identificar lactantes con BO.
  - **Procalcitonina (PCT) sérica:** tiene mayor sensibilidad y especificidad que las pruebas anteriores en la identificación de pacientes con IBI, sobre todo en procesos poco evolucionados. Su valor se eleva más rápidamente que el de la PCR y el recuento leucocitario. Rendimiento: una PCT > 0,5 ng/mL aumenta el riesgo de IBI.

- **Análisis de orina:**
  - **Tira reactiva de orina** (v. **capítulo 1.29. Orina: técnicas de recogida en el lactante):** se basa en la detección de leucocituria (muy sensible, pero menos específico; su sensibilidad puede disminuir en cuadros poco evolucionados y en pacientes que han recibido tratamiento antibiótico previo) o nitrituria (muy específico de la presencia de bacterias, pero poco sensible).
    - El cribado de la ITU está indicado en:
      - Paciente con sospecha clínica de ITU.
      - Lactantes menores de 6 meses.
      - Varones entre 6 meses y un 1 año con FSF ≥ 39 °C.
      - Niñas entre 6 meses y 2 años con FSF ≥ 39 °C.
      - Lactante con enfermedad renal de base o antecedente de ITU previa.
      - Es recomendable en lactantes con FSF moderada de varios días evolución, sobre todo en niñas.
  - **Urocultivo:** la muestra para cultivo deberá recogerse siempre por método estéril (sondaje urinario, punción suprapúbica, micción espontánea).
    - Indicaciones:
      - Lactante febril con TEP alterado al que se inicia tratamiento antibiótico.
      - Lactante con alteración de la tira reactiva de orina recogida por método estéril.
- **Examen del LCR:**
  - Indicaciones:
    - Sospecha clínica de meningitis o encefalitis; valorar la realización previa de prueba de imagen si existen síntomas/signos sugestivos de hipertensión intracraneal.
  - Véase el **capítulo 1.38 Punción lumbar** para conocer la técnica, las contraindicaciones y la interpretación de los resultados.
    - Pruebas microbiológicas:
      - Cultivo bacteriano: está indicado en toda punción lumbar que se practique para descartar una infección del sistema nervioso central (SNC).
      - Tinción de Gram: sensibilidad del 70-90 % para meningitis bacterianas no pretratadas con antibiótico.
      - Reacción en cadena de la polimerasa:
        - ♦ LCR: está indicada siempre que se realice una punción lumbar para descartar infección del SNC. Idealmente, al menos para enterovirus, *S. pneumoniae* y *N. meningitidis*. Si hay disponibilidad, realizar un panel múltiple para descartar las principales bacterias, virus y hongos.
- **Reacción en cadena de la polimerasa para virus de la gripe (influenza):** en epidemia gripal. Las indicaciones en lactantes de 2-24 meses con FSF son:
  - Lactante en el que se considera solicitar pruebas en sangre para descartar una BO.

– Lactante con una patología crónica grave que aumente el riesgo de desarrollar una infección gripal grave o que pueda verse descompensada por esta.
– Lactante con sospecha de infección gripal grave, especialmente con complicaciones neurológicas.

TRATAMIENTOS

- **Tratamiento antitérmico:** no se aconseja la alternancia de manera sistemática de dos antitérmicos, pues aumenta el riesgo de errores y toxicidad.
  - Paracetamol: antipirético potente, efecto analgésico moderado y antiinflamatorio nulo.
    - Posología: 10-15 mg/kg/dosis, vía oral, intravenosa (i.v.) o rectal (esta última, absorción irregular). Se puede administrar cada 4-6 h. Alcanza su máxima concentración a las 0,5-2 h dependiendo de la forma farmacéutica.
    - Dosis máxima en lactantes de 2-24 meses:
      - Oral o rectal: 75 mg/kg/día. Esto implica que en caso de utilizar la pauta de 15 mg/kg, no se excederán las cinco dosis diarias sin sobrepasar 4 g/día.
      - i.v.: 60 mg/kg/día.
    - Consideración especial de paracetamol i.v. en menores de 10 kg: 7,5 mg/kg/dosis, máximo: 30 mg/kg/día.
  - Ibuprofeno: efecto analgésico, antipirético y antiinflamatorio. Debe utilizarse con precaución en niños con insuficiencia renal y hepática. Tiene reactividad cruzada con el ácido acetilsalicílico, por lo que no se debe utilizar en pacientes con hipersensibilidad a este fármaco. No se recomienda en menores de 3 meses.
    - Posología:
      - 5-10 mg/kg/dosis, por vía oral; en dosis altas (10 mg/kg/dosis), se utiliza como antiinflamatorio. Se puede administrar cada 6-8 h (efecto antitérmico más prolongado). Alcanza su máxima concentración al cabo de 1-2 h en función de la forma farmacéutica.
      - Dosis máxima: 40 mg/kg/día, sin superar 2.400 mg/día.
  - **Medidas físicas:** pueden asociarse baños tibios, compresas húmedas e ingesta abundante de líquidos frescos azucarados. No se deben utilizar baños fríos ni paños de alcohol. Evitar los cambios bruscos de temperatura.
- **Tratamiento antibiótico:**
  - En caso de TEP alterado: cefotaxima i.v.: 75 mg/kg/6 h (máximo 2 g/6 h).
  - En caso de TEP normal: ceftriaxona (50 mg/kg en dosis única; máximo: 2 g/dosis) si existe elevación de biomarcadores: leucocitos > 15.000/μL, neutrófilos > 10.000/μL o PCT > 0,5 ng/mL. Control clínico en 24 h. Si el paciente tiene buen estado general y el hemocultivo es negativo transcurridas al menos 24 h, generalmente no es necesario continuar con tratamiento antibiótico.
  - La administración de ceftriaxona no hace que desaparezca el riesgo de una evolución tórpida de una BO neumocócica, pero sí lo disminuye.

RECUERDE QUE...

- La apariencia del niño con fiebre es el aspecto de mayor importancia para identificar a los pacientes con IBI.
- Ningún parámetro analítico permite por sí solo confirmar o descartar con total seguridad la presencia de una IBI, aunque su elevación por encima de determinados puntos de corte establecidos aumenta el riesgo de esta.

BIBLIOGRAFÍA

Allen CH. Fever without a source in children 3 to 36 months of age: evaluation and management. UpToDate. 2023. Disponible en: https://www.uptodate.com

Arora R, Mahajan P. Evaluation of child with fever without source: review of literature and update. Pediatr Clin North Am. 2013;60(5):1049-62.

De S, Williams GJ, Teixeira-Pinto A, Macaskill P, McCaskill M, Isaacs D, et al. Lack of accuracy of body temperature for detecting serious bacterial infection in febrile episodes. Pediatr Infect Dis J. 2015;34(9):940-4.

Gangoiti I, Valle JR, Sota M, Martínez-Indart L, Benito J, Mintegi S. Characteristics of children with microbiologically confirmed invasive bacterial infections in the emergency department. Eur J Emerg Med. 2018;25(4):274-80.

Hamilton JL, John SP. Evaluation of fever in infants and young children. Am Fam Physician. 2013;87(4):254-60.

Hernández-Bou S, On behalf of the Bacteraemia Study Working Group of the Infectious Diseases Working Group of the Spanish Society of Paediatric Emergencies (SEUP), Gómez B, Mintegi S, García-García JJ. Occult bacteremia etiology following the introduction of 13-valent pneumococcal conjugate vaccine: a multicenter study in Spain. Eur J Clin Microbiol Infect Dis. 2018;37(8):1449-55.

Mintegi S, Benito J, Sánchez J, Azkunaga B, Iturralde I, García S. Predictors of occult bacteremia in young febrile children in the era of heptavalent pneumococcal conjugated vaccine. Eur J Emerg Med 2009;16(4):199-205.

Mintegi S, Gómez B, Velasco R. Lactante febril. Sociedad Española de Urgencias de Pediatría (SEUP), Asociación Española de Pediatría (AEP). Protocolos diagnósticos y terapéuticos en urgencias de pediatría. 3ª ed. Madrid: Sociedad Española de Urgencias de Pediatría; 2019. Disponible en: https://seup.org/pdf_public/pub/protocolos/11_Lactantes.pdf

Mistry RD, Wedin T, Balamuth F, McGowan KL, Ellison AM, Nelson KA, et al. Emergency department epidemiology of pneumococcal bacteremia in children since the institution of widespread PCV7 vaccination. J Emerg Med. 2013;45(6):813-20.

Nijman RG, Vergouwe Y, Thompson M, Van Veen M, Van Meurs AHJ, Van der Lei J, et al. Clinical prediction model to aid emergency doctors managing febrile children at risk of serious infections: diagnostic study. BMJ. 2013;346(7905):f1706.

Fiebre y petequias

3.22

J. Balentziaga Ibarlucea y S. Mintegi Raso

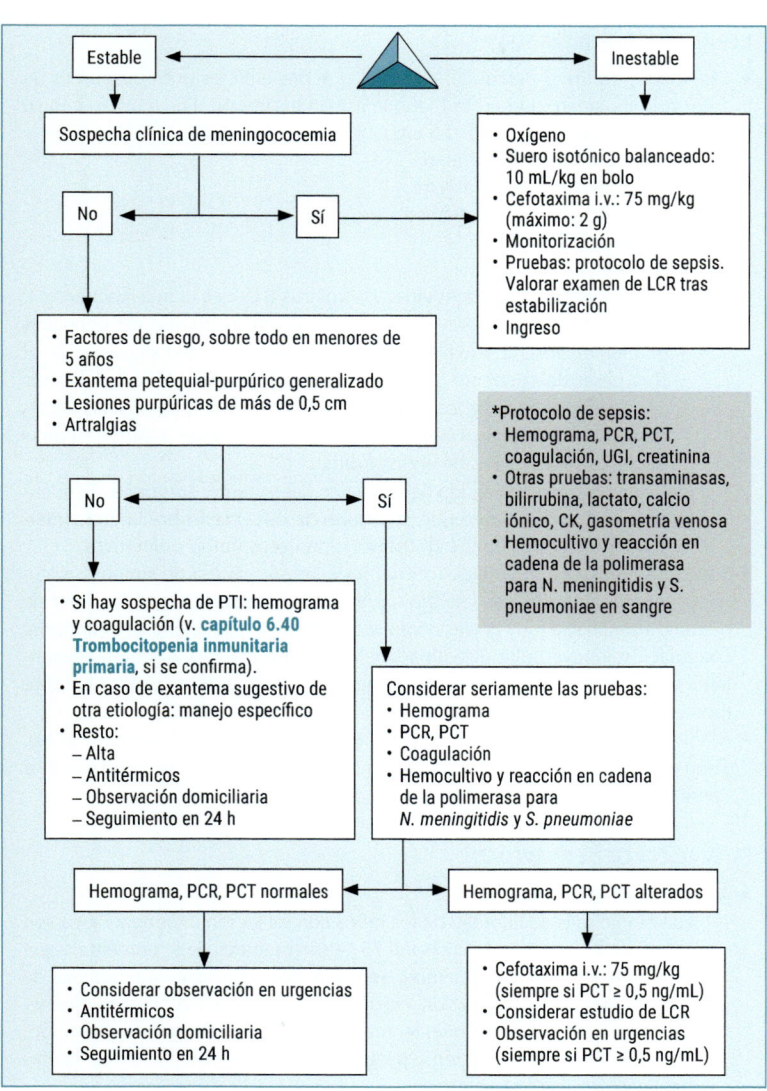

Estable / Inestable

Estable
- Sospecha clínica de meningococemia
  - No / Sí
    - Factores de riesgo, sobre todo en menores de 5 años
    - Exantema petequial-purpúrico generalizado
    - Lesiones purpúricas de más de 0,5 cm
    - Artralgias
      - No / Sí

No:
- Si hay sospecha de PTI: hemograma y coagulación (v. **capítulo 6.40 Trombocitopenia inmunitaria primaria**, si se confirma).
- En caso de exantema sugestivo de otra etiología: manejo específico
- Resto:
  – Alta
  – Antitérmicos
  – Observación domiciliaria
  – Seguimiento en 24 h

Sí:
Considerar seriamente las pruebas:
- Hemograma
- PCR, PCT
- Coagulación
- Hemocultivo y reacción en cadena de la polimerasa para *N. meningitidis* y *S. pneumoniae*
  - Hemograma, PCR, PCT normales
    - Considerar observación en urgencias
    - Antitérmicos
    - Observación domiciliaria
    - Seguimiento en 24 h
  - Hemograma, PCR, PCT alterados
    - Cefotaxima i.v.: 75 mg/kg (siempre si PCT ≥ 0,5 ng/mL)
    - Considerar estudio de LCR
    - Observación en urgencias (siempre si PCT ≥ 0,5 ng/mL)

Inestable
- Oxígeno
- Suero isotónico balanceado: 10 mL/kg en bolo
- Cefotaxima i.v.: 75 mg/kg (máximo: 2 g)
- Monitorización
- Pruebas: protocolo de sepsis. Valorar examen de LCR tras estabilización
- Ingreso

*Protocolo de sepsis:
- Hemograma, PCR, PCT, coagulación, UGI, creatinina
- Otras pruebas: transaminasas, bilirrubina, lactato, calcio iónico, CK, gasometría venosa
- Hemocultivo y reacción en cadena de la polimerasa para N. meningitidis y S. pneumoniae en sangre

OBJETIVOS
Identificar y tratar de forma precoz a los pacientes con enfermedad meningocócica.

CONCEPTOS IMPORTANTES

- Exantema purpúrico-petequial: es aquel que presenta lesiones purpúreas de color rojo-violáceo, que no se blanquean con la presión. De acuerdo con su tamaño, las lesiones se clasifican en:
  - Petequia: < 3 mm de diámetro.
  - Púrpura: 3-10 mm de diámetro.
  - Equimosis: > 10 mm de diámetro.
- Etiología (Tabla 3.22-1):
  - Infecciosa:
    - Vírica (enterovirus, adenovirus, parvovirus B19): es la más frecuente.
    - Infección bacteriana grave: el agente implicado con más frecuencia es *N. meningitidis*. El serogrupo de mayor incidencia total sigue siendo el B, a pesar del aumento de casos por serogrupos W e Y en los últimos años, sobre todo entre los 11 y los 14 años de edad. Otras causas bacterianas son: *S. pneumoniae, S. pyogenes, H. influenzae, S. aureus* u otras bacterias productoras de endocarditis.
  - No infecciosa: edema agudo hemorrágico del lactante, púrpura de Schoenlein-Henoch u otras vasculitis, petequias de esfuerzo (sobre la línea intermamilar), trastornos de la hemostasia o procesos linfoproliferativos.
- Sospecha clínica de meningococemia: instauración rápida de síntomas sistémicos inespecíficos (fiebre, letargia o irritabilidad, cefalea, fotofobia, dolor de piernas, artralgias) o muy graves como *shock* séptico, insuficiencia respiratoria, coagulación intravascular diseminada y fallo multiorgánico. Al inicio el exantema puede estar ausente o ser maculopapuloso sin elementos purpúreos, sobre todo en pacientes con meningitis.
- Al inicio, puede ser indistinguible una infección vírica de una bacteriana grave. Si no existen datos clínicos o de laboratorio determinantes, se debe manejar como si fuera una enfermedad meningocócica.

ESTIMACIÓN DE LA GRAVEDAD

- **A recoger en la anamnesis:**
  - Edad (algo más de la mitad de los niños con infección meningocócica son menores de 2 años y algo más del 75 % son menores de 5, porcentaje que es aún mayor tras la pandemia), antecedentes personales o familiares de alteraciones de la coagulación, estado vacunal, contacto con una enfermedad infecciosa (específicamente, meningococemia), tiempo de evolución, forma de inicio, distribución y progresión del exantema, síntomas acompañantes, antibioterapia previa.

- **A registrar en la exploración general:** Triángulo de evaluación pediátrica (TEP), estado general, constantes vitales (temperatura, frecuencia cardíaca [FC], frecuencia respiratoria [FR], presión arterial [PA], saturación de oxígeno [SatO$_2$], nivel de consciencia), relleno capilar, características y distribución del exantema, signos meníngeos/fontanela abombada, exploración por aparatos.

PRUEBAS COMPLEMENTARIAS

- **Hemocultivo y reacción en cadena de la polimerasa para meningococo y neumococo en sangre:**
  - Indicaciones: TEP alterado o sospecha clínica de meningococemia. Considerar si presenta exantema generalizado, lesiones > 5 mm o artralgias asociadas.
  - La tasa de hemocultivos positivos en la infección meningocócica es del 50-60 % (mucho más baja que la positividad de cultivos del líquido cefalorraquídeo [LCR], que es del 80-90 %, incluyendo incluso pacientes sin meningismo).
  - La reacción en cadena de la polimerasa es más sensible que el hemocultivo, además de mantenerse positiva en ocasiones hasta 72 h tras iniciar la antibioterapia.
- **Pruebas de respuesta inflamatoria:**
  - Indicaciones: TEP alterado o sospecha clínica de meningococemia. Considerar en caso de exantema generalizado, lesiones > 5 mm o artralgias asociadas.
  - La neutrofilia > 10.000/µL y un valor de procalcitonina (PCT) > 0,5 ng/mL se asocian a un mayor riesgo de meningococemia. La PCT es el marcador más útil. La proteína C-reactiva (PCR) tiene un valor más limitado.
  - Hemograma en caso de sospecha de púrpura trombótica inmunitaria (PTI).
- **Pruebas de coagulación:**
  - Indicaciones: TEP alterado o sospecha clínica de meningococemia. Considerar en caso de exantema generalizado, lesiones > 5 mm o artralgias asociadas, o sospecha de PTI.
- **Otros parámetros analíticos:** en caso de sospecha de sepsis, solicitar bioquímica incluyendo urea, creatinina, transaminasas, bilirrubina, lactato, calcio iónico, creatina-cinasa (CK) y gasometría venosa.
- **Examen de LCR:**
  - Está indicado en pacientes con TEP alterado o sospecha clínica de meningitis (v. **Tabla 3.22-1**), siempre tras la estabilización. Se practicará: examen citoquímico, cultivo de bacterias y reacción en cadena de la polimerasa para meningococo, neumoco y, en ocasiones, enterovirus. En caso de disponibilidad, realizar panel para diagnóstico de meningitis/encefalitis mediante reacción en cadena de la polimerasa múltiple, que incluye los patógenos implicados con más frecuencia, incluyendo virus, bacterias y hongos hasta un total de 14 microorganismos.
  - Está contraindicado si existe alteración hemodinámica, neurológica, coagulopatía o infección cutánea en la zona a puncionar.

Tabla 3.22-1. Orientación etiológica de los pacientes con fiebre y exantema

	Probabilidad de infección bacteriana grave, sobre todo meningococemia	
	Baja	**Elevada**
Tiempo de aparición del exantema	> 48 h	< 12-24 h
Localización y características del exantema	Sobre la línea intermamilar Patrón lineal, por presión física local Petequias únicamente	Generalizado Petequias, equimosis
Exploración física	TEP normal, exploración física anodina o con FAA, dolor de garganta	TEP alterado, letargia, irritabilidad, meningismo Dolores articulares
Constantes	Constantes normales	Relleno capilar > 2 s Taquicardia, taquipnea, hipotensión
Analítica	PMN <10.000/μL PCT < 0,5 ng/mL	PMN > 10.000/μL, presencia de formas inmaduras PCT > 0,5 ng/mL
Otros		Otras alteraciones analíticas: IP bajo, CID

CID: coagulación intravascular diseminada; FAA: faringoamigdalitis aguda; IF: índice de protrombina; PCT: procalcitonina; PMN: polimorfonucleares; TEP: triángulo de evaluación pediátrica.

TRATAMIENTOS

- **Sospecha de meningococemia** (o TEP alterado o afectación del estado general):
  - Estabilización ABC: oxigenoterapia, suero balanceado (10 mL/kg).
  - Antibioterapia tan pronto como se sospeche (extraer primero la analítica, si es posible). No debe demorarse por realizar un examen del LCR:
    - Cefotaxima i.v.: 75 mg/kg/6 horas (máximo 2 g/6 horas).
    - Alternativa: ceftriaxona i.v. o i.m., 100 mg/kg/día en 1-2 dosis (máximo: 4 g/día, 2 g/dosis).
  - Si *shock* séptico o meningitis.
- **Edema hemorrágico agudo del lactante** (v. **capítulo 6.36 Púrpura de Schoenlein-Henoch**): reposo y tratamiento sintomático. Los corticosteroides sistémicos y los antihistamínicos no han demostrado una evidencia concluyente.
- **Púrpura de Schoenlein-Henoch, trombocitopenias**.

RECUERDE QUE...
- Al evaluar un niño con fiebre y exantema, el objetivo principal es descartar la meningococemia.
- La PCT es el mejor marcador sanguíneo para identificar infecciones bacterianas. Un valor > 0,5 ng/mL orienta hacia meningococemia. El hemograma tiene poco valor en estos casos.

BIBLIOGRAFÍA

Barros R, Mendes-Correa M, Vilela de Moura L. Evaluation of the utilization of FilmArray meningitis/encephalitis in children with suspected central nervous system infection: a retrospective case series. Pediatr Emerg Care. 2022;38(2):58-61.

Bell JM, Shields MD, Agus A, Dunlop K, Bourke T, Kee F, et al. Clinical and cost-effectiveness of procalcitonin test for prodromal meningococcal disease-a meta-analysis. PLoS One. 2015;10(6):e0128993.

Carrol ED, Newland P, Riordan FAI, Thomson APJ, Curtis N, Hart CA. Procalcitonin as a diagnostic marker of meningococcal disease in children presenting with fever and a rash. Arch Dis Child. 2002;86(4):282-5.

Gangoiti I, Valle JR, Sota M, Martínez-Indart L, Benito J, Mintegi S. Characteristics of children with microbiologically confirmed invasive bacterial infections in the emergency department. Eur J Emerg Med. 2018;25(4):274-80.

Klinkhammer MD, Colletti JE. Pediatric myth: fever and petechiae. CJEM. 2008;10(5):479-82.

Martin-Irazábal G, Gangoiti I, Gómez B, Lizárraga L, Mintegi S. Impact of the COVID-19 pandemic on pediatric invasive bacterial infections. An Pediatr (Engl Ed). 2023:S2341-2879(23)00034-0.

Nielsen HE, Andersen EA, Andersen J, Böttiger B, Christiansen KM, Daugbjerg P, et al.. Diagnostic assessment of haemorragic rash and fever. Arch Dis Child. 2001;85(2):160-5.

Rivero-Calle I, Vilanova-Trillo L, Pardo-Seco J. MENDICOS Research Network. The burden of pediatric invasive meningococcal disease in Spain (2008-2013). Pediatr Infect Dis J. 2016;35(4):407-13.

Soler M, Carmona MR, Cano R. Enfermedad meningocócica. Temporada 2020-2021. Bol Epidemiol Sem. 2022;30(4):sem16-18.

Van de Voorde P, Turner NM, Djakow J, De Lucas N, Martínez-Mejías A, Biarent D, et al. European Resuscitation Council Guidelines 2021: paediatric life support. Resuscitation. 2021;161:327-87.

Hematuria

3.23

A. Vinuesa Jaca y M. Herrero Goñi

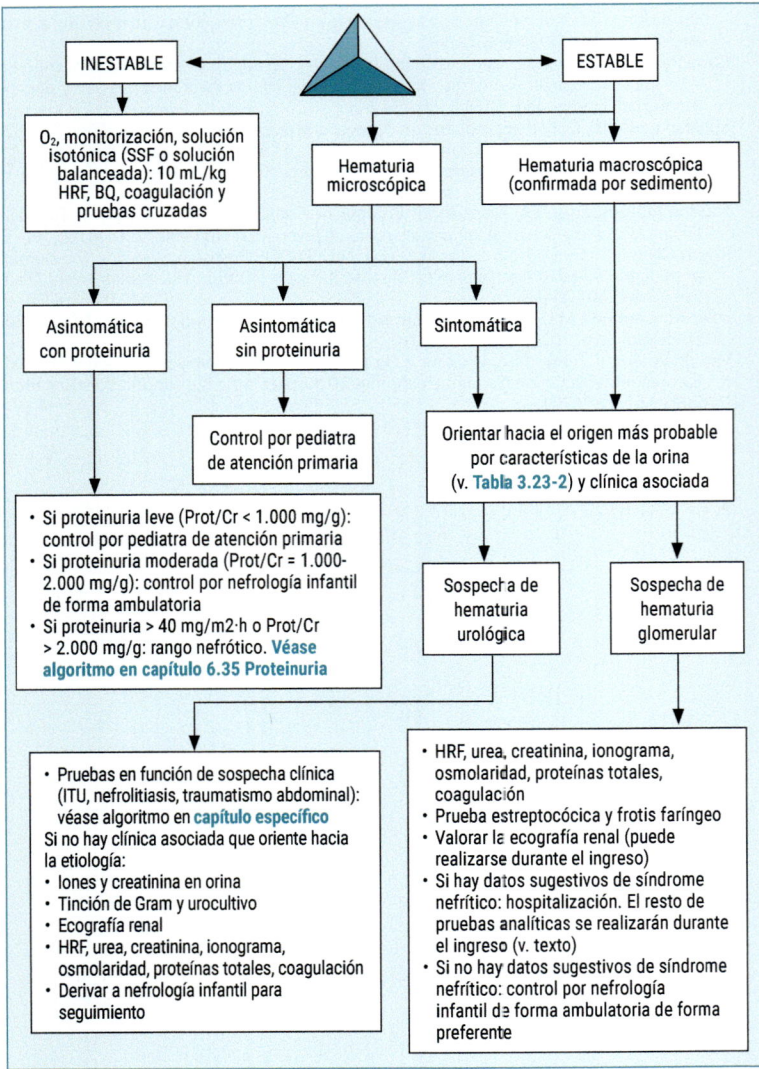

OBJETIVOS

- Establecer una aproximación inicial adecuada del paciente con hematuria, y diferenciar una hematuria de origen glomerular de una urológica mediante anamnesis, exploración física y pruebas complementarias básicas.
- Reconocer los criterios de derivación a nefrología infantil, así como de ingreso hospitalario.

CONCEPTOS IMPORTANTES

- **Hematuria**: presencia de sangre en orina procedente de las vías urinarias (hematuria no glomerular o urológica) o del riñón (hematuria glomerular). Puede ser:
  - **Macroscópica:** visible a simple vista; se corresponde con la presencia de > 5.000 hematíes/µL o > 1 mL de sangre/L de orina.
  - **Microhematuria:** no visible; > 5 hematíes/campo en orina fresca centrifugada o > 5 hematíes/µL en orina fresca no centrifugada. La microhematuria puede ser transitoria debido a causas banales (fiebre o ejercicio físico), o ser clínicamente relevante si persiste en al menos tres muestras separadas entre ellas al menos 2-4 semanas o si se acompaña de proteinuria en rango nefrótico (v. **capítulo 6.35 Proteinuria**).

    Ante una sospecha de hematuria, el primer paso es confirmarla. Para ello, es necesario un sedimento que confirme la presencia de hematíes. No es válido un método cualitativo como la tira de orina, que detecta a la vez la presencia de hematíes/hemoglobina libre/mioglobina, pudiendo por tanto tratarse de una falsa hematuria.

- **Falsa hematuria** (**Tabla 3.23-1**): orina coloreada (roja, marrón) por otras sustancias distintas a los hematíes, que puede asociar tira reactiva de orina normal o patológica, pero sin detectar hematíes en el sedimento.
- **Hematuria glomerular y no glomerular:** una vez confirmada la hematuria, habrá que intentar diferenciar su origen (glomerular frente a no glomerular o urológica) según las características de la orina y los datos clínicos (**Tabla 3.23-2**).

Tabla 3.23-1. Causas de falsa hematuria

Tira reactiva de orina normal	Fármacos	Ibuprofeno, rifampicina, deferoxamina nitrofurantoína, cloroquina, doxorubicina
	Alimentos	Moras, remolacha, setas, colorantes alimentarios
	Metabolitos	Uratos, tirosinosis, pigmentos biliares, ácido homogentísico (alcaptonuria), melanina, metahemoglobina, porfirina
Tira reactiva de orina alterada (sangre + por detección del grupo hemo)	Hemoglobinuria	Situaciones de hemólisis
	Mioglobinuria	Ejercicio intenso, miositis (en el contexto de un cuadro febril), miopatías, convulsiones
	Otros	Antisépticos (povidona yodada), orinas alcalinas (pH > 9)

Hay que tener en cuenta que ninguna de las características es definitoria de un tipo u otro de hematuria, por lo que se deben valorar todas las características en conjunto.

- **Etiología** (Tabla 3.23-3): dependerá del origen de la hematuria, siendo las causas más frecuentes de hematuria glomerular la nefropatía por inmunoglobulina A (IgA) y la glomerulonefritis (GN) posinfecciosa, y dentro de las no glomerulares, la infección del tracto urinario (ITU) y la hipercalciuria idiopática.
- **Forma de presentación de la hematuria:** la presencia o no de proteinuria asociada o de sintomatología acompañante permite orientar el diagnóstico, así como su manejo posterior.

Tabla 3.23-2. Características más importantes de la hematuria según su origen

Hematuria	Glomerular	No glomerular
Coloración	Color «cola» o «de agua de lavar carne». Uniforme durante la micción	Roja, rosada. Puede variar de intensidad durante la micción o aparecer solo en una fase de esta
Coágulos	No	Posibles
Cilindros	Generalmente presentes	Ausentes
Proteinuria	Frecuente y variable	Infrecuente y leve
Acantocitos*	> 5 %	< 5 %
Datos clínicos	Indolora	Sintomática (síndrome miccional o síntomas específicos: dolor abdominal, etc.)

*La presencia de acantocitos es un dato muy específico, aunque poco sensible, de un origen glomerular.

Tabla 3.23-3. Etiología de la hematuria

Hematuria glomerular	Hematuria no glomerular
Infecciosa GN postinfecciosa, endocarditis, VIH, nefritis de *shunt*, hepatitis **Primaria** Nefropatía por IgA o enfermedad de Berger, otras GN **Enfermedades sistémicas** PSH, LES, SHU, etc. **Familiar** Síndrome de Alport, nefropatía por membrana basal fina	**Renal** NTI (PNA, TBC renal, nefrocalcinosis, necrosis tubular, fármacos, enfermedad renal quística), patología vascular (trombosis de vasos renales, malformaciones vasculares, rasgo drepanocítico), traumatismos, tumores (tumor de Wilms) **Extrarrenal** Infección urinaria, hipercalciuria, litiasis, malformaciones urinarias (uropatía obstructiva, RVU), patología vascular (síndrome del cascanueces), traumatismos, tumores (rabdomiosarcoma), fármacos (ciclofosfamida), por ejercicio, por coagulopatía

GN: glomerulonefritis; IgA: inmunoglobulina A; LES: lupus eritematoso sistémico; NTI: nefropatía tubulointersticial; PNA: pielonefritis aguda; PSH: púrpura de Schoenlein-Henoch; RVU: reflujo vesicoureteral; SHU: síndrome hemolítico urémico; TBC: tuberculosis; VIH: virus de la inmunodeficiencia humana.

• **Síndrome nefrítico:** conjunto de manifestaciones clínicas debido a un proceso inflamatorio glomerular. Clínicamente, se presenta como una combinación de hallazgos que pueden incluir hematuria glomerular (hallazgo universal), edemas, hipertensión, proteinuria en grado variable, oliguria y posible deterioro de la función renal (v. **capítulo 6.9 Daño renal agudo**), no siendo necesaria la presencia de todos los datos para su diagnóstico. La causa más frecuente es la GN posinfecciosa, pero puede producirse en cualquier enfermedad de origen o con afectación glomerular.

ESTIMACIÓN DE LA GRAVEDAD

• **Anamnesis:**
  – **Antecedentes personales:** episodios previos de hematuria, infección urinaria, litiasis renal, hipoacusia neurosensorial (síndrome de Alport), coagulopatía, rasgo/enfermedad drepanocítica, cardiopatía congénita. Como antecedentes neonatales, el antecedente de cateterización umbilical puede asociarse a trombosis renal (v. **Tabla 3.23-3**).
  – **Antecedentes familiares:** hematuria y/o hipoacusia neurosensorial (síndrome de Alport), consanguinidad, litiasis renal, hipertensión arterial (HTA), enfermedad renal crónica, enfermedades quísticas renales, hemoglobinopatías/coagulopatías (v. **Tabla 3.23-3**).
  – **Historia actual:** características de la hematuria (v. **Tabla 3.23-2**) y sintomatología acompañante: proceso infeccioso intercurrente o reciente, clínica miccional, fiebre, ejercicio físico, traumatismo, dolor abdominal, diarrea (pensar en síndrome hemolítico urémico [SHU]), administración de fármacos, síntomas sistémicos (lupus eritematoso sistémico [LES]), etc.
    ▪ Orientan a hematuria de origen glomerular:
      ○ Antecedente de infección estreptocócica cutánea durante las 3-5 semanas antes o infección respiratoria superior 7-15 días antes (glomerulonefritis posestreptocócica) o presencia de cuadro infeccioso, sobre todo respiratorio, coincidente con la hematuria (nefropatía por IgA).
      ○ Sintomatología sistémica: fiebre, astenia, lesiones cutáneas, artralgias/artritis, cefalea; por ejemplo, en púrpura de Schoenlein-Henoch, (PSH) o LES.
    ▪ Orienta hacia hematuria no glomerular la presencia de sintomatología urológica:
      ○ Síndrome miccional (cistitis hemorrágica).
      ○ Dolor lumbar (litiasis renal o pielonefritis aguda).
  – Edad: en los lactantes, la presencia de manchas anaranjadas en el pañal sugiere la existencia de cristales de urato (causa frecuente de falsa hematuria), y la presencia de hematuria macroscópica, anomalías uretrales/herida en el prepucio. En los adolescentes, descartar menstruación y actividad sexual.
• **Exploración física y constantes:**
  – Triángulo de evaluación pediátrica (TEP), constantes incluyendo peso actual y último peso registrado (para detectar edemas poco evidentes en la explo

- ración física), presión arterial (PA), y una exploración física minuciosa, con especial atención en buscar edemas, lesiones cutáneas (PSH, LES), exploración genital (signos de irritación perineal) y abdominal (masa que sugiera malignidad).
- Es imprescindible observar la coloración de la orina para clasificarla en microhematuria/macrohematuria y para sospechar una hematuria glomerular/urológica.

Datos que orientan hacia mayor gravedad

- Antecedentes personales o familiares de patología renal
- Sintomatología sistémica acompañante
- Hematuria macroscópica de origen glomerular, oliguria, edemas e hipertensión arterial, que orientan hacia un síndrome nefrítico
- Hematuria, generalmente microscópica, proteinuria en rango nefrótico, hipoalbuminemia, edemas y/u oliguria, que orientan hacia un síndrome nefrótico (v **capítulo 6.35 Proteinuria**)

PRUEBAS COMPLEMENTARIAS

- **Pruebas iniciales en orina:** realizar idealmente en orina reciente.
  - **Tira reactiva de orina:** es la prueba de cribado más accesible, si bien hay que tener en cuenta que su positividad indica detección de hemoglobina (libre o dentro del hematíe) o mioglobina, y se precisa la confirmación con el sedimento. Además, proporciona información que orienta hacia la etiología de la misma: leucocituria, nitrituria, proteinuria, pH y densidad urinaria. La presencia de leucocituria en un paciente sin otros datos indicativos de infección urinaria (fiebre, clínica miccional, dolor lumbar) en un contexto de hematuria más sugestiva de origen glomerular (color «cola», sin coágulos, etc.) no debe asumirse que se deba a una infección urinaria.
  - **Sedimento urinario:** hay que solicitarlo ante una hematuria detectada mediante tira reactiva. Confirma la existencia de hematíes en la orina y ayuda al diagnóstico de una falsa hematuria. Puede detectar cilindros, que orientan hacia una patología glomerular.
  - **Cuantificación de la proteinuria:** cuanto mayor sea el valor de proteinuria asociada, más probabilidad hay de que esta sea de origen glomerular.
- **La microhematuria asintomática,** salvo que se asocie a proteinuria en rango nefrótico (v. **cap. 6.35 Proteinuria**) no va a requerir la realización de más pruebas complementarias en el servicio de urgencias. En caso de que exista sintomatología acompañante (sospecha de ITU, traumatismo, nefrolitiasis), se solicitarán pruebas en función de la sospecha.
- **La macrohematuria, ya sea sintomática o asintomática, requerirá más estudios.** Las pruebas complementarias a realizar dependerán de si se sospecha una hematuria glomerular o urológica, y en este segundo caso, de si se sospecha o no una causa concreta. La aproximación diagnóstica incluye:
  - **Pruebas a realizar ante una sospecha de origen glomerular:**
    - **Analítica sanguínea:** hematimetría, glucosa, ionograma, creatinina, urea, osmolaridad, proteínas totales y coagulación.

- **Prueba rápida de estreptococo y frotis faríngeo**, ya que una causa frecuente de glomerulonefritis aguda es la postinfecciosa por *Streptococcus pyogenes*.
- **Ecografía renal:** si el paciente se encuentra estable, puede realizarse durante el ingreso.
- **Otras pruebas analíticas:** perfil hepático y lipídico, proteinograma, gasometría, fracciones 3 (C3) y 4 (C4) del complemento, complemento hemolítico 50 (CH50), antiestreptolisina O (ASLO), anticuerpos antinucleares (ANA), anti-ADN y anticitoplasma de neutrófilo (ANCA), de inicio. Serologías para virus de la hepatitis B, virus de la hepatitis C y virus de la inmunodeficiencia humana (VIH). No son urgentes; se pueden realizar durante el ingreso.
- **Pruebas ante una sospecha de origen no glomerular:** las pruebas se orientarán en función de si existe una sospecha diagnóstica por la historia clínica (traumatismo, nefrolitiasis, infección urinaria; v. **capítulos correspondientes**). En caso de que no se asocien otros síntomas o hallazgos que orienten hacia el diagnóstico, es aconsejable realizar en urgencias como estudio inicial todas las pruebas siguientes:
  - **Tinción de Gram y urocultivo:** ante la sospecha de una infección urinaria (disuria, síndrome miccional, coágulos en la orina) o un diagnóstico de nefrolitiasis con fiebre.
  - **Iones en orina y creatinina.**
  - **Pruebas de imagen:** ecografía renal (en caso de sospecha de litiasis renal) o tomografía computarizada (TC) (en caso de traumatismo abdominal).
  - **Analítica sanguínea:** hematimetría, glucosa, ionograma, creatinina, urea, osmolaridad, proteínas totales y pruebas de coagulación. Individualizar otras pruebas en función de la etiología sospechada; por ejemplo, PCR y procalcitonina si asocia fiebre. Es especialmente importante determinar la función renal; en caso de sospecha de obstrucción por dilatación, se hará una ecográfica de las vías urinarias.

TRATAMIENTOS

Dependerán de la forma de presentación (microhematuria/macrohematuria), de la etiología sospechada y de los síntomas asociados.

- Los casos con hematuria microscópica asintomática aislada o asociada a proteinuria leve (< 20 mg/m²/h o proteínas/creatinina < 1.000 mg/g) podrán ser dados de alta y estudiados de forma ambulatoria, con seguimiento por su pediatra. Si se asocia a proteinuria moderada (20-40 mg/m²/h o proteínas/creatinina = 1.000-2.000 mg/g), deberán derivarse a nefrología infantil para ampliar el estudio.
- Si la hematuria está asociada a proteinuria en rango nefrótico (proteína/creatinina > 2.000 mg/g), se deberá considerar la hospitalización (v. **capítulo 6.35 Proteinuria**).
- Los pacientes estables con hematuria macroscópica de origen no glomerular y normalidad de las pruebas realizadas en urgencias se derivarán a nefrología infantil para valoración ambulatoria.

- Ante un niño con hematuria de origen glomerular con sospecha de **síndrome nefrítico** (aumento de la creatinina un 20 % del esperado, edemas o aumento de peso según la curva ponderal previa u oliguria o HTA), es necesaria la hospitalización. Al ingresar, se debe asegurar:
  - Reposo relativo.
  - Restricción hídrica: se recomienda inicialmente aportar las pérdidas insensibles y reponer la diuresis que el paciente presente. Hay que reponer también las pérdidas continuadas, si existieran (p. ej., vómitos) (v. **capítulo 6.9 Daño renal agudo**). Es mejor realizar la administración de líquidos por vía oral con agua, siempre que sea posible.
  - Balance de líquidos: cuantificación de entradas y salidas.
  - Dieta hiposódica.
  - Si presenta HTA, se individualizará el inicio de tratamiento antihipertensor, especialmente si existen edemas o ganancia de peso. En las sospechas de GN posinfecciosa, suele iniciarse el tratamiento con furosemida. Si cumple criterios de crisis hipertensiva, valorar la necesidad de asociar un segundo antihipertensor.
- Los pacientes con sospecha de hematuria glomerular sin datos de síndrome nefrítico (sin alteración de la creatinina, ni edemas, ni oliguria ni HTA) podrán recibir el alta de forma individualizada, en consenso con el equipo de nefrología infantil. Para el domicilio, se indicará: reposo relativo, control de peso diario, dieta hiposódica y restricción hídrica (estimada según el apartado anterior).

RECUERDE QUE...

- La anamnesis y el aspecto macroscópico de la orina, así como la presencia o no de coágulos son las características más importantes que hay que tener en cuenta a la hora de localizar el origen de la hematuria. No obstante, de forma aislada, ningún dato bioquímico de la orina es orientativo de hematuria glomerular o urológica, sino que lo son todos en su conjunto, teniendo en cuenta la anamnesis y la exploración física.
- Las tres causas principales de hematuria son las infecciones, los trastornos metabólicos (hipercalciuria/litiasis) y las glomerulopatías.
- Se debe considerar seriamente la hospitalización en los pacientes con sospecha de GN (hematuria macroscópica color «cola» y/o edemas y/u oliguria y/o HTA), y valorarlo en aquellos con hematuria asociada a proteinuria en rango nefrótico.
- El resto de los pacientes pueden tratarse ambulatoriamente, con seguimiento por nefrología infantil o por su pediatra, en función de la sospecha clínica.

BIBLIOGRAFÍA

Cara GM, Peña A. Hematuria. An Pediatr Contin. 2009;7(2):61-9.
Carrasco Hidalgo-Barquero M, De Cea Crespo JM. Hematuria. Protocolos diagnóstico- terapéuticos pediatricos. 2022;1:61-79.
Chadban SJ, Atkins RC. Glomerulonephritis. Lancet. 2005;365(9473):1797-806.

Diven SC, Travis LB. A practical primary care approach to hematuria in children. Pediatr Nephrol. 2000;14(1):65-72.

Eison TM, Ault BH, Jones DP, Chesney RW, Wyatt RJ. Post-streptocaccal acute glomerulo-nephritis in children: clinical features and pathogenesis. Pediatr Nephrol. 2011;26(2):165-80.

Fernández Maseda MA, Romero Sala FJ. Glomerulonefritis aguda postinfecciosa. Protoc Diagn Ter Pediatr. 2014;1:303-14.

Gattineni J. Highlights for the management of a child with proteinuria and hematuria. Int J Pediatr. 2012:768142.

Greenfield SP, Williot P, Kaplan D. Gross hematuria in children: a ten-year review. Urology. 2007;69(1):166-9.

Meyers KEC. Evaluation of hematuria in children. Urol Clin N Am. 2004;31(3):559-73.

Patel HP, Bissler JJ. Hematuria in children. Pediatr Clin North Am. 2001;48(6):1519-37.

Hemorragia digestiva

3.24

M. Legarda Tamara

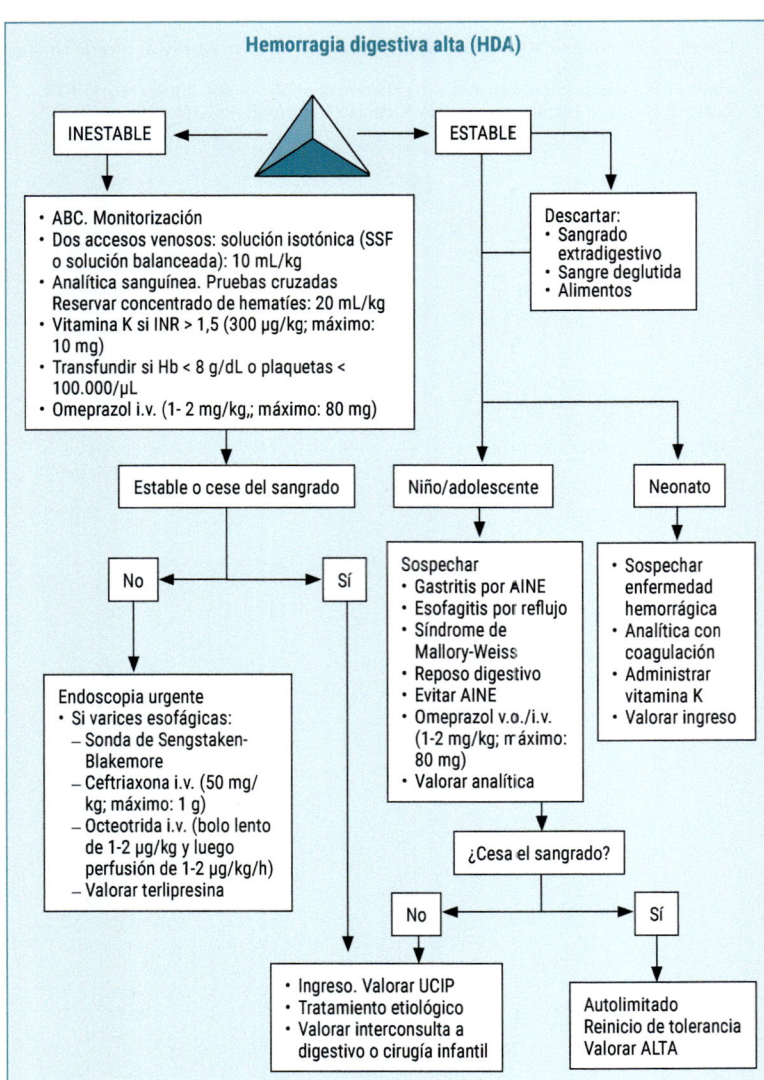

Hemorragia digestiva alta (HDA)

INESTABLE ← → **ESTABLE**

INESTABLE:
- ABC. Monitorización
- Dos accesos venosos: solución isotónica (SSF o solución balanceada): 10 mL/kg
- Analítica sanguínea. Pruebas cruzadas Reservar concentrado de hematíes: 20 mL/kg
- Vitamina K si INR > 1,5 (300 µg/kg; máximo: 10 mg)
- Transfundir si Hb < 8 g/dL o plaquetas < 100.000/µL
- Omeprazol i.v. (1- 2 mg/kg,; máximo: 80 mg)

ESTABLE — Descartar:
- Sangrado extradigestivo
- Sangre deglutida
- Alimentos

Estable o cese del sangrado

No ← → Sí

No → Endoscopia urgente
- Si varices esofágicas:
  - Sonda de Sengstaken-Blakemore
  - Ceftriaxona i.v. (50 mg/kg; máximo: 1 g)
  - Octeotrida i.v. (bolo lento de 1-2 µg/kg y luego perfusión de 1-2 µg/kg/h)
  - Valorar terlipresina

Niño/adolescente

Sospechar
- Gastritis por AINE
- Esofagitis por reflujo
- Síndrome de Mallory-Weiss
- Reposo digestivo
- Evitar AINE
- Omeprazol v.o./i.v. (1-2 mg/kg; máximo: 80 mg)
- Valorar analítica

¿Cesa el sangrado?

No ← → Sí

No → - Ingreso. Valorar UCIP
- Tratamiento etiológico
- Valorar interconsulta a digestivo o cirugía infantil

Sí → Autolimitado
Reinicio de tolerancia
Valorar ALTA

Neonato

- Sospechar enfermedad hemorrágica
- Analítica con coagulación
- Administrar vitamina K
- Valorar ingreso

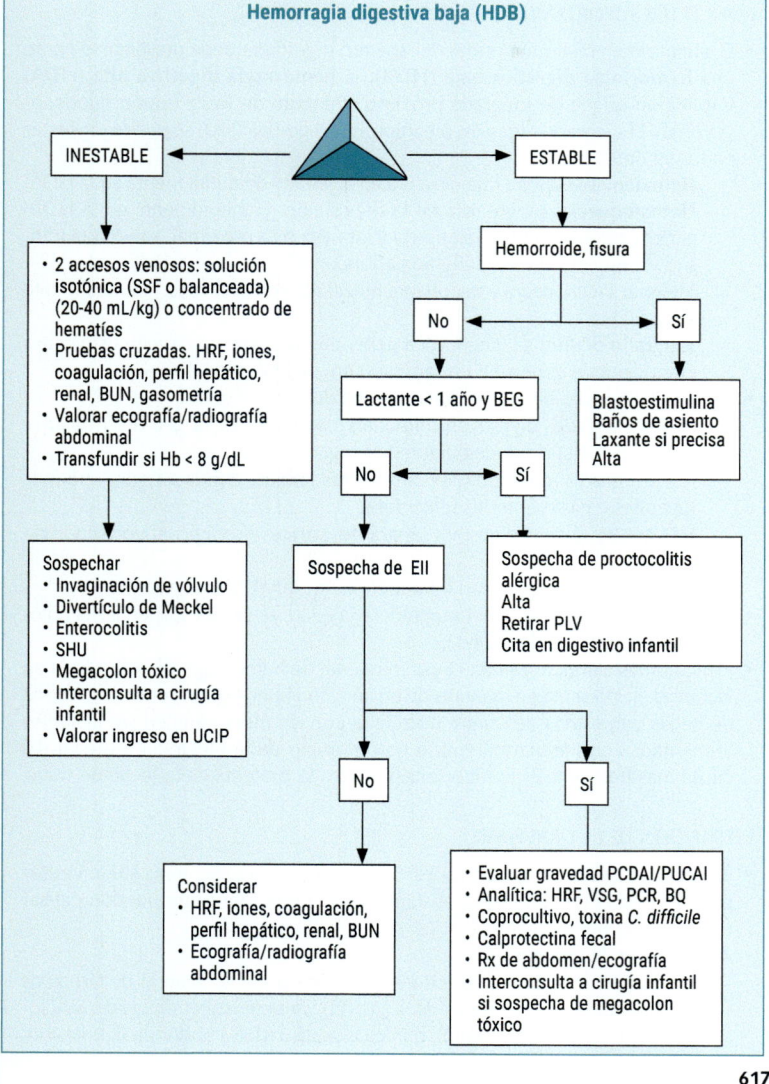

Hemorragia digestiva baja (HDB)

INESTABLE ← → ESTABLE

INESTABLE:
- 2 accesos venosos: solución isotónica (SSF o balanceada) (20-40 mL/kg) o concentrado de hematíes
- Pruebas cruzadas. HRF, iones, coagulación, perfil hepático, renal, BUN, gasometría
- Valorar ecografía/radiografía abdominal
- Transfundir si Hb < 8 g/dL

Sospechar
- Invaginación de vólvulo
- Divertículo de Meckel
- Enterocolitis
- SHU
- Megacolon tóxico
- Interconsulta a cirugía infantil
- Valorar ingreso en UCIP

ESTABLE:

Hemorroide, fisura

No ← → Sí

Sí:
Blastoestimulina
Baños de asiento
Laxante si precisa
Alta

Lactante < 1 año y BEG

No ← → Sí

Sí:
Sospecha de proctocolitis alérgica
Alta
Retirar PLV
Cita en digestivo infantil

No:
Sospecha de EII

No ← → Sí

No:
Considerar
- HRF, iones, coagulación, perfil hepático, renal, BUN
- Ecografía/radiografía abdominal

Sí:
- Evaluar gravedad PCDAI/PUCAI
- Analítica: HRF, VSG, PCR, BQ
- Coprocultivo, toxina *C. difficile*
- Calprotectina fecal
- Rx de abdomen/ecografía
- Interconsulta a cirugía infantil si sospecha de megacolon tóxico

OBJETIVOS
- Reconocer las situaciones que precisan un tratamiento urgente.
- Conocer el manejo de las patologías que con más frecuencia presentan sangrado digestivo en urgencias pediátricas (gastroenteritis, estreñimiento y proctocolitis alérgica).

CONCEPTOS IMPORTANTES

- El sangrado en cualquier punto del aparato digestivo puede presentarse como una **hemorragia digestiva baja (HDB)**; la **hemorragia digestiva alta (HDA)** implica un origen de sangrado próximo al ángulo de Treitz (unión duodeno-yeyunal). El sangrado digestivo o hemorragia digestiva (HD) se puede presentar en forma de:
  - **Hematemesis:** sangre roja u oscura en el vómito. Habitualmente en la HDA.
  - **Hematoquecia:** sangre roja en la deposición. Habitualmente en la HDB, generalmente de colon izquierdo y rara vez más proximal, salvo si el tránsito es muy rápido y el sangrado abundante.
  - **Melena:** sangre negra y maloliente mezclada con las heces. Habitualmente en la HDA.
  - **Sangrado oculto:** se diagnostica generalmente ante una anemia sin causa clara y puede deberse a un sangrado en cualquier localización.
- Ante una sospecha de HD, es fundamental diferenciar entre:
  - Falsos sangrados digestivos: alimentos, sangrados de origen otorrinolaringológico (ORL) o por deglución de sangre materna.
  - HD no graves: relacionados con fisuras anales, colitis alérgica, pólipos juveniles o gastroenteritis infecciosa.
  - HD graves: úlcera digestiva sangrante, varices esofágicas, vólvulo/invaginación.
  - Sangrado por enfermedad inflamatoria intestinal (EII) activa.
- **Etiología:** según el origen del sangrado y la edad, se puede sospechar la patología subyacente (**Tabla 3.24-1**).
- Proctocolitis alérgica: es una causa frecuente de hemorragia digestiva baja en lactantes. Se presenta en menores de un año, con buen estado general, en forma de heces con estrías de sangre mezclada con/sin moco. Suelen ser lactantes alimentados con leche materna o con el inicio de la lactancia artificial. La causa más frecuente es la hipersensibilidad a la proteína de la leche de vaca.

ESTIMACIÓN DE LA GRAVEDAD

- En general, la HD en pediatría es escasa y autolimitada, y no suele causar grandes complicaciones. No obstante, hay condiciones que pueden causar inestabilidad hemodinámica.
- **A recoger en la anamnesis:**
  - Edad, tipo de lactancia, presencia de tos o epistaxis, ingesta de fármacos (antiinflamatorios no esteroideos [AINE]), características de las deposiciones (diarrea o estreñimiento), clínica digestiva (dolor abdominal, tenesmo,

Tabla 3.24-1. Causas más frecuentes de hemorragia digestiva

	Hemorragia digestiva alta	Hemorragia digestiva baja
Neonatos (raro)	**Sangre materna deglutida** Enfermedad hemorrágica Gastritis/esofagitis (raro)	Enterocolitis necrosante Vólvulo/invaginación **Enterocolitis alérgica** Enfermdad de Hirschprung Divertículo de Meckel
Lactantes	**Síndrome de Mallory-Weiss** Gastritis/úlcera gástrica/duodenal (sobre todo asociado a la ingesta de AINE) Esofagitis (sobre todo por reflujo) Varices esofágicas (raro)	Fisuras anales **Gastroenteritis infecciosa** Pólipo juvenil **Enterocolitis alérgica** Divertículo de Meckel Vólvulo/invaginación Enfermedad de Hirschprung
Niños y adolescentes	**Síndrome de Mallory-Weiss** **Sangre de origen ORL** Gastritis/úlcera gástrica/duodenal (sobre todo asociado a ingesta de AINE) Esofagitis Varices esofágicas (raro)	**Fisuras anales** **Gastroenteritis infecciosa** Poliposis juvenil Enfermedad inflamatoria intestinal Vólvulo/invaginación Síndrome hemolítico urémico Síndrome de Schoenlein-Henoch

AINE: antiinflamatorios no esteroideos; ORL: otorrinolaringológico.
En negrita las más frecuentes.

- dolor al defecar, vómitos), pérdida de peso, fiebre, presencia de enfermedad digestiva o hepática previa (atresia de vías biliares, fibrosis quística, trombosis portal), síntomas extradigestivos, antecedentes familiares (EII, poliposis colónica, enfermedad ulcerosa o esofagitis) y cantidad de sangrado.

- **A registrar en la exploración general:**
  - Triángulo de evaluación pediátrica (TEP), estado general, color de la piel (palidez, ictericia), estabilidad hemodinámica (presión arterial [PA], relleno capilar, frecuencia cardíaca [FC], frecuencia respiratoria [FR]), temperatura, exploración abdominal (hepatomegalia o esplenomegalia, ascitis, masas, dolor) y anorrectal (fisuras, *tags*, abscesos/fístulas, hemorroides), exploración ORL.

- **Signos de alarma:**
  - Signos de *shock* hemorrágico: mal estado general, taquicardia, hipotensión.
  - Signos de obstrucción intestinal y abdomen agudo.
  - Disminución del nivel de consciencia.
  - Analíticos: anemia grave, trombocitopenia, coagulopatía, acidosis metabólica, acidosis láctica.
  - Megacolon tóxico, diarrea profusa, sangrado activo abundante, aumento de reactantes de fase aguda (velocidad de sedimentación globular [VSG], proteína C-reactiva [PCR], calprotectina fecal).
  - En caso de sospecha de EII, valorar la intensidad del brote mediante PUCAI y PCDAI (Tablas 3.24-2 y 3.24-3).

Tabla 3.24-2. Índice de actividad de la colitis ulcerosa en niños (PUCAI)	
Variable	**Puntuación**
1. Dolor abdominal	
No	0
Puede ignorarse	5
No puede ignorarse	10
2. Sangrado rectal	
No	0
Sangre escasa en < 50 % de las deposiciones	10
Sangre escasa en la mayoría de las deposiciones	20
Sangre abundante (> 50 % de las deposiciones)	30
3. Consistencia de la mayoría de las deposiciones	
Formadas	0
Parcialmente formadas	5
Completamente deshechas	10
4. Número de deposiciones al día	
0-2	0
3-5	5
6-8	10
> 8	15
5. Heces nocturnas	
No	0
Sí	10
6. Nivel de actividad	
No limitada	0
Parcialmente limitada	5
Gravemente limitada	10

Suma PUCAI: 0-85. PUCAI < 10: remisión. PUCAI 40-60: brote moderado. PUCAI > 60: brote grave.

PRUEBAS COMPLEMENTARIAS

- No siempre son necesarias. Se deben solicitar antsangrado importante o de origen incierto.
- **Analítica sanguínea:** hemograma, coagulación, iones, pruebas de función hepática y renal, nitrógeno ureico en sangre (BUN) (elevado si el origen del sangrades alto). Según la cantidad del sangrado y la causa, solicitar pruebas cruzadas.

Tabla 3.24-3. Índice de actividad de la enfermedad de Crohn en niños (PCDAI)

Variable	Puntuación
1. Historia clínica (de una semana)	
Dolor abdominal	
Ninguno	0
Leve, de corta duración, no interfiere en la actividad normal	5
Moderado a intenso diario, de mayor duración, afecta a la actividad normal, nocturno	10
Deposiciones (por día)	
0-1 deposiciones líquidas, sin sangre	0
Hasta 2 deposiciones semiblandas con poca sangre o 2-5 deposiciones líquidas	5
• Sangrado abundante o ⩾ 6 deposiciones líquidas o diarrea nocturna	10
Estado general y capacidad funcional	
Bueno, sin limitación de las actividades	0
• Dificultades ocasionales para mantener las actividades habituales	5
Muy deficiente. Limitación frecuente de las actividades	10
2. Analítica	
VSG (mm/h)	
< 20	0
20-50	2,5
> 50	5
Albúmina (g/L)	
⩾ 35	0
31-34	5
< 30	10

Hcto (%) < 10 años	Niños 11-14 años	Niños 15-19 años	Niñas 11-19 años	
> 33	⩽ 35	⩾ 37	⩾ 34	0
28-32	30-34	32-36	29-33	2,5
< 28	< 30	< 32	< 29	5

Variable	Puntuación
3. Exploración física	
Peso	
Aumento de peso, peso estable o pérdida de peso voluntaria	0
Peso estable involuntariamente, pérdida de peso de 1-9 %	5
Pérdida de peso ⩾ 10 %	10
Talla (durante el seguimiento)	
Velocidad de crecimiento ⩾ −1 DE	0
Velocidad de crecimiento < −1 DE > −2 DE	5
Velocidad de crecimiento ⩽ −2 DE	10
Abdomen	
Sin masas ni dolor	0
Dolor o masa no dolorosa	5
Dolor, defensa involuntaria, masa	10
Enfermedad perianal	
No, *tags* asintomáticos	0
1-2 fístulas indolentes, drenaje escaso, sin dolor	5
Fístula activa, drenaje, dolor o absceso	10
Manifestaciones extraintestinales (fiebre > 38,5 °C durante 3 días, durante 1 semana, artritis, uveítis, eritema nudoso)	
Ninguna	0
1	5
> 2	10

Interpretación del PCDAI: PCDAI ⩽ 10, enfermedad en remisión; PCDAI 11-30, enfermedad leve; PCDAI > 31, enfermedad moderada. DE: desviación estándar; Hcto: hematócrito; VSG: velocidad de sedimentación globular.

- En caso de sospecha de EII: VSG, PCR y heces para coprocultivo, toxina de *C. difficile* y calprotectina fecal.
- En caso de mal estado general: gasometría y niveles de lactato.
- **Sondaje nasogástrico:** confirma el sangrado de origen alto. Valora la cantidad y monitoriza el ritmo del sangrado.
- **Radiografía de abdomen:** evalúa los signos de obstrucción intestinal, megacolon tóxico (colitis ulcerosa) o enterocolitis necrosante.
- **Ecografía abdominal:** si existe sospecha de invaginación intestinal o malrotación intestinal.
- **Gastroscopia:** en las primeras 24-48 h, sobre todo si se requiere una transfusión, para identificar y tratar un sangrado esofágico, gástrico o duodenal.
- **Colonoscopia:** para evaluar y tratar sangrados de origen colónico (poliposis o EII).

TRATAMIENTOS

- **Paciente inestable: hemorragia moderada-grave:**
  - **Evaluación ABCDE:** O_2, monitorización completa. canalizar 1 o 2 vías periféricas, realizar analítica sanguínea con reserva de sangre, iniciar perfusión de suero salino fisiológico (SSF) o cristaloide.
  - Reservar hemoderivados: transfundir si la hemoglobina (Hb) es < 8 g/dL o las plaquetas < 100.000/μL.
  - Si el índice internacional normalizado (INR) es > 1,5, administrar vitamina K v.o. o i.v.: 300 μg/kg (máximo: 10 mg).
  - HDA:
    - Inhibidores de la secreción gástrica: omeprazol (1-2 mg/kg cada 24 h; máximo: 80 mg) por vía i.v. u oral.
    - Valorar el ingreso en la UCIP tras la estabilización hemodinámica.
    - En caso de sospecha de hemorragia por varices esofágicas: infusión continua de octreotida (1-2 μg/kg/h tras bolo lento de 1-2 μg/kg; dosis máxima indeterminada, se han descrito rangos entre 1 y 20 μg/k/h) y antibiótico i.v. (ceftriaxona: 50 mg/kg/día (máximo: 2 g/dosis). Si no cede, valorar la colocación de una sonda de Sengstaken-Blakemore y la adición de terlipresina a la octreotida.
  - HDB:
    - Valorar solicitar ecografía o radiografía de abdomen en función de la sospecha clínica.
    - En caso de sospecha de EII, considerar tratamiento etiológico. En caso de colitis hemorrágica grave o de megacolon tóxico:
      ○ Reposo intestinal.
      ○ Prednisona 1-2 mg/kg/día (máximo: 60 mg/día) v.o. o metilprednisolona i.v. 1-2 mg/kg/día (máximo: 60 mg/día).
      ○ Practicar una colonoscopia lo antes posible para evaluar el grado de afectación. En caso de colitis ulcerosa grave, descartar un megacolon tóxico realizando una radiografía de abdomen.
  - Endoscopia digestiva urgente si el sangrado digestivo no cede con tratamiento médico o causa inestabilidad hemodinámica.

- **Paciente estable:**
  - HDA: habitualmente, el sangrado es autolimitado y cede con reposo digestivo durante algunas horas ± tratamiento médico. Evitar los AINE. Administrar omeprazol 1-2 mg/kg (máximo: 80mg) por vía i.v. o v.o. Alta tras comprobar la tolerancia digestiva.
  - HDB: tratamiento etiológico.
    - Si hay sospecha de EII:
      - Valoración, preferentemente por parte de un especialista, de la intensidad del brote mediante PUCAI y PCDAI (v. **Tablas 3.24-2** y **3.24-3**) e ingreso, si se precisa.
      - Generalmente mejora con el reposo intestinal.
      - Proctocolitis alérgica: retirada de lácteos de la dieta materna y/o cambio por una fórmula extensamente hidrolizada en aquellos pacientes que reciben lactancia artificial. Tras la retirada, la mejoría puede tardar hasta dos semanas.
      - Hemorroide, fisura y estreñimiento: blastoestimulina, baños de asiento, laxante en caso necesario.

RECUERDE QUE...

- Habitualmente, la hemorragia digestiva en pediatría es escasa y autolimitada.
- Sin embargo, hay situaciones (varices esofágicas, úlcera péptica, cuadros quirúrgicos, enfermedad inflamatoria intestinal activa) potencialmente graves de inestabilidad que requieren tratamiento urgente.
- Las exploraciones complementarias no siempre son necesarias. Ayudarán en un sangrado importante o con origen no claro.

BIBLIOGRAFÍA

Grammatikopoulos T, McKiernan PJ, Dhawan A. Portal hypertension and its management in children. Arch Dis Child. 2018;103(2):186-91.

Hyams JS, Ferry GD, Mandel FS, Gryboski JD, Kibort PM, Kirschner BS, et al. Development and validation of a pediatric Crohn's disease activity index. J Pediatr Gastroenterol Nutr. 1991;12(4):439-47.

Navalón Rubio M, Varea Calderón V, Bautista-Casanovas A. Hemorragia digestiva alta y baja en la edad pediátrica. En: Sociedad Española de Gastroenterología, Hepatología y Nutrición Pediátrica (SEGHNP). Tratamiento de gastroenterología, hepatología y nutrición pediátrica de la SEGHNP. 5ª ed. Madrid: Ergon; 2021. p. 95-114.

Neidich GA, Cole SR. Gastrointestinal bleeding. Pediatr Rev. 2014;35(6):243-53; quiz 254.

Owensby S, Taylor K, Wilkins T. Diagnosis and management of upper gastrointestinal bleeding in children. J Am Board Fam Med. 2015;28(1):134-45.

Patel N, Kay M. Lower gastrointestinal bleeding in children: causes and diagnostic approach. UpTo-Date. 2022. Disponible en: https://www.uptodate.com

Romano C, Oliva S, Martellossi S, Miele E, Arrigo S, Graziani MG, et al. Pediatric gastrointestinal bleeding: perspectives from the Italian Society of Pediatric Gastroenterology. World J Gastroenterol. 2017;23(8):1328-37.

Thomson M, Tringali A, Dumonceau JM, Tavares M, Tabbers MM, Furlano R, et al. Paediatric gastrointestinal endoscopy: European Society for Paediatric Gastroenterology Hepatology and Nutrition and European Society of gastrointestinal endoscopy guidelines. J Pediatr Gastroenterol Nutr. 2017;64(1):133-53.

Villa X. Approach to upper gastrointestinal bleeding in children. UpToDate. 2023. Disponible en: https://www.uptodate.com

Ictericia

C. Tutau Gómez

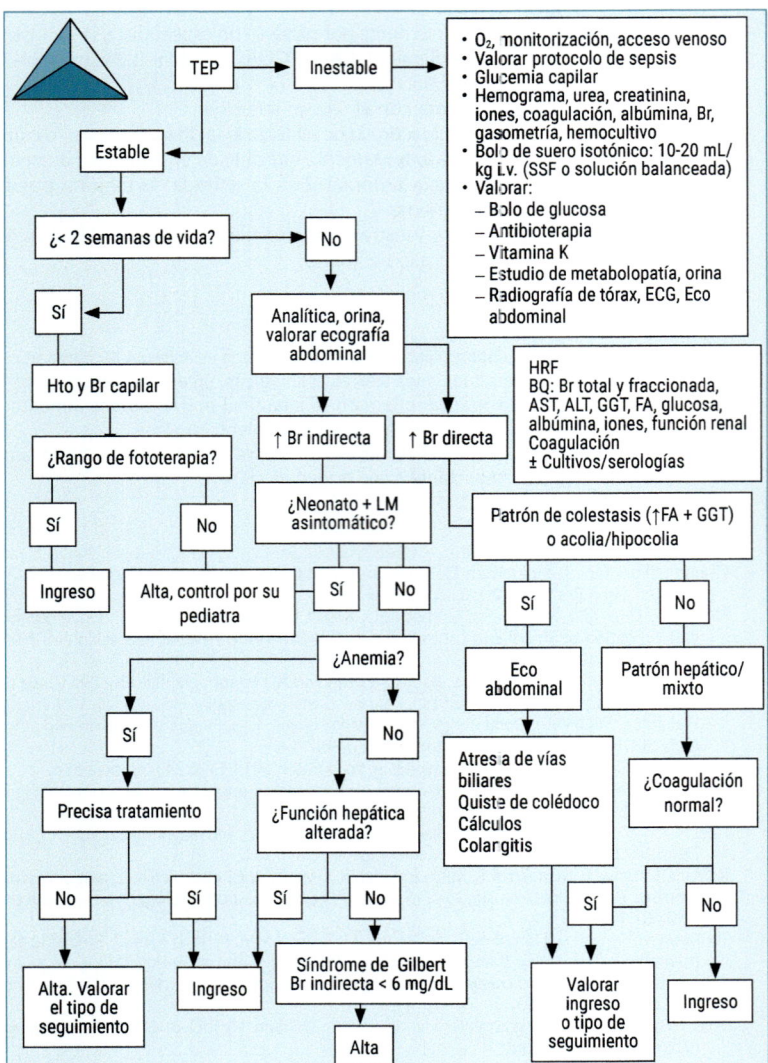

OBJETIVOS
- Conocer las causas de ictericia en las distintas edades pediátricas y su manejo.
- Detectar los signos de alarma en los dos grupos de edades.

CONCEPTOS IMPORTANTES

- **Ictericia:** coloración amarillenta de la piel y mucosas por depósito de bilirrubina (Br), apreciable cuando los niveles de Br son > 5 mg/dL en neonatos o > 2 mg/dL en niños mayores y adultos.
- **Bilirrubina (Br):** pigmento biliar por degradación de la hemoglobina de los eritrocitos. Se distinguen dos tipos de Br:
  - Directa o conjugada: unida a ácido glucurónico. Se acumula en la vesícula biliar y forma parte de la bilis. Se elimina por las heces y la orina. Una parte se une a la albúmina (delta-Br) y no se puede eliminar en la orina.
  - Indirecta o no conjugada: una parte unida a la albúmina y otra no unida a albúmina, que puede atravesar la barrera hematoencefálica.

CAUSAS DE HIPERBILIRRUBINEMIA

Excepto en los neonatos, la ictericia siempre es patológica.
- **Hiperbilirrubinemia indirecta:**
  - **Neonato:**
    - Ictericia fisiológica: a partir del 2º día de vida, suele durar hasta el 7º día de vida.
    - Ictericia por lactancia materna: aparece de manera más tardía, entre el 4º y el 7º día de vida, y puede durar hasta 12 semanas. Se debe a un aumento de la circulación enterohepática.
    - Enfermedades hemolíticas: isoinmunización Rh o de grupo, hereditarias, anemia hemolítica autoinmunitaria, microangiopática o inducida por drogas.
    - Otras: infecciosas (sepsis, infección urinaria, malaria), extravasación de sangre, policitemia, hipotiroidismo, obstrucción intestinal (estenosis hipertrófica del píloro, íleo meconial, etc.), defecto de la conjugación (síndrome de Crigler-Najjar de tipo I).
  - **Lactante y niño mayor:**
    - Enfermedades hemolíticas:
      - Autoinmunitarias.
      - No autoinmunitarias: defectos corpusculares, enzimáticos, hemoglobinopatías, alteraciones de la membrana del hematíe, etc.
      - Defectos de la conjugación: síndrome de Gilbert y síndrome de Crigler-Najjar de tipo II).
- **Hiperbilirrubinemia directa:** Br directa > 1 mg/dL si Br total < 5 mg/dL, o > 20 % Br total si esta es > 5 mg/dL:
  - Afectación hepatocelular:

- Hepatitis víricas, bacterianas u otras infecciones: TORCH (toxoplasmosis, rubéola, citomegalovirus [CMV], herpes simple y VIH), virus de la hepatitis A (VHA), virus de la hepatitis B (VHB), virus de la hepatitis C (VHC), CMV, virus de Epstein-Barr (VEB), herpes, adenovirus, *E. coli,* etc.
  - Tóxicos: drogas, fármacos, nutrición parenteral.
  - Enfermedades metabólicas: galactosemia, tirosinemia, enfermedad de Wilson, fibrosis quística, déficit de α_1-antitripsina.
- Afectación de la vía biliar: atresia de vías biliares, quiste de colédoco, escasez de conductos biliares intrahepáticos (síndrome de Alagille), coledocolitiasis, colelitiasis, colecistitis, colangitis.
- Sin afectación hepatobiliar: síndrome de Dubin-Johnson, síndrome de Rotor.

ESTIMACIÓN DE LA GRAVEDAD

- **A recoger en la anamnesis:**
  - Edad.
  - Antecedentes obstétricos: hijo de madre diabética, colestasis en el embarazo, serologías maternas, edad gestacional, ingreso al nacer, resultado del cribado del SGB, tiempo de rotura de membranas, tratamiento antibiótico o fiebre materna intraparto. Grupo sanguíneo de padres/niño.
  - Antecedentes familiares de ictericia, anemia hemolítica, síndrome de Gilbert o metabolopatías.
  - Antecedentes personales: emisión de meconio, tipo de lactancia, ganancia ponderal, desarrollo psicomotor, ingesta de fármacos (paracetamol, anticomiciales, antituberculosos, quimioterapia, antibióticos, anticonceptivos orales) o contacto con sustancias hepatotóxicas (alcohol, insecticidas u organofosforados).
  - Tiempo de evolución de la ictericia y momento de instauración. Coloración de las heces (hipocolia o acolia) y de la orina (coluria).
  - Clínica asociada: fiebre, molestias gastrointestinales (vómitos, dolor abdominal, anorexia), prurito cutáneo, sangrados.
- **A registrar en la exploración general:**
  - Triángulo de evaluación pediátrica (TEP), constantes vitales (temperatura, frecuencia cardíaca [FC], frecuencia respiratoria [FR], presión arterial [PA] y saturación de oxígeno [SatO$_2$] según la situación clínica), estado general, fenotipo, exploración por aparatos (presencia de hepatomegalia o esplenomegalia, consistencia, circulación colateral, comportamiento y tono).
  - Definir las zonas de ictericia o zonas de Kramer (**Tabla 3.25-1**).
- **Signos de alarma:**
  - Ante un neonato o lactante con ictericia y los siguientes datos, hay que estudiar:
    - Ictericia de > 2 semanas de evolución en lactante a término (> 3, si pretérmino) o instauración de la ictericia las primeras 24 h de vida.
    - Vómitos persistentes. Alteración de la coloración de heces y/u orina.
    - Afectación del estado general.

Tabla 3.25-1. Zonas de Kramer

	Zona ictérica	Bilirrubina esperable (mg/dL)
I	Cara	< 5
II	Mitad superior del tronco	5-12
III	Incluye abdomen	8-16
IV	Parte proximal de las extremidades	10-18
V	Parte distal de las extremidades	> 15

- Curva estaturoponderal aplanada, retraso psicomotor, hipotonía, convulsiones, rasgos dismórficos.
- Hepatoesplenomegalia.
- En los pacientes mayores, ante la presencia de ictericia y hepatitis, hay que vigilar si existe fallo hepático (**Tabla 3.25-2**).

PRUEBAS COMPLEMENTARIAS

- **Hematócrito y bilirrubinemia capilar:** en neonatos ictéricos menores de 2 semanas de vida, sin sospecha de patología basal.
- **Hemograma con reticulocitos:** en toda ictericia fuera de la época neonatal o si se sospecha ictericia patológica en época neonatal. Se puede realizar morfología de hematíes (anemia hemolítica microangiopática).
- **Bioquímica:** iones, función renal, fosfatasa alcalina (FA), Br total, directa e indirecta, enzimas hepáticas (ALT, AST, GGT), proteínas totales, albúmina. En caso de sospecha de metabolopatía: glucemia, amonio, lactato y gasometría venosa (acidemia metabólica).
- **Reactantes de fase aguda:** si se sospecha patología infecciosa.

Tabla 3.25-2. Fallo hepático agudo

Criterios del King´s College (E: 85 % y VPP: 60 %)

IHA secundaria a paracetamol
pH arterial < 7,3 (independientemente del grado de encefalopatía) o todos los siguientes:
- Tiempo de protrombina > 100 s (INR > 6,5)
- Creatinina sérica > 3,4 mg/dL (300 µmol/L)
- Encefalopatía de grado III o IV

IHA no secundaria a paracetamol
Tiempo de protrombina > 100 s (INR > 6,5) (independientemente del grado de encefalopatía) o tres de los siguientes:
- Edad < 10 años
- Etiología: no secundaria a hepatitis A ni B, no farmacológica
- La encefalopatía de grado I-II se presenta a partir de los 7 días después de la ictericia
- Tiempo de protrombina > 50 s (INR > 3,5)
- Bilirrubina total sérica > 17,5 mg/dL (> 300 µmol/L)

E: especificidad; IHA: insuficiencia hepática aguda; INR: índice internacional normalizado; VPP: valor predictivo positivo.

- **Grupo sanguíneo, Coombs:** ante sospecha de anemia hemolítica.
- **Coagulación:** en caso de sospecha de afectación hepática. Una afectación del tiempo de protrombina indica fallo hepático.
- **Análisis de orina:** para determinación de Br (hiperbilirrubinemia conjugada) o en caso de sospecha de infección urinaria.
- **Tóxicos en sangre u orina:** si se sospecha como etiología.
- **Pruebas microbiológicas:**
  - Serologías: VHA (anti-VHA IgM), VHB (AgHBs, anti-HBc IgM), VHC (ARN de VHC), VEB, CMV y *Mycoplasma*. Ante una sospecha de hepatitis. TORCH en el neonato.
  - Hemocultivo, urocultivo (en caso de sospecha de sepsis e infección de orina).
- **Ecografía abdominal:** en general, a todo paciente con elevación de la Br conjugada se le deberá realizar una ecografía abdominal para observar la arquitectura hepática y descartar una enfermedad del tracto biliar (p. ej., quiste de colédoco).

TRATAMIENTOS

- **Fototerapia o exanguinotransfusión:** descienden los niveles de Br indirecta. La indicación depende de: edad del niño y nivel de Br (**Tabla 3.25-3**), existen tablas específicas para período neonatal inmediato, pretérminos o con bajo peso gestacional.
- **Quelantes e inductores enzimáticos:** ácido ursodesoxicólico, fenofarbital y rifampicina entre otros, que serán empleados según el contexto como parte del tratamiento del síndrome colestásico.
- **Medidas complementarias:** corrección de las alteraciones clínico-metabólicas (edemas, ascitis, infección, hipoglucemia, etc.), si las presentase. Asegurar una hidratación adecuada, valorar la administración de dosis de vitamina K: 1 mg/kg/día i.v., s.c. o i.m. (máximo: 10 mg) ante coagulopatía asociada.
- **Medidas específicas:** según la etiología. Tratamiento quirúrgico en caso de atresia de vías biliares, quiste de colédoco, litiasis u otras ictericias obstructivas.

CRITERIOS DE INGRESO

Basado en el estado general del paciente, la patología de base, y la posibilidad de acceso a centro sanitario. De forma general se ingresarán:
- Neonato o lactante:
  - Inicio de ictericia en las primeras 24 h de vida.
  - Ictericia asociada a datos de hemólisis.
  - Pacientes con Br total dentro de niveles establecidos para fototerapia o exanguinotransfusión.
  - Ictericia asociada a síntomas de alarma que hacen sospechar un proceso sistémico de gravedad.
  - Hiperbilirrubinemia directa o ictericia asociada a signos o hallazgos de laboratorio de alteración del tracto biliar.
- Niños mayores:
  - Hiperbilirrubinemia directa con alteración de las pruebas de coagulación.

- Obstrucción de la vía biliar, colangitis, colangitis esclerosante, quiste de colédoco.
- Enfermedad de Kawasaki.
- Crisis hemolítica de anemia falciforme; anemias hemolíticas autoinmunitarias, síndrome hemolítico-urémico.
- Estudio de enfermedad metabólica.
- Paludismo (malaria).

Tabla 3.25-3. Guía para fototerapia en niños ≥ 35 semanas de edad gestacional

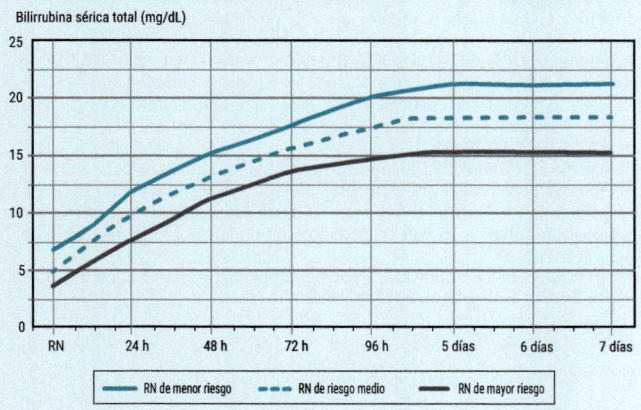

Guía para fototerapia en niños ≥ 35 semanas de EG hospitalizados. La guía se refiere al uso de fototerapia intensiva, que debe utilizarse cuando los niveles de BrT superen la línea para categoría

RN de menor riesgo: ≥ 38 semanas de EG que se encuentren bien
RN de riesgo intermedio: ≥ 38 semanas de EG + factores de riesgo o 35-37 semanas EG que se encuentren bien
RN de mayor riesgo: 35-37 semanas de EG con factores de riesgo

- Usar BrT (NO restar la directa o conjugada)
- Factores de riesgo: enfermedad hemolítica, déficit de G6PD, asfixia, letargia significativa, inestabilidad térmica, sepsis, acidosis, albúmina < 3 g/dL (si medida)
- En los casos de 35-37 semanas de EG que se encuentren bien se considerará alrededor de la línea de riesgo medio. Existe la opción de intervenir en niveles más bajos en edades más cercanas a las 35 semanas de EG y más altos en los del otro extremo
- Existe la opción de utilizar fototerapia convencional en niveles de BrT de 2-3 mg/dL (35-50 μmol/L) menores a los expuestos

BrT: bilirrubina total; EG: edad gestacional; G6PD: glucosa-6-fosfato-deshidrogenasa; RN: recién nacidos.
Adaptada de: Maisels MJ, Bhutani VK, Bogen D, Newman TB, Stark AR, Watchko JF. Hyperbilirubinemia in the newborn infant > or = 35 weeks' gestation: an update with clarifications. Pediatrics. 2009;124(4);1193-8.

RECUERDE QUE...

- En todo niño de más de 2 semanas de vida y con ictericia, hay que medir los niveles de Br total y directa.

- A la hora de establecer el diagnóstico, es esencial diferenciar entre hiper-bilirrubinemia no conjugada/indirecta, hiperbilirrubinemia conjugada/directa y período de inicio (neonatal o no), ya que estos cuadros están causados por entidades diferentes.

BIBLIOGRAFÍA

Brumbaugh D, Mack C. Conjugated hyperbilirubinemia in children. Pediatr Rev. 2012;33(7)291-302.

Díaz Fernández C. Diagnóstico diferencial de la colestasis. En: Jara P (ed.). Enfermedad hepática en el niño. 1ª ed. Madrid: Axon; 2014. p. 175-92.

Fawaz R, Baumann U, Ekong U, Fischler B, Hadzic N, Mack CL, et al. Guideline for the evaluation of cholestatic jaundice in infants: joint recommendations of the North American Society for Pediatric Gastroenterology, Hepatology, and Nutrition and the European Society for Pediatric Gastroenterology, Hepatology, and Nutrition. J Pediatr Gastroenterol Nutr. 2017;64(1):154-68.

Frauca Remacha E, Fernández Caamaño B. Colestasis en el lactante. Tratamiento en gastroenterología, hepatología y nutrición pediátrica 4ª ed. Madrid: Ergon; 2016. p. 571-88.

Maisels MJ, Bhutani VK, Bogen D, Newman TB, Stark AR, Watchko JF. Hyperbilirubinemia in the newborn infant > 35 weeks' gestation: an update with clarifications. Pediatrics. 2009;124(4);1193-8.

Schwartz HP, Haberman BE, Ruddy RM. Hyperbilirubinemia: current guidelines and emerging therapies. Pediatr Emerg Care. 2011;27(9):884-9.

Intento de suicidio

3.26

N. Paniagua Calzón

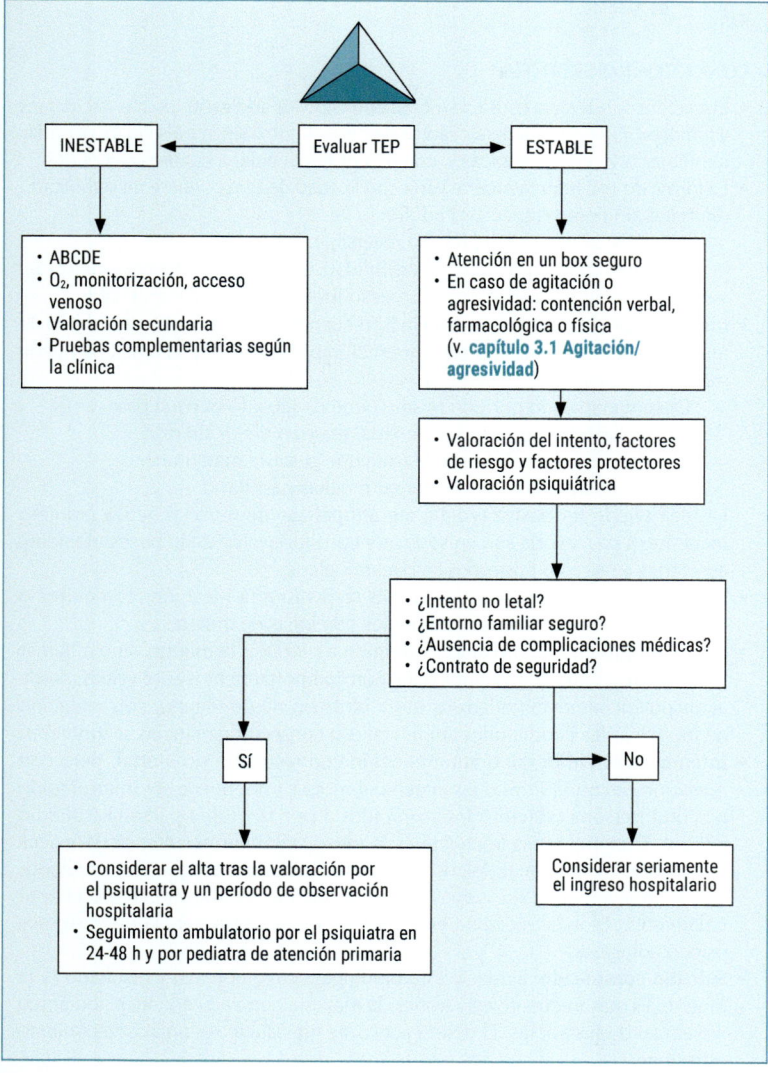

INESTABLE ← Evaluar TEP → ESTABLE

INESTABLE:
- ABCDE
- O₂, monitorización, acceso venoso
- Valoración secundaria
- Pruebas complementarias según la clínica

ESTABLE:
- Atención en un box seguro
- En caso de agitación o agresividad: contención verbal, farmacológica o física (v. **capítulo 3.1 Agitación/ agresividad**)

- Valoración del intento, factores de riesgo y factores protectores
- Valoración psiquiátrica

- ¿Intento no letal?
- ¿Entorno familiar seguro?
- ¿Ausencia de complicaciones médicas?
- ¿Contrato de seguridad?

Sí
- Considerar el alta tras la valoración por el psiquiatra y un período de observación hospitalaria
- Seguimiento ambulatorio por el psiquiatra en 24-48 h y por pediatra de atención primaria

No
- Considerar seriamente el ingreso hospitalario

OBJETIVOS
- Conocer las características del suicidio en la edad pediátrica.
- Valorar la gravedad de las amenazas, gestos e intentos autolíticos.
- Realizar una aproximación secuencial al paciente y sus complicaciones médicas.
- Orientar las pruebas complementarias según el mecanismo de intento de suicidio.

CONCEPTOS IMPORTANTES

- El suicidio es la tercera causa de mortalidad entre los adolescentes (tras accidentes y tumores). Puede asociarse a cuadros depresivos con o sin impulsividad, pérdidas familiares o vivencias trágicas y, con menor frecuencia, a cuadros psicóticos.
- La forma de entender la muerte varía con la edad, lo que confiere un significado diferente al intento respecto al adulto:
  - < 5 años: lo ven como proceso reversible.
  - 5-9 años: comprenden la irreversibilidad, aunque de forma personalizada.
  - > 9 años: lo entienden como proceso irreversible, final e inevitable.
- **Ideación suicida o autolítica:** es la más frecuente en pediatría. Implica deseo de matarse, planificar el acto y reparar en el impacto que puede tener. Se puede manifestar como:
  - Despreocupación por uno mismo («me da igual lo que me pase»).
  - Ideas negativas («no sirvo para nada, estarían mejor sin mí»).
  - Ideas vagas sobre cómo suicidarse («me gustaría matarme»).
  - Ideas estructuradas («podría tomar muchas pastillas»).
  La idea puede ser pasiva («ojalá me atropellase un tren») o activa («quiero matarme»). La mayoría son episódicas y transitorias. No están necesariamente asociadas a rasgos o trastornos psicopatológicos.
- **Amenaza de suicidio:** es un paso más respecto a la ideación, con avisos o intimidaciones a familiares o conocidos con ideas de muerte.
- **Gesto autolítico:** no propiamente dirigido a producir la muerte, sino a llamar la atención o demostrar valentía o ira. Son comportamientos autolesivos, desde actos potencialmente peligrosos hasta otros sin riesgo alguno, con intención de modificar las condiciones ambientales o conseguir ganancias secundarias.
- **Intento de suicidio:** daño autoinflingido con resultado no mortal, pero con intención de morir. Puesto en marcha el mecanismo, puede ser interrumpido por otra persona (suicidio interrumpido) o por la propia persona (suicidio fallido). El método más frecuente es la intoxicación farmacológica (fármacos disponibles en casa: analgésicos y psicofármacos) o por drogas. Otros métodos son el ahorcamiento, los cortes, la defenestración, el ahogamiento o el apuñalamiento. Es más frecuente en mujeres, con alta prevalencia de trastornos psicopatológicos.
- **Suicidio consumado:** actuación autoinflingida cuyo objetivo y resultado es la muerte. Es más frecuente en varones, la mayoría con antecedente psiquiátrico y/o abuso de sustancias. El desencadenante final suele ser un acontecimiento estresante.

- **Señales de alarma:** situaciones en las que se debe sospechar y explorar la intención autolítica:
  - Ingestión aparentemente no intencionada de tóxicos.
  - Depresión y/o síntomas psicóticos.
  - Rasgos de personalidad impulsivos, trastornos de la conducta alimentaria.
  - Comportamiento agresivo o violento.
  - Antecedente de abuso de sustancias o intentos previos de suicidio.
  - Consultas médicas en un niño con apariencia deprimida o con somatizaciones.

ESTIMACIÓN DE LA GRAVEDAD

- **Triángulo de evaluación pediátrica (TEP), valoración ABCDE, determinación de constantes y valoración secundaria** (en función del mecanismo utilizado y de las lesiones presentes). Hay que prestar especial atención al nivel de consciencia y orientación, así como a las manifestaciones de toxíndromes. Incluir la búsqueda de signos de intentos previos de suicidio o autolesiones, lesiones sugestivas de abuso físico o sexual, abuso de drogas, etc.
- Valoración del intento:
  - Planificación (cómo, cuándo y dónde se ha llevado a cabo el intento).
  - Letalidad esperada, más que letalidad objetiva, dado que la percepción infantil de la misma puede no ser precisa.
  - Probabilidad de ser descubierto y, por tanto, rescatado.
  - Reacción al ser rescatado.
- Existencia de **factores de riesgo**:
  - Intento de suicidio previo (especialmente en varones): es el predictor más importante de suicidio, especialmente durante los dos años siguientes.
  - Trastornos psiquiátricos:
    - Trastornos del estado de ánimo (depresión, trastorno bipolar): los más frecuentes.
    - Abuso de sustancias (segundo en orden de frecuencia, más en varones).
    - Trastorno disocial desafiante y oposicionista.
    - Rasgos de personalidad impulsivos.
    - Trastorno de ansiedad.
    - Trastorno de la conducta alimentaria.
    - Trastornos psicóticos (alucinaciones auditivas que instan al suicidio).
    - Antecedentes familiares de suicidio o trastornos del estado de ánimo.
  - Comorbilidad no psiquiátrica:
    - Edad adolescente y sexo varón: mayor letalidad y planificación.
    - Enfermedades crónicas (diabetes, epilepsia, cáncer, obesidad), enfermedades de transmisión sexual, embarazo.
    - Sucesos vitales estresantes en la familia, el colegio, los amigos y parejas, problemas de identidad sexual.
    - Víctimas o perpetradores de acoso escolar o cibernético.
    - Antecedente de abuso sexual o violencia doméstica.
- Existencia de **factores protectores**:
  - Buen apoyo familiar y social.

- – Habilidades para la resolución de dificultades y estrategias de afrontamiento.
- – Planes de futuro.
- – Buena alianza terapéutica en niños con patología psiquiátrica.
- – Sexo femenino.
- Para identificar el riesgo de comportamiento suicida en urgencias, pueden ser útiles cuestionarios como The Ask Suicide-Screening Questions (ASQ), que ha mostrado alta sensibilidad y valor predictivo negativo (**Tabla 3.26-1**). Una respuesta positiva en al menos uno de sus cuatro ítems precisa valoración psiquiátrica.
- La idea de que preguntar sobre el suicidio a niños o adolescentes con factores de riesgo pueda provocar ideaciones suicidas no está sustentada por la evidencia. Hay que recordar que la confidencialidad no puede respetarse si está en riesgo la seguridad del paciente. Se debe entrevistar al paciente y a su familia de forma conjunta y por separado, emplear un lenguaje directo y sencillo, y evitar emitir juicios. Se recomienda iniciar la anamnesis explorando la posible presencia de síntomas de depresión y reservar las preguntas sobre el suicidio para el final. Técnicas como la escucha activa, mostrar un comportamiento tranquilo, no minimizar las preocupaciones del menor ni mostrar reacciones de desaprobación pueden facilitar la comunicación.

PRUEBAS COMPLEMENTARIAS

- Deben ser individualizadas. Dependiendo de las circunstancias, hay que considerar:
  - – Tóxicos en sangre y orina: alcohol, drogas ilegales, fármacos (ácido acetilsalicílico, paracetamol, benzodiacepinas, antidepresivos tricíclicos, anfetaminas, opiáceos, etc.).
  - – Analítica general (hemograma, bioquímica, valorar las hormonas tiroideas).
  - – Prueba de embarazo, cribado de enfermedades de transmisión sexual.
  - – Pruebas de imagen.
- Descartar enfermedades orgánicas con posible afectación psiquiátrica.
- Realizar una evaluación psiquiátrica diagnóstica.

TRATAMIENTOS

- Estabilización clínica (v. **capítulo correspondiente según la clínica que se presente**).
- Valoración por el psiquiatra, con tres objetivos: determinar el riesgo de un nuevo intento, identificar factores de riesgo tratables y recomendar el tipo de seguimiento. La entrevista y la exploración deben realizarse en un espa-

---

Tabla 3.26-1. The Ask Suicide-Screening Questions

1. En las últimas semanas, ¿has deseado en alguna ocasión estar muerto?
2. En las últimas semanas, ¿has sentido que tú o tu familia estaría mejor si estuvieras muerto?
3. En la última semana, ¿has tenido pensamientos sobre suicidarte?
4. ¿Alguna vez has intentado suicidarte?

cio apropiado (minimizar el potencial lesivo del box, retirando los elementos potencialmente peligrosos), tranquilo, que garantice privacidad y seguridad al paciente y al personal sanitario. Por seguridad, se debe vestir al paciente con un pijama del centro sanitario y guardar sus pertenencias. Respecto a la ideación suicida, hay que indagar sobre la planificación y la estructuración, la existencia de una enfermedad mental y el desarrollo cognitivo. En relación con el intento suicida, hay que investigar, además, sobre la posibilidad y la reacción al ser descubierto, la intencionalidad y la crítica del gesto. Se recomienda entrevistar al paciente y a su familia de forma conjunta y por separado, y tratar de obtener información de múltiples fuentes (evaluaciones psiquiátricas previas, informes del colegio, etc.), dado que el paciente puede minimizar lo ocurrido.

- En casos de agresividad o agitación psicomotriz, si la contención verbal no es suficiente, puede que sea necesaria la contención farmacológica y/o física (v. **capítulo 3.1 Agitación/agresividad**).
- El manejo coordinado entre pediatras y psiquiatras en el servicio de urgencias afecta positivamente a la adherencia al tratamiento y al seguimiento posterior.

CRITERIOS DE HOSPITALIZACIÓN

- Complicación médica o intento de suicidio grave.
- Elevado riesgo de suicidio por persistencia del deseo de morir e intención de nuevo intento.
- Rechazo de cualquier ayuda.
- Antecedente de intento de suicidio con un método muy letal o infrecuente.
- Síntomas psicóticos, agitación psicomotriz, comportamiento impulsivo.
- Ausencia de apoyo familiar o escasa percepción de gravedad por parte de la familia.
- Si la familia o el paciente no colabora, considerar el ingreso involuntario.
- Valorar el **manejo ambulatorio** tras la valoración psiquiátrica si:
  - Pacientes colaboradores, intento no letal, sin complicaciones médicas, tras un período de observación en el que el paciente se alegra de estar vivo y tanto él/ella como su familia se muestran cooperadores, con entorno familiar seguro. En estos casos, se recomienda realizar un contrato o plan de seguridad (escrito o verbal), en el que se comprometen ante sus padres y el médico a solicitar ayuda en caso de aparición de un nuevo impulso suicida y a no provocarse daño. Asimismo, se identifican posibles signos de alarma o factores precipitantes con el fin de intentar evitarlos y/o anticiparse, se restringe el acceso a espacios no seguros, se facilitan técnicas de afrontamiento en momentos de estrés (relajación, ejercicio, visualización, etc.) y se identifican personas referentes con las que contactar (familiares, amigos, sanitarios). Esta herramienta facilita la alianza terapéutica, pero no sustituye a la valoración integral ni excluye otras medidas terapéuticas (especialmente en adolescentes impulsivos). Se debe recomendar a las familias consultar de nuevo si aparecen signos de alarma, y si el paciente no colabora, se debe contar con la ayuda de la policía.
  - En estos casos, se realizará un seguimiento por psiquiatría en 24-48 h. Valorar la atención multidisciplinar con participación de trabajador social y pediatra de atención primaria.

RECUERDE QUE...

- No hay que minimizar las amenazas ni los gestos. Se deben explorar las ideas autolíticas si existen factores de riesgo.

- Se descartará la presencia de tóxicos y lesiones orgánicas según el método empleado. Garantizar la seguridad en urgencias.

- Se debe realizar un abordaje multidisciplinar, contando con la valoración psiquiátrica.

- El manejo será ambulatorio solo si se garantiza la seguridad del paciente, y tras valoración psiquiátrica y contrato/plan de seguridad.

BIBLIOGRAFÍA

American Academy of Child and Adolescent Psychiatry. Practice parameter for the assessment and treatment of children and adolescents with suicidal behavior. American Academy of Child and Adolescent Psychiatry. J Am Acad Child Adolesc Psychiatry. 2001;40(7):24S-51S.

Ballard ED, Cwik M, Van Eck K, Goldstein M, Alfes C, Wilson ME, et al. Identification of at-risk youth by suicide screening in a pediatric emergency department. Prev Sci. 2017;18(2):174-82.

Borowsky IW, Ireland M, Resnick MD. Adolescent suicide attemps: risk and protectors. Pediatrics. 2001;107(3):485-93.

Chun TH, Mace SE, Katz ER; American Academy of Pediatrics; Committee on Pediatric Emergency Medicine; American College of Emergency Physicians; Pediatric Emergency Medicine Committee. Executive summary: evaluation and management of children and adolescents with acute mental health or behavioral problems. Part I: common clinical challenges of patients with mental health and/or behavioral emergencies. Pediatrics. 2016;138(3):e20161571.

Horowitz LM, Bridge JA, Teach SJ, Ballard E, Klima J, Rosenstein DL, et al. Ask Suicide-Screening Questions (ASQ): a brief instrument for the pediatric emergency department. Arch Pediatr Adolesc Med. 2012;166(12):1170-6.

Katz ER, Jhonsa A, Friedlaender E, Fein JA, Chun TH, Chapman LL. Behavioral and psychiatric emergencies, suicide attempts. En: Fleisher GR, Ludwig S (eds.). Textbook of pediatric emergency medicine. 8ª ed. Filadelfia: Wolters Kluwer; 2020. p. 1434-7.

Kennedy SP, Baraff LJ, Suddath RL, Asarnow JR. Emergency department management of suicidal adolescents. Ann Emerg Med. 2004;43(4):452-60.

Mamajón Mateos M. Prevención e intervención en la conducta suicida en la infancia y la adolescencia. En: Anseán A (ed.). Manual de prevención, intervención y posvención de la conducta suicida. 2ª ed. Madrid: Fundación Salud Mental España; 2014. p. 521-46.

Range LM, Campbell C, Kovac SH, Marion-Jones M, Aldridge H, Kogos S, et al. No-suicide contracts: an overview and recommendations. Death Stud. 2002;26(1):51-74.

Shain B; Committee on Adolescence. Suicide and suicide attempts in adolescents. Pediatrics. 2016;138(1):e20161420.

Irritabilidad

3.27

C. L. Fernández Traba

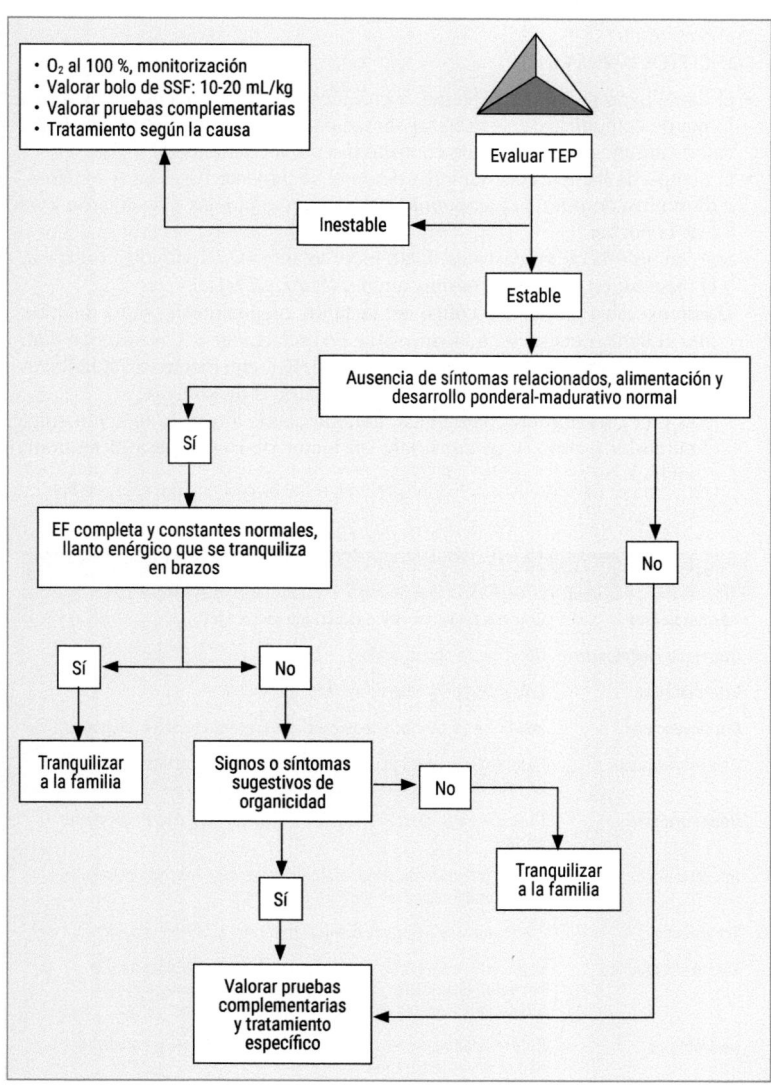

- O₂ al 100 %, monitorización
- Valorar bolo de SSF: 10-20 mL/kg
- Valorar pruebas complementarias
- Tratamiento según la causa

Evaluar TEP

Inestable

Estable

Ausencia de síntomas relacionados, alimentación y desarrollo ponderal-madurativo normal

Sí

No

EF completa y constantes normales, llanto enérgico que se tranquiliza en brazos

Sí

No

Tranquilizar a la familia

Signos o síntomas sugestivos de organicidad

No

Tranquilizar a la familia

Sí

Valorar pruebas complementarias y tratamiento específico

OBJETIVOS
- Conocer las causas de llanto en el lactante, tanto fisiológicas como patológicas.
- Identificar aquellos hallazgos que sugieran un llanto patológico.
- Aprender nociones básicas sobre la sintomatología y el manejo del cólico del lactante.

CONCEPTOS IMPORTANTES

- El llanto expresa dolor o molestia, y en niños más pequeños es también una forma de comunicarse, de expresar sensaciones «fisiológicas» (hambre, frío o calor, cansancio, necesidad de contacto físico o incomodidad).
- El tiempo de llanto al día aumenta desde el nacimiento hasta las 6 semanas, y disminuye después. El predominio circadiano es entre las 6 de la tarde y las 12 de la noche.
- Solo en un 5 % de los casos de llanto inconsolable existe patología orgánica, y el diagnóstico diferencial es muy amplio (**Tabla 3.27-1**).
- **Llanto excesivo primario o cólico del lactante**: originalmente, se ha definido como el llanto persistente e inconsolable en un lactante < 3 meses, que dura > 3 h al día y que ocurre > 3 días a la semana. Recientemente, se ha incluido como trastorno funcional en los criterios pediátricos de Roma IV.
  - Es una condición no patológica, aunque puede alterar la relación entre cuidador y niño, y se considera un factor de riesgo para el maltrato infantil.

Tabla 3.27-1. Causas orgánicas de llanto	
Dermatológico	Eritema del pañal, heridas, torniquete con pelo
Otorrinolaringológico	Otitis media aguda, aftas
Oftalmológico	Erosión corneal, cuerpo extraño, glaucoma
Cardiovascular	Insuficiencia cardíaca, taquicardia supraventricular, cardiopatías
Gastrointestinal	Reflujo gastroesofágico, estreñimiento, fisuras anales, invaginación, vólvulo, hernia inguinal, alergia a proteínas de la leche de vaca
Genitourinario	Úlcera meatal, torsión testicular u ovárica, obstrucción del tracto urinario
Infeccioso	Fiebre, infección de orina, meningitis, sepsis, infección osteoarticular, neumonía, gastroenteritis
Traumático	Traumatismos no intencionados, maltrato, reacción vacunal
Tóxico-metabólico	Ingestión o sobredosis de fármacos, síndrome de abstinencia neonatal, deshidratación, problemas en la alimentación, alteraciones iónicas, hipoglucemia, metabolopatía
Neurológico	Enfermedad neuromuscular, trastorno del sistema nervioso central, hemorragia intracraneal

– Inicio y fin de los síntomas antes de los cinco meses de edad.
– Episodios paroxísticos de llanto, de predominio vespertino, que ocurren sin causa aparente, en los que el lactante encoge las piernas, flexiona los codos y aprieta los puños.
– Etiología desconocida, probablemente contribuyan distintos factores (gastrointestinales, biológicos y psicosociales).
– Se asocian: desarrollo ponderal, madurativo y una exploración física normal.
– Se diagnostica por la anamnesis y la exploración física.
– Salvo excepciones, no está indicada medicación alguna ni cambio del tipo de leche.

ESTIMACIÓN DE LA GRAVEDAD

• **A recoger en la anamnesis:**
– Síntomas relacionados: fiebre, vómitos, rechazo de tomas, sensación de esfuerzo con la defecación, ritmo de crecimiento y ganancia ponderal.
– Alimentación: si toma lactancia materna o artificial, o si se ha introducido recientemente esta última. Considerar la frecuencia y la cantidad de las tomas (tomas escasas o excesivas), y el comportamiento del niño en estas (avidez, ingesta de aire, etc.).
– Ambiente familiar: cómo manejan los padres el llanto de su hijo y en qué situaciones este se calma, nivel de ansiedad de los padres y si existen en la madre síntomas sugestivos de depresión posparto.
• **A registrar en la exploración general:**
– Triángulo de evaluación pediátrica (TEP), constantes vitales (temperatura en todos los casos, frecuencia cardíaca [FC], frecuencia respiratoria [FR], presión arterial [PA] y saturación de oxígeno [SatO$_2$] según la situación clínica).
– Exposición completa del niño, incluidos testículos y dedos, para buscar lesiones externas: heridas, eccemas/dermatitis, signos inflamatorios, deformidades o masas a cualquier nivel.
– Exploración por aparatos, con especial interés en la palpación abdominal (masas), la otoscopia (otitis media), ocular (cuerpos extraños o erosiones), genital y cardiológica (ritmo cardíaco), y la valoración de la fontanela anterior (abombamiento).
– Características del llanto y situaciones en las que se calme. Un llanto débil o con quejido asociado precisa un estudio más exhaustivo.

PRUEBAS COMPLEMENTARIAS

Dependiendo de la patología que se sospeche, se aplicará el protocolo oportuno.

TRATAMIENTOS

• Dependiendo de la patología que se sospeche, se aplicará el protocolo oportuno.
• El manejo del cólico del lactante es individualizado, y el apoyo a los padres, el pilar del tratamiento. Se pueden sugerir cambios en la técnica de alimentación y/o probar con una serie de técnicas para calmar al bebé (p. ej., masajear

el abdomen, limitar la estimulación sensorial, etc.). Si persiste, un cambio a fórmula de hidrolizado en lactantes alimentados con fórmula o dieta hipoalergénica en madres de lactantes amamantados puede ser útil.

RECUERDE QUE...

- En la mayoría de los casos, el llanto excesivo en un lactante previamente sano es tan solo la expresión de una situación fisiológica (hambre, frío, calor, cansancio, etc.).

- A pesar de ello, este motivo de consulta obliga a realizar una anamnesis y una exploración física exhaustivas para descartar otras causas.

- En el manejo del cólico del lactante, es esencial explicar a los padres la naturaleza benigna de este y tranquilizarles, sin que sean necesarias medidas farmacológicas o dietéticas.

BIBLIOGRAFÍA

Daelemans S, Peeters L, Hauser B, Vandenplas Y. Recent advances in understanding and managing infantile colic. F1000Res. 2018;7(F1000 Faculty Rev):1426.

Douglas P, Hill P. Managing infants who cry excessively in the first few months of life. BMJ. 2011;343:d7772.

Ismail J, Nallasamy K. Crying Infant. Indian J Pediatr. 2017;84(10):777-81.

Pace CA. Infantile colic: what to know for the primary care setting. Clin Pediatr (Phila). 2017;56(7):616-8.

Rome IV Criteria Appendix A: Rome IV Diagnostic Criteria. Rome Fundation for FGID's. 2016. Disponible en: https://theromefoundation.org/rome-iv/rome-iv-criteria/

Ruiz J. Irritabilidad. En: García García JJ, Cruz Martínez O, Mintegi Raso S, Moreno Villares JM (eds.). Manual de pediatría. 4ª ed. Madrid: Ergon; 2020. p. 128-31.

Tizón J, Arias M, Bertet M. El llanto del lactante y el espasmo del sollozo. En: Pediatría en atención primaria. Barcelona: Elsevier; 2017.

Turner TL, Palamountain S. Infantile colic: clinical features and diagnosis. UpToDate. 2023. Disponible en: https://www.uptodate.com

Turner TL, Palamountain S. Infantile colic: management and outcome. UpToDate. 2023. Disponible en: https://www.uptodate.com

A. Carmona Núñez y P. González Urdiales

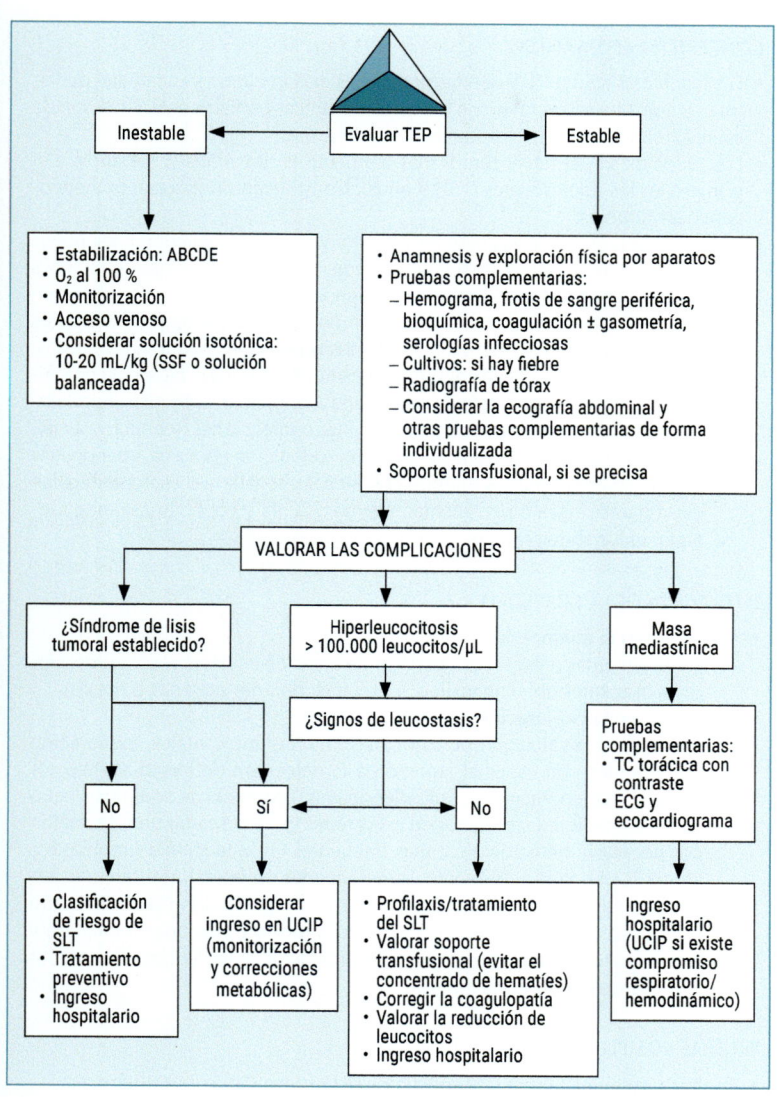

> **OBJETIVOS**
> - Conocer las complicaciones posibles al diagnóstico de leucemia y linfoma.
> - Realizar un manejo adecuado de un paciente con diagnóstico de debut/recaída de leucemia y linfoma.

CONCEPTOS IMPORTANTES

- Las leucemias agudas (LA) son las neoplasias más frecuentes en la edad pediátrica, y constituyen un tercio de los casos de cáncer pediátrico. El 80 % son de estirpe linfoide, y el 20 % restante, mieloides.
- Los linfomas son el tercer tumor más frecuente en los niños (< 14 años) y el primero en los adolescentes (15-19 años). Constituyen un grupo muy heterogéneo de tumores.
- La forma de debut de estas neoplasias es muy variable, y pueden presentarse con complicaciones que suponen una emergencia clínica. Las manifestaciones clínicas posibles en el momento de su diagnóstico son:
  - Leucemia: secundarias a la infiltración de la médula ósea por los blastos (dolores óseos, fundamentalmente en los huesos largos, artralgias difusas, etc.), a la extensión de la enfermedad extramedular y a la citopenia en sangre periférica (palidez, astenia secundaria a la anemia, petequias, hemorragias secundarias a trombocitopenia, y aftas o infecciones por neutropenia).
  - Linfoma: astenia, pérdida de peso, fiebre, sudoración nocturna, adenopatías que no responden a los antibióticos, hepatomegalia y/o esplenomegalia, masa parafaríngea o periodontal, edema de cara y cuello (masa mediastínica), masa abdominal, etc.

ESTIMACIÓN DE LA GRAVEDAD

- **A recoger en la anamnesis:**
  - Edad, síntomas presentes y duración de estos (en ocasiones, solo presentes unos días antes del diagnóstico, y en otras, durante semanas o meses).
- **A registrar en la exploración general:**
  - Triángulo de evaluación pediátrica (TEP), constantes vitales, exploración por aparatos con especial atención a la detección de megalias (hepatomegalia, esplenomegalia), linfoadenopatías, presencia de equimosis/petequias, palpación de testículos en los varones (para descartar una afectación por neoplasia hematológica, más frecuentes en la leucemia linfoblástica aguda [LLA], como aumento, generalmente unilateral, del tamaño testicular), exploración neurológica exhaustiva (posibilidad de infiltración leucémica o linfomatosa al debut o en la recaída, descartar focalidad) y otras manifestaciones de extensión extramedular en las leucemias (nódulos subcutáneos, hipertrofia gingival, etc.).

PRUEBAS COMPLEMENTARIAS

- Analítica sanguínea (ante la sospecha de debut/recaída de LA o linfoma):

- Hemograma con frotis de sangre periférica (revisado por un hematólogo). Si la sospecha de LA se debe a la presencia de leucocitosis o citopenias en una analítica solicitada por otro motivo, ampliar el frotis para valorar la presencia de blastos en sangre periférica, que orientaría al diagnóstico.
- Función hepática, función renal y parámetros para evaluar el síndrome de lisis tumoral (fosfato, calcio, potasio, ácido úrico y lactato-deshidrogenasa [LDH]). En una hiperleucocitosis puede haber una «pseudohiperpotasemia» por lisis espontánea de los blastos en la muestra (determinar el potasio en plasma, no en suero).
- Pruebas de coagulación.
- En caso de un TEP alterado, añadir gasometría.
- Si precisa transfusión, extraer previamente serologías infecciosas (virus de la hepatitis B y C, virus de la inmunodeficiencia humana [VIH], virus de Epstein-Barr, citomegalovirus, parvovirus B19, virus de la varicela-zóster, herpesvirus 6, y virus del herpes simple 1 y 2) y realizar estudio de inmunoglobulinas basales. Se valorará, aunque no se puede realizar de urgencia, la cuantificación de actividad enzimática de la glucosa-6-fosfato-deshidrogenasa (G6PDH) (su déficit contraindica el empleo de rasburicasa).
- Microbiología:
  - Si asocia fiebre: hemocultivo periférico y cultivos de posibles focos infecciosos (lavado o exudado nasofaríngeo si existe cuadro respiratorio, urocultivo si existen síntomas urinarios, coprocultivo si hay un cuadro digestivo, etc.).
- Pruebas de imagen:
  - Radiografía de tórax: descartar masa mediastínica al debut (más frecuente en leucemia linfocítica aguda de linfocitos T [LLA-T], linfomas linfoblásticos de estirpe T).
  - Ecografía abdominal: realizar de urgencia ante la palpación de una masa abdominal o si existen signos de fracaso renal agudo (FRA), para descartar causas obstructivas.
  - Otras: valorar una tomografía computarizada (TC) craneal urgente si existe una focalidad neurológica o una disminución del nivel de consciencia, y/o una TC torácica si se observa una masa mediastínica con dudas sobre compromiso de la vía aérea.
- Otros:
  - Electrocardiograma (ECG) si el potasio es > 6 mEq/L (si > 7 mEq/L, puede mostrar un ensanchamiento del complejo QRS y/u ondas T picudas).

TRATAMIENTOS

En general:
- En un paciente inestable: estabilizar y administrar tratamiento de soporte. Valorar el ingreso en la unidad de cuidados intensivos pediátricos (UCIP).
- Si el paciente se encuentra estable: evaluar el posible riesgo de complicaciones agudas, establecer medidas preventivas de estas y, si ya existen, administrar tratamiento individualizado.

• Valorar las transfusiones: plaquetas de forma profiláctica, en ausencia de clínica hemorrágica, si cifra < 10.000/µL; concentrados de hematíes (15 mL/kg): valorar en pacientes estables, afebriles y sin hiperleucocitosis, si la cifra de hemoglobina es < 7 g/dL. En el resto de pacientes, individualizar.

COMPLICACIONES EN EL MOMENTO DEL DIAGNÓSTICO

• **Síndrome de lisis tumoral (SLT):**
  – Anomalías metabólicas resultantes de la destrucción de numerosas células tumorales y la liberación de sus componentes intracelulares al torrente sanguíneo. Tríada clásica: hiperuricemia, hiperfosforemia e hiperpotasemia. Puede existir hipocalcemia sintomática por la formación de fosfato cálcico por la hiperfosforemia. Ocurren tras el inicio del tratamiento citotóxico o, espontáneamente, en el momento del diagnóstico, sobre todo en linfomas no hodgkinianos (LNH), y LLA y leucemias mieloblásticas agudas (LMA).
  – Definición de Cairo-Bishop:
    ■ SLT analítico: dos o más valores analíticos anómalos (**Tabla 3.28-1**).
    ■ SLT clínico: SLT analítico y, al menos, una de las siguientes manifestaciones, no atribuible a otras causas: aumento de la creatinina sérica (≥ 1,5 veces el valor del límite superior de la normalidad), arritmia cardíaca/muerte súbita o convulsiones.
  – Al debut/recaída de una LA/linfoma, se debe establecer, según los datos clínicos-analíticos obtenidos, el grupo de riesgo para desarrollar un SLT (**Tabla 3.28-2**).
  – **Profilaxis del SLT:** para prevenir el desarrollo de alteraciones metabólicas e insuficiencia renal aguda. Se iniciará ante la sospecha de debut de LA, linfoma de Burkitt o linfoma linfoblástico, siempre tras la estabilización hematológica del paciente, si lo precisa (**Tabla 3.28-3**):
    ■ **Hiperhidratación intravenosa (i.v.):** es el factor más importante en la prevención del SLT. No hay que añadir potasio, fósforo ni calcio, salvo que exista un déficit sintomático. No se debe alcalinizar la orina.
    ■ Control de diuresis: asegurar una diuresis > 100 mL/m^2/h o > 3 mL/kg/h (4-6 mL/kg/h si peso ≤ 10 kg), con densidades urinarias ≤ 1.010. Si no se cumple la pauta de diuresis, valorar el uso de diuréticos (furosemida i.v.: 0,5-1 mg/kg; dosis máxima: 20 mg). Están contraindicados los diuréticos en pacientes con hipovolemia o uropatía obstructiva; pueden

Tabla 3.28-1. Criterios analíticos del síndrome de lisis tumoral

Elemento	Valor	Cambio sobre nivel basal
Ácido úrico	≥ 8 mg/dL (476 µmol/L)	Incremento del 25 %
Potasio	≥ 6 mEq/L (6 mmol/L)	
Fosfato	≥ 6,5 mg/dL (2,1 mmol/L)	
Calcio	≤ 7 mg/dL (1,75 mmol/L)	Descenso del 25 %

estar indicados si la diuresis es escasa por acumulación de líquido en el tercer espacio.

- Disminuir los niveles de ácido úrico. Según el riesgo de SLT:
  - ○ Alopurinol oral: en caso de riesgo intermedio de SLT, si los niveles pretratamiento de ácido úrico son normales. Reduce la síntesis *de novo* de ácido úrico, pero no reduce el ácido úrico preformado.
  - ○ Rasburicasa o urato-oxidasa recombinante: de elección en pacientes con alto riesgo de SLT, especialmente si existe una alteración de la función renal o si los niveles preexistentes de ácido úrico están elevados.

Tabla 3.28-2. Riesgo de desarrollar un síndrome de lisis tumoral

	Alto riesgo	Riesgo intermedio	Bajo riesgo
Tipo de tumor			
LLA	Leucocitos ⩾ 100.000/μL o LDH ⩾ 2 × VSN	Leucocitos < 100.000/μL y LDH < 2 × VSN	
LMA	Leucocitos ⩾ 50.000/μL	Leucocitos 10.000-50.000/μL o LDH ⩾ 2 × VSN	Leucocitos < 10.000/μL + LDH < 2 × VSN
LNH	Leucemia/linfoma de Burkitt o LLA: estadio III/IV o LDH ⩾ 2 × VSN LBDCG si estadios III/IV + LDH ⩾ 2 × VSN	LACG si estadio III/IV LLA, linfoma de Burkitt: si estadios I/II + LDH < 2 × VSN LBDCG si estadios III/IV + LDH < 2 VN	Linfomas de bajo grado o indolentes Linfoma de Hodgkin LACG en estadios I/II LBDCG en estadios I/II
Otras neoplasias		NBL y TCG en estadios avanzados en el momento del diagnóstico (estadios III/IV) o tumores de > 10 cm	Resto de sólidos
Datos de laboratorio			
Función renal	Paciente de RI por tumor + disfunción renal/afectación tumoral del riñón o aumento de P, K o ácido úrico	Disfunción renal previa Deshidratación, acidosis, hipotensión Afectación tumoral del riñón	Resto
Otros		Un dato analítico de SLT	

K: potasio; LACG: linfoma anaplásico de células grandes; LBDCG: linfoma B difuso de células grandes; LDH: lactato-deshidrogenasa; LLA: leucemia linfoide aguda; LMA: leucemia mieloide aguda; LNH: linfoma no hodgkiniano; NBL: neuroblastoma; P: fósforo; RI: riesgo intermedio; SLT: síndrome de lisis tumoral; TCG: tumores de células germinales; VSN: valor superior de la normalidad.

♦ Reduce de forma rápida los niveles séricos de ácido úrico.
♦ Administración de dosis única y posterior monitorización de los niveles.
♦ Está contraindicada en el déficit de G6PD, por riesgo de crisis hemolítica. Considerar esta entidad si existen antecedentes de anemia hemolítica inducida por fármacos y/o ascendencia afroamericana, mediterránea o del Sudeste Asiático. Es ideal con

Tabla 3.28-3. Profilaxis del síndrome de lisis tumoral

	Tratamiento	Controles
Alto riesgo	**Hiperhidratación con suero glucosalino (5 %/0,9 %) o suero salino fisiológico (0,9 %) sin potasio:** 3 L/m²/día (si ≤ 10 kg: 200 mL/kg/día) **Rasburicasa:** • Dosis: 0,2 mg/kg, una dosis; valorar dosis adicionales si persisten los valores altos de ácido úrico • Contraindicada en: deficiencia de G6PDH. Si es así, sustituir por alopurinol | ≤ 10 kg	1,5 mg
10-15 kg	3 mg
15-25 kg	4,5 mg
> 25 kg	6 mg		Cada 6-8 h

Riesgo intermedio	**Hiperhidratación con suero glucosalino (5 %/0,9 %) o suero salino fisiológico (0,9 %) sin potasio:** 3 L/m²/día (si ≤ 10 kg: 200 mL/kg/día)
	
	Si ácido úrico < 8 mg/dL: alopurinol
	• Dosis: administrar v.o.; usar vía i.v. solo si no hay tolerancia
	  – Oral: 300 mg/m²/día, cada 8 h (máximo: 800 mg/día). Si < 10 kg: 3,3 mg/kg cada 8 h
	  – i.v.: 200-400 mg/m²/día dividido en 1-3 dosis (máximo: 600 mg/día)
	• Inicio: 1 o 2 días antes de la quimioterapia de inducción
	• Tener en cuenta: reducir la dosis al 50 % si hay fallo renal agudo
	Si ácido úrico ≥ 8 mg/dL o no se tolera el alopurinol: rasburicasa i.v.
	• Dosis: 0,15 mg/kg (máximo: 6 mg), una dosis; valorar más si persisten los valores altos de ácido úrico
	
	| ≤ 15 kg
		1,5 mg

15-25 kg	3 mg
25-35 kg	4,5 mg
> 35 kg	6 mg		Cada 12-24 h
Bajo riesgo	**Hiperhidratación con suero glucosalino (5 %/0,9 %) o suero salino fisiológico (0,9 %) sin potasio:** 2 L/m²/día (si ≤ 10 kg: 200 mL/kg/día)	Cada 24 h

♦ tar con la confirmación de laboratorio (estudio de actividad de la G6PDH). En caso de que la administración de rasburicasa sea una emergencia y no se disponga de resultados de la G6PDH, se puede valorar la administración de una dosis única baja (0,02-0,05 mg/kg; máximo: 3 mg), monitorizando los datos de hemólisis posterior.

– **Tratamiento del SLT establecido:**
  ▪ Ingreso en una UCIP para controlar las alteraciones metabólicas instauradas, y prevenir el desarrollo de una insuficiencia renal aguda o permanente.
  ▪ Indicaciones de la diálisis:
    ○ Sobrecarga hídrica: derrame pleural o pericárdico sin respuesta al tratamiento médico.
    ○ Fallo renal agudo, sin respuesta al tratamiento médico.
    ○ Hiperpotasemia, hiperfosforemia, hiperuricemia, hipocalcemia sintomática, sin respuesta al tratamiento médico.

• **Hiperleucocitosis:**
  – Leucocitos en sangre periférica > 100.000/µL. Aumenta el riesgo de mortalidad precoz y la morbilidad.
  – En todo paciente con leucocitos > 100.000/µL, descartar signos y síntomas de hiperleucocitosis. Las complicaciones más frecuentes son la leucostasis cerebral (que puede cursar con cefalea, visión borrosa, focalidad neurológica, papiledema, alteración del nivel de consciencia, convulsiones y/o coma) y la afectación pulmonar (con taquipnea, disnea, hipoxia, cianosis y la presencia de infiltrados radiológicos en la radiografía de tórax). También se puede producir priapismo, dactilitis, etc.
  – Tratamiento:
    ▪ En caso de **coagulopatía u otras complicaciones** (SLT analítico o clínico, clínica neurológica/pulmonar/etc., por leucostasis): valorar el ingreso en UCIP.
    ▪ **Profilaxis del SLT** para pacientes de alto riesgo (v. **apartado «Síndrome de lisis tumoral** (SLT)») y tratamiento de alteraciones hidroelectrolíticas establecidas.
    ▪ **Soporte transfusional:**
      ○ Transfusión de plaquetas para mantener una cifra > 20.000/µL y prevenir hemorragias. No aumentan sustancialmente la viscosidad sanguínea.
      ○ Transfusión de concentrado de hematíes: en paciente hemodinámicamente estable se evitará hasta mejorar la hiperleucocitosis, ya que aumentan la viscosidad sanguínea. En el paciente inestable, transfundir volúmenes pequeños (5 mL/kg) sin superar la cifra de hemoglobina en > 10 g/dL.
    ▪ **Corrección de la coagulopatía:** la hiperleucocitosis suele asociarse a coagulación intravascular diseminada (CID).
    ▪ **Reducción de la hiperleucocitosis:** valorar la exanguinotransfusión y/o la leucoaféresis, pues pueden reducir rápidamente el recuento leucocitario y

- mejorar la coagulopatía con ciertas limitaciones (necesidad de un acceso venoso de gran calibre y de anticoagulación). Está contraindicada en la leucemia promielocítica aguda, por el incremento de la mortalidad. Iniciar tratamiento antileucémico específico tan pronto se estabilice el niño.
    - **Tratamiento de las complicaciones neurológicas y respiratorias.**
- **Síndrome de la vena cava superior (SVCS)/síndrome del mediastino superior (SMS):**
    - El **SVCS** es el conjunto de signos y síntomas producidos por compresión u obstrucción de la vena cava superior (VCS); el 10 % de las masas en el mediastino anterior. El **SMS** sí se asocia a compresión traqueal. En los niños, suelen coexistir ambos, y se usan como sinónimos.
    - La causa más frecuente son los LNH, de los que el 70 % debutan con una masa mediastínica (son principalmente linfoblásticos o linfoma B difuso de células grandes [LBDCG]), y las LLA (sobre todo, de linfocitos T). Otras etiologías: linfoma de Hodgkin, tumores de células germinales, neuroblastomas, sarcomas y tumores benignos.
    - Hay que valorar la clínica por obstrucción al retorno venoso de cabeza, cuello y extremidades superiores a la aurícula derecha, y por compresión de la vía aérea: sudoración excesiva, plétora, cianos s facial, edema de cuello y miembros superiores (edema en esclavina), distensión venosa yugular, sufusión conjuntival. Puede asociar síntomas neurológicos, como cefalea, vértigo, alteración de la consciencia, alteraciones visuales y síncope, que se agravan con las maniobras de Valsalva, y por compresión de la vía aérea, como tos, disnea, ortopnea, sibilancias, estridor, cianosis y dolor torácico.
    - Pruebas complementarias a realizar:
        - **Radiografía de tórax posteroanterior/lateral:** se observa un ensanchamiento mediastínico. En ocasiones: compresión o desviación traqueal, derrame pleural y/o pericárdico.
        - **TC torácica con contraste:** para valorar las vías respiratorias (alto riesgo de complicaciones si existe una reducción del diámetro traqueal > 50 %), defectos de llenado de la VCS y de la circulación colateral.
        - **ECG y ecocardiograma:** para valorar la contractilidad cardíaca y el grado de deterioro del retorno venoso.
    - **Tratamiento:** medidas de soporte inicial.
        - Canalización de la vía venosa en un miembro inferior. Evitar la punción venosa en las extremidades superiores, por riesgo de una hemorragia masiva ante una presión intravascular aumentada.
        - Medidas para disminuir la congestión venosa: cabecero elevado, oxígeno, normohidratación. Usar diuréticos con precaución, ya que aumenta el riesgo de trombosis por hemoconcentración.
        - Mantenimiento de la vía aérea: valoración del riesgo de inestabilización de la vía aérea antes de la realización de procedimientos de sedación/anestesia, cuando estos son imprescindibles.
    - **Ingreso hospitalario** (valorar el ingreso en una UCIP).

Si existe una alta sospecha de leucemia o linfoma, y el paciente presenta inestabilidad hemodinámica o respiratoria: se valorará el inicio de tratamiento empírico en los pacientes con dificultad respiratoria en quienes el procedimiento diagnóstico no puede realizarse rápidamente o no es posible un procedimiento mínimamente invasivo. En la actualidad, el tratamiento de referencia (*gold standard*) son los corticosteroides sistémicos: metilprednisolona i.v. (40 mg/m^2/día, repartido en tres dosis), a pesar de que estos tratamientos previos a la biopsia pueden dificultar la interpretación del diagnóstico histológico. Se revaluará al paciente en 24-48 h, para intentar realizar el procedimiento diagnóstico.

RECUERDE QUE...

- Las leucemias/linfomas pueden presentarse al principio de diversas formas, y en ocasiones constituyen emergencias clínicas.
- Es imprescindible descartar complicaciones al debut y realizar una evaluación adecuada del riesgo de lisis tumoral para establecer la profilaxis apropiada.

BIBLIOGRAFÍA

Blaney SM, Adamson PC, Helman L. Pizzo and Poplack's. Pediatric oncology. 8ª ed. Filadelfia: Wolters Kluwer Health; 2021.

Cairo MS, Coiffier B, Reiter A, Younes A; TLS Expert Panel. Recommendations for the evaluation of risk and prophylaxis of tumour lysis syndrome (TLS) in adults and children with malignant diseases: an expert TLS panel consensus. Br J Haematol. 2010;149(4):578-86.

Cheuk DK, Chiang AK, Chan GC, Ha SY. Urate oxidase for the prevention and treatment of tumour lysis syndrome in children with cancer (Review). Cochrane Database Syst Rev. 2017;3(3):CD006945.

Gómez Sirvet J. Urgencias metabólicas: síndrome de lisis tumoral. En: López Almaraz R (ed.). Urgencias oncológicas en pediatría y terapia de soporte. 2ª ed. Madrid: Ergon; 2013. p. 3-8.

Molinés Honrubia A. Urgencias hematológicas: hiperleucocitosis. En: López Almaraz R (ed.). Urgencias oncológicas en pediatría y terapia de soporte. 2ª ed. Madrid: Ergon; 2013. p. 15-7.

Ruggiero A, Rizzo D, Amato M, Riccardi R. Management of hyperleukocytosis. Curr Treat Options Oncol. 2016;17(2):7.

Villafruela Álvarez C. Urgencias cardiotorácicas mecánicas: síndrome de vena cava superior (SVCS) y síndrome del mediastino superior (SMS). Obstrucción de la vía aérea superior. En: López Almaraz R (ed.). Urgencias oncológicas en pediatría y terapia de soporte. 2ª ed. Madrid: Ergon; 2013. p. 27-31.

Ojo rojo

3.29

M. Montejo Fernández

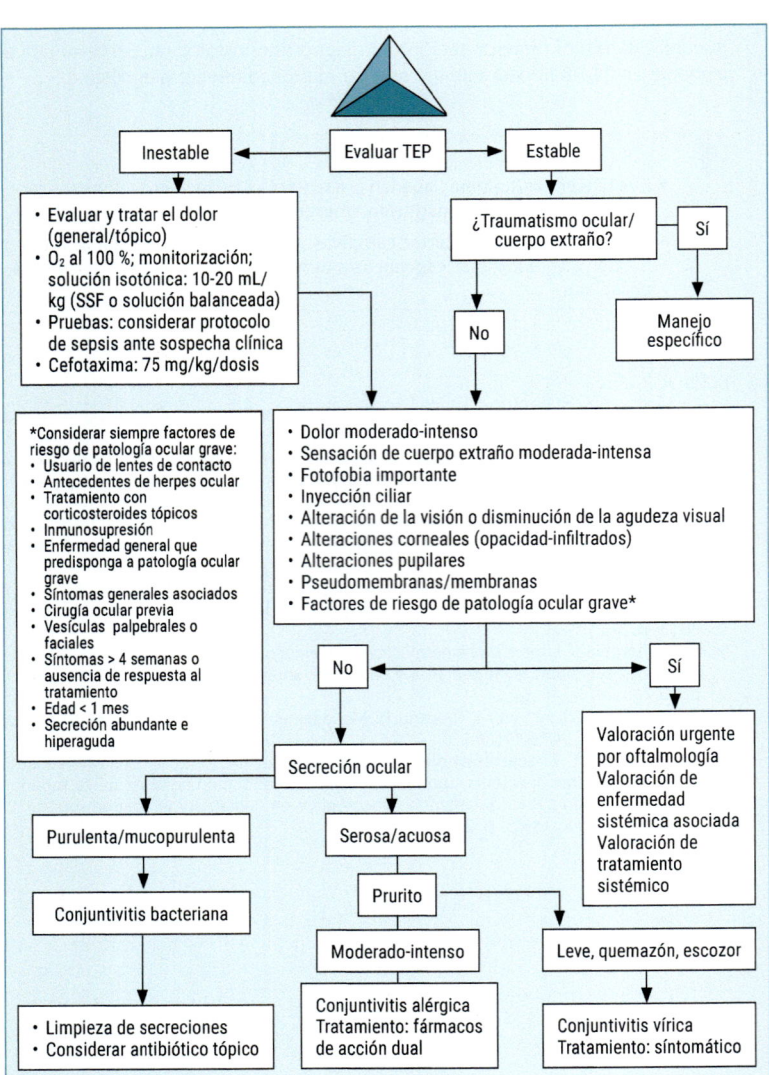

OBJETIVOS
- Reconocer los síntomas de alarma de patología ocular grave ante un paciente con ojo rojo.
- Reconocer y tratar adecuadamente las patologías asociadas con más frecuencia a esta patología.

CONCEPTOS IMPORTANTES

- Un **ojo rojo** es el signo cardinal de inflamación ocular. Generalmente, es secundario a procesos banales, pero es fundamental reconocer aquellas patologías que puedan requerir un manejo especializado.
- La causa más frecuente de ojo rojo acompañado de secreción es la **conjuntivitis**. Las conjuntivitis pueden ser de causa infecciosa y no infecciosa:
  - **Conjuntivitis vírica:** es la causa más habitual de conjuntivitis, y está ocasionada con frecuencia por adenovirus. Muestra una presentación típica: conjuntivitis unilateral con afectación rápida (24-48 h) de ambos ojos; predomina el lagrimeo, con secreción serosa, y sensación de quemazón o irritación. Otros virus implicados con menos frecuencia son el virus del herpes simple (VHS1 en niños mayores y adultos, y VHS2 en neonatos) y el virus de la varicela-zóster.
  - **Conjuntivitis bacteriana:** suele estar causada por *S. pneumoniae, H. influenzae, M. catarrhalis* y *S. aureus.* Presentación típica: ojo rojo, unilateral o bilateral, con secreción leve-moderada mucopurulenta o purulenta continua, acompañada de quemazón y, en ocasiones, de edema palpebral.
  - **Conjuntivitis neonatal:**
    - Se produce en las cuatro primeras semanas de vida.
    - Hay que considerar siempre la implicación de patógenos potencialmente agresivos causantes de patología ocular grave, ceguera y posible afectación sistémica, como *C. trachomatis* (más frecuente) y *N. gonorrhoeae*, ambas de transmisión sexual.
    - Otras bacterias (excepto *P. aeruginosa*) suelen producir conjuntivitis leve y de posible manejo ambulatorio.
    - Conjuntivitis vírica: VHS2 (riesgo de diseminación y afectación del sistema nervioso central) y adenovirus. Puede ser indistinguible de las conjuntivitis bacterianas, y pueden aparecer vesículas palpebrales o peribucales.
    - La conjuntivitis química o irritativa aparece en las primeras 24 h de vida, con resolución espontánea de los síntomas.
  - **Conjuntivitis hiperaguda y crónica:** en adolescentes sexualmente activos puede ocurrir afectación ocular debida a *N. gonorrhoeae* y *C. trachomatis,* por autoinoculación desde el área anogenital. En los niños, la presencia de estos gérmenes obliga a descartar la agresión sexual.
  - **Conjuntivitis alérgica:** el síntoma cardinal es el prurito intenso. Habitualmente, existe afectación de ambos ojos.
- Otras causas de patología ocular leve y manejable en urgencias son:

- – **Hemorragia subconjuntival:** desencadenada habitualmente por un esfuerzo o frotamiento de los ojos, debiéndose descartar el traumatismo ocular y la hipertensión arterial (HTA). Aparece de forma brusca como una colección de sangre subconjuntival bien delimitada. No presenta síntomas oculares ni afectación corneal. No requiere tratamiento.
  - – **Blefaritis:** inflamación crónica del borde palpebral con escamas o costras, que asocia escozor o picor ocular, y lagrimeo. Requiere lavado palpebral con jabón suave y, en ocasiones, aplicación de eritromicina tópica.
- • Dentro de la patología ocular grave que el pediatra de urgencias debe reconocer y referir para manejo especializado destacan la **queratitis**, la **uveítis** (especialmente la uveítis anterior o iritis), la **escleritis** (poco frecuente en pediatría), y el **glaucoma** infantil primario o secundario. Todos ellos pueden producir lesión ocular y pérdida de visión permanentes. En estos casos, el ojo rojo asocia síntomas oculares importantes, como dolor, alteración de la visión, fotofobia, y alteraciones pupilares o corneales. Debe descartarse patología sistémica inmunitaria o infecciosa asociada.

ESTIMACIÓN DE LA GRAVEDAD

- • Las señales de alarma en el ojo rojo son:
  - – Dolor moderado-intenso.
  - – Sensación de cuerpo extraño intensa.
  - – Alteración de la visión y/o disminución de la agudeza visual.
  - – Fotofobia intensa.
  - – Alteraciones de la córnea como opacidad o infiltrados corneales.
  - – Alteraciones pupilares (pupila arreactiva o miótica).
  - – Inyección ciliar.
  - – Secreción purulenta muy intensa, con especial atención en neonatos y adolescentes sexualmente activos.
  - – Presencia de pseudomembranas y membranas.
- • Existe una serie de factores que aumentan la posibilidad de patología ocular grave:
  - – Ojo rojo en usuarios de lentes de contacto.
  - – Antecedente de herpes ocular. Las recurrencias causan la mayor parte de la enfermedad ocular por herpes.
  - – Tratamiento habitual con corticosteroides tópicos.
  - – Ausencia de mejoría tras una semana de tratamiento.
  - – Cronicidad: > 4 semanas de evolución.
  - – Edad < 1 mes.
  - – Pacientes inmunodeprimidos.
  - – Presencia de síntomas generales asociados a ojo rojo.
  - – Cirugía ocular previa.
- • **A recoger en la anamnesis:**
  - – Antecedente de traumatismo (v. **capítulo 4.8 Traumatismo ocular**).
  - – Uso de lentes de contacto: en presencia de ojo rojo, aumenta la probabilidad de queratitis.
  - – Patología sistémica o infecciosa que asocie patología ocular.

- Síntomas oculares:
  - **Sensación de cuerpo extraño intensa y dolor ocular moderado-intenso**: sugiere afectación corneal.
  - **Fotofobia intensa que impide la apertura del ojo:** frecuente en la queratitis, la uveítis y el glaucoma.
  - **Alteración de la visión permanente**: síntoma de alarma de patología ocular importante. Las secreciones oculares pueden causar visión borrosa transitoria, que remite al retirarlas.
- Síntomas generales: los pacientes con glaucoma pueden referir dolor de cabeza unilateral muy intenso asociando síntomas como náuseas o vómitos. Valorar otros síntomas que sugieran patología asociada.
- **A recoger en la exploración física:**
  - Triángulo de evaluación pediátrica (TEP), constantes vitales (según la situación clínica), exploración ocular y exploración general en los casos en los que se sospeche patología ocular grave. Valoración y tratamiento del dolor con analgésicos generales y tópicos, especialmente para la realización de la exploración ocular.
  - **Exploración ocular:**
    - La **secreción ocular** purulenta sugiere una conjuntivitis bacteriana. La hipersecreción lagrimal es característica de las conjuntivitis víricas, y la secreción mucosa es más típica de las conjuntivitis alérgicas. La presencia de pseudomembranas y membranas adheridas al epitelio conjuntival y que no se desprenden es indicativa de gravedad.
    - Se debe valorar la **visión** y, si es posible, la **agudeza visual** (en los niños pequeños, fijación y seguimiento visual).
  - **Exploración conjuntival:**
    - **Patrón de la hiperemia conjuntival:** hiperemia conjuntival difusa, con afectación de la conjuntiva tarsal y de predominio en fondos de saco en los casos de conjuntivitis. Inyección ciliar sin afectación de conjuntiva tarsal en queratitis, glaucoma o iritis.
    - **Quemosis conjuntival** o protrusión de la conjuntiva bulbar: frecuente en las conjuntivitis alérgicas y bacterianas.
    - Presencia de **folículos:** elevaciones redondeadas y traslúcidas, avasculares, de predominio en la conjuntiva tarsal. Son característicos de las conjuntivitis infecciosas.
    - Presencia de **papilas:** formaciones aplanadas más visibles en la conjuntiva tarsal (imagen de empedrado). Más frecuentes en las conjuntivitis alérgicas.
    - Descartar la **presencia de cuerpo extraño.** Realizar eversión palpebral.
  - **Exploración de las pupilas:** valorar el tamaño y los reflejos pupilares.
    - Pupilas dilatadas y poco reactivas: glaucoma.
    - Pupilas mióticas en afectación corneal (abrasiones, queratitis infecciosa) e iritis.
  - **Exploración de la córnea:** las queratitis pueden producir una mancha blanca u opacidad corneal. La tinción con fluoresceína pondrá de manifiesto erosiones, punteados o lesiones dendríticas, estas últimas caracterís-

ticas de la queratitis por herpes. En los casos de glaucoma, especialmente en los niños más pequeños, la córnea aparece aumentada de tamaño con aspecto «nebuloso» y sensación de aumento de tamaño ocular.
– **Exploración de los párpados**: la presencia de vesículas es típica de la primoinfección herpética. El blefaroespasmo, o contracción involuntaria y repetida del párpado, se observa en los casos de glaucoma. El edema y el eritema palpebral sugieren celulitis preseptal u orbitaria.
• Se debe realizar una exploración física completa en todos los pacientes con síntomas oculares graves para detectar signos de enfermedad sistémica asociada.

PRUEBAS COMPLEMENTARIAS

Se recomiendan las siguientes exploraciones en situaciones específicas:
• **Tinción con fluoresceína:** está indicada en todo ojo rojo con dolor, para la valoración de patología corneal activa (infiltrados, punteado o dendritas). Es necesaria la exploración con lámpara de hendidura por oftalmología, para el estudio de las estructuras de la cámara anterior y la exploración adecuada de la córnea.
• **Cultivo:** efectuar cultivo de la secreción ocular en todos los casos de conjuntivitis neonatal, secreción purulenta muy abundante o hiperaguda, pacientes con lentes de contacto, inmunodeprimidos, y conjuntivitis crónica, recurrente o con fallo del tratamiento. Avisar a microbiología (necesidad de cultivos específicos en la conjuntivitis neonatal e hiperaguda).
• Otras pruebas según la disponibilidad:
– **Tinción de Gram del exudado conjuntival**: en conjuntivitis neonatal, conjuntivitis hiperaguda (especialmente, en adolescentes sexualmente activos o ante la sospecha de agresión sexual) y usuarios de lentes de contacto con secreción persistente.
– **Reacción en cadena de la polimerasa** para *N. gonorrhoeae* y *C. trachomatis*: conjuntivitis neonatal y conjuntivitis hiperaguda.
– **Reacción en cadena de la polimerasa** para virus del herpes: conjuntivitis neonatal, conjuntivitis hiperaguda, y usuarios lentes de contacto e inmunodeprimidos.
• La mayoría de las conjuntivitis del período neonatal deben considerarse enfermedades sistémicas. En los casos moderados-graves, ante sospecha de infección por *N. gonorrhoeae*, *C. trachomatis* y virus del herpes, realizar estudios analíticos. En el resto, valoración individualizada.
• En el caso de adolescentes con conjuntivitis por *N. gonorrohoeae* y *C. trachomatis*, valorar una infección sintomática o asintomática del tracto anogenital y recomendar el estudio de parejas.

TRATAMIENTOS

En urgencias, se puede iniciar el tratamiento de la patología sin síntomas de alarma como la conjuntivitis o la blefaritis. La sospecha de patología ocular importante requiere manejo por oftalmología, con el apoyo del pediatra de urgencias, para la valoración de tratamiento sistémico y patología asociada.

- **Medidas generales:**
  - Limpieza y retirada de secreciones.
  - Irrigación con solución salina estéril o administración de gotas oculares lubricantes.
  - Aplicación de compresas frías 3-4 veces al día. Es muy útil en las conjuntivitis víricas.
  - No compartir toallas, lavarse frecuentemente las manos y evitar tocarse los ojos.
  - No hay que usar lentes de contacto hasta la resolución de los síntomas o la finalización del tratamiento.
  - No usar colirios con corticosteroides tópicos.
- **Otros tratamientos:** indicados para el alivio sintomático o situaciones especiales:
  - Los colirios antihistamínicos (levocabastina > 4 años: 1 gota/12 h, 3-4 veces al día) y/o los lubricantes oculares pueden aliviar los síntomas en pacientes seleccionados con conjuntivitis vírica.
  - Las conjuntivitis víricas secundarias a **virus del herpes y de la varicela-zóster** requieren seguimiento por oftalmología, y tratamiento tópico u oral antiviral.
  - **Conjuntivitis alérgica:** fármacos de acción dual, antihistamínicos y estabilizadores mastocitarios, como olopatadina (> 3 años) o azelastina (> 4 años): 1 gota cada 12 h. Si presentan síntomas no oculares como rinitis, asociar corticosteroides nasales y/o antihistamínicos orales.
  - El empleo de **antibiótico** tópico podría acortar la duración de los síntomas. Los beneficios son controvertidos. En general, se aconseja diferir el tratamiento 48-72 h. Inicialmente podría indicarse en pacientes con secreción purulenta y síntomas moderados, especialmente en < 5 años. En los niños pequeños y con posible mal cumplimiento, por dificultad para la administración del colirio, es preferible utilizar pomada (eritromicina, cloranfenicol, clortetraciclina: un cordón de 1 cm aproximadamente de pomada dentro del párpado inferior, cuatro veces al día hasta que mejore, y continuar con una aplicación cada 12 h hasta completar 5-7 días). Colirios: gramicidina, polimixina B, neomicina: 1-2 gotas hasta la mejoría y continuar con 1-2 gotas cada 12 h hasta completar 5-7 días (mayores de 2 años). Es preferible no utilizar aminoglucósidos por el posible riesgo de toxicidad del epitelio corneal.
  - **Conjuntivitis en usuarios de lentes de contacto:** primera elección: ciprofloxacino al 0,3 % u ofloxacino al 0,3 %, 1-2 gotas cada 4 h durante 5-7 días.
  - **Conjuntivitis neonatal:** en los pacientes con síntomas moderados-graves, se aconseja ingreso hospitalario con valoración oftalmológica y tratamiento sistémico inicial con cefotaxima y cloxacilina, hasta la llegada de los resultados de los cultivos y la prueba de reacción en cadena de la polimerasa. Si estuviera disponible la tinción de Gram de la secreción ocular, realizar tratamiento inicial guiado por esta. *N gonorrhoeae*: ceftriaxona 25-50 mg/kg en dosis única (dosis máxima: 250 mg); *C. trachomatis:* eritromicina 50 mg/kg/día v.o. dividida en cuatro dosis durante 14 días o 20 mg/kg/día una vez

al día durante 3 días. En los casos leves, iniciar el tratamiento tópico señalado previamente. Considerar en todos los casos de forma individualizada la observación hospitalaria, la valoración por oftalmología y los estudios analíticos.

Considerar la valoración urgente por un oftalmólogo en las siguientes situaciones

- Alteración de la visión permanente/disminución de la agudeza visual
- Dolor moderado-intenso
- Fotofobia intensa
- Inyección ciliar
- Alteraciones corneales
- Alteraciones pupilares
- Presencia de pseudomembranas o membranas
- Edad < 1 mes si síntomas y signos oculares moderados-graves o embarazos no controlados
- Antecedentes de enfermedad herpética
- Conjuntivitis e inmunosupresión
- Antecedente quirúrgico ocular
- Tratamiento con corticosteroides tópicos
- Conjuntivitis crónica
- Enfermedad general que predisponga a patología ocular grave
- Considerar en las conjuntivitis hiperagudas

BIBLIOGRAFÍA

Chen YY, Liu SH, Nurmatov U, Van Schayck OC, Kuo IC. Antibiotics versus placebo for acute bacterial conjunctivitis. Cochrane Database Syst Rev. 2023;3:CD001211.

Christiansen SP. Don't miss this! Red flags in the pediatric eye examination: introduction and essential concepts. J Binocul Vis Ocul Motil. 2019;69(3):87-9.

Drew RJ, Cole TS, Newman W. How to use… eye swabs. Arch Dis Child Educ Pract Ed. 2015;100(3):155-61.

Fauquert JL. Diagnosing and managing allergic conjunctivitis in childhood: the allergist's perspective. Pediatr Allergy Immunol. 2019;30(4):405-14.

Jacobs DS. The red eye: evaluation and management. UpToDate. 2022. Disponible en: https://www.uptodate.com

Khan A, Anders A, Cardonell M. Neonatal conjunctivitis. Neoreviews. 2022;23(9):e603-12.

Lu SJ, Lee GA, Gole GA. Acute red eye in children: a practical approach. Aust J Gen Pract. 2020;49(12):815-22.

Varu DM, Rhee MK, Akpek EK, Amescua G, Farid M, García-Ferrer FJ. American Academy of Ophthalmology Preferred Practice Pattern Cornea and External Disease Panel. Ophthalmology. 2019;126(1):94-169.

Workowski KA, Bachmann LH, Chan PA, Johnston CM, Muzny CA, Park I, et al. Sexually transmitted infections treatment guidelines, 2021. MMWR Recomm Rep. 2021;70(4):1-187.

Sangrado vaginal

3.30

E. Daghoum Dorado

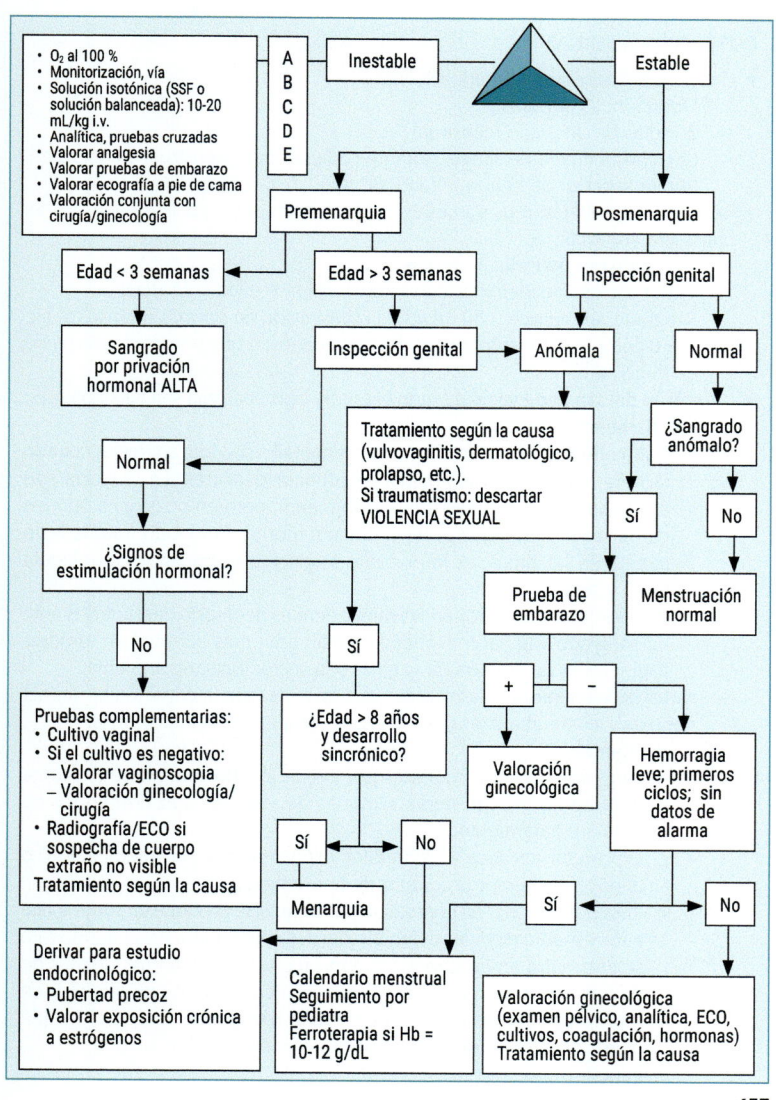

OBJETIVOS
- Conocer las causas más habituales de sangrado vaginal según la edad y el estado puberal de la paciente.
- Distinguir las patologías que precisan valoración inmediata por otros especialistas.

CONCEPTOS IMPORTANTES

- Ciclo menstrual normal en adolescentes:
  – Duración: 21-45 días.
  – 2-7 días de sangrado menstrual.
  – La pérdida media de sangre durante cada período menstrual es de 30 mL (límite superior de la normalidad: 80 mL).
- Patrones menstruales: muy variables los 2 primeros años tras la menarquia. Se considera anormal:
  – Duración del período: ≥ 10 días.
  – Varios ciclos encadenados con intervalos entre ellos < 21 días.
  – Sangrado abundante > 80 mL/ciclo o impresión de ser más intenso (p. ej., > 6-8 compresas o tampones al día empapados) o que produzca una caída en el hematócrito.
- Las **causas del sangrado vaginal** según el estado de menarquia son las siguientes:
  – **En cualquier momento:**
    ▪ Traumatismos: excepcionales en el primer año de vida; aparecen cuando la niña comienza a jugar, correr o hacer deportes. La mayoría son accidentales y producen una lesión menor, pero en ocasiones pueden causar una hemorragia potencialmente mortal. Ante todo traumatismo genital en las niñas, es importante sospechar y descartar la violencia física y sexual.
    ▪ Tumores: son muy raros en las niñas, pero es necesario descartarlos ante un sangrado vaginal inexplicado. El síntoma más habitual en tumores vaginales es la hemorragia vaginal o la secreción sanguinolenta.
  – **Antes de la menarquia:** las causas más frecuentes son la privación hormonal neonatal, los traumatismos, los cuerpos extraños y las infecciones.
    ▪ **Hormonal:**
      ○ Sangrado vaginal neonatal por privación hormonal: se presenta durante las 2-3 primeras semanas de vida. Es autolimitado y no requiere tratamiento.
      ○ Exposición crónica a estrógenos exógenos (cremas, medicación) o endógenos (tumor productor de hormonas).
      ○ Pubertad precoz: en general, la menarquia se produce en torno a dos años y medio después del inicio del desarrollo mamario, cuando este se encuentra en estadio 4 o 5. Un sangrado en una niña de más de 8 años con desarrollo puberal asincrónico o en una niña menor de 8 años con signos de madurez sexual requiere evaluación, ya que puede tratarse de una menstruación por pubertad precoz.
      ○ Hipotiroidismo.

- **No hormonal:**
  - Vulvovaginitis (*S. pyogenes, Shigella*): es la principal sospecha ante un sangrado vaginal en una niña prepuberal sin traumatismo previo (v. **capítulo 6.46 Vulvovaginitis**).
  - Cuerpo extraño vaginal.
  - Prolapso uretral: protrusión de la mucosa uretral distal a través del meato, dando lugar a una masa anular blanda de color rojo-purpúrica entre los labios mayores. Más frecuente en etnia africana.
  - Lesiones dermatológicas: verrugas genitales (condilomas acuminados), hemangiomas y papilomas, liquen escleroso (v. **capítulo 6.46 Vulvovaginitis**).
  - Mutilación genital femenina.
  - Menarquia prematura aislada: sangrado vaginal periódico sin otros signos de desarrollo puberal. Entidad rara entre 1 y 9 años. Diagnóstico de exclusión.
- **Después de la menarquia:**
  - **Causas uterinas:** el sangrado uterino anormal se define como sangrado del cuerpo uterino que es anómalo en cuanto a volumen, regularidad y/o temporalidad.
    - Sangrado uterino anovulatorio relacionado con inmadurez del eje hipotálamo-hipófiso-ovárico en el inicio de la menarquia (es la causa más frecuente de sangrado los 2 primeros años de menstruación).
    - Otras causas de disfunción ovulatoria: síndrome de ovario poliquístico u otras causas de hiperandrogenismo, anticoncepción hormonal, enfermedad tiroidea, diabetes *mellitus*, etc.
    - Infección pélvica (p. ej., enfermedad inflamatoria pélvica, endometritis).
    - Trastornos hemorrágicos: trombocitopenia o trastornos de la coagulación.
    - Problemas uterinos estructurales: pólipo, adenomiosis, leiomioma, etc.
    - Embarazo: ectópico, aborto espontáneo, placenta previa, desprendimiento placentario.
  - **Causas extrauterinas:**
    - Ovario: quiste, tumor.
    - Cuello uterino: carcinoma, cervicitis, ectropión, hemangioma, pólipo.
    - Vagina: carcinoma, cuerpo extraño, traumatismo, vaginitis.
    - Vulva: enfermedades de transmisión sexual (p. ej., úlceras), afecciones dermatológicas.
    - Tracto gastrointestinal (hemorroides, enfermedad inflamatoria intestinal) o tracto urinario (infección del tracto urinario, traumatismo uretral).

ESTIMACIÓN DE LA GRAVEDAD

- **A recoger en la anamnesis:**
  - **Premenarquia:** traumatismos, tratamientos farmacológicos, secreción vaginal, antecedentes de extracción de cuerpos extraños vaginales, odinofagia, diarrea, dolor con la defecación, posibilidad de hematuria o rectorragia, etc.

- **Posmenarquia:** la anamnesis debe obtenerse con y sin el cuidador del paciente.
  - Antecedentes familiares: endometriosis, quistes ováricos, trastornos de la coagulación, trastornos tiroideos.
  - Antecedentes personales: enfermedades crónicas, embarazos, abortos, infecciones, uso de medicamentos (anticonceptivos).
  - Factores sociales: cambios de peso, estrés, exceso de ejercicio, trastornos alimenticios.
  - Historia menstrual: edad de la menarquia, frecuencia, duración, intensidad, regularidad, estimación de sangre perdida (tipo y número de compresas o tampones utilizados al día, cantidad de horas que se usan). Existen indicadores indirectos de flujo intenso:
    - Coágulos de sangre de más de 2,5 cm de diámetro.
    - Necesidad de cambiar la compresa durante la noche.
    - Signos o síntomas de depleción de volumen durante el período menstrual.
    - Medición de la hemoglobina (Hb) o el hematócrito.
  - Síntomas asociados: secreción vaginal, fiebre, dolor abdominal, dismenorrea, alteraciones visuales (tumor hipofisiario), galactorrea, cefalea, síntomas de anemia aguda o crónica (aturdimiento, fatiga, síncope, debilidad, dolor de cabeza).
  - Historial sexual: número de parejas sexuales, infecciones de transmisión sexual, métodos anticonceptivos, embarazo o aborto previo, actividad sexual forzada o consentida, o antecedentes de violencia sexual, etc.
- **A registrar en la exploración general:**
  - **Exploración física general:** TEP, constantes vitales (temperatura, frecuencia cardíaca [FC], presión arterial [PA]), peso, talla, índice de masa corporal, estadio de Tanner, signos de hiperandrogenismo (acné, hirsutismo), glándula tiroidea, abdomen (masa ovárica o uterina), estigmas sindrómicos (las manchas café con leche pueden sugerir neurofibromatosis o síndrome de McCune-Albright, que son causas raras de pubertad precoz), hemorragias en otras localizaciones y signos de violencia física y/o sexual.
  - **Exploración genital:**
    - Premenarquia:
      - Exploración de los genitales externos y el perineo en «posición de rana» (v. **capítulo 6.46 Vulvovaginitis**).
      - Si la exploración física general y de los genitales externos no permite establecer un diagnóstico seguro, se debe inspeccionar la **cúpula vaginal**: si la paciente es mayor de 3 años y colabora, se puede explorar con esta en posición genupectoral. En caso contrario, se deberá realizar examen con espéculo bajo anestesia general.
    - Posmenarquia: se debe realizar un examen ginecológico en todos los casos.
      - Genitales externos: traumatismos, secreción vaginal, úlceras, condilomas. Incluye la evaluación del tamaño del clítoris y del himen.

○ Exploración con espéculo y examen pélvico: es necesario para evaluar la profundidad de la vagina, la presencia y la normalidad del cuello uterino, el útero y los ovarios. Puede ser traumático para niñas que no son sexualmente activas; en estos casos, salvo sangrado intenso, puede sustituirse por una ecografía pélvica.

○ Examen pélvico bajo anestesia general: si el examen es inadecuado o si a pesar de ello no se puede establecer un diagnóstico adecuado.

PRUEBAS COMPLEMENTARIAS

- **Premenarquia:**
  - **Cultivo de secreción vaginal:** si el examen físico no es diagnóstico o ante una sospecha de vulvovaginitis. Los patógenos que producen sangrado con más frecuencia son: *Shigella* spp., *S. pyogenes, N gonorrhoeae* y *C. albicans.*
  - **Pruebas de imagen:** ante la sospecha de un cuerpo extraño vaginal. Radiografía (si es radiopaco) o ecografía pélvica/transvaginal.
  - **Vaginoscopia bajo sedación/anestesia:** prueba diagnóstica-terapéutica. Si existe sangrado abundante de etiología desconocida, se sospechará cuerpo extraño no visible o traumatismo penetrante.
  - **Alfafetoproteína sérica:** marcador sensible y específico para los tumores del seno endodérmico. Debe obtenerse ante sospecha de neoplasia maligna.
- **Posmenarquia:**
  - **Prueba de embarazo:** en toda paciente con sangrado uterino anómalo.
  - **Hemograma, recuento y fórmula (HRF) (valorar pruebas cruzadas):** si hay sangrado abundante o repercusión hemodinámica.
  - **Estudio de coagulación:**
    - Si hay sangrado abundante a intervalos regulares.
    - Si existe sangrado abundante desde la menarquia.
    - Si se asocian hemorragias en otras localizaciones.
  - **Cultivos para descartar infecciones de transmisión sexual (ITS):** según la historia sexual o reproductiva.
  - **Ecografía pélvica o transvaginal:** para evaluar causas estructurales (leiomiomas, pólipos, tumor ovárico). Se realizará si el examen pélvico no se puede realizar o no es diagnóstico.
  - **Ecografía abdominal:** si se sospecha una patología suprarrenal.
  - **Derivación al especialista para estudio hormonal:** si hay sospecha de pubertad precoz, exposición a andrógenos, patología tiroidea, hiperprolactinemia.

TRATAMIENTOS

- Medidas de estabilización inicial (según TEP y evaluación ABCDE) en pacientes inestables por sangrado vaginal moderado o grave (excepcional en prepúberes, puede ser secundario a traumatismos graves o enfermedad hemorrágica).
- Tras estabilización inicial, si se precisa:
  - **Premenarquia:**
    - **Tratamiento específico de causa identificada:**

- ○ Prolapso uretral leve: compresas calientes o baños de asiento, y crema de estrógenos conjugados 1 vez al día durante 2 semanas. La regresión del cuadro se produce entre 1 y 4 semanas tras el inicio del tratamiento.
- ○ Vulvovaginitis, extracción de cuerpo extraño, traumatismos: veáse **capítulo 6.46 Vulvovaginitis.**
  - ▪ **Valoración por endocrinología:** véase el apartado de estudio hormonal.
  - ▪ **Valoración por cirugía infantil/ginecología:** si se requiere vaginoscopia. También en el prolapso uretral que no responde al tratamiento médico o en mucosa prolapsada necrótica.
  - ▪ **Valoración por oncología/cirugía infantil:** tumores genitales.
- — **Posmenarquia:** la causa subyacente del sangrado determina el tratamiento.
  - ▪ **Observación:** calendario menstrual, seguimiento por su pediatra y valorar la ferroterapia, si hemorragia leve (Hb normal > 12 g/dL o levemente disminuida, de 10 a 12 g/dL) en los primeros meses tras la menarquia y sin otros síntomas asociados.
  - ▪ **Valoración por ginecología:** en las pacientes con hemorragia uterina moderada/grave, episodios repetidos o con ciclos ovulatorios establecidos, o con dolor pélvico, embarazo. El tratamiento habitual del sangrado uterino anovulatorio moderado/intenso se realiza con anticonceptivos hormonales y/o agentes hemostáticos (ácido tranexámico oral: 1.300 mg cada 8 h durante 5 días del período menstrual), una vez descartadas otras patologías.
  - ▪ **Tratamientos específicos si causa identificada:** por ejemplo, cirugía en leiomioma, etc.

RECUERDE QUE...

- El sangrado vaginal es anormal después de las primeras 2-3 semanas de vida y antes de la menarquia.
- Las causas más frecuentes de sangrado vaginal antes de la menarquia son los traumatismos, los cuerpos extraños y las infecciones.
- Ante todo traumatismo genital en niñas, debe sospecharse y descartarse la violencia física y sexual.
- Ante un sangrado vaginal anómalo tras la menarquia, se debe considerar siempre la posibilidad de embarazo.

BIBLIOGRAFÍA

Borzutzky C, Jaffray J. Diagnosis and management of heavy menstrual bleeding and bleeding disorders in adolescents. JAMA Pediatr. 2020;174(2):186-94.

Collins JA, Maney JA, Livingstone A. Fifteen-minute consultation: apparent vaginal bleeding in the pre-pubertal girl. Arch Dis Child Educ Pract Ed. 2021;106(3):142-8.

De Silva NK. Abnormal uterine bleeding in adolescents: management. UpToDate. 2022. Disponible en: https://www.uptodate.com

DiVasta A, Murray P. Evaluation of vulvovaginal bleeding in children and adolescents. UpToDate. 2023. Disponible en: https://www.uptodate.com

Drever N, Peek S, Moussaoui D, Dkeidek AI, Grover SR. Vaginal bleeding in children: a retrospective audit at a tertiary paediatric gynaecology service. J Paediatr Child Health. 2023;59(4):653-9.

Dwigginsa M, Gómez-Lobob V. Current review of prepubertal vaginal bleeding. Curr Opin Obstet Gynecol. 2017;29(5):322-7.

Howell JO, Flowers D. Prepubertal vaginal bleeding: etiology, diagnostic approach, and management. Obstet Gynecol Surv. 2016;71(4):231-42.

Kowalczyk TL, Miller RJ, Mullins ES. Evaluation and management of adolescents with abnormal uterine bleeding. Pediatr Ann. 2015;44(9):e218-22.

Söderström HF, Carlsson A, Börjesson A. Vaginal bleeding in prepubertal girls: etiology and clinical management. J Pediatr Adolesc Gynecol. 2016;29(3):280-5.

S. García González

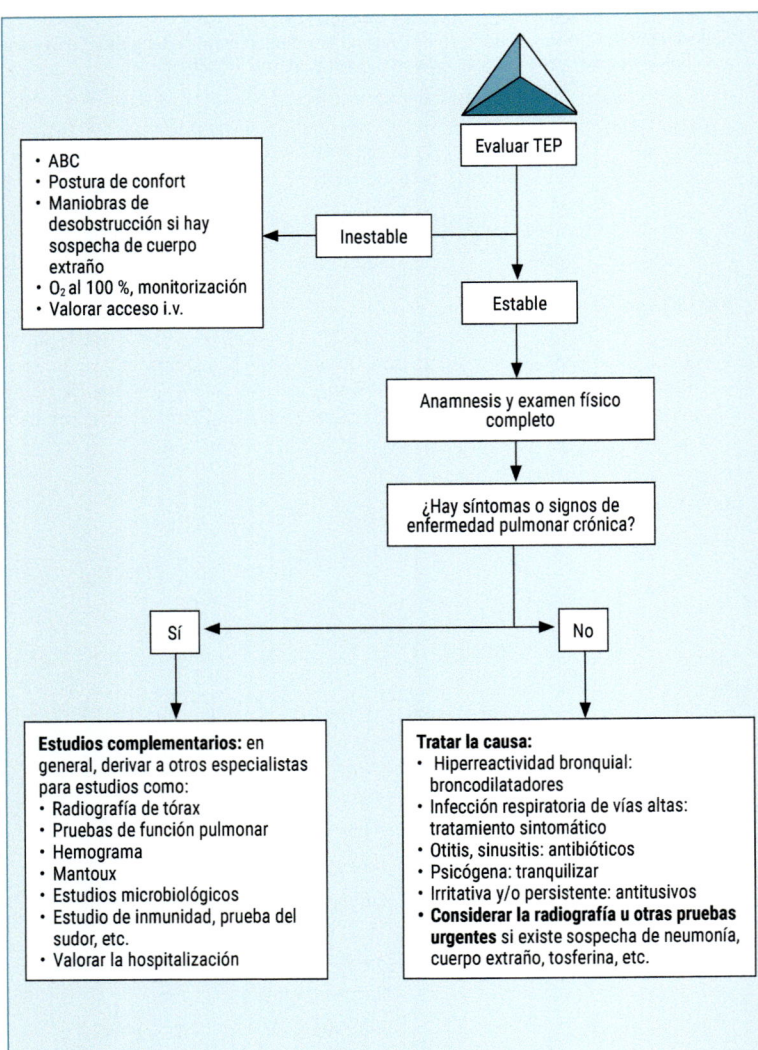

Evaluar TEP

Inestable
- ABC
- Postura de confort
- Maniobras de desobstrucción si hay sospecha de cuerpo extraño
- O₂ al 100 %, monitorización
- Valorar acceso i.v.

Estable

Anamnesis y examen físico completo

¿Hay síntomas o signos de enfermedad pulmonar crónica?

Sí

No

Estudios complementarios: en general, derivar a otros especialistas para estudios como:
- Radiografía de tórax
- Pruebas de función pulmonar
- Hemograma
- Mantoux
- Estudios microbiológicos
- Estudio de inmunidad, prueba del sudor, etc.
- Valorar la hospitalización

Tratar la causa:
- Hiperreactividad bronquial: broncodilatadores
- Infección respiratoria de vías altas: tratamiento sintomático
- Otitis, sinusitis: antibióticos
- Psicógena: tranquilizar
- Irritativa y/o persistente: antitusivos
- **Considerar la radiografía u otras pruebas urgentes** si existe sospecha de neumonía, cuerpo extraño, tosferina, etc.

> **OBJETIVOS**
> - En la mayoría de los casos, la tos es secundaria a procesos respiratorios infecciosos de las vías aéreas superiores.
> - Las características de la tos, los síntomas asociados, la exploración y los antecedentes son la clave para el diagnóstico.
> - El tratamiento de la tos deberá dirigirse a tratar la causa que la produce.

CONCEPTOS IMPORTANTES

- La tos es un fenómeno reflejo, en ocasiones voluntario, consistente en la espiración brusca de aire después de una inspiración profunda y cierre de la glotis. Se produce por estimulación de receptores específicos de la mucosa de la vía aérea. Existen también receptores en el conducto auditivo externo, la faringe y el estómago.
- Se presenta de forma aguda, o como persistencia y/o agudización de un proceso de larga evolución. Con frecuencia, se produce por infecciones de las vías aéreas superiores y se intensifica por la noche con el decúbito.
- **Tosferina:** enfermedad respiratoria causada por la bacteria *Bordetella pertussis,* que afecta con más gravedad a lactantes < 4 meses, especialmente no vacunados. Diagnóstico clínico, con síntomas clásicos como: tos en accesos con gallo inspiratorio, vómitos posteriores y, en ocasiones, apnea. También puede presentarse como un cuadro catarral leve o incluso en pacientes asintomáticos.

ESTIMACIÓN DE LA GRAVEDAD

- **A recoger en la anamnesis:**
  - Características de la tos (**Tabla 3.31-1**), síntomas asociados, exploración física y antecedentes personales.

Tabla 3.31-1. Características de la tos que orientan hacia una etiología concreta

Tipo de tos	Etiología probable
Blanda, discontinua, productiva	**Infección respiratoria de vías altas, bronquitis**, bronquiectasias, fibrosis quística
Metálica	Traqueítis, **psicógena**
Con estridor	**Laringitis**, tosferina
Paroxística	**Cuadros pertusoides**, cuerpo extraño, fibrosis quística
Nocturna	**Asma, sinusitis**
Más intensa al despertar por la mañana	Bronquiectasias, fibrosis quística
Con el ejercicio	**Asma**, bronquiectasias, fibrosis quística
Desaparece con el sueño	**Psicógena**

- Buscar otros indicadores de enfermedad pulmonar crónica: fiebre persistente, limitación de la actividad, retraso ponderal, taquipnea, dificultad respiratoria, dedos en palillo de tambor, esputo purulento crónico, tórax hiperinsuflado e hipoxemia.
- Distinguir la tos aguda, de aparición reciente, y la tos crónica (más de 3 semanas de duración) (Tabla 3.31-2).
- Detectar complicaciones por aumento de la presión intratorácica: petequias, rotura de venas nasales y subconjuntivales, neumotórax, síncope tusígeno y manifestaciones neurológicas (mareos, cefalea, trastornos visuales o parestesias).

- **A registrar en la exploración general:**
  - Triángulo de evaluación pediátrica (TEP), constantes vitales (temperatura, frecuencia cardíaca [FC], frecuencia respiratoria [FR], presión arterial [PA] y SatO$_2$), presencia de distrés (dificultad respiratoria), color, nivel de consciencia, y presencia de ruidos patológicos en la auscultación pulmonar o de otros signos de enfermedad respiratoria, como obstrucción y/o secreción nasal, etc.

PRUEBAS COMPLEMENTARIAS

- En urgencias, solo en casos muy concretos puede ser necesario recurrir a pruebas complementarias:
  - Radiografía de tórax: en procesos infecciosos o sospecha de aspiración de cuerpo extraño.
  - Pruebas de función respiratoria, como el pico de flujo máximo espiratorio, ante la sospecha de broncoespasmo u otros procesos respiratorios crónicos.
  - Reacción en cadena de la polimerasa para *Bordetella* (de elección) o cultivo nasofaríngeo en cuadros sugestivos de tosferina. Si se plantea la hospitalización en estos pacientes, se recomienda realizar un hemograma con fórmula, ya que el recuento de leucocitos y linfocitos se correlaciona directamente con la gravedad de la enfermedad.

Tabla 3.31-2. Causas más probables de tos, dependiendo de su duración		
	Causas frecuentes	**Causas menos frecuentes**
Tos aguda	• Infección respiratoria de vías altas (faringitis, sinusitis, laringitis, traqueítis) • Asma • Infección respiratoria de vías bajas (neumonía, traqueobronquitis, bronquitis)	• Tosferina • Cuerpo extraño • Inhalación de humos o sustancias irritantes
Tos crónica	• Infección vírica de vías respiratorias altas • Asma • Sinusitis • Irritaciones • Psicógena • Infecciones: tuberculosis, tosferina, *Mycoplasma* y *Chlamydia*	• Cuerpo extraño • Otras enfermedades: fibrosis quística, síndrome cilios inmóviles, inmunodeficiencias y anomalías congénitas

TRATAMIENTOS

- Una vez orientado el cuadro con la historia clínica, la exploración física y, ocasionalmente, pruebas complementarias, el alivio de la tos se consigue, en ocasiones, tratando la causa que la produce.
- En **infecciones respiratorias de vías altas**, faringitis, traqueítis, no es preciso tratar la tos, que en general es autolimitada y se tolera bien.
- En la tos secundaria a **proceso asmático o laringitis**, se aplicará el tratamiento indicado en cada caso. Estos tratamientos aliviarán en gran medida la tos, aunque no siempre.
- Tosferina: si existe sospecha clínica, iniciar tratamiento sin esperar confirmación microbiológica. El tratamiento de elección es la azitromicina y como alternativa trimetoprima-sulfametoxazol (TMP-SMX) (**Tabla 3.31-3**). En niños con dificultad respiratoria, cianosis o apnea, convulsiones, incapacidad para alimentarse o edad < 4 meses, puede ser necesaria la observación o el ingreso hospitalario. Los criterios recomendados para el alta domiciliaria son: enfermedad estable, no requiere intervención en los paroxismos, buena alimentación, manejo adecuado por parte de los padres y seguimiento ambulatorio estrecho.
- En algunos casos de **tos duradera** (especialmente, si es de predominio nocturno o está desencadenada por el **ejercicio**) que no se alivia con otros métodos, incluidos los antitusivos, se pueden utilizar broncodilatadores. El alivio de la tos es una prueba indirecta de broncoespasmo o hiperreactividad bronquial.
- En casos de tos **persistente** que impida al niño realizar su vida habitual, se valorará de manera excepcional el tratamiento con antitusivos. Debido a la falta de eficacia comprobada de estos fármacos y a los posibles riesgos que conlleva su utilización, fundamentalmente en los niños más pequeños, se deben usar con suma cautela.

  Los fármacos antitusivos que se utilizan con más frecuencia en pediatría son:
  - **Dextrometorfano**: 1 mg/kg/día, repartido en 3-4 dosis (no en < 2 años).
  - **Codeína**: 0,5 mg/kg/dosis (cada 8-12 h; dosis máxima: 240 mg/día), en > 12 años sin compromiso de la función respiratoria y tiempo no superior a 3 días.

Tabla 3.31-3. Tratamientos de elección para la tosferina		
Edad	**Azitromicina**	**Trimetoprima-sulfametoxazol (TMP-SMX)**
< 1 mes	10 mg/kg/día, durante 5 días	Contraindicado
1-6 meses	10 mg/kg/día, durante 5 días	Contraindicado en < 2 meses TMP 8 mg/kg/día y SMX 40 mg/kg/día cada 12 h durante 14 días
> 6 meses	10 mg/kg/día el 1er día 5 mg/kg/día el 2º a 5º día	TMP 8 mg/kg/día y SMX 40 mg/kg/día cada 12 h durante 14 días
Adolescentes y adultos	500 mg (el primer día) y 250 mg (desde el 2º hasta el 5º día)	TMP 160 mg y SMX 800 mg cada 12 h durante 14 días

- En la tos incrementada por factores **psicológicos** que interfiere de forma importante en la vida del niño, hay que consultar con el psicólogo o el psiquiatra infantil, ya que puede ser un síntoma de un trastorno psicológico más importante.
- Otros fármacos como descongestivos, antihistamínicos, etc. no han demostrado ser eficaces para tratar este síntoma.

RECUERDE QUE...
- La mayoría de los procesos que cursan con tos son autolimitados.
- Las características de la tos, los síntomas asociados, la exploración y los antecedentes son la clave para el diagnóstico.
- Solo en casos concretos será necesario recurrir a pruebas complementarias.
- El tratamiento irá dirigido a tratar la causa.

BIBLIOGRAFÍA

American Academy of Pediatrics. Pertussis (whooping cough). En: Kimberlin DW, Brady MT, Jackson MA, Long SS (eds.). Red Book: 2015 Report of the Committee on Infectious Diseases, 30th . Elk Grove Village: American Academy of Pediatrics; 2015. p. 609.

Lamas A, Ruiz de Valbuena M, Máiz L. Tos en el niño. Arch Bronconeumol. 2014;50(7):294-300.

Lowry JA, Leeder JS. Over-the-counter medications: update on cough and cold preparations. Pediatr Rev. 2015;36(7):286-97; quiz 298.

Malesker MA, Callahan-Lyon P, Ireland B, Irwin RS; CHEST Expert Cough Panel. Pharmacologic and nonpharmacologic treatment for acute cough associated with the common cold: CHEST Expert Panel Report. Chest. 2017;152(5):1021.

Todd A, Florin, MD, MSCE. Cough. En: Fleisher G, Ludwig S (eds.). Textbook of pediatric emergency medicine. 8ª ed. Filadelfia: Lippincott Williams & Willkins; 2010. p. 476-89.

Van Esso Arbolave DL. Actualización en tos ferina. Pediatría Integral. 2014;XVIII(2):101-7.

Yeh S. Pertussis infection in infants and children: treatment and prevention. UpToDate. 2023. Disponible en: https://www.uptodate.com

Yeh S, Mink CAM. Pertussis infection in infants and children: clinical features and diagnosis. UpToDate. 2023. Disponible en: https://www.uptodate.com

Vértigo

3.32

A. Elosegi Castellanos

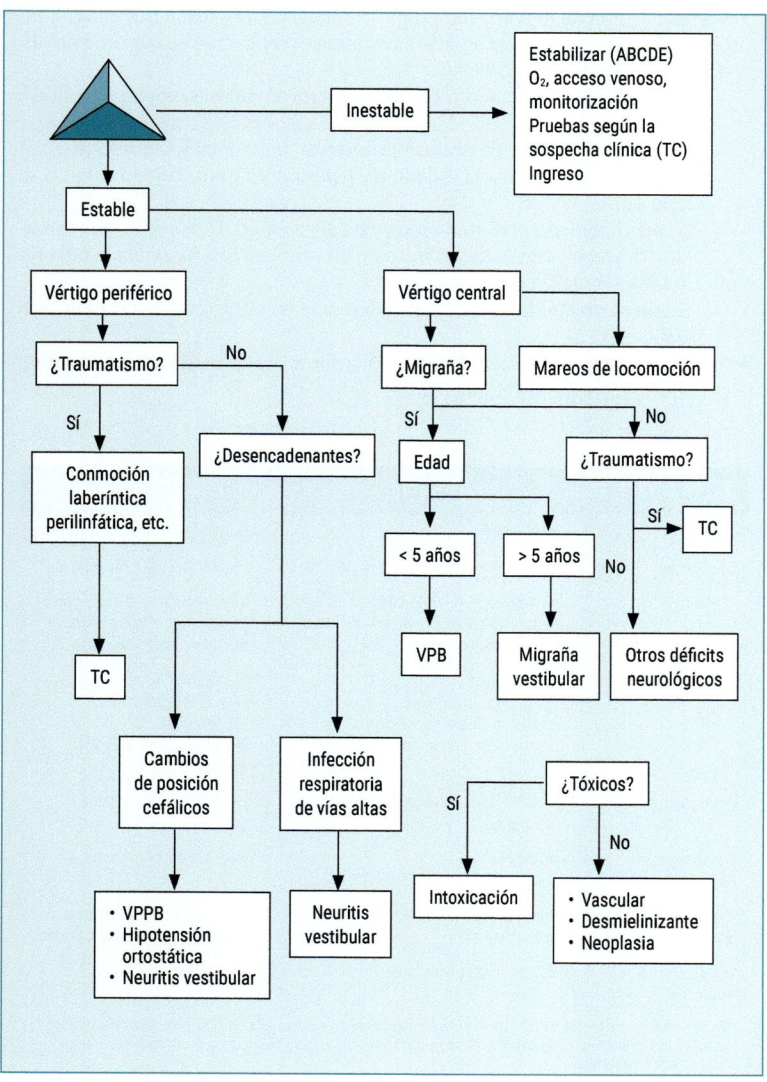

OBJETIVOS

Realizar una aproximación diagnóstica-terapéutica correcta al paciente con vértigo en urgencias.

CONCEPTOS IMPORTANTES

- **Vértigo:** ilusión de movimiento propio o ambiental, originada por una disfunción del sistema vestibular. Puede manifestarse como: caídas, falta de estabilidad, torpeza o giro de objetos.
  - Habitualmente asociado a cortejo vegetativo: náuseas, vómitos, palidez, sudoración fría.
  - Puede acompañarse de nistagmo vestibular, horizontal y «en resorte», con componente lento hacia el lado de la lesión y rápido corrector hacia el lado sano.
  - Lo más habitual es referir mareo y rara vez vértigo. El mareo es una sensación diferente, que se describe como una percepción espacial alterada sin la falsa sensación de movimiento.
  - Según el origen de la lesión, se diferencia en vértigo central o periférico (**Tabla 3.32-1**).
- Las causas más frecuentes de vértigo son la migraña vestibular y el vértigo paroxístico benigno de la infancia.

Tabla 3.32-1. Diferencias entre vértigo central y periférico

Vértigo	Periférico	Central
Comienzo	Brusco, intenso, recortado y típico	Insidioso, leve y duradero
Clínica	Vértigo armónico (la desviación y el nistagmo son hacia el mismo lado) Cortejo vegetativo	Vértigo atípico, disarmónico Desequilibrio de la marcha Escaso cortejo vegetativo
Nistagmo	Unidireccional Horizontal, rotatorio Agotable con la repetición Se suprime al fijar la mirada	Multidireccional Cualquier dirección No se agota No se suprime al fijar la mirada
Pruebas calóricas*	Hiporreflexia-arreflexia laberíntica unilateral	Normal o hiperreflexia
Otros signos neurológicos	Ausentes	Pueden estar presentes
Inestabilidad postural	Inestabilidad unidireccional, marcha preservada	Inestabilidad importante, caídas frecuentes al caminar
Hipoacusia o acúfenos	Pueden estar presentes	Ausentes

*En el niño sano, incorporado 30°, la estimulación del conducto auditivo externo (CAE) con agua fría provoca nistagmo con componente rápido hacia el lado contrario al estimulado, mientras que con agua caliente es hacia el lado homolateral.

- Vértigo periférico: vértigo posicional paroxístico benigno (ataques breves de vértigo rotatorio, de unos segundos de duración, en relación con cambios posicionales cefálicos), traumatismo, neuritis vestibular/laberintitis, fístula perilinfática, paroxismia vestibular, enfermedad de Ménière, etc.
- Vértigo central: vértigo paroxístico benigno de la infancia (causa más frecuente de vértigo entre los 2 y 8 años, y consiste en ataques recurrentes de vértigo, de segundos a minutos de duración, que pueden asociar desequilibrio y nistagmo), migraña vestibular (causa más frecuente sobre todo en adolescentes: episodios de vértigo oscilante o rotatorio de minutos a horas, asociados a cefalea con fotofobia y sonofobia), traumatismo, lesiones centrales (neoplasia, vascular, inflamatorio), epilepsia, locomoción, etc.

ESTIMACIÓN DE LA GRAVEDAD

- **A recoger en la anamnesis:**
  - Descripción del episodio: desencadenantes (cambios posicionales cefálicos, etc.), duración, síntomas asociados (cefalea, hipoacusia o acúfenos, nistagmo, giro de objetos).
  - Circunstancias del episodio: traumatismo, fiebre, otitis, hipoacusia, alteración del nivel de consciencia, ataxia, vómitos, relación con cambios bruscos de posición, con la tos o estornudos, o con maniobras de Valsalva, infección aguda de vías altas, tóxicos, ansiedad, clínica constitucional, locomoción.
  - Antecedentes:
    - Personales: enfermedades previas del sistema nervioso central y otorrinolaringológicas (otitis media aguda de repetición, tortícolis paroxística, vértigo paroxístico benigno, migraña).
    - Familiares: vértigo, migraña, epilepsia, hipoacusia u otras alteraciones otorrinolaringológicas (colesteatoma, enfermedad de Ménière, etc.).
- **A recoger en la exploración física:**
  - Constantes vitales (temperatura, presión arterial [PA], frecuencia cardíaca [FC]).
  - Examen otorrinolaringológico (vesículas en el pabellón auricular o el conducto auditivo, otitis media, hemotímpano, otorrea, perforación timpánica o alteración de los huesecillos, hipoacusia, colesteatoma, mastoiditis).
  - Presencia de nistagmo: tipo (horizontal, vertical, multidireccional), supresión con la fijación visual, armónico/disarmónico.
  - Exploración neurológica completa.

PRUEBAS COMPLEMENTARIAS

En vértigo periférico con sensación de giro de objetos y sin focalidad neurológica es excepcional la realización de pruebas complementarias urgentes.
- **Indicaciones de tomografía computarizada (TC) craneal:**
  - Vértigo central.
  - Vértigo recurrente o persistente sin diagnosticar.
  - Antecedente traumático.

- Enfermedades que predisponen a accidentes cerebrovasculares (síndrome de hiperviscosidad como leucemias o drepanocitosis).
- De manera diferida, puede que sea necesario realizar: resonancia magnética (RM) cerebral, electroencefalograma (EEG), pruebas de estimulación calórica o potenciales auditivos de tronco encefálico.

TRATAMIENTOS

- Tratamiento sintomático:
  - Reposo en cama evitando movimientos rotatorios cefálicos.
  - Antieméticos: ondansetrón 0,15 mg/kg/dosis (máximo: 6 mg).
  - Para la cinetosis: dimenhidrinato (1-2 mg/kg), 1 h antes del viaje y luego cada 6 h. Dosis máxima: 400 mg cada 24 h.
- Tratamiento de la causa:
  - Migraña vestibular: analgesia para la cefalea (antiinflamatorios no esteroideos [AINE], triptanos), pero no trata la sensación de vértigo. Si > 3 episodios/mes o existen síntomas graves, valorar la derivación a neuropediatría para considerar el tratamiento con topiramato 1-4 mg/kg/día en dos dosis.
  - Vértigo paroxístico benigno de la infancia: autolimitado, no precisa tratamiento.
  - Vértigo posicional paroxístico benigno: maniobras específicas.
  - Laberintitis: antibioterapia si es bacteriana, aciclovir en caso de herpes zóster, y si es autoinmunitaria, prednisolona 1 mg/kg/día e ir disminuyendo según la respuesta.
  - Neuritis vestibular: prednisolona 1 mg/kg/día, y disminuir un 20 % cada 3 días.

CRITERIOS DE INGRESO HOSPITALARIO

- Vértigo central.
- Vértigo persistente o grave.
- Etiología no bien establecida.

RECUERDE QUE...
- Las causas más frecuentes de vértigo son la migraña vestibular y el vértigo paroxístico benigno de la infancia.
- El vértigo periférico tiene un inicio más brusco, intenso y recortado, con componente vegetativo y nistagmo agotable con la repetición. El vértigo central es más insidioso, duradero y de menor intensidad, con escaso componente vegetativo, y el nistagmo no se agota.
- Ante un vértigo periférico con sensación de giro de objetos y sin focalidad neurológica, es excepcional la necesidad de realizar pruebas complementarias.

BIBLIOGRAFÍA

Casani AP, Dallan I, Navari E, Sellari Franceschini S, Cerchiai N. Vertigo in childhood: proposal for a diagnostic algorithm based upon clinical experience. Acta Otolaryngol. 2015;35(3):180-5.

García Oguiza A, Olloqui A, Arriola G. Algoritmos diagnósticos. Vértigo. En: Verdú Pérez A (ed.). Manual de neurología infantil.2ª ed. Madrid: Editorial Médica Panamericana; 2014. p. 1054-8.

Jahn K. Vertigo and dizziness in children. Hanb Clin Neurol. 2016;137:353-63.

Jahn K, Langhagen T, Heinen F. Vertigo and dizziness in children. Current Opin Neurol. 2015;28(1):78-82.

Pellegrino N, Di Stefano V, Rotondo E, Graziosi A, Rispoli MG, Torrente A, et al. Neurological vertigo in the emergency room in pediatric and adult age: systematic literature review and proposal for a diagnostic algorithm. Ital J Pediatr. 2022;48(1):125.

Viola P, Marciano G, Casarella A, Pisani D, Astorina A, Scarpa A, et al. The pharmacological treatment of pediatric vertigo. Children (Basel). 2022;9(5):584.

Vómitos

3.33

J. A. Martín Robles y M. González Balenciaga

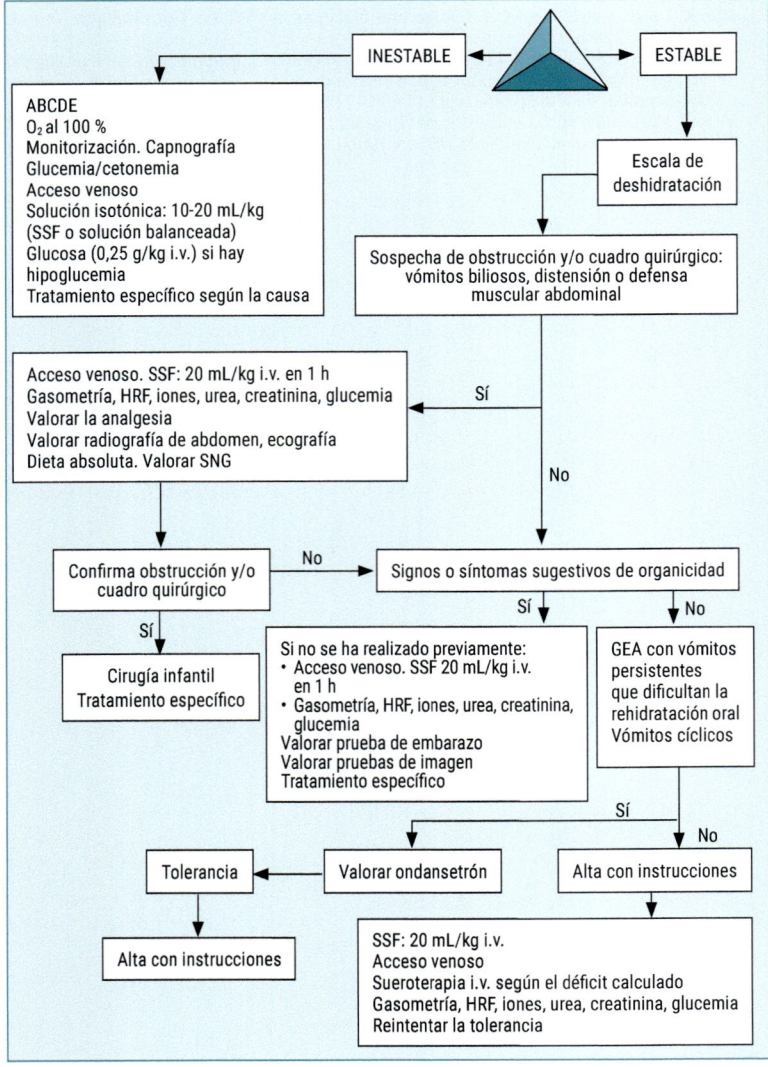

OBJETIVOS
- Conocer el manejo del niño que acude con vómitos a urgencias.
- Realizar el enfoque diagnóstico inicial del niño con vómitos en función de la edad.

CONCEPTOS IMPORTANTES

- **Estenosis hipertrófica del píloro (EHP):** vómitos, inicialmente no propulsivos, que van progresando en días, «a chorro», de contenido alimentario (no biliosos) y que se producen poco después de casi todas las tomas. El caso típico es un varón primogénito de alrededor de 3 semanas de vida con avidez por las tomas.
- **Reflujo gastroesofágico (RGE):** frecuentes regurgitaciones o vómitos fáciles, indoloros y nunca biliosos. Inicio habitual en épocas tempranas de la vida. Volumen del vómito variable y en ocasiones referidos en relación con cambios posturales. Apetito conservado. El curso mejora con la edad. Si el RGE es más importante, se puede asociar estancamiento ponderoestatural, episodios de aspiración y esofagitis por reflujo.
- **Obstrucción intestinal alta:** vómitos que tienden a ser persistentes, aunque haya cesado la ingesta; puede no haber distensión abdominal. Si la obstrucción es distal a la ampolla de Vater, el vómito será bilioso.
- **Obstrucción intestinal baja:** se caracteriza fundamentalmente por distensión abdominal. Los vómitos pueden ser alimentarios o biliosos, llegando a ser fecaloideos si se retrasa el diagnóstico. Puede deberse a malrotaciones intestinales, bridas secundarias a intervenciones previas o duplicaciones intestinales.
- **Intolerancias alimentarias:** la más frecuente es a las proteínas de la leche de vaca. Primaria: tras las primeras tomas de fórmula adaptada, los lactantes presentan irritabilidad, vómitos alimentarios, rechazo de tomas, deposiciones diarreicas y estancamiento ponderal si el cuadro es prolongado. Secundaria a diarreas agudas o crónicas: al reintroducir la alimentación láctea normal, se recrudece el cuadro diarreico.
- **Alergia a las proteínas de la leche de vaca (APLV):** pueden ser reacciones inmediatas tras unos minutos/horas de la ingestión, con reacción urticarial (característicamente peribucal, en orejas y tronco), angioedema, vómitos, diarrea, o reacciones tardías que aparecen tras horas o días de la ingesta. En los casos graves da lugar a un cuadro de anafilaxia.
- **Síndrome de enterocolitis inducida por proteínas alimentarias (FPIES):** es un síndrome gastrointestinal de hipersensibilidad alimentaria no mediada por IgE. El desencadenante más frecuente es la leche de vaca, seguido del huevo y el pescado. La clínica es generalmente aguda; se manifiesta entre 1 y 4 h tras la ingesta del alimento, y se caracteriza por vómitos repetitivos, palidez, letargia progresiva, deshidratación y *shock* hipovolémico hasta en el 15 % de los casos. En ocasiones se asocia la aparición de diarrea.
- **Vómitos cetonémicos:** más frecuentes entre los 2 y los 5 años. Es habitual en caso de fiebre o ayuno. El diagnóstico es de exclusión.

- **Enfermedad péptica:** se manifiesta como epigastralgias, pirosis y vómitos pospandriales, de curso subagudo o crónico. Antecedentes familiares de úlcera. Es más frecuente en la adolescencia.
- **Pancreatitis:** dolor agudo intenso «en cinturón» en la zona periumbilical y en el hipocondrio izquierdo, con irradiación frecuente a la espalda y vómitos que pueden ser intensos.
- **Hepatitis:** vómitos inespecíficos con síndrome general caracterizado por astenia, anorexia, dolor abdominal, ictericia, coluria y acolia.
- **Vómitos psicógenos:** son más frecuentes en la adolescencia, sobre todo en mujeres. Debe ser siempre un diagnóstico de exclusión.
- **Vómitos cíclicos:** trastorno gastrointestinal caracterizado por episodios graves y recidivantes de vómitos que pueden durar horas o días. Idiopático. Sin sintomatología entre los episodios. Son de comienzo súbito, y se acompañan de malestar, palidez y letargia. El diagnóstico es clínico. Hay que descartar una patología orgánica asociada.

ESTIMACIÓN DE LA GRAVEDAD

- **A recoger en la anamnesis:** Edad (**Tabla 3.33-1**), antecedentes personales y familiares, contexto epidemiológico, tiempo de evolución, circunstancias en que se producen (horario, frecuencia, forma de presentación, volumen, contenido [mucoso, alimentario, presencia de sangre, bilioso, fecaloide]), traumatismo craneoencefálico (TCE) o traumatismo abdominal previo, factores modificadores (alivian/empeoran la sintomatología; p. ej., cambios posturales, tipo de alimentación), ingesta previa de alimentos o medicamentos, contacto con tóxicos, signos de obstrucción, síntomas acompañantes (fiebre, asociación a trastornos del tránsito intestinal o a un síndrome doloroso difuso o localizado, síntomas/signos extragastrointestinales), diuresis, hora de la última ingesta y tratamiento recibido.
- **A registrar en la exploración general:** Triángulo de evaluación pediátrica (TEP), constantes vitales (temperatura, frecuencia cardíaca [FC], frecuencia respiratoria [FR], presión arterial [PA], SatO$_2$, glucemia y cetonemia capilar, y capnografía, según la situación clínica), exploración por aparatos, estimación del grado de deshidratación (**Tabla 3.33-2**) (v. **capítulo 3.9. Diarrea aguda. Deshidratación**).

PRUEBAS COMPLEMENTARIAS

- **Glucemia capilar y/o cetonemia:** ante afectación estado general y/o deshidratación.
- **Gasometría venosa, hematimetría, glucemia, urea, iones, creatinina:** si hay sospecha de deshidratación u organicidad. Es característico de la estenosis hipertrófica de píloro (EHP): alcalosis metabólica hipoclorémica hipopotasémica.
- **Pruebas hepáticas, amonio y amilasa:** ante la sospecha de hepatitis, enfermedad metabólica o pancreatitis.

Tabla 3.33-1. Orientación diagnóstica: vómitos

Neonato	Sin obstrucción	Síntomas GI	ECN RGE Reflujo fisiológico Otras enfermedades GI
		Sin síntomas GI	Enfermedad del SNC Enfermedad renal Causa infecciosa Enfermedad metabólica
	Obstrucción	Estenosis, atresia intestinal Malrotación Íleo meconial Enfermedad de Hirschsprung Otras	
Lactante	Sin obstrucción	Síntomas GI	GEA RGE Reflujo fisiológico Intolerancia alimentaria Otras enfermedades GI
		Sin síntomas GI	Enfermedad del SNC Enfermedad renal Causa infecciosa Enfermedad metabólica Intoxicación
	Obstrucción	EHP Malrotación Invaginación Otras: bridas posquirúrgicas, vólvulo, hernia incarcerada	
Niño mayor	Sin obstrucción	Síntomas GI	GEA Apendicitis Úlcera péptica Otras enfermedades GI Torsión ovárica
		Sin síntomas GI	Enfermedad del SNC Enfermedad renal Causa infecciosa Enfermedad metabólica Intoxicación/drogas Síndrome de Reye Embarazo Psicológicos
	Obstrucción	Invaginación (con frecuencia por divertículo Meckel) Malrotación Hernia incarcerada Otras: bridas posquirúrgicas	

ECN: enterocolitis necrosante; EHP: estenosis hipertrófica de píloro; GEA: gastroenteritis aguda; GI: gastrointestinal; RGE: reflujo gastroesofágico; SNC: sistema nervioso central.

Tabla 3.33-2. Factores asociados a mayor riesgo de deshidratación	
Niños < 1 año (especialmente < 6 meses)	Intolerancia oral
Bajo peso al nacer o factores de riesgo	Signos de malnutrición
Tiempo de evolución	Diuresis y estado de hidratación
> 5 diarreas o > 2 vómitos en 24 h	Alteración del estado neurológico

- **Cultivos de sangre, orina, heces y LCR:** ante la sospecha de un cuadro infeccioso.
- **IgE total y prueba de radioalergosorbencia (RAST) a proteínas de leche de vaca y fracciones (o al alimento sospechoso):** ante la sospecha de alergia alimentaria.
- **Sangre y cuerpos reductores en heces:** ante la sospecha de intolerancia alimentaria.
- **Prueba de embarazo**: ante la sospecha de embarazo.
- **Radiografía simple de abdomen en bipedestación:** ante la sospecha de obstrucción (vómitos biliosos, distensión abdominal).
- **Ecografía abdominal:** ante la sospecha de cuadro quirúrgico (vómitos biliosos, distensión o defensa abdominal).
- **ECG:** en pacientes con riesgo de QT prolongado a los que se les vaya a administrar ondansetrón.

TRATAMIENTOS

- Estabilización ABC.
- Fluidoterapia, para combatir el *shock* y los trastornos hidroelectrolíticos, si los hubiera.
- Glucosa (0,25 g/kg i.v.) ante hipoglucemia.
- Valorar la analgesia si existe dolor asociado.
- Valorar sonda nasogástrica y consulta a cirugía infantil ante la sospecha de obstrucción o cuadro quirúrgico.
- Considerar ondansetrón (0,15 mg/kg; máximo: 8 mg). No en < 6 meses.
  - 8-15 kg: 2 mg.
  - 15-30 kg: 4 mg.
  - > 30 kg: 8 mg.
  - En GEA con deshidratación leve-moderada o fracaso de la rehidratación oral, vómitos cíclicos, vómitos posquimioterapia o posquirúrgicos. No está indicado en una deshidratación grave.
  - Administrar con precaución en pacientes con hipertermia maligna, riesgo de elevación del intervalo QT y/o arritmia ventricular: QT congénito, fármacos (antiarrítmicos, antifúngicos azólicos, antidepresivos, neurolépticos, macrólidos), hipopotasemia o hipomagnesemia. En pacientes sanos no está indicado realizar electrocardiograma ni estudio analítico previo a la administración.
  - Está contraindicado cuando exista sospecha de obstrucción intestinal.
- Ante enfermedad péptica: antiácidos (preferentemente después de las comidas) y/u omeprazol: 0,5-1 mg/kg/12-24 h (< 20 kg: 10 mg; > 20 kg: 20 mg).
- Tratamiento específico de aquellas causas que lo requieran.

RECUERDE QUE...

- La edad tiene un gran valor orientativo en el diagnóstico diferencial del niño con vómitos.

- Se aconseja realizar prueba de imagen ante la presencia de vómitos biliosos, distensión o defensa muscular abdominal.

- Considerar el ondansetrón en las gastroenteritis agudas con dificultades para la rehidratación oral.

BIBLIOGRAFÍA

DeCamp LR, Byerley JS, Doshi N, Steiner MJ. Use of antiemetic agents in acute gastroenteritis: a systematic review and meta-analysis. Arch Pediatr Adolesc Med. 2008;162(9):858-65.

Díaz JJ, Espín B, Segarra O, Domínguez-Ortega G, Blasco-Alonso J, Cano B, et al.; Gastrointestinal Allergy Working Group of the Spanish Society of Pediatric Gastroenterology, Hepatology and Nutrition (SEGHNP). Food protein-induced enterocolitis syndrome: data from a multicenter retrospective study in Spain. J Pediatr Gastroenterol Nutr. 2019;68(2):232-6.

Fedorowicz Z, Jagannath VA, Carter B. Antiemetics for reducing vomiting related to acute gastroenteritis in children and adolescents. Cochrane Database Syst Rev. 2011;(9):CD005506.

Freedman SB, Adler M, Seshadri R, Powell EC. Oral ondansetron for gastroenteritis in a pediatric emergency department. N Engl J Med. 2006;354(16):1698-705.

Freedman S, Ali S, Oleszczuk M, Gouin S, Hartling L. Treatment of acute gastroenteritis in children: an overview of systematic reviews of interventions commonly used in depeloped countries. Evid Based Child Heal. 2013;8(4):1123-37.

Freedman S, Uleryk E, Rumantir M, Finkelstein Y. Ondansetron and the risk of cardiac arrhythmias: a systematic review and postmarketing analysis. Ann Emerg Med. 2014;64(1):19-25.

Hanuscin C, Hassel J, Khan A. Ondansetron (Zofran) for pediatric gastroenteritis. Acad Emerg Med. 2021;28(1):135-7.

Moeller JR, Gummin DD, Nelson TJ, Drendel AL, Shah BK, Berger S. Risk of ventricular arrhythmias and association with ondansetron. J Pediatr. 2016;179:118-123.e1.

Niño-Serna LF, Acosta-Reyes J, Veroniki A, Flórez ID. Antiemetics in children with acute gastroenteritis: a meta-analysis. Pediatrics. 2020;145(4):e20193260.

Reeves JJ, Shannon MW, Fleisher GR. Ondansetron decreases vomiting associated with acute gastroenteritis: a randomized, controlled trial. Pediatrics. 2002;109(4):e62.

Rus MV, Doughty C. Vomiting. En: Fleischer GR, Ludwig S (eds.). Textbook of pediatric emergency medicine. 8ª ed. Filadelfia: Wolters Kluwer; 2020. p. 548-55.

Motivos de consulta traumatológicos

IV

Heridas

4.1

E. López Gutiérrez

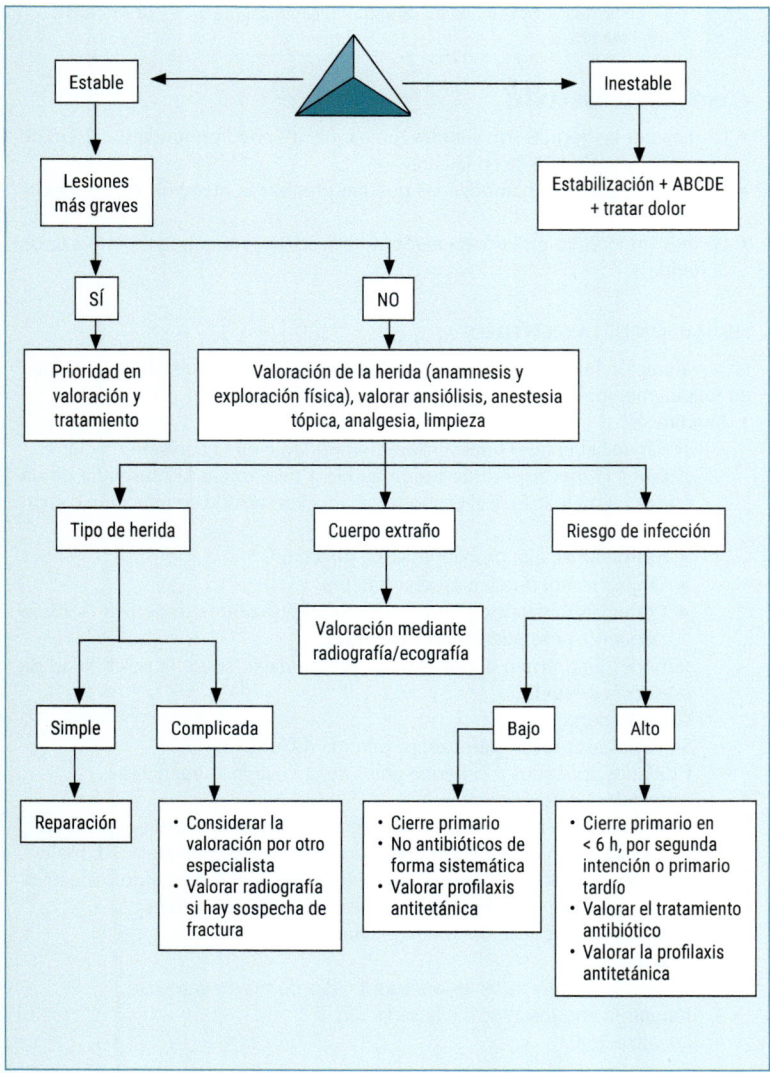

OBJETIVOS
- Familiarizarse con los puntos básicos de la valoración inicial de las heridas.
- Manejar las heridas no complicadas de forma adecuada, evitando la infección y logrando una cicatrización funcional estéticamente aceptable.
- Conocer las indicaciones de la antibioterapia profiláctica y la profilaxis del tétanos.

CONCEPTOS IMPORTANTES

- La mayoría de heridas son simples (única, lineal, poco profunda y < 3 cm de longitud), y casi el 75 % en la cara.
- Las heridas graves o complicadas pueden precisar la atención de otro especialista.
- Lo más importante en la prevención de infección es una buena limpieza de la herida.

ESTIMACIÓN DE LA GRAVEDAD

En la valoración inicial se deben excluir lesiones más graves que tengan prioridad en el tratamiento.
- **Anamnesis:**
  - ¿Cuándo? El tiempo transcurrido es importante en la decisión de cierre.
  - ¿Cómo? El mecanismo de lesión ayuda a determinar la presencia de un cuerpo extraño (CE), y el pronóstico para el desarrollo de infección o cicatrización.
    - Mordeduras: alta probabilidad de infección.
    - Objeto romo: pueden asociar fractura.
    - Objeto afilado (incisión): las heridas punzantes tienen un orificio pequeño, pero pueden ser profundas.
  - ¿Dónde? Entorno en el que ha ocurrido. Indagar sobre la posibilidad de presencia de un CE.
  - Localización.
  - Síntomas asociados: parestesias, pérdida de función.
  - Cuidados aplicados a la herida antes de la llegada a urgencias.
  - Antecedentes del paciente:
    - Favorecen la infección: las patologías crónicas, la inmunodepresión.
    - Afectan a la cicatrización: toma de corticosteroides, obesidad, malnutrición, tendencia a formar queloides y patologías del tejido conectivo.
    - Alergias: látex, antibióticos, anestésicos locales, sedantes.
    - Estado de vacunación contra el tétanos.
- **Exploración física:**
  - Valorar la presencia de lesiones asociadas de mayor gravedad.
  - Valorar la anestesia local y la sedación.
  - Localización:

- Áreas más expuestas: manos y pies.
- Regiones más vascularizadas (cuero cabelludo, lengua o cara): resistentes a posibles infecciones.
- Zonas más distales (pabellón auricular, nariz y dedos): puede haber compromiso de tejidos por afectación vascular.
- Zonas con afectación estética: borde bermellón del labio, regiones cartilaginosas de la nariz o el pabellón auricular, heridas en la cara con pérdida de sustancia.
- Articulaciones o pecho: puede afectar a estructuras subyacentes (tendones, nervios).
- Longitud, forma y profundidad: la orientación de la herida con respecto a las líneas de tensión de la piel afecta a los resultados estéticos. Las heridas orientadas perpendicularmente a estas líneas tienen un mayor potencial de cicatrización.
- Presencia de CE.
- Clasificar la herida:
  - Simple: solo afecta a la piel.
  - Complicada: afecta a músculos, tendones, nervios u órganos internos.
    - Perforante: si lesionan vísceras u órganos.
    - Penetrante: cuando penetran en cavidades como peritoneo o pleura.
- Afectación de estructuras profundas: músculos, tendones, nervios, vasos, huesos.
  - Vascular: asegurar la vascularización en la zona distal a la herida palpando el pulso, y comprobando el relleno capilar y el color de la piel. Si es preciso, intentar coartar la hemorragia mediante presión directa sobre el punto sangrante. Si es una hemorragia importante, también se puede utilizar un manguito inflado ejerciendo presión temporal (< 2 h).
  - Nervios: explorar las funciones motora y sensitiva de la zona afectada. Generalmente, si la sensibilidad está conservada, la función motora también.
  - Tendones: sobre todo, en heridas en zonas donde los tendones son muy superficiales (p. ej., tendones extensores del dorso de la mano o tendones flexores en la muñeca) debe explorarse la movilidad de los grupos musculares. Si el niño no colabora, hay que valorar la posición de los dedos en reposo. Por ejemplo, un dedo en extensión respecto a los demás indica una posible lesión del tendón flexor.
  - Huesos: explorar los huesos cercanos a la herida buscando crepitación, deformidad, dolor o cualquier otro signo de fractura.
- Causas de un mal resultado (por infección, retraso de la cicatrización o resultado estético deficiente): CE, contaminación, presentación tardía (> 24 h para heridas faciales y del cuero cabelludo, y > 12-18 h para heridas en áreas más expuestas y con mayor riesgo de infección), afectación de tejido subyacente, asociación a fracturas, punzantes, en zonas distales, causadas por mordedura, vidrio o hielo, heridas producidas en entornos rurales y húmedos. Además, las heridas con mayor tensión habitualmente curan con un resultado estético deficiente debido a la aparición de cicatrices gruesas.

PRUEBAS COMPLEMENTARIAS

- Valorar la realización de una radiografía de la zona de la lesión en caso de:
  - Sospecha de CE radiopacos.
  - Heridas profundas producidas por un cristal.
  - Heridas en una zona con hueso adyacente, para descartar una posible fractura.
- En casos concretos, con alta sospecha de presencia de un CE radiotransparente (plástico, madera), puede ser útil una ecografía a pie de cama realizada por un médico experimentado. Además, tiene una mayor sensibilidad para detectar y localizar los CE.

TRATAMIENTOS

- **Extracción del CE:**
  - Los CE fácilmente visibles deben retirarse.
  - Si el CE se palpa bien, se puede realizar una mínima incisión sobre la herida para poder extraerlo.
  - Cuando no es posible retirar CE no irritantes, como el cristal o el metal, que no se encuentran en una zona importante, se pueden dejar y coser la herida.
  - Los CE irritantes como las astillas de madera pueden ser una fuente de infección, por lo que se deben retirar.
- **Decisión de cerrar la herida:**
  - La tasa de infección de las heridas en los niños es menor que en los adultos. La mayoría son subsidiarias de cierre primario.
  - *Golden period*: tiempo transcurrido desde la producción de la herida hasta que esta puede cerrarse sin aumentar el riesgo de infección.
  - **Cierre primario:** las heridas con bajo riesgo de infección, producidas por objetos limpios y afilados, de menos de 5 cm de longitud, localizadas en la cara y el cuello se pueden reparar en las primeras 24 h; en otras partes del cuerpo, en menos de 12-18 h. Las heridas con alto riesgo de infección deben suturarse antes de 6-8 h.
  - **Cierre por segunda intención:** dejar la herida abierta para que cicatrice mediante granulación y reepitelización. Es preferible en heridas con mucho tiempo de evolución (> 24 h) o infectadas, en algunas mordeduras de animales y en las cavidades de abscesos. La presencia de celulitis o absceso es una contraindicación absoluta para el cierre de la herida.
  - **Cierre primario tardío o diferido (terciario):** se considerará en heridas no complicadas que se presenten después del *golden period*, o en heridas muy contaminadas y asociadas a daño extenso, pero que no tienen pérdida de tejido ni desvitalización importante. El cierre primario diferido implica la limpieza inicial y el desbridamiento de la herida, seguido de un período de espera de al menos 4 o 5 días antes del cierre de la herida. Se pueden administrar antibióticos para disminuir aún más el riesgo de infección en heridas que no se cerrarán inmediatamente.
- **Preparación y reparación de la herida:**
  - Véase **capítulo 1.19 Heridas: reparación**.

- **Tratamiento antibiótico:**
  - No se recomienda la administración sistemática de antibioterapia sistémica profiláctica a pacientes sanos que han precisado reparación de heridas simples, salvo mordeduras (v. **capítulo 5.7 Picaduras y mordeduras**). La irrigación con abundante suero es más eficaz en la prevención de infección que la administración profiláctica de antibióticos.
  - Indicaciones de antibiótico profiláctico:
    - Mordeduras humanas y de animales.
    - Heridas intrabucales con afectación significativa de la mucosa: el tratamiento antibiótico puede reducir la tasa de infección de estas heridas tras la reparación.
    - Heridas con abundante tejido desvitalizado (heridas por aplastamiento o con estallido), sobre todo si han precisado desbridamiento o revisión de tejidos.
    - Heridas con exposición de articulaciones, tendones, cartílago nasal o auricular.
    - Fracturas abiertas y amputaciones.
    - Heridas extensas en la cara con posibilidad de contaminación nasal.
    - Herida cuya reparación se haya retrasado más de 12 h; si es en la cara, más de 24 h, y si es en manos y pies, más de 6-8 h.
    - Heridas sufridas en ambientes muy contaminados (granjas, caseríos, caminos de tierra) y que hayan precisado irrigación abundante para su limpieza.
    - Heridas que afecten a territorios con linfedema o patología venosa.
    - Heridas contaminadas con cuerpo extraño (especialmente de origen biológico, como madera).
    - Heridas con fracturas.
    - Heridas por congelación.
    - Heridas o quemaduras en pacientes con sepsis sistémica.
    - Pacientes inmunocomprometidos, con valvulopatías o prótesis ortopédicas, salvo si se trata de una laceración limpia y no complicada.
  - Generalmente, se emplea amoxicilina-clavulánico (50 mg/kg/día durante 3-5 días) o una cefalosporina de primera generación (si existe alergia a la penicilina, se usará eritromicina). En las fracturas abiertas con gran contaminación, se recomienda añadir un aminoglucósido para cubrir gérmenes gramnegativos.
- **Profilaxis frente al tétanos:**
  - La realización o no de alguna medida profiláctica del tétanos dependerá del estado de inmunización del paciente y de las características de la herida (**Tablas 4.1-1** y **4.1-2**).
  - Las heridas, a su vez, se dividen en heridas de bajo riesgo y de alto riesgo (v. **Tabla 4.1-2**).
  - Independientemente de necesitar la administración de toxoide tetánico o inmunoglobulina (Ig) antitetánica, las heridas se deben limpiar y desbridar para eliminar la mayor cantidad posible de suciedad y tejido necrótico. Esta es una parte esencial de la profilaxis contra el tétanos.

Tabla 4.1-1. Profilaxis antitetánica

Inmunización previa frente al tétanos (dosis de toxoide)	Herida de bajo riesgo	Herida de alto riesgo
Desconocida o menos de 3	*DTPa, Tdap o Td	*DTPa, Tdap o Td + TIG**
3 o más, la última hace más de 10 años	Td	Td
3 o más, la última entre 5 y 10 años antes	Nada	Td
3 o más, la última hace menos de 5 años	Nada	Nada

*Según edad:
- < 7 años: DTPa (difteria, tétanos, *pertussis* acelular).
- Entre 7-11 años:
  - Inmunización incompleta, que no han recibido previamente Tdap (baja carga antigénica de difteria y tosferina): Tdap
  - Si han recibido Tdap entre los 7 y 11 años, no requieren revacunación
- ≥ 11 años:
  - Niños que no han recibido Tdap: dosis única de Tdap (si no está disponible, administrar una dosis única de Td [tétanos, difteria])
  - Niños que han recibido Tdap: dosis única de Td
  - Posteriormente, continuar con la pauta habitual

**TIG (Ig antitetánica humana): 250 U por vía i.m.
- Si la inmunoglobulina antitetánica humana no está disponible, debe administrarse la inmunoglobulina intravenosa
- Los pacientes inmunodeprimidos deben recibir siempre una dosis de TIG aunque se encuentren correctamente inmunizados. Si se administran juntos toxoide antitetánico y TIG, se emplearán jeringas y lugares de punción distintos

Tabla 4.1-2 Clasificación de heridas tetanígenas

	Herida de bajo riesgo	Herida de alto riesgo
Tiempo desde la producción de la herida	≤ 6 h (dependiendo de la localización, mayor intervalo de tiempo)	> 6 h
Configuración	Lineal	Irregular, con desgarro
Profundidad	≤ 1 cm	> 1 cm; herida punzante, avulsiones
Mecanismo de lesión	Superficie afilada (cristal, cuchillo)	Accidente, aplastamiento, quemadura, congelación, proyectil, mordedura, contaminadas con suciedad
Tejido desvitalizado	Ausente	Presente, denervación, isquemia
Contaminación (saliva, tierra, heces, basura)	Ausente, sin cuerpo extraño	Sí, presencia de cuerpo extraño

RECUERDE QUE...

- En la valoración de una herida, es preciso descartar la presencia de complicaciones u otras alteraciones asociadas.

- En pocas ocasiones está indicada la administración de antibióticos de manera profiláctica. La irrigación es lo más eficaz en la prevención de la infección.

- La profilaxis antitetánica es necesaria en contadas ocasiones. Independientemente de la necesidad de ello, es esencial como profilaxis antitetánica limpiar y desbridar las heridas.

- Es recomendable que las heridas asociadas a lesiones vasculares, nerviosas, tendinosas u óseas, o las heridas profundas y extensas, sobre todo en la cara, sean evaluadas por otro especialista (traumatólogo, cirujano plástico, cirujano infantil, etc.).

BIBLIOGRAFÍA

Brancato JC. Minor wound evaluation and preparation for closure. UpToDate. 2022. Disponible en: https://www.uptodate.com

Cho CS. Minor trauma. En: Shaw KN, Bachur RG (eds). Textbook of pediatric emergency medicine. 8ª ed. Filadelfia: Wolters Kluwer|Lippincott Williams & Wilkins; 2021. p. 3364-408.

Comité Asesor de Vacunas de la Asociación Española de Pediatría (CAV-AEP). Vacunación profiláctica posexposición. En: Álvarez García F, De Arce A (eds.); CAV-AEP. Manual de inmunizaciones en línea de la AEP. Madrid: Asociación Española de Pediatría; 2024. Disponible en: http://vacunasaep.org/documentos/manual/cap-9#7

Hollander JE. Assessment and management of facial lacerations. UpToDate. 2022. Disponible en: https://www.uptodate.com

Nakamura Y, Daya M. Use of appropriate antimicrobials in wound management. Emerg Med Clin North Am. 2007;25(1):159-76.

Traumatismo abdominal

4.2

A. M. Carro Falagán

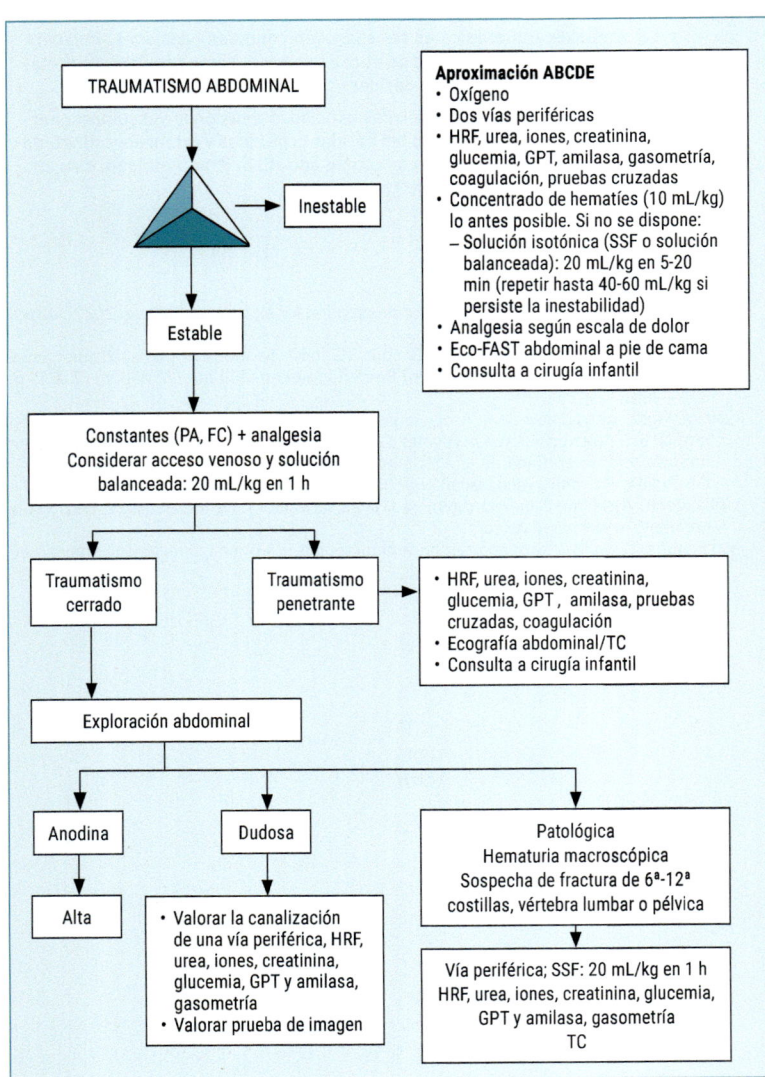

OBJETIVOS
- Realizar una aproximación y una estabilización adecuadas del paciente con traumatismo abdominal.
- Conocer los aspectos diagnósticos y terapéuticos de interés sobre las lesiones de los órganos intraabdominales habitualmente afectados.

CONCEPTOS IMPORTANTES

- **Tipos de traumatismo:**
  - Traumatismo cerrado: son los más habituales. Los mecanismos más frecuentes son: accidente de tráfico (pasajero), atropello, caída desde altura y accidente en bicicleta.
  - Traumatismo penetrante: generalmente, son heridas por arma de fuego o arma blanca. Ante una herida penetrante de tórax, siempre debe explorarse el abdomen. Precisan tratamiento quirúrgico mediante laparotomía exploradora urgente.
- **Accidentes de tráfico:**
  - Niño con sujeción adecuada: mayor probabilidad de lesión intraabdominal leve, menos riesgo de lesiones a otros niveles.
  - Niño sin sujeción adecuada: más riesgo de lesión intraabdominal y extraabdominal grave.
- **Signo del cinturón:**
  - Equimosis de la pared abdominal que sigue un patrón lineal (marca del cinturón), en niños heridos en accidente de tráfico. Se asocia a lesión intraabdominal significativa, por lo que está indicada una tomografía computarizada (TC) abdominal.
- **Atropello: tríada de Waddell:**
  - Se observa en los atropellos con traumatismo en el lado izquierdo del cuerpo. Asocia traumatismo en el flanco izquierdo del abdomen (lesión esplénica), la extremidad inferior izquierda (fractura de fémur) y traumatismo craneal.
- **Accidentes de bicicleta:**
  - Descartar un traumatismo abdominal por el manillar de la bicicleta. Son frecuentes, con escasos síntomas iniciales, la pancreatitis traumática y el hematoma de la pared duodenal.
- **Traumatismo esplénico:**
  - Es el órgano lesionado con más frecuencia. Síntomas: dolor en el hipocondrio izquierdo, dolor abdominal difuso o, si existe sangre subfrénica, dolor en el hombro izquierdo. La TC abdominal identifica la extensión de la lesión. En general, el manejo es conservador, precisando observación hospitalaria.
- **Traumatismo hepático:**
  - Descartar lesión hepática ante una fractura de las costillas inferiores de la parrilla derecha. Cursa con dolor en el cuadrante superior derecho y el hombro derecho. En general, el manejo es conservador y precisa observación hospitalaria.

- **Traumatismo renal:**
  - Las alteraciones renales previas (hidronefrosis, riñón en herradura o quistes renales múltiples) aumentan el riesgo de lesión.
- **Traumatismo pancreático:**
  - Los traumatismos, particularmente con el manillar de una bicicleta, son la principal causa de pancreatitis en los niños. Esta presenta escasos síntomas, por lo que hay un retraso en el diagnóstico. La TC abdominal puede ayudar en el diagnóstico (aunque la sensibilidad es baja, del 60-70 %). En los casos leves, el manejo es conservador (dieta absoluta y sondaje nasogástrico).
- **Traumatismo de víscera hueca:**
  - El traumatismo abdominal rara vez produce perforación intestinal, pero debe considerarse si existe: una marca cutánea evidente del cinturón de seguridad, presencia no explicada de líquido libre en la cavidad abdominal, o presencia de fiebre/peritonitis de mala evolución tras un traumatismo abdominal y sin otras causas aparentes. Las pruebas de imagen, como radiografía simple de abdomen o TC, tienen una sensibilidad baja para su detección. El manejo varía según la localización y la extensión de la lesión. Requiere valoración por cirugía infantil.

ESTIMACIÓN DE LA GRAVEDAD

- La causa más frecuente de muerte es el *shock* hemorrágico por hemorragia intraabdominal.
- La hipotensión es un signo tardío de *shock*. Son signos precoces: taquicardia, palidez, piel fría, pulsos débiles, taquipnea leve, relleno capilar prolongado o alteración del estado mental.
- La revaluación de la exploración abdominal debe ser frecuente, ya que algunas lesiones intraabdominales son difíciles de detectar en una primera exploración física del paciente.
- **A recoger en la anamnesis:**
  - Edad, patologías previas, medicación habitual y alergias, última ingesta, mecanismo del accidente, síntomas referidos, manejo o actuaciones pre-hospitalarias.
  - **Atropello:** debe registrarse la velocidad del coche, el lugar de impacto o la presencia de otras víctimas y su estado de gravedad.
  - **Accidente de tráfico:** además de lo anterior, debe registrarse la ubicación del paciente en el vehículo, y si llevaba colocado el cinturón de seguridad u otros dispositivos de sujeción de forma correcta.
- **Exploración general:**
  - Constantes que incluyan presión arterial (PA) y frecuencia cardíaca (FC), y exploración abdominal detallada y seriada.
  - Inspección: buscar distensión (es frecuente la dilatación gástrica), hematomas o equimosis (signo del cinturón), heridas, etc. No se deben extraer los cuerpos extraños en una primera fase, sino fijarlos a la pared abdominal.
  - Palpación: buscar puntos dolorosos.

- Percusión: habitual timpanismo en hipogastrio y/o hipocondrio izquierdo por distensión gástrica. Si es difuso, descartar neumoperitoneo.
- Auscultación: en ausencia de ruidos hidroaéreos, descartar un íleo paralítico.
- Exploración de las regiones perineal y genital:
  - Sospecha de lesión uretral: sangre en meato urinario, hematoma perineal, dolor a la palpación de la sínfisis del pubis o tacto rectal con próstata elevada.
  - En el tacto rectal:
    - Sangre en el tacto: lesión de colon o recto.
    - Tono del esfínter anal disminuido o ausente: lesión de médula espinal.

PRUEBAS COMPLEMENTARIAS

- **Paciente hemodinámicamente estable:**
  - Exploración física normal, pero mecanismo lesional sugestivo de lesión intraabdominal → exploración física seriada + analítica. Si existe alteración → TC abdominal.
  - Exploración física sugestiva de lesión intraabdominal → analítica + TC (no demorar hasta tener resultados analíticos).
- **Paciente inestable** que no responde a tratamiento con fluidos → EcoFAST → laparotomía urgente.
- **Gasometría venosa.**
- **Hemograma:**
  - El hematócrito capilar inicial puede ser útil.
  - La hemoglobina y el hematócrito deben realizarse en:
    - Pacientes inestables: cada 30 min.
    - Pacientes estables con dolor abdominal: cada 4-6 h.
- **Pruebas cruzadas:** ante la posibilidad de transfusión de hemoderivados.
- **Bioquímica:**
  - Glucosa, iones, urea y creatinina.
  - Una relación GPT/ALT > 125 UI/L, GOT/AST > 200 UI/L indica posible lesión hepática.
  - Una amilasa > 125 UI/L puede ser indicativa de lesión intraabdominal, pero no es específica de lesión pancreática. Además, la lesión del páncreas no siempre se acompaña de hiperamilasemia.
- **Coagulación.**
- **Orina:** si la exploración abdominal está alterada.
  - Hematuria macroscópica: realizar pruebas de imagen.
  - Hematuria microscópica: realizar prueba de imagen según el mecanismo lesional (caídas > 6 m) o en presencia de lesiones asociadas (dolor en el flanco o equimosis). En el paciente asintomático puede hacerse un seguimiento ambulatorio.
- **Radiografía simple:**
  - Abdominal: no está indicada de forma sistemática. Valora la existencia o no de neumoperitoneo en traumatismos penetrantes.
  - Pélvica: en el paciente hemodinámicamente inestable o ante hallazgos sugestivos de fractura pélvica.

- **Eco-FAST:**
  - Simultánea a la evaluación y estabilización ABC (si es posible) en pacientes con inestabilidad hemodinámica. Busca líquido libre en la cavidad abdominal. Su realización no descarta la necesidad de realizar pruebas de imagen posteriores.
- **Ecografía abdominal:**
  - Si la TC no es accesible, se puede considerar como prueba de cribado en pacientes estables con una exploración física dudosa.
- **TC abdominal con contraste intravenoso:** prueba de imagen de elección ante la sospecha de una lesión intraabdominal en un paciente hemodinámicamente estable y en el paciente politraumatizado inconsciente con exploración abdominal dificultosa. Es poco sensible para la detección de alteraciones en víscera hueca. Indicaciones de TC:
  - Hematuria macroscópica u otros signos o síntomas de traumatismo renal.
  - Hematoma de la pared abdominal, signo del cinturón.
  - Elevación de las transaminasas o la amilasa.
  - Lesiones de desaceleración vertical (caídas) con sospecha de fractura entre la 6ª y la 12ª costillas, vértebra lumbar o pélvica.
  - Hematócrito < 30 %, que va en descenso sin otra explicación.
  - Necesidad de sueroterapia intravenosa > 40 mL/kg para mantener la estabilidad hemodinámica.
  - Imposibilidad de realizar una exploración abdominal adecuada, debido a la edad o a alteración de la consciencia, en un paciente con una historia sugestiva de lesión intraabdominal.
  - Lesiones observadas en eco-FAST o en ecografía convencional.

TRATAMIENTOS

- Aproximación ABCDE para lograr la estabilidad hemodinámica:
  - Paciente hemodinámicamente inestable debido a sangrado intraabdominal:
    - Administrar transfusión de concentrado de hematíes (10 mL/kg) tan pronto como sea posible.
    - Administración de solución balanceada, 20 mL/kg en 5-20 min, si la transfusión no está inmediatamente disponible; puede repetirse hasta 40-60 mL/kg.
  - Paciente hemodinámicamente estable: 20 mL/kg de solución balanceada en 1 h.
  - Técnicas a realizar:
    - Sonda nasogástrica (orogástrica si hay sospecha de fractura de base de cráneo asociada), antes de la exploración abdominal en pacientes con vómitos, distensión abdominal, alteración de la consciencia o sospecha de lesión abdominal importante.
    - Sonda vesical para descomprimir la vejiga y medir la diuresis. Está contraindicado ante la sospecha de lesión uretral.
- Analgésicos según la escala de dolor.
- La mayoría de las lesiones aisladas en hígado y bazo pueden tratarse de forma conservadora: monitorización, vigilancia de aparición de signos de *shock* y

administración de transfusiones si precisa. La indicación quirúrgica en estos casos dependerá de la estabilidad hemodinámica del paciente más que de la propia lesión en sí.

- **Indicaciones de intervención quirúrgica urgente:**
  - Inestabilidad hemodinámica a pesar de maniobras de reanimación apropiadas con evidencia de traumatismo abdominal.
  - Necesidad de transfundir más del 50 % del volumen sanguíneo total o ausencia de respuesta tras 40-60 mL/kg de cristaloides o 20 mL/kg de transfusión de concentrado de hematíes.
  - Neumoperitoneo.
  - Herida por arma de fuego.
  - Herida por arma blanca con signos de *shock* hemorrágico, peritonitis, evisceración, neumoperitoneo, sangre en el aspirado gástrico o sangre en el recto.
  - Distensión abdominal importante asociada a hipotensión.

RECUERDE QUE...

- En el paciente pediátrico, la hipotensión es un signo tardío de *shock*. Ante un paciente politraumatizado con *shock* de origen incierto, hay que descartar siempre una hemorragia intraabdominal.
- La prueba de imagen de elección en un paciente estable con alta sospecha de lesión intraabdominal es la TC.
- La eco-FAST está indicada en el paciente inestable, y se realizará durante la aproximación ABCDE.

BIBLIOGRAFÍA

Adelgais KM, Kuppermann N, Kooistra J, García M, Monroe DJ, Mahajan P, et al.; Intra-Abdominal Injury Study Group of the Pediatric Emergency Care Applied Research Network (PECARN). Accuracy of the abdominal examination for identifying children with blunt intra-abdominal injuries. J Pediatr. 2014;165(6):1230-1235.e5.

Borgialli DA, Ellison AM, Ehrlich P, Bonsu B, Menaker J, Wisner DH, et al. Pediatric Emergency Care Applied Research Network (PECARN). Association between the seat belt sign and intra-abdominal injuries in children with blunt torso trauma in motor vehicle collisions. Acad Emerg Med. 2014;21(11):1240-8.

Holmes JF, Lillis K, Monroe D, Borgialli D, Kerrey BT, Mahajan P, et al. Pediatric Emergency Care Applied Research Network (PECARN). Identifying children at very low risk of clinically important blunt abdominal injuries. Ann Emerg Med. 2013;62(2):107-116.e2.

Lynch T, Kilgar J, Al Shibli A. Pediatric abdominal trauma. Curr Pediatr Rev. 2018;14(1):59-63.

Naik-Mathuria B. Liver, spleen, and pancreas injury in children with blunt abdominal trauma. UpToDate. 2023. Disponible en: https://www.uptodate.com

Notrica DM. Pediatric blunt abdominal trauma: current management. Curr Opin Crit Care. 2015;21(6):531-7.

Saladino RA, Conti K. Pediatric blunt abdominal trauma: Initial evaluation and stabilization. UpToDate. 2022. Disponible en: https://www.uptodate.com

Traumatismo craneoencefálico

4.3

N. Ibarzabal Seguí y M. Á. Ruiz Pacheco

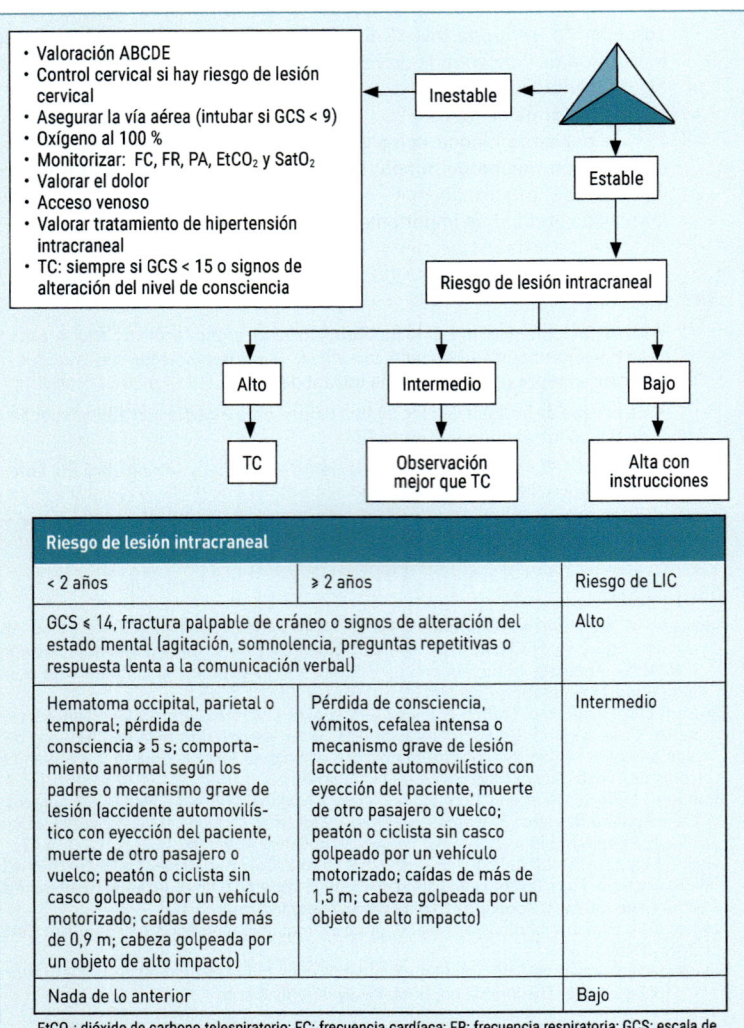

- Valoración ABCDE
- Control cervical si hay riesgo de lesión cervical
- Asegurar la vía aérea (intubar si GCS < 9)
- Oxígeno al 100 %
- Monitorizar: FC, FR, PA, EtCO$_2$ y SatO$_2$
- Valorar el dolor
- Acceso venoso
- Valorar tratamiento de hipertensión intracraneal
- TC: siempre si GCS < 15 o signos de alteración del nivel de consciencia

Inestable

Estable

Riesgo de lesión intracraneal

| Alto | Intermedio | Bajo |

| TC | Observación mejor que TC | Alta con instrucciones |

Riesgo de lesión intracraneal		
< 2 años	≥ 2 años	Riesgo de LIC
GCS ≤ 14, fractura palpable de cráneo o signos de alteración del estado mental (agitación, somnolencia, preguntas repetitivas o respuesta lenta a la comunicación verbal)		Alto
Hematoma occipital, parietal o temporal; pérdida de consciencia ≥ 5 s; comportamiento anormal según los padres o mecanismo grave de lesión (accidente automovilístico con eyección del paciente, muerte de otro pasajero o vuelco; peatón o ciclista sin casco golpeado por un vehículo motorizado; caídas desde más de 0,9 m; cabeza golpeada por un objeto de alto impacto)	Pérdida de consciencia, vómitos, cefalea intensa o mecanismo grave de lesión (accidente automovilístico con eyección del paciente, muerte de otro pasajero o vuelco; peatón o ciclista sin casco golpeado por un vehículo motorizado; caídas de más de 1,5 m; cabeza golpeada por un objeto de alto impacto)	Intermedio
Nada de lo anterior		Bajo

EtCO$_2$: dióxido de carbono telespiratorio; FC: frecuencia cardíaca; FR: frecuencia respiratoria; GCS: escala de coma de Glasgow; LIC: lesión intracraneal; PA: presión arterial; SatO$_2$: saturación de oxígeno; TC: tomografía computarizada.

OBJETIVOS

- Identificar a los pacientes con riesgo de lesión traumática clínicamente importante, estableciendo grupos de riesgo según la clínica y la exploración.
- Conocer la idoneidad de las pruebas de imagen.

CONCEPTOS IMPORTANTES

- **Lesión traumática clínicamente importante:** lesión intracraneal (LIC) que requiere intervención neuroquirúrgica, cuidados de soporte, monitorización intensiva u hospitalización prolongada.
- **Conmoción cerebral:** estado transitorio de disfunción neuronal tras un traumatismo, sin lesión cerebral reconocible. Es frecuente en niños tras un traumatismo craneoencefálico (TCE). Se manifiesta como confusión, disminución transitoria de la respuesta a estímulos, vómitos, mareo, cefalea y pérdida de consciencia.
- **Herida en el cuero cabelludo (*scalp*):** puede provocar pérdidas importantes de sangre. Si la compresión directa no controla la hemorragia, infiltrar lidocaína con adrenalina. Si la herida es amplia y abierta, explorar con un dedo de guante la existencia de lesiones craneales.
- **Hematomas:** en diferentes niveles en relación con la capa del cuero cabelludo afectada (piel, tejido subcutáneo, galea aponeurótica, tejido conectivo laxo y periostio):
  - Hematoma subcutáneo («chichón»): sangre acumulada debajo de la piel en el tejido celular subcutáneo que da lugar a una tumefacción móvil.
  - Hematoma subgaleal: sangre debajo de la galea aponeurótica, por sangrado del tejido conectivo laxo o por rotura del periostio, que indica una fractura craneal. Es de consistencia blanda y se extiende sin respetar las suturas craneales. Se resuelve en unos días.
  - Cefalohematoma: hematoma subperióstico. Es de consistencia dura y respeta las suturas craneales. Resolución en unas semanas.

ESTIMACIÓN DE LA GRAVEDAD

- **Objetivo:** identificar a los pacientes con riesgo de LIC clínicamente importante y a aquellos con riesgo muy bajo de LIC, limitando la realización de pruebas innecesarias.

  Las variaciones del nivel de consciencia son el mejor indicador para medir la intensidad del traumatismo y la función del cerebro, y la escala de coma de Glasgow (GCS; Tabla 4.3-1) es el instrumento de mayor rigor para su evaluación. Es posible establecer grupos de riesgo en los que la actitud será diferente (Tabla 4.3-2). Aplicar con cautela en menores de 3 meses.

  La fractura de cráneo incrementa la posibilidad de LIC asociada, sobre todo si son deprimidas o abiertas, o si cruzan la arteria meníngea media. La ausencia de fractura no descarta una LIC.

Tabla 4.3-1. Escala de coma de Glasgow (GCS)

Apertura de ojos	Respuesta motora	Respuesta verbal		
		Niños	Lactantes	
	Sigue órdenes			6
	Localiza el dolor	Orientado	Sonriente, sigue sonidos y objetos	5
Espontánea	Se retira al dolor	Conversación desorientada	Irritable, consolable	4
Al habla	Flexión al dolor	Palabras inapropiadas	Llora con el dolor	3
Al dolor	Extensión al dolor	Sonidos incomprensibles	Se queja ante el dolor	2
Sin apertura	Sin respuesta	Ausencia de sonidos	Sin respuesta	1

Tabla 4.3-2. Grupos de riesgo de LIC en TCE en niños

< 2 años	≥ 2 años	Riesgo de LIC	Actitud
GCS ≤ 14, fractura palpable o signos de alteración del estado mental (agitación, somnolencia, preguntas repetitivas o respuesta lenta a la comunicación verbal)		**Riesgo alto:** < 2 años: 4,4 % ≥ 2 años: 4,3 %	TC
Hematoma occipital, parietal o temporal; pérdida de consciencia ≥ 5 s; comportamiento anormal según los padres o mecanismo grave de lesión (accidente automovilístico con eyección del paciente, muerte de otro pasajero o vuelco; peatón o ciclista sin casco golpeado por un vehículo motorizado; caídas desde más de 0,9 m; cabeza golpeada por un objeto de alto impacto)	Pérdida de consciencia, vómitos, cefalea intensa o mecanismo grave de lesión (accidente automovilístico con eyección del paciente, muerte de otro pasajero o vuelco; peatón o ciclista sin casco golpeado por un vehículo motorizado; caídas desde más de 1,5 m; cabeza golpeada por un objeto de alto impacto)	**Riesgo intermedio:** < 2 años: 4,4 % ≥ 2 años: 0,9 %	Observación mejor que TC
Nada de lo anterior		**Riesgo bajo:** < 2 años: < 0,02 % ≥ 2 años: < 0,05 %	Alta con instrucciones

GCS: escala de coma de Glasgow; LIC: lesión intracraneal; TC: tomografía computarizada.

- **A recoger en la anamnesis:**
  - Antecedentes: coagulopatías, toma de fármacos, portador de válvula de derivación ventriculoperitoneal (VDVP), malformaciones vasculares, etc.
  - Edad.
  - Tiempo transcurrido: el daño secundario aparece generalmente en las primeras 6 h.
  - Lugar donde ocurrió el traumatismo.
  - Mecanismo de riesgo (v. **Tabla 4.3-1**).
  - Localización del golpe.
  - Síntomas asociados (v. **Tabla 4.3-1**).
  - En caso de historia incongruente, actitud inadecuada de los padres, demora injustificable en la asistencia, etc., descartar violencia infantil.
- **A recoger en la exploración física:**
  - Triángulo de evaluación pediátrica (TEP).
  - Constantes vitales, incluida la valoración del dolor.
  - Tríada de Cushing (bradicardia, hipertensión y respiración irregular): indica hipertensión intracraneal (HTIC).
  - GCS y otros signos de alteración del nivel de consciencia: irritabilidad, agitación, somnolencia, preguntas repetitivas o bradipsiquia.
  - Exploración de la cabeza:
    - Cefalohematoma y hematoma subgaleal. Implican mayor riesgo de LIC:
      - No frontales en menores de 2 años. Sobre todo, asociados a mecanismo de riesgo.
      - Hematomas grandes (> 3 cm) y blandos.
      - Hematoma en cualquier localización en menores de 3 meses.
    - Signos de fractura craneal: escalón óseo, crepitación.
    - Signos indirectos de fractura de la base craneal: hemotímpano, signo de Battle, ojos en mapache, rinolicuorrea, otolicuorrea.
    - Fontanela anterior a tensión.
    - Lesiones en el cuero cabelludo.
  - Exploración neurológica completa para descartar una focalidad neurológica.
  - Fondo de ojo:
    - El papiledema puede tardar horas en instaurarse, por lo que su ausencia en fases iniciales no descarta la HTIC.
    - Las hemorragias retinianas bilaterales en ausencia de un mecanismo grave de lesión son sugestivas de violencia infantil.
  - Exploración física por aparatos en busca de otras lesiones asociadas.

PRUEBAS COMPLEMENTARIAS

- **Tomografía computarizada (TC) craneal:** es el método más adecuado para detectar una LIC. Realizar una vez estabilizado el paciente. Está indicada en:
  - Grupo de riesgo alto.
  - Considerar si el paciente presenta varios factores de riesgo intermedio o alteraciones de la coagulación.
  - Progresión de síntomas de riesgo intermedio durante la observación.

- Sospecha de violencia infantil.
- Considerar si hay convulsión tras el TCE, sobre todo si no es inmediata.
- **Radiografía de cráneo:** se desaconseja su uso sistemático. Puede ser útil si se sospecha violencia infantil (dentro de la evaluación radiológica esquelética) o para localizar cuerpos extraños radiopacos.
- **Ecografía craneal:** en caso de presentar fractura, se debe realizar una TC, ya que la ecografía transfontanelar no es una prueba útil para valorar el espacio extraaxial.
- **Resonancia magnética (RM) cerebral:** su uso es limitado, por el tiempo requerido para la exploración y el amplio coste. Es más eficaz que la TC para detectar cierto tipo de lesiones (lesiones de la fosa posterior, lesiones medulares, daño axonal difuso, etc.), pero es menos sensible para detectar hemorragias agudas.

TRATAMIENTOS

- **Manejo inicial:**
  - Estabilización: aproximación sistemática ABCDE. Indicaciones de intubación:
    - GCS < 9.
    - Inestabilidad hemodinámica.
    - Dificultad respiratoria grave.
    - Valorar tratamiento específico de HTIC (v. **capítulo 2.9 Hipertensión intracraneal**).
  - Analgesia: según el grado de dolor.
  - Tratamientos específicos: control de la PIC, tratamiento anticomicial ante convulsiones, etc.
  - Consulta a neurocirugía urgente si: LIC, fractura deprimida, fractura basilar, fractura amplia de cráneo con diástasis (> 3 mm) y/o deterioro clínico.
  - Descartar una posible lesión de la columna cervical asociada. Hasta que se descarte, inmovilización cervical.
- **Destino del paciente:**
  Según la clasificación del riesgo, con cautela en menores de 3 meses.
  - Si observación hospitalaria: revaloraciones periódicas de la GCS, detección de nuevos síntomas o empeoramiento clínico. No hay datos sobre la duración óptima, pero se recomienda un mínimo de 4-6 h. Está indicado en:
    - Fractura simple de cráneo (cerrada, no deprimida) sin LIC asociada y paciente asintomático.
    - Criterios de riesgo intermedio.
    - Menores de 3 meses.
  - La observación debe ser más prolongada (o ingreso hospitalario) si:
    - GCS de 13-14 sin focalidad y TC normal.
    - Sospecha de violencia infantil.
    - No se puede garantizar la observación domiciliaria.
  - Ingreso en unidad de cuidados intensivos:
    - GCS < 13 o focalidad neurológica.
    - LIC (considerar ingreso en planta en caso de hematoma no epidural < 1 cm).

– Criterios de alta domiciliaria:
  - No hay sospecha de violencia infantil.
  - GCS de 15 y exploración neurológica normal.
  - Estado neurológico basal.
  - Tolerancia adecuada a líquidos.
  - Sin lesiones extracraneales graves.
  - Cuidadores capacitados para vigilar al niño y consultar de nuevo si se precisa.
– Indicaciones al alta:
  - Observación domiciliaria por un adulto responsable durante 24-48 h, valorando el nivel de consciencia periódicamente.
  - Consultar de nuevo en caso de:
    o Dolor de cabeza intenso o irritabilidad.
    o Vómitos repetidos.
    o Salida de líquido o sangre por oídos o nariz.
    o Alteración del comportamiento, equilibrio, visión, habla.
    o Dificultad para ser despertado o para permanecer despierto.
    o Movimientos extraños.
    o Pérdida de fuerza.
  - Recomendaciones tras una conmoción cerebral:
    o Analgesia.
    o Reposo físico y mental relativo. No realizar tareas que requieran concentración o coordinación (disminuir el uso de pantallas, lectura, etc.).
    o No realizar deporte hasta la recuperación completa de los síntomas.

 RECUERDE QUE...
- La mayoría de los TCE son leves, y no precisan pruebas complementarias ni observación en el hospital.
- Si no existen factores de alto riesgo de LIC, la observación es tan segura como la realización inmediata de TC.

BIBLIOGRAFÍA

Addioui A, Saint-Vil D, Crevier L, Beaudin M. Management of skull fractures in children less than 1 year of age. J Pediatr Surg. 2016;51(7):1146-50.

Atabaki S. Skull fractures in children: clinical manifestations, diagnosis, and management. UpToDate. 2022. Disponible en: https://www.uptodate.com

Babl FE, Borland ML, Phillips N, Kochar A, Dalton S, McCaskill M, et al. Accuracy of PECARN, CATCH, and CHALICE head injury decision rules in children: a prospective cohort study. Lancet. 2017;389(10087):2393-402.

Burns EC, Grool AM, Klassen TP, Correll R, Jarvis A, Joubert G, et al. Scalp hematoma characteristics associated with intracranial injury in pediatric minor head injury. Acad Emerg Med. 2016;23(5):576-83.

Dayan PS, Holmes JF, Atabaki S, Hoyle J Jr, Tunik MG, Lichenstein R, et al. Association of traumatic brain injuries with vomiting in children with blunt head trauma. Ann Emerg Med. 2014;63(6):657-65.

Dayan PS, Holmes JF, Schutzman S. Risk of traumatic brain injuries in children younger than 24 months with isolated scalphematomas. Ann Emerg Med. 2014;64(2):153-62.

Kuppermann N, Holmes JF, Dayan PS, Hoyle JD Jr, Atabaki SM, Holubkov R, et al; Pediatric Emergency Care Applied Research Network (PECARN). Identification of children at very low risk of clinically-important brain injuries after head trauma: a prospective cohort study. Lancet. 2009;374(9696):1160-70.

McManemy J, Jea A, Ducis K. Neurotrauma. En: Shaw KN, Bachur RG (eds.). Fleisher & Ludwig's textbook of pediatric emergency medicine. 8ª ed. Filadelfia: Wolters Kluwer; 2020. p. 1254-62.

Meehan WP III. Concussion in children and adolescents: management. UpToDate. 2022. Disponible en: https://www.uptodate.com

Traumatismo de las extremidades

4.4

E. López Gutiérrez

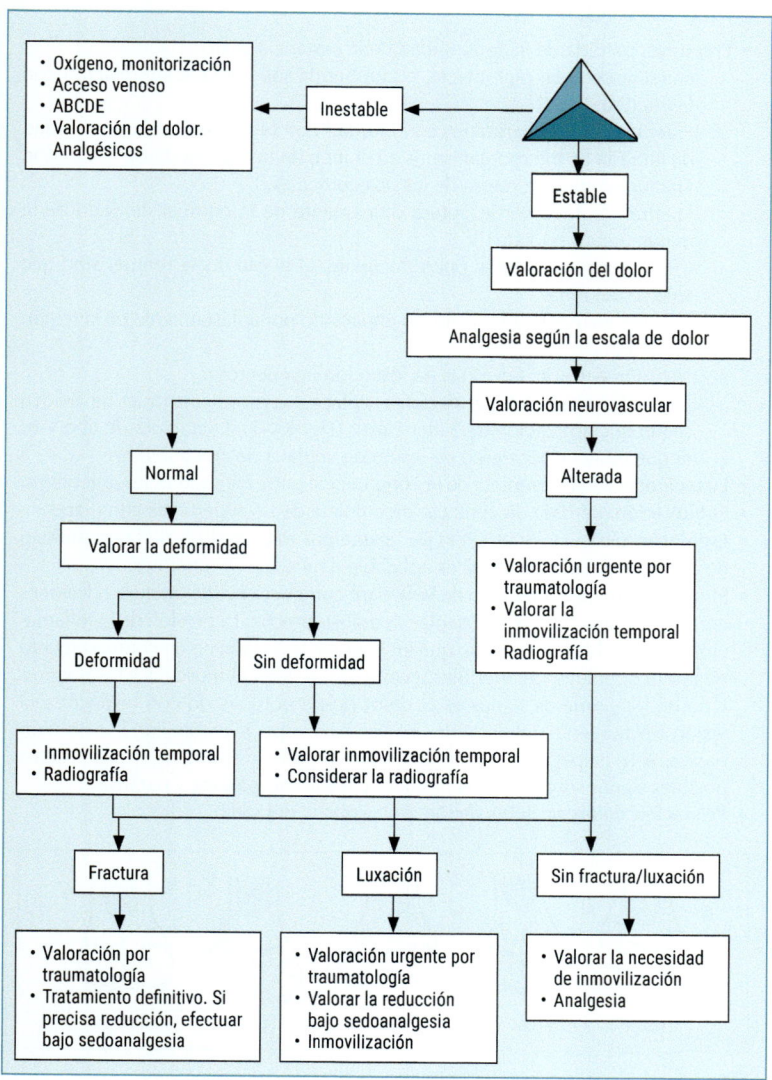

OBJETIVOS
- Conocer el manejo inicial de los traumatismos de las extremidades y las características de las lesiones más comunes.
- Reconocer las distintas lesiones, su tratamiento y sus complicaciones.

CONCEPTOS IMPORTANTES

- **Fracturas**: pérdida de la continuidad de la sustancia ósea.
  - Fractura cerrada: piel intacta, o con herida superficial o sin relación con la fractura.
  - Fractura abierta: herida en continuidad con la fractura, con posibilidad de entrada de microorganismos en el foco de la fractura desde el exterior.
  - Fractura completa: rotura de las dos corticales.
  - Fractura en tallo verde: rotura únicamente de la cortical del lado de la máxima convexidad.
  - Incurvación traumática: poco frecuente; el hueso no se rompe, sino que solo se deforma.
  - Fractura en rodete (*torus*): hueso impactado por aplastamiento en la región metafisaria.
  - Fractura-avulsión: en zonas de inserción ligamentosa.
  - Epifisiólisis: fracturas que afectan a la placa de crecimiento (fisis). Se dividen según la clasificación de Salter-Harris (**Fig. 4.4-1**). La fractura de tipo V es la que tiene mayor riesgo de lesión de la placa de crecimiento.
- **Luxación:** pérdida completa de la congruencia entre las superficies articulares.
- **Subluxación:** pérdida de contacto incompleta de las superficies articulares.
- **Esguinces:** desgarro incompleto de ligamentos responsables de la estabilidad de una articulación. También es aplicable a músculos y tendones.
- **Síndrome compartimental o de Volkman:** complicación de fractura o lesiones contusas. Causa necrosis muscular y parálisis precoz. La presión de la inflamación produce bloqueo venoso que incrementa la presión en un compartimento no elástico, ocluye las arteriolas y capilares, y daña el músculo y los nervios. Uno de los primeros signos es el dolor desproporcionado con respecto a la lesión o el aumento del dolor tras analgésicos, especialmente con la extensión pasiva. A la palpación, el compartimento muscular está duro y tenso. Otros posibles signos son: pulso disminuido, parestesias, palidez y parálisis.
- **Pronación dolorosa:** subluxación de la cabeza del radio.

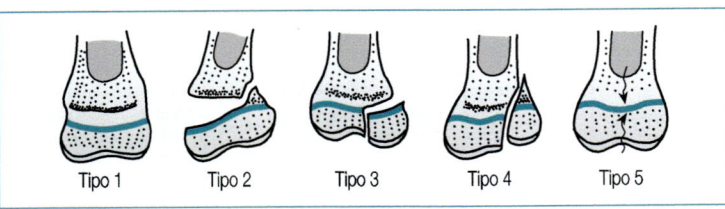

Figura 4.4-1. Clasificación de las lesiones de la placa de crecimiento.

Fracturas y luxaciones específicas (en negrita las frecuentes)

	Mecanismo	Características	Tratamiento
Lesiones de la extremidad superior			
Fracturas de la clavícula	Golpe directo sobre el hombro, o caída con la mano y el brazo extendidos	Dolor en el hombro, signo de la tecla	Vendaje en ocho o cabestrillo No si es lesión obstétrica Rara vez quirúrgico
Fracturas del húmero proximal	Golpe directo, o caída con el brazo en aducción y extensión	Habitualmente, fracturas de tipo Salter II	Habitualmente conservador: cabestrillo
Fracturas diafisarias del húmero	Traumatismos de alta energía por impacto directo	Riesgo de lesión del nervio radial o axilar	Habitualmente conservador
Fractura supracondílea del codo	Caída apoyando la mano con el codo en hiperextensión o caída sobre el codo en flexión	Riesgo de compromiso neurovascular, deformidades o alteraciones de la motilidad	Según la clasificación, la estabilidad y el estado de las estructuras neurovasculares
Fracturas condíleas laterales del codo	Caída sobre el brazo en extensión y abducción	Dolor e hinchazón en la cara lateral del codo	Según el desplazamiento, frecuente cirugía
Fractura de la cabeza del radio	Caídas sobre el brazo en extensión y supinación	Dolor en la cara externa del codo e impotencia para la pronosupinación del antebrazo	Según el desplazamiento, conservador o cirugía
Pronación dolorosa: subluxación de la cabeza del radio	Tracción brusca del antebrazo	Brazo en aproximación al cuerpo, pronación del antebrazo y flexión del codo; sin deformidad ni hematoma; incapacidad para elevar el brazo y supinar	Reducción
Luxaciones del codo	Caída sobre el brazo extendido o parcialmente flexionado, y el antebrazo en supinación	Puede asociar lesiones de tejidos blandos y óseas	Reducción. Exploración neurovascular posterior. Inmovilizar con férula posterior con el codo a 90° y el antebrazo en media pronación

(Continúa)

Fracturas y luxaciones específicas (en negrita las frecuentes) (Cont.)

	Mecanismo	Características	Tratamiento
Fracturas distales de cúbito y/o radio	Caída sobre la mano con hiperextensión de la muñeca y supinación forzada	Frecuente, fractura en rodete	Inmovilización. Si no se inmoviliza correctamente, las completas o en tallo verde se desplazan
Fracturas de los huesos de la muñeca	Caída sobre el brazo extendido con hiperextensión extrema de la muñeca	Fractura del escafoides difícil de detectar en la radiografía	Si hay dolor en la tabaquera anatómica, inmovilizar y repetir la radiografía en 2 semanas
Fractura de los metacarpianos	Traumatismo con el puño («fractura del boxeador»)		Frecuente reducción cerrada por angulación
Fracturas y luxaciones de las falanges	Lesiones por aplastamiento o hiperflexión/extensión	Normalmente son completas o por avulsión	Reducción si hay luxación o desplazamiento
Lesiones pélvicas			
	Accidentes de tráfico o mecanismos de gran energía	Estables (integridad del anillo pélvico) e inestables (rompen el anillo pélvico) con riesgo de sangrado	Estables: frecuentemente tratamiento conservador Inestables: frecuentemente tratamiento quirúrgico
Lesiones de la extremidad inferior			
Fractura proximal del fémur	Accidente de tráfico o caída de altura	Dolor inguinal, impotencia funcional y pierna en rotación externa y abducción	Reducción abierta o cerrada ante mínimos desplazamientos
Fractura de la diáfisis del fémur	< 2 años: movimiento de giro o golpe directo > 2 años: accidentes de alta energía	Dolor local, tumefacción, deformidad y acortamiento	Tracción e inmovilización, o tratamiento quirúrgico, según las características del paciente y la fractura
Fracturas distales del fémur	Mecanismos de alta energía		Frecuentemente reducción cerrada
Fracturas proximales de la tibia	Hiperextensión	Riesgo de lesión de las estructuras poplíteas	Reducción cerrada o abierta tras la estabilización

(Continúa)

Fracturas y luxaciones específicas (en negrita las frecuentes) (Cont.)

	Mecanismo	Características	Tratamiento
Fracturas de las espinas tibiales	Caída sobre la rodilla en hiperflexión. Lesiones de tipo fractura-avulsión	Dolor, impotencia funcional y hemartros	Habitualmente tratamiento conservador
Lesiones meniscales y de los ligamentos cruzados	Rotación forzada de la rodilla, y desplazamiento anterior o posterior de la tibia respecto al fémur (adolescentes)		
Luxaciones de la rodilla	Hiperextensión brusca o golpe directo en la tibia	Alta posibilidad de lesión neurovascular y/o síndrome compartimental	Reducir bajo sedación, con inmovilización posterior (emergencia)
Luxaciones rotulianas	Traumatismo en abducción y rotación externa	En ocasiones, reducción espontánea	Radiografía tras la reducción para descartar fractura e inmovilizar
Fractura de la rótula	Impacto directo o contracción brusca del cuádriceps	Dolor, tumefacción con hemartros e impotencia funcional	Conservador o quirúrgico, según el grado de desplazamiento
Fractura-avulsión de la tuberosidad tibial	Traumatismo directo que ocasiona flexión de la rodilla y contracción del cuádriceps		Según el desplazamiento
Fracturas de la diáfisis tibial y/o peronea	«Fractura de los primeros pasos» o tras torsión de la pierna		Habitualmente conservador
Fracturas del tobillo		Frecuentes, **epifisiólisis del tobillo**	Según el grado
Esguinces de tobillo	Mecanismo de aducción e inversión del pie con flexión plantar	Más frecuente, lesión en el ligamento lateral externo. Tres grados: I: ligamentos estirados II: parcial III: rotura total e inestabilidad	Inmovilización según el grado de esguince

(Continúa)

Fracturas y luxaciones específicas (en negrita las frecuentes) (Cont.)			
	Mecanismo	**Características**	**Tratamiento**
Fractura-arrancamiento de la base del quinto metatarsiano	Avulsión ósea en la inserción del tendón peroneo por inversión del pie		Habitualmente conservador
Fracturas del metatarso y de las falanges	Caída de objetos sobre el pie o puntapié sobre una superficie dura		Según la angulación y la afectación articular

- **Fracturas de difícil diagnóstico:** pueden no ser evidentes en las radiografías simples iniciales (diagnóstico basado en los hallazgos físicos y las radiografías de control):
  - Fractura espiroidea de la tibia distal no desplazada (fractura de *toddler* o de los primeros pasos): cuando comienza la ambulación (9 meses-3 años). Las radiografías pueden mostrar una línea delgada que pasa desapercibida con facilidad o confundirse con un vaso nutricio. Las radiografías de control en siete días mostrarán línea de fractura o crecimiento de hueso nuevo.
  - Epifisiólisis de Salter-Harris de tipo I, no desplazadaguion, segundo nivel.
  - Fracturas supracondíleas del codo de Gartland I, sin desplazamiento: es importante buscar signos indirectos de derrame (signo de la vela anterior, almohadilla de grasa posterior)guion, segundo nivel.
  - Fracturas por estrés: lesiones por uso excesivo, microtraumatismos acumulados. Son más frecuentes en adolescentes, mujeres, tibia, peroné, *pars interarticularis* (es decir, espondilólisis) y fémur.

ESTIMACIÓN DE LA GRAVEDAD

- **A recoger en la anamnesis:**
  - Edad, alergias, estado vacunal, patologías de base, descripción del traumatismo (cómo y dónde), tiempo transcurrido, síntomas locales (dolor, pérdida de la capacidad funcional, etc.) y generales (valorar si hay un traumatismo craneal o troncular asociado), tiempo desde la última ingesta si se sospecha la necesidad de cirugía o sedación.
- **A registrar en la exploración general:**
  - Triángulo de evaluación pediátrica (TEP), escala de dolor, constantes vitales (frecuencia cardíaca [FC], frecuencia respiratoria [FR], presión arterial [PA] y SatO$_2$ según situación clínica).
  - Inspección del área lesionada (hematomas, edemas, heridas, deformidades, palidez o cianosis distal), palpar la región ósea y los tejidos blandos en busca de puntos dolorosos o crepitación.
  - Explorar las articulaciones proximales y distales a la zona de fractura.
  - Exploración neurovascular: perfusión distal, pulsos periféricos; funciones motoras y sensitivas de la extremidad afectada.

PRUEBAS COMPLEMENTARIAS

- **Radiografía convencional:** realizar siempre dos proyecciones (anteroposterior y lateral) del área lesionada, incluyendo las articulaciones proximal y distal. En ocasiones, efectuar proyecciones especiales o radiografía del lado contralateral. Está indicada si: deformidad evidente, tumefacción visible, limitación funcional, dolor óseo a punta de dedo, reglas específicas (tobillo: Otawa) (**Fig. 4.4-2**).
- **Radiografía de tobillo:** si hay dolor en la zona maleolar, y uno o más de los siguientes:
  - Dolor a la palpación ósea en la localización **A** según la **figura 4.4-2**.
  - Dolor a la palpación ósea en la localización **B** según la **figura 4.4-2**.
  - Incapacidad para mantener el peso de forma inmediata al traumatismo y en la consulta, definiendo aquella como la imposibilidad de dar cuatro pasos seguidos sin ayuda.
- **Radiografía del pie:** en la zona del mesopié, y una o más de las circunstancias siguientes:
  - Dolor a la palpación en la localización **C** de la **figura 4.4-2**.
  - Dolor a la palpación en la localización **D** de la **figura 4.4-2**.
  - Incapacidad para mantener el peso (dar cuatro pasos seguidos sin ayuda) inmediatamente tras el traumatismo y en la consulta.
- **Ecografía:** está indicada en las lesiones tendinosas y las lesiones vasculares; es una alternativa viable a la radiografía en el antebrazo (seis proyecciones) en la sospecha de fractura en rodete realizada por un médico capacitado y con experiencia.
- **Tomografía computarizada (TC):** fracturas complejas (articulares, pelvis, cadera) o del calcáneo.

TRATAMIENTOS

- **Analgesia:** según la escala de dolor. Pautarla también al dar el alta al paciente.

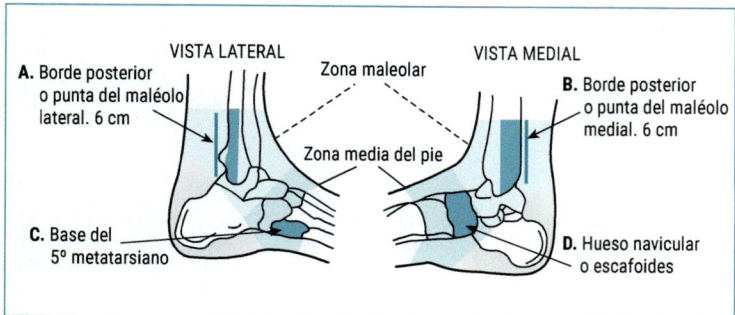

Figura 4.4-2. Reglas de Otawa. Con permiso de Gutiérrez Landaburu I. Grupo Interdiscipli-nar de Emergencias Pediátricas (GIDEP). Protocolos de Emergencias Pediátricas Extrahos-pitalarias, Aproximación inicial al paciente con traumatismo periférico. Osakidetza-Servicio Vasco de Salud. Disponible en: https://www.osakidetza.euskadi.eus/gidep/

- **Inmovilización:** si hay dolor intenso, fractura inestable o gran deformidad, inmovilizar antes de realizar pruebas complementarias (disminuye el dolor y evita la lesión de tejidos blandos). Es el tratamiento general principal.
- **Fractura desplazada:** reducción de la fractura; puede ser cerrada (tracción y manipulación de la fractura), continua (fémur) o abierta. Se realizará con sedoanalgesia adecuada.
- **Fractura abierta:**
  – Limpiar y cubrir con gasas estériles empapadas en suero salino.
  – Consultar con traumatología para la valoración de irrigación y desbridamiento.
  – Inmovilizar la fractura.
  – Profilaxis antitetánica según las recomendaciones.
  – Antibioterapia intravenosa: fracturas abiertas con herida > 1 cm, daño significativo de tejidos blandos y contaminación macroscópica: cefazolina + aminoglucósido. Para las lesiones con alto riesgo de gérmenes anaerobios, asociar ampicilina o penicilina.
- **Amputación:** con más frecuencia, del pulpejo y las falanges distales de los dedos. Cuidados de la porción amputada:
  – Enjuagar con solución salina normal estéril y envolver en gasa estéril humedecida.
  – Colocar en una bolsa de plástico impermeable y guardar en un recipiente con agua helada (evitar el contacto directo con el hielo).
- **Pronación dolorosa:** véase **capítulo 1.35 Pronación dolorosa: reducción**.
- **Síndrome compartimental:** valoración urgente por traumatología para la descompresión del área afectada.

> RECUERDE QUE…
> - Es primordial un tratamiento adecuado del dolor con inmovilización y medidas farmacológicas.
> - Es importante explorar el área afectada, las articulaciones proximales y distales, y el tejido neurovascular.
> - Ante la sospecha de fractura, hay que inmovilizar incluso si los estudios iniciales son normales, ya que existe un porcentaje de fracturas ocultas.

BIBLIOGRAFÍA

Ellenbogen AL, Rice AL, Vyas P. Retrospective comparison of the Low Risk Ankle Rules and the Ottawa Ankle Rules in a pediatric population. Am J Emerg Med. 2017;35(9):1262.

Epema AC, Spanjer MJB, Ras L, Kelder JC, Sanders M. Point-of-care ultrasound compared with conventional radiographic evaluation in children with suspected distal forearm fractures in the Netherlands: a diagnostic accuracy study. Emerg Med J. 2019;36(10):613.

Ko C, Baird M, Close M, Cassas KJ. The diagnostic accuracy of ultrasound in detecting distal radius fractures in a pediatric population. Clin J Sport Med. 2019;29(5):426.

Saladino RA Evaluation and management of fingertip injuries. UpToDate. 2023. Disponible en: https://www.uptodate.com

Schweich P. Distal forearm fractures in children: diagnosis and assessment. UpToDate. 2023. Disponible en: https://www.uptodate.com

Schweich P. Distal forearm fractures in children: initial management. pToDate. 2022. Disponible en: https://www.uptodate.com

Schweich P. Proximal fractures of the forearm in children. UpToDate. 2023. Disponible en: https://www.uptodate.com

Thompson RW, Hannon M, Lee LK. Musculoskeletal trauma. En: Shaw KN, Bachur RG (eds). Fleisher & Ludwig's textbook of pediatric emergency medicine. 8ª ed. Filadelfia: Wolters Kluwer|Lippincott Williams & Wilkins; 2021. p. 1170-213.

Traumatismo dental

4.5

R. Martínez Mas

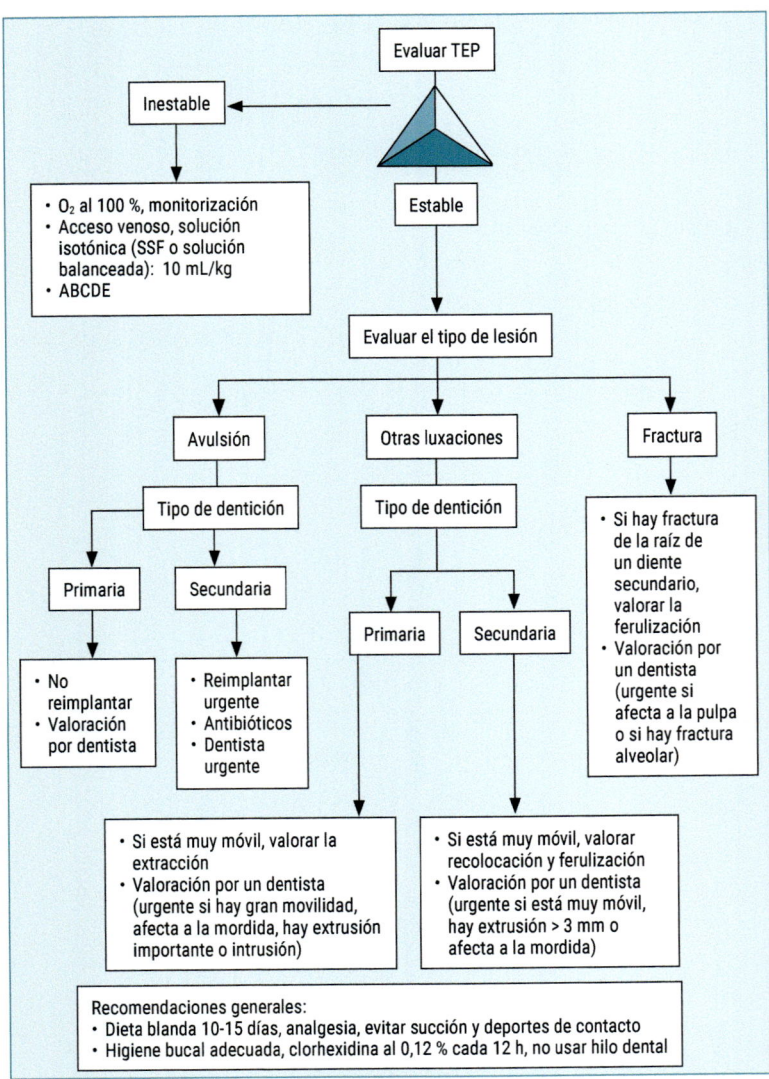

Evaluar TEP

Inestable

- O₂ al 100 %, monitorización
- Acceso venoso, solución isotónica (SSF o solución balanceada): 10 mL/kg
- ABCDE

Estable

Evaluar el tipo de lesión

Avulsión | Otras luxaciones | Fractura

Tipo de dentición (Avulsión)

Primaria | Secundaria

- No reimplantar
- Valoración por dentista

- Reimplantar urgente
- Antibióticos
- Dentista urgente

Tipo de dentición (Otras luxaciones)

Primaria | Secundaria

Fractura:
- Si hay fractura de la raíz de un diente secundario, valorar la ferulización
- Valoración por un dentista (urgente si afecta a la pulpa o si hay fractura alveolar)

Primaria (Otras luxaciones):
- Si está muy móvil, valorar la extracción
- Valoración por un dentista (urgente si hay gran movilidad, afecta a la mordida, hay extrusión importante o intrusión)

Secundaria (Otras luxaciones):
- Si está muy móvil, valorar recolocación y ferulización
- Valoración por un dentista (urgente si está muy móvil, hay extrusión > 3 mm o afecta a la mordida)

Recomendaciones generales:
- Dieta blanda 10-15 días, analgesia, evitar succión y deportes de contacto
- Higiene bucal adecuada, clorhexidina al 0,12 % cada 12 h, no usar hilo dental

OBJETIVOS
- Conocer el manejo inicial de los traumatismos dentales.
- Identificar las lesiones dentales que constituyen una urgencia verdadera.
- Manejar de forma adecuada el tratamiento del diente permanente avulsionado.

CONCEPTOS IMPORTANTES

- **Dientes primarios:** primer juego de dientes durante la ontogenia, exclusiva hasta los 5-6 años.
- **Dientes secundarios:** dientes mucho más fuertes y grandes, que erupcionan desde los 6-7 a los 12 años y que conformarán el sistema dental durante toda la vida. A los 13 años, toda la dentición es permanente en la mayoría de los casos.
- **Tipos de lesiones dentales:**
  - Fracturas dentales: roturas que afectan al diente o al hueso alveolar que lo soporta. Según la parte dañada (**Fig. 4.5.-1**):
    - Corona:
      - Fisuras: lesión del esmalte sin pérdida de sustancia ni separación de fragmentos.

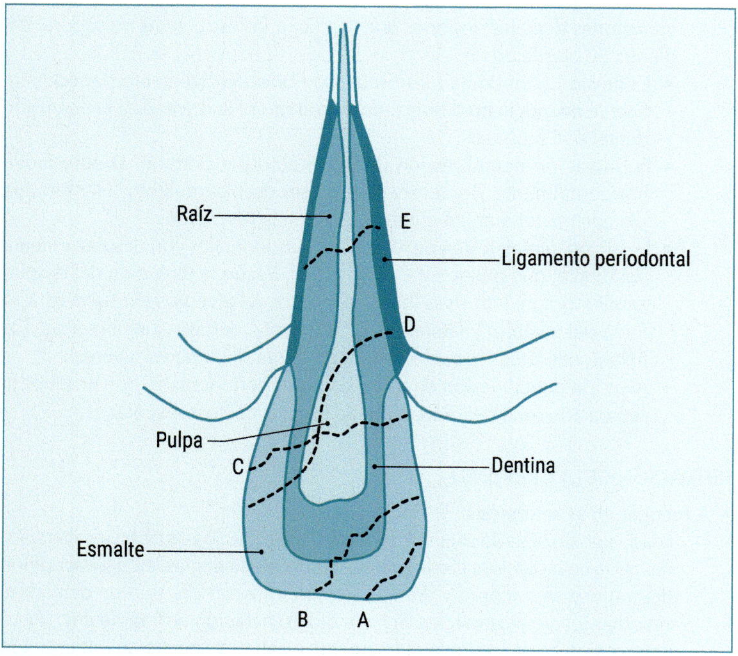

Figura 4.5-1. Clasificación de las fracturas dentales.

- ○ Fracturas: cuando hay separación de fragmentos:
  - ◆ No complicadas:
    Fracturas que afectan al esmalte (A): coloración blanca. Aumento de la sensibilidad al frío. No suele haber dolor.
    Fracturas que afectan al esmalte y a la dentina (B): coloración amarillenta. Aumento de la sensibilidad al frío, a las bebidas o al contacto directo.
  - ◆ Complicadas:
    Fracturas con exposición pulpar (C): afectan al esmalte, la dentina y la pulpa. Signos de sangrado (coloración rosácea). Dolor intenso.
  - ▪ Raíz: son inusuales antes de los 10 años. Se objetiva alargamiento del diente, mayor movilidad de la corona, sangrado gingival y, a veces, cambio de color. Pueden afectar solo a la raíz (D), o ser oblicuas de la corona y la raíz (E). Estas últimas afectan al esmalte, a la dentina y al cemento radicular, perdiéndose la estructura del diente, y pueden afectar o no a la pulpa.
  - ▪ Fractura alveolar: cuando se afecta el hueso alveolar. Causa luxación de múltiples dientes. Se objetiva maloclusión, y una elevada movilidad de varios dientes a la palpación o movilización. La fractura puede extenderse a los huesos adyacentes (maxilar, mandíbula).
- – Luxaciones dentales: lesiones que afectan a las estructuras de soporte del diente. Se clasifican en:
  - ▪ Contusión periodontal: lesión de las fibras del ligamento periodontal. Diente no móvil, no desplazado. Sensibilidad aumentada a la percusión dental o al masticar.
  - ▪ Subluxación dental: lesión del ligamento periodontal. Diente móvil horizontalmente y/o verticalmente, sin desplazamiento. Hemorragia y/o edema del margen gingival. Dolor a la percusión.
  - ▪ Luxación dental: lesión de los tejidos periodontales con desplazamiento del diente, que puede estar fijo o móvil. Según la dirección del desplazamiento, son: intrusivas (hacia el interior del alvéolo), extrusivas (hacia fuera del alvéolo) y laterales (hacia delante, detrás o lateralmente). Las luxaciones laterales suelen asociar fractura de la pared alveolar.
  - ▪ Avulsión dental: lesión de todas las fibras periodontales que produce la separación total del diente. Puede asociar fractura alveolar.

ESTIMACIÓN DE LA GRAVEDAD

- **A recoger en la anamnesis:**
  - – Edad, alergias, estado vacunal, medicaciones, patologías de base (alteraciones de la coagulación, cardiopatías, inmunodeficiencias, etc.), descripción del traumatismo (cómo y dónde), tiempo transcurrido, tipo de dentición, síntomas locales y generales. Si ha habido separación de fragmentos: documentar si se ha encontrado el fragmento o si hay sospecha de incrustación en piel/mucosas, ingestión o aspiración.

- **A registrar en la exploración general:**
  - Triángulo de evaluación pediátrica (TEP), constantes vitales (frecuencia cardíaca [FC], frecuencia respiratoria [FR], presión arterial [PA] y SatO$_2$, según la situación clínica), exploración por aparatos (función respiratoria y neurológica), exploración de la cara (simetría, sensibilidad, lesiones de partes blandas, fracturas) y de la cavidad oral, en busca de lesiones de partes blandas, heridas, sangrado gingival, cuerpos extraños, fragmentos de dientes, fracturas de dientes o luxaciones, movilidad dental, coloración, sensibilidad dental o dolor a la percusión, y maloclusión dentaria.

PRUEBAS COMPLEMENTARIAS

- En general, no están indicadas de urgencia, ya que la técnica de elección para valorar un traumatismo dental es la radiografía intraoral, que no está disponible de forma sistemática en los servicios de urgencias. Si se sospecha la existencia de un fragmento de diente incrustado en la piel o las mucosas, hay que valorar una radiografía de la zona.
- Ante la sospecha de fracturas faciales/mandibulares, o la duda entre una intrusión o una avulsión dental, se recomienda la realización de estudios específicos, bien con radiografías, bien con tomografía computarizada (TC).

TRATAMIENTOS

- **Tratamiento general:** tanto en lesiones de diente primario, como secundario:
  - Dieta blanda durante 10-15 días.
  - Analgesia.
  - Evitar la succión (chupetes, pulgar), no usar hilo dental ni participar en deportes de contacto.
  - Buena higiene bucal: cepillado con un cepillo suave y enjuagues con clorhexidina al 0,12 % cada 12 h durante 7-15 días; en los lactantes, aplicar clorhexidina al 0,12 % local con un algodón o una gasa.
- **Tratamiento específico:**
  - **Traumatismo de un diente primario:** no reimplantar si está avulsionado o desplazado.
    - Si hay una gran movilidad del diente con posibilidad de aspiración, valorar la extracción urgente.
    - Consulta inmediata al dentista en casos de gran movilidad dental, extrusiones importantes (> 3 mm), luxaciones que afecten a la mordida e intrusiones. El resto de las lesiones deben valorarse lo antes posible. Las fracturas alveolares deben valorarse de forma urgente por un dentista o un cirujano maxilofacial.
  - **Traumatismo de un diente secundario:** en función del tipo de lesión:
    - Fracturas dentales: las fracturas que afectan a la pulpa deben valorarse de forma urgente, ya que el pronóstico depende del grado de exposición pulpar, del intervalo entre el traumatismo y el tratamiento, y de la madurez del diente afectado. El resto se remitirá al dentista lo antes posible (en general, en las siguientes 48 h). En las fracturas de la raíz puede ser preciso

la recolocación y ferulización. Se recomienda guardar el fragmento dental (si se conserva) en suero salino.

- Fracturas alveolares: valoración urgente por un dentista o un cirujano maxilofacial.
- Luxaciones del diente: en casos de dientes muy móviles, valorar la recolocación y la fijación, especialmente en extrusiones importantes (> 3 mm) o luxaciones laterales con maloclusión. Se remitirá al dentista lo antes posible, o inmediatamente si no hay posibilidad de recolocación.
- Avulsión dental: es una urgencia médica. El pronóstico es mejor cuando se reimplanta antes de 15-30 min, y es peor cuando la reimplantación se efectúa después de transcurridas más de 2 h.
  - El tratamiento de elección es la reimplantación lo antes posible. El procedimiento para hacerlo en el lugar del accidente sería:
    - ◆ Tomar el diente por la corona sin tocar la raíz.
    - ◆ Limpiar la corona y la raíz irrigando con suero salino, leche o saliva, sin frotar la raíz.
    - ◆ Reimplantar el diente en su alvéolo de forma manual.
    - ◆ Mantenerlo en su sitio haciendo que el paciente muerda una gasa, un pañuelo o una toalla.
    - ◆ Remitir a un dentista de forma urgente.
  - Si no es posible la reimplantación inmediata, acudir a urgencias/dentista para que se efectúe. El diente debe transportarse en un medio adecuado (leche fría, medios comerciales especiales, saliva, boca del paciente o del padre [debajo de la lengua], suero salino). Nunca se debe dejar al aire.
  - Valorar el tiempo extraoral:
    - ◆ Menos de 60 min: lavar la raíz con suero sin tocarla, sujetando el diente por la corona. Si hay contaminación o restos, quitarlo agitando el diente suavemente en el medio de transporte o irrigar con suero.
    - ◆ Más de 60 min: eliminar el tejido necrótico de la raíz con una gasa embebida en suero o agitando el diente en el medio de transporte.
  - Anestesia local o mediante bloqueo regional (v. **capítulo 1.40, Sedoanalgesia: Procedimientos**). Valorar la sedación.
  - Limpiar la zona con clorhexidina al 0,12 %. Irrigar el alvéolo con suero estéril para eliminar los restos. En caso de fractura alveolar, conformar el alvéolo con un instrumento redondo y palpación.
  - Recolocar el diente en su alvéolo con una presión digital ligera.
  - Una vez colocado, aspirar y secar el diente con un aspirador de pared, así como los dientes sanos que queden a cada lado.
  - Aplicar adhesivo autograbante y fotopolimerizar.
  - Adaptar la férula a los dientes con los pulgares. Aplicar *composite* líquido y fotopolimerizar.
  - Remitir al dentista lo antes posible para el tratamiento definitivo.

- ○ Contraindicaciones de la reimplantación: caries importante o enfermedad periodontal, enfermedad sistémica grave (inmunodeficiencia, enfermedad cardíaca, etc.).
- **Tratamiento antibiótico:** indicado en avulsiones de diente definitivo y en aquellos pacientes con riesgo de desarrollar endocarditis. El antibiótico debe cubrir gérmenes de la flora intraoral.
  - Primera elección: amoxicilina v.o. 40-50 mg/kg/día, cada 8 h (máximo: 500 mg/dosis).
  - En pacientes alérgicos:
    - \> 12 años: doxiciclina v.o.: 100 mg cada 12 h (máximo: 200 mg/día).
    - < 12 años:
      - ○ Azitromicina: 10 mg/kg/día, cada 24 h (máximo: 500 mg/día).
      - ○ Metronidazol: 30 mg/kg/día, cada 8 h (máximo: 500 mg/dosis).
  - Duración: 5 a 7 días.
- **Profilaxis del tétanos:** según el estado vacunal del niño, indicada en las heridas sucias y considerar en los niños con dientes avulsionados, laceraciones profundas, dientes intruidos o grandes luxaciones, independientemente de si son dientes primarios o secundarios.
- **Problemas con la ortodoncia:** derivar al dentista lo antes posible. Si esto no es posible, se puede doblar, cortar o moldear el alambre para aliviar las lesiones sobre los tejidos blandos de la boca.

RECUERDE QUE...

- La avulsión de un diente permanente es una urgencia.
- El diente primario avulsionado no debe reimplantarse.
- La luxación muy móvil o que afecte a la mordida, las extrusiones graves, las intrusiones, las fracturas que afectan a la pulpa y la avulsión dentaria se deben derivar al dentista de forma urgente. El resto de lesiones, salvo las contusiones y las fracturas del esmalte, lo antes posible.
- Se valorará la extracción de un diente primario luxado si es muy móvil, porque existe riesgo de aspiración

BIBLIOGRAFÍA

American Academy of Pediatric Dentistry. Antibiotic prophylaxis for dental patients at risk for infection. En: The reference manual of pediatric dentistry. Chicago: American Academy of Pediatric Dentistry; 2022. p. 500-6.

Bourguignon C, Cohenca N, Lauridsen E, Flores MT, O'Connell AC, Day PF, et al. International Association of Dental Traumatology guidelines for the management of traumatic dental injuries: 1. Fractures and luxations. Dent Traumatol. 2020;36(4):314-30.

Day P, Flores MT, O'Connell A, Abbott PV, Tsilingaridis G, Fouad AF, et al. International Association of Dental Traumatology guidelines for the management of traumatic dental injuries: 3. Injuries in the primary dentition. Dent Traumatol. 2020;36(4):343-59.

Fida Z, Chase II, Padwa BL. Dental trauma. En: Shaw KN, Bachur RG (eds.). Fleisher & Ludwig's textbook of pediatric emergency medicine. 8ª ed. Filadelfia: Wolters Kluwer; 2021. p. 1104-11.

Fouad AF, Abbott PV, Tsilingaridis G, Cohenca N, Lauridsen E, Bourguignon C, et al. International Association of Dental Traumatology guidelines for the management of traumatic dental injuries: 2. Avulsion of permanent teeth. Dent Traumatol. 2020;36(4):331-42.

Jones LC. Dental trauma. Oral Maxillofac Surg Clin North Am. 2020;32(4):631-8.

Keels MA; Section on Oral Health American Academy of Pediatrics. Management of dental trauma in a primary care setting. Pediatrics. 2014;133(2):e466-76.

Levin L, Day PF, Hicks L, O'Connell A, Fouad AF, Bourguignon C, et al. International Association of Dental Traumatology guidelines for the management of traumatic dental injuries: general introduction. Dent Traumatol. 2020;36(4):309-13.

McTigue DJ, Azadani E. Evaluation and management of dental injuries in children. UpToDate. 2023. Disponible en: https://www.uptodate.com

Sosovicka M, DeMerle M. Adolescent orofacial trauma. Dent Clin North Am. 2021;65(4):787-804.

Traumatismo facial

4.6

M. González Balenciaga

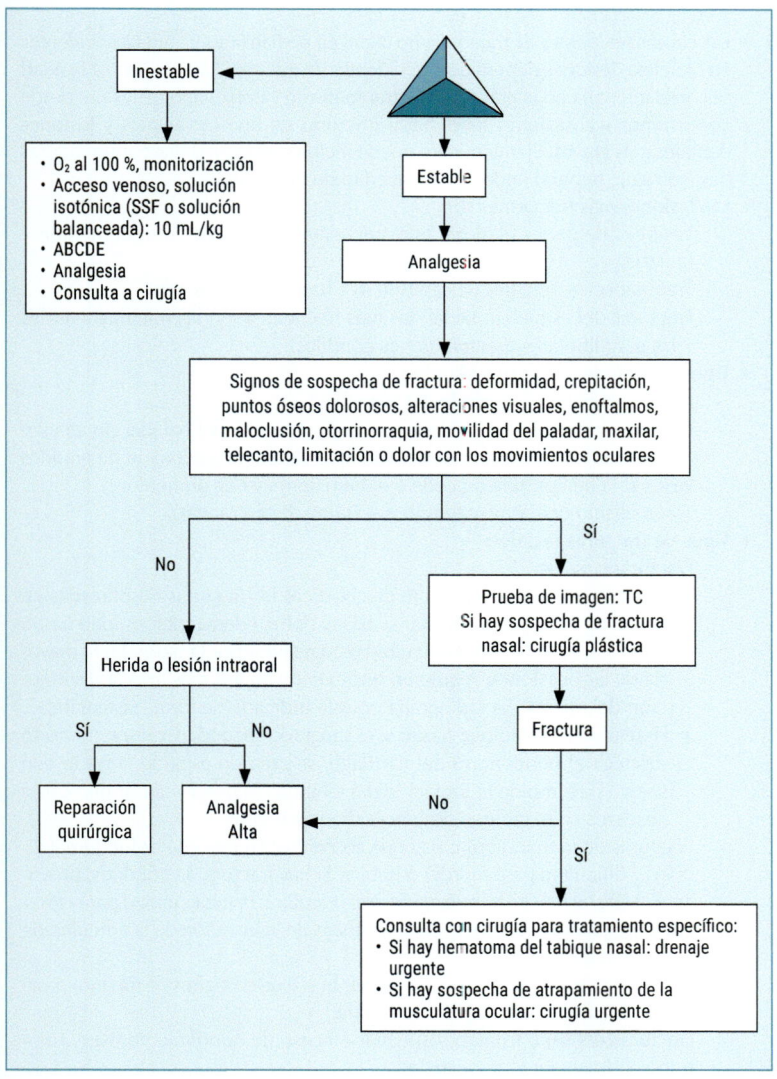

OBJETIVOS
- Conocer el manejo inicial de los traumatismos faciales.
- Identificar aquellas lesiones faciales que requieren tratamiento específico.

CONCEPTOS IMPORTANTES

- Las causas frecuentes de traumatismo facial en pediatría son: caídas, accidentes en bicicleta, lesiones deportivas y accidentes de tráfico. El mecanismo y la edad se correlacionan con la gravedad del traumatismo y con el tipo de lesión: desde contusiones y abrasiones leves hasta fracturas de huesos faciales y lesiones dentales más graves. El tratamiento puede incluir desde medidas conservadoras hasta cirugía, dependiendo de la gravedad de la fractura.
- Las lesiones más frecuentes son:
  - Lesiones de partes blandas: más frecuentes en el área entre el mentón y la nariz.
  - Traumatismos dentales (v. **capítulo 4.5 Traumatismo dental**).
  - Fracturas del esqueleto facial: las más frecuentes son las fracturas nasales y las mandibulares (fractura de los cóndilos).
- **Tipos de lesiones de partes blandas:**
  - Heridas faciales (v. **capítulo 4.1 Heridas**).
  - Lesiones intraorales: las lesiones de la zona media del paladar no afectan a vasos sanguíneos importantes. Hay que valorar la afectación de grandes vasos si la hemorragia no cede o el hematoma va en aumento.
  - Traumatismo ocular (v. **capítulo 4.8 Traumatismo ocular**).
- **Tipos de fracturas faciales:**
  - Fracturas nasales:
    - La exploración física permite diagnosticar las fracturas desplazadas en los niños. Hay que sospechar si existe: dolor, edema, deformidad nasal, epistaxis, crepitación o dificultad para respirar por la nariz. En la mayoría de las ocasiones, requieren revaluación en 4-5 días, tras la disminución del edema. La radiografía no está indicada de forma sistemática.
    - Hematoma del tabique nasal: si el sangrado secundario al traumatismo despega el pericondrio del cartílago, se crea un espacio cerrado con sangre que impide la irrigación del tabique. Se puede causar necrosis y abscesos en el tabique. Requiere drenaje urgente.
  - Fracturas de la mandíbula: hay que sospechar en caso de dolor, tumefacción, y dificultad para morder o hablar. Si hay fractura de cóndilos, provocará maloclusión. La tumefacción preauricular y la incapacidad para cerrar completamente la boca son características de la luxación de la articulación temporomandibular.
  - Fracturas nasoetmoidales: se sospecharán si existen signos de fractura nasal con telecanto, epistaxis y/o rinorraquia.
  - Fracturas del seno frontal: sospechar en caso de hundimiento óseo, rinorraquia y/o alteraciones visuales.

- Fracturas de la órbita: sospechar ante la presencia de síntomas vagales graves, tumefacción, hematoma periorbitario, diplopia, disminución de la agudeza visual, enoftalmos, distopia orbitaria (asimetría del eje ocular), miosis, limitación del movimiento extraocular y/o dolor ocular con el movimiento.
- Fracturas maxilares: afectan a los huesos superiores de la cara, incluyendo el maxilar superior y el paladar. Los síntomas pueden consistir en dolor facial intenso, sangrado de las encías, dificultad para morder o masticar, y/o deformidad facial.
- Fracturas de los huesos cigomáticos: sospechar si existe dolor, tumefacción, deformidad facial, y/o dificultad para abrir y cerrar los ojos.
- Fracturas de Le Fort: están causadas por traumatismos de alta energía. Conllevan la separación de los huesos maxilares y el complejo nasal de la base del cráneo.
  - Fractura de Le Fort I: separación horizontal de los huesos maxilares, justo por encima del nivel de los dientes. Puede afectar al paladar y a los dientes superiores. Se sospechará si hay dolor facial, y movilidad dental y del paladar duro.
  - Fractura de Le Fort II: separación horizontal a través de los huesos maxilares, que incluye la base de la nariz y los huesos orbitarios. Sospechar cuando exista dolor facial intenso, gran edema facial, telecanto, hemorragias subconjuntivales, movilidad del maxilar, epistaxis y/o rinorraquia.
  - Fractura de Le Fort III: separación completa de los huesos maxilares de la base del cráneo. Sospechar si hay elongación y aplanamiento de la cara, desplazamiento posterior del maxilar, epistaxis y rinorraquia.

ESTIMACIÓN DE LA GRAVEDAD

La evaluación del ABC y la estabilización de la vía aérea constituye el primer objetivo en un niño con traumatismo facial.

La vía aérea se puede obstruir por sangre, dientes o partes blandas. Las fracturas mandibulares graves favorecen la caída posterior de la lengua por pérdida de soporte de la musculatura subglótica.

Se debe valorar la intubación precoz en los traumatismos faciales graves por la reacción inflamatoria asociada.

- **A recoger en la anamnesis:**
  - Edad, alergias, estado vacunal, medicaciones, patologías de base (alteraciones de la coagulación, cardiopatías, inmunodeficiencias, etc.), descripción del traumatismo (cómo y dónde), tiempo transcurrido, síntomas generales y locales (emisión de líquido claro por nariz/oídos, epistaxis, alteraciones visuales/auditivas, problemas de oclusión dentaria o parestesias faciales).
- **A registrar en la exploración general:**
  - Triángulo de evaluación pediátrica (TEP), constantes vitales (frecuencia cardíaca [FC], frecuencia respiratoria [FR], presión arterial [PA] y saturación de oxígeno [SatO$_2$], según la situación clínica), escala de dolor,

exploración por aparatos (función respiratoria y neurológica), exploración de la cara (simetría, sensibilidad, lesiones de partes blandas, fracturas [se debe prestar especial atención a las eminencias malares, los arcos cigomáticos, los cóndilos mandibulares, y los rebordes orbitarios superior e inferior]), la cavidad oral (en busca de lesiones de partes blandas, trismo, heridas, sangrado gingival, cuerpos extraños, fragmentos de dientes, fracturas de dientes o luxaciones, movilidad dental, coloración, sensibilidad dental o dolor a la percusión, y maloclusión dentaria), los ojos (en busca de hematomas, heridas, ptosis, enoftalmos, exploración de pupilas y movimientos oculares) y la nariz (en busca de asimetrías, tumefacción, epistaxis, obstrucción o hematoma en el tabique).

– La palpación ósea debe seguir un orden: hueso frontal, seno frontal, borde orbitario, huesos nasales, huesos malares, arcos cigomáticos, maxilar y mandíbula. La palpación mandibular irá desde la articulación temporomandibular hasta la sínfisis.

PRUEBAS COMPLEMENTARIAS

• Ante la sospecha de fracturas faciales/mandibulares, se recomienda la realización de estudios específicos, bien con radiografías, bien con tomografía computarizada (TC).
• La sospecha de fractura nasal es clínica. No está indicada la realización de pruebas de imagen de manera sistemática.
• Radiografía simple: a pesar de sus limitaciones para valorar las fracturas faciales en niños, existen proyecciones específicas que pueden ser de utilidad:
  – Proyección de Waters: proporciona la visualización de la región del tercio medio facial, es decir, los bordes y el suelo de la órbita, los huesos nasales, cigomático y maxilar.
  – Proyección de los senos frontales o de Caldwell: proporciona la visualización de los dos tercios superiores de la cara, incluyendo la visualización del borde orbitario superior, y los senos frontales y nasoetmoidal.
  – Proyección lateral de los huesos propios: es útil para la detección de fracturas en la pared anterior del seno frontal, el anterior y las paredes posteriores del seno maxilar, y los huesos nasales.
  – Proyección de Towne o submentoniana: proporciona la visualización del cuerpo y el arco cigomáticos.
  – Proyección panorámica u ortopantomográfica: proporciona la visualización de toda la mandíbula y los dientes inferiores.
• TC: es la prueba de elección si existe sospecha de fractura.

TRATAMIENTOS

• Los objetivos generales en el tratamiento de las fracturas faciales son:
  – Evaluación y estabilización de la vía aérea.
  – Evaluación y control del dolor.
  – Derivación a un especialista para evaluar el tratamiento específico de cada fractura.

- **Tratamiento específico:**
  - **Fracturas nasales:**
    - Si existe hematoma del tabique, se requiere drenaje urgente y antibioterapia sistémica (v. **tratamiento en capítulo 6.38 Sinusitis**).
    - Si no existe hematoma del tabique, se derivará a cirugía plástica y se efectuará una nueva valoración en 3-5 días, tras la disminución del edema.
    - Si existe una fractura desplazada, se realizará la reparación quirúrgica en un plazo de 7 días.
  - **Fractura mandibular:** la mayoría de las fracturas mandibulares no desplazadas se pueden tratar de forma conservadora:
    - Fracturas de cóndilo unilateral sin maloclusión.
    - Fracturas de la sínfisis.
    - Fractura del ángulo y el cuerpo mandibulares.
    El resto de fracturas se tratará con reducción cerrada y/o fijación maxilar-mandibular (considerar la antibioterapia).
  - **Luxación de la articulación temporomandibular:** sedación con benzodiacepinas para facilitar la maniobra de reducción por relajación muscular.
    - Sujeción de la mandíbula con la mano contralateral al lado afectado.
    - Se colocará el pulgar sobre la cara superior de los molares posteriores, y el resto de los dedos en el borde inferior mandibular.
    - Ejercer una suave presión hacia abajo y hacia atrás.
    - Dirigir la maniobra con la otra mano, que se posiciona sobre la articulación.
  - **Fracturas de la órbita:** si existen signos de atrapamiento de los músculos extraoculares, requiere reparación quirúrgica urgente para evitar isquemia y fibrosis del músculo.

RECUERDE QUE…
- La evaluación y la estabilización de la vía aérea es prioritaria en un niño con un traumatismo facial.
- Los traumatismos nasales no requieren la realización de pruebas de imagen de forma sistemática.
- La TC es el estudio de imagen de elección ante la sospecha de una fractura facial.
- El hematoma del tabique nasal requiere drenaje urgente.

BIBLIOGRAFÍA

Aronson PL, Neuman MI. Facial trauma En: Shaw KN, Bachur RG (eds.). Fleisher & Ludwig's textbook of pediatric emergency medicine. 8ª ed. Filadelfia: Wolters Kluwer; 2020. p. 1122-30.

Dogan S, Kalafat UM, Yüksel B, Karaboğa T, Basturk M, Ocak T. Use of radiography and ultrasonography for nasal fracture identification in children under 18 years of age presenting to the ED. Am J Emerg Med. 2017;35(3):465-8.

Eggensperger Wymann NM, Holzle A, Zachariou Z, Iizuka T. Pediatric craniofacial trauma. J Oral Maxillofac Surg. 2008;66(1):58-64.

Lee DH, Jang YJ. Pediatric nasal bone fractures: does delayed treatment really lead to adverse outcomes? Int J Pediatr Otorhinolaryngol. 2013;77(5):726-31.

Miller AF, Elman DM, Aronson PL, Kimia AA, Neuman MI. Epidemiology and predictors of orbital fractures in children. Pediatr Emerg Care. 2018;34(1):21-4.

Paek SH, Jung JH, Kwak YH, Kim DK, Lee JH, Jung JY, et al. Clinical decision rule to identify orbital wall fracture among children: retrospective derivation and validation study. Pediatr Emerg Care. 2020;36(5):e280-4.

Ryan ML, Thorson CM, Otero CA, Ogilvie MP, Cheung MC, Saigal GM, et al. Pediatric facial trauma: a review of guidelines for assessment, evaluation, and management in the emergency department. J Craniofac Surg. 2011;22(4):1183-9.

Traumatismo genital

4.7

R. Martínez Mas

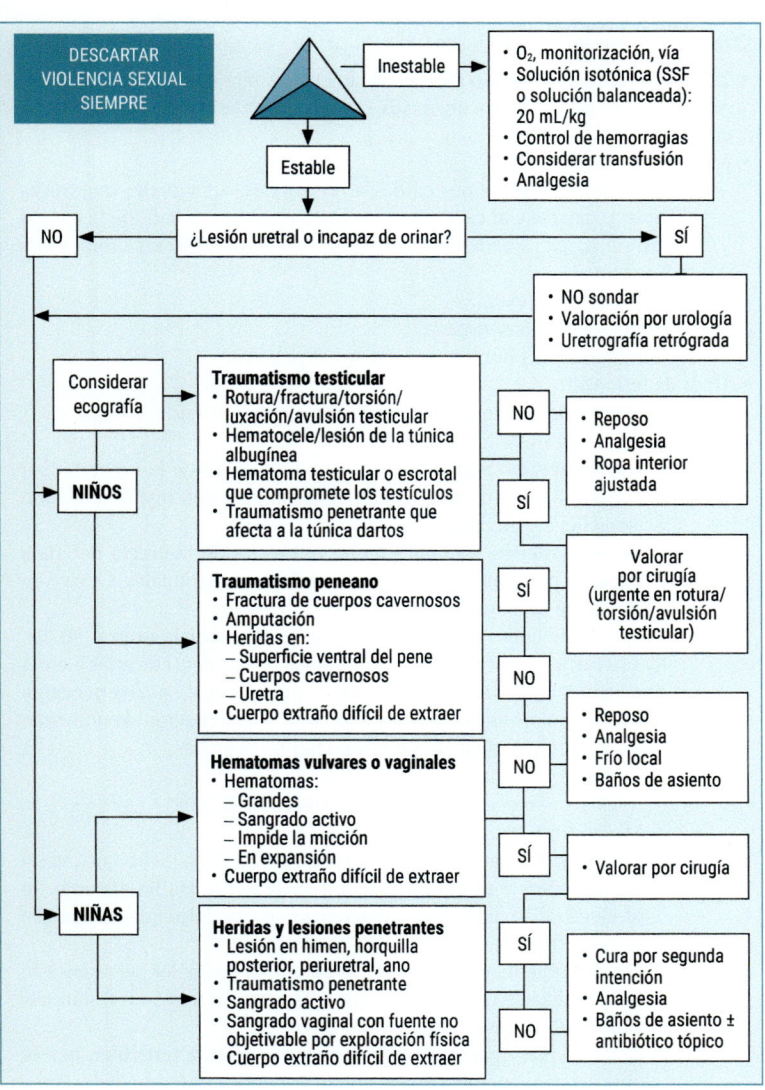

> **OBJETIVOS**
> - Evaluar y manejar las lesiones producidas por un traumatismo genital.
> - Conocer la sistemática para explorar a pacientes con traumatismo genital.
> - Identificar las urgencias quirúrgicas.

CONCEPTOS IMPORTANTES

- **Traumatismo genital:** motivo de consulta frecuente, rara vez grave y en general manejable por el pediatra de urgencias, con escasa necesidad de exploraciones complementarias.
- Mecanismo de lesión:
  - Traumatismos directos por caídas a horcajadas: actividades deportivas (bicicleta, patadas), al caer entre una barra de juego, al salir de la bañera o la piscina, etc. Pueden ser contusos o penetrantes (estos últimos son más graves).
  - Agresión física o sexual.
  - Relación sexual consensuada.
  - De forma indirecta por fracturas de ramas pélvicas.
- **Tipos de lesiones:**
  - **En ambos sexos:** lesión uretral: más frecuente en varones.
    - Mecanismo:
      - Uretra anterior: traumatismo directo (contusión de la uretra bulbar contra el pubis o rama isquiática de la pelvis) o instrumentación (sondaje, cistoscopia).
      - Uretra posterior: traumatismo grave por lesión indirecta debida a fracturas pélvicas o traumatismos penetrantes perineales. Ocurre en el 5 % de las fracturas pélvicas.
    - El signo más típico es el **sangrado espontáneo por la uretra** (90 %). Menos frecuente: hematuria macroscópica (en ausencia de otras fuentes de sangrado), dificultad en la micción, globo vesical, edema peneano, edema o equimosis perineal o periuretral, y la palpación de un hematoma o de desplazamiento prostático por tacto rectal.
  - **En los niños:**
    - Traumatismo en el escroto y los testículos (**Fig. 4.7-1**):
      - Mecanismo: traumatismo directo.
      - Las lesiones graves son infrecuentes, debido al pequeño tamaño de los testículos y su gran movilidad en la bolsa. Habitualmente, se produce inflamación leve y eritema, junto con dolor que desaparece en poco tiempo.
      - Si existe eritema y tumefacción importantes, o el dolor persiste > 1 h, debe realizarse una ecografía para descartar la torsión o lesión testicular subyacente.
      - La lesión más importante a identificar es la **rotura testicular**, que se objetiva por la pérdida de integridad testicular por lesión de la túnica

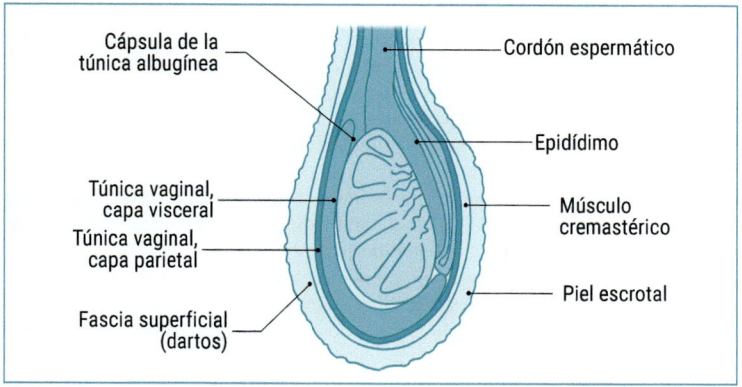

Cápsula de la túnica albugínea

Cordón espermático

Epidídimo

Túnica vaginal, capa visceral

Túnica vaginal, capa parietal

Músculo cremastérico

Fascia superficial (dartos)

Piel escrotal

Figura 4.7-1. Anatomía testicular (corte longitudinal).

albugínea o presencia de hematocele (sangre en la túnica vaginal, que indica disrupción de la túnica albugínea).

○ Si el dolor inicial desaparece y reaparece en 12-24 h, es sugestivo de **epididimitis traumática**. El testículo suele estar tumefacto e hiperémico, y presenta dolor con la palpación del epidídimo. Se confirma por ecografía.

■ Traumatismo peneano:

○ Mecanismo: yatrogenia (circuncisión) o traumatismo directo (caída de la tapa del WC, estrangulación de pene por pelo, atrapamiento con la cremallera, etc.).

○ Estrangulación del pene por pelo: puede confundirse con balanitis o parafimosis. Si evoluciona, produce isquemia local y necrosis, con posible aparición de fístulas cutaneouretrales, amputación del glande o pérdida de sensibilidad de este.

○ Atrapamiento por la cremallera (v. **capítulo 1.33 Pene o escroto atrapados por cremallera: liberación**).

○ Fractura del pene por rotura de los cuerpos cavernosos: por traumatismo del pene erecto sobre una superficie dura. Es más frecuente en adolescentes. Refieren una sensación de «crac» tras el traumatismo, y posteriormente, dolor, edema y detumescencia del pene. Suele producirse un hematoma por extravasación, que puede alcanzar la pared abdominal, y deformidad del pene en berenjena. Puede asociar lesión uretral.

■ Heridas peneanas/escrotales:

○ Mecanismo: traumatismo directo o lesión penetrante. En función de la profundidad, hay que sospesar la posibilidad de lesiones internas, sobre todo en la cara ventral del pene (trayecto de la uretra más cercano), y lesiones escrotales con afectación de la túnica dartos (fascia superficial fibrosa de color blanquecino, situada inmediatamente por debajo de la piel escrotal).

- **En las niñas:** la estructura que se daña con más frecuencia son los labios, y las lesiones más habituales son: hematomas, laceraciones y abrasiones leves. Pueden acompañarse de sangrados importantes, ya que la zona está muy vascularizada y hay poco tejido adiposo.
  - Hematomas vulvares/vaginales:
    - Mecanismo: contusión directa o indirecta (especialmente en los hematomas vaginales).
    - Si se acompañan de una herida incisa, suelen sangrar profusamente. Si no hay herida, al estar confinados bajo la mucosa suelen contenerse por la presión ejercida sobre él.
    - Pueden presentar un crecimiento muy rápido, con riesgo de:
      - ◆ Compresión externa de la uretra, que dificulta la micción.
      - ◆ Necrosis de la mucosa que lo contiene, por isquemia por presión.
  - Laceraciones y lesiones penetrantes:
    - Mecanismo: traumatismo directo o lesión penetrante (tras caída sobre un objeto puntiagudo, introducción de un objeto punzante, accidentes de tráfico o chorro de agua a presión al practicar deportes acuáticos).
    - Pueden producir sangrados abundantes, y causar hipovolemia y *shock*, especialmente las lesiones profundas.
    - Puede haber afectación de otras zonas (ano, recto, uretra, abdomen).

ESTIMACIÓN DE LA GRAVEDAD

- **A recoger en la anamnesis:**
  - Mecanismo de lesión: cuándo, cómo y con qué objeto.
  - Síntomas: sangrado, dolor, síntomas vegetativos (sugestivos de lesión testicular), disuria, incapacidad de orinar.
  - Distinguir si la lesión ha sido no intencionada o si se trata de violencia sexual (v. **capítulo 6.45 Violencia sexual**). Las lesiones no intencionadas suelen ser unilaterales, superficiales y mayoritariamente en los genitales externos:
    - En las niñas: monte de Venus, capucha del clítoris y labios menores en la zona anterior o lateral al himen.
    - En los niños: superficie escrotal o peneana.
  - Una historia que no encaja con los hallazgos debe hacer sospechar de violencia sexual.
- **A registrar en la exploración general:**
  - Constantes: no serán necesarias, salvo en casos de traumatismos graves.
  - Evaluación del dolor: el dolor o la ansiedad del paciente pueden dificultar el examen físico. Se puede facilitar aplicando frío local, lubricante urológico o gel de lidocaína al 2 % (dosis máxima: 0,2 mL/kg) en el área afectada, mediante una gasa y/o con distracción o sedoanalgesia (v. **capítulo 1.40 Sedoanalgesia: procedimientos**).
  - En todo traumatismo genital se debe **descartar una lesión uretral**: asegurar la capacidad de orinar (mediante analgesia oral o tópica, si es necesario), así como descartar la presencia de sangrado uretral o hematuria macroscópica.

- Exploración minuciosa de los genitales y el área perianal para detectar el origen de las lesiones y asegurarse de que se correlacionan con la historia clínica. Las posiciones adecuadas para llevar a cabo la exploración son:
  - Niñas:
    - Posición de rana o mariposa: en decúbito supino, con las piernas en genuflexión encima de la camilla o encima del progenitor para disminuir la ansiedad (v. **capítulo 6.46 Vulvovaginitis**).
    - Posición *knee-chest*: en decúbito prono encima de la camilla, de rodillas y apoyando el tórax en la camilla.
  - Niños: en general, será suficiente en decúbito supino o de pie. Para el periné, la región perianal y la porción posterior del escroto, puede que sea necesaria la posición *knee-chest*.
- Descripción de las lesiones:
  - Hematomas, edema.
  - Laceraciones, erosiones.
  - Deformidades.
  - Cuerpos extraños.
  - Sangrado: la irrigación con suero puede ayudar a definir su origen.
  - En niñas: si el himen está íntegro, es muy poco probable un origen vaginal del sangrado, en especial si hay una lesión externa que pueda justificarlo.
  - En niños:
    - Reflejo cremastérico.
    - Palpación y transiluminación del testículo para localización, integridad y características.

PRUEBAS COMPLEMENTARIAS

- Tira reactiva de orina: para detectar hematuria.
- Ecografía Doppler testicular: cuando se requiera la valoración de la integridad testicular o haya sospecha de una epididimitis traumática.
- Uretrografía retrógrada o cistografía: si se sospecha una lesión uretral.
- Analítica general: en las lesiones que requieran valoración en el quirófano. Valorar extraer una reserva sanguínea en los casos en los que se sospeche un sangrado importante (lesiones vaginales o vulvares profundas que se extienden al fondo de saco de Douglas).
- Ecografía o tomografía computarizada (TC) abdominal/pélvica: en traumatismos graves o lesiones penetrantes en las que se sospeche una afectación abdominal o de estructuras vecinas.

TRATAMIENTOS

- En el **paciente inestable**, se debe monitorizar, realizar ABCDE y efectuar una evaluación primaria según el protocolo del paciente politraumatizado (v. **capítulo 2.11 Politraumatismo**), dejando la valoración genital para la evaluación secundaria.

- **Analgesia**: oral, intravenosa, nasal, etc. (v. **capítulo 1.10 Dolor: evaluación y tratamiento**), o tópica (frío local, irrigación con suero salino fisiológico [SSF], lubricante urológico o 0,2 mL/kg de lidocaína viscosa al 2 %).
- Si hay un **cuerpo extraño**, intentar retirarlo con irrigaciones de agua tibia. Si no se consigue la extracción, contactar con ginecología/urología.
- Considerar la **profilaxis antitetánica**, sobre todo en laceraciones profundas o complicadas, lesiones uretrales y cuerpos extraños.
- **Profilaxis antibiótica:** en heridas escrotales, peneanas, vaginales, vulvares profundas.
- El tratamiento de la mayoría de los traumatismos genitales suele ser conservador.
  - **Sospecha de lesión uretral:** valoración por urología. Está contraindicado el sondaje uretral.
    - Uretra anterior: conservador (talla vesical y antibiótico).
    - Uretra posterior: suele requerir cirugía por el elevado riesgo de complicaciones (estenosis, impotencia, incontinencia).
  - **Traumatismo escrotal:**
    - Traumatismos leves y epididimitis traumática: limitación de actividades (deportes de contacto, ejercicio), frío local, ropa interior ajustada, analgesia.
    - Consultar con urología si los hallazgos clínicos/ecográficos sugieren:
      - Torsión, luxación, avulsión, rotura o fractura testicular.
      - Hematoma intratesticular.
      - Hematocele o lesión de la túnica albugínea.
      - Hematoma escrotal grande que comprime el testículo.
    - Una rotura testicular es una emergencia quirúrgica, mientras que si la túnica albugínea está intacta, el manejo puede ser expectante, como en los traumatismos leves.
  - **Traumatismo peneano:** baños de asiento con agua templada para facilitar el vaciado vesical, analgesia y reposo. La fractura de los cuerpos cavernosos requiere intervención quirúrgica.
  - **Herida escrotal:**
    - Superficial: sutura reabsorbible bajo anestesia local
    - Penetrante o afecta al dartos: a menudo, revisión en quirófano y antibioterapia, por el riesgo de afectación de órganos internos.
  - **Herida peneana:**
    - Superficial: sutura reabsorbible bajo anestesia local o bloqueo peneano.
    - Si afecta a la superficie ventral del pene, o se extiende a los cuerpos cavernosos o a la uretra: uretrografía retrógrada y valorar la reparación en quirófano.
    - Amputaciones del glande por circuncisión: puede valorarse la reinserción del glande amputado, con posibilidad de recuperación posterior.
  - **Hematoma vulvar/vaginal:** manejo habitualmente conservador, rara vez drenaje.
    - **Hematomas pequeños que no impiden la micción:** analgesia, frío local, reposo relativo y, si hay sensación de dificultad al orinar, baños de asiento templados 2-3 veces al día. Se puede recomendar reposo en decúbito supino y sentarse con almohadas en forma de dónut para evitar la necrosis de la mucosa por presión.
    - **Hematomas grandes, con sangrado activo, que impiden la micción o que presentan un aumento progresivo del tamaño:** más riesgo de

necrosis de la piel suprayacente, por presión, o de obstrucción uretral, por lo que debe valorarlo un especialista para realizar sondaje uretral y valorar drenar el hematoma.

– **Laceraciones vulvares/vaginales:**

  ▪ **Pequeñas, superficiales y sin sangrado activo:** intentar la cicatrización por segunda intención, reposo durante 2-3 días y baños de asiento con agua tibia para facilitar la micción. Se puede aplicar también antibiótico tópico para evitar la sobreinfección. Si es preciso, emplear una sutura reabsorbible con anestesia local.

  ▪ **Localizadas en el himen, la horquilla posterior, la vagina (sangrado vaginal), periuretrales o en el ano:** valoración por un especialista quirúrgico.

  ▪ **Laceraciones en la cúpula vaginal o lesiones penetrantes grandes (> 3 cm) y profundas:** revisión en el quirófano, por riesgo de sangrado interno o de afectación de vísceras abdominales.

RECUERDE QUE...

• En los traumatismos genitales hay que descartar la lesión uretral. En caso de lesión uretral, está contraindicado el sondaje, y se confirma mediante uretrografía retrógrada.

• Se debe realizar una anamnesis y una exploración física exhaustivas para determinar si las lesiones pueden ser secundarias a violencia sexual.

• La rotura, la avulsión y la torsión testicular son emergencias quirúrgicas.

BIBLIOGRAFÍA

Elder JS. Trauma to the genitourinary tract. En: Kliegman RM, St Geme III JW. Nelson Textbook of pediatrics. 21ª Ed. Philadelphia: Elsevier Inc., 2020; p. 2833-2835.

Kovell RC, Tasian GE, Belfer RA. Genitourinary Trauma. En: Shaw KN, Bachur RG (eds.). Fleisher & Ludwig's textbook of Pediatric Emergecy Medicine. 8ª Ed. Philadelphia: Wolters Kluwer, 2021; p. 1131-1142.

López HN, Focseneanu MA, Merritt DF. Genital Injuries acute evaluation and management. Best Pract Res Clin Obstet Gynaecol. 2018 Apr;48:28-39.

Perron CE. Scrotal trauma in children and adolescents. Post TW, ed. UpToDate. Waltham, MA: UpToDate Inc. http://www.uptodate.com/. (Acceso el 6 de marzo de 2023).

Price J. Injuries in prepuberal and puberal girls. Best Pract Res Clin Obstet Gynaecol. 2013 Feb;27(1):131-9.

Price J. Injuries in prepubertal and pubertal girls. Best Pract Res Clin Obstet Gynaecol. 2013 Feb;27(1):131-9.

Reyes Méndez D. Straddle injuries in children: Evaluation and management. Post TW, ed. UpToDate. Waltham, MA: UpToDate Inc. http://www.uptodate.com/. (Acceso el 6 de marzo de 2023.)

Romo-Muñoz M, Núñez-Cerezo V. Traumatismos genitourinarios. En: Guerrero-Fernández J, Cartón-Sánchez AJ, Barreda-Bonis AC, Menéndez-Suso JJ, Ruiz-Domínguez JA. Manual de Diagnóstico y Terapéutica en Pediatría. 6ª Ed. Madrid: Editorial Médica Panamericana, 2017; p. 509-11.

Welebir MP, Merritt DF. Vaginal bleeding in the prepuberal child. En: Kliegman RM, St Geme III JW. Nelson Textbook of pediatrics. 21ª Ed. Philadelphia: Elsevier Inc., 2020; p. 2851-2853.

Traumatismo ocular

4.8

M. Á. Ruiz Pacheco

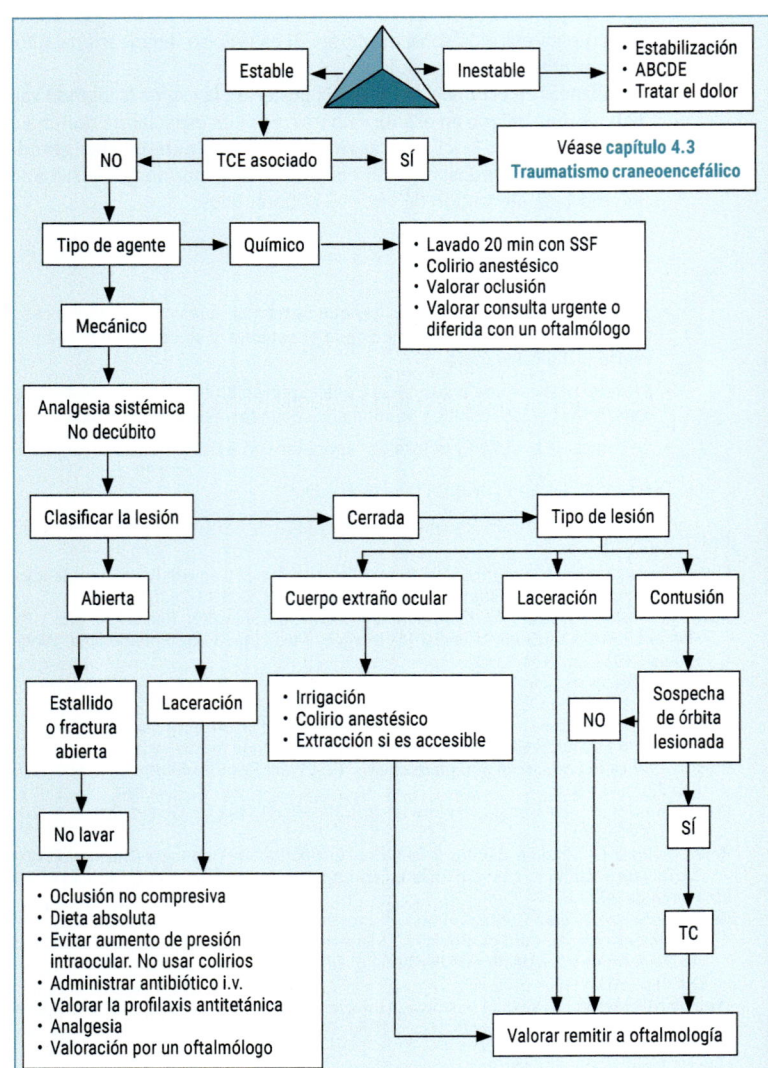

OBJETIVOS

- Reconocer una emergencia ocular que requiere evaluación inmediata por el oftalmólogo.
- Conocer las posibilidades de manejo de un traumatismo ocular por un pediatra de urgencias.

CONCEPTOS IMPORTANTES

- Los traumatismos oculares son una de las causas más frecuentes de ceguera monocular en los niños.
- Si es un paciente politraumatizado o inestable, primero se estabilizará y se atenderán las lesiones potencialmente mortales.
- Indicaciones de valoración urgente por el oftalmólogo tras un traumatismo ocular:
  - Rotura del globo ocular.
  - Alteración de la visión.
  - Hipema.
  - Alteración de oculomotricidad.
  - Cuerpo extraño que no se puede extraer.
  - Ausencia de reflejo rojo en neonatos.
  - Edema de papila (observado o sospechado clínicamente).
  - Hemorragia retiniana.

CARACTERÍSTICAS DE LAS DIFERENTES ENTIDADES

Los pacientes que sufran las lesiones enumeradas a continuación deben ser valorados por oftalmología:

Quemaduras químicas:

- Álcalis: más graves (necrosis por licuefacción). Agentes: sosa cáustica, lejía, yesos, cemento, blanqueadores y productos de limpieza, abonos y refrigerantes.
- Ácidos: necrosis por coagulación. Baterías, refrigerante, clorhídrico, acético. Determinar si hay depósito ocular de partículas.
- Aerosoles (gas lacrimógeno)

Estallido o fractura abierta del globo ocular: rotura traumática de la integridad de la pared del ojo (esclerótica o córnea).

- Inspección (con linterna o lámpara de hendidura): laceración corneal o escleral obvia, pérdida de volumen ocular, prolapso de la úvea (iris o cuerpo ciliar), manchas oscuras, marrones o azules bajo la conjuntiva, anomalías del iris (pupila excéntrica o con forma de lágrima), hemorragia subconjuntival de 360° (rotura posterior), hipema, hemorragia vítrea, cuerpo extraño intraocular o que protruye.
- Disminución de la agudeza visual.
- Defecto pupilar aferente relativo: se evalúa con una luz brillante (linterna). La pupila con el defecto aferente paradójicamente se dilata cuando se expone a la luz, ya que se ha constreñido previamente hasta el mismo grado que la pupila no afectada al iluminar el ojo sano.

- Frecuente asociación a fractura orbitaria.
- Pueden asociar vómitos o decaimiento.

Laceración abierta del globo ocular: lesión penetrante en el ojo por un objeto afilado o proyectil. Tipos:

- Penetrante (orificio de entrada, no de salida). Pueden ser de mínimo tamaño en el párpado superior o inferior. Precisa una revisión minuciosa.
- Perforante (orificios de entrada y de salida). Puede complicarse por un cuerpo extraño intraocular y desarrollar una endoftalmitis

Úlceras corneales y cuerpo extraño (CE) ocular:

- Pueden existir úlceras corneales o conjuntivales tras traumatismos leves. Producen dolor, ojo rojo y fotofobia. Las abrasiones corneales extensas o las que afectan al eje visual deben ser valoradas por oftalmología. En la conjuntiva se pueden encontrar también hemorragias subconjuntivales; si son aisladas, no requieren tratamiento y se resuelven espontáneamente en 2 semanas.
- Los CE más frecuentes se localizan debajo del párpado superior. Hay que explorar siempre los fondos de saco conjuntivales. Valorar si el paciente usa lentillas (no usar fluoresceína en un ojo con lentilla)

Laceraciones de la órbita: pinchazo o corte en la superficie del párpado superior o inferior.

- Revisar el globo ocular. Evertir el párpado para descartar que sea perforante. En ocasiones, las heridas aparentemente superficiales se pueden asociar a penetración en la órbita o en la cavidad intracraneal

Contusión ocular:

- **Fractura orbitaria:** por impacto de un objeto más grande que la órbita, que puede fracturar (*blow out*) sus paredes, principalmente la inferior y la interna (son las más delgadas). Dificulta la oculomotricidad. Suele asociarse a lesión del globo ocular.
    - Fractura del suelo de la órbita: produce enoftalmos (a veces, hay proptosis por hemorragia orbitaria), dolor, diplopia, limitación de la mirada inferior y, en ocasiones, anestesia de la región malar ipsilateral.
    - Fractura de la pared interna: puede crear enfisema orbitario por su comunicación con los senos paranasales.
    - Fractura del techo: proptosis pulsátil por comunicación con el contenido intracraneal.
- **Equimosis periorbitaria:** aislada se considera un hallazgo benigno; puede ocurrir con traumatismos leves. Las equimosis bilaterales se asocian a traumatismos frontales.
- **Hipema:** presencia de sangre en la cámara anterior, entre la córnea y el iris. Puede ser un signo de traumatismo grave. El tamaño es proporcional a la incidencia de glaucoma secundario e inversamente proporcional al pronóstico visual. Se puede presentar con fotofobia, descenso de la agudeza visual, anisocoria, presión intraocular elevada y restos hemáticos en la córnea.
- **Iritis traumática:** tras 24-72 h de producido el traumatismo. Aparece dolor, inyección ciliar, fotofobia, alteraciones de la visión y anisocoria (constricción de la pupila del ojo afectado). Puede ser un indicador de otras lesiones oculares. Debe ser valorada por un oftalmólogo.

- **Pérdida visual traumática:** en ausencia de otros signos de traumatismo ocular o craneal, hay que sospechar una simulación. Diferentes lesiones intraoculares pueden producir pérdida visual: catarata traumática, hemorragia vítrea, lesión del nervio óptico y desprendimiento de retina. Una causa rara de amaurosis tras un traumatismo craneal es la ceguera cortical transitoria, fenómeno central que se resuelve espontáneamente.

ESTIMACIÓN DE LA GRAVEDAD

- **A recoger en la anamnesis:**
  - Antecedentes oftalmológicos, sobre todo agudeza visual previa. Registrar defectos refractivos, ambliopía, estrabismo, cirugías oftalmológicas previas.
  - Naturaleza e intensidad del traumatismo.
    - Mayor riesgo de lesión intraocular si: traumatismo contundente sobre el globo ocular, proyectiles, objetos punzantes.
    - Riesgo de fractura orbitaria y/o rotura del globo ocular si: traumatismo ocular contundente grave.
  - Tiempo transcurrido.
  - Composición del cuerpo extraño intraocular, si se conoce.
  - Síntomas: dolor ocular, disminución de la visión, sensación de cuerpo extraño, fotofobia, lagrimeo.
- **A recoger en la exploración física:**
  - Es importante hacerlo en situación de confort del niño. Se valorará la **anestesia local** (colirio) o **sistémica** si hay dolor, y/o la sedación, para facilitar la exploración.
  - **Inspección ordenada:** córnea, conjuntiva, pupila y su reacción a la luz, movilidad ocular, agudeza visual, órbita, párpados y posibilidad de herida penetrante. Si el paciente no es capaz de abrir el ojo, separar ambos párpados sin crear presión para mostrar el globo ocular. Si es imposible, remitirle a oftalmología.
  - La ausencia de reflejo pupilar aferente sugiere una lesión ocular importante.

PRUEBAS COMPLEMENTARIAS

- **Tinción con fluoresceína:** si se sospecha una úlcera corneal o un CE ocular. Se pueden observar lesiones corneales con la luz azul del oftalmoscopio. Habitualmente son líneas verticales y úlceras superiores. Si existe lesión, evertir los párpados para descartar la presencia de un CE. Se puede aplicar colirio anestésico durante la exploración; si desaparece el dolor, indica que el proceso se localiza en la córnea o en la conjuntiva.
- **Tomografía computarizada (TC) sin contraste de la órbita:** ante la sospecha de fractura de la órbita, laceraciones y fracturas abiertas del globo ocular.

TRATAMIENTOS

- **Quemaduras químicas:** tratamiento urgente mediante irrigación inmediata y copiosa (hasta 2 L en 20 min) con solución salina. Como alternativas: Ringer lactato o agua purificada, evertiendo los párpados y lavando los fondos de saco conjuntivales. Si hay partículas en la superficie ocular, se deben retirar tras la aplicación de un colirio anestésico. Si no hay síntomas y la sustancia con la que se ha contactado no tiene un pH extremo, se puede retrasar la consulta oftalmológica.

- **Estallido o fractura y laceración abierta del globo ocular:** es una emergencia oftalmológica. Hay que evitar la salida del contenido intraocular hasta la reparación definitiva.
  - Si se sospecha, se evitarán las maniobras que aumenten la presión intraocular:
    - Protección ocular con parche sin ejercer presión, fijándolo en los rebordes óseos; no manipular el ojo.
    - Reposo en cama con cabecera a 30°.
    - Evitar Valsalva por llanto o vómitos (considerar antieméticos, control del dolor o sedación).
  - Dieta absoluta.
  - Si precisa secuencia rápida de intubación (SRI), existe contraindicación relativa del uso de ketamina y succinilcolina (suxametonio), por posible aumento de la presión intraocular.
  - No hay que administrar ningún tipo de colirio (p. ej., fluoresceína).
  - Todo cuerpo extraño que protruya no debe manipularse ni extraerse.
  - Iniciar antibioterapia i.v.: de elección vancomicina (15 mg/kg/dosis cada 8 h; máximo: 4 g/día) + cefalosporina de tercera generación como ceftazidima (50 mg/kg cada 8 h; máximo: 2 g/dosis).
  - Valorar la profilaxis antitetánica: según la naturaleza de la herida y el tiempo desde la última inmunización (v. **capítulo 1.19 Heridas: reparación**). La fractura abierta del globo ocular se considera una herida limpia. Las laceraciones abiertas del globo producidas en entornos rurales o asociadas a un cuerpo extraño intraocular se consideran tetanígenas.
  - A pesar de no apreciarse una rotura clara del globo, si hay historia de riesgo, edema palpebral importante y resistencia a la exploración, se debe remitir para una valoración oftalmológica urgente en todos los casos.
  - Reparación quirúrgica urgente, ideal en las primeras 24 h tras la lesión.
- **Úlceras corneales y CE ocular:** retirar el CE mediante la irrigación con suero o torunda, tras aplicar un colirio anestésico. Si está incrustado, remitir al paciente al oftalmólogo sin retirarlo. Tratamiento ambulatorio al alta: pomada o colirio antibiótico 3 veces al día.
  - Pacientes sin lentes de contacto: de elección, eritromicina en pomada (una aplicación cada 12 h, hasta completar 5-7 días). Alternativas en forma de colirio: gramicidina, polimixina B, neomicina, ciprofloxacino u ofloxacino (1-2 gotas cada 12 h, hasta completar 5-7 días). Hay que evitar los aminoglucósidos en colirio, debido a su toxicidad para el epitelio corneal.
  - Paciente con lentes de contacto: se debe cubrir *Pseudomonas,* con ciprofloxacino al 0,3 % u ofloxacino al 0,3 %, 1-2 gotas cada 4 h durante 5-7 días; la tobramicina o la gentamicina son de segunda elección.
- **Fractura orbitaria:** toda sospecha debe ser valorada por el oftalmólogo. La proptosis es indicación de tratamiento quirúrgico urgente, porque es un signo de hemorragia orbitaria que puede comprimir el nervio óptico.

- **Equimosis periorbitaria:** aplicación de compresas heladas. Puede persistir más de dos semanas.
- **Hipema:** protección ocular y valoración temprana por oftalmología. Reposo absoluto con la cabecera de la cama elevada a 45°; requerirá probablemente ingreso hospitalario. Analgesia tópica (si no se sospecha una lesión abierta del globo ocular) o sistémica, si no es suficiente. Los colirios cicloplégicos pueden aliviar el dolor (están contraindicados en el glaucoma de ángulo estrecho y cuando se sospecha una lesión abierta del globo ocular). Antieméticos si hay vómitos o náuseas, para evitar el aumento de presión intraocular.
- **Laceración palpebral:** las heridas simples de párpados puede tratarlas el pediatra. Se consultará con el oftalmólogo si existe perforación de todo el grosor del párpado, presenta ptosis, afecta al borde palpebral o al sistema de drenaje lagrimal, existe pérdida de sustancia o se asocia una lesión del globo ocular. Una reparación tardía conlleva el riesgo de endoftalmitis.

RECUERDE QUE...

- Ante un paciente politraumatizado o inestable, primero se realiza la estabilización ABCDE y el control del dolor. Posteriormente, se puede focalizar la atención en la patología ocular.
- Si se sospecha una fractura abierta del globo ocular, consultar urgentemente con el oftalmólogo.
- Si hay alta sospecha de lesión abierta del globo ocular: evitar el aumento de la presión intraocular, protección ocular sin compresión, evitar la manipulación ocular, reposo en cama con cabecera elevada y no administrar colirios.
- El cierre primario rápido en las primeras 24 h, realizado por un oftalmólogo, de un globo ocular con una lesión abierta proporciona el mejor resultado visual para el paciente.
- Si el traumatismo es importante o si existen dudas, se requiere una valoración oftalmológica.

BIBLIOGRAFÍA

Andreoli CM, Gardiner MF. Open globe injuries: emergency evaluation and initial management. UpToDate. 2022. Disponible en: https://www.uptodate.com

Andreoli CM, Gardiner MF. Traumatic hyphema: clinical features and diagnosis. UpToDate. 2021. Disponible en: https://www.uptodate.com

Delaney A, Schnall B. Eye-red; Goldman MP. Eye strabismus; Levin A. Eye-red; Levin A. Eye-strabismus. Eye-unequal pupils; Dull K. Eye-visual disturbances; Levin A. Eye trauma; Schonfeld D. Ophthalmic emergencies. En: Shaw KN, Bachur RG (eds.). Fleisher & Ludwig's textbook of pediatric emergency medicine. 8ª ed. Filadelfia: Wolters Kluwer; 2021. caps. 27, 28, 29, 30, 123.

Nso Roca AP. Traumatismo ocular. En: García García S, Rubio Sánchez-Tirado M (eds.). Decisiones en urgencias pediátricas. Madrid: Ergon; 2011. p. 673-6.

Shah VD, Uddaraju M, Shing A, Das RR. Clinical profile, etiology, and outcome of infantile ocular trauma: a developing country perspective. Pediatr Emerg cCare. 2019;35(8):558-60.

Zhou Y, Disclafani M, Jenag L, Shah AA. Open globe injuries: review of evaluation, management and surgical pearls. Clin Ophthalmol. 2022;16:2545-59.

Traumatismo raquimedular

4.9

C. L. Fernández Traba

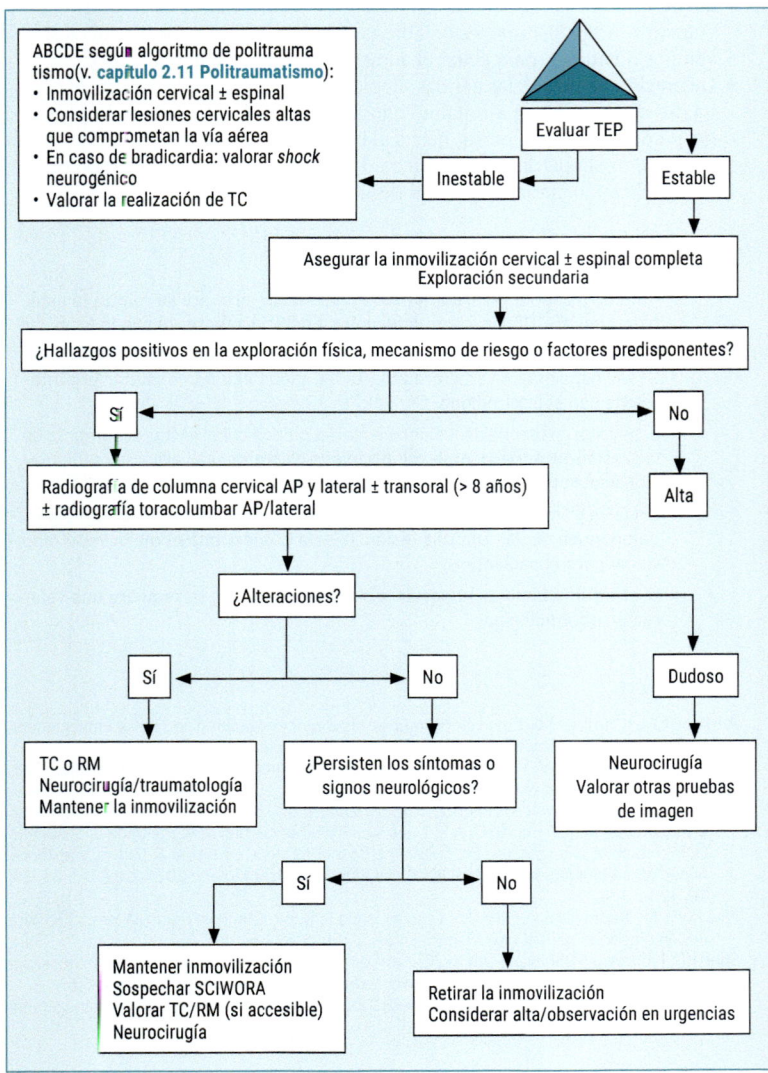

ABCDE según algoritmo de politrauma tismo (v. **capítulo 2.11 Politraumatismo**):
- Inmovilización cervical ± espinal
- Considerar lesiones cervicales altas que comprometan la vía aérea
- En caso de bradicardia: valorar *shock* neurogénico
- Valorar la realización de TC

Evaluar TEP

Inestable

Estable

Asegurar la inmovilización cervical ± espinal completa
Exploración secundaria

¿Hallazgos positivos en la exploración física, mecanismo de riesgo o factores predisponentes?

Sí

No

Radiografía de columna cervical AP y lateral ± transoral (> 8 años) ± radiografía toracolumbar AP/lateral

Alta

¿Alteraciones?

Sí

No

Dudoso

TC o RM
Neurocirugía/traumatología
Mantener la inmovilización

¿Persisten los síntomas o signos neurológicos?

Neurocirugía
Valorar otras pruebas de imagen

Sí

No

Mantener inmovilización
Sospechar SCIWORA
Valorar TC/RM (si accesible)
Neurocirugía

Retirar la inmovilización
Considerar alta/observación en urgencias

OBJETIVOS
- Conocer cuándo se debe sospechar una lesión espinal e identificar el nivel medular de la lesión según los hallazgos en la exploración.
- Conocer la evaluación y el manejo inicial del traumatismo raquimedular.
- Conocer la lectura sistemática de la radiografía lateral cervical.

CONCEPTOS IMPORTANTES

Traumatismo raquimedular (TRM): lesión de origen traumático que afecta a la columna vertebral en cualquiera de sus segmentos. Puede afectar a huesos, ligamentos, estructuras vasculares o médula espinal (ME). La incidencia de lesión espinal es baja, siendo la columna cervical la región afectada con más frecuencia.

- **¿Cuándo sospechar un traumatismo raquimedular?**
  - Mecanismo de riesgo:
    - Traumatismo penetrante por impacto directo (arma de fuego/arma blanca) en la región cervical, torácica o abdominal.
    - Fuerza axial con hiperextensión o hiperflexión del cuello, tórax o abdomen (accidente de tráfico, caída desde gran altura, lesiones de buceo, etc.).
  - Síntomas neurológicos tras traumatismo (aunque sean transitorios): parálisis, paresias, parestesias, priapismo, relajación de esfínteres, alteración sensitiva.
  - Paciente politraumatizado. *Shock* postraumático, hipotermia.
  - Cualquier traumatismo asociado a una alteración del nivel de consciencia.
  - Factores predisponentes: historia de patología raquídea previa, enfermedades del tejido conjuntivo, algunos síndromes congénitos (síndromes de Down, Klippel-Feil, Morquio, Larsen).
- **¿Cuándo se debe sospechar una lesión cervical?**
  - Dolor, rigidez, tortícolis, debilidad muscular o sensibilidad en la línea media posterior de la columna cervical tras el traumatismo.
  - Síntomas neurológicos.
  - Otros signos físicos de traumatismo cervical (equimosis, deformidad, abrasión)
  - Los síntomas y signos a nivel medular pueden estar enmascarados por otros problemas como: alteración del nivel de consciencia, *shock* y/o traumatismo craneal grave. Existen diferentes guías clínicas que predicen riesgo de lesión espinal (NEXUS, CCR, PECARN, etc.), pero ninguna de ellas está validada para el manejo del TRM en la edad pediátrica.
- **Lesión medular primaria:** producida en el momento del impacto, irreversible.
- **Lesión medular secundaria:** producida por isquemia, hipoxia y compresión. Puede prevenirse y tratarse.
- **Lesión medular completa:** se afecta todo el grosor de la ME. Se presenta como *shock* neurogénico (hipotensión + bradicardia + inestabilidad térmica), parálisis flácida y arreflexia. Pérdida de todas las funciones neurológicas por debajo del nivel afectado.

- **Lesión medular sin anomalías radiológicas (SCIWORA:** *spinal cord injury whitout radiographic abnormality*)**:**
  - Secundaria a la mayor flexibilidad de la columna que de la ME. No se observan anomalías radiológicas (en radiografía y/o tomografía computarizada [TC]), pero presentan daño neurológico.
  - Generalmente en < 8 años.
  - Sospechar en caso de parestesias o paresias transitorias en el momento del traumatismo.
  - Debe realizarse una resonancia magnética (RM).
  - Tratamiento: estabilización ABCDE, reposo, inmovilización cervical.
- **Síndrome del cinturón de seguridad:** asocia lesiones vertebrales, medulares, de vísceras abdominales sólidas y/o huecas, y lesiones osteomusculares y cutáneas. Causado en los accidentes de tráfico debido a la utilización del cinturón con banda abdominal de dos puntos.

ESTIMACIÓN DE LA GRAVEDAD

- **A registrar en la anamnesis:**
  - Mecanismo de la lesión, hora y lugar del suceso, situación inicial del paciente, síntomas en el momento del traumatismo o después (tríada clásica: dolor, contractura muscular y disminución de la movilidad del cuello), atención prehospitalaria recibida y monitorización durante el traslado, antecedentes personales que predispongan a lesiones cervicales.
  - Sospechar violencia infantil si la anamnesis es incongruente (fractura que precise alta energía), o existen deformidades, edemas, hematomas no explicables por traumatismos habituales.
- **A registrar en la exploración general:**
  - Existen factores que determinan si la exploración física y neurológica es fiable o no, y por tanto, la necesidad de ampliar el estudio con pruebas de imagen. Será fiable si cumple todos los siguientes: puntuación de la escala de coma de Glasgow (GCS) > 12, edad > 4 años, sin alteración emocional importante y sin lesiones que distraigan (por gravedad, dolor, etc.).
  - **Signos vitales:** registrar frecuencia cardíaca (FC), frecuencia respiratoria (FR) y patrón respiratorio, $SatO_2$, presión arterial (PA) y temperatura. Apnea/bradipnea/hipoventilación: sugieren lesión en C2, C3, C4.
  - **Exploración locomotora del cuello y del resto de la espalda:**
    - Determinar el punto de mayor dolor/sensibilidad: afecta a estructuras óseas o a la región muscular.
    - Observar la existencia de deformidad ósea.
    - Comprobar la extensión del movimiento cervical que pueda realizar.
    - Voltear al paciente entre al menos tres personas, movilizando en bloque la cabeza, el cuello y el tronco.
  - **Exploración neurológica:** comprobar la normalidad del tono, la fuerza, la sensibilidad y los reflejos osteotendinosos. Puede resultar de ayuda la regla de las seis «P» (**Tabla 4.9-1**). Si existe alteración, se debe buscar el nivel de la posible lesión medular (**Tabla 4.9-2**).

Tabla 4.9-1. Síntomas y signos que indican posible lesión medular

Regla de las seis «P»: clínica sugestiva de lesión medular

Pain (dolor)	Dolor espontáneo, o sensibilidad o dolor a la palpación cervical
Posición	La posición de rotación con la cabeza lateralizada puede deberse a una subluxación en C1-C2 o a una lesión en la región cervical alta
Parálisis/paresia	Extremidades superiores o inferiores
Parestesias	Hormigueo, entumecimiento, ardor
Ptosis	Con miosis (síndrome de Horner)
Priapismo	Inusual; solo en un 3-5 % de las lesiones medulares

Tabla 4.9-2. Valoración del nivel medular de la lesión

Nivel	Función motora (músculo y acción)	Reflejo	Sensibilidad (punto clave del dermatoma)
C4	Diafragma: respiración y tos	-------------	Articulación acromioclavicular
C5	Deltoides: elevación del brazo	Bicipital	Lado lateral de la fosa cubital
C6	Bíceps y extensores de la muñeca: flexión del codo y extensión de la muñeca	Estilorradial	Pulgar
C7	Tríceps y flexores de la muñeca: extensión del codo y flexión de la muñeca	Tricipital	Dedo corazón
C8	Flexor profundo de los dedos: cierre del puño	-------------	Meñique
T1	Abductor del meñique: separa el quinto dedo	-------------	Lado medial de la fosa cubital
T1-T8	Músculos intercostales: destreza de las manos, pero sin control de la sedestación	-------------	-----------------------
T9-T12	Musculatura abdominal: buen control de la sedestación		-----------------------
L1-L2	Psoas: flexión de la cadera	Cremastérico	Cara anterior del muslo (L1) y cara lateral del muslo (L2)
L3	Cuádriceps: extensión de la rodilla	Rotuliano	Cóndilo femoral medial
L4	Tibial anterior: flexión dorsal del tobillo	------------	Maléolo medial
L5	Extensor del primer dedo del pie: extensión del dedo gordo	-------------	Dorso del pie (tercera metatarsofalángica)
S1	Gemelos: flexión plantar del tobillo	Aquíleo	Porción lateral del talón
S2-S4	-------------------------------------	Anal y bulbocavernoso	-----------------------

PRUEBAS COMPLEMENTARIAS

- **Radiografía cervical:**
  - Proyecciones:
    - Edad < 8 años: radiografía simple anteroposterior (AP) y lateral.
    - Edad > 8 años: radiografía simple AP y lateral ± proyección transoral u odontoidea.
  - Indicaciones:
    - Alteración en alguna de las 6 «P».
    - Alguno de los mecanismos de riesgo o factores predisponentes de TRM.

Según los criterios NEXUS, se podría evitar realizar prueba de imagen en pacientes con exploración fiable (cuidado con los menores de 2 años) y que cumplan todos los siguientes:

- Sin dolor en la línea media.
- Sin déficits neurológicos.
- Nivel de consciencia normal.
- Sin evidencia de intoxicación.
- Sin otras lesiones dolorosas que distraigan al paciente.

Para aumentar la seguridad del paciente sin hacer prueba de imagen según los criterios mencionados, se añadirían la ausencia de mecanismo de riesgo y la presencia de un rango de movimiento cervical de 45° sin dolor.

  - **Evaluación sistemática de la radiografía lateral cervical:** en la radiografía lateral cervical deben observarse los siete cuerpos vertebrales (visibles de C1-T1).
    - **A. Alineación (Fig. 4.9-1):** las cuatro líneas lordóticas deben estar bien alineadas: límite anterior y posterior de cuerpos vertebrales, línea espinolaminar, apófisis espinosas.

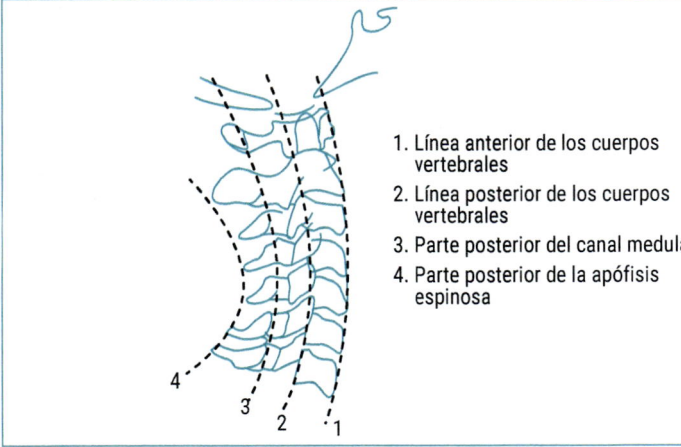

1. Línea anterior de los cuerpos vertebrales
2. Línea posterior de los cuerpos vertebrales
3. Parte posterior del canal medular
4. Parte posterior de la apófisis espinosa

Figura 4.9-1. Radiografía lateral del cuello.

- **B. *Bones* (huesos):**
  - ○ Valorar cada vértebra buscando fractura, y aumento o disminución de la densidad.
  - ○ La forma de los cuerpos vertebrales debe ser uniforme. Una pérdida en su altura o una deformidad anterior en cuña pueden ser indicativos de fractura por compresión.
  - ○ Angulación anterior de los cuerpos vertebrales: una angulación ≤ 3 mm está dentro de la normalidad. La angulación en los niveles cervicales inferiores, especialmente > 11° en una radiografía estática lateral, puede indicar lesión de la columna cervical en niños mayores.
- **C. Carillas articulares y cartílagos de crecimiento:**
  - ○ Las caras de unión de las carillas articulares superior de la vértebra inferior e inferior de la vértebra superior deben formar líneas paralelas.
  - ○ Se deben buscar líneas de fractura en líneas articulares y pedículos.
  - ○ Hay que tener en cuenta que las placas de crecimiento pueden simular una fractura.
- **D. Discos intervertebrales:**
  - ○ Pérdida de uniformidad de discos intervertebrales:
    - ♦ Un alargamiento del espacio intervertebral puede indicar disrupción del ligamento fibroso y ligamentos longitudinales.
    - ♦ Un estrechamiento del espacio intervertebral es sugestivo de hernia discal.
- **E. Espacios prevertebral y predental:**
  - ○ Espacio prevertebral: desde la cara anterior de los cuerpos vertebrales hasta la columna de aire. Debe ser:
    - ♦ < ⅔ del diámetro anteroposterior del cuerpo vertebral adyacente.
    - ♦ En C3-C4: < ⅓ del diámetro AP del cuerpo vertebral.
    - ♦ Por debajo de C5 dobla su tamaño por la presencia del esófago.
    - ♦ Entre C6 y la tráquea este espacio debe ser < 14 mm.
  - ○ Las anomalías en el espacio prevertebral ocupado por tejidos blandos puede indicar sangre o edema en esa área, y en ocasiones es el único dato de lesión de la espina cervical.
  - ○ La sonda nasogástrica y el tubo endotraqueal alteran las medidas normales.
  - ○ Espacio predental o preodontoideo (distancia atloaxoidea): desde la cara posterior del arco de C1 hasta la cara anterior de la odontoides. Debe ser:
    - ♦ < 5 mm en menores de 8 años.
    - ♦ < 3 mm en adultos.
- **Tomografía computarizada (TC) cervical:**
  - – Indicaciones:
    - En paciente con exploración no fiable y/o exploración neurológica alterada.
    - GCS < 9.
    - Valorar en caso de GCS de 9-13, especialmente si se va a realizar una TC cerebral.

- Sospecha de fractura cervical que no se visualice en la radiografía simple.
- Radiografía sugestiva de fractura o luxación.
- **Radiografía en flexión-extensión:** buscar inestabilidad por lesión ligamentosa y/o de partes blandas.
  - Indicaciones: radiografía simple y/o TC normales, pero sospecha de inestabilidad de la espina cervical (por dolor cervical, hipersensibilidad o espasmo muscular).
- **Radiografía AP y lateral de la columna dorsolumbar:** si se sospecha lesión dorsolumbar, y no se puede descartar por la clínica y la exploración física.
- **RM:** es el mejor método de imagen para delinear los tejidos blandos, y es el único método disponible en la actualidad para evaluar directamente la ME. Indicaciones:
  - Todos los pacientes con síntomas neurológicos (método de elección [*gold standard*] si está disponible).
  - Exploración física y neurológica no fiable de forma persistente y prolongada.

TRATAMIENTOS

- **Estabilización ABCDE en paciente inestable** (v. **capítulo 2.11 Politraumatismo**):
  - **Vía aérea:**
    - Inmovilización de la columna cervical «en línea» o plano sagital (< 8 años: posición neutra).
    - Las maniobras para abrir la vía aérea deben realizarse con mucho cuidado:
      - Evitar la hiperextensión y/o la hiperflexión del cuello.
      - Maniobra de tracción mandibular.
    - Aspiración para eliminar cuerpos extraños (sangre, vómitos, etc.).
    - Administrar oxígeno en altas concentraciones (reservorio, FiO_2 1).
    - El collarín cervical puede dificultar la intubación, por lo que se retira antes de la intubación. Una persona mantiene la columna cervical alineada e inmóvil y otra realiza la intubación. Tras la intubación, se colocará de nuevo el collarín.
  - **Ventilación:**
    - Lesiones cervicales importantes pueden asociar lesiones que comprometan la ventilación, como: neumotórax, hemotórax o neumomediastino.
    - Lesiones de la parte alta de la columna cervical pueden provocar la ausencia del reflejo respiratorio e hipoventilación.
  - **Circulación:**
    - Pacientes con lesión de la médula espinal pueden presentar «shock espinal»: hipotensión, bradicardia y rubor. Debe distinguirse del *shock* hipovolémico, que generalmente presenta taquicardia, palidez de piel y extremidades frías. Tratamiento: líquidos intravenosos y agentes inotrópicos para causar vasoconstricción. Canalizar acceso venoso y extracción analítica (valorar pruebas cruzadas).

- **Discapacidad:**
  - Realizar un examen neurológico básico durante la estabilización (GCS, reacción pupilar y respuesta motora). Administrar analgesia según la edad y la escala de dolor correspondiente.
- **Exposición:**
  - Control adecuado de la hipotermia.
- **Inmovilización espinal:**
  Inmovilización espinal correcta en el servicio de urgencias pediátrico o en el lugar del accidente:
  - Collarín cervical rígido con apoyo mentoniano. Los collarines de corte alto son óptimos, porque proporcionan puntos de apoyo en el mentón, el ángulo de la mandíbula, y los procesos mastoides y región occipital (Philadelphia). Contraindicación de collarín cervical: angulación fija del cuello, tumefacción cervical masiva, necesidad de cricotirotomía urgente.
  - Inmovilizaciones laterales a ambos lados del cuello.
  - Tabla espinal en la que se apoye al paciente en decúbito supino.
  - Cintas o correas para sujetar el paciente a la tabla de inmovilización espinal:
    - En la frente.
    - En la porción anterior del collar cervical (barbilla, sin comprometer la vía aérea).
    - En prominencias óseas a la altura de los hombros.
    - En prominencias óseas a la altura de la pelvis.

¿Cuándo está indicada la inmovilización de la columna cervical?
- Inconsciencia tras traumatismo.
- Caída de una altura elevada (mayor a la altura del niño).
- Accidente de tráfico (coche, moto o bicicleta) a alta velocidad.
- Traumatismo craneal o cervical por zambullida en el agua.
- Traumatismo craneoencefálico grave.
- Disminución postraumática de la movilidad cervical.
- Postura cervical postraumática inadecuada (desaceleración grave de la cabeza, como frenazos bruscos sin reposacabezas, niño zarandeado con brusquedad).
- Presencia de una o más de las seis «P».

¿Cuándo retirar la inmovilización cervical?
- Si se ha realizado una inmovilización cervical y cumple todos los puntos siguientes, puede retirarse la inmovilización sin necesidad de prueba de imagen:
  - Paciente despierto, alerta y no intoxicado.
  - Asintomático: ausencia de dolor o hipersensibilidad cervical.
  - Ausencia de anomalías motoras y sensitivas en la exploración neurológica.
  - Ausencia de cualquier lesión de importancia médica que limite una exploración correcta.
- En caso de realizar prueba de imagen, una vez confirmada su normalidad y cumplidos los requisitos anteriormente indicados, se podría retirar la inmovilización.

¿Cuándo indicar inmovilización cervical domiciliaria?
- Rectificación cervical (esguince cervical en la radiografía lateral).
- Dolor o postura antiálgica tras descartar lesión cervical.
- Colocar collarín durante 2-3 días. Retirar el collarín de forma progresiva en los siguientes días. Asociar analgesia.
- **Corticoides en el tratamiento del daño de la médula espinal:** actualmente, su uso no está indicado para pacientes con lesión de ME.
- **Tratamiento quirúrgico:**
  - Contactar con traumatología ante lesiones óseas y ligamentosas con exploración neurológica normal.
  - Contactar con neurocirugía si se sospecha de lesión medular o existe lesión medular confirmada.

RECUERDE QUE...

- La mayoría de las lesiones cervicales pueden sospecharse o descartarse con una anamnesis y una exploración clínica detalladas.
- La evaluación y el cuidado inicial de la columna cervical con posibilidad de lesión empieza con la inmovilización adecuada de la región cervical en la línea media.
- El tratamiento del daño secundario asociado al traumatismo espinal exige asegurar una oxigenación, ventilación y circulación adecuadas.
- En todos los pacientes en quienes no se pueda descartar (por el mecanismo de lesión y la exploración física) la lesión cervical, se necesitarán estudios radiológicos para completar la evaluación de la columna cervical.
- La hipotensión en un paciente con traumatismo de columna puede indicar la presencia de un *shock* neurogénico, especialmente si no responde adecuadamente a los aportes de líquido.

BIBLIOGRAFÍA

Browne LR, Ahmad FA, Schwartz H, Wallendorf M, Kuppermann N, Lerner EB, et al. Prehospital factors associated with cervical spine injury in pediatric blunt trauma patients. Acad Emerg Med. 2021;28(5):553-61.

Caruso MC, Daugherty MC, Moody SM, Falcone RA, Bierbrauer KS, Geis GL. Lessons learned from administration of high-dose methylprednisolone sodium succinate for acute pediatric spinal cord injuries. J Neurosurg Pediatr. 2017;20(6):567-74.

Chung S, Mikrogianakis A, Wales PW, Dirks P, Shroff M, Singhal A, et al. Trauma Association of Canada Pediatric Subcommittee National Pediatric Cevical Spine Evaluation Pathway: consensus guidelines. J Trauma. 2011;70(4):873-84.

Copley PC, Tilliridou V, Kirby A, Jones J, Kandasamy J. Management of cervical spine trauma in children. Eur J Trauma Emerg Surg. 2019;45(5):777-89.

Expert Panel on Pediatric Imaging; Kadom N, Palasis S, Pruthi S, Biffl WL, Booth TN, Desai NK, et al. ACR Appropriateness Criteria® Suspected Spine Trauma-Child. J Am Coll Radiol. 2019;16(5S):S286-99.

Herman MJ, Brown KO, Sponseller PD, Phillips JH, Petrucelli PM, Parikh DJ, et al. Pediatric cervical spine clearance: a consensus Sstatement and algorithm from the Pediatric Cervical Spine Clearance Working Group. J Bone Joint Surg Am. 2019;101(1):e1.

Leonard JC. Evaluation and acute management of cervical spine injuries in children and adolescents. UpToDate. 2023. Disponible en: https://www.uptodate.com

Leonard JC, Browne LR, Ahmad FA, Schwartz H, Wallendorf M, Leonard JR, et al. Cervical spine injury risk factors in children with blunt trauma. Pediatrics. 2019;144(1):e20183221.

Parent S, Mac-Thiong JM, Roy-Beaudry M, Sosa JF, Labell H. Spinal cord injury in the pediatric population: a systematic review of the literature. J Neurotrauma. 2011;28(8):1515-24.

Walters BC, Hadley MN, Hurlbert RJ, Aarabi B, Dhall SS, Gelb DE, et al.; American Association of Neurological Surgeons; Congress of Neurological Surgeons. Guidelines of the management of acute cervical spine and spinal cord injuries: 2013 update. Neurosurgery. 2013;60(CN_suppl_1):82-91.

Traumatismo torácico

4.10

A. M. Carro Falagán

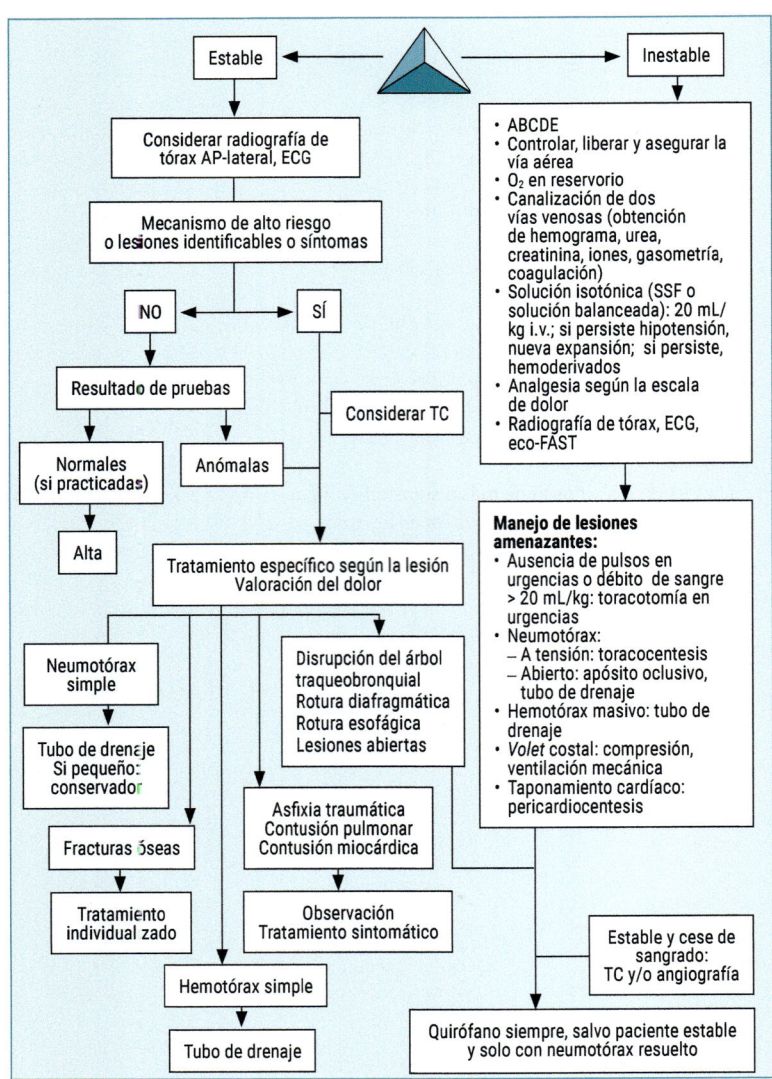

OBJETIVOS

- Realizar una aproximación adecuada y reconocer las lesiones inminentemente amenazantes para la vida, a fin de tratarlas en la misma estabilización.
- Reconocer y tratar lesiones potencialmente graves en el paciente estable.

CONCEPTOS IMPORTANTES

- **Epidemiología:**
  - Entre los pacientes pediátricos que sufren un traumatismo, el traumatismo torácico es la segunda causa de muerte tras el traumatismo craneoencefálico.
    - Traumatismo cerrado (85 %): los más frecuentes son los accidentes de tráfico (pasajero), los atropellos, las caídas y las lesiones causadas por violencia infantil (frecuentemente, niños < 3 años con fracturas costales).
    - Traumatismo abierto: generalmente por heridas por arma de fuego o arma blanca.
  - La contusión pulmonar es la lesión más frecuente (puede presentarse sin fracturas costales ni alteraciones en la pared torácica), seguida de las fracturas costales, el neumotórax simple y el hemotórax.
- **Tipos de lesiones:**
  - Existen tres tipos de lesiones en cuanto a la prioridad de su atención/riesgo vital (**Tabla 4.10-1**).

El tórax de los niños tiene más distensibilidad que el de los adultos, por lo que se requiere gran energía para provocar fracturas costales. No obstante, en el niño pueden existir lesiones intratorácicas muy graves sin evidenciar daño importante en la pared torácica. Además, el mediastino es mucho más móvil, por lo que el corazón y la tráquea pueden desplazarse con facilidad si existe una lesión intratorácica importante, y esto provocará impedimentos en el retorno venoso.

Tabla 4.10-1. Tipos de lesiones en el traumatismo torácico

Emergentes* (amenazantes para la vida)	Urgentes (potencialmente amenazantes para la vida)	No urgentes (no amenazantes para la vida)
• Obstrucción de la vía aérea • Neumotórax a tensión • Neumotórax abierto • *Volet* costal o tórax inestable • Laceración/rotura pulmonar • Hemotórax masivo • Taponamiento cardíaco • Lesiones en los grandes vasos	• Contusión pulmonar • Contusión miocárdica • Disrupción del árbol traqueobronquial • Rotura diafragmática • Perforación esofágica • Asfixia traumática • Ensanchamiento mediastínico/disrupción aórtica	• Neumotórax simple • Pequeño hemotórax • Fractura costal • Contusión/laceración de la pared torácica

*Deben diagnosticarse durante la valoración ABCDE y precisan tratamiento inmediato.

Los niños tienen una menor reserva pulmonar, por lo que, una vez que presentan hipoxia, pueden deteriorarse rápidamente.

ESTIMACIÓN DE LA GRAVEDAD

- **A recoger en la anamnesis:**
  - Edad, patologías previas, medicación habitual y alergias. Última ingesta. Síntomas previos. Dolor torácico. Manejo o actuación prehospitalaria (incluyendo signos vitales en el lugar del accidente). Mecanismo traumático:
    - **Atropello:** velocidad del coche, lugar de impacto, otras víctimas.
    - **Accidente de tráfico:** velocidad del coche, lugar de impacto, otras víctimas, ubicación en el vehículo, portador de cinturón de seguridad, lesiones en otros pasajeros.
    - **Precipitación:** altura, lugar de impacto.
    - **Lesión penetrante:** objeto causante de la lesión, orificios de entrada y salida en caso de armas de fuego o aire comprimido.
- **A registrar en la exploración general:**
  - Primera valoración: triángulo de evaluación pediátrica (TEP), constantes vitales (frecuencia cardíaca [FC], frecuencia respiratoria [FR], presión arterial [PA], ECG, SatO$_2$, EtCO$_2$), permeabilidad de la vía aérea, signos de dificultad/insuficiencia respiratoria, desviación de la tráquea, respiración paradójica, ventilación bilateral, signos de *shock* (coloración, relleno capilar, pulsos centrales y periféricos, taquicardia, soplos), Glasgow y pupilas, lesiones cutáneas (petequias, equimosis, abrasiones), hemorragias.
  - Valoración secundaria: lesiones de cabeza, cara y otorrinolaringológicas (ORL); lesiones del cuello, enfisema subcutáneo, palpación y percusión de la pared costal, palpación de las vértebras; exploración abdominal, de las extremidades y del sistema nervioso central.

PRUEBAS COMPLEMENTARIAS

- **Paciente estable, sin mecanismo de riesgo y sin identificarse una lesión importante en la evaluación inicial:** considerar la radiología simple (radiografía de tórax anteroposterior [AP] y lateral, parrilla costal) y ECG.
- **Paciente inestable, con mecanismo de riesgo o si se objetiva una lesión importante en la primera evaluación:**
  - **Gasometría.**
  - **Hemograma:** puede ser útil la obtención de un hematócrito rápido inicial.
  - **Pruebas cruzadas:** ante la necesidad de transfusión.
  - **Glucemia, urea, creatinina, iones y coagulación.**
  - **Enzimas cardíacas:** valorar cuando haya sospecha de contusión miocárdica grave. Tiene un alto valor predictivo negativo combinado con un ECG normal (valores de enzimas normales en las primeras 6 h). La **troponina** se puede utilizar como complemento solo en pacientes clínicamente sintomáticos (p. ej., arritmia, hipotensión), o con hallazgos anómalos en la radiografía de tórax o en el ECG. Si el ECG está alterado y la troponina está

elevada, se requiere una ecocardiografía transtorácica, e ingreso u observación rigurosa, incluida la monitorización cardíaca, durante al menos 24 h.
- **ECG:** puede mostrar extrasístoles, bloqueo de rama, alteraciones del segmento ST o taquicardia persistente no explicada.
- **Radiografía de tórax portátil.**
- **Eco-FAST (ecografía abdominal dedicada al traumatismo):** rápido instrumento a la cabecera del paciente ante la sospecha de lesión intratorácica en el paciente hemodinámicamente inestable.
- **Una vez estabilizado**, considerar:
  - **Tomografía computarizada (TC) torácica:** prueba de imagen de elección ante la sospecha de lesión intratorácica, especialmente en lesiones causadas por mecanismos de deceleración; sobre todo: sospecha de lesión aórtica, sospecha de lesión de grandes vasos y sospecha de lesión traqueobronquial. No realizar de forma sistemática para el diagnóstico de hemotórax/neumotórax.
  - **Angiografía:** en el paciente estable con sospecha de sangrado activo refractario.

TRATAMIENTOS

1. Estabilización: ABCDE.
- **A:**
  - Estabilización cervical, tabla espinal.
  - Apertura de la vía aérea con tracción mandibular. Aspirar las secreciones.
  - Oxigenoterapia.
  - Asegurar la vía aérea:
    - Secuencia rápida de intubación (SRI) + intubación orotraqueal (IOT) si existe dificultad respiratoria grave, inestabilidad hemodinámica, Glasgow < 9.
    - Sonda orogástrica/nasogástrica.
    - Cricotirotomía de urgencia, si se precisara.
- **B:**
  - Ventilación mecánica, si se precisa, tras el diagnóstico y el manejo de las lesiones potencialmente mortales:
    - Sospecha de lesión de la vía aérea: reparación quirúrgica.
    - Obstrucción de la vía aérea: retirar cuerpo extraño.
    - Sospecha de neumotórax a tensión: toracostomía con aguja; posteriormente, toracostomía definitiva con tubo pleural.
    - Sospecha de hemotórax masivo: toracostomía definitiva con tubo pleural y reposición de la volemia. Toracotomía si el volumen es > 10-15 mL/kg o 1-2 mL/kg/h, o existe inestabilidad hemodinámica refractaria.
    - Sospecha de neumotórax abierto: apósito oclusivo (gasa empapada con vaselina) sobre la herida, fijarla con tela adhesiva en tres de los cuatro lados y colocar toracostomía definitiva con tubo pleural. En caso de lesión pulmonar abierta, considerar la reparación quirúrgica.
    - Tórax inestable o *volet* costal: compresión torácica, ventilación mecánica con presión positiva, reparación quirúrgica.

- Sospecha de taponamiento cardíaco: pericardiocentesis y reparación quirúrgica de la lesión cardíaca.
  o Sospecha de disrupción aórtica: reparación quirúrgica.
- **C**:
  - Canalización de dos vías venosas y administración de líquidos para estabilización hemodinámica:
    - 20 mL/kg de solución isotónica preferentemente balanceada en 1 h, si el paciente se encuentra estable, o en 5-20 min, si se encuentra inestable.
    - Si permanece inestable, se repetirá un segundo bolo.
    - Valorar la transfusión de concentrado de hematíes (10-15 mL/kg) si persiste con perfusión inadecuada tras 40-60 mL/kg de solución isotónica preferentemente balanceada.
    - Control de hemorragias.
- **D**:
  - IOT si Glasgow < 9 o deterioro progresivo del estado de consciencia.
  - Tratamiento del dolor (v. **capítulo 1.40 Sedoanalgesia: procedimientos**).
- Indicaciones de **toracotomía de emergencia** en urgencias (valorar en pacientes extremadamente graves). Se deben cumplir las dos siguientes premisas:
  - Inestabilidad hemodinámica a pesar de una fluidoterapia agresiva o que haya presentado una parada cardiorrespiratoria no prolongada (individualizar en aquellas superiores a los 15 min).
  - Presencia de signos vitales objetivados en algún momento (en el lugar del accidente o en el hospital).
- Indicaciones de **cirugía de emergencia**:
  - Hemorragia masiva identificada en la colocación de la toracostomía (20-30 % del volumen sanguíneo para un niño, o 1.000-1.500 mL en adolescentes).
  - Hemorragia persistente (sangrado de la toracostomía a un ritmo de 2-3 mL/kg/h durante 4 h).
  - Rotura traqueobronquial.
  - Rotura esofágica.
  - Rotura diafragmática.
  - Taponamiento cardíaco.
  - Lesión de grandes vasos.

2. Tratamiento de lesiones potencialmente mortales:
  - Contusión pulmonar: oxigenoterapia, monitorización y analgesia. Si existe dificultad respiratoria en aumento, hipoxia o retención de CO_2, puede que sea necesaria la ventilación mecánica.
  - Contusión miocárdica: reposo y monitorización. Tratamiento de las arritmias si aparecen.
  - Asfixia traumática: monitorización continua rigurosa por una potencial obstrucción de la vía respiratoria secundaria al traumatismo.
  - Disrupción del árbol traqueobronquial: reparación quirúrgica.
  - Lesiones esofágicas: reparación quirúrgica, toracocentesis con tubo, si se precisa, y antibioterapia.
  - Hernia diafragmática: reparación quirúrgica.

3. Tratamiento de lesiones con escaso riesgo de muerte:
- Neumotórax simple:
  – Si es < 15 % del volumen pulmonar y no existe dificultad respiratoria, tratamiento conservador. Oxigenoterapia, si se precisa, vigilancia y control radiológico posterior. Observación hospitalaria al menos durante 24-48 h.
  – Si es > 15 % y/o hay dificultad respiratoria, colocación de tubo pleural.
- Hemotórax simple:
  – Se colocará un tubo de drenaje para evitar la fibrosis posterior, salvo que el hemotórax sea mínimo.
  – Si es mínimo: observación hospitalaria durante al menos 24-48 h con control radiológico.
- Fracturas costales simples, de clavícula o escápula:
  – Tratamiento conservador en las fracturas costales, indicando analgesia y reposo.
  – Individualizar el tratamiento de las fracturas de escápula y clavícula. Estas lesiones se podrán tratar de forma ambulatoria.

CRITERIOS DE ALTA

- Paciente con lesiones torácicas aisladas, asintomáticos, con signos vitales normales (GCS de 15) y ninguna otra anomalía en la exploración física.
- Pacientes con lesiones de la pared torácica como fractura costal o contusiones, con constantes normales, buen control del dolor y ninguna otra lesión observada en el examen o los estudios de imagen.

RECUERDE QUE...
- El traumatismo torácico es la segunda causa de muerte dentro del traumatismo pediátrico.
- Lesiones aparentemente no importantes pueden llegar a ser mortales si no se diagnostican adecuadamente.
- Las medidas de estabilización inicial, incluidas las diferentes técnicas, serán claves en la supervivencia del paciente inestable.

BIBLIOGRAFÍA

Eisenberg M. Overview of intrathoracic injuries in children. UpToDate. 2023. Disponible en: https://www.uptodate.com/contents/overview-of-intrathoracic-injuries-in-children

Eisenberg M. Pulmonary contusion in children. UpToDate. 2022. Disponible en: https://www.uptodate.com

Eisenberg M. Thoracic trauma in children: initial stabilization and evaluation. UpToDate. 2022. Disponible en: https://www.uptodate.com

González Fernández AM, Torres Torres AR, Valverde Molina J. Traumatismo torácico, neumotórax, hemoptisis y tromboembolismo pulmonar. Protoc Diagn Ter Pediatr. 2017;1:189-209.

Jowett H. Chest injury. En: The Royal Children's Hospital Melbourne. The pediatric trauma manual. Disponible en: https://www.rch.org.au/trauma-service/manual/chest-injury/

Kadish H. Chest wall injuries after blunt trauma in children. UpToDate. 2023. Disponible en: https://www.uptodate.com

Pearson EG, Fitzgerald CA, Santore MT. Pediatric thoracic trauma: current trends. Semin Pediatr Surg. 2017;26(1):36-42.

Reynolds SL. Peciatric thoracic trauma: recognition and management. Emerg Med Clin North Am. 2018;36(2):473-83.

Lesiones no intencionadas

V

Hipotermia/golpe de calor ambiental

E. Daghoum Dorado

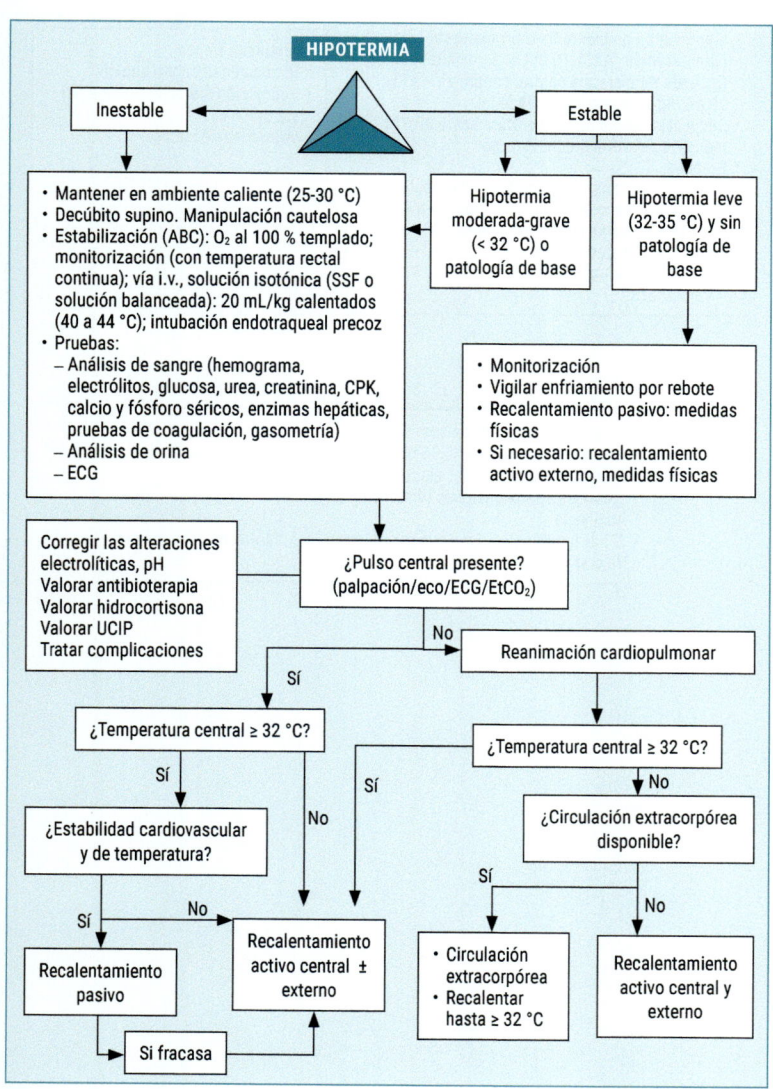

HIPOTERMIA

Inestable ← → **Estable**

Inestable:
- Mantener en ambiente caliente (25-30 °C)
- Decúbito supino. Manipulación cautelosa
- Estabilización (ABC): O_2 al 100 % templado; monitorización (con temperatura rectal continua); vía i.v., solución isotónica (SSF o solución balanceada): 20 mL/kg calentados (40 a 44 °C); intubación endotraqueal precoz
- Pruebas:
  – Análisis de sangre (hemograma, electrólitos, glucosa, urea, creatinina, CPK, calcio y fósforo séricos, enzimas hepáticas, pruebas de coagulación, gasometría)
  – Análisis de orina
  – ECG

Estable:
- Hipotermia moderada-grave (< 32 °C) o patología de base
- Hipotermia leve (32-35 °C) y sin patología de base
  - Monitorización
  - Vigilar enfriamiento por rebote
  - Recalentamiento pasivo: medidas físicas
  - Si necesario: recalentamiento activo externo, medidas físicas

Corregir las alteraciones electrolíticas, pH
Valorar antibioterapia
Valorar hidrocortisona
Valorar UCIP
Tratar complicaciones

¿Pulso central presente? (palpación/eco/ECG/EtCO₂)

No → Reanimación cardiopulmonar

¿Temperatura central ≥ 32 °C?
- Sí → ¿Estabilidad cardiovascular y de temperatura?
  - Sí → Recalentamiento pasivo
  - No → Recalentamiento activo central ± externo
- No → Recalentamiento activo central ± externo

Si fracasa → Recalentamiento activo central ± externo

¿Temperatura central ≥ 32 °C?
- Sí → Recalentamiento activo central ± externo
- No → ¿Circulación extracorpórea disponible?
  - Sí → Circulación extracorpórea / Recalentar hasta ≥ 32 °C
  - No → Recalentamiento activo central y externo

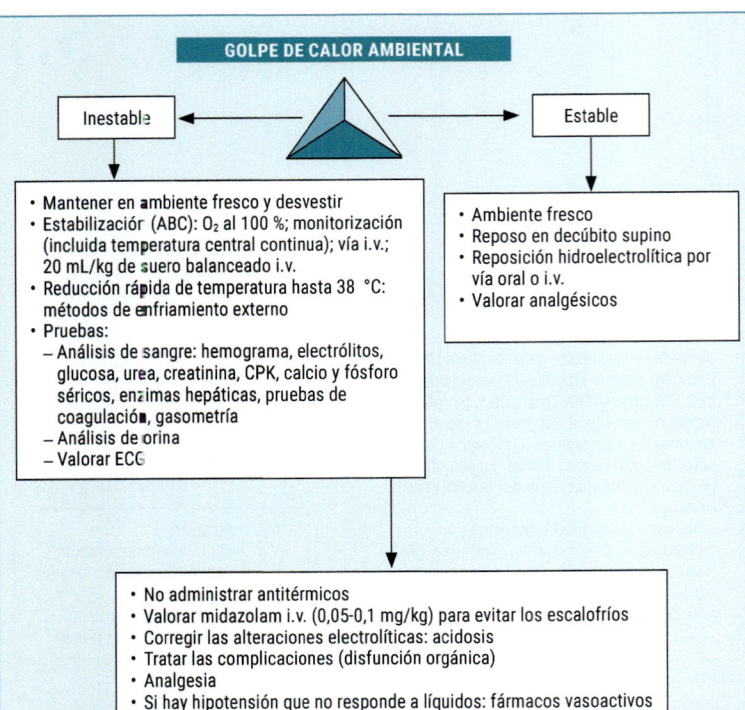

GOLPE DE CALOR AMBIENTAL

Inestable — Estable

Inestable
- Mantener en ambiente fresco y desvestir
- Estabilización (ABC): O_2 al 100 %; monitorización (incluida temperatura central continua); vía i.v.; 20 mL/kg de suero balanceado i.v.
- Reducción rápida de temperatura hasta 38 °C: métodos de enfriamiento externo
- Pruebas:
  - Análisis de sangre: hemograma, electrólitos, glucosa, urea, creatinina, CPK, calcio y fósforo séricos, enzimas hepáticas, pruebas de coagulación, gasometría
  - Análisis de orina
  - Valorar ECG

Estable
- Ambiente fresco
- Reposo en decúbito supino
- Reposición hidroelectrolítica por vía oral o i.v.
- Valorar analgésicos

- No administrar antitérmicos
- Valorar midazolam i.v. (0,05-0,1 mg/kg) para evitar los escalofríos
- Corregir las alteraciones electrolíticas: acidosis
- Tratar las complicaciones (disfunción orgánica)
- Analgesia
- Si hay hipotensión que no responde a líquidos: fármacos vasoactivos
- Valorar ingreso en UCIP

OBJETIVOS
- Identificar al paciente con signos y síntomas de golpe de calor o hipotermia.
- Conocer las particularidades del tratamiento del golpe de calor y de la hipotermia.

CONCEPTOS IMPORTANTES

- Emergencias médicas con alta morbimortalidad. La medición de la temperatura debe ser central (sonda rectal, vesical o esofágica, o catéter venoso central).
- **Hipotermia:** temperatura central < 35 °C.
  - Leve: 32-35 °C.
  - Moderada: 28-32 °C.
  - Grave: < 28 °C.
  - Causas de hipotermia: véase tabla 5.1-1.
- **Golpe de calor:** temperatura central ≥ 40-40,5 °C + disfunción del sistema nervioso central (SNC) tras la exposición a calor ambiental. A mayor duración de la exposición, mayor daño tisular, lo que genera una respuesta inflamatoria sistémica que puede evolucionar a fallo multiorgánico. Existen dos tipos:
  - Clásico (sin esfuerzo): por exposición a calor ambiental. Más frecuente en niños pequeños.
  - Por esfuerzo: por ejercicio intenso en ambiente muy caluroso y húmedo. Más frecuente en adolescentes.

ESTIMACIÓN DE LA GRAVEDAD

- **A recoger en la anamnesis:**
  - Antecedentes personales: patología de base, toma de medicación.
  - Tiempo de exposición, síntomas, tratamiento recibido previamente.

Tabla 5.1-1. Causas de hipotermia en niños	
Deficiencia de sustrato	Hipoglucemia
Sistema nervioso central	Traumatismo, hemorragia intracraneal, ictus, tumores cerebrales, malformaciones congénitas, disautonomía familiar
Enfermedad infecciosa	Sepsis, meningitis, encefalitis
Intoxicación	Etanol, opioides, benzodiacepinas, barbitúricos, antipsicóticos, antidepresivos
Enfermedades endocrinometabólicas	Insuficiencia renal, hipotiroidismo, hipopituitarismo, diabetes *mellitus*, acidemias orgánicas, aminoacidemias
Alteraciones cutáneas	Quemaduras, epidermólisis bullosa
Disminución de la ingesta calórica	Desnutrición, anorexia nerviosa
Otros	Exposición ambiental, abuso y maltrato infantil

- **Factores predisponentes:**

Hipotermia	Edades extremas, trastorno endocrino y metabólico, malnutrición, infección, intoxicación, patología intracraneal, traumatismo medular, trastorno cutáneo, yatrógeno
Golpe de calor	Edades extremas, falta de aclimatación, patologías de base, trastornos cutáneos, obesidad, ciertos fármacos y drogas, antecedente de golpe de calor

- **A registrar en la exploración general:**
  - Triángulo de evaluación pediátrica (TEP), constantes: frecuencia cardíaca (FC), frecuencia respiratoria (FR), presión arterial (PA), SatO$_2$, capnografía y temperatura central continua.
  - Exploración por aparatos, con especial atención a:
    - Auscultación cardiopulmonar y de abdomen (los calambres en la musculatura abdominal pueden simular un abdomen agudo), y exploración neurológica.

- **Signos y síntomas según el grado de hipotermia:**

Leve Activación de mecanismos compensadores	Temblores, vasoconstricción periférica, aumento del metabolismo (taquicardia, taquipnea e hipertensión). Piloerección, palidez y acrocianosis
Moderada Fallo de mecanismos compensadores	Pérdida de escalofríos, disminución del metabolismo, disminución del flujo sanguíneo cerebral y deterioro del nivel de consciencia (discurso lento, falta de coordinación, confusión), depresión respiratoria, bradicardia e inestabilidad hemodinámica (vasodilatación y extravasación de líquidos, hipovolemia e hipotensión)
Grave Ralentización del metabolismo	Fallo de todos los sistemas: bradicardia, disminución del gasto cardíaco. Puede ser imposible detectar constantes o signos vitales. Puede evolucionar a parada respiratoria, fibrilación ventricular o asistolia. Estupor o coma con pupilas midriáticas arreactivas. Rigidez muscular, eritema y edema. Puede ser difícil diferenciar de la muerte encefálica y la rigidez cadavérica

- **Signos y síntomas según la gravedad de la enfermedad por calor:**

Leve	Calambres musculares, síncope, edema (manos y pies) o tetania por calor. Formas leves y relativamente frecuentes, sobre todo en climas cálidos, debido a pérdida excesiva de electrólitos y agua por el sudor. **No suele asociar hipertermia**. Es transitorio y de buen pronóstico. Tratamiento: reposo en decúbito supino en un ambiente fresco, y reposición hidroelectrolítica por vía oral con soluciones de cloruro sódico y potásico. Pueden utilizarse analgésicos
Moderada: **agotamiento por calor**	Enfermedad moderada con temperatura central de 37,7-40 °C. Sudoración abundante, cefalea, taquicardia, náuseas, vómitos, mareo, debilidad, piloerección, síncope, confusión leve. Pueden precisar medidas de enfriamiento externo (v. Apartado *Tratamiento*) y rehidratación intravenosa si no hay tolerancia oral

Grave: golpe de calor	Forma de presentación grave, emergencia médica. La temperatura corporal suele ser ⩾ 40 °C. Existe disfunción del sistema nervioso central (irritabilidad, confusión, apatía, delirio, alucinaciones, ataxia, disartria, convulsión o coma), piel caliente y seca (inicialmente sudoración profusa, después anhidrosis), taquipnea, taquicardia, signos de deshidratación, náuseas, vómitos, diarrea, oliguria. Puede evolucionar a fallo multiorgánico. Si existe coagulopatía, el paciente puede presentar púrpura, hemoptisis, hematemesis, melenas o hematoquecia

- **Factores de mal pronóstico del golpe de calor:** temperatura rectal > 42 °C, descenso de la temperatura en más de 1 h, afectación neurológica grave, coma > 2 h, *shock* (hipotensión retardada o prolongada), dificultad respiratoria, edema pulmonar grave, coagulación intravascular diseminada, acidosis láctica.

PRUEBAS COMPLEMENTARIAS

- Diagnóstico clínico. En los pacientes sanos con hipotermia leve por exposición ambiental, no se requieren pruebas.
- **Pruebas de laboratorio:**
  - Hemograma, electrólitos, glucosa, función renal, creatina-fosfocinasa (CPK), calcio y fósforo (para detectar rabdomiólisis, e hipocalcemia e hiperfosfatemia asociadas), enzimas hepáticas, coagulación, gasometría.
  - Grupo sanguíneo y pruebas cruzadas: si se prevé calentamiento extracorpóreo.
  - Tira reactiva y análisis microscópico de orina: para diagnosticar mioglobinuria (en el golpe de calor).
  - Estudios adicionales según las circunstancias clínicas:
    - Tóxicos en orina.
    - Protocolo de sepsis: ante la sospecha clínica (v. **capítulo 2.13 Sepsis**).
    - Hipotermia inexplicable o resistente: tiroxina (T_4), tirotropina (TSH), corticotropina (ACTH) y cortisol sérico.
- **Electrocardiograma de 12 derivaciones:** en todo paciente con hipotermia, y si existen anomalías electrolíticas y/o rabdomiólisis. Son característicos en la hipotermia los siguientes hallazgos:
  - Prolongación de todos los intervalos del ECG RR, PR, QRS y QT.
  - Elevación del punto J, produciendo las ondas de Osborn: aunque sugieren hipotermia, no son patognomónicas.
  - Irregularidad rítmica de la línea basal y, en ocasiones, del complejo QRS (por los temblores).
- **Pruebas de imagen:**
  - Radiografía de tórax: si hay lesiones por inmersión, clínica respiratoria o sospecha de edema pulmonar.
  - Serie ósea: si hay sospecha de violencia contra niños, niñas o adolescentes (se realizará tras la reanimación cardiopulmonar [RCP] y el recalentamiento).
  - Tomografía computarizada (TC): en caso de traumatismo craneal o politraumatismo, persistencia de alteración del estado mental a pesar del enfriamiento o signos de HTIC.

TRATAMIENTOS

- **Hipotermia:**

  Se basa en tratamiento de soporte y maniobras de reanimación (ABC), técnicas de recalentamiento, y tratamiento de las lesiones o patologías que presente.

  - **Tratamiento de soporte y maniobras de reanimación (ABC):**
    - Monitorización cardiorrespiratoria continua y de la temperatura central.
    - Administrar oxígeno calentado y humidificado (37 °C) siempre que sea posible. No se debe retrasar la intubación endotraqueal. Preparar dispositivos de vía aérea difícil en caso de hipotermia grave (dificultad para la laringoscopia directa por rigidez mandibular).
    - Acceso vascular (que puede verse dificultado por la vasoconstricción inducida por la hipotermia) y líquidos i.v.: inicialmente, un bolo de 20 mL/kg de suero balanceado caliente (40-44 °C).
    - Detección de la parada cardiorrespiratoria: puede ser necesaria la búsqueda de signos vitales o pulso central durante 1 min y, si es necesario y está disponible, ayudarse con pruebas complementarias (ECG, ecografía o EtCO$_2$).
    - Compresiones torácicas: iniciar en ausencia de signos vitales o dudas en su determinación. En caso de bradicardia con pulso central, no son necesarias las compresiones torácicas, salvo que persista tras recalentamiento a 32-35 °C.
    - Variaciones de la secuencia de RCP:
      - Ritmos desfibrilables: en arritmias ventriculares (fibrilación ventricular [FV], taquicardia ventricular [TV]) realizar tres descargas seguidas iniciales; si no son eficaces, no realizar más hasta alcanzar una temperatura > 30 °C (hasta entonces, el miocardio puede ser resistente a la desfibrilación). Continuar las maniobras de RCP y de recalentamiento central u oxigenación por membrana extracorpórea (ECMO) hasta alcanzar esa temperatura.
      - Ritmos no desfibrilables: no administrar adrenalina i.v. si la temperatura es < 30 °C. Si la temperatura es > 30 °C, se administrará cada 6-10 min, hasta que se alcancen los 35 °C. Posteriormente, se seguirá con la frecuencia habitual.
    - Duración de la reanimación: realizar maniobras de RCP y recalentamiento hasta que la temperatura corporal sea > 32-35 °C o haya recuperación de la circulación espontánea.
    - No considerar el fallecimiento hasta que no se haya recalentado.
  - **Técnicas de recalentamiento:** el objetivo terapéutico es aumentar la temperatura central 1-2 °C/h, hasta los 34-35 °C. La elección de la técnica dependerá del grado de hipotermia, y de la presencia o no de pulso central (v. Algoritmo).
    - **Recalentamiento pasivo:** retirar la ropa fría o mojada. Utilizar mantas tibias, calentar la habitación a 25-30 °C.
    - **Recalentamiento externo activo:** aplicar calor externamente al paciente (manta de calentamiento de aire forzado, lámpara de calor radiante). Si

se usan estos métodos, el tronco debe calentarse primero y posteriormente las extremidades, para evitar:

○ *Shock* de recalentamiento: el calentamiento de las extremidades produce vasodilatación periférica y aumento de la capacidad vascular, lo que puede desencadenar un *shock* hipovolémico.

○ *After-drop:* la vasodilatación periférica devuelve sangre fría y ácida a la circulación central, lo que causa una disminución del pH y de la temperatura central (2-5 °C). Puede precipitar fibrilación ventricular o asistolia. La administración de suero balanceado i.v. calentado disminuye el *after-drop.*

■ **Recalentamiento activo central:** aplicar calor internamente al paciente.

○ No invasivo:

◆ Oxígeno humidificado y calentado (37 °C). Intubación endotraqueal con aumento de la temperatura del humificador del respirador a 44 °C.

◆ Suero balanceado i.v. calentado: 40-44 °C.

○ Invasivo: lavado pleural (el preferido), gástrico, vesical o peritoneal con sueros calentados.

○ Circulación extracorpórea: *bypass* cardíaco o ECMO, el método más rápido para normalizar la temperatura y el gasto cardíaco.

– **Reposición de la volemia** para evitar un *shock* hipovolémico: bolos de suero balanceado (20 mL/kg) i.v. Los fármacos vasoactivos pueden ser ineficaces hasta que la temperatura sea > 30 °C. Colocar una sonda uretral para controlar la diuresis.

– **Corregir las alteraciones electrolíticas, la acidosis y la hipoglucemia.**

– **Antibiótico de amplio espectro:** si hay sospecha clínica de sepsis o no se consigue aumentar la temperatura central a una velocidad de más de 0,6 °C/h.

– **Hidrocortisona empírica i.v.** (< 3 años: 25 mg; 3-12 años: 50 mg; > 12 años: 100 mg): si hay sospecha de insuficiencia suprarrenal o no se consigue aumentar la temperatura central (extracción previa de ACTH y de cortisol sérico).

– **Indicación de ingreso** (en unidad de cuidados intensivos pediátricos [UCIP] según la gravedad) en caso de:

■ Hipotermia moderada o grave.

■ Hipotermia leve con enfermedad subyacente significativa.

• **Golpe de calor ambiental:**

Existe cierta superposición de síntomas entre el agotamiento y el golpe de calor. Debido a la morbimortalidad asociada, los niños con temperatura corporal elevada y alteración del SNC deberán tratarse como víctimas de golpe de calor. El objetivo terapéutico es la reducción rápida de la temperatura y el mantenimiento del sistema cardiovascular.

– **Estabilización (ABCDE).**

– **Monitorización continua** cardiorrespiratoria y de la temperatura central, y control de la diuresis.

- **Reducción rápida de la temperatura:** iniciar de inmediato. Objetivo: descender 0,1 °C/min. Las medidas se detienen cuando la temperatura central alcanza 38 °C.
  - Desvestir al paciente y trasladarle a un lugar fresco.
  - **Métodos de enfriamiento externo:**
    - ○ **Evaporación:** rociar continuamente la superficie corporal con SSF o agua tibia (para minimizar los escalofríos), y movilizar el aire mediante un ventilador o abanicos. La aplicación de bolsas de hielo en cuello, ingles y axilas, y la administración de suero balanceado i.v. a temperatura ambiente pueden suponer un beneficio adicional.
    - ○ **Inmersión en agua fría:** eficaz, pero difícil de realizar. Está contraindicado en pacientes inestables.
  - **Métodos de enfriamiento interno:** el más efectivo es el *bypass* cardiopulmonar.
- **Terapia farmacológica:**
  - Benzodiacepinas (midazolam: 0,05-0,1 mg/kg i.v.): para evitar escalofríos durante el enfriamiento. Además, tratan y previenen las convulsiones.
  - Antitérmicos: no son eficaces. Pueden agravar la lesión hepática o la coagulopatía.
- **Analgesia.**
- **Corrección de la hipoglucemia, las alteraciones electrolíticas y la acidosis.**
- **Reposición de líquidos i.v.:** bolos de suero balanceado (20 mL/kg). Si la hipotensión es refractaria al tratamiento con líquidos y al enfriamiento: fármacos vasoactivos (noradrenalina o adrenalina).
- **Tratamiento de la disfunción orgánica:** deshidratación, rabdomiólisis, coagulación intravascular diseminada, *shock* cardiogénico, edema pulmonar, edema cerebral, fallo renal, fallo hepático.
- **Valorar el ingreso en la UCIP**, dependiendo de la gravedad.

RECUERDE QUE...

- El tratamiento de la hipotermia se basa en el soporte, las maniobras de reanimación y las técnicas de recalentamiento.
- Por debajo de 30 °C, el miocardio es resistente a la desfibrilación eléctrica y a la acción de los fármacos.
- No se debe considerar el fallecimiento en un paciente hipotérmico hasta que no se haya recalentado.
- El objetivo del tratamiento del golpe de calor es la reducción rápida de la temperatura (para minimizar el daño tisular) y el mantenimiento del sistema cardiovascular.

BIBLIOGRAFÍA

Antoon AY. Cold injuries. En: Kliegman RM, St Geme JW III (eds.). Nelson textbook of pediatrics. 21ª ed. Filadelfia: Elsevier Saunders; 2020. p. 623-6.

Corneli HM, Kadish H. Hypothermia in children: clinical manifestations and diagnosis. UpToDate. 2022. Disponible en: https://www.uptodate.com

Corneli HM, Kadish H. Hypothermia in children: Management. UpToDate. 2022. Disponible en: https://www.uptodate.com

Fisher JD, Shah AP, Norozian F. Clinical spectrum of pediatric heat illness and heatstroke in a North American desert climate. Pediatr Emerg Care. 2022;38(2):e891-3.

Ishimine P. Heat stroke in children. UpToDate. 2022. Disponible en: https://www.uptodate.com

Landry GL. Heat injuries. En: Kliegman RM, St Geme JW III (eds.). Nelson textbook of pediatrics. 21ª ed. Filadelfia: Elsevier Saunders; 2020. p. 3704-6.

Rischall ML, Rowland-Fisher A. Evidence-based management of accidental hypothermia in the emergency department. Emerg Med Pract. 2016;18(1):1-18; quiz 18-9.

Savioli G, Zanza C, Longhitano Y, Nardone A, Varesi A, Ceresa IF, et al. Heat-related illness in emergency and critical care: recommendations for recognition and management with medico-legal considerations. Biomedicines. 2022;10(10):2542.

Seidler L, Del Río M, Del Castillo J. Reanimación cardiopulmonar en situaciones especiales. En: Manual de reanimación cardiopulmonar avanzada pediátrica y neonatal. Valencia: Grupo Español de Reanimación Cardiopulmonar Pediátrica y Neonatal; 2022. p. 241-52.

Ingesta de cuerpo extraño

5.2

C. L. Fernández Traba

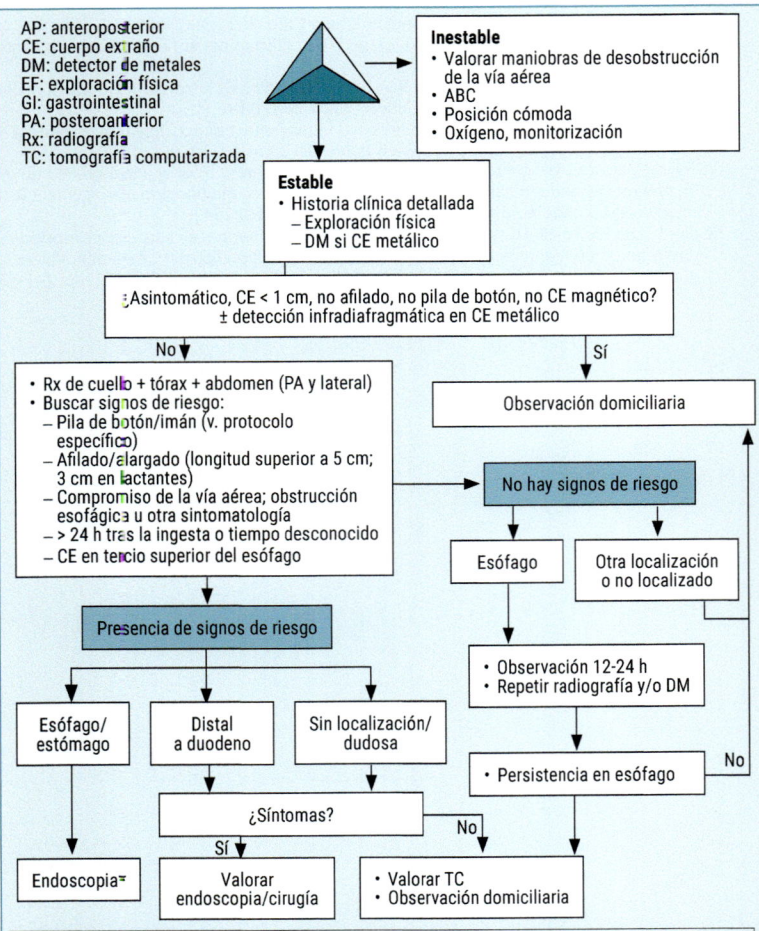

AP: anteroposterior
CE: cuerpo extraño
DM: detector de metales
EF: exploración física
GI: gastrointestinal
PA: posteroanterior
Rx: radiografía
TC: tomografía computarizada

Inestable
- Valorar maniobras de desobstrucción de la vía aérea
- ABC
- Posición cómoda
- Oxígeno, monitorización

Estable
- Historia clínica detallada
  - Exploración física
  - DM si CE metálico

¿Asintomático, CE < 1 cm, no afilado, no pila de botón, no CE magnético?
± detección infradiafragmática en CE metálico

No → / Sí →

- Rx de cuello + tórax + abdomen (PA y lateral)
- Buscar signos de riesgo:
  - Pila de botón/imán (v. protocolo específico)
  - Afilado/alargado (longitud superior a 5 cm; 3 cm en lactantes)
  - Compromiso de la vía aérea; obstrucción esofágica u otra sintomatología
  - > 24 h tras la ingesta o tiempo desconocido
  - CE en tercio superior del esófago

Observación domiciliaria

No hay signos de riesgo

Esófago / Otra localización o no localizado

- Observación 12-24 h
- Repetir radiografía y/o DM

Presencia de signos de riesgo

Esófago/estómago / Distal a duodeno / Sin localización/dudosa

- Persistencia en esófago → No

¿Síntomas?

Sí → / No →

Endoscopia / Valorar endoscopia/cirugía / • Valorar TC • Observación domiciliaria

- **Endoscopia de emergencia** (< 2-6 h): CE en esófago o estómago con características de riesgo. Pila de botón en el esófago. Signos de compromiso aéreo. Signos o síntomas sugestivos de obstrucción esofágica o gastroduodenal. Cualquier CE en el tercio superior del esófago, salvo moneda ingerida < 10 h en un paciente asintomático
- **Endoscopia urgente** (< 12-24 h): CE en esófago medio o distal, sin características de riesgo. Moneda en el tercio superior del esófago en un paciente asintomático. Comida impactada en el esófago sin signos de obstrucción. CE en el estómago de diámetro > 2 cm o longitud > 5 cm. Presencia de dos o más CE imantados en el estómago, independientemente del tamaño (< 12 h idealmente)
- **Endoscopia electiva:** pila de botón o pila cilíndrica en el estómago que permanece más de 48 h. Cualquier CE en el tracto digestivo, accesible endoscópicamente y que persista más de 4 semanas

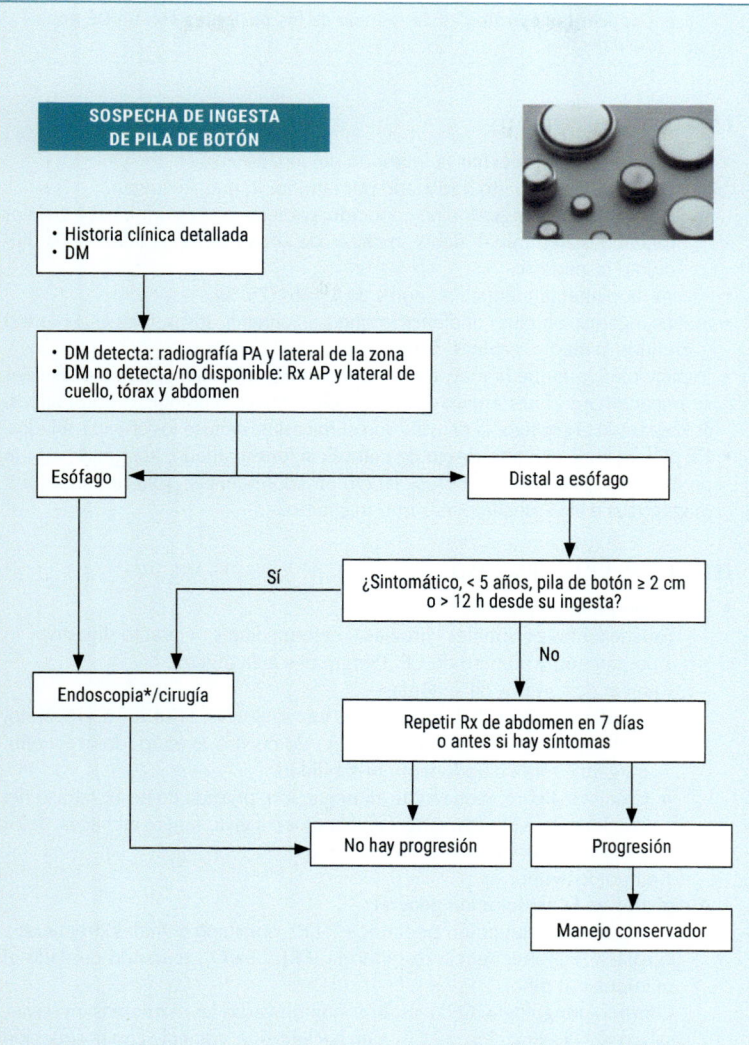

SOSPECHA DE INGESTA DE PILA DE BOTÓN

- Historia clínica detallada
- DM

↓

- DM detecta: radiografía PA y lateral de la zona
- DM no detecta/no disponible: Rx AP y lateral de cuello, tórax y abdomen

Esófago ←→ Distal a esófago

¿Sintomático, < 5 años, pila de botón ≥ 2 cm o > 12 h desde su ingesta?

Sí →

No

Endoscopia*/cirugía

Repetir Rx de abdomen en 7 días o antes si hay síntomas

No hay progresión

Progresión

Manejo conservador

* Si hay una pila de botón en el esófago, el paciente es > 1 año, está asintomático y han transcurrido < 12 h desde la ingesta: administrar miel o sucralfato (sin demorar la endoscopia)

OBJETIVOS

- Reconocer los signos y síntomas tras la ingestión de un cuerpo extraño (CE).
- Conocer las estrategias de manejo de los pacientes con un CE en la vía digestiva.

CONCEPTOS IMPORTANTES

- ¿Cuándo se debe **sospechar** la ingestión de un CE?
  - Episodio presenciado o relatado por el niño: lo más frecuente.
  - Antecedente de ingestión no conocido: paciente con estridor, babeo, dolor torácico o abdominal, fiebre, rechazo de alimentación, sibilancias o dificultad respiratoria.
- Afecta fundamentalmente a menores de 5 años (75 %).
- Suelen ingerirse objetos cotidianos (monedas, juguetes, joyas, imanes, botones) y, en nuestro medio, espinas de pescado.
- Impactación: aunque la mayoría se eliminan espontáneamente, en ocasiones se impactan en zonas anguladas o estrechamientos fisiológicos/patológicos. Sobrepasado el esófago, la mayoría son eliminados, incluso los objetos afilados.
- **CE peligrosos o con alto riesgo de complicaciones:** afilado, alargado (> 3 cm en lactantes, > 5 cm en niños, > 10 cm en adolescentes), pila de botón, ≥ 2 magnéticos o uno metálico más uno magnético.

ESTIMACIÓN DE LA GRAVEDAD

- **A recoger en la anamnesis:**
  - Antecedentes personales: cirugías o enfermedades del tracto digestivo.
  - Tipo, tamaño y número de CE. Tiempo desde la ingesta.
  - Clínica: dos grupos de síntomas:
    - Agudos: náuseas, babeo, vómitos, tos, sangre en la saliva o el vómito, rechazo de alimentación, sensación de cuerpo extraño, dolor (cuello, garganta, tórax o abdomen), irritabilidad.
    - Crónicos: fiebre, rechazo de alimentación, pérdida de peso, retraso del crecimiento, vómitos, sangre en vómitos o saliva, sangre en heces, dolor persistente, irritabilidad.
  - Tiempo de ayuno.
- **A registrar en la exploración general:**
  - Triángulo de evaluación pediátrica (TEP), constantes vitales (frecuencia cardíaca [FC], frecuencia respiratoria [FR] y $SatO_2$, teniendo cuidado al manipular al niño).
  - Otorrinolaringología (ORL): están contraindicadas las maniobras invasivas, salvo para la extracción del CE en un paciente inconsciente con obstrucción total o en caso de una espina clavada en la orofaringe.
  - Área cervical: tumefacción, eritema, crepitación (indicativos de perforación).
  - Auscultación pulmonar: estridor, sibilancias (por compresión traqueal o bronquial en caso de aspiración).

– Abdomen: evidencia de obstrucción o perforación intestinal.

PRUEBAS COMPLEMENTARIAS

- **Detector de metales (DM) manual:**
  - Indicación: es la prueba de elección inicial en CE metálicos. Es la única prueba a realizar en las siguientes ingestas de CE metálico en pacientes asintomáticos:
    - CE < 1 cm, y DM negativo o positivo infradiafragmático.
    - Ingesta de una única moneda con DM positivo infradiafragmático.
- **Radiología simple:** proyecciones posteroanterior (PA) y lateral (L). Incluir cuello, tórax y abdomen.
  - Indicaciones:
    - Paciente sintomático.
    - CE peligroso.
    - CE metálico detectado por DM en la zona supradiafragmática o no detectado.
    - Monedas: si son más de una, no lo detecta el DM o lo detecta en la zona supradiafragmática.
  - No es preciso realizar radiografía si se reúnen los requisitos siguientes: pacientes asintomáticos, CE < 1 cm (ninguna moneda de curso legal en España mide menos), CE no afilado/alargado, no es pila de botón, no es CE magnético y, en caso de llevarse a cabo, detección infradiafragmática con DM.
  - Signos de perforación: aire libre en diafragma, mediastino, retroperitoneo o áreas subcutáneas cervicales.
  - Los CE planos (monedas) suelen estar orientados en el plano frontal si están en el esófago, y en el plano sagital si están en la tráquea.
- **Estudios con contraste:** no deben realizarse de forma sistemática por el riesgo de aspiración y porque dificultan posteriormente la endoscopia.
- **Ecografía:** con la experiencia adecuada, puede identificar la ubicación y la naturaleza de los CE en el esófago o el estómago.
- **Endoscopia:** método diagnóstico y terapéutico (extracción del CE). Indicaciones:
  - Pacientes con claros signos de CE impactado, especialmente odinofagia o disfagia, a pesar de estudio radiológico negativo.
  - Según el CE, la localización y el tiempo de evolución (v. Apartado *Tratamientos*).
- **Tomografía computarizada (TC):** puede ser útil en casos seleccionados en los que la radiografía no sea diagnóstica (p. ej., CE radiolúcidos) o si se sospechan complicaciones.

TRATAMIENTOS

- El tratamiento inicial debe ir dirigido a mantener la oxigenación y la ventilación, y a prevenir o tratar la obstrucción total de las vías aéreas:

- **Si la vía aérea no es permeable o hay signos de obstrucción completa del tracto gastrointestinal superior:** urgencia vital. Maniobras de desobstrucción (v. **capítulo 2.12 Reanimación cardiopulmonar**).
- **Si hay obstrucción incompleta (niño consciente, con respiración eficaz):** el manejo depende del tipo, la forma, la localización, el tamaño, el número de CE y el tiempo transcurrido desde la ingesta.

- **Manejo general:**
  - En general, el manejo es conservador (continuar con su dieta habitual y vigilar las heces). El tiempo de paso del CE a través del tracto digestivo es variable (desde horas hasta más de 4 semanas).
  - Signos de alarma para volver a consultar: dolor abdominal, fiebre, vómitos o sangre en las heces.
  - La extracción del CE puede llevarse a cabo por varias técnicas:
    - Pinzas de Magill: para extraer CE en orofaringe o esófago superior.
    - Endoscopia: el nivel de prioridad para su realización es variable (v. Algoritmo).
    - Cirugía: la técnica varía en función de la ubicación del CE.

- **Manejo según la localización:**
  - CE localizado en el esófago:
    - Nunca debe permanecer en el esófago > 24 h. Si se desconoce el tiempo de impactación: realizar endoscopia electiva.
    - Si el CE es peligroso: realizar endoscopia de emergencia (< 2 h).
    - Según la localización en el esófago:
      - Esófago superior: extraer de forma precoz por riesgo de aspiración bronquial, salvo las monedas en pacientes asintomáticos.
      - Esófago inferior:
        - Paciente sintomático: extracción urgente.
        - Paciente asintomático, y CE redondeado y pequeño localizado en el tercio distal esofágico: actitud expectante. Repetir estudio radiológico/DM en 12-24 h (incluso los localizados en los $2/3$ superiores pueden pasar espontáneamente, aunque en menor proporción).
  - CE localizado en el estómago y el duodeno. Extraer si:
    - Paciente sintomático.
    - CE peligroso.
    - Objeto romo después de:
      - 3-4 semanas de observación, en estómago.
      - 1 semana de observación, en duodeno.
  - CE localizado en el intestino: extraer si persiste > 1 semana en la misma localización.

- **Manejo según el tipo de CE:**
  - **Monedas** (v. Algoritmo general). Utilizar el DM como método diagnóstico inicial:
    - Infradiafragmático y asintomático: observación domiciliaria y seguimiento ambulatorio. Si no se elimina en 2 semanas, repetir el estudio con DM o rafiografía. Extracción endoscópica si permanece en el estómago > 3-4 semanas.

- Supradiafragmático, no se registra señal identificativa (y hay antecedente claro) o existe clínica asociada: realizar estudio radiológico.
  - En esófago, y sintomático o tiempo de ingesta > 24 h o desconocido: extracción urgente.
  - En esófago y asintomático: actitud expectante con dieta absoluta. Repetir el estudio con DM/radiografía en 12-24 h, salvo si aparecen síntomas. Si la moneda continúa en el esófago, realizar extracción.
- Si no se dispone de DM: estudio radiográfico siempre (hasta el 40 % de las monedas alojadas en el esófago pueden ser asintomáticas).
- **Pilas** (v. Algoritmo específico):
  - Pila de botón: es el CE tóxico ingerido con más frecuencia.
    - Realizar siempre radiografía AP (signo del «doble halo») y lateral (signo del «escalón»), para distinguirla de una moneda y no retrasar su extracción.
    - En pacientes asintomáticos con ingestión reciente (< 12 h), se recomienda la administración de miel y/o sucralfato (10 mL cada 10 min hasta la extracción), para neutralizar el pH esofágico y reducir la gravedad de las lesiones, siempre que esto no demore su extracción. El beneficio supera el riesgo de aspiración en el procedimiento anestésico.
    - Manejo según su ubicación en el momento del diagnóstico:
      - ◆ Esófago: extracción endoscópica en < 2 h.
      - ◆ Estómago o distal:
        - - Paciente sintomático: extracción endoscópica o quirúrgica.
        - - Paciente asintomático (manejo controvertido):
          < 5 años y/o pila de botón ≥ 2 cm y/o > 12 h desde su ingesta: considerar extracción < 24-48 h.
          ≥ 5 años y pila < 2 cm: dar el alta con instrucciones. Si no se confirma la eliminación previa por las heces, repetir la radiografía a los 7 días.
  - Pila cilíndrica: manejo conservador, salvo si hay síntomas o la localización es esofágica (extracción urgente).
  - Pila de óxido de mercurio: determinar los niveles de mercurio en sangre y orina en caso de rotura de la pila en el tracto gastrointestinal, o si se evidencian gotas radiopacas en el intestino (control radiológico dos veces/semana). Valorar tratamiento con quelante.
- **Ingestión de objetos radiolúcidos:**
  - Se puede considerar inicialmente el estudio radiológico estándar. Si la radiografía es negativa:
    - Asintomático y CE no peligroso: observación clínica.
    - Sintomático: realizar endoscopia. Valorar la realización de una TC antes de la endoscopia.
- **Ingesta de objetos romos:**
  - En esófago: dependiendo de la localización y el cuadro clínico:
    - Asintomático: observación durante unas horas.
    - Sintomático o si tras 12-24 h no ha pasado al estómago: extracción endoscópica.

- En estómago:
  - ○ Actitud expectante: si el paciente está asintomático, y el CE es romo o redondeado y de diámetro < 2 cm, conducta expectante durante dos semanas (dieta rica en fibra y observación de heces) con radiografía semanal. El seguimiento puede hacerse con el DM si el CE es metálico y si se ha identificado previamente.
  - ○ Extracción endoscópica/quirúrgica: en caso de sospecha de complicación (obstrucción intestinal, perforación) o en los casos especificados antriormente.
- **Ingestión de objetos afilados** (huesos de pollo y espinas, palillos de dientes, imperdibles abiertos, alfileres, clavos):
  - CE radiopacos: realizar radiografía.
    - ○ Esófago: endoscopia urgente.
    - ○ Estómago: considerar endoscopia salvo en caso de objetos cortos con extremo romo más pesado.
    - ○ Intestino delgado (distal al ángulo de Treitz): radiografías seriadas. Extracción si hay síntomas o lleva > 3 días sin progresión.
  - CE radiolúcidos:
    - ○ Asintomático: considerar TC o esofagograma. En caso de detectarse CE, realizar extracción.
- **Ingestión de objetos alargados:**
  - Es más frecuente en adolescentes y de manera intencionada. Existe riesgo de impactación y complicaciones.
  - Está indicada la extracción si la longitud del objeto es > 5 cm, porque tienen problemas para pasar el duodeno.
- **Ingestión de objetos magnéticos** (v. Algoritmo específico):
  - Realizar radiografía AP y L.
  - Ingesta de un único CE magnético: manejo según el protocolo general en función de las características del objeto. Debe evitarse la ingesta de otro objeto magnético o metálico, y el contacto con objetos magnéticos o metálicos (ropa con botones metálicos o cinturones con hebillas).
  - Ingesta de múltiples CE magnéticos o de un CE magnético junto con un CE metálico:
    - ○ Esófago/estómago: extracción endoscópica.
    - ○ Distal al estómago:
      - ◆ Paciente sintomático: cirugía.
      - ◆ Paciente asintomático: ingreso para monitorización y radiografías seriadas. Si no hay progresión en 48 h, realizar extracción.
- **Alimento impactado en el esófago:**
  - Generalmente secundario a patología esofágica (esofagitis eosinofílica, esofagitis por reflujo, estenosis esofágica poscirugía, acalasia u otros trastornos de la motilidad), y es preciso un estudio posterior, independientemente del tratamiento del episodio agudo.
  - Manejo:
    - ○ Síntomas o signos de obstrucción proximal (babeo, dolor cervical): endoscopia urgente.

○ Síntomas leves y capaz de manejar sus propias secreciones: endoscopia urgente si no resolución en 24 h.
– Otros CE pueden requerir un manejo individualizado: aquellos con un alto contenido en plomo (por riesgo de intoxicación), polímeros superabsorbentes (comercializados algunos como juguetes) con riesgo de obstrucción intestinal, o los cáusticos (v. **capítulo 5.6 Intoxicaciones por sustancias no medicamentosas**), etc.

RECUERDE QUE...

- La mayoría de los CE recorren el tracto gastrointestinal sin problemas y no es preciso realizar intervención alguna.

- Generalmente, la presencia de síntomas es indicación de extracción del CE ingerido.

- Se debe tener especial precaución ante la ingestión de una pila de botón, un objeto afilado o alargado, o varios objetos magnéticos.

- La actitud expectante es una opción de manejo ante un paciente asintomático con una moneda alojada en el esófago.

- La extracción de una pila de botón impactada en el esófago es una urgencia.

BIBLIOGRAFÍA

Anfang RR, Jatana KR, Linn RL, Rhoades K, Fry J, Jacobs IN. pH-neutralizing esophageal irrigations as a novel mitigation strategy for button battery injury. Laryngoscope. 2019;129(1):49-57.

Conners GP, Mohseni M. Pediatric foreign body ingestion. 2022. En: StatPearls [Internet]. Treasure Island (FL): StatPearls Publishing; 2022. dDisponible en: https://www.ncbi.nlm.nih.gov

Demiroren K. Management of gastrointestinal foreign bodies with brief review of the guidelines. Pediatr Gastroenterol Hepatol Nutr. 2023;26(1):1-14.

Dorterler ME, Günendi T. Foreign body and caustic substance ingestion in childhood. Open Access Emerg Med. 2020;12:341-52.

Hoagland MA, Ing RJ, Jatana KR, Jacobs IN, Chatterjee D. Anesthetic implications of the new guidelines for button battery ingestion in children. Anesth Analg. 2020;130(3):665-72.

Kramer RE, Lerner DG, Lin T, Manfredi M, Shah M, Stephen TC, et al. Management of ingested foreign bodies in children: a clinical report of the NASPGHAN Endoscopy Committee. JPGN. 2015;60(4):562-74.

Mubarak A, Benninga MA, Broekaert I, Dolinsek J, Homan M, Mas E, et al. Diagnosis, management, and prevention of button battery ingestion in childhood: a European Society for Paediatric Gastroenterology Hepatology and Nutrition Position Paper. J Pediatr Gastroenterol Nutr. 2021;73(1):129-36.

Seguier-Lipszyc E, Samuk I, Almog A, Silbermintz A, Kravarusic D. Multiple magnet ingestion in children: a problem on the rise. J Paediatr Child Health. 2022;58(10):1824-8.

Thomson M, Tringali A, Dumonceau JM, Tavares M, Tabbers MM, Furlano R, et al. Paediatric gastrointestinal endoscopy: European Society for Paediatric Gastroenterology, Hepatology and Nutrition and European Society of Gastrointestinal Endoscopy guidelines. J Pediatr Gastroenterol Nutr. 2017;64(1):133-53.

Intoxicaciones. Actitud general

5.3

A. Elorza Elena y B. Azkunaga Santibáñez

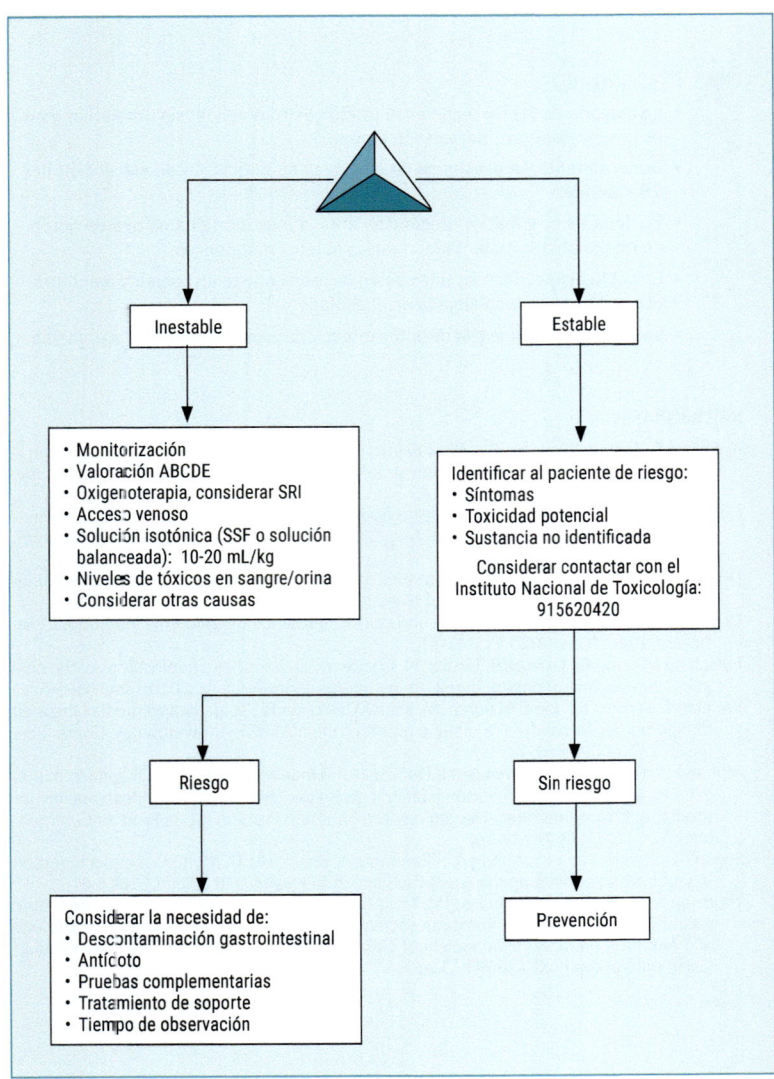

Inestable

- Monitorización
- Valoración ABCDE
- Oxigenoterapia, considerar SRI
- Acceso venoso
- Solución isotónica (SSF o solución balanceada): 10-20 mL/kg
- Niveles de tóxicos en sangre/orina
- Considerar otras causas

Estable

Identificar al paciente de riesgo:
- Síntomas
- Toxicidad potencial
- Sustancia no identificada

Considerar contactar con el Instituto Nacional de Toxicología: 915620420

Riesgo

Considerar la necesidad de:
- Descontaminación gastrointestinal
- Antícoto
- Pruebas complementarias
- Tratamiento de soporte
- Tiempo de observación

Sin riesgo

Prevención

OBJETIVOS
- Conocer la aproximación inicial del paciente pediátrico intoxicado.
- Identificar a los pacientes de riesgo de evolución tórpida.

CONCEPTOS IMPORTANTES

- La mayoría de las exposiciones a sustancias potencialmente tóxicas tienen buen pronóstico, pero algunas se acompañan de riesgo vital. Hay dos grandes grupos:
  - **Preescolares-escolares < 5-6 años:** es el grupo más numeroso. Habitualmente no intencionadas, se producen por fármacos o productos del hogar en el domicilio. La consulta es casi inmediata y con frecuencia los pacientes están asintomáticos. En general, el pronóstico es favorable.
  - **Adolescentes:** fin recreacional (alcohol y/o drogas ilícitas) o suicida. Consultan más evolucionados. La morbimortalidad es mayor y el manejo es más complejo.

ESTIMACIÓN DE LA GRAVEDAD

- El riesgo viene determinado por la estabilidad del paciente, la presencia de sintomatología y la posible gravedad del tóxico.
- Hay sustancias con acción retardada y otras que son **potencialmente mortales** en cantidades bajas (**Tablas 5.3-1** y **5.3-2**). Es útil disponer de un listado de sustancias sin toxicidad potencial (**Tabla 5.3-3**).
- **A recoger en la anamnesis:**
  - Identificación del tóxico, tiempo desde el contacto, vía de exposición, cantidad ingerida (será la máxima estimada), síntomas, tratamientos recibidos.
  - Ante la duda de contacto con tóxico, actuar como si este se hubiera producido. Si se desconoce el tóxico, interrogar sobre medicamentos y/o productos al alcance, o consumo de drogas en convivientes.
- **A registrar en la exploración general:**
  - Triángulo de evaluación pediátrica (TEP), constantes vitales (temperatura, frecuencia cardíaca [FC], frecuencia respiratoria [FR], presión arterial [PA], $SatO_2$, $EtCO_2$ según la situación clínica), exploración por aparatos, incluido el nivel de consciencia y la valoración neurológica. Cambios en la piel o la mucosa oral, olor de la ropa y de la boca.
  - Orientar la búsqueda del agente tóxico por los hallazgos en la exploración física (**Tablas 5.3-4** y **5.3-5**).

PRUEBAS COMPLEMENTARIAS

- No se realizan de forma sistemática. Están indicadas según el tóxico o si existe alteración de la consciencia de etiología no clara.
- **Analítica sanguínea:** hemograma, bioquímica con electrólitos, osmolaridad y gasometría. Cooximetría si hay intoxicación por monóxido de carbono (CO) o se sospecha metahemoglobinemia. La acidosis con hiato (*gap*) osmolar elevado (> 4-6 mOsm/kg) es sugestiva de intoxicación por ciertos alcoholes (etilenglicol, manitol).

Tabla 5.3-1. Sustancias con toxicidad retardada

- Paracetamol
- Alcoholes: etilenglicol, metanol
- Preparaciones de liberación retardada: bloqueantes de los canales de calcio, betabloqueantes, litio, teofilina
- Inhibidores de la monoaminooxidasa
- Hipoglucemiantes orales
- Difenoxilato
- Metales pesados

Tabla 5.3-2. Sustancias potencialmente tóxicas en cantidades bajas

Alcanfor	Convulsiones
Antidepresivos tricíclicos	Depresión del sistema nervioso central, convulsiones, arritmias, hipotensión
Antidiabéticos orales	Hipoglucemia, convulsiones
Antipalúdicos	Convulsiones, arritmias
Benzocaína	Metahemoglobinemia
Betabloqueantes	Bradicardia, hipotensión
Bloqueantes de los canales de calcio	Bradicardia, hipotensión, hiperglucemia
Cápsulas de detergente concentrado	Problemas de la vía aérea, dificultad respiratoria, alteración del estado mental
Cáusticos	Quemaduras en vía aérea, esófago, estómago
Clonidina	Letargia, bradicardia, hipotensión
Difenoxilato y atropina	Depresión del sistema nervioso central, depresión respiratoria
Fenotiazinas	Convulsiones, arritmias
Hidrocarburos alifáticos	Lesión pulmonar aguda
Inhibidores de la monoaminooxidasa	Hipertensión seguida de colapso cardiovascular
Lindano	Convulsiones
Metilsalicilatos	Taquipnea, acidosis metabólica, convulsiones
Opiáceos	Depresión del sistema nervioso central y depresión respiratoria
Pesticidas organofosforados	Crisis colinérgica
Teofilina	Convulsiones, arritmias

Tabla 5.3-3. Ingestión no tóxica

La ingestión no tóxica ocurre cuando la víctima consume un producto que HABITUALMENTE no produce síntomas. Ningún agente químico es completamente seguro. Los materiales de esta tabla han sido ingeridos y no han mostrado toxicidad salvo en ingestas masivas

El promedio de un trago de un niño menor de 5 años es de 5 mL, y el de un adulto, de 15 mL

Abrasivos	Gel de sílice
Aceite de baño	H_2O_2
Aceite de motor	Incienso
Aceite mineral (salvo aspiración)	Jabones
Acondicionantes del cuerpo	Jabones de baño de burbujas
Acuarelas	Lápiz (grafito, colores)
Adhesivos	Lejía con < 5 % de hipoclorito sódico
Agua de retrete	Loción de calamina
Algas marinas	Lociones y cremas de manos
Ambientadores (aerosol y refrigerador)	Lubricantes
Antiácidos	Maquillador de ojos
Antibióticos (la mayoría)	Masilla (menos de 60 g)
Arcilla	Óxido de cinc
Azul de Prusia	Paquetes deshumidificantes
Barras de labios	Pasta de dientes (± flúor)
Betún (si no contiene anilinas)	Perfumes
Brillantinas	Peróxido al 3 %
Bronceadores	Peryódico
Cerillas	Pintura (interior o látex)
Cigarrillos-cigarros	Productos capilares (tónicos, aerosoles, tintes)
Colas y engrudos	Purgantes suaves
Colonias	Suavizantes de ropa
Colorete	Tapones
Contraceptivos	Termómetros (mercurio [Hg] elemental)
Corticosteroides	Tinta (negra, azul: no permanente)
Cosméticos	Tinta de bolígrafo
Cosméticos del bebé	Tiza
Crayones (rotuladores de fácil borrado para pizarras)	Tinta (negra, azul: no permanente)
Cremas y lociones de afeitar	Tinta de bolígrafo
Champús líquidos	Tiza
Desinfectantes yodófilos	Vaselina
Desodorantes	Velas (cera de abeja o parafina)
Detergentes (tipo fosfato, aniónicos)	Vitaminas (± flúor)
Edulcorantes (sacarina, ciclamato)	Warfarina (< 0,5 %)
Fertilizantes (sin herbicidas o insecticidas)	Yeso
Edulcorantes (sacarina, ciclamato)	
Fertilizantes (sin herbicidas o insecticidas)	

Tabla 5.3-4. Hallazgos que orientan en la identificación del tóxico

Coma	Delirio agitado	Convulsiones	Temperatura ↓	Pupilas ↑	Miosis	Midriasis	Nistagmo
Alcohol	Alcohol (toxicidad-privación)	Anfetaminas	Anticolinérgicos	Betabloqueantes	Colinérgicos	Anticolinérgicos	Antiepilépticos
Anticonvulsivos	Alucinógenos	Anticolinérgicos	Fenotiazinas	CO	Etanol	Antihistamínicos	Sedantes-hipnóticos
Antidepresivos cíclicos	Anticolinérgicos	Antidepresivos cíclicos	Inhibidores de la monoaminooxidasa	Colinérgicos	Fenotiazinas	Antidepresivos	Fenotiazinas
Anticolinérgicos	Fenciclidina	Bloqueantes de los canales de Na⁺	Metales	Etanol	Nicotina	Glutetimida	Pilocarpina
Arsénico	Simpaticomiméticos (cocaína)	Cafeína	Salicilatos	Hipnóticos-sedantes	Opioides (excepto propoxifeno, meperidina, pentazocina)	Simpaticomiméticos (cocaína, anfetaminas)	Ketamina
Barbitúricos		Cocaína	Simpaticomiméticos	Hipoglucemiantes	Organofosforados		
Betabloqueantes		Privación de alcohol o de hipnóticos-sedantes			Sedantes-hipnóticos		
Colinérgicos		Hipoglucemiantes orales					
CO		Isoniazida					
Etanol		Propoxifeno					
Fenotiazinas		Propranolol					
Hipnóticos-sedantes		Teofilina					
Hipoglucemiantes orales							
Neurolépticos							
Opiáceos							
Cualquier sustancia que cause convulsiones o hipotensión puede causar obnubilación o coma		**Cualquier sustancia que cause hipotensión o hipoglucemia puede causar convulsiones**					

(Continúa)

Tabla 5.3-4. Hallazgos que orientan en la identificación del tóxico (Cont.)

Presión arterial ↑	Frecuencia cardiaca ↑ / ↓	Esfuerzo respiratorio ↓ / ↑	Hipoglucemia	Acidosis
Anticolinérgicos Antihistamínicos Anfetaminas Antidepresivos cíclicos Betabloqueantes Bloqueantes de canales de calcio Cocaína Fenotiazinas Hierro Hipnóticos-sedantes Nicotina Organofosforados Simpaticomiméticos Teofilina	**↑** Alcohol Anticolinérgicos Antihistamínicos Antidepresivos cíclicos Anfetaminas Atropina Cafeína Cianuro CO Cocaína Fenotiazinas Hierro Hipnóticos-sedantes Nitroglicerina Salicilatos Simpaticomiméticos Teofilina **↓** Antidepresivos cíclicos β-bloqueantes Bloqueantes de los canales de calcio Clonidina Colinérgicos Digoxina Nicotina Opiáceos Organofosforados Parasimpaticomiméticos	**↓** Antidepresivos cíclicos Barbitúricos Benzodiacepinas Etanol Opioides Hipnóticos-sedantes **↑** CO Drogas que inducen acidosis metabólica, fallo hepático o metahemoglobinemia Nicotina	Hipoglucemiantes orales (sulfonilureas, megitinidas) β-bloqueantes Etanol Insulina Salicilatos Ácido valproico Isoniacida	Ácido acetilsalicílico Cetoacidosis alcohólica Cianuro Disolventes Etilenglicol (anticongelantes) Hierro Isoniacida Metanol Tolueno Salicilatos CO Antidepresivos tricíclicos Aumento del hiato aniónico Metanol, metformina Uremia Cetoacidosis diabética o alcohólica Propilenglicol, paracetamol Isoniazida, hierro, ibuprofeno (en gran cantidad) Acidosis láctica Etilenglicol Salicilatos

- **Diaforesis:** simpaticomiméticos, colinérgicos (organofosforados), salicilatos, fenciclidina, síndromes de abstinencia
- **Enrojecimiento, rubor:** monóxido de carbono, ácido bórico, cianuro, escombroidosis, anticolinérgicos, vancomicina, atropina
- **Cianosis (sin respuesta a O$_2$):** metahemoglobinemia (anilinas, benzocaína, dapsona, nitritos, fenazopiridinal, amiodarona, plata
- **Ictericia:** paracetamol, fenotiazinas, habas, metales pesados, setas, tetracloruro de carbono

OLOR a:
- Acetona: alcohol isopropílico, fenol, salicilatos
- Alcohol: etanol
- Almendras amargas: cianuro
- Ajo: metales pesados, organofosforados
- Gasolina: hidrocarburos

Tabla 3.5-5. Síndromes clínicos

	Estimulante	Sedante-hipnótico	Opiáceos	Anticolinérgico	Colinérgico	Simpaticomimético
Hallazgos	Inquietud Habla y actividad motora excesivas Temblor Insomnio Taquicardia Alucinaciones	Sedación Confusión *Delirium* Alucinaciones Coma Parestesias Disestesias Diplopia Visión borrosa Habla poco clara Ataxia Nistagmo	Estado mental alterado Miosis Respiración superficial Bradipnea Bradicardia Disminución del peristaltismo Hipotermia	Fiebre Íleo Rubor facial Taquicardia Retención urinaria Piel seca Visión borrosa Midriasis Peristaltismo Mioclono Coreoatetosis Psicosis Alucinaciones Convulsiones Coma	Sialorrea Lagrimeo Poliuria Defecación Diarrea Emesis Broncorrea Bradicardia	Agitación Diaforesis Hipertensión Hipertermia Midriasis Peristaltismo presente Taquicardia
Causa	Cocaína Anfetaminas	Sobredosis de benzodiacepinas Algunos sedantes	Sobredosis de heroína y otros opiáceos	Antihistamínicos Plantas anticolinérgicas Antidepresivos cíclicos Atropina Antiparkinsonianos Antieméticos Antiespasmódicos	Organofosforados	Sobredosis de cocaína o anfetaminas La privación de alcohol o de agentes sedantes-hipnóticos puede dar hallazgos similares

- **Análisis toxicológico:** considerar si el diagnóstico es dudoso, existe coma de etiología no clara, hay sospecha de violencia sexual o si la administración del antídoto depende de la identificación del tóxico. Un resultado negativo no permite descartar intoxicación.
  - Análisis cuantitativos en plasma (Tabla 5.3-6).
  - Tóxicos en orina (anfetaminas, barbitúricos, benzodiacepinas, *cannabis*, opiáceos y cocaína).
- **Pruebas radiológicas:**
  - Radiografía de tórax:
    - Sospecha de aspiración, inhalación o clínica respiratoria, neumoperitoneo, neumomediastino (cáusticos).
    - Inhalación de gases irritantes, metales, hidrocarburos, que provocan neumonitis tóxica.
  - Tomografía computarizada (TC) craneal: si hay sospecha de hemorragia intracraneal o edema cerebral por hipoxemia.
  - Radiografía de abdomen: útil en intoxicaciones con sustancias radiopacas (Tabla 5.3-7).
- **ECG:** si existe intoxicación grave, o por sustancias potencialmente arritmógenas (antidepresivos tricíclicos, digoxina, antagonistas del calcio, antihistamínicos, betabloqueantes, antiarrítmicos), tóxico desconocido o intento de suicidio.

Tabla 5.3-6. Sustancias con determinación cuantitativa en plasma

• Paracetamol	• Fenitoína
• Ácido acetilsalicílico	• Fenobarbital
• Carbamazepina	• Litio
• Digoxina	• Metanol
• Etanol	• Teofilina
• Etilenglicol	• Valproato
• Hierro, plomo	

Tabla 5.3-7. Compuestos radiopacos

Sales de calcio (carbonato cálcico)
Hidrato de cloral
Metales pesados (hierro, plomo, arsénico, mercurio)
Psicotrópicos (fenotiazinas, litio, antidepresivos tricíclicos)
Salicilatos
Productos yodados (tiroxina)
Algunos compuestos de liberación lenta (comprimidos con recubrimiento entérico)
Paquetes de drogas de abuso

TRATAMIENTOS

- Estabilización inicial, si es preciso.
- Posteriormente, considerar:
  - Medidas de soporte.
  - Evitar la absorción del tóxico: descontaminación.
    - Contacto cutáneo u ocular: irrigación con agua o suero abundante durante 10-20 min.
    - Exposición por vía inhalatoria: trasladar al paciente al aire fresco y considerar la administración de oxígeno.
  - Facilitar la eliminación del tóxico.
  - Administración de antídoto.
- **Descontaminación gastrointestinal:**
  - Solo es útil si han transcurrido menos de 2 h desde la ingesta del tóxico. Pasado este tiempo, podría indicarse en:
    - Ingesta de tóxicos que enlentecen la motilidad gastrointestinal (anticolinérgicos, opiáceos, etc.).
    - Preparaciones de liberación sostenida.
    - Agentes que formen bezoares farmacológicos (p. ej., salicilatos con cubierta entérica).

1. Carbón activado (CA):

Puede mezclarse con zumo de frutas, agua, bebidas de cola o chocolate. No todas las sustancias son adsorbidas por el CA (**Tabla 5.3-8**).

- **Dosis:**
  - Monodosis:
    - 0,5-1 g/kg para menores de 1 año (máximo: 10-25 g).
    - 0,5-1 g/kg en niños entre 1 y 12 años (máximo: 25-50 g).
    - 25-100 g en adolescentes y adultos.
  - Dosis múltiples (**Tabla 5.3-9**) (tras dosis inicial): 0,25-0,5 g/kg cada 4-6 h (máximo: 25 g/dosis; máximo: 24 h).
  - Dosis repetidas de CA podrían aumentar la eliminación de sustancias de liberación retardada o con recirculación enterohepática activa.

Tabla 5.3-8. Sustancias no adsorbidas por el carbón activado

• Alcoholes	• Hidrocarburos
• Cáusticos: ácidos y álcalis	• Pesticidas
• Metales pesados (mercurio, plomo, sales de hierro)	• Cianuro
• Iones inorgánicos (litio, sodio, calcio)	

Tabla 5.3-9. Indicaciones de dosis múltiples de carbón activado

• Carbamazepina	• Teofilina
• Dapsona	• Salicilatos
• Fenobarbital	• Fenitoína
• Antipalúdicos (quinina)	• Cafeína

- **Contraindicaciones:**
  - Vía aérea no protegida y disminución del nivel de consciencia.
  - Obstrucción, riesgo de hemorragia/perforación gastrointestinal.
  - Precaución ante el riesgo de convulsiones o la disminución del nivel de consciencia.

2. Lavado gástrico: (v. **capítulo 1.25 Lavado gástrico**):
  - Se considerará únicamente en caso de ingesta reciente de cantidades potencialmente mortales de sustancias no absorbibles por el CA. Si la motilidad intestinal está enlentecida (p. ej., anticolinérgicos, narcóticos, fenotiazinas o tricíclicos) o si existe intoxicación por fármacos de liberación gástrica retardada, podría realizarse hasta 6 h después.
  - Se considera inapropiada su combinación con CA.
  - **Contraindicaciones:** alteración del nivel de consciencia (salvo que la vía aérea esté asegurada), ingesta de hidrocarburos o álcalis, riesgo de hemorragia o perforación intestinal.

3. Lavado intestinal total:
  - Administración enteral de una solución osmótica de polietilenglicol, para conseguir una diarrea acuosa que arrastre el tóxico del intestino y reduzca su absorción.
  - Administración por sonda nasogástrica/vía oral en 4-6 h (hasta que el líquido salga claro).
  - **Dosis:** 9 meses-6 años: 500 mL/h (máximo); 6-12 años: 1.000 mL/h (máximo); adolescentes: 1.500- 2.000 mL/h (máximo).
  - **Valorarlo en:**
    - Ingesta de hierro, litio, plomo (sustancias no adsorbidas por el carbón).
    - Intoxicación por sustancias/preparaciones de liberación retardada habiendo transcurrido más de 2 h.
    - Junto con CA en portadores de paquetes de drogas.
  - **Contraindicaciones:** íleo, obstrucción, perforación, hemorragia gastrointestinal clínicamente significativa, compromiso respiratorio, inestabilidad hemodinámica, vía aérea no protegida.

• **Medidas para incrementar la eliminación del tóxico:**
  - Estas medidas se usan en casos excepcionales. Son técnicas complejas con posibles complicaciones, y suelen reservarse para unidades de cuidados intensivos. Entre estos métodos, se encuentran: forzar la diuresis, modificar el pH urinario (alcalinizar o acidificar la orina), y técnicas de depuración extrarrenal como hemofiltración, hemodiálisis, hemodiafiltración, hemoperfusión de CA o diálisis peritoneal.
  - Hay que considerar prolongar la observación en situaciones de ingesta de sustancias con efectos retardados o cuando son varios los tóxicos implicados. Las semividas de los fármacos están calculadas en función de su dosis terapéutica, y pueden ser distintas en el contexto de una intoxicación.

ANTÍDOTOS

• Hay que considerarlos cuando se trata de un tóxico con antídoto disponible, con gravedad actual o potencial, y cuando el beneficio de su uso supera los riesgos.

- Se debe tener en cuenta la vida media de los antídotos, ya que en ocasiones es menor que la del tóxico y se puede requerir más de una dosis.
- **Atropina:** en ingestas de pesticidas inhibidores de la anticolinesterasa (organofosforados, carbamatos), exceso de fisostigmina/neostigmina, setas, alteraciones de la conducción cardíaca (digital), etc.
  – 0,05 mg/kg (mínimo: 0,1 mg; máximo: 2 mg/dosis), por vía i.m. o i.v.
  – Repetir la dosis cada 10 min o en perfusión continua (0,02-0,05 mg/kg/h) hasta que aparezcan síntomas de atropinización.
- **Azul de metileno:** en metahemoglobinemias (generalmente, con niveles de metahemoglobina mayores del 25 %).
  – Dosis: 1 mg/kg a pasar lento (5-10 min). Se puede repetir la dosis en 1 h (máximo: 4 mg/kg). En niños < 3 meses: 0,3-0,5 mg/kg.
  – Contraindicación relativa: déficit de glucosa-6-fosfato-deshidrogenasa.
- **Bicarbonato de sodio:** en intoxicaciones por antidepresivos tricíclicos y cocaína. Dosis: 1-2 mEq/kg i.v. en bolo. Se puede repetir el bolo si persiste ensanchamiento del QRS. No exceder un pH > 7,55.
- **Biperideno:** en el extrapiramidalismo medicamentoso (levomepromazina, butirofenonas, metoclopramida, cleboprida). Dosis: 0,05-0,1 mg/kg (máximo: 5 mg) i.v. solo o en suero glucosado al 5 % a pasar lento (5 min).
- **Dantroleno:** en la hipertermia maligna y en el síndrome neuroléptico maligno. Dosis: 1-2 mg/kg (repetir hasta la desaparición de los síntomas o hasta una dosis acumulada de 10 mg/kg).
- **Desferoxamina:** intoxicación por hierro con niveles séricos > 500 μg/dL y paciente sintomático, e intoxicación por aluminio.
  – Dosis:
    - i.v.: 15 mg/kg·h (máximo: 6 g/día), a ritmo lento y monitorizando la PA.
    - i.m.: 40-90 mg/kg (máximo: 1 g/dosis o 6 g/día) cada 4-8 h.
  – Contraindicaciones: anuria, fallo renal o hepático.
- **Fisostigmina:** en intoxicaciones por anticolinérgicos con riesgo vital (convulsiones, hipertensión, arritmias, síndrome confusional) y que no ceden con terapia convencional.
  – Dosis: 0,02 mg/kg i.v. (infundir lento, en 5-10 min; máximo: 0,5 mg). Se puede repetir cada 10 min hasta que sea eficaz (máximo: 2 mg).
  – Contraindicaciones: obstrucción gastrointestinal, íleo, obstrucción del tracto urinario (causa espasmo del músculo liso, con riesgo de perforación).
- **Flumazenilo:** en depresión respiratoria por intoxicación por benzodiacepinas.
  – Dosis: 0,01 mg/kg i.v. en 15-30 s (máximo: 0,2 mg/dosis). Repetir cada minuto si persiste la clínica (dosis total máxima de 1 mg).
  – Contraindicaciones: hipersensibilidad a las benzodiacepinas, hipertensión intracraneal y estado epiléptico. Evitar su uso en caso de ingesta de tóxicos que puedan causar convulsiones o en pacientes epilépticos.
- **Fomepizol:** intoxicaciones por etilenglicol y metanol. Dosis de carga: 15 mg/kg i.v. en 30 min. A las 12 h, seguir con 10 mg/kg/12 h durante 48 h (cuatro dosis). Continuar con 15 mg/kg/12 h hasta que la concentración de etilenglicol sea < 20 mg/dL.

- **Fragmentos Fab de anticuerpos específicos antidigoxina:** intoxicaciones digitálicas (ingesta superior a 4 mg de digoxina o concentraciones séricas > 10 ng/mL).
  - Dosis: 1 vial se une a 0,6 mg del glucósido digitálico. Cálculo del número de viales: nº de viales = concentración de digital (ng/mL) × peso/100.
  - En caso de desconocimiento de la cantidad ingerida o de los niveles séricos, la dosis empírica es de 1-2 viales.
- **Glucagón:** en coma insulínico, y en sobredosis sintomática de betabloqueantes o calcioantagonistas.
  - Dosis: dosis de carga de 0,05 mg/kg i.v. en 1 min, seguido de infusión continua de 0,05 mg/kg/h (máximo: 5 mg/h).
  - Contraindicaciones: insulinoma, feocromocitoma.
- **Glucosa:** en hipoglucemia (por insulina, hipoglucemiantes orales, etc.). Dosis: suero glucosado al 10 %: 2,5 mL/kg o Gluc. R al 25 %: 1 mL/kg i.v. lento.
- **Terapia con insulina/euglucemia:** en casos de intoxicación potencialmente mortal por ingesta de betabloqueantes o bloqueantes de los canales de calcio.
  - Dosis: bolo i.v. de 1 UI insulina regular/kg + 25-50 g de glucosa (0,5-1 g/kg) seguido de infusión de insulina regular (0,25-0,5 g/kg/h) con glucosa (0,5 mg/kg/h). Medir la glucemia capilar y ajustar hasta conseguir niveles de glucosa de 100-250 mg/dL.
  - Contraindicaciones: hipoglucemia.
- **Hidroxicobalamina:** intoxicación por cianuros.
  - Dosis: 70 mg/kg i.v. (máximo: 5 g) administrados durante 15 min (viales de 2,5 g a reconstituir con 100 mL de suero salino al 0,9 %).
  - Puede teñir la orina de color rojo, y causar rubor/eritema, náuseas, exantema, hipertensión y cefalea.
- ***N*-acetilcisteína:** intoxicación por paracetamol (v. **capítulo 5.5 Intoxicaciones medicamentosas**).
  - i.v.: 100 mg/kg diluido en suero glucosado al 5 % o suero salino fisiológico (SSF) en 2 h. Continuar con 200 mg/kg diluido en suero glucosado al 5 % o SSF en 10 h. Valorar repetir la dosis según la evolución. Efectos adversos: reacciones anafilactoides.
  - Vía oral (v.o.): 140 mg/kg de carga (máximo: 15 g/dosis), seguido de 70 mg/kg cada 4 h (17 dosis; máximo: 7,5, g/dosis). Efectos adversos: vómitos.
- **Naloxona:** en sobredosis de opiáceos.
  - Vías de administración: i.v./intraósea/i.m./intratraqueal (no de elección).
  - Si la duración de la acción del opioide es mayor que la de la naloxona, puede que sean necesarias dosis repetidas (p. ej., cada 20-60 min).
  - Dosis:
    - Niños < 5 años o < 20 kg: 0,1 mg/kg/dosis (máximo: 2 mg/dosis).
    - Adolescentes o niños > 5 años o > 20 kg: 2 mg/dosis.
    - Usar la mínima dosis necesaria para evitar la depresión respiratoria.
    - Si no hay respuesta, repetir cada 2-3 min (hasta un total de 4 a 5 dosis; máxima dosis total: 10 mg).
  - Complicaciones: hipertensión arterial (HTA), arritmias.
- **O$_2$ al 100 %:** intoxicación por CO; también en metahemoglobinemias.
- **Piridoxina:** en intoxicación por isoniacida (INH).

- Dosis:
  - Si se conoce la dosis ingerida de INH: 1 g por cada gramo de INH.
  - Si no se conoce, dosis empírica: 70 mg/kg (dosis máxima: 5 g).
  - Ritmo de 0,5-1 g/min (dosis máxima: 5 g).
- Los niños asintomáticos que consulten a las 2 h de una cantidad potencialmente tóxica de INH deben recibir una dosis profiláctica de piridoxina.
- **Protamina:** uso *off-label* en intoxicación por heparina. Dosis: 1 mg de sulfato de protamina neutraliza 100 UI de heparina o 1 mg de enoxaparina. Dosis máxima: 50 mg.
- **Vitamina K:** intoxicación por anticoagulantes cumarínicos y rodenticidas. Dosis: 1-5 mg/kg (máximo: 25 mg). Administrar por v.o., i.m. o i.v. (ritmo < 1 mg/min).

RECUERDE QUE...

- Tras una posible intoxicación, es prioritario estabilizar al paciente, si lo precisa.
- Es importante conocer las sustancias, ya que algunas pueden ser mortales.
- La técnica de descontaminación gastrointestinal de elección es la administración de CA.

BIBLIOGRAFÍA

Baker K, Austin E, Sam Wang G. Antidotes: familiar friends and new approaches for the treatment of select pediatric toxicological exposures. Clin Pediatr Emerg Med. 2017;18(3):218-26.

Hoegberg LCG. Techniques used to prevent gastrointestinal absorption. En: Nelson (ed.). Goldfrank's toxicologic emergencies. 11ª ed. Nueva York: McGraw-Hill; 2019; p. 48-89.

Meehan TJ, Erickson TB. General approach to the poisoned patient. En: Tenenbein M, Macías CG, Sharief GQ, Yamamoto LG, Schafermeyer R (eds.). Strange and Schafermeyer's pediatric emergency medicine. 5ª ed. Nueva York: McGraw Hill; 2019.

Mintegi S, Azkunaga B, Prego J, Qureshi N, Dalziel SR, Arana-Arri E, et al.; Pediatric Emergency Research Networks (PERN) Poisoning Working Group. International epidemiological differences in acute poisonings in pediatric emergency departments. Pediatr Emerg Care. 2019;35(1):50-7.

Mintegi S, Dalziel SR, Azkunaga B, Prego J, Arana-Arri E, Acedo Y, et al.; Pediatric Emergency Research Networks (PERN) Poisoning Working Group. Internationalvariability in gastrointestina decontamination with acute poisonings. Pediatrics. 2017;140(2):e20170006.

Toce MS, Burns MM. The Poisoned Pediatric patient. Pediatr Rev. 2017;38(5):207-20.

Velez LI, Greene Shepherd J, Goto CS.Approach to the child with occult toxic exposure. UpToDate. 2022. Disponible en: https://www.uptodate.com

Intoxicaciones con fines lúdicos

5.4

J. Ramírez Romero y Y. Acedo Alonso

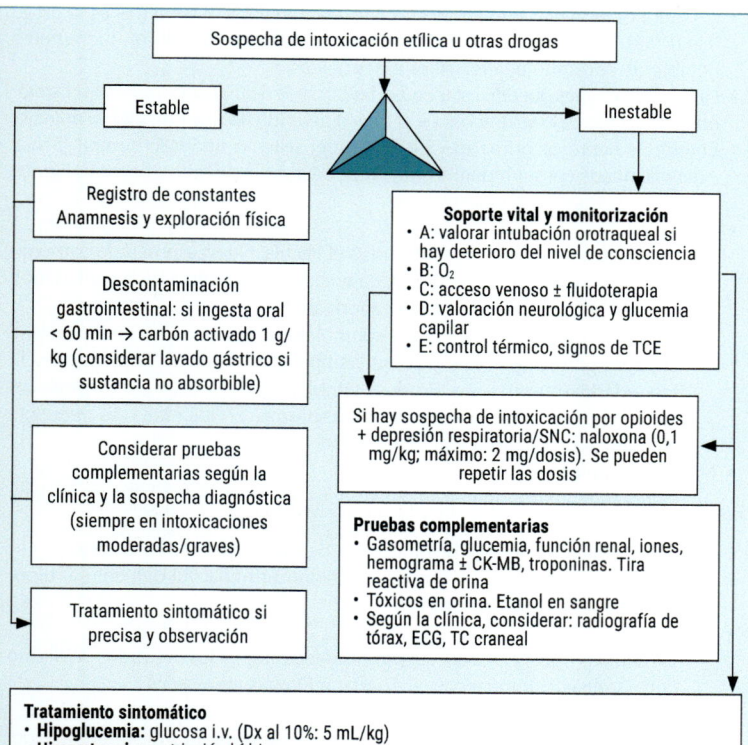

Sospecha de intoxicación etílica u otras drogas

Estable

Inestable

Registro de constantes
Anamnesis y exploración física

Descontaminación
gastrointestinal: si ingesta oral
< 60 min → carbón activado 1 g/
kg (considerar lavado gástrico si
sustancia no absorbible)

Considerar pruebas
complementarias según la
clínica y la sospecha diagnóstica
(siempre en intoxicaciones
moderadas/graves)

Tratamiento sintomático si
precisa y observación

Soporte vital y monitorización
- A: valorar intubación orotraqueal si
  hay deterioro del nivel de consciencia
- B: O_2
- C: acceso venoso ± fluidoterapia
- D: valoración neurológica y glucemia
  capilar
- E: control térmico, signos de TCE

Si hay sospecha de intoxicación por opioides
+ depresión respiratoria/SNC: naloxona (0,1
mg/kg; máximo: 2 mg/dosis). Se pueden
repetir las dosis

Pruebas complementarias
- Gasometría, glucemia, función renal, iones,
  hemograma ± CK-MB, troponinas. Tira
  reactiva de orina
- Tóxicos en orina. Etanol en sangre
- Según la clínica, considerar: radiografía de
  tórax, ECG, TC craneal

Tratamiento sintomático
- **Hipoglucemia:** glucosa i.v. (Dx al 10%: 5 mL/kg)
- **Hiponatremia:** restricción hídrica
- **Hipertermia:** medidas físicas, si no hay respuesta → diazepam (0,2 mg/kg/dosis i.v.;
  máximo: 10 mg/dosis) → si no hay respuesta, dantroleno (1-2,5 mg/kg/dosis; máximo:
  25 mg/dosis; se puede repetir hasta que ceda la clínica; máximo: 10 mg/kg con un máximo
  diario de 400 mg)
- **Agitación:** ambiente tranquilo; si es muy intensa, usar benzodiacepina
- **Psicosis:** clorpromazina (0,5 mg/kg i.v.; máximo: 50 mg) o haloperidol
  (> 12 años: 2,5-5 mg i.v. o i.m.)
- **Hipertensión arterial:** leve → benzodiacepina; moderada → nifedipino (0,25-0,5 mg/kg cada
  6-8 h s.l., v.o.; dosis máxima: 10 mg); grave → nitroprusiato, labetalol
- **Hipotensión arterial:** expansión de volumen ± inotrópicos
- **Arritmias:** considerar UCIP. Tratamiento en función del tipo de arritmia
- **Infarto de miocardio:** ingreso en UCIP. O_2, nitroglicerina, AAS y opioides
- **Convulsiones:** benzodiacepina → midazolam i.v. (0,15 mg/kg por dosis), midazolam i.m.
  (0,2 mg/kg por dosis); máximo: 10 mg en ambos. En caso de intoxicación por opioides,
  administrar en primer lugar naloxona (0,1 mg/kg i.v.; máximo: 2 mg/dosis)

OBJETIVOS

Conocer el manejo más adecuado de los niños y adolescentes con intoxicación por etanol y/o drogas ilegales.

CONCEPTOS IMPORTANTES

- El etanol es el tóxico implicado con más frecuencia, y el *cannabis* es la droga ilegal más consumida. En los últimos años, se ha producido un incremento notable de consumo de cigarrillos electrónicos.
- Las intoxicaciones pueden estar causadas por más de un tóxico, suelen ser sintomáticas y a menudo se desconoce el tóxico ingerido, lo que dificulta su manejo.
- **Etanol:** es depresor primario y continuo del sistema nervioso central (SNC). Además, puede causar hipoglucemia, hipopotasemia, vómitos, hepatitis aguda, trastornos cardíacos, hipotermia, etc.
- *Cannabis:*
  - La forma más habitual de consumo es el hachís. Nuevas formas de consumo son: *dab* (*cannabis* concentrado, calentado a alta temperatura e inhalado), aceites de *cannabis* y *cannabis* vaporizable.
  - En el SNC puede producir desde somnolencia a euforia, risa fácil e incluso crisis de pánico, psicosis y coma. Es típica la inyección conjuntival y la sequedad de las mucosas. Produce también taquicardia, y puede provocar tanto broncodilatación como broncoespasmo. En los niños, es frecuente también la bradicardia y la hipotensión.
- **Narcóticos opioides:**
  - Generalmente por agonistas puros: heroína, morfina, codeína, metadona y fentanilo.
  - Tríada típica: depresión respiratoria + depresión del SNC + miosis.
  - Otros efectos: náuseas, vómitos, retención urinaria, hipoglucemia, hipotermia, rabdomiólisis y prurito.
- **Anfetaminas:**
  - Existen dos tipos: el *speed* (sulfato de anfetamina) y los derivados de diseño (anfetaminas alucinógenas; v. Apartado *Drogas de diseño*).
  - Clínica por estimulación simpática:
    - Síntomas neurológicos: euforia extrema, aumento de energía y del estado de alerta, disminución del cansancio y del apetito, insomnio, pérdida de memoria a corto plazo, irritabilidad, temblor fino, cefalea. En intoxicaciones graves puede producir ataxia, convulsión, episodios psicóticos, violencia, catatonía.
    - Síntomas generales: taquicardia, arritmias, hipertensión, enrojecimiento, palidez, escalofríos, hipertermia con sudoración, midriasis, náuseas, vómitos, sequedad de boca, lesión hepática. En intoxicaciones graves: deshidratación, infarto agudo de miocardio (IAM), hemorragia cerebral, rabdomiólisis, edema agudo de pulmón (EAP), rotura de aneurismas.
- **Cocaína:**
  - Se consume de manera más frecuente esnifada o fumada como *crack*.

- Es estimulante del SNC y del sistema nervioso periférico. Según la dosis consumida, puede causar: taquicardia, hipertensión arterial (HTA), sudoración, midriasis, euforia, alucinaciones, disminución del cansancio, hipertermia, etc. En casos graves, pueden producirse arritmias, convulsiones, EAP, rabdomiólisis, IAM (sospechar consumo de cocaína en un adolescente sano con IAM), ictus y coma.

• **Alucinógenos:**
  - Existe una amplia variedad, y las principales son la fenciclidina (PCP), la dietilamida del ácido lisérgico (LSD) y la mescalina (peyote, cactus). Nombres coloquiales: *tripi,* ácido, LSD, PCP.
  - Todos producen cambios conductuales similares, pero sus efectos sistémicos son distintos:
    ▪ Común a todos: «mal viaje» con ansiedad muy intensa, cuadro de psicosis o efectos psicodélicos (alucinaciones, delirios, desorientación, agitación).
    ▪ Efectos sistémicos: simpáticos (midriasis, taquicardia, taquipnea, HTA, sudoración, piloerección, ataxia, nistagmo) y parasimpáticos (lagrimeo, salivación, sudoración, diarrea, vómitos, broncoespasmo). La intoxicación por PCP produce miosis.
  - No son detectables en las pruebas de cribado de tóxicos en orina.

• **Drogas de diseño:**
  - Se clasifican en:
    ▪ Derivados anfetamínicos: metanfetamina (cristal), metilendioximetanfetamina (MDMA) (éxtasis o adán), metilendioxietilanfetamina (MDEA) (eva), metilendioxianfetamina (MDA) (píldora del amor). El más usado en nuestro medio es el éxtasis.
    ▪ Derivados opioides: derivados del fentanilo (China White) y de la meperidina.
    ▪ Cannabinoides sintéticos: *spice*, K2. No se detectan con las pruebas diagnósticas de cannabinoides en orina.
    ▪ Derivados de otras drogas de diseño: catinonas con efecto similar a la anfetamina (4MMC o mefedrona). Derivados de feniletilaminas (a partir del éxtasis) y triptaminas (a partir del LSD).
    ▪ Otros: ketamina, hongos alucinógenos, éxtasis vegetal, ácido gamma-hidroxibutírico (GHB) o éxtasis líquido, flunitrazepam (Rohipnol®).
  - Clínica: todas dan cambios conductuales similares, con efectos sistémicos distintos.

• **Sustancias inhaladas:**
  - Las más usadas son: pegamento, betún, gasolina, líquido de mechero y pintura de aerosol. La mayoría están compuestas por múltiples productos químicos.
  - Clínica: sobre todo en el SNC (diplopia, ataxia, desorientación, alucinaciones visuales, etc.). Algunos presentan síntomas gastrointestinales, como dolor abdominal, náuseas, vómitos y diarrea. En casos más graves: coma, convulsiones, depresión respiratoria, disnea, agitación, arritmia ventricular y muerte.

- **Escopolamina o «burundanga»:** alcaloide derivado de plantas como *Hyoscyamus albus* y *Datura stramonium*, con propiedades anticolinérgicas y alucinógenas; induce, además, una conducta obediente y sumisa, y amnesia. Puede estar implicada en casos de intoxicaciones con finalidad delictiva (inducción al robo, violaciones, etc.). Puede administrarse de forma oral, transdérmica o por inhalación, y no tiene olor ni sabor, lo que facilita las intoxicaciones involuntarias. El tratamiento consiste en la administración de fisostigmina intravenosa (i.v.) o intramuscular (i.m.) (dosis inicial de 0,02 mg/kg, que se puede repetir cada 5-10 min, hasta una dosis máxima total de 2 mg). Está indicado únicamente en casos de riesgo vital.
- **Sustancias inyectadas:** la inyección de sustancias con propiedades sedantes, desinhibidoras, alucinógenas, amnésicas y que pueden inducir conductas obedientes es una nueva forma de sumisión química. Las drogas que se utilizan con más frecuencia en estos actos delictivos son el flunitrazepam (Rohipnol®), la escopolamina, la ketamina, y el éxtasis líquido o GHB. En los casos de sospecha, se deben realizar las pruebas complementarias pertinentes (v. Apartado Pruebas complementarias), y valorar extraer muestras de interés judicial. Además, conllevan contacto accidental con una jeringa, existiendo riesgo de infección por virus de la hepatitis B (VHB), virus de la hepatitis C (VHC), virus de la inmunodeficiencia humana (VIH) y tétanos (v. **capítulo 3.6 Contacto accidental con una jeringa**).

ESTIMACIÓN DE LA GRAVEDAD

La mayoría serán intoxicaciones moderadas/graves, ya que solo suelen consultar en caso de síntomas importantes.

EXPLORACIÓN FÍSICA INICIAL

- Triángulo de evaluación pediátrica (TEP), constantes vitales (temperatura en todos los casos, frecuencia cardíaca [FC], frecuencia respiratoria [FR], presión arterial [PA], $SatO_2$ y $EtCO_2$, según la situación clínica), exploración por aparatos.
- **A recoger en la anamnesis:**
  - Tóxico ingerido, cantidad aproximada, tiempo desde la ingesta. Consumo de otras drogas. Antecedentes personales.
  - La clínica y la gravedad de la intoxicación etílica varía según los niveles plasmáticos y la tolerancia. Se considera intoxicación etílica unos niveles de etanol en sangre > 100 mg/dL.
- **Cálculo de la toxicidad de la intoxicación por etanol:**
  - Dosis consumida (gramos de etanol): mL de bebida ingeridos × % de etanol de la bebida × 0,8)/100.
  - Nivel de etanol plasmático predecible = dosis consumida/volumen de distribución (VD), siendo VD = peso (kg) × 0,7.
  - Tiempo (horas) para la eliminación = alcoholemia (g/L)/0,15 (g/L/h).
  - En función de los niveles de etanol en sangre:
    - Intoxicación leve (> 100-200 mg/dL) → ataxia, incoordinación.

- Intoxicación moderada (200-300 mg/dL) → lenguaje incoherente, estupor, vómitos.
- Intoxicación grave (300-400 mg/dL) → depresión del SNC, coma.
- Intoxicación potencialmente mortal (> 400 mg/dL) → depresión respiratoria, convulsiones, *shock*. Dosis mortal: 3 g/kg.
- En pacientes en los que el grado de depresión no se correlaciona con el nivel obtenido en sangre, considerar la posibilidad de traumatismo craneoencefálico (TCE), hipoglucemia o ingesta de otras drogas.

PRUEBAS COMPLEMENTARIAS

Se deben individualizar, y están indicadas siempre en casos de intoxicaciones moderadas-graves o historia poco clara de intoxicación.

- **Gasometría venosa, glucemia, función renal, iones y hemograma.** Considerar la determinación de **enzimas cardíacas** si existe dolor torácico. Considerar la necesidad de serologías si el tóxico ha sido administrado por vía parenteral (v. **capítulo 3.6 Contacto accidental con una jeringa**). Iones, urea y creatinina en **orina**. Si hay sospecha de intoxicación etílica: solicitar **niveles de etanol.**
- **Determinación de tóxicos en orina.**
- **Radiografía de tórax:** en caso de sospecha de aspiración de contenido gástrico o edema pulmonar.
- **Electrocardiograma (ECG):** si existe dolor torácico o en aquellas intoxicaciones que puedan producir arritmias.
- **Tomografía computarizada (TC) craneal:** si existe cefalea persistente, convulsiones prolongadas o focalidad neurológica. Considerar también en casos de coma etílico que no mejoren tras 3 h en observación y en aquellos que se sospeche que pueda existir un TCE.

TRATAMIENTOS

- **Soporte vital y monitorización:** evaluación y estabilización del ABC.
  - O_2 al 100 %.
  - Canalizar acceso venoso en todos los pacientes inestables y en aquellos con una intoxicación potencialmente grave.
  - Valoración neurológica.
  - Control de la temperatura (temperatura central).
- **Descontaminación gastrointestinal:** en caso de ingesta oral, considerar la administración de carbón activado (CA) (1 g/kg; máximo: 50 g, 25-50 g en adolescentes) por vía oral o por sonda nasogástrica (SNG) (considerar en tóxicos que puedan conllevar una disminución del nivel de consciencia o si la vía aérea no está protegida). Valorar el lavado gástrico en sustancias no adsorbidas por el CA, si bien el etanol no es adsorbido por el CA y, en la intoxicación aislada por etanol, no se recomienda el lavado gástrico.
- **Sueroterapia i.v.:** individualizar, sobre todo si hay hipotensión arterial o riesgo de rabdomiólisis.
- **Naloxona** (0,1 mg/kg i.v. [preferible], i.m., intranasal o intratraqueal; máximo: 2 mg/dosis; puede repetirse cada 2-5 min, hasta una dosis máxima de

8-10 mg). Está indicada si se sospecha una intoxicación por opioides con depresión respiratoria, disminución del nivel de consciencia o miosis.

- **Tratamiento sintomático:**
  - **Hipoglucemia:** administrar glucosa i.v. (dextrosa [Dx] al 10 %: 2,5 mL/kg en bolo hasta corregir la hipoglucemia y después mantenimiento con suero glucosado).
  - **Hiponatremia:** restricción hídrica.
  - **Hipertermia:**
    - De entrada, medidas físicas.
    - Si no es suficiente, se puede administrar una benzodiacepina (diazepam: 0,2 mg/kg/dosis i.v.; máximo: 10 mg/dosis). En caso de que no haya respuesta, se usará dantroleno (1-2,5 mg/kg/dosis; se puede repetir hasta una dosis acumulada de 10 mg/kg; máximo: 25 mg/dosis y 400 mg/día).
  - **Agitación:** procurar un ambiente tranquilo. Si es muy intensa, usar una benzodiacepina (v. **capítulo 3.1 Agitación/agresividad**).
  - **Psicosis:** clorpromazina (0,5 mg/kg i.v.; máximo: 50 mg) o haloperidol (> 6 años: 1-3 mg/dosis i.m. o i.v.; en > 12 años: 2,5-5 mg/dosis i.m. o i.v.; máximo: 0,15 mg/kg al día).
  - **HTA:**
    - Leve: benzodiacepina.
    - Moderada: nifedipino en comprimidos de liberación inmediata (en dosis de 0,25-0,5 mg/kg/dosis cada 8 h por vía sublingual u oral; máximo: 20 mg/dosis) o comprimidos de liberación prolongada (preferible; 1,5 mg/kg/día, en una sola dosis o divididos en dos dosis; máximo: 40 mg/dosis; la dosis habitual en los adultos es de 30 mg/12 h).
    - Grave: ingreso en unidad de cuidados intensivos pediátricos (UCIP), valorar labetalol, nitroglicerina, nitroprusiato o fentolamina. No usar betabloqueantes puros y evitar los betabloqueantes en general en las intoxicaciones por cocaína.
  - **Hipotensión arterial:** expansión de volumen. Si no hay respuesta: inotrópicos (adrenalina) en perfusión continua e ingreso en UCIP.
  - **Arritmias:** valorar ingreso en UCIP (v. Apartado *Tratamiento de arritmias*).
  - **Infarto de miocardio:** ingreso en UCIP.
    - O_2.
    - Nitroglicerina (contraindicada en IAM derecho).
    - Ácido acetilsalicílico (AAS).
    - Opioides.
  - **Convulsiones** (v. **capítulo 2.4 Convulsión**): se debe utilizar una benzodiacepina (midazolam, diazepam). En caso de intoxicación por opioides, administrar en primer lugar naloxona.
  - **Rabdomiólisis:** sondaje urinario, hiperhidratación con alcalinización urinaria con bicarbonato sódico (1-2 mEq/kg i.v.), furosemida (1-2 mg/kg/dosis i.v. cada 6 h; máximo: 160 mg/dosis) o manitol (0,5-1 g/kg i.v.

inicial, y después seguir con 0,25-0,5 g/kg/6 h. máximo: 6 g/kg/día) y tira de orina de manera periódica (mioglobina, creatinina-cinasa [CK]).

– **EAP:** soporte respiratorio con ventilación no invasiva o ventilación mecánica convencional en función de la situación.

• **Considerar ingreso en la UCIP** si existe sintomatología grave (clínica de IAM, EAP, arritmias graves, HTA grave, etc.) o si, a pesar de la estabilización inicial, el paciente no presenta una mejoría o esta es escasa.

• **En sospechas de intoxicación por etanol:**

```
┌─────────────────────────────────────┐
│   Sospecha de intoxicación por etanol │
└─────────────────────────────────────┘
                  │
                  ▼
┌─────────────────────────────────────┐
│ Glucemia capilar, descartar TCE,      │
│      descartar ingesta de otras drogas│
└─────────────────────────────────────┘
```

Casos leves Sin alteración del nivel de consciencia	**Casos graves** Alteración del nivel de consciencia
• No precisa medir niveles de etanol • Toma de constantes • Evaluación repetida • Vigilar la permeabilidad de la vía aérea • Si no hay hipoglucemia, no precisa líquidos	• Monitorización ABC • Niveles de etanol, analítica completa con tóxicos en orina, considerar prueba de embarazo • ECG • Perfusión de mantenimiento (Dx al 5 % + SSF al 0,9 %) • SNG • Descartar, prevenir y tratar las complicaciones • Hemodiálisis en intoxicaciones con etanolemia > 400-500 mg/dL

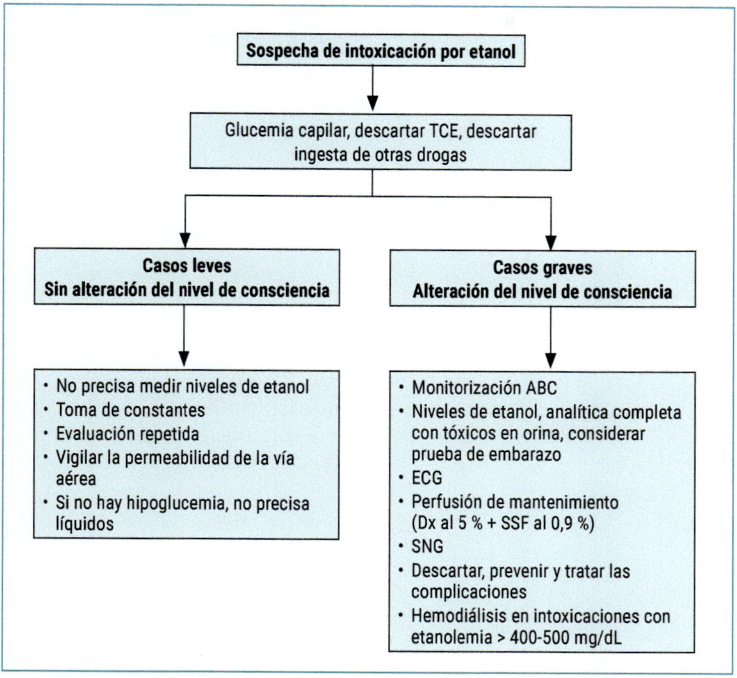

Dx: dextrosa; ECG: electroencefalograma; SNG: sonda nasogástrica; SSF: suero salino fisiológico; TCE: traumatismo craneoencefálico.

RECUERDE QUE...

• La mayoría de las intoxicaciones con fin recreativo que acudan a urgencias serán moderadas/graves.

• La investigación sobre el tóxico implicado deberá realizarse una vez estabilizado el paciente.

• El tratamiento será fundamentalmente sintomático, teniendo en cuenta la posibilidad de que existan otras causas para la depresión del SNC, como podría ser un TCE asociado.

BIBLIOGRAFÍA

Baum CR. Ethanol intoxication in children: clinical features, evaluation, and management. UpToDate. 2022. Disponible en: https://www.uptodate.com

Castro-Rodríguez C, Lorente-Romero J, Rivas-García A, García-Loygorri CF, Vázquez-López P, Marañón R. Acute alcohol intoxication in pediatric emergencies. Pediatr Emerg Care. 2022;38(9):e1523-8.

Dharmapuri S, Miller K, Klein JD. Marijuana and the pediatric population. Pediatrics. 2020;146(2):e20192629.

Masonbrink AR, Hunt JA, Bhandal A, Randell KA, Mermelstein S, Wells S, et al. Self-reported and documented substance use among adolescents in the pediatric hospital. Pediatrics. 2021;147(6):e2020031468.

Renny M, O'Donnell K, Calello D. Toxicologic emergencies. En: Shaw KN, Bachur RG (eds.). Fleisher & Ludwig's textbook of pediatric emergency medicine. 8ª ed. Filadelfia: Wolters Kluwer; 2020. p. 1029-83.

Wang GS, Hoyte C. Novel drugs of abuse. Pediatr Rev. 2019;40(2):71-8.

Intoxicaciones medicamentosas

5.5

C. Cifuentes Zamalloa y B. Azkunaga Santibáñez

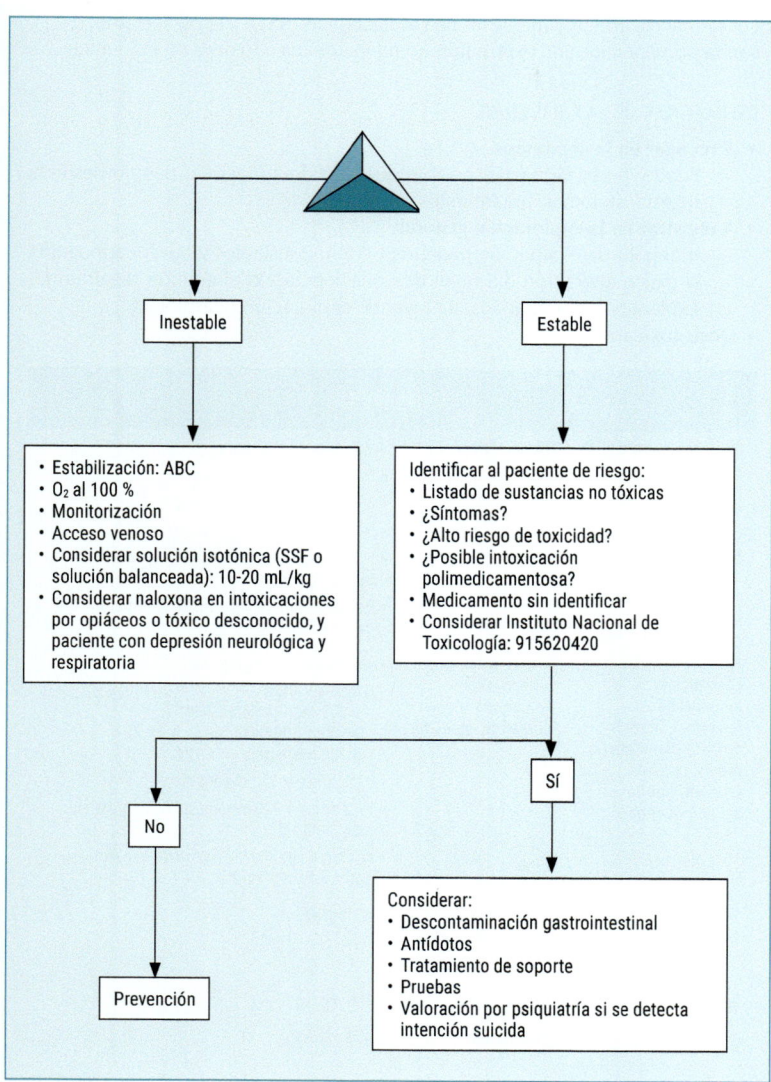

OBJETIVOS
Conocer el manejo de las intoxicaciones medicamentosas más habituales.

CONCEPTOS IMPORTANTES

Los fármacos, principalmente las benzodiacepinas (BZD) y el paracetamol (PCT), son la primera causa de exposición no intencionada a tóxicos en la infancia.

ESTIMACIÓN DE LA GRAVEDAD

- **A recoger en la anamnesis:**
  - Edad y peso, fármaco y posible dosis máxima ingerida, tiempo desde la ingesta, síntomas, tratamientos recibidos.
- **A registrar en la exploración general:**
  - triángulo de evaluación pediátrica (TEP), constantes vitales, capnografía si existe alteración del nivel de consciencia y/o alteración respiratoria. Exploración por aparatos, incluyendo exploración neurológica.
- **Dosis tóxicas:**

Dosis tóxica		
Paracetamol (PCT) *Factores con mayor riesgo de hepatotoxicidad: malnutrición, trastornos de la conducta alimentaria, inductores de citocromo 450 (CYP 450) (isoniacida, rifampicina, fenobarbital, fenitoína), fibrosis quística, hepatopatía previa, cuadros febriles, vómitos, ayuno prolongado	Dosis tóxica tras ingesta aguda (dosis única o repetida en < 4 h)	• < 3 meses: ≥ 75 mg/kg • 3-5 meses: ≥ 150 mg/kg • 6 meses-5 años: ≥ 200 mg/kg • 6-12 años: ≥ 150 mg/kg • > 12 años: ≥ 125 mg/kg (≥ 30 g se considera dosis masiva) • Factores con mayor riesgo de hepatotoxicidad*: ≥ 75 mg/kg

	Dosis tóxica tras una ingesta subaguda (repetida en > 4 h)	• < 6 meses: ≥ 75 mg/kg/día
		• 6 meses-5 años:
		  – ≥ 200 mg/kg/día en 24 h
		  – ≥ 150 mg/kg/día en > 24 h y < 72 h
		  – ≥ 100 mg/kg/día en ≥ 72 h
		• 6-12 años: ≥ 150 mg/kg/día
		• > 12 años: ≥ 125 mg/kg/día (> 10 g/día si peso > 80 kg)
		• Factores con mayor riesgo de hepatotoxicidad*: ≥ 75 mg/kg/día

	Dosis tóxica tras administración intravenosa	≥ 60 mg/kg
Ibuprofeno	Dosis tóxica	> 100 mg/kg
	Riesgo vital	> 400 mg/kg

(Continúa)

Dosis tóxica (*Cont.*)		
Salicilatos	Intoxicación leve	125-200 mg/kg
	Intoxicación moderada	200-300 mg/kg
	Intoxicación grave	300-500 mg/kg
	Potencialmente mortal	> 500 mg/kg
Benzodiacepinas	En los niños cualquier dosis puede ser tóxica	
Antidepresivos tricíclicos	En los niños cualquier dosis puede ser tóxica	
	En adultos: • Amitriptilina: 3 mg/kg • Desimipramina: > 2,5 mg/kg • Nortriptilina: > 2,5 mg/kg • Trimipramina: > 5 mg/kg	
Inhibidores selectivos de la recaptación de serotonina (ISRS)	En los niños cualquier dosis puede ser tóxica	
	En niños y/o adultos: • Citalopram: 2 mg/kg o > 100 mg • Escitalopram: 1 mg/kg o > 50 mg • Fluoxetina: 3 mg/kg o 350 mg • Fluvoxamina: 15 mg/kg o 250 mg • Paroxetina: 3 mg/kg o 100 mg • Sertralina: 7 mg/kg o 250 mg	
Anticatarrales	Antihistamínicos	• Cuatro veces la dosis terapéutica • Difenhidramina: > 1,5 mg/kg (adolescente > 25 g) • Cetirizina: > 0,7 mg/kg • Hidroxicina: > 8 mg/kg
	Antitusígenos	• En los niños cualquier dosis puede ser tóxica • Codeína: > 1 mg/kg • Dextrometorfano: 4 mg/kg

- En caso de ingesta voluntaria y/o en todo paciente sintomático, considerar siempre que es una dosis potencialmente tóxica.
- **Clínica:**
  - **PCT:**

Primeras 24 h	Generalmente asintomáticos. A partir de las 6 h, anorexia, vómitos, malestar, palidez, sudoración. Es inusual la afectación del estado mental y la acidosis metabólica precoz si otros tóxicos no están implicados
24-48 h	Asintomático o dolor en hipocondrio derecho u oliguria. Perfiles hepático y renal alterados
48-96 h	Insuficiencia renal y hepática, riesgo de muerte. El aumento del tiempo de protrombina es el indicador más fiable de encefalopatía hepática
4 días-2 semanas	Progresión a coma hepático y/o renal. Muerte o resolución

Definición de hepatotoxicidad: incremento de transaminasas; es grave si los valores de alanina-aminotransferasa (ALT) y/o aspartato-aminotransferasa (AST) son > 1.000 UI/L. Definición de fallo hepático: cuando existe encefalopatía hepática.

– **Ibuprofeno:**
  - Asintomático o clínica gastrointestinal (náuseas, vómitos y dolor abdominal), neurológica (cefalea, somnolencia, *tinnitus* [acúfenos], ataxia) y renal tras 4 h.
  - Improbable aparición de síntomas si la dosis ingerida es < 100 mg/kg.
  - En intoxicación masiva (> 400 mg/kg): coma, convulsiones, prolongación del intervalo QT, fallo renal, acidosis metabólica con hiato aniónico (*anion gap*) aumentado, depresión cardiorrespiratoria, hipotermia, disfunción hepática e hipotrombinemia.

– **Salicilatos:**
  - Síntomas precoces: acúfenos, náuseas, vómitos y diaforesis.
  - Toxicidad moderada: taquipnea/hiperpnea, taquicardia y alteraciones del estado mental.
  - Toxicidad grave: hipertermia, coma, convulsiones, edema agudo de pulmón no cardiogénico. Otras: oliguria, hemorragia gastrointestinal, pancreatitis, arritmias, depresión respiratoria, fallo renal (síndrome de Fanconi), hepatotoxicidad, alteraciones hematológicas y de la coagulación, y rabdomiólisis.
  - Analítica: hiperglucemia en estadios precoces e hipoglucemia en estadios tardíos; inicialmente, alcalosis respiratoria, y posteriormente, acidosis metabólica con *anion gap* aumentado.

– **BZD:** variable, según la dosis y el tipo de BZD, con posibilidad de depresión del centro respiratorio, bradicardia e hipotensión arterial (inusual si hay ingesta aislada de BZD; más frecuente si existe coingesta de sedantes o hipnóticos). Los síntomas más prevalentes son los neurológicos, sobre todo la ataxia.

– **Antidepresivos tricíclicos (ATC):**
  - La toxicidad es más importante en las 6 h iniciales. Los metabolitos tóxicos pueden prolongar la sintomatología más allá de 24 h.
  - Síntomas anticolinérgicos (hipertermia, retención urinaria, midriasis, sequedad de mucosas, taquicardia, *delirium*, hipoperistaltismo).
  - Síntomas neurológicos: coreoatetosis, mioclonías, convulsiones, coma (revierte en 24 h).
  - Síntomas cardiovasculares: hipotensión arterial y arritmias (la más frecuente es la taquicardia sinusal).

– **Inhibidores selectivos de la recaptación de serotonina (ISRS):**
  - La mayoría de los casos son asintomáticos. Posibles síntomas: náuseas, vómitos, taquicardia, temblores y alteración del nivel de consciencia.
  - Convulsiones y alteraciones en la conducción cardíaca (prolongación de QTc) en sobredosis importantes, especialmente de citalopram y escitalopram.

- Posible síndrome serotoninérgico en caso de sobredosis (o incluso con ingestas en rango terapéutico). Sospechar ante alteración de la consciencia, alteraciones musculares (más evidentes en las extremidades inferiores), alteraciones vegetativas, hipertermia, y ausencia de otras enfermedades o ingesta de neurolépticos.

– **Anticatarrales:** en muchos casos, están compuestos por más de un principio activo.
  - Antihistamínicos y descongestivos: en dosis bajas, producen sedación y letargia leve; en dosis altas, provocan efectos anticolinérgicos.
    - Toxicidad cardíaca (sobre todo, los antihistamínicos de segunda generación): arritmias, trastornos de la conducción y prolongación del QTc.
    - Los descongestivos por acción agonista adrenérgica alfa pueden desencadenar una encefalopatía hipertensiva → infartos o hemorragias cerebrales; miocardiopatía con arritmia ventricular y edema pulmonar. También rabdomiólisis.
  - Antitusígenos:
    - Actividad opioide: tríada → depresión del sensorio, respiración superficial y pupilas puntiformes. Otros síntomas: clínica digestiva, convulsiones.
    - Actividad no opioide: posible síndrome serotoninérgico, efectos anestésicos disociativos con alteraciones neurológicas. Causa principal de muerte: depresión respiratoria central.
  - Mucolíticos y expectorantes: los anticatarrales menos tóxicos, globalmente; algunos de ellos puedes provocan alteraciones gastrointestinales, neurológicas, reacciones de hipersensibilidad o hemorragias digestivas.

– **Polimedicamentosas:** potencialmente más graves que las producidas por un único fármaco.
  - Neurológicas: disminución del nivel de consciencia, convulsiones, síntomas extrapiramidales (fundamentalmente por antipsicóticos).
  - Cardiovasculares: arritmias, alargamiento del complejo QRS y de QTc (indicadores de riesgo de arritmias/convulsiones).
  - Otras: manifestaciones digestivas, síntomas anticolinérgicos, hipotermia.

PRUEBAS COMPLEMENTARIAS

- **PCT:**
  – Analítica: bioquímica, perfil férrico, función renal, hemograma, coagulación. Gasometría venosa si hay alteración del estado general (acidosis láctica en caso de fracaso hepático).
  – Niveles de PCT a las 4 h de la ingesta.
  – Nomograma de Rumack-Matthew solo en intoxicaciones por dosis única (**Fig. 5.5-1**).
  – No aplicable si: dosis única hace > 24 h, tiempo desconocido desde la ingesta o ingestas repetidas de dosis supraterapéuticas.
- **Ibuprofeno:**
  – En pacientes sintomáticos o ingestas > 100 mg/kg: analítica sanguínea (bioquímica, hemograma, función renal y función hepática, coagulación

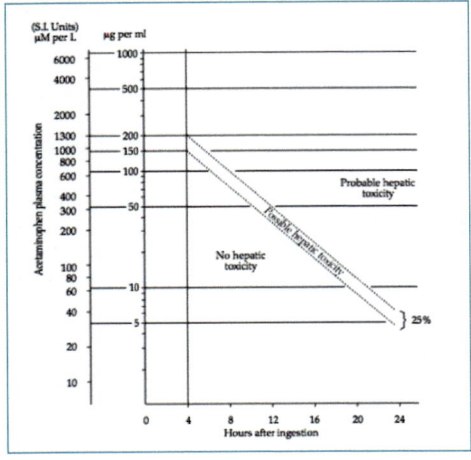

Figura 5.5-1. Nomograma de Rumack-Matthew.

y gasometría arterial) y electrocardiograma (ECG). No son necesarios los niveles en sangre, pues no se correlacionan con la toxicidad.

- **Salicilatos:**
  - Analítica: hemograma, bioquímica (electrólitos: calcemia, fosfatemia, magnesemia; glucemia y función renal). Gasometría arterial. Función hepática y coagulación (si la intoxicación es moderada-grave).
  - Salicilemia (> 30 mg/dL: indicación de tratamiento): niveles iniciales y seriados cada 2 h, hasta niveles bajos con pH sanguíneo normal o alto. El nomograma de Done resulta poco eficaz a la hora de predecir la toxicidad, y no se recomienda su uso.
  - Sistemático de orina cada 1-2 h: mantener el pH entre 7,5 y 8,5.
  - Radiografía de tórax en intoxicación grave: edema pulmonar, hipoxemia o dificultad respiratoria.
  - ECG en alteraciones secundarias a hipopotasemia y arritmias ventriculares.
- **BZD:** BZD en orina: la positividad indica probable ingesta (no toxicidad). Se detectan tras 3 h desde la ingesta.

Falsos negativos	Clonazepam y lorazepam
Falsos positivos	Oxaprozina, efavirenz y sertralina

- **ATC:**
  - ECG: repetirlo cada 30 min-1 h en primeras 6 h en pacientes asintomáticos (mayor riesgo de toxicidad cardíaca). Si la duración del QRS es > 0,1 s o la onda R en la derivación aVR es > 3 mm, existe riesgo de convulsiones y arritmias cardíacas. Estos parámetros son más útiles que la concentración sérica de ATC para identificar a los pacientes con riesgo de toxicidad grave.
  - Analítica con gasometría (no precisa niveles de fármaco en sangre de forma sistemática).

- – Antidepresivos en orina: la positividad indica probable ingesta (no toxicidad). Falsos positivos (carbamazepina, antihistamínicos, fenotiazinas).
- **ISRS:**
  - – Analítica: hemograma, bioquímica, transaminasas, enzimas musculares (si hay sospecha de síndrome serotoninérgico).
  - – ECG: posible prolongación del complejo QRS y el intervalo QT.
- **Anticatarrales:**
  - – Determinación de tóxicos en orina (si el compuesto se desconoce o si la clínica no es compatible): pueden dar falsos positivos para otros compuestos (opiáceos, ATC, anfetaminas).
  - – Creatina-cinasa (CK) en plasma y mioglobina en orina (rabdomiólisis si existen convulsiones/hiperpirexia).
  - – Analítica y gasometría: hemograma, bioquímica, función renal, equilibrio ácido-base (en caso de depresión respiratoria).
  - – Niveles de salicilatos o PCT, si forman parte del producto.
  - – Estudios radiológicos si existe depresión respiratoria (edema pulmonar o síndrome de dificultad respiratoria del adulto) o del sistema nervioso central (SNC).
  - – ECG: en todas las ingestas tóxicas por antihistamínicos.
- **Polimedicamentosas:** son más necesarias que en las intoxicaciones monomedicamentosas.
  - – Tóxicos en orina: atención a los posibles falsos positivos y negativos.
  - – Tóxicos en sangre: es útil para anticonvulsivos, PCT, antidepresivos, salicilatos, digoxina, antiarrítmicos.
  - – Analítica y gasometría: hemograma, bioquímica y equilibrio ácido-base. Incluir CK si se sospecha ingesta de fármacos que produzcan rabdomiólisis (ATC).

TRATAMIENTOS

- En general:
  - – Si TEP inestable: estabilizar, ABC y medidas de soporte.
  - – Ingesta de dosis tóxica menos de 90 min antes: carbón activado (CA) (no adsorción de metales). En caso de hipoperistaltismo (BDZ, ATC, ISRS), es útil hasta 4-6 h después. Si existe riesgo de aspiración, asegurar la vía aérea.
- **PCT:**
  - – *N*-acetilcisteína (NAC): indicaciones (máxima eficacia en las primeras 8 h).
  - – Ingesta única < 8 h con nivel sérico superior a línea de tratamiento (> 150 µg/mL).
  - – Ingesta de dosis tóxica única hace > 8 h, sin disponibilidad de niveles séricos en las primeras 8 h o nomograma no aplicable: iniciar la administración de NAC hasta tener las concentraciones de PCT en sangre, la analítica y/o según la evolución clínica. Suspenderlo si todo es normal.
  - – Ingestas repetidas de dosis supraterapéuticas: únicamente si existen datos de hepatotoxicidad y/o PCT detectable en sangre.

- Vía intravenosa (i.v.) (de elección): tiempo de infusión de 12 h, ajustando por peso para evitar la sobrecarga de líquidos, que puede provocar hiponatremia, convulsiones o edema cerebral.
  - Pauta Scottish and Newcastle Acetylcysteine Protocol (300 mg/kg en 12 h y revalorar): 100 mg/kg diluido en suero glucosado al 5 % o suero salino fisiológico (SSF) en 2 h. Continuar con 200 mg/kg diluido en suero glucosado al 5 % o SSF en 10 h. Valorar repetir dosis según la evolución.
  - Principal efecto secundario de la vía i.v.: reacciones anafilactoides no mediadas por inmunoglobulina E (mayor riesgo en pacientes asmáticos y con concentraciones bajas: < 100 µg/mL de PCT en sangre). Más frecuentes durante la dosis de carga. Si son graves, interrumpir la infusión, administrar tratamiento sintomático (salbutamol si hay sibilancias, antihistamínicos, corticosteroides ± adrenalina intramuscular [i.m.]) y valorar administrar la NAC por vía oral.
- Vía oral (tan eficaz como la vía i.v.) si ha recibido CA, esperar 2 h para administrarlo.
  - NAC al 20 %, diluida 1:4 (obteniendo NAC al 5 %) en bebida carbónica, zumos o agua, para mejorar el sabor. Vía oral o por sonda nasogástrica/orogástrica.
  - Dosis de carga: 140 mg/kg; continuar con 70 mg/kg cada 4 h hasta un total de 17 dosis (3 días).
  - Principal efecto secundario: náuseas y vómitos. Si se produce vómito en la primera hora tras la administración de una dosis, repetir esta.
- Indicaciones para finalizar la NAC: paciente asintomático, analítica normal (o descenso de las transaminasas) y PCT sérico < 10 µg/mL.

- **Ibuprofeno:**
  - Fundamentalmente de soporte: valorar antieméticos y antiácidos.
  - Ingesta > 100 mg/kg: descontaminación si ingesta hace < 1-2 h. Observación mínima de 6 h (vida media).
  - Si los síntomas persisten o aparecen complicaciones: ingreso.
- **Salicilatos:**
  - < 150 mg/kg y paciente asintomático: observación durante 6 h.
  - Si acuden en las primeras 4 h tras la ingesta: CA. Si la concentración plasmática sigue aumentando horas después de la ingesta o si se mantiene elevada a pesar del tratamiento, considerar la administración de dosis múltiples de CA.
  - Evitar, en lo posible, la ventilación mecánica (regulación del pH con la hiperventilación).
  - Reposición del volumen intravascular (prestar atención a la posibilidad de aparición de edema pulmonar; ajustar la velocidad de infusión a una diuresis de 1-2 mL/kg/h) y corrección de las anomalías electrolíticas y la glucemia. Administrar glucosa i.v. si existe alteración del estado mental, por una posible hipoglucorraquia no detectada en la glucemia en sangre periférica.
  - Acidosis metabólica: alcalinización de la orina mediante bicarbonato sódico, 1-2 mEq/kg i.v. (bicarbonato 1M diluido ½) en 1 h; se puede repetir

la dosis o continuar con suero bicarbonatado para mantener el pH sanguíneo en 7,45-7,55 y el pH urinario en 7,5-8,5. La alcalemia respiratoria no contraindica la alcalinización.
- Si no se consigue fácilmente la alcalinización urinaria: considerar una hipopotasemia (añadir a la sueroterapia 20-40 mEq/L de cloruro potásico [KCl]).
- Realizar hemodiálisis si las concentraciones séricas de salicilato son > 100 mg/dL en ingestas agudas, o en caso de acidosis metabólica grave refractaria u otros trastornos hidroelectrolíticos graves, fallo renal, edema cerebral o pulmonar, y/o deterioro clínico progresivo.
- Tratamiento de soporte: vitamina K, BZD.
- **BZD:**
  - En las intoxicaciones aisladas por BZD no se recomienda de forma sistemática el CA.
  - Antídoto: flumazenilo.
    - Exclusivamente si hay depresión respiratoria en intoxicaciones puras por BZD. No utilizar en intoxicaciones mixtas de origen desconocido.
    - Dosis: 0,01 mg/kg i.v. en 15-30 s (máximo 0,2 mg). Si no responde, se puede repetir cada minuto (dosis total máxima de 0,05 mg/kg o 1 mg).
    - Su efecto dura 20-40 min. Si es una BZD de larga duración o si la dosis es elevada, valorar repetir la dosis.
    - Está contraindicado en pacientes alérgicos a las BZD, con tratamiento anticomicial con BZD, hipertensión intracraneal o coingesta de medicamentos proconvulsivos (ATC, litio, cocaína, metilxantinas, isoniacida, inhibidores de la monoaminooxidasa [IMAO], bupropión, propoxifeno).
  - Destino:
    - Pacientes asintomáticos: observación durante 4 h.
    - Si hay síntomas: ingreso y monitorización.
    - Si se administra flumazenilo: observar al menos hasta 6 h después.
- **ATC:**
  - Ingreso con monitorización y acceso venoso, durante al menos 6 h. Si el paciente está asintomático y los ECG seriados durante 8 h son normales: dar el alta.
  - En caso de afectación hemodinámica:
    - Ensanchamiento del QRS (> 0,10 s) o arritmias ventriculares: bicarbonato sódico 1 mEq/kg en bolo para conseguir un QRS ≤ 0,11 s. Si no hay respuesta, nuevo bolo tras 5 min, y considerar iniciar una perfusión i.v. de bicarbonato sódico para mantener el pH arterial entre 7,45 y 7,55 (disminuye la fracción libre del fármaco; vigilar posible hipopotasemia). Si no responde, administrar suero salino hipertónico. En caso de arritmias refractarias: lidocaína y, si es preciso, cardioversión. Evitar los antiarrítmicos de clase IA y IC.
    - Depresión cardíaca: bicarbonato y, si persiste, fármacos inotrópicos.
    - Hipotensión arterial: expansión de la volemia y vasopresores de acción directa (noradrenalina). Si no responde, bicarbonato e inotrópicos. En caso de hipotensión refractaria, puede ser útil el suero salino hipertónico.

- En caso de inestabilidad hemodinámica que no responde a tratamientos previos y/o parada cardiorrespiratoria: emulsiones lipídicas al 20 % (bolo i.v. a 1,5 mL/kg en 1 min, seguido de una infusión a 0,25 mL/kg/min durante 30 min.
  - Convulsiones: BZD (diazepam). Si persisten: barbitúricos y, si no, propofol.
  - Contraindicados: fisostigmina (puede producir asistolia) y flumazenilo, por riesgo de convulsiones y arritmias malignas.

- **ISRS:**
  - Generalmente no precisan.
  - Disminuir la temperatura corporal con enfriamiento. Los antitérmicos no son eficaces.
  - Síndrome serotoninérgico: BZD para la agitación, la hiperreflexia y los temblores. Algunos antagonistas del receptor 5-HT (ciproheptadina: 0,25 mg/kg/día, dividida en 2-3 veces al día, con un máximo de 12 mg).
  - En caso de toxicidad cardíaca: bicarbonato sódico. Si hay convulsiones, usar BZD.
  - Observación durante 24 h de todos los pacientes con una posible ingesta de dosis tóxica.

- **Anticatarrales:**
  - Si hay síntomas: monitorización cardíaca.
  - Si el paciente está asintomático:
    - < 3 veces la dosis máxima diaria: observación en el domicilio.
    - > 4 veces la dosis máxima diaria: 4-6 h como mínimo de observación hospitalaria.
  - Disminución del nivel de consciencia sin causa: O_2, naloxona y glucosa.
  - Si hay hipertermia con signos de gravedad (edema pulmonar o rabdomiólisis): medidas físicas y tratamiento con BZD. Si la temperatura es > 41,1 °C: secuencia rápida de intubación con parálisis muscular (disminuye la producción térmica desde los músculos). No son útiles los antitérmicos habituales.
  - Convulsiones o distonías: diazepam (0,1-0,3 mg/kg i.v.; dosis máxima: 10 mg/dosis). De segunda línea: fenobarbital (15-20 mg/kg; dosis máxima: 40 mg/kg). Administrar también BZD si existe agitación o alucinaciones en el contexto de una intoxicación anticolinérgica.
  - Arritmias cardíacas: fármaco apropiado según el tipo de arritmia.
  - Opioides + depresión respiratoria: naloxona.
    - Toxicidad amenazante para la vida fuera del período neonatal (coma y/o depresión respiratoria): menores de 20 kg: 0,1 mg/kg i.v. (máximo: 2 mg/dosis); peso ≥ 20 kg: 2 mg i.v.
    - Toxicidad no amenazante para la vida o neonatos intoxicados: 0,01 mg/kg/dosis i.v. (máximo: 2 mg/dosis).
    - Adolescentes con sospecha de adicción a opioides: iniciar con 0,2-0,4 mg/dosis. Se puede repetir cada 3-5 min, de 0,1 en 0,1 mg/dosis.
    - Si no revierte, valorar una posible hipoglucemia.

- La naloxona se puede repetir cada 3 min hasta mejorar la depresión respiratoria. Las dosis acumuladas > 10 mg en la primera media hora no aportan beneficios.
– Antihistamínicos + depresión respiratoria o coma, convulsión refractaria a BZD, hipotensión grave, arritmias graves, excitación del SNC: fisostigmina.
  - Dosis i.v.: niños: 0,02-0,03 mg/kg/dosis (máximo: 0,5 mg/dosis), diluido en 10 mL de suero y administrado en 5-10 min bajo monitorización. Puede repetirse la dosis en 15-30 min (dosis máxima total de 2 mg o hasta síntomas colinérgicos). Administrar lentamente con monitorización cardíaca. Inicio del efecto en 5-20 min, duración de 45 min-1 h. En caso de toxicidad (síndrome colinérgico): administrar atropina, mitad de la dosis de fisostigmina administrada.
  - Dejar en observación 3-4 h por riesgo de rebote de la clínica.
  - Contraindicaciones: enfermedades cardiovasculares, broncoespasmo, obstrucción del tracto gastrointestinal o urinaria, ingesta de ATC con alteraciones en el ECG, administración reciente de succinilcolina (gran precaución en pacientes con antecedentes de convulsiones, diabetes o estados vagotónicos).
- **Polimedicamentosas:**
  – En casos graves con compromiso vital: protección de la vía aérea, ventilación; si hay hipotensión: solución isotónica (20 mL/kg) ± vasopresores (noradrenalina: 0,1-1 µg/kg/min).
  – Descontaminación gastrointestinal.
  – Bicarbonato sódico: si están implicados los ATC o antipsicóticos.
    - Dosis inicial de 1-2 mEq/kg i.v., seguido de la dosis necesaria para mantener un pH de 7,45-7,55 (bolo cada 3-5 min o perfusión de suero glucobicarbonatado).
    - Arritmias que no responden a la alcalinización: lidocaína 1 mg/kg/dosis i.v.
    - Agitación o convulsiones: diazepam i.v.
    - Síntomas extrapiramidales: biperideno.
    - Hipotermia: mantas térmicas, calor radiante, etc.

RECUERDE...
- Niveles de paracetamol sérico: sólo válidos a partir de 4 horas tras la intoxicación aguda.
- No usar flumacenilo en pacientes con tratamiento anticomicial con denzodiacepinas o en coingesta de medicamentos proconvulsivos.
- Los anticatarrales tienen alto riesgo de toxicidad por estar compuestos por más de un principio activo.

BIBLIOGRAFÍA

Bruccoleri RE, Burns MM. A literature review of the use of sodium bicarbonate for the treatment of QRS widening. J Med Toxicol. 2016;12(1):121-9.

Hodgman MJ., Garrard AR A review of acetaminophen poisoning. Crit Care Clin 2012;28(4):499-516.

Martínez Sánchez L, Mintegi Raso S. Intoxicaciones. Protoc Diagn Ter Pediatr. 2020;1:321-38.

Mintegi S. Grupo de Trabajo de intoxicaciones de la Sociedad Española de Urgencias de Pediatría. Manual de intoxicaciones en pediatría. 3ª ed. Madrid: Ergon, 2012.

O'Donnell KA, Burns Ewald M. Intoxicaciones. En: Kliegman RM, St Geme JW III (eds.). Nelson tratado de pediatría. 21ª ed. Barcelona: Elsevier; 2015. p. 469-90.

Theobald JL, Kostic MA. Intoxicaciones. En: Kliegman RM, St Geme JW III (eds.). Nelson tratado de pediatría. 21ª ed. Barcelona: Elsevier; 2021. p. 490-510.

Toce MS, Burns MM. The poisoned pediatric patient. Pediatr reviewRev. 2017;38(5):207-20.

Intoxicaciones por sustancias no medicamentosas

5.6

M. Moreno Ramos y S. Mintegi Raso

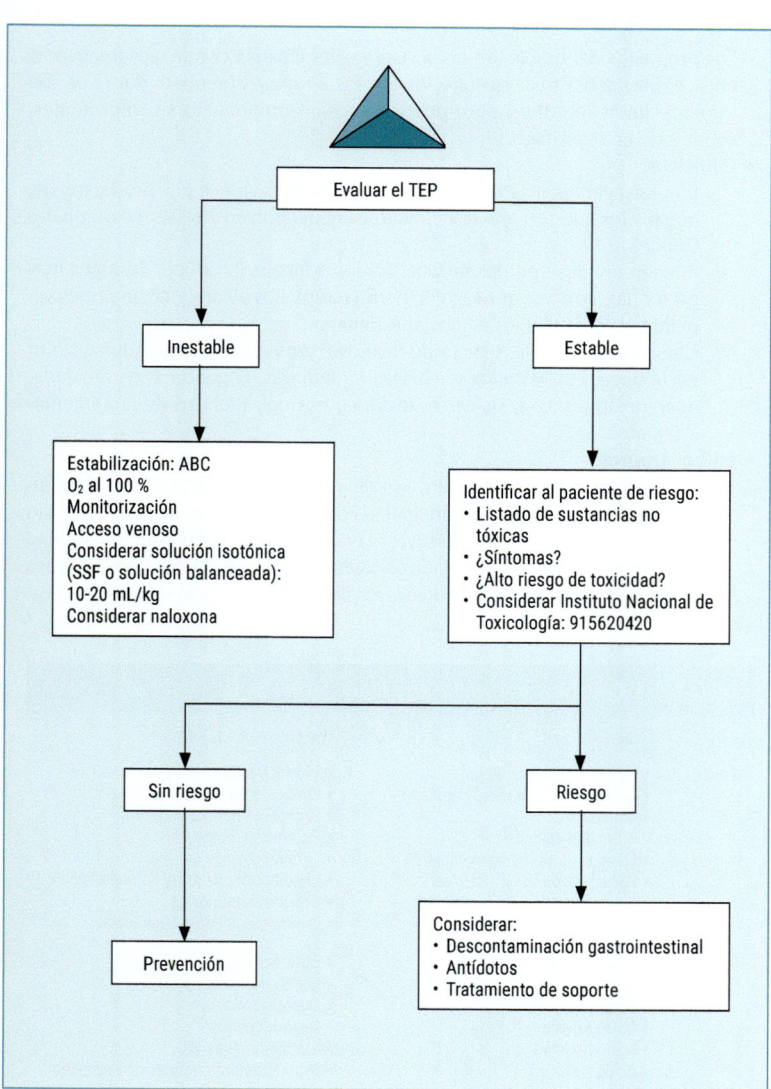

Evaluar el TEP

Inestable

Estable

Estabilización: ABC
O_2 al 100 %
Monitorización
Acceso venoso
Considerar solución isotónica
(SSF o solución balanceada):
10-20 mL/kg
Considerar naloxona

Identificar al paciente de riesgo:
- Listado de sustancias no tóxicas
- ¿Síntomas?
- ¿Alto riesgo de toxicidad?
- Considerar Instituto Nacional de Toxicología: 915620420

Sin riesgo

Riesgo

Prevención

Considerar:
- Descontaminación gastrointestinal
- Antídotos
- Tratamiento de soporte

OBJETIVOS

Conocer las sustancias no medicamentosas implicadas con mayor frecuencia en las intoxicaciones infantiles, los síntomas que generan y la actitud a seguir.

CONCEPTOS IMPORTANTES

- Los productos del hogar son las sustancias implicadas con mayor frecuencia en la exposición a tóxicos entre los 6 y los 24 meses de edad. Rara vez son intoxicaciones mortales, pero pueden causar complicaciones importantes, sobre todo en el esófago.
- **Cáusticos:**
  - Son los agentes más implicados en las intoxicaciones por productos del hogar y los que con más frecuencia se encuentran en envases no originales (**Tabla 5.6-1**).
  - Pueden dividirse en dos grupos: ácidos o álcalis (producen lesiones más profundas, con mayor riesgo de perforación). Los álcalis afectan principalmente al esófago y los ácidos al estómago.
  - Clínica muy variable, sobre todo digestiva: sensación de quemadura y dolor en la boca, con vómitos y náuseas inmediatos. Según la zona afectada, aparecerán disfagia, sialorrea, disfonía, estridor, rechazo de la alimentación, etc.
- **Hidrocarburos:**
  - A temperatura ambiente, se encuentran en estado líquido. Pueden desprender vapores, por lo que la principal vía de intoxicación es la inhalatoria, sin descartar otras, como la digestiva y la cutánea. Pueden producir toxicidad local (neumonitis por aspiración), sistémica (depresión del sistema nervioso central [SNC], toxicidad cardíaca, respiratoria y hepática) o no ser tóxicos.

Tabla 5.6-1. Cáusticos presentes en productos del hogar

	Sustancia	Uso casero en el domicilio
Álcalis	• Hipoclorito sódico (lejía) • Hidróxido sódico (sosa cáustica) • Amoníaco • Hidróxido de potasio • Sales sódicas: boratos, fosfatos • Carbonatos sódico y cálcico	• Productos de limpieza domésticos • Limpiadores de hornos • Productos para lavavajillas • Pulimento de metales • Limpiadores de cañerías • Limpiadores de prótesis dentales • Cremas depilatorias • Colorantes y tintes capilares
Ácidos	• Ácido sulfúrico • Ácido clorhídrico (salfumán) • Bisulfito sódico • Ácido oxálico • Ácido fluorhídrico • Ácido fosfórico	• Baterías, pilas • Limpiadores de metal • Desatascadores • Desinfectantes • Limpiadores de WC • Productos para limpieza de piscinas

- Se debe explorar al paciente en un lugar ventilado y aislado, tomando precauciones de aislamiento (guantes, bata y mascarillas).
- **Detergentes y jabones:**
  - Jabones: sin agentes tensoactivos. Generalmente no precisan descontaminación, sino únicamente irrigar con suero fisiológico en caso de contacto ocular.
  - Detergentes: el grado de toxicidad lo determinan los agentes tensoactivos:
    - Catiónicos: son los más tóxicos.
      - En suavizantes para la ropa y desinfectantes en productos de limpieza.
      - Si la concentración es > 2 %: toxicidad sistémica; si es > 7 %, se comportan como cáusticos.
    - Aniónicos y no iónicos: son los más frecuentes, y con escasa o nula toxicidad, salvo algunos lavavajillas, que son cáusticos alcalinos.
      - En detergentes para la ropa, lavavajillas y champús.
    - Destacan por su potencial toxicidad las cápsulas detergentes (líquido muy concentrado, viscoso, recubierto de una película diseñada para disolverse fácilmente, también en la boca del niño).
    - Producen irritación local leve de la piel, vómitos y diarrea. La clínica puede ser más grave en la exposición a cápsulas detergentes, y requieren atención especializada con mayor frecuencia.
- **Plaguicidas o pesticidas:**
  - Organofosforados: son los más usados, y son muy tóxicos por inhibir la acetilcolinesterasa, lo que conlleva síntomas por exceso de acetilcolina. La principal causa de muerte es la insuficiencia respiratoria.
    - Síndrome colinérgico: síntomas muscarínicos, nicotínicos y afectación del SNC en el momento agudo.
    - Síndrome intermedio: a las 24-96 h. Parálisis de músculos respiratorios, de extremidades, y de cara y cuello.
    - Neuropatía retardada: a las 2-4 semanas.
  - Otros: carbamatos, organoclorados, herbicidas, rodenticidas dicumarínicos, fumigantes, fungicidas.
- **Productos cosméticos y de higiene, productos del botiquín:**
  - Generalmente son inocuos y no precisan tratamiento.
  - Los que producen síntomas sistémicos son:
    - Quitaesmaltes de uñas: compuestos a base de acetona: ocasionan náuseas, vómitos, toxicidad pulmonar y depresión neurológica.
    - Talco: inhalado en grandes cantidades produce neumonía química.
    - Tintes de cabello: son cáusticos. Si contienen anilinas, provocan metahemoglobinemia.
    - Productos depilatorios: son cáusticos.
    - Peróxido de hidrógeno (agua oxigenada): su toxicidad depende de su concentración:
      - 3 % (forma habitual de farmacia): no tóxica.
      - 5-15 %: toxicidad gastrointestinal.
      - 30-60 % (uso industrial): cáustico, metahemoglobizante.
- **Monóxido de carbono (CO):**
  - Clínica inespecífica y muy variable de unas personas a otras.

- En general, si la exposición es leve, cursará con cefalea, náuseas, vómitos y sensación de mareo.
- Sospechar si existe afectación simultánea de varias personas y si los pacientes mejoran al salir a la calle.
- Considerar la exposición a otros tóxicos (cianhídrico), sobre todo en lugares cerrados.

- **Metahemoglobinemia:**
  - Causas: ingesta de verduras ricas en nitratos (zanahorias, coliflor, espinacas, brócoli y, sobre todo, acelgas), especialmente si se almacenan varios días en el frigorífico, en gastroenteritis aguda (GEA) grave de forma transitoria, contacto con sustancias o medicaciones de riesgo (anilina, benzocaína, fenacetina, sulfamidas, antimaláricos, dapsona, lidocaína y prilocaína [EMLA®], etc.).
  - Es más frecuente en prematuros y lactantes menores de 4-6 meses.
  - Produce cianosis, con saturación de O_2 normal y con buen estado general, salvo situaciones graves (metahemoglobinemia > 50 %).

- **Setas:**
  - Tres grupos según el período de latencia-incubación y el cuadro clínico:
    - Síndromes de incubación corta o período de latencia breve (< 6 h). Secundarios a una gran variedad de setas: *Lactarius, Russula, Boletus, Chlorophyllum, Tricholoma,* etc. *Clitocybe* e *Inocybe* (en caso de síndrome muscarínico). *Amanita muscaria* y *Amanita phanterina* (en caso de afectación neurológica).
    - Incubación larga o período de latencia largo (> 6 h): *Amanita phalloides* produce la forma más grave (síndrome faloideo).
    - Síndromes de incubación diferida (> 24 h): son los menos frecuentes. Producidos por *Hapalopilus rutilans, Tricholoma equestre,* etc.
  - Clínica: la mayoría se limita a sintomatología digestiva, y suele darse en grupos.
    - Gastrointestinal (la más frecuente): vómitos, dolor abdominal y diarrea. Según las especies, se asocian a síntomas neurológicos y anemia hemolítica, principalmente.
    - Neurológica: síndrome alucinatorio, cuadros confusionales, crisis de ansiedad y convulsiones.
    - Síndromes muscarínicos o colinérgicos.
    - Síndrome faloideo o fallo hepático agudo:
      - Gastroenteritis inespecífica a las 8-12 h de la ingesta.
      - Mejoría clínica a las 18-36 h, aunque con inicio de afectación hepática y renal.
      - A los 3-5 días: disfunción hepática (aumento de transaminasas, ictericia, hepatomegalia, diátesis hemorrágica, mal estado general) y renal, que progresa rápidamente a fallo multiorgánico.

ESTIMACIÓN DE LA GRAVEDAD

- **Productos no tóxicos.** Salvo que se ingieran en grandes cantidades (**Tabla 5.6-2**).

Tabla 5.6-2. Listado de productos no tóxicos, salvo ingesta de grandes cantidades

Abrillantadores de calzado (sin anilina)	Incienso
Aceite para baño	Jabones y geles de baño
Aceite mineral	Lápiz
Acuarelas	Lejías diluidas (< 5 % de hipoclorito sódico)
Agua de retrete	Lociones y cremas de afeitar
Antibióticos, antiácidos, anticonceptivos	Lubricantes
Arcilla para modelar	Maquillaje
Barra de labios	Papel de periódico
Betún (sin anilina)	pegamento
Brillantina	Pasta de dientes
Bolsita para aromatizar la ropa	Peróxido de hidrógeno al 3 %
Bronceadores	Pinturas acuosas
Cerillas, cigarros	Plastilina
Cosméticos para niños	Rotuladores
Cremas para el cuerpo	Suavizante de ropa
Champús (salvo si tienen isopropanol)	Tinta china, tinta de bolígrafo
Deshumidificantes	Tiza
Espuma de afeitar	Tónicos para el pelo
Edulcorantes	Vaselina
Goma de borrar	Velas de cera
	Yeso

- **Cáusticos:**
  - El pH de la sustancia es el índice más útil para conocer la capacidad cáustica. Los ácidos fuertes (pH = 0-3) y los álcalis fuertes (pH = 12-14) son los que tienen mayor capacidad de producir lesión. Si se dispone del producto y no se conoce el pH, puede ser útil utilizar un papel de pH.
  - Cantidad, concentración y forma física de la sustancia ingerida:
    - Ingesta de hipoclorito sódico en concentración < 10 % (lejía de uso doméstico): es la más frecuente. No produce lesiones salvo que sea una ingesta cuantiosa.
    - Si la concentración es > 20 % (lejía industrial): riesgo elevado de lesión.
  - Tiempo desde la última comida.
  - La aparición de dos o más síntomas, la dificultad respiratoria y la hematemesis son indicativos de perforación.
  - La ausencia de lesiones orofaríngeas no descarta la existencia de lesiones en el esófago o el estómago.
- **Hidrocarburos:**
  - Vigilar rigurosamente la aparición de signos de depresión respiratoria, neurológica, arritmias e hipotensión arterial.
  - Presentan un elevado riesgo de toxicidad: cualquier cantidad de benceno, tolueno, tetracloruro de carbono, diclorometano, anilina, y cantidades importantes de derivados del petróleo (gasolina, keroseno).
  - Son de riesgo intermedio: tricloroetileno, tetracloroetileno, acetona, alcanfor, naftalina, trementina.

- De bajo riesgo: tricloroetano, diclorobenceno.
- No son tóxicos en general: hidrocarburos de cadena larga (disolventes de grasas en industria del cuero y calzado), alquitrán, lubricantes (aceite de motor, aceite doméstico) y vaselina.
- **CO:**
  - La intensidad de la exposición dependerá de la concentración de CO en el aire, que se refleja por los niveles de carboxihemoglobina (COHb) en sangre.
  - El tiempo y el lugar de la exposición (peor en lugares cerrados), que determinan el grado de impregnación, están más relacionados con las alteraciones metabólicas y neurológicas.
- **Metahemoglobinemia:** niveles de metahemoglobina:
  - 20-30 %: bien tolerados, generalmente asintomáticos.
  - 30-40 %: cianosis, cefalea, disnea, limitación del esfuerzo físico.
  - > 50 %: casos graves, con alteración del nivel de consciencia.
- **Setas:**
  - Identificar el tiempo desde la ingestión y si presenta síntomas asociados.
  - Intentar la identificación de las setas por un experto en micología.
  - Síndrome faloideo o fallo hepático agudo: es la forma de intoxicación más grave. Lo más frecuente es por ingesta de *Amanita phalloides*.

PRUEBAS COMPLEMENTARIAS

- **Cáusticos:**
  - Valorar la radiografía tórax y de abdomen para descartar neumonitis, mediastinitis y perforación (ensanchamiento mediastínico o neumoperitoneo).
  - Endoscopia digestiva en las primeras 12-24 h siguientes a la ingesta, una vez descartada la perforación: es el único método que permite el diagnóstico exacto de la lesión y su extensión, así como la valoración del pronóstico y del tratamiento.
  - Analítica sanguínea: hemograma, bioquímica, iones, equilibrio ácido-base, coagulación.
- **Hidrocarburos:**
  - Monitorización: frecuencia cardíaca (FC), saturación de oxígeno ($SatO_2$), electrocardiograma (ECG). Preferentemente de forma continua.
  - Analítica: hemograma, bioquímica, función renal y función hepática, gasometría y coagulación.
  - Radiografía de tórax: de forma inmediata si el paciente tiene síntomas. A las 4-6 h de la exposición si está asintomático.
  - Si hay ingesta de anilina: medir la anilina en orina y realizar cooximetría (para descartar metahemoglobinemia).
- **Insecticidas organofosforados:**
  - Monitorización: FC, $SatO_2$.
  - ECG: descartar arritmias.
  - Analítica: hemograma, bioquímica, función renal y función hepática, gasometría.

- Niveles de actividad de la acetilcolinesterasa en plasma: si están disminuidos, se confirma el diagnóstico.
- **CO:**
  - Gasometría realizada por cooximetría (para medición directa de la SatO$_2$, y no extrapolada de la presión parcial arterial de oxígeno [PaO$_2$], puede ser venosa). Niveles normales de COHb: 1-2 %. Niveles > 5 %: intoxicación por CO.
  - ECG si hay síntomas.
  - Considerar bioquímica sanguínea, función renal, función hepática, creatina-cinasa (CK), lactato y radiografía de tórax (esta última siempre en caso de afectación grave, además de coagulación, enzimas musculares y cardíacas, y tira reactiva de orina para descartar mioglobinuria).
- **Metahemoglobinemia:**
  - No hay respuesta clínica a la oxigenoterapia con O$_2$ al 100 % y persiste la cianosis.
  - Cooximetría: gasometría venosa con metahemoglobina. Normalmente, la sangre es de color chocolate.
- **Setas:**
  - Analítica: descartar siempre la afectación hepática y renal.
  - Orina: descartar hemoglobinuria o rabdomiólisis.

TRATAMIENTOS

- **Cáusticos:**
  - No inducir el vómito. No usar carbón activado (CA) ni lavado gástrico. No existen antídotos específicos.
  - Ingesta accidental, asintomáticos, pH = 4-11, lejía de uso casero: alta a domicilio.
  - Ingesta voluntaria, ingesta no intencionada con síntomas, pH de riesgo o lesiones orofaríngeas:
    - Ingreso hospitalario.
    - Dieta absoluta.
    - Analgesia.
    - Protección gástrica (omeprazol: 1-2 mg/kg/día; dosis máxima: si el peso es < 20 kg, 10 mg; si el peso es > 20 kg, 20 mg; o ranitidina: 4 mg/kg/día).
    - Antieméticos (ondansetrón: 0,15 mg/kg/dosis, máximo: 6 mg; no usar en menores de 6 meses).
    - Si hay contacto cutáneo: exposición completa y lavado de la piel afectada con agua abundante.
    - En caso de contacto ocular: irrigación al menos durante 30 min con suero fisiológico.
    - En función de los hallazgos endoscópicos:
      - Si se descartan lesiones, considerar el alta.
      - Corticosteroides: dexametasona (1 mg/kg/día máximo: 10 mg/día) o prednisolona (2-6 mg/kg/día máximo: 40 mg/día) para prevenir la estenosis esofágica. Están contraindicados si existe perforación o sangrado intestinal.

   ○ Antibióticos: si hay perforación intestinal o si se administran corticosteroides.
- **Hidrocarburos:**
  - Lavado del paciente con agua y jabón. Quitar la ropa contaminada.
  - En caso de ingesta sin datos de toxicidad sistémica, no se aconseja el uso de CA (salvo en derivados del petróleo). Está contraindicado inducir el vómito y el lavado gástrico, salvo si la sustancia ingerida es un hidrocarburo con alto riesgo de toxicidad sistémica y si no ha pasado más de 1 h desde la ingesta.
  - Tratamiento de soporte en caso de insuficiencia respiratoria.
  - Si existe metahemoglobinemia secundaria a la ingesta de anilina: azul de metileno.
  - Actitud en urgencias:
    - Si el paciente presenta **síntomas**: ingreso para tratamiento de soporte.
    - Si el paciente está **asintomático**: mantener en observación durante 6 h.
      ○ Si la radiografía de tórax es normal: alta con instrucciones y seguimiento en 24 h.
      ○ Si el paciente está asintomático y la radiografía de tórax está alterada: ingreso si no se puede asegurar un seguimiento médico estrecho.
- **Jabones y detergentes:**
  - Si el paciente está asintomático y la exploración física es normal: alta.
  - No está indicada la descontaminación ni el uso de antídotos.
  - Si hay ingesta de productos con tensoactivos catiónicos:
    - Si el paciente está asintomático: alta tras un período corto de observación.
    - Si el producto contiene más de un 5-10 % de detergente catiónico, se tratará como ingesta de cáustico.
- **Insecticidas organofosforados:**
  - No se debe esperar a la confirmación diagnóstica para iniciar el tratamiento.
  - Descontaminación cutánea y ocular: retirar la ropa, y lavar con abundante agua y jabón.
  - Descontaminación gastrointestinal si hay ingesta: CA (1 g/kg máximo: 50 g en menores de 14 años). No se debe inducir el vómito.
  - Si el paciente presenta síntomas: asegurar la estabilidad respiratoria y cardiovascular. Administrar antídoto:
    - **Atropina:** para revertir los síntomas colinérgicos. En neonatos, lactantes y niños: 0,05-1 mg/kg/dosis (i.v., i.m., s.c.) (máximo: 2 mg) cada 15-60 min, hasta que esté atropinizado (cese de secreciones respiratorias y de broncoconstricción); después, 0,02-0,08 mg/kg/h, según se precise. En adolescentes: 1-3 mg/dosis y repetir cada 3-5 min, si es preciso; si es necesario, duplicar la dosis en cada repetición.
    - **Pralidoxima:** eficaz si existen síntomas nicotínicos. Administrar siempre tras la atropina y solo en casos graves. Existe una pauta i.v. y otra pauta i.m. Pauta i.v.: dosis de 25-50 mg/kg (máximo: 2 g/dosis) a pasar en 15-30 min; puede diluirse en 100-200 mL de suero salino o glucosado.

Seguir con una infusión continua de 10-20 mg/kg/h, según la persistencia de la debilidad muscular.

– Criterios de ingreso: se recomienda mantener la observación hospitalaria durante 36-48 h. Si es preciso el tratamiento con atropina, ingresar en la unidad de cuidados intensivos pediátricos (UCIP).

• **CO:**
  – Oxígeno al 100 %, con mascarilla en reservorio. Mantener hasta que el paciente esté asintomático y los niveles de COHb sean inferiores al 5 %. Repetir cooximetrías cada 2 h.
  – Considerar la intoxicación por cianuro en caso de intoxicaciones por humo en recintos cerrados, sobre todo en pacientes con acidosis metabólica hiperlactacidémica persistente.
    ■ Administración inmediata de antídoto (hidroxicobalamina) en los pacientes en los que se sospeche intoxicación por humo con cianuro. No debe demorarse por esperar el resultado de laboratorio.
    ■ Dosis de hidroxicobalamina: 70 mg/kg (máximo: 5 g/dosis).
  – Considerar el ingreso en UCIP si la concentración inicial de COHb es mayor del 40 %.

• **Metahemoglobinemia:**
  – Oxígeno al 100 %.
  – Tratamiento según los niveles de metahemoglobina:
    ■ 10-20 %: observación. Repetir los niveles cada 4 h.
    ■ 20-30 %, y síntomas o hipoxia tisular: azul de metileno.
    ■ > 30 %: azul de metileno, aunque estén asintomáticos.
  – Si tratamiento con azul de metileno al 1 %:
    ■ Dosis inicial: 1-2 mg/kg i.v. administrado en 5 min. Repetir cada 30-60 min si existe cianosis grave o metahemoglobina > 30 %. Máximo de 7 mg/kg/dosis total acumulada. En lactantes o menores de 3 meses: dosis de 0,3-0,5 mg/kg i.v. en 5 min.
    ■ Está contraindicado si existe déficit de glucosa-6-fosfato-deshidrogenasa (G6PDH) (riesgo de hemólisis grave). En estos casos, se administrará ácido ascórbico (300-500 mg i.v.).

• **Setas:**
  – La mayoría de las intoxicaciones ceden con tratamiento de soporte y control hidroelectrolítico.
  – Si el paciente está consciente, administrar CA. No está indicado el lavado gástrico.
  – El tratamiento específico se basará en la identificación clínica de cada síndrome.
  – Mantener en observación durante un mínimo de 18-20 h, sobre todo si no se han podido identificar las especies ingeridas.
  – Si se sospecha un síndrome faloideo, comenzar tratamiento en UCIP.

RECUERDE...

- Las intoxicaciones por sustancias no medicamentosas pueden ser verdaderas intoxicaciones según el producto implicado.
- Conocer la sustancia implicada permite un tratamiento adecuado y específico.

BIBLIOGRAFÍA

Casasnovas AB, Argüelles Martín F. Ingesta de cáusticos. En: Junta Directiva de la SEGHNP. Protocolos de gastroenterología, hepatología y nutrición. 5ª ed. Ergon; 2021; p. 33-39.

Forrester MB. Comparison of pediatric exposures to concentrated «pack» and traditional laundry detergents. Pediatr Emerg Care 2013;29:482-6.

Hoffman RS, Burns MM, Gosselin S. Ingestions of caustic substances. N Eng J Med 2020;382:1739-48.

Mintegi S, Azkunaga B. Poisonings in the 21st century: from cradle to adolescence. An Pediatr 2022;97(5):297-9.

Mintegi S, Azkunaga B, Prego J. International epidemiological differences in acute poisonings in pediatric emergency deparments. Pediatr Emerg Care. 2019;35(1):50-7.

Mintegi S, Clerigue N, Tipo V, Ponticiello E, Lonati D, Burillo-Putze G, et al.; Toxicology Surveillance System of the Intoxications Working Group of the Spanish Society of Paediatric Emergencies. Pediatric cyanide poisoning by fire smoke inhalation: a European expert consensus. Pediatr Emerg Care. 2013;29(11):1234-40.

Nelson LS, Howland MA, Lewin NA. Goldfrank's toxicologic emergencies. 11ª ed. Nueva York: McGraw-Hill Education; 2019.

Pediamécum [Internet]. Comité de Medicamentos de la Asociación Española de Pediatría. 2015. Disponible en: https://www.aeped.es/comite-medicamentos/pediamecum

Valdez AL, Casavant MJ, Spiller HA, Chounthirath T, Xiang H, Smith GA. Pediatric exposure to laundry detergent pods. Pediatrics. 2014;134(6):1127-35.

Picaduras y mordeduras

5.7

M. Olabarri García

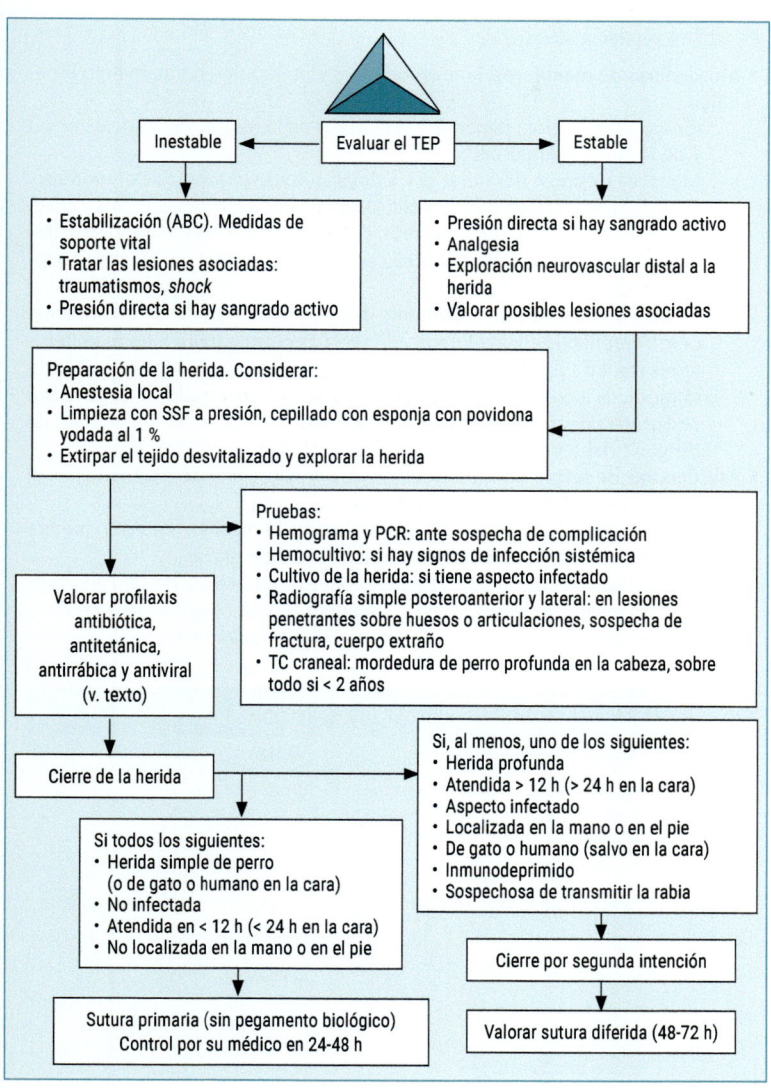

Inestable ← Evaluar el TEP → Estable

Inestable:
- Estabilización (ABC). Medidas de soporte vital
- Tratar las lesiones asociadas: traumatismos, *shock*
- Presión directa si hay sangrado activo

Estable:
- Presión directa si hay sangrado activo
- Analgesia
- Exploración neurovascular distal a la herida
- Valorar posibles lesiones asociadas

Preparación de la herida. Considerar:
- Anestesia local
- Limpieza con SSF a presión, cepillado con esponja con povidona yodada al 1 %
- Extirpar el tejido desvitalizado y explorar la herida

Pruebas:
- Hemograma y PCR: ante sospecha de complicación
- Hemocultivo: si hay signos de infección sistémica
- Cultivo de la herida: si tiene aspecto infectado
- Radiografía simple posteroanterior y lateral: en lesiones penetrantes sobre huesos o articulaciones, sospecha de fractura, cuerpo extraño
- TC craneal: mordedura de perro profunda en la cabeza, sobre todo si < 2 años

Valorar profilaxis antibiótica, antitetánica, antirrábica y antiviral (v. texto)

Cierre de la herida

Si, al menos, uno de los siguientes:
- Herida profunda
- Atendida > 12 h (> 24 h en la cara)
- Aspecto infectado
- Localizada en la mano o en el pie
- De gato o humano (salvo en la cara)
- Inmunodeprimido
- Sospechosa de transmitir la rabia

Si todos los siguientes:
- Herida simple de perro (o de gato o humano en la cara)
- No infectada
- Atendida en < 12 h (< 24 h en la cara)
- No localizada en la mano o en el pie

Cierre por segunda intención

Sutura primaria (sin pegamento biológico) Control por su médico en 24-48 h

Valorar sutura diferida (48-72 h)

OBJETIVOS
- Conocer las principales características y el manejo de las picaduras y mordeduras de animales.
- Describir los signos, los síntomas y tratamiento de la mordedura de víbora.

CONCEPTOS IMPORTANTES

- **Mordeduras de mamíferos:** la mayoría leves y no requieren tratamiento específico.
  - Riesgo de infección: depende del cuidado de la herida, de la localización y de factores del huésped.
  - Microorganismos: flora oral del animal y flora epidérmica del mordido. Generalmente, se trata de una infección mixta por gérmenes aerobios y anaerobios: *Streptococcus* spp., *S. aureus, E. corrodens, P. multocida* y anaerobios.
  - Complicaciones: celulitis, absceso subcutáneo, osteomielitis, artritis séptica, tendinitis, bacteriemia.
  - Rabia: enfermedad potencialmente mortal que no dispone de tratamiento, pero sí profilaxis eficaz. Erradicada en la Península Ibérica en mamíferos terrestres. En Ceuta y Melilla se producen casos esporádicos en animales domésticos (perros). En los últimos años, se han reportado casos en el sur de Europa por animales importados del norte de África. En situaciones de riesgo se debe iniciar la profilaxis posexposición.
- **Mordeduras de serpientes:** la inyección de veneno viene determinada por el tipo de serpiente (**Tabla 5.7-1** y **Fig. 5.7-1**).
- **Picaduras de insectos y arácnidos:** generalmente benignas en nuestro medio, pero pueden ocasionar reacciones alérgicas o tóxicas graves.
  - Clínica: pápulas inflamatorias urticariformes y dolorosas. Pueden aparecer edemas locales extensos. Pueden confundirse con celulitis, pero la infección secundaria es rara (excepcional en las primeras 24 h).

Tabla 5.7-1. Diferencias morfológicas entre serpientes y culebras

	Culebra	Víbora
Toxicidad	Reacciones locales leves (parestesias, anestesia y edema local), rara vez graves por la disposición de sus colmillos	Grave
Tamaño	Grandes (hasta 2,5 m)	Más pequeñas (< 1 metro)
Cabeza	Forma ovoide, escamas grandes	Forma de lanza, escamas pequeñas
Cuello	Poco marcado	Pronunciado
Pupilas	Redondeadas	Elípticas
Hocico	Redondeado	Levantado
Colmillos	Pequeños y situados en la parte posterior de la boca	Retráctiles en la parte anterior de la boca

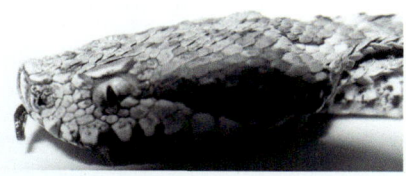

Figura 5.7-1. Cabeza de víbora.

ESTIMACIÓN DE LA GRAVEDAD

- **A recoger en la anamnesis:**
  - Antecedentes personales: alergias, enfermedades previas, estado vacunal antitetánico, inmunodeficiencia.
  - Clínica: tiempo transcurrido, fiebre, síntomas acompañantes, tratamiento recibido.
  - Especie animal y estado de vacunación. En caso de mordedura humana, investigar posibles enfermedades del mordedor.
- **A registrar en la exploración general:**
  - Triángulo de evaluación pediátrica (TEP), constantes vitales.
  - Tipo, número y localización de las lesiones.
  - Signos de infección: eritema, tumefacción, drenaje purulento, linfangitis.
- **Mordeduras de serpientes:**
  - Clasificación de Lodewyk (**Tabla 5.7-2**): el dolor de la inyección de veneno es referido como un «martillazo».
  - Indicadores de envenenamiento grave: edema rápidamente progresivo, síntomas gastrointestinales, hipotensión y leucocitosis precoz. Las mordeduras más graves: las que afectan a < 5 años y las localizadas en cara, cuello y tronco. Cuanto más acra sea la localización de la herida, mayor probabilidad de que sea leve.

PRUEBAS COMPLEMENTARIAS

- **Mordeduras de mamíferos:**
  - **Análisis sanguíneos:** hemograma y proteína C-reactiva (PCR) si hay sospecha de infección. Si la herida está infectada y presenta signos de infección sistémica: hemocultivo aerobio y anaerobio.
  - **Cultivo de la herida:** solo si tiene aspecto infectado. Es importante especificar la localización.
  - **Radiografía simple:**
    - Lesiones penetrantes sobre huesos, articulaciones o sospechas de fractura.
    - Sospecha de cuerpos extraños (fragmentos dentales).
    - Sospecha de infección (gas subcutáneo o signos de osteomielitis).
  - **Ecografía:** puede ser útil para identificar la formación de un absceso o localizar un cuerpo extraño radiolúcido en una herida infectada.
  - **Tomografía computarizada (TC) craneal:** mordedura de perro profunda en la cabeza, sobre todo < 2 años.

- **Mordeduras de serpientes:** exámenes de laboratorio.
  - Hemograma, pruebas de coagulación, creatina-fosfocinasa (CPK), función renal y hepática.
  - En los casos graves: además, pruebas cruzadas para posible transfusión. Repetir las pruebas en 6-8 h, y luego hasta su normalización.

Tabla 5.7-2. Clasificación de gravedad de Lodewyk tras mordedura de víbora, síntomas y tratamiento

Grado de envenenamiento	Síntomas locales	Síntomas sistémicos	Alteración analítica	Tratamiento
0: «mordedura seca» **(20 %)**	Dolor y edema escaso. Dos heridas punzantes simétricas	No	No	Curas tópicas antisépticas Alta tras 4-6 h
I: leve	Dolor, inflamación y edema local. Necrosis hemorrágica en puerta de entrada. Adenitis regional	No	No	Antisépticos locales. Observación 24 h
II: moderado	Progresión en 8-12 h. Puede afectar a toda la extremidad. A veces, equimosis y vesículas hemorrágicas	Náuseas, vómitos, parestesias orales, sabor de boca metálico, moderada hipotensión, taquicardia y taquipnea, fasciculaciones periorbitarias	Alteraciones discretas de la coagulación (trombocito-penia y aumento del tiempo de protrom-bina), sin signos de sangrado	Valorar suero antiofídico
III: grave	Progresión hasta afectar a toda la extremidad o sobrepasarla hasta el tronco	Afectación intensa: alteración del nivel de consciencia, posible compromiso hemodinámico y respiratorio, fallo renal, coagulopatía de consumo, diátesis hemorrágica, convulsiones, *shock*	Alteración importante de las pruebas de coagulación: trombopenia, hipofibrinogenemia, aumento de PDF Signos de rabdomióli-sis: elevación de CPK, proteinuria, hematuria	Tratamiento de soporte vital. Administrar suero antiofídico

CPK: creatina-fosfocinasa; PDF: productos de degradación del fibrinógeno.

TRATAMIENTOS

- Estabilización (ABC): medidas de soporte vital. Presión directa si hay sangrado activo. Exploración neurovascular distal a la herida. Valorar las lesiones asociadas.
- Analgesia según la escala de dolor.
- **Mordeduras de mamíferos:**
  - Preparación de la herida: uno de los puntos más importantes.
    - Anestesia local (facilita la limpieza adecuada).
    - **Limpieza** con abundante suero fisiológico a presión, con jeringa de 30 mL (es la medida más eficaz para evitar la infección de la herida).
    - Cepillado con esponja (en lugar del lavado pasivo) con povidona yodada al 1 %.
    - Extirpar el tejido desvitalizado, y explorar la herida en busca de lesiones óseas, articulares, tendinosas o cartilaginosas, o cuerpos extraños.
  - Cierre de la herida: tema controvertido. Se recomienda atender a un criterio estético. No usar pegamento biológico. Intentar evitar la sutura subcutánea.
    - Sutura primaria: en herida simple por mordedura de perro si no está infectada, < 12 h (< 24 h en la cara), y no está localizada en la mano o el pie. En herida por mordedura de humano o gato localizada en la cara.
    - Cierre por segunda intención: heridas punzantes o profundas, atendidas después de 12 h (> 24 h en la cara), con aspecto infectado, las de manos y pies, las de gato o humano (salvo en la cara), en paciente inmunodeprimido y las sospechosas de transmitir la rabia. Precisan irrigación con suero y valoración cada 24 h en busca de signos de infección.
    - Sutura primaria diferida: se puede valorar en heridas de alto riesgo no infectadas a las 72 h del tratamiento inicial. En este caso, es importante realizar lavados con suero salino dos veces al día hasta el cierre de la herida.
  - Inmovilizar el miembro en posición funcional y elevarlo.
  - Profilaxis antibiótica: no de forma sistemática, sino solo en heridas con más riesgo de infectarse:
    - Heridas suturadas precozmente.
    - Localizadas en manos, pies, genitales y cara.
    - Consulta retrasada más de 8 h en heridas con daño significativo.
    - Herida con daño y edema significativo.
    - Heridas que afectan a hueso, articulación o tendón.
    - Heridas punzantes profundas.
    - Mordeduras de humanos, gatos y monos, si atraviesan dermis. La mayoría de las mordeduras humanas en los niños son leves y no precisan profilaxis.
    - Inmunodeprimidos o asplénicos.
    - Comenzar lo antes posible, preferiblemente durante la atención inicial y siempre antes de 12 h. Antibióticos orales:
      - Monoterapia con amoxicilina-clavulánico (50 mg/kg/día divididos en tres dosis) o combinación de cefuroxima-axetilo (30 mg/kg/día divididos en dos dosis) + metronidazol (20 mg/kg/día divididos en tres

dosis) o clindamicina (30 mg/kg/día divididos en 3-4 dosis), durante 3-5 días.

- ○ Alérgicos a la penicilina: cefalosporinas de amplio espectro + clindamicina (30 mg/kg/día divididos en 3-4 dosis) o trimetoprima-sulfametoxazol (5-10 mg/kg/día de trimetoprima en dosis única) + clindamicina (30 mg/kg/día divididos en 3-4 dosis). Los macrólidos deben evitarse por su escasa acción sobre *P. multocida* y *E. corrodens*.

- Profilaxis antitetánica: según el estado vacunal (v. **capítulo 4.1 Heridas**).
- Profilaxis antirrábica (**Tablas 5.7-3** y **5.7-4**): de forma excepcional, pero es segura y eficaz, por lo que en situación de riesgo se iniciará lo antes posible (deja de ser eficaz cuando el paciente comienza con síntomas). Período medio de incubación: 45 días desde el contacto.
- Posología:
  - ○ Vacunación (pauta Essen): cinco dosis por vía intramuscular (i.m.) (días 0, 3, 7, 14 y 28).
  - ○ Inmunoglobulina específica (IGRH): se administrará toda la dosis infiltrando alrededor o en el interior de la herida, con el fin de neutralizar

Tabla 5.7-3. Indicaciones de profilaxis antirrábica según el animal	
Animal doméstico autóctono (perro, gato) de zona libre de rabia	No iniciar profilaxis. Si no está vacunado, vigilancia del animal durante 14 días, y si aparecen síntomas, indicar profilaxis
Animales vagabundos en la península (perros y gatos)	No iniciar profilaxis salvo que exista alerta del Ministerio de Sanidad (detección de un caso de rabia)
Animal confirmado, o con síntomas compatibles o con contacto con un caso confirmado/probable Animales de zona endémica (perros y gatos) Indicios de importación ilegal Antecedente de viaje a zona endémica Murciélagos	Abundante irrigación de las heridas con suero salino y povidona yodada (lo más importante, ya que disminuye el riesgo un 90 %). No suturar Iniciar profilaxis
Ardillas, hámsters, cobayas, ratas, ratones, otros roedores pequeños, conejos y liebres	No suelen precisarla. Valoración individual según la zona geográfica y el tipo de lesión

Tabla 5.7-4. Indicaciones de profilaxis antirrábica según el tipo de contacto		
Categoría I	Tocar o alimentar animales con piel intacta	No hay exposición; no profilaxis
Categoría II	Arañazos leves, abrasiones sin sangrado, o lameduras en piel dañada o mordisqueo de la piel erosionada	Vacunación
Categoría III	Morduras transdérmicas únicas o múltiples, arañazos o contaminación de las mucosas con saliva (lameduras)	Inmunoglobulina + vacunación

localmente al virus. Si el área a inocular fuera pequeña y la cantidad de IGRH mucha, se administrará el resto de esta, en dosis única y por vía i.m., en una zona alejada de la vacuna. En mordeduras de murciélagos (tamaño mínimo), se administrará todo el volumen de IGRH por vía i.m. Si fuesen muchas las áreas a inocular e insuficiente la dosis calculada para infiltrar todas las heridas, se podrá diluir la IGRH con suero salino al medio o tercio. Dosis: 20 UI/kg.

- Profilaxis vírica tras mordedura con solución de continuidad:
  - Virus de la inmunodeficiencia humana (VIH): se recomienda iniciar profilaxis si la fuente es VIH positivo, o si se desconoce si es o no VIH positivo y tiene factores de riesgo. Si se desconoce el estado VIH de la fuente y no hay factores de riesgo, se puede plantear no realizar profilaxis, dado que el riesgo de transmisión es muy bajo (v. pauta en **capítulo 3.6 Contacto accidental con una jeringa**).
  - Virus de la hepatitis B (VHB):
    - ♦ Paciente no vacunado o con anticuerpos anti-VHBs negativos que ha sido mordido por una persona AgHBs positivo: inmunoglobulina y vacuna.
    - ♦ Estado del mordedor desconocido: iniciar la vacunación.
- Herida infectada:
  - Retirar el material de sutura, si lo hay. Desbridar y drenar. Realizar curas para facilitar el cierre por segunda intención.
  - Cultivo de la herida. Hemocultivo si existen signos de infección sistémica.
  - Herida superficial sin signos de abscesificación: antibiótico oral y seguimiento ambulatorio con control cada 24-48 h, sobre todo las de la mano.
  - Sospecha de abscesificación o infección en estructuras profundas: valorar desbridamiento y exploración en quirófano. Antibioterapia i.v.
- Indicaciones de ingreso hospitalario (misma antibioterapia que en la profilaxis, por vía i.v.):
  - Heridas penetrantes que afecten a articulaciones, nervios, huesos, tendones o sistema nervioso central (SNC).
  - Heridas importantes en la cara o en la cabeza, o que precisen cirugía reconstructiva.
  - Celulitis importante de la zona.
  - Manifestaciones sistémicas (fiebre, escalofríos).
  - Paciente inmunodeprimido.
  - Infecciones resistentes a la antibioterapia oral.

- **Insectos y arácnidos:**

Tratamiento tanto más intenso cuanto más extensa sea la reacción local:

- Lavar la piel con agua y jabón. Extraer el aguijón (abejas), retirar los pelos con un esparadrapo (orugas), extraer con pinzas la garrapata mediante tracción vertical suave con pinza desde la parte más próxima a la piel. Si quedan pequeños fragmentos retenidos, no es necesario retirarlos.
- Aplicar hielo local.

- — Administrar corticosteroides tópicos de potencia leve. Antihistamínicos y analgésicos orales.
- — En caso de lesiones sobreinfectadas por rascado: antibióticos tópicos (mupirocina o ácido fusídico), antibioterapia oral o i.v. según la extensión (amoxicilina-clavulánico).
- — Si hay reacción anafiláctica: tratamiento específico.
- **Animales marinos:**
  - — Medusas: lavado de la zona con agua de mar, vinagre, bicarbonato o suero salino durante 30 min. Retirar los filamentos adheridos a la piel con una cuchilla de afeitar o alcohol (provocan prurito y sensación quemante, incluso cuadros recidivantes con parestesias).
  - — Lesiones por espinas o aguijón: lavar con agua de mar, desinfectar la zona y retirar los fragmentos (a veces, quedan en el interior de la piel dando lugar a granulomas). Sumergir el miembro afectado en agua caliente, a 45 °C, durante 30-90 min o hasta que desaparezca el dolor (toxinas termolábiles). El edema puede ser intenso y prolongado (hasta 48 h), y puede provocar un síndrome compartimental. A veces, se producen síntomas por la toxina (paresia, convulsiones, hipotensión).
  - — Tratamiento general:
    - ▪ Analgésicos tópicos (lidocaína, benzocaína) y sistémicos.
    - ▪ En caso de calambres musculares: gluconato cálcico al 10 % i.v.
    - ▪ Realizar una radiografía si se sospecha la presencia de fragmentos no retirados.
    - ▪ Antibiótico profiláctico: solo si existe desgarro importante o en pacientes inmunodeprimidos, tras la limpieza y el desbridamiento quirúrgico. Debe cubrir bacilos gramnegativos: cotrimoxazol, cefalosporinas o amoxicilina-clavulánico. Si la vía es i.v: cefalosporinas de 3ª generación, aminoglucósidos, clindamicina.
    - ▪ Profilaxis antitetánica según la vacunación.
- **Serpientes**
  - — Tratamiento según la gravedad (v. **Tabla 5.7-1**).
  - — Estabilización (ABC), canalizar vía venosa y monitorizar.
  - — Quitar anillos, pulseras, relojes y ropa ajustada de la zona afectada.
  - — Posición del miembro afectado:
    - ▪ Inicialmente siempre: por debajo del nivel del corazón para disminuir el retorno venoso y el paso de veneno a la circulación sistémica.
    - ▪ Si está indicado el suero antiofídico, no elevar hasta su administración.
    - ▪ Si no está indicado el suero una vez estabilizado, realizar lavado abundante de la herida y desinfección local, aplicar vendaje compresivo suave y frío local, y colocar en alto como medida antiedema.
  - — Medir la circunferencia de la extremidad en la zona de la mordedura y 10 cm más proximal: a su llegada, cada 30 min las primeras 6 h, después al menos cada 4 h durante 24 h.
    - ▪ En los casos leves:
      - ○ Analgesia según la intensidad del dolor. No usar salicilatos.

- ○ Si aparecen signos de infección (no de forma sistemática): recoger cultivos e iniciar antibioterapia profiláctica que cubra bacilos gramnegativos y cocos grampositivos: amoxicilina-clavulánico (50 mg/kg/día divididos en tres dosis).
- ○ Profilaxis antitetánica según la vacunación.
- En los casos graves:
  - ○ Tratar el *shock:* expansores del plasma, plasma fresco, fármacos vasopresores.
  - ○ La heparina no neutraliza el efecto de los ofidios sobre la coagulación.
  - ○ Vigilar la aparición de síndrome compartimental en la extremidad.
  - ○ Suero antiofídico: en las primeras 4-6 h. Si han pasado > 12 h: efecto cuestionable. Si > 24 h: solo si hay alteraciones graves y persistentes de la coagulación.
- Indicaciones:
  - ○ Envenenamiento moderado y grave (≥ grado 2). Criterios de laboratorio de gravedad: trombocitopenia < 150.000/μL, fibrinemia < 200 mg/dL, índice de protrombina < 60 %.
  - ○ Riesgo especial: niños pequeños (mayor relación veneno/peso corporal), enfermos crónicos (diabetes, hemofilia, cardiópatas), embarazadas (el veneno tiene especial actividad sobre el feto), y mordeduras en cara y cuello.
- Snake Venom Antiserum Bulbio 100 AU/ampolla® (suero equino antivíbora):
  - ○ Preferentemente en las primeras 6 h tras la mordedura.
  - ○ Dos dosis (dos ampollas): una por vía subcutánea, en el lugar de la mordedura, y una segunda por vía i.m., en la región glútea.
  - ○ Si la respuesta es insuficiente, se pueden administrar más dosis del suero por vía i.m.
  - ○ Hay que vigilar posibles signos de anafilaxia. Debe tenerse preparada adrenalina.

RECUERDE QUE...

- La mayoría de las mordeduras y picaduras de animales producen sintomatología leve.
- Es esencial la limpieza exhaustiva y el desbridamiento de la herida para prevenir complicaciones y, en general, los antibióticos no están indicados de forma profiláctica.
- Las mordeduras que más se infectan son las producidas por gatos y seres humanos.
- Hoy en día, la indicación de profilaxis antirrábica es excepcional en nuestro medio.
- La mayoría de las mordeduras de víbora en nuestro medio no requiere la administración de suero antiofídico.

BIBLIOGRAFÍA

Aziz H, Rhee P, Pandit V, Tang A, Gries L, Joseph B, et al. The current concepts in management of animal (dog, cat, snake, scorpion) and human bite wounds. J Trauma Acute Care Surg. 2015;78(3):641-8.

Baddour LM, Harper M. Animal bites (dogs, cats, and other animals): evaluation and management. En UpToDate. 2023. Disponible en: https://www.uptodate.com

Comité Asesor de Vacunas de la Asociación Española de Pediatría. Vacunación profiláctica posexposición. En: Manual de vacunas en línea de la AEP. Cap 9. Disponible en: https://vacunasaep.org/documentos/manual/cap-9#9

Haro Díaz A, Huerta Aragonés J, Saavedra Lozano J. Infecciones de la piel y partes blandas (III): mordeduras y picaduras (tratamiento y profilaxis) (v.2/2020). En: Grupo de Patología Infecciosa de AEPap (GPI-AEPAP). Guía_ABE. Infecciones en pediatría. Guía rápida para la selección del tratamiento antimicrobiano empírico. Disponible en: https://www.guia-abe.es

Martín-Sierra C, Nogué-Xarau S, Pinillos Echevarría MA, Rey Pecharromán JM. Envenenamiento por mordedura de serpiente en España. Emergencias. 2018;30:126-32.

Mayol Canals L. Lesiones producidas por ofidios y animales marinos. En: Moraga FA (ed.). Protocolos diagnósticos y terapéuticos en dermatología pediátrica. Madrid: Asociación Española de Pediatría; 2007. p. 339-49. Disponible en: https://www.aeped.es/protocolos/index.htm

McQueen A, Lio PA. Dermatologic urgencies and emergencies. En: Fleisher GR, Ludwig S, (eds.). Textbook of pediatric emergency medicine. 8ª ed. Filadelfia: Lippincott Williams and Wilkins; 2021.

Morgan M, Palmer J. Dog bites. BMJ. 2007;334(7590):413-7.

Pérez Cánovas C. Mordeduras y picaduras de animales. Protoc Diagn Ter Pediatr. 2020;1:307-19.

Wareell DA. Snake bite. Lancet. 2010;375(9708):77-88.

Quemaduras

5.8

M. González Balenciaga

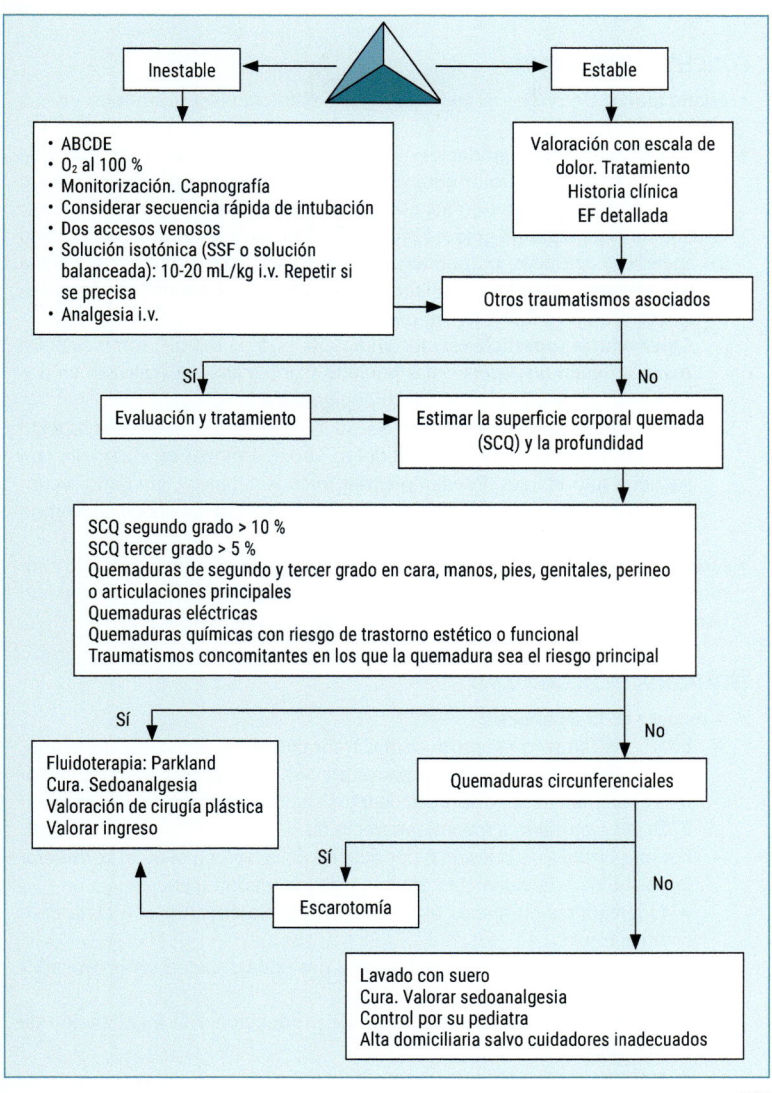

OBJETIVOS
- Clasificar y determinar la gravedad de las quemaduras.
- Conocer los pasos para la estabilización inicial de estos pacientes.
- Manejar adecuadamente las diferentes opciones terapéuticas.
- Conocer los criterios para la derivación especializada de los pacientes con quemaduras.

CONCEPTOS IMPORTANTES

- **Escaldaduras:** de origen térmico. Son las más frecuentes, sobre todo en < 5 años de edad.
- **Quemaduras de primer grado:** lesión de la epidermis. Eritema sin vesículas. Se preserva la sensación. Dolor durante 48-72 h. Cicatrizan en una semana sin secuelas. Habitualmente solo necesitan tratamiento sintomático.
- **Quemaduras de segundo grado:** lesión de la dermis en grado variable, pero no los apéndices dérmicos, proporcionando base para la reepitelización. Edema intenso, eritema, vesículas y exudados. Dolor intenso por exposición de receptores nerviosos. Se subdividen en dos:
  - **Quemaduras superficiales:** afectan a < 50 % de la dermis, son más dolorosas, y tienen un aspecto más húmedo y eritematoso. Cicatrizan en dos semanas con secuelas mínimas (hipopigmentación).
  - **Quemaduras profundas:** afectan a > 50 % de la dermis. Tienen un aspecto más pálido y seco. Disminuye el dolor. Tardan semanas en cicatrizar, con secuelas importantes. Pueden precisar injertos cutáneos. Un daño secundario sobre una quemadura de segundo grado superficial puede convertirla en quemadura profunda.
- **Quemaduras de tercer grado:** afectan al espesor completo de la piel. No causan dolor, excepto en zonas menos profundas de alrededor. Tienen un aspecto blanquecino, apergaminado, y requieren injertos cutáneos.

ESTIMACIÓN DE LA GRAVEDAD

- **A recoger en la anamnesis:**
  - Edad, mecanismo de producción, traumatismo o explosión asociado, tiempo de evolución, enfermedades previas, vacunación, alergias, síntomas acompañantes, posibilidad de intoxicación por monóxido de carbono (CO) y/o cianhídrico, tratamiento recibido.
  - Por los patrones de la lesión o por detalles de la historia clínica, considerar la posibilidad de violencia contra la infancia y adolescencia:
    - Quemaduras en manos o pies profundas, simétricas y con clara delimitación.
    - Quemaduras pequeñas, redondas y profundas; suelen ser provocadas por cigarrillos.
    - Sin relación entre el mecanismo de producción y la localización de la lesión.
    - Lesiones de distinto tiempo de evolución.

- **A registrar en la exploración general:**
  - Triángulo de evaluación pediátrica (TEP), constantes vitales (temperatura, frecuencia cardíaca [FC], frecuencia respiratoria [FR], presión arterial [PA], SatO₂ y capnografía, según la situación clínica), exploración por aparatos, síntomas y signos (estridor, disfonía, estertores, sibilancias, fosas nasales quemadas, alteración del nivel de consciencia).
  - Características de la quemadura:
    - Localización: mayor gravedad en manos, pies, genitales, periné o articulaciones principales.
    - Profundidad (Tabla 5.8-1).
    - Extensión:
      - **Superficie corporal (SC) quemada (SCQ):** no es válido en quemaduras de primer grado. En adolescentes: regla de los nueves de Wallace: cada brazo 9 %, cada pierna 18 %, cada tórax anterior y posterior 18 %, la cabeza 9 % y los genitales 1 %. En lactantes y escolares:
        - ♦ **Gráficas de SC modificadas de Lund Brower** (Tabla 5.8-2).
        - ♦ **Regla de las palmas:** la superficie entre el borde de la muñeca y la base de los dedos es el 1 % de SC. Es útil en SCQ < 10 % y tratamiento ambulatorio.
      - Gráficos anatómicos: dibujar la SCQ y remarcar la profundidad de las lesiones.

PRUEBAS COMPLEMENTARIAS

Muestran valores basales de referencia y complicaciones posteriores:

- **Hematimetría, recuento leucocitario y fórmula:** inicialmente, hematócrito elevado y leucocitosis (reactante de fase aguda). En fase tardía, leucocitosis (signo de infección).
- **Iones con función renal y creatina-cinasa (CK):** la alteración más frecuente será la hiperpotasemia.
- **Estudios de coagulación.**
- **Gasometría arterial y/o venosa:** posible acidosis metabólica. Gasometría arterial en pacientes con insuficiencia respiratoria.

Tabla 5.8-1. Clasificación de las quemaduras según su profundidad

Grado	Profundidad	Dolor	Flictenas	Color	Textura
Primero	Epidermis	++	No	Eritema	Normal
Segundo	Epidermis Dermis	++++	Grandes, paredes gruesas, ↑ tamaño	Marmóreo, relleno capilar (+)	Normal o algo más firme
Tercero	Todas las capas de la piel. Afecta a fascias, músculo y huesos	+/−	No. A veces de paredes finas. No aumentan de tamaño	Carbonizada, roja, blanca o marrón. No hay relleno capilar	Firme y acartonada

Tabla 5.8-2. Tabla de Lund-Browder modificada para evaluar el porcentaje de quemadura total en la superficie corporal

Área	< 1 año	1-4 años	5-9 años	10-14 años	> 15 años
Cabeza	19	17	13	11	9
Cuello	2	2	2	2	2
Tórax anterior	13	13	13	13	13
Tórax posterior	13	13	13	13	13
Nalga	2,5	2,5	2,5	2,5	2,5
Genitales	1	1	1	1	1
Parte superior del brazo	4	4	4	4	4
Antebrazo	3	3	3	3	3
Mano	2,5	2,5	2,5	2,5	2,5
Muslo	5,5	6,5	8	8,5	9
Pierna	5	5	5,5	6	6,5
Pie	3,5	3,5	3,5	3,5	3,5

- **Examen de orina:** descartar mioglobinuria.
- **Pruebas cruzadas de sangre:** en caso de traumatismo o posibilidad de intervención quirúrgica.
- **Niveles de carboxihemoglobina y lactato:** si hay sospecha de intoxicación por CO/cianhídrico.
- **Radiografía de tórax:** en caso de insuficiencia respiratoria y/o sospecha de intoxicación por CO.
- Valorar **otros estudios de imagen**, según el mecanismo o los datos de exploración física.

TRATAMIENTOS

- Tras la evaluación y la estabilización inicial, se determinará el tipo de quemadura y la SCQ. Si la SCQ es > 10 %, será indicador de terapia más agresiva.
- Evaluación ABC, iniciando secuencia de reanimación cardiopulmonar (RCP) si es necesario.
  - Vía aérea: la obstrucción de la vía aérea es la primera causa de muerte en la primera hora.
    - Oxígeno humidificado al 100 %, con controles de pulsioximetría y capnografía.
    - Secuencia rápida de intubación (SRI) temprana con tubos de menor calibre al correspondiente por edad si: estridor, disfonía, estertores, sibilancias, fosas nasales quemadas, alteración del nivel de consciencia. El riesgo es mayor en pacientes expuestos a la inhalación de humo, o

que presentan quemaduras que afecten a la cara, el cuello y la caja torácica, o SCQ > 40 % (v. **capítulo 1.24 Intubación endotraqueal: secuencia rápida**).

- Si está asociada a un traumatismo, se debe maniobrar manteniendo el cuello en una posición neutra (v. **capítulo 4.9 Traumatismo raquimedular**).

– Ventilación: la disminución del nivel de consciencia, las lesiones asociadas y los tóxicos inhalados (CO y cianhídrico; v. **capítulo 5.6 Intoxicaciones por sustancias no medicamentosas**) interfieren en la ventilación y en la oxigenación. En caso de inhalación de CO, los pacientes tienen un color rosado y el valor de la saturación de O_2 por pulsioximetría puede parecer normal por la carboxihemoglobina.

– Circulación: son necesarios dos accesos venosos en los miembros superiores en zonas sin lesión. Iniciar expansión con solución isotónica, preferentemente balanceada, a 20 mL/kg, mientras se completa la evaluación del paciente. En caso de *shock* en el momento agudo: buscar lesiones asociadas.

– Neurológico: si existe alteración del nivel de consciencia, realizar glucemia capilar. Buscar y tratar posibles causas: hipoxia, hipotensión, hipoglucemia, traumatismo craneal concomitante o intoxicación por CO y/o cianhídrico.

– Exposición: cubrir al niño para evitar la hipotermia.

– Otros:
  - Sonda nasogástrica si SCQ > 25 %, o si SCQ < 25 % y hay náuseas, vómitos y/o distensión abdominal.
  - Sonda urinaria en quemaduras extensas, para monitorizar la fluidoterapia. Mantener una diuresis de 1-2 mL/kg/h en < 30 kg; será de 0,5-1 mL/kg/h en ≥ 30 kg.
  - Vacunación con gammaglobulina y toxoide tetánico si fuera necesario.

- Tratamiento del dolor: tranquilizar al niño y tratar siempre el dolor, según la escala de dolor (v. **capítulo 1.40 Sedoanalgesia: procedimientos**). Cubrir las lesiones con paños asépticos o gasas disminuye el dolor.

- Fluidoterapia:
  – Si SCQ > 10 %, continuar sueroterapia i.v. tras la estabilización inicial. La rehidratación oral es más factible para quemaduras con SCQ < 30 %.
  – Evaluar los líquidos necesarios según la respuesta del paciente, las alteraciones hidroelectrolíticas y el ritmo de la diuresis.
  – Cálculo de las necesidades de líquidos de grandes quemados (SCQ > 10 %) en las primeras 24 h:
    - Fórmula de Parkland: es la más utilizada (4 mL/kg de peso multiplicado por % de SCQ). No incluye las necesidades basales del niño, por lo que deben añadirse.
    - Fórmula de Galveston: 5.000 mL/m^2 de SCQ + 2.000 mL/m^2 de SC total (SCT) (primer día).
  – Soluciones a utilizar:
    - Solución isotónica balanceada: es de elección en las primeras 24 h. Añadir glucosa al 5 % en niños < 20 kg.

- Coloides como albúmina o plasma: no son aconsejables en las primeras horas. En los grandes quemados, considerar la utilización de albúmina (1 g/kg en 30-90 min).
  - Ritmo de infusión: la mitad de lo calculado se administra en las primeras 8 h, y la otra mitad, en las siguientes 16 h.
  - Si no hay una buena respuesta a la fluidoterapia, valorar:
    - Fracturas u otras lesiones traumáticas.
    - *Shock* neurogénico.
    - Tóxicos.
    - Alteraciones renales.
- Cura y antibioterapia:
  - Utilización de medidas asépticas en todas las técnicas realizadas.
  - Irrigación con suero salino, especialmente en las quemaduras químicas, sin producir hipotermia (temperatura ambiental adecuada, calor radiante, suero templado).
  - Desbridamiento del tejido necrótico: el manejo de las ampollas intactas es controvertido. Valorar desbridar las ampollas intactas extensas.
  - No emplear antibioterapia profiláctica; solo si existe infección.
  - Cubrir la quemadura con una gasa fina impregnada con antibiótico tópico:
    - De elección, sulfadiazina argéntica al 0,5 % (no en < 2 meses). Alternativas: nitrato de plata al 0,5 %, acetato de mafenida, neomicina, bacitracina.
    - Nuevos apósitos biosintéticos impregnados con plata: elevado precio, menor disponibilidad, menos tóxico, menor necesidad de recambio y mayor poder antimicrobiano.
- Tratamiento quirúrgico:
  - Escarotomía precoz en quemaduras profundas con disposición circular, sobre todo si afecta a tórax, cuello y extremidades. Signos de alerta: cianosis, enlentecimiento del relleno capilar, parestesias y dolor.
- Nutrición: considerar en las primeras 12 h, si ya hay estabilidad.
- **Criterios de hospitalización y atención especializada:**
  - Quemaduras de segundo grado > 10 % de SCQ y de tercer grado > 5 % de SCQ.
  - Quemaduras de segundo y tercer grado en cara, manos, pies, genitales, perineo o articulaciones principales.
  - Quemaduras eléctricas, incluso el rayo, excepto si: lesiones locales, producidas por corrientes de bajo voltaje, no transtorácicas, sin presencia de síntomas y sin alteraciones en el electrocardiograma.
  - Quemaduras químicas con riesgo grave de trastorno estético o funcional.
  - Niños con traumatismos concomitantes si la quemadura es el riesgo principal.
  - Cuidadores domésticos inadecuados.
  - Quemaduras circunferenciales.
  - Se valorará la necesidad de un equipo multidisciplinar en relación con las lesiones asociadas, así como la necesidad de soporte intensivo.
- **Quemaduras menores:** son la mayoría. Pueden tratarse de forma ambulatoria.

– Quemaduras de primer grado: solo requieren tratar el dolor según la escala de dolor e hidratación de la piel.
– Quemaduras de segundo grado superficiales:
  - Retirar la ropa quemada y evitar la hipotermia.
  - Cubrir las zonas quemadas con compresas empapadas en suero fisiológico.
  - Valorar la analgesia según las escalas (v. **capítulo 1.40 Sedoanalgesia: procedimientos**).
  - Retirar el tejido desvitalizado.
  - Aplicar antibióticos tópicos: sulfadiazina argéntica al 0,5 %, nitrato de plata al 0,5 %, neomicina, mafenida, bacitracina. No están recomendados los antibióticos sistémicos profilácticos.
  - Cubrir con gasas estériles y vendaje no compresivo.
  - Instruir a los padres en las curas diarias y en la búsqueda de signos de infección.
  - Revisión por su pediatra cada 2-3 días.

RECUERDE QUE...

- La evaluación ABC es primordial, sin demorar el inicio de la secuencia de reanimación, ya que la primera causa de muerte en la primera hora es la obstrucción de la vía aérea.

- Antes del tratamiento de la quemadura, hay que valorar la localización, la extensión y la profundidad, para elegir la terapia, establecer el pronóstico y valorar la necesidad de derivación.

- La reposición adecuada de la volemia según la fórmula de Parkland mejora el pronóstico.

- Las quemaduras eléctricas se consideran quemaduras mayores.

BIBLIOGRAFÍA

Barrow RE, Jeschke MG, Herndon DN. Early fluid resuscitation improves outcomes in severely burned children. Resuscitation. 2000;45(2):91-6.

Fernández Santervás Y, Melé Casas M. Quemaduras. Protoc Diagn Ter Pediatr. 2020;1:275-87.

Jeschke MG, Herndon DN. Burns in children: standard and new treatments. Lancet. 2014;383(9923):1168-78.

Joffe MD. Burns. En: Fleisher GR, Ludwig S (eds.). Textbook of pediatric emergency medicine. 8ª ed. Filadelfia: Lippincott Williams and Wilkins; 2020. p. 1095-103.

Joffe MD. Moderate and severe thermal burns in children: emergency management. UpToDate. 2023. Disponible en: https://www.uptodate.com

Koumbourlis A. Electrical injuries. Crit Care Med. 2002;30(11):424-30.

Lewis SR, Pritchard MW, Evans DJ, Butler AR, Alderson P, Smith AF, et al. Colloids versus crystalloids for fluid resuscitation in critically ill people. Cochrane Database Syst Rev. 2018;8(8):CD000567.

Norman G, Christie J, Liu Z, Westby MJ, Jefferies JM, Hudson T, et al. Antiseptics for burns. Cochrane Database Syst Rev. 2017;7:CD011821.

Strobel AM, Fey R. Emergency care of pediatric burns. Emerg Med Clin North Am. 2018;36(2):441-58.

Tenenhaus M, Rennekampff HO. Topical agents and dressings for local burn wound care. UpToDate. 2023. Disponible en: https://www.uptodate.com

Enfermedades y diagnósticos más habituales

Adenopatía

6.1

L. Nuin Irujo y E. Daghoum Dorado

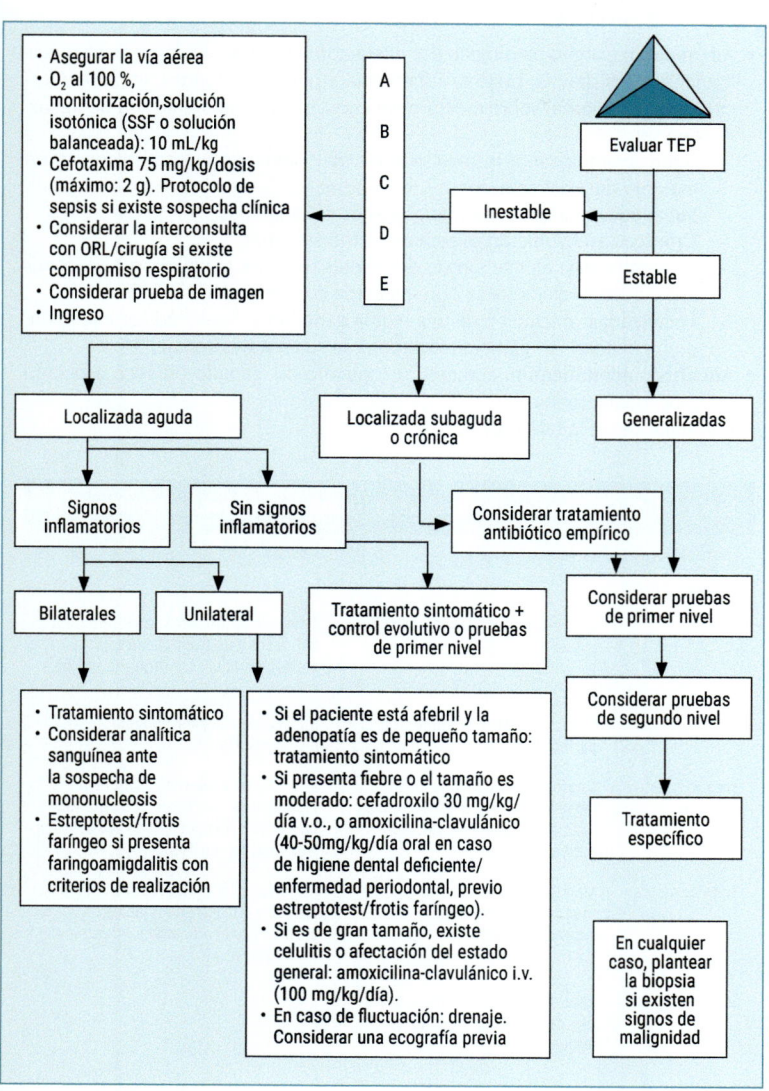

- Asegurar la vía aérea
- O_2 al 100 %, monitorización, solución isotónica (SSF o solución balanceada): 10 mL/kg
- Cefotaxima 75 mg/kg/dosis (máximo: 2 g). Protocolo de sepsis si existe sospecha clínica
- Considerar la interconsulta con ORL/cirugía si existe compromiso respiratorio
- Considerar prueba de imagen
- Ingreso

A
B
C
D
E

Evaluar TEP

Inestable

Estable

Localizada aguda

Localizada subaguda o crónica

Generalizadas

Signos inflamatorios

Sin signos inflamatorios

Considerar tratamiento antibiótico empírico

Bilaterales

Unilateral

Tratamiento sintomático + control evolutivo o pruebas de primer nivel

Considerar pruebas de primer nivel

- Tratamiento sintomático
- Considerar analítica sanguínea ante la sospecha de mononucleosis
- Estreptotest/frotis faríngeo si presenta faringoamigdalitis con criterios de realización

- Si el paciente está afebril y la adenopatía es de pequeño tamaño: tratamiento sintomático
- Si presenta fiebre o el tamaño es moderado: cefadroxilo 30 mg/kg/día v.o., o amoxicilina-clavulánico (40-50mg/kg/día oral en caso de higiene dental deficiente/enfermedad periodontal, previo estreptotest/frotis faríngeo).
- Si es de gran tamaño, existe celulitis o afectación del estado general: amoxicilina-clavulánico i.v. (100 mg/kg/día).
- En caso de fluctuación: drenaje. Considerar una ecografía previa

Considerar pruebas de segundo nivel

Tratamiento específico

En cualquier caso, plantear la biopsia si existen signos de malignidad

> **OBJETIVOS**
> - Reconocer las características de una adenopatía patológica y los signos de malignidad.
> - Indicar adecuadamente las pruebas complementarias y el tratamiento.

CONCEPTOS IMPORTANTES

- **Adenopatía:** ganglio patológico por alteración de alguna de sus características (tamaño, consistencia, bordes, adherencia a planos profundos, etc.). Son frecuentes en pediatría, sobre todo a nivel cervical. Generalmente son benignas. Pueden ser:
  - **Agudas:** empiezan a resolverse antes de 2 semanas y desaparecen en un máximo de 3 a 4 semanas.
  - **Subagudas:** persisten durante al menos 4-6 semanas.
  - **Crónicas:** su evolución es superior a 6-8 semanas.
  - **Generalizadas:** afectación de dos o más regiones ganglionares no contiguas. Suelen relacionarse con infección o enfermedad sistémica.
  - **Localizadas:** afectación de una región ganglionar. Suele indicar infección, o enfermedad del ganglio afectado o de su área de drenaje.
- **Adenitis o adenoflemón:** aumento del tamaño del ganglio linfático asociado a signos inflamatorios.
- **Etiología:** véase la tabla 6.1-1.

Tabla 6.1-1. Causas de adenopatías en la infancia según su localización

Localización	Área de drenaje	Causas
Cabeza		
Occipital	Cuero cabelludo (zona posterior), cuello	Infecciones de cuero cabelludo (tiña del cuero cabelludo [*tinea capitis*], piojos), picaduras, exantema súbito, rubéola
Retroauricular	Cuero cabelludo (zona temporal y parietal), pabellón auricular, CAE	Infecciones locales, rubéola, exantema súbito
Preauricular, parotídea	Cuero cabelludo (zona anterior y temporal), párpados, conjuntiva, CAE, pabellón auricular, oído medio, parótida	Infecciones oculares y conjuntivales (adenovirus, síndrome oculoglandular), celulitis facial, otitis media, vírica (rubéola, parvovirus)
Submandibular	Mejilla, nariz, labios, lengua, mucosa oral, glándula submandibular	Infecciones dentales, de mucosa oral, lengua y encía, caries, labios crónicamente afectados. Infecciones respiratorias víricas
Submentoniana	Labio inferior, suelo de la boca, piel del mentón, punta de la lengua	

(Continúa)

Tabla 6.1-1. Causas de adenopatías en la infancia según su localización (*Cont.*)

Localización	Área de drenaje	Causas
Cuello		
Cervical	Cuero cabelludo, zona posterior del cuello, labio inferior, conducto auditivo inferior, amígdalas, parótida, adenoides, lengua, nariz, nasofaringe, laringe, tráquea, glándula tiroidea, paladar, esófago, senos paranasales	Anterior: infecciones respiratorias víricas, adenitis bacteriana, infecciones por VEB, CMV, enfermedad por arañazo de gato, micobacterias Posterior: toxoplasmosis, infección por VEB, rubéola, infección orofaríngea o del cuero cabelludo, enfermedades tiroideas
Supraclavicular (malignidad: 75 %)	Lado derecho: zona inferior del cuello, mediastino, pulmón Lado izquierdo: zona inferior del cuello, mediastino, abdomen	Neoplasias: linfoma y metástasis
Miembros		
Axilar	Parte proximal del brazo, espalda, superficie anterior y lateral del tórax, pared abdominal superior	Enfermedad por arañazo de gato, respuesta reactiva a la rotura de la integridad de la piel, brucelosis, toxoplasmosis, tuberculosis, vacunas, linfomas, metástasis
Epitroclear	Mano, antebrazo, codo	Infecciones víricas, sarcoidosis, infecciones locales, leucemias, linfomas
Inguinal	Miembro inferior, genitales, nalgas, pared abdominal inferior al ombligo	Herpes genital, sífilis primaria, infección gonocócica, linfoma, tumores genitales
Poplítea	Rodilla, parte posterior de la pierna, pie	Infecciones locales, linfomas
Generalizadas		

Asociadas con más frecuencia a causas sistémicas: linfoma, adenopatías metastásicas (neuroblastoma, rabdomiosarcoma, LLA, LMA), histiocitosis de Langerhans, enfermedades reumatológicas (LES, artritis reumatoide)
Dentro de las infecciones, destacan las de causa vírica (VEB, CMV, VHS, VIH, sarampión, rubéola); con menos frecuencia, las bacterianas o por parásitos (*S. pyogenes*, brucelosis, tularemia, histoplasmosis, tuberculosis, toxoplasmosis, leishmaniasis, enfermedad de Lyme).

CAE: conducto auditivo externo; CMV: citomegaloviris; LES: lupus eritematoso sistémico; LLA: leucemia linfoblástica aguda; LMA: leucemia mieloide aguda; VEB: virus de Epstein-Barr; VHS: virus del herpes simple; VIH: virus de la inmunodeficiencia humana.

- **Síndrome mononuclear**:
  - Tríada característica: fiebre, faringoamigdalitis y adenopatías generalizadas. Pueden asociar malestar general, fatiga, hepatoesplenomegalia, y edema palpebral o periorbitario.
  - Etiología: VEB (90 %), otros (CMV, *Toxoplasma gondii*, VIH, rubéola).
  - Período de incubación: 4 a 6 semanas. Si se administra amoxicilina, aparece con frecuencia un exantema.
- **Enfermedad por arañazo de gato**: el agente causal más frecuente es *Bartonella henselae*. Se transmite fundamentalmente por arañazo o (menos) por mordedura de gato (sobre todo cachorros menores de un año); con menos frecuencia, por picadura de pulgas o por contacto con perros. Lesión cutánea (3-10 días tras la inoculación), que puede pasar inadvertida, seguida de linfadenopatía regional (2 semanas después).

ESTIMACIÓN DE LA GRAVEDAD

- **A recoger en la anamnesis:**
  - Localización, lateralidad y tiempo de evolución. La mayoría de las causas infecciosas duran menos de 2 semanas.
  - En caso de adenopatías cervicales subagudas/crónicas, las causas más frecuentes son VEB y CMV (si la afectación es bilateral), y enfermedad por arañazo de gato y micobacterias no tuberculosas (en afectaciones unilaterales).
  - Cambios evolutivos, recurrencia.
  - Las vacunas recientes (rubéola, sarampión, parotiditis) y las medicaciones (fenitoína, carbamazepina) pueden ser responsables o modificar la evolución (**Tabla 6.1-2**).
- **A registrar en la exploración general:**
  - Triángulo de evaluación pediátrica (TEP), constantes (temperatura y peso siempre [una pérdida > 10 % puede orientar hacia un proceso oncológico/sistémico], frecuencia cardíaca [FC], frecuencia respiratoria [FR], presión arterial [PA] y saturación de oxígeno [SatO$_2$], según la situación clínica).
  - Exploración por aparatos, con especial atención a:
    - Infecciones cutáneas próximas u otras puertas de entrada (celulitis, tiña, dermatitis atópica, etc.).
    - Adenopatías cervicales: valoración del área otorrinolaringológica y cavidad bucal.
    - Presencia de hepatomegalia y/o esplenomegalia (síndrome mononuclear, brucelosis, neoplasia).
    - Hallazgos sugestivos de enfermedad de Kawasaki (v. **capítulo 6.13 Enfermedad de Kawasaki**).
  - Exantemas.
  - Se deben valorar y escribir las características de las adenopatías (**Tablas 6.1-3** y **6.1-4**).

Tabla 6.1-2. Orientación etiológica

Antecedentes personales	Infecciones recurrentes, abscesos y adenitis	Enfermedad granulomatosa crónica
	Asma	Enfermedad de Churg-Strauss
	Conductas sexuales de riesgo	Infecciones de transmisión sexual hepatitis B
Contacto previo con personas	Personas enfermas	Tuberculosis
	Epidemiología del entorno	Infecciones respiratorias víricas
Contacto previo con animales	Gatos	Enfermedad por arañazo de gato, toxoplasmosis
	Cabras	Brucelosis
	Conejos, roedores	Tularemia
	Picadura de garrapatas	Enfermedad de Lyme
Ingesta previa	Leche no pasteurizada	Brucelosis, *Mycobacterium bovis*
	Carne poco cocinada	Toxoplasmosis, tularemia
Viajes	Según la zona	Tuberculosis, leishmaniasis, filariasis
Síntomas constitucionales	Fiebre, pérdida de peso, sudoración nocturna, prurito, exantemas o artralgias	Proceso tumoral, tuberculoso o reumatológico
Síntomas locales	Otorrinolaringológicos	Problemas dentales, estomatitis
	Piel	Lesiones, heridas, infecciones, traumatismos

Tabla 6.1-3. Características del ganglio linfático

Características del ganglio linfático: describir localización, número, tamaño, signos inflamatorios, consistencia, relación con la piel y los planos profundos, fluctuación/drenaje que haga sospechar un absceso

Infección vírica	Ganglios bilaterales, blandos y no adheridos a planos profundos
Origen bacteriano	Ganglios dolorosos, unilaterales o bilaterales, no adheridos y con signos inflamatorios
Micobacterias	Ganglios unilaterales, empastados o fluctuantes, con eritema de la piel, pero no dolorosos ni calientes. Puede haber fistulización (también se puede apreciar supuración y drenaje espontáneo en adenopatías de origen estreptocócico o estafilocócico)

Tabla 6.1-4. Signos orientativos de adenopatía patológica y en los que hay que considerar la malignidad

Signos orientativos de adenopatía patológica	Considerar la malignidad y valorar la biopsia
Palpables en recién nacidos Localización supraclavicular, epitroclear, axilar, mediastínica, abdominal o poplítea generalizadas Diámetro mayor de: • 0,5 cm en la región epitroclear • > 1,5 cm en la región inguinal • > 1 cm en otras localizaciones Fusionadas entre sí o a tejidos adyacentes Signos inflamatorios asociados: calor, rubor, dolor	Síntomas sistémicos: pérdida ponderal de > 10 %, sudoración nocturna, fiebre > 1 semana (sin síntomas respiratorios de las vías altas), astenia Adenopatía supraclavicular (cervical inferior) Adenopatías generalizadas persistentes sin etiología clara Adenopatía fija, dura, no dolorosa y sin otros síntomas asociados Adenopatías de > 1 cm de inicio en el período neonatal Adenopatías de > 2 cm de diámetro que aumentan de tamaño o no responden al tratamiento antibiótico Imágenes de masas o adenopatías mediastínicas en la radiografía de tórax Presencia de citopenias o blastos, o LDH elevada en la analítica VSG o PCR persistentemente elevadas, o en aumento a pesar de la antibioterapia

LDH: lactato-deshidrogensa; PCR: proteína C-reactiva; VSG: velocidad de sedimentación globular.

PRUEBAS COMPLEMENTARIAS

- En la mayoría de los casos, no son necesarios estudios complementarios.
- Indicaciones: diagnóstico dudoso, si el resultado puede condicionar una actitud terapéutica distinta, o si la evolución o la respuesta al tratamiento inicial no es satisfactoria.
- La secuenciación de estas pruebas varía según la anamnesis y el examen físico.
- **Pruebas de primer nivel:**
  - **Analítica sanguínea:** si existe afectación del estado general, dudas de la etiología o requiere antibioterapia intravenosa.
    - Hemograma: linfocitosis y linfocitos activados en la mononucleosis infecciosa, leucocitosis con neutrofilia en las adenopatías bacterianas, citopenias en más de una serie en los procesos oncológicos y eosinofilia en las parasitosis.
    - Reactantes de fase aguda (VSG, PCR): útiles para controlar la respuesta al tratamiento.
    - Prueba de detección de anticuerpos heterófilos (Monosticon®, positivo en un 60 % de los niños > 4 años y rara vez en menores), transaminasas, y serologías de VEB, CMV, toxoplasma, si se sospecha un síndrome mononuclear.
    - Otras serologías en función de la localización de la adenopatía y la presunción clínica: VIH, parvovirus, *Bartonella*, tularemia, sífilis, etc.
    - LDH y ácido úrico, si se sospecha un proceso oncológico.
  - **Frotis faríngeo o prueba de detección de antígeno estreptocócico**: véanse los criterios en capítulo 6.16 Faringoamigdalitis.

- **Radiografía de tórax:** para descartar una afectación mediastínica en procesos oncológicos o una adenopatía hiliar ante la sospecha de tuberculosis.
- La **ecografía** de ganglio/s más afectado/s está indicada para:
  - Identificar signos de malignidad (bordes excéntricos, distribución de la perfusión).
  - Localizar posibles zonas de biopsia.
  - Identificar la presencia y la extensión de las colecciones líquidas drenables (abscesos).
  - Identificar otras masas que pueden parecer adenopatías.
- **Pruebas de segundo nivel:** están indicadas si el diagnóstico es dudoso tras el estudio inicial, y en este caso, se administrará tratamiento antibiótico empírico (habitualmente tras varias semanas, pudiéndose realizar de forma ambulatoria si el paciente se encuentra estable y no se sospecha una patología grave). Se individualizan en función de las características y la sospecha clínica. También se plantean si las pruebas de primer nivel orientan hacia una patología específica poco habitual.
  - Repetición de las pruebas analíticas de primer nivel, considerando añadir (en función de la sospecha clínica) hemocultivo, otras serologías (*Salmonella*, *Brucella*, adenovirus, hongos), otros estudios microbiológicos (histoplasmosis, gota gruesa, *Leishmania*) o estudio de inmunidad.
  - Mantoux/análisis de liberación de interferón gamma (IGRA) o cultivo de esputo: puede ser de primer nivel ante la sospecha clínica.
  - Ecografía abdominal: si existe hepatoesplenomegalia (salvo en la mononucleosis infecciosa) o si se sospecha un proceso maligno.
  - ECG/ecocardiograma si se sospecha la enfermedad de Kawasaki.
  - Examen del ganglio: para el diagnóstico de certeza. Se prefiere la biopsia con extirpación del ganglio a la aspiración con aguja fina (falsos negativos, posibilidad de fistulización). Véanse en el apartado *Estimación de la gravedad* las características por las que se sospecha malignidad. Se debe realizar del ganglio más patológico, no del más accesible.
  - Tomografía computarizada (TC): si existe una alta sospecha de malignidad.
  - Examen de médula ósea: ante la sospecha de leucemia o linfoma.

TRATAMIENTOS

- **Adenopatías agudas con signos inflamatorios:**
  - Ibuprofeno (5-10 mg/kg/dosis): es el único tratamiento habitualmente necesario en las adenopatías bilaterales en las que se sospeche un origen vírico, en la mononucleosis infecciosa, y en adenopatías unilaterales con síntomas leves (pequeño tamaño, sin fiebre o fluctuación) y sin faringoamigdalitis estreptocócica asociada.
  - Tratamiento antibiótico empírico si:
    - **Adenopatía unilateral con síntomas moderados (fiebre, tamaño moderado, dolorosa y/o caliente):** previa recogida de estreptotest/frotis faríngeo. Debe incluir cobertura para *S. aureus* y estreptococo del grupo A.

○ **Cefadroxilo (30 mg/kg/día)** por vía oral en dos dosis (máximo: 2 g/día), durante 10-14 días.
○ **Amoxicilina-clavulánico (40-50 mg/kg/día)** por vía oral en tres dosis (dosis máxima: 3 g/día de amoxicilina, 375 mg/día de clavulánico) durante 10-14 días: especialmente en caso de higiene bucal deficiente o enfermedad periodontal, para cubrir anaerobios de la cavidad bucal.
○ **Clindamicina (30 mg/kg/día)** por vía oral en tres dosis (máximo: 1,8 g/día) durante 10-14 días: si existe alta sospecha de *S. aureus* resistente a la meticilina (SARM) o alergia a betalactámicos.
  Es necesario un seguimiento en 48-72 h para garantizar la respuesta clínica (disminución de la fiebre, inflamación y dolor).Sin embargo, puede tardar 4-6 semanas en reducir su tamaño.
  En ausencia de mejoría en 48-72 h: pensar en un microorganismo resistente, un absceso u otra etiología. Considerar el paso a la vía intravenosa (i.v.) si existe empeoramiento clínico o sustituir por clindamicina para proporcionar cobertura frente a SARM. En caso de sospecha o altas tasas de resistencia de *S. aureus* a la clindamicina, asociar vancomicina (40 mg/kg al día i.v., cada 6 h, máximo: 4 g/día).
- En caso de **adenopatía unilateral o bilaterales con síntomas graves** (afectación del estado general, celulitis asociada, o adenopatías unilaterales de gran tamaño), o si existe **empeoramiento clínico** a pesar de tratamiento antibiótico oral, administrar tratamiento parenteral:
  ○ Amoxicilina-clavulánico: 100 mg/kg al día i.v. en tres dosis (máximo: 2 g/8 h, sin sobrepasar los 200 mg/dosis de clavulánico).
  ○ Clindamicina: 40 mg/kg al día i.v. en tres o cuatro dosis (máximo: 2,7 g/día).
- Adenopatías de > 1-2 semanas de evolución en las que no se haya demostrado un origen vírico: considerar el tratamiento antibiótico empírico con amoxicilina-clavulánico (40-50 mg/kg/día) por vía oral en tres dosis, durante 10-14 días.
- En caso de sospecha de enfermedad por arañazo de gato, administrar azitromicina durante 5 días: el primer día 10 mg/kg al día (máximo: 500 mg), y los siguientes, 5 mg/kg al día (máximo: 250 mg).
– **Tratamiento quirúrgico:**
  - Drenaje: si se sospecha abscesificación (fluctuación), enviar para cultivo las muestras obtenidas.
  - Extirpación:
    ○ Terapéutica: en infecciones por micobacterias atípicas. No se recomienda el drenaje por su tendencia a fistulizar y recidivar.
    ○ Diagnóstica: ante la sospecha de malignidad (v. Apartado *Estimación de la gravedad*).Se recomienda enviar muestras para microbiología, anatomía patológica e inmunología.
- **Adenopatías agudas sin signos inflamatorios:** habitualmente se recomienda realizar tratamiento sintomático y control evolutivo. Si se efectuaron pruebas de primer nivel, se individualizará la necesidad de un tratamiento específico.

- **Adenopatías subagudas/crónicas:** individualizar el tratamiento en función de las pruebas realizadas.

RECUERDE QUE...

- Los ganglios linfáticos normales en la mayoría de las regiones miden < 1 cm de diámetro, en la región epitroclear < 0,5 cm, y en la región inguinal < 1,5 cm.

- En las adenopatías agudas con signos inflamatorios, se pautará tratamiento antiinflamatorio, y control clínico o tratamiento antibiótico en función de sus características.

- No se recomienda el tratamiento con corticosteroides si se plantean dudas diagnósticas.

- Ante la presencia de signos de malignidad, se debe realizar una biopsia

BIBLIOGRAFÍA

Chang SSY, Xiong M, How CH, Lee DM. An approach to cervical lymphadenopathy in children. Singapore Med J. 2020;61(11):569-77.

Chiappini E, Camaioni A, Benazzo M. Development of an algorithm for the management of cervical lymphadenopathy in children: consensus of the Italian Society of Preventive and Social Pediatrics, jointly with the Italian Society of Pediatric Infectious Diseases and the Italian Society of Pediatric Otorhinolaryngology. Expert Rev Anti Infect Ther. 2015;13(12):1557-67.

Healy CM, Baker CJ. Cervical lymphadenitis. En: Cherry J, Demmler-Harrison GJ, Kaplan SL, Steinbach W, Hotez PJ (eds.). Feigin and Cherry's textbook of pediatric infectious diseases. 8ª ed.Filadelfia: Elsevier; 2018. p. 124.

Healy CM, Edwards MS. Cervical lymphadenitis in children: diagnostic approach and initial management. UpToDate. 2022. Disponible en: https://www.uptodate.com

Lindquist NR, Patro A, Gitomer SA, Cañadas KT. Pediatric acute unilateral suppurative lymphadenitis: the role of antibiotic susceptibilities at a large tertiary pediatric care center. Int J Pediatr Otorhinolaryngol 2019;120:11-4.

Locke R, MacGregor F, Kubba H. The validation of an algorithm for the management of paediatric cervical lymphadenopathy. Int J Pediatr Otorhinolaryngol. 2016;81:5-9.

Martínez Chamorro MJ, Albañil Ballesteros R, Cocho Gómez P. Guía de Algoritmos en Pediatría de Atención Primaria. Adenopatías cervicales. AEPap. 2016. Disponible en: https://algoritmos.aepap.org/algoritmo/25/adenopatias-cervicales

Navarro N, Gónzalez I, Gómez JA. Adenitis/adenopatías. En: Manrique I, Saavedra J, Gómez JA, Álvarez G (eds.). Guía de tratamiento de las enfermedades infecciosas en urgencias de pediatría. Madrid: Drug Farma; 2010. p. 597-604.

Pecora F, Abate L, Scavone S, Petrucci I, Costa F, Caminiti C, et al. Management of infectious lymphadenitis in children. Children (Basel). 2021;8(10):860.

Tower II RL, Camitta BM. Lymphadenopathy. En: Kliegman RM, St. Geme JW III (eds.). Nelson Textbook of Pediatrics. 21ª ed. Filadelfia: Elsevier Saunders; 2020; p. 2624-5.

Alteraciones hidroelectrolíticas y del equilibrio ácido-base

6.2

M. Á. Ruiz Pacheco

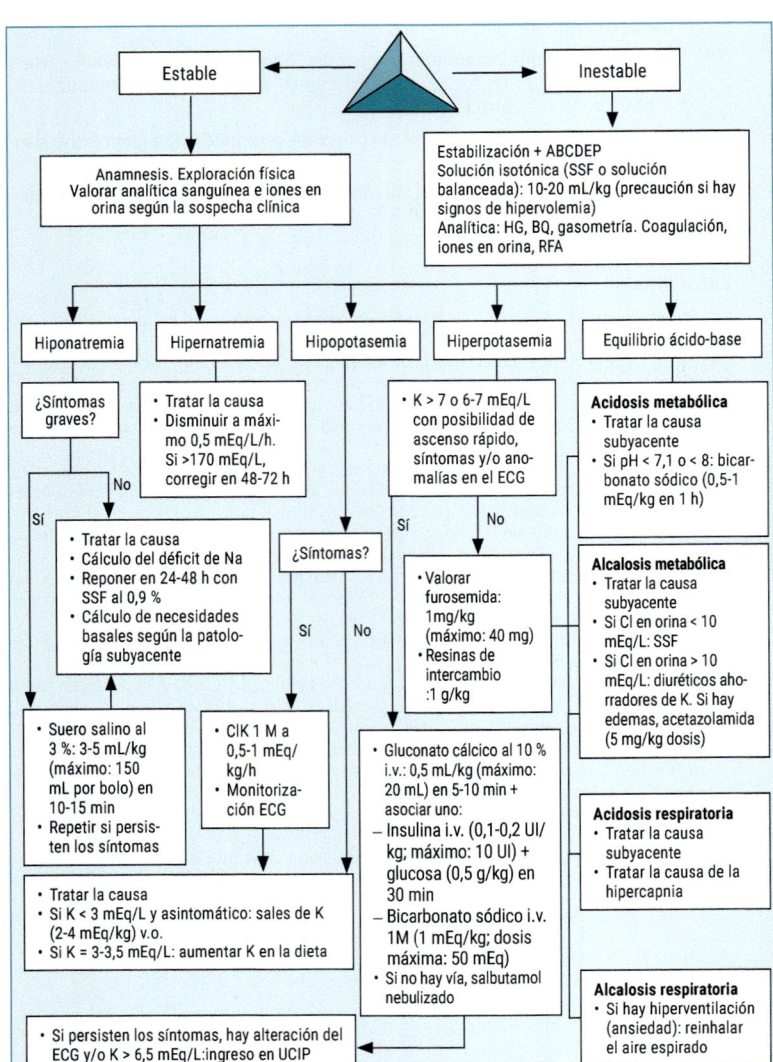

OBJETIVOS

- Realizar un enfoque inicial adecuado del paciente con alteraciones hidroelectrolíticas y/o del equilibrio ácido-base mediante una anamnesis, una exploración física y pruebas complementarias adecuadas.
- Conocer el manejo inicial de los trastornos hidroelectrolíticos y del equilibrio ácido-base.

CONCEPTOS IMPORTANTES

- **Hiponatremia:** natremia < 135 mEq/L. Se clasifica en leve (Na = 130-134 mEq/L), moderada (Na = 120-129 mEq/L) y grave (Na < 120 mEq/L). Se habla de hiponatremia crónica si la duración es > 48 h, y de hiponatremia aguda si la duración es < 48 h. La causa más frecuente en la infancia es la gastroenteritis aguda. Se puede producir en distintas situaciones de volemia, y las causas más frecuentes se muestran en la **tabla 6.2-1**.
  - Puede producirse una hiponatremia dilucional (hiponatremia hipertónica) si existe hiperglucemia por el movimiento osmótico del agua al espacio extracelular.
  - Otros: hiponatremia ficticia debido a hiperlipidemia o hiperproteinemia.
- **Hipernatremia:** natremia > 145-150 mEq/L. Según los valores, se clasifica en leve (Na = 145-150 mEq/L), moderada (Na = 150-170 mEq/L) y grave (≥ 170 mEq/L), y según el tiempo de evolución, se clasifica en aguda (si la evolución es < 24 h) o crónica (si la evolución es > 24 h). La causa más frecuente en los niños es la gastroenteritis aguda, y en los neonatos, la falta de ingesta. Puede deberse a:
  - **Pérdida de agua libre:**
    - Oliguria: Na en plasma < (Na en orina + K en orina). Por: fiebre, sudoración profusa, quemaduras, polipnea, gastroenteritis.
    - Sin oliguria: Na en plasma > (Na en orina + K en orina) con osmolaridad muy baja en orina. Sospechar una diabetes insípida.

Tabla 6.2-1. Causas más frecuentes de hiponatremia

Hipovolemia	Normovolemia	Hipervolemia (edemas)
Na en orina > 20 mEq/L (pérdidas renales): Diuréticos, síndrome con pérdida de sal, alcalosis metabólica, cetonuria, diuresis osmótica, déficit de mineralocorticoides	**Na en orina > 20 mEq/L:** Déficit de glucocorticoides, hipotiroidismo, SIADH, drogas, potomanía	**Na en orina > 20 mEq/L:** Fallo renal agudo o crónico
Na en orina < 10 mEq/L (pérdidas extrarrenales): Vómitos, diarrea, quemaduras, fibrosis quística, tercer espacio	**Na en orina < 20 mEq/L:** Administración de soluciones hipotónicas	**Na en orina < 20 mEq/L:** Fallo cardíaco, síndrome nefrótico, desnutrición, cirrosis hepática

SIADH: secreción inadecuada de hormona antidiurética.

- **Aporte excesivo de sodio:** leche de fórmula mal preparada, administración de sueros hipertónicos o bicarbonato sódico.
- **Hipopotasemia:** potasio en plasma < 3,5 mEq/L. Es rara la presencia de síntomas con niveles por encima de 3 mEq/L. Se clasifica en leve (3-3,5 mEq/L), moderada (2,5-< 3 mEq/L) y grave (< 2,5 mEq/L). Entre sus causas:
  - Disminución prolongada de la ingesta, como malnutrición o anorexia.
  - Aumento de la captación intracelular: alcalosis respiratoria o metabólica (potasio en orina elevado), administración de insulina, actividad adrenérgica β elevada por uso de salbutamol o adrenalina, otros fármacos o tóxicos como metales pesados, fármacos antipsicóticos como risperidona y quetiapina, o intoxicación por cloroquina.
  - Pérdidas gastrointestinales: la diarrea es la causa más frecuente en los niños.
  - Pérdidas urinarias: por un aumento del aporte de sodio y agua a la nefrona distal, o un aumento de la actividad mineralocorticoide.
  - Aumento del aporte distal de sodio y agua: diuréticos, acidosis tubular renal proximal, cetoacidosis diabética, síndrome de Bartter, síndrome de Gitelman, fármacos como el cisplatino, etc.
- **Hiperpotasemia:** potasio en plasma > 5,5 mEq/L. El límite superior de la normalidad en los recién nacidos prematuros y los lactantes pequeños puede ser de hasta 6,5 mEq/L. Según la excreción urinaria de potasio, las causas más frecuentes son:
  - Si la excreción de potasio es baja: déficit de mineralocorticoides (síndrome de Addison, hiperplasia suprarrenal congénita, hipoaldosteronismo, fármacos como antiinflamatorios no esteroideos [AINE], heparina, etc.).
  - Si la excreción de potasio es alta: pensar en un aporte exógeno, hiperglucemia, betabloqueantes, acidosis, quemaduras, rabdomiólisis o traumatismos.
- **Alteraciones del equilibrio ácido-base:** desviación del pH en sangre, considerándose normal un pH entre 7,35 y 7,45.
  - Dependiendo de si el trastorno primario es respiratorio o metabólico:

	pH	pCO_2	HCO_3
Acidosis respiratoria aguda	↓	↑	Normal/↑ leve
Acidosis respiratoria crónica	↓ leve	↑	↑
Alcalosis respiratoria aguda	↑	↓	Normal/↓ leve
Alcalosis respiratoria crónica	Normal/↑	↓	↓
Acidosis metabólica	↓	↓	↓
Alcalosis metabólica	↑	Normal/↑	↑

HCO_3: bicarbonato; pCO_2: presión parcial de dióxido de carbono.

  - Aproximación diagnóstica:
    - Acidosis si pH < 7,35; alcalosis si pH > 7,45. Un pH normal no descarta un trastorno crónico subyacente.
    - Clasificar el trastorno primario en metabólico o respiratorio: si es de origen respiratorio, presentará un valor de pCO_2 alterado (el valor

normal de pCO_2 arterial o capilar es de 35-45 mmHg). Si es de origen metabólico, existirá una alteración del bicarbonato (HCO_3; su valor normal es de 22-26 mEq/L).

- Valorar el mecanismo compensador: la activación respiratoria es inmediata, mientras que la renal es más lenta. No siempre se logra el restablecimiento normal del pH. Si la respuesta compensadora es la esperada, el trastorno primario será simple, y si la respuesta no es la esperada, será un trastorno mixto.

- **Acidosis metabólica:** disminución del pH sanguíneo < 7,35 por un aumento de H^+ y una reducción de la concentración del HCO_3 y de la pCO_2 por hiperventilación compensadora. Según el valor del hiato aniónico (*anion gap*):

Hiato aniónico aumentado Normocloremia	Hiato aniónico disminuido Hipercloremia
Insuficiencia renal crónica, acidosis láctica, rabdomiólisis, cetoacidosis diabética, intoxicación por salicilatos, metanol	Aumento de pérdidas de bicarbonato, como diarrea aguda, diuréticos, laxantes Disminución de la regeneración renal de bicarbonato: acidosis tubular, hipoaldosteronismo

El valor normal del hiato aniónico en < 2 años es de 16 ± 4 mEq/L; en el resto, 12 ± 2 mEq/L. Si es > 20 mEq/L, indica la existencia de una acidosis metabólica subyacente, independientemente del valor del pH.

- **Alcalosis metabólica:** pH sanguíneo > 7,45 y HCO_3 > 25 mEq/L, como alteración primaria, que provoca hipoventilación compensadora con aumento de la pCO_2. Las causas más frecuentes son las pérdidas digestivas (diarrea, vómitos, aspiración gástrica). También, por uso de diuréticos del asa o tiazidas, administración de bicarbonato sódico, síndrome de Cushing y corticoesteroides exógenos, entre otros.

- **Acidosis respiratoria:** pH < 7,35 con aumento de la pCO_2 y HCO_3 normal (aumentado si es crónica). Se debe al aumento de la pCO_2 por hipoventilación alveolar y/o alteración de la relación ventilación/perfusión intrapulmonar.

- **Alcalosis respiratoria:** pH > 7,35, disminución de la pCO_2 y HCO_3 normal (está disminuido si es crónica). Es secundaria a hiperventilación por dolor, ansiedad e intoxicación por salicilatos. También se produce en situaciones de hiperamonemia o hipertensión intracraneal.

ESTIMACIÓN DE LA GRAVEDAD

- **A recoger en la anamnesis:**
  - **Antecedentes:** edad, peso previo, alimentación, medicaciones, patologías previas, clínica infecciosa intercurrente.
  - **Clínica:**
    - **Hiponatremia:** provocará más síntomas cuanto menor sea la cifra de sodio y más rápido haya sido el descenso. Se deben al edema cerebral, y los más frecuentes son: cefalea, hiporexia, náuseas, vómitos, confusión,

letargia, convulsiones. En los casos graves, se puede producir depresión respiratoria, estado epiléptico, coma o parada cardiorrespiratoria.

- **Hipernatremia:** predominan los síntomas neurológicos, como irritabilidad, letargia, temblor muscular, convulsiones y coma. Aumenta el riesgo de trombosis venosas.
- **Hipopotasemia:** se observa debilidad muscular, hiporreflexia y arritmias.
- **Hiperpotasemia:** aparecen arritmias cardíacas graves, fibrilación ventricular y parada cardíaca. A nivel muscular, se observa paresia, parestesias y parálisis flácida.
- **Acidosis metabólica:** causa disnea, respiración de Kussmaul, náuseas, vómitos, inestabilidad hemodinámica (menor respuesta a fármacos vasoactivos), arritmias, cefalea y disminución del nivel de consciencia.
- **Alcalosis metabólica:** según los niveles de HCO_3. Así, con cifras < 45 mEq/L, es generalmente asintomática; por encima de este valor, puede provocar convulsiones o alteración del nivel de consciencia.
- **Acidosis respiratoria:** según la enfermedad de base, causará alteración del nivel de consciencia, arritmias, convulsiones o coma.
- **Alcalosis respiratoria:** provoca parestesias, tetanias, convulsiones, isquemia miocárdica y arritmias.

- **A recoger en la exploración general:**
  - Triángulo de evaluación pediátrica (TEP). Constantes vitales (temperatura, frecuencia cardíaca [FC], frecuencia respiratoria [FR], presión arterial [PA], $EtCO_2$ y $SatO_2$, según la situación clínica). Peso.
  - Estado general, coloración, turgencia cutánea, ojos o fontanelas hundidos, sequedad de mucosas, presencia de lágrima, pulsos centrales y periféricos, relleno capilar. Auscultación cardiopulmonar. Exploración abdominal, exploración neurológica completa. Presencia de edemas.
- **Pruebas complementarias:**
  - Analítica sanguínea: gasometría, hemograma, bioquímica (ionograma, glucemia, función renal, función hepática y osmolaridad).
  - Iones en orina y osmolaridad urinaria.
  - Si existe hipopotasemia/hiperpotasemia, realizar un ECG de 12 derivaciones:
    - Hipopotasemia: depresión del segmento ST, aplanamiento de la onda T, onda U, prolongación de los intervalos QT y PR. En los casos graves, pueden aparecer arritmias (*torsade de pointes* o fibrilación ventricular).
    - Hiperpotasemia: onda T picuda, onda P aplanada, prolongación de PR y ensanchamiento del complejo QRS. Arritmias cardíacas graves (fibrilación ventricular y parada cardíaca).
  - Resto de pruebas complementarias: según la sospecha clínica.

TRATAMIENTOS

Medidas de estabilización, si se precisan. Tratamientos específicos:

- **Hiponatremia:** revertir la sintomatología, evitando una corrección rápida, para prevenir complicaciones del sistema nervioso central (SNC) y un mayor descenso de la concentración de sodio. Según la sintomatología y el tiempo de evolución:

- ¿Síntomas graves?: si hay síntomas graves, como convulsiones o alteración del estado mental, la corrección debe realizarse urgentemente. La terapia sugerida es de 3-5 mL/kg (máximo: 150 mL por bolo) de solución salina al 3 % (10 mL de ClNa al 20 %, añadiendo 90 mL de SSF) en 10-15 min. Elevará el sodio sérico de 2,5 mEq/L a 4 mEq/L. Repetir si no hay mejoría. Si persiste la clínica, valorar otras causas.
- ¿Hiponatremia aguda o crónica?: es importante para establecer la velocidad de corrección, ya que en las hiponatremias crónicas existe un mayor riesgo de desmielinización osmótica (disfunción neurológica) en las correcciones rápidas. Si se desconoce el tiempo, manejar como una hiponatremia crónica.
- En caso de hiponatremia asintomática o con síntomas leves-moderados (náuseas, malestar, etc.), tratar la enfermedad subyacente. De forma general, efectuar reposición inicial con SSF al 0,9 % (Na = 154 mEq/L), y seguir la reposición según la etiología. La reposición se debe realizar durante 24-48 h (no debe reponerse más del 50 % del déficit de sodio en 12 h). El objetivo es corregir de 6 a 8 mEq/L en 24 h hasta 10 mEq/L, si son hiponatremias agudas. Para el cálculo del déficit de Na, se utilizará la siguiente ecuación:

Déficit de sodio: peso corporal (kg) × 0,6 × (Na deseado − Na actual)

- El cálculo de las necesidades basales se realiza según el contexto clínico:
  - Si el volumen circulante es normal o está aumentado (secreción inadecuada de hormona antidiurética [SIADH]): restricción de líquidos al 60 % de las necesidades basales con soluciones isotónicas.
  - Si existe hipervolemia con volumen extracelular disminuido, debido a insuficiencia cardíaca, síndrome nefrótico o cirrosis: además del tratamiento de base, restricción hídrica al 60 % de las necesidades basales.
  - Si hay hipovolemia, como en el caso de la gastroenteritis, y existe compromiso hemodinámico: administrar SSF al 0,9 % (20 mL/kg) hasta conseguir la estabilidad hemodinámica, y continuar con rehidratación oral i.v. (v. **capítulo 3.9 Diarrea aguda. Deshidratación**).
  - Realizar controles según la gravedad y la evolución, inicialmente cada 2-4 h, y ampliando luego a cada 6 h según los resultados analíticos en las primeras 24-48 h.
- **Hipernatremia:** según la causa y la rapidez de instauración. En los casos crónicos, corregir lentamente. No disminuir más de 0,5 mEq/L por hora (máximo: 10-12 mEq/L al día). En hipernatremias graves, corregir en 48-72 h. Se deben realizar controles del sodio plasmático, inicialmente cada 2 h, y posteriormente, según velocidad de descenso y las manifestaciones clínicas.
  - Si existe inestabilidad hemodinámica: expandir con suero fisiológico al 0,9 % (10-20 mL/kg). Deshidratación hipernatrémica (v. **capítulo 3.9 Diarrea aguda. Deshidratación**).
  - Otras causas:
    - En los neonatos, valorar la escasa ingesta y/o los errores en la preparación de biberones de fórmula. Si presentan buen estado general con deshidratación leve, favorecer una alimentación adecuada.

- Diabetes insípida central: en la fase aguda (posquirúrgica), líquidos hipotónicos (glucohiposalino al 0,22 %), evitando el uso de desmopresina. Si es crónica, desmopresina, dosis i.v./subcutánea de inicio de 0,02-0,04 µg/día, dosis máxima de 0,4 µg/día en < 2 años, 2 µg/día en niños de 6-12 años, y máximo de 4 µg/día en >12 años.
- Diabetes insípida nefrogénica: restricción de sodio e hidroclorotiazidas (1 mg/kg/12 h; máximo: 50 mg/12 h).

- **Hipopotasemia:** la urgencia del tratamiento depende de la gravedad y de la velocidad de disminución del potasio.
  - Se debe asegurar la necesidad de reposición de potasio, identificar y tratar la causa subyacente, administrar diuréticos ahorradores de potasio, en el caso de insuficiencia renal crónica, y monitorizar el ECG. Si se precisa tratamiento i.v., evitar soluciones con glucosa, ya que estimulan la liberación de insulina, que impulsa el potasio extracelular al interior de las células.
  - Si existen síntomas (arritmias, intensa debilidad muscular o parálisis): administrar rápidamente potasio, mediante una solución i.v. con una concentración de potasio no superior a 40 mEq/L (cloruro potásico 1 M a una velocidad no superior a 0,5-1 mEq/kg/h). El objetivo es elevar el nivel de potasio de 0,3 a 0,5 mEq/L. La administración de potasio requiere una monitorización continua del ECG.
  - Si los niveles de potasio son < 3 mEq/L y no hay síntomas: terapia oral, dejando la vía i.v. si no hay tolerancia oral. En la mayoría de los casos, la corrección de la causa subyacente resuelve la hipopotasemia. El potasio oral se administra en forma de sales de potasio (2-4 mEq/kg/día). Son ejemplos: ascorbato de potasio Boi-K® o citrato potasio Acalka®. Un comprimido contiene 10 mEq de potasio.
  - Si los niveles de potasio son de 3-3,5 mEq/L y no hay síntomas: la corrección de la causa subyacente y el aumento de potasio en la dieta suele bastar.
- **Hiperpotasemia:** está indicado el tratamiento si el potasio en plasma es > 7 mEq/L o 6-7 mEq/L, pero hay riesgo de un aumento rápido en las siguientes horas, síntomas y/o anomalías en el ECG (pérdida de ondas P, complejo QRS ancho, arritmias u ondas T picudas).
  - De elección: gluconato cálcico al 10 % i.v. (0,5 mL/kg; máximo: 20 mL por dosis) en 5-10 min.
  - Asociar uno de los dos siguientes:
    - Para favorecer la entrada de potasio al espacio intracelular: insulina i.v. (0,1-0,2 UI/kg; dosis máxima 10 unidades) + glucosa (0,5 g/kg) en 30 min.
    - Bicarbonato sódico 1 M i.v. (1 mEq/kg; dosis máxima: 50 mEq). De elección en situaciones de acidosis. No debe administrarse en monoterapia, ni siquiera en casos de acidosis.
  - Si no se dispone de acceso venoso: valorar la administración de agonistas beta-adrenérgicos, como salbutamol nebulizado (2,5 mg < 20 kg; 5 mg > 20 kg).

En la hiperpotasemia leve: valorar la administración de furosemida (1 mg/kg; máximo: 40 mg) y resinas de intercambio (1 g/kg). Restringir la ingesta de potasio y tratar las causas subyacentes.

En el caso de que aparezcan alteraciones del ritmo en el ECG o la hiperpotasemia sea superior a 6,5 mEq/L, sin respuesta al tratamiento médico, es aconsejable el ingreso en la unidad de cuidados intensivos y valorar la diálisis.

- **Alteraciones del equilibrio ácido-base:**
  - **Acidosis metabólica:** tratar la causa subyacente. Se valorará el tratamiento con bicarbonato sódico si el pH sanguíneo es < 7,1 o el HCO_3 es < 8 mEq/L. En casos de emergencia, se administrará 0,5-1 mEq/kg en 1 h. Si no es situación de emergencia y se precisa bicarbonato sódico:
    - Cálculo de déficit HCO_3: 0,3 × peso (kg) × (HCO_3 deseado – HCO_3 actual).
    - Programar la mitad del déficit en 24 h. Siempre diluir al medio. El HCO_3 sérico diana no debe ser superior a 10-12 mEq/L.
    - Nota: el bicarbonato sódico 1 M contiene 1 mEq/mL, y el 1/6 M tiene 1 mEq/6 mL.
  - **Alcalosis metabólica:** tratar la causa subyacente y las alteraciones electrolíticas asociadas (cloro y potasio). Si el cloro urinario es < 10 mEq/L, administrar SSF. En pacientes con aspiración gástrica o vómitos persistentes, la administración de inhibidores de la bomba de protones disminuye la pérdida de ácido clorhídrico y reduce la secreción gástrica. Si los niveles de cloro urinario son > 10 mEq/L, se administrarán diuréticos ahorradores de potasio, y en los estados edematosos, restricción hídrica y acetazolamida (5 mg/kg/8 h).
  - **Acidosis respiratoria:** corregir la causa de la hipercapnia, puede que sea necesaria la ventilación mecánica. No está indicado el tratamiento con bicarbonato sódico.
  - **Alcalosis respiratoria:** corregir la causa subyacente. Si se debe a hiperventilación en situación de ansiedad y/o llanto, reinhalar el aire espirado en una bolsa cerrada.

RECUERDE QUE...

- La causa más frecuente de las alteraciones hidroelectrolíticas y del equilibrio ácido-base en los niños es la gastroenteritis aguda.
- Entre las pruebas complementarias, hay que asociar el estudio de iones en orina y la gasometría.
- Si existe hipopotasemia/hiperpotasemia, ampliar el estudio con ECG de 12 derivaciones.
- En caso de inestabilidad hemodinámica: expandir en todos los casos con SSF al 0,9 % (10-20 mL/kg).
- En la hiponatremia grave sintomática (alteración del nivel de consciencia, convulsiones) se administrará de forma urgente suero salino hipertónico (3-5 mL/kg).
- El pilar del tratamiento de las alteraciones hidroelectrolíticas y del equilibrio ácido-base es tratar la causa subyacente.

BIBLIOGRAFÍA

Aguirre M, Herrero M. Alteraciones hidroelectrolíticas y del equilibrio ácido-base. En: García García JJ, Cruz Martínez O, Mintegi Raso S, Moreno Vallares JM (eds.). Manual de pediatría. 4ª ed. Madrid: Ergon; 2020. p. 1168-78.

Ball SG, Iqbal Z. Diagnosis and treatment of hyponatraemia. Best Pract Res Clin Endocrinol Metab. 2016;30(2):161-73.

Daly K, Farrington E. Hypokalemia and hyperkalemia in infants and children: pathophysiology and treatment. J Pediatr Health Care. 2013;27(6):486-96.

NICE guidelines. Intravenous fluid therapy in children and young people in hospital. Londres: National Institute for Health Care Excellence (NICE); 2015. Disponible en: https://www.nice.org.uk/guidance/ng29

Rice M, Ismail B, Pillow MT. Approach to metabolic acidosis in the emergency department. Emerg Med Clin North Am. 2014;32(2):403-20.

Somers MJ Maintenance intravenous fluid therapy in chinldren. UpToDate. 2023. Disponible en: https://www.uptodate.com

Somers MJ, Traum AZ. Hypernatremia in children. UpToDate. 2023. Disponible en: https://www.uptodate.com

Somers MJ, Traum AZ. Hyponatremia in children: evaluation and management. UpToDate. 2023. Disponible en: https://www.uptodate.com

Yorgin P, Mak R.Approach to the child with metabolic acidosis. UpTodate. 2023. Disponible en: https://www.uptodate.com

Anemia

6.3

N. Altuna Pérez y R. Adán Pedroso

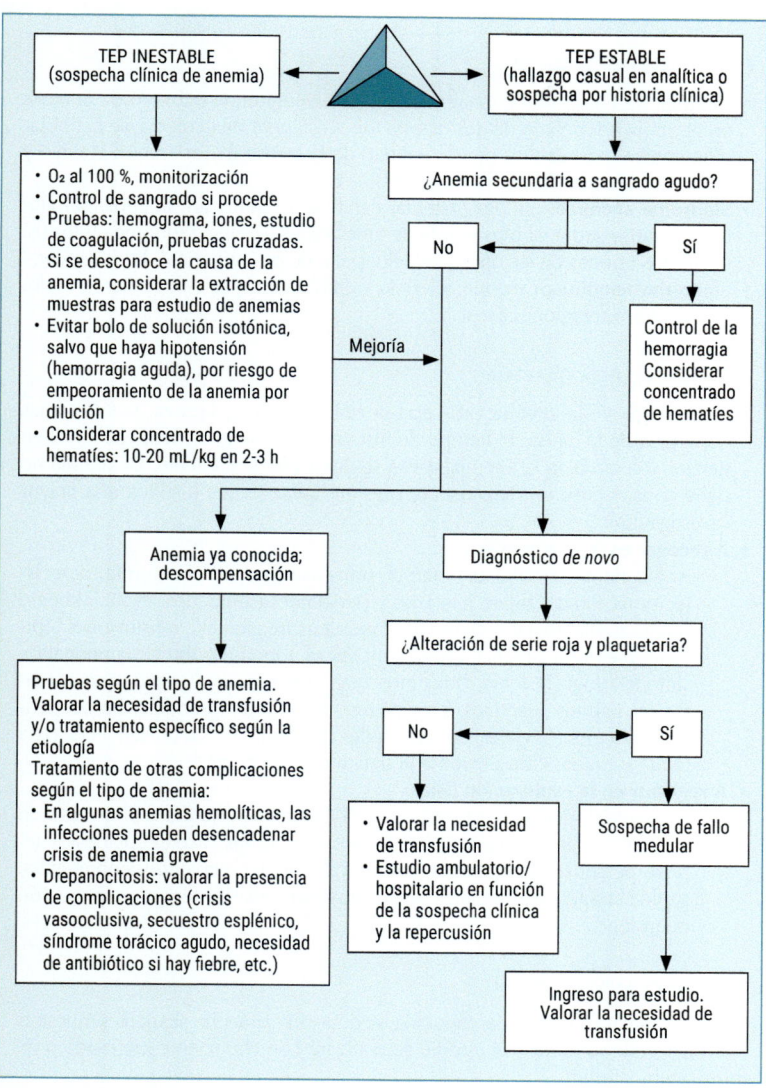

OBJETIVOS
- Realizar una aproximación diagnóstica adecuada al paciente con anemia.
- Conocer las causas más frecuentes de anemia microcítica, macrocítica y hemolítica.
- Indicar apropiadamente la transfusión de hematíes.

CONCEPTOS IMPORTANTES

- **Anemia:** descenso de la concentración de hemoglobina (Hb) y/o de la masa eritrocitaria por debajo de dos desviaciones estándar de la media de la población general. Los valores de normalidad de la serie roja varían con la edad y el sexo (v. **Sección 7 Valores normales**).
- **Síndrome anémico:** palidez, astenia, cefaleas, irritabilidad, mareos, palpitaciones, taquicardia, soplos sistólicos funcionales, disnea, taquipnea, glositis, trastornos tróficos de las uñas y el pelo, pica, dolor abdominal, litiasis biliar.
- **Síndrome hemolítico:** anemia, ictericia, orinas oscuras, cálculos biliares, esplenomegalia, alteraciones óseas.

ESTIMACIÓN DE LA GRAVEDAD

- La etiología de la anemia varía con la edad, el sexo y la raza. Los síntomas dependen de la causa, el tiempo de instauración y la gravedad. Los niños en general toleran bien la anemia si esta se desarrolla lentamente. La anemia no debe considerarse un diagnóstico, sino un hallazgo que justifica una mayor investigación.
- **A recoger en la anamnesis:**
  - Antecedentes familiares (anemia, transfusiones, esplenectomía, colecistectomía, litiasis biliar, ictericia) y personales (sangrados, especialmente sangrado menstrual y digestivo, y epistaxis frecuentes, transfusiones, episodio previo de anemia, crisis hemolíticas, hiperbilirrubinemia neonatal), sintomatología (astenia, fatiga muscular, orinas oscuras), rapidez de instauración, hábitos dietéticos, toma de medicamentos o productos homeopáticos, infecciones, viajes, enfermedades concomitantes o presencia de pica (dada su intensa asociación a la deficiencia de hierro).
- **A registrar en la exploración física:**
  - Triángulo de evaluacion pediátrica (TEP), frecuencia cardíaca (FC) y presión arterial (PA), etnia, coloración cutánea y de mucosas, úlceras cutáneas, ictericia, petequias, hematomas, exploración ocular, hepatoesplenomegalia, soplo cardíaco, adenopatías, signos de enfermedad sistémica, exploración neurológica.

PRUEBAS COMPLEMENTARIAS

Ante una anemia de causa desconocida, se deberán extraer las siguientes muestras (en función de su estado, el estudio se realizará con el paciente ingresado o de forma ambulatoria):

- Hematimetría básica: incluir morfología eritrocitaria.
- Reticulocitos (reflejan el estado de la médula ósea).
- Perfil férrico (sideremia, ferritina, índice de saturación y transferrina), ancho de distribución eritrocitaria (ADE), vitamina B_{12} y ácido fólico: son datos importantes para diagnosticar anemias carenciales. El ADE refleja la variación del tamaño de los eritrocitos (un ADE normal o disminuido sugiere un tamaño uniforme de los eritrocitos; un ADE aumentado indica presencia de eritrocitos de varios tamaños).
- Bilirrubina, lactato-deshidrogenasa (LDH) y haptoglobina: en la hemólisis, se elevan las dos primeras, mientras que la haptoglobina disminuye.
- Serologías para descartar infecciones que hayan podido desencadenar el proceso (virus de Epstein-Barr [VEB], parvovirus B19, virus de la hepatitis A [VHA], virus de la hepatitis B [VHB], virus de la hepatitis C [VHC], virus de la inmunodeficiencia humana [VIH]).
- Prueba de Coombs: valora un proceso inmunitario.
- Otros estudios de anemias: electroforesis de Hb, estudio de deleciones de α-talasemia, estudio enzimático (glucosa-6-fosfato-deshidrogenasa [G6PDH], piruvato-cinasa [PK], etc.), pueba de la eosín-5'-maleimida (EMA), aspirado-biopsia de médula ósea ante la sospecha de fallo o infiltración medular.
- Si hay sospecha clínica, considerar causas específicas: celiaquía, sangrados crónicos, malabsorción, infecciones, hipotiroidismo, nefropatía crónica, etc.
- Orientación diagnóstica en urgencias (**Fig. 6.3-1**).

ANEMIAS DE INTERÉS EN URGENCIAS DE PEDIATRÍA

- Se excluyen las causas de anemia neonatal (pérdida de sangre, isoinmunización, infección congénita, anemia hemolítica congénita, enfermedad de Blackfan-Diamond y otras enfermedades de fallo medular).
- **Anemia fisiológica del recién nacido:** es un proceso fisiológico de adaptación del recién nacido. Los niveles de Hb son elevados (> 14 g/dL) al nacer, y luego disminuyen rápidamente, alcanzando un nadir de aproximadamente 10-11 g/dL a las 6-9 semanas de edad. La anemia patológica en los recién nacidos y los lactantes pequeños se distingue de la fisiológica por cualquiera de los siguientes factores:
  - Hb < 13,5 g/dL en el primer mes de vida.
  - Anemia con un nivel de Hb inferior al que se observa normalmente en la anemia fisiológica (< 9 g/dL).
  - Signos de hemólisis (p. ej., ictericia, ictericia escleral u orina oscura) o síntomas de anemia (p. ej., irritabilidad o alimentación deficiente).
- **Anemia ferropénica:** es la más frecuente en pediatría. Generalmente, se produce por un aporte insuficiente de hierro (pretérmino, hijo de madre con ferropenia, lactancia materna exclusiva más allá de los 6 meses sin suplementos de hierro, introducción de leche de vaca antes de los 12 meses de edad, dieta inadecuada, obesidad). También puede deberse a malabsorción (celiaquía, enfermedad inflamatoria intestinal, resección intestinal amplia, giardiasis) o a pérdidas aumentadas (sangrado perinatal, alergia a proteínas de leche de vaca [APLV], menstruación, pérdidas digestivas, coagulopatías, uso crónico de antiin-

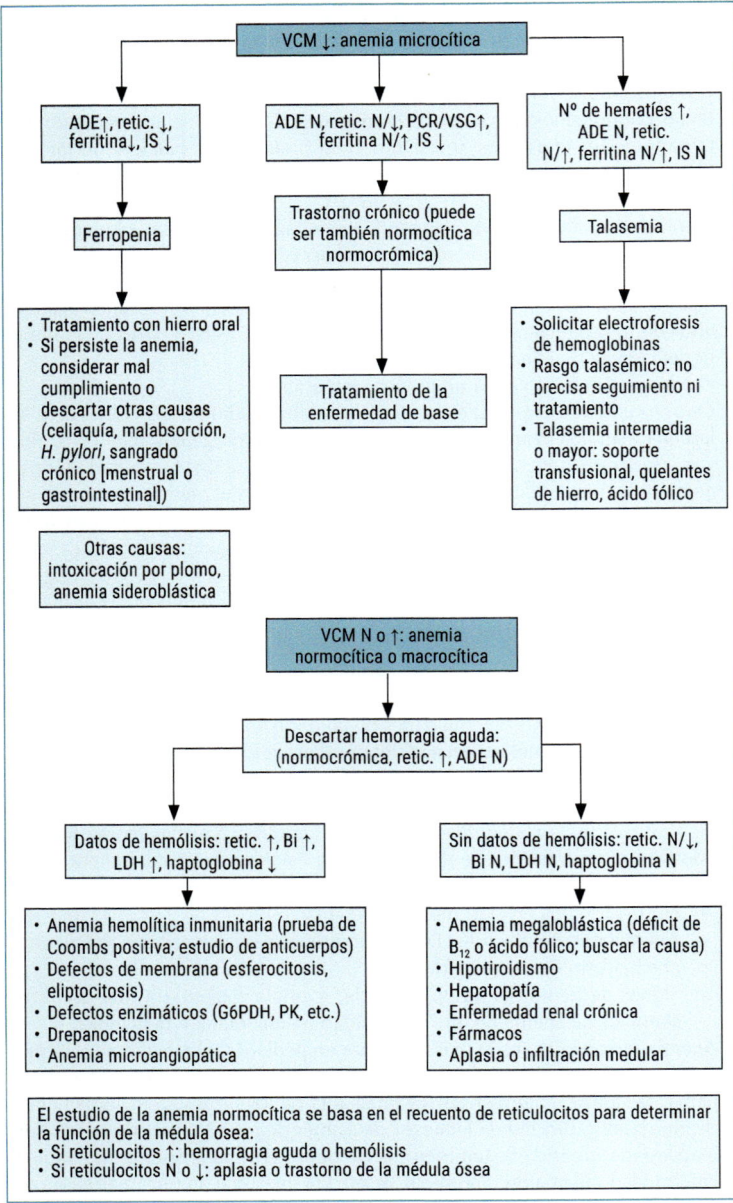

Figura 6.3-1. Algoritmo de orientación diagnóstica en urgencias.

flamatorios no esteroideos [AINE], etc.). Los pacientes suelen estar asintomáticos; en los casos graves, puede producirse un síndrome anémico, especialmente entre los 6 meses y los 3 años de edad, en los que el riesgo es mayor.

– **Datos de laboratorio:**
  - Inicialmente disminuyen los depósitos (ferropenia sin anemia) y se eleva el ADE.
  - Posteriormente, disminuye el volumen corpuscular medio (VCM).
  - Finalmente, se observa una anemia microcítica e hipocrómica, con reticulocitos bajos, ADE elevado, y ferritina e índice de saturación disminuidos. Puede cursar con trombocitosis reactiva.

- **Anemia secundaria a hemorragia:** la clínica dependerá de la rapidez de instauración y de la causa. En las hemorragias de instauración rápida, los pacientes presentarán los síntomas y signos clásicos del *shock* (v. **capítulo 2.14 *Shock***).

  – **Datos de laboratorio:** anemia normocítica normocrómica, con aumento de reticulocitos a las 48 h y ADE normal. Puede cursar con leucocitosis y trombocitosis reactivas.

- **Anemia de trastornos crónicos:** por infección, inflamación crónica o proceso oncológico, inicialmente normocítica normocrómica, posteriormente microcítica. Los síntomas que presenta suelen derivar del proceso infeccioso/inflamatorio. Hay que destacar que las anemias asociadas a una infección intercurrente aguda se suelen manifestar con las mismas características.

  – **Datos de laboratorio:** reticulocitos normales o bajos, y ferritina elevada con hierro bajo (mal aprovechamiento del hierro; la ferritina es un reactante de fase aguda). Los parámetros de inflamación pueden estar elevados (proteína C-reactiva [PCR], velocidad de sedimentación globular [VSG]).

- **Anemias hemolíticas:** por disminución de la supervivencia de los hematíes en la circulación.

  – Hemólisis extravascular: hepatoesplenomegalia.
  – Hemólisis intravascular: hemoglobinuria y disminución de la haptoglobina sérica por unión a las moléculas de la Hb.
    Puede haber riesgo de crisis hemolíticas de anemia grave con infecciones concomitantes.
    Datos de laboratorio: anemia normocítica normocrómica, reticulocitosis, aumento de la bilirrubina indirecta y de la LDH, disminución de la haptoglobina y de la vida media eritrocitaria.

  – **Esferocitosis hereditaria y otros defectos de la membrana del hematíe:** es la anemia hemolítica congénita más frecuente en la raza blanca (herencia autosómica dominante). Se produce por un defecto en la membrana del hematíe, que ocasiona hemólisis extravascular. Los neonatos presentan ictericia e hiperbilirrubinemia. En los niños mayores, puede presentarse como un hallazgo casual, o con síntomas de anemia, esplenomegalia o cálculos biliares pigmentarios. Pueden producirse crisis hemolíticas en determinados contextos como fiebre, infección por parvovirus o VEB, o en el embarazo. Se pueden encontrar esferocitos en el frotis (no es exclusivo de la enfermedad). En los niños esplenectomizados, existe un mayor riesgo de sepsis por gérmenes encapsulados.

- **Déficit de G6PDH:** presenta una herencia ligada al cromosoma X. Puede ser asintomática hasta desarrollar episodios hemolíticos agudos, inducidos por infecciones y determinados fármacos o alimentos. También puede cursar en forma de anemia hemolítica crónica grave. En caso de hemólisis grave, puede causar daño renal agudo secundario.
- **Talasemia:** alteración de los genes que sintetizan las cadenas de globina (α o β). La β-talasemia es la más frecuente en nuestro medio. La talasemia menor/rasgo talasémico produce anemia leve con microcitosis e hipocromía. La talasemia intermedia o la talasemia mayor produce síndrome hemolítico intenso con anemia grave, esplenomegalia y dependencia transfusional.
- **Drepanocitosis:** hemoglobinopatía estructural caracterizada por la presencia de Hb S. La clínica deriva de la obstrucción de los vasos por hematíes rígidos, provocando hemólisis, dolor e infartos. Las complicaciones asociadas más frecuentes son las crisis vasooclusivas, el síndrome torácico agudo, los accidentes cerebrovasculares (ACV), la crisis de hemólisis aguda, el secuestro esplénico, las crisis aplásicas y las infecciones.
- **Anemia por fallo medular:** presenta una sintomatología variable en función de la afectación de las series roja, blanca o plaquetaria: palidez, astenia, fiebre, signos de infección, sangrados. La presencia de malformaciones congénitas (microcefalia, alteraciones esqueléticas, renales o del crecimiento) puede orientar hacia el diagnóstico: aplásica constitucional, anemia de Fanconi, anemia de Blackfan-Diamond.

Datos de laboratorio: anemia normocítica o macrocítica, normocrómica con reticulocitos bajos que puede ir acompañada de alteración en las otras series. Las serologías víricas, o un estudio de fármacos y tóxicos pueden ayudar al diagnóstico etiológico.

TRATAMIENTOS

- **Anemia fisiológica del recién nacido:** no precisa tratamiento.
- **Anemia ferropénica:**
  - Sulfato ferroso:
    - Oral: 3 mg/kg/día en 1-2 dosis al día durante al menos 3 meses. Puede administrarse solo o con agua, zumo o frutas ácidas. Deben evitarse la leche y/o los productos lácteos durante aproximadamente 1 h antes y 2 h después de cada dosis, así como separar su administración de la de otras medicaciones como omeprazol o ranitidina. Puede causar alteraciones gastrointestinales y heces de color negro.
    - Parenteral: si hay alteraciones importantes de la absorción intestinal o intolerancia oral.
  - Hay que garantizar una dieta variada con una ingesta adecuada de hierro, especialmente en mayores de 6 meses, y limitar la ingesta de leche de vaca a 500-700 mL/día en mayores de 12 meses.
  - No suele precisar transfusión de hematíes, salvo en caso de instauración brusca de la anemia, y clínica grave e inestabilidad hemodinámica.

- Se debe buscar la causa (la más frecuente es carencial). Normalmente, si no hay respuesta al tratamiento con hierro, la causa es un mal cumplimiento, pero hay que descartar la celiaquía, una hemorragia digestiva crónica u otra patología de base.
- **Anemia secundaria a hemorragia:** transfusión en función de la clínica y corregir la causa del sangrado.
- **Anemia de trastornos crónicos:** tratamiento de la enfermedad de base. Las transfusiones deben reservarse para los casos de anemia grave y sintomática. La eritropoyetina se reserva para la anemia sintomática que no responde al tratamiento de la enfermedad subyacente y para la deficiencia de hierro que no responde al tratamiento con suplementos de hierro.
- **Esferocitosis:** ácido fólico y transfusiones de hematíes en las crisis eritroblastopénicas graves (en general, pasado el período neonatal, el paciente precisa transfusión si la Hb es < 5-6 g/dL; si existe fiebre o infección, se intenta mantener una Hb > 7 g/dL). Si el paciente está esplenectomizado, hay mayor riesgo de sepsis por bacterias encapsuladas.
- **Déficit de G6PDH:** hay que evitar las sustancias que pueden desencadenar una crisis (ácido acetilsalicílico, antipalúdicos, nitrofurantoína, cloranfenicol, probenecid, sulfonilureas, quinolonas, rasburicasa, componentes de henna, habas y algunas infecciones intercurrentes). En las crisis, los pacientes pueden precisar transfusión de hematíes si la anemia es grave y sintomática.
- **Talasemia:** el rasgo talasémico no precisa tratamiento ni seguimiento. Los casos de talasemia intermedia y/o talasemia mayor requieren transfusión de concentrado de hematíes (según el grado de anemia), ácido fólico y tratamiento quelante del hierro. La sobrecarga férrica es la mayor causa de mortalidad (principalmente, el fallo miocárdico). El tratamiento curativo es el trasplante alogénico hematopoyético.
- **Drepanocitosis:** el rasgo drepanocítico no precisa tratamiento ni seguimiento. Los casos homocigotos reciben tratamiento de soporte con penicilina profiláctica y ácido fólico. La mayoría precisan tratamiento con hidroxiurea. Es imprescindible la vacunación correcta de estos pacientes. Algunos casos seleccionados reciben trasplante alogénico hemopoyético. Los pacientes con anemia falciforme homocigota pueden presentar complicaciones graves.
- **Fallo medular:** hay que intentar evitar las transfusiones, ya que en ocasiones precisarán transplante de progenitores hematopoyéticos. Requieren estudio y tratamiento en unidades especializadas de hematooncología infantil.

ALGUNAS INDICACIONES DE TRANSFUSIÓN DE HEMATÍES

Cantidad de transfusión de hematíes: 10-20 mL/kg en 2-3 h (en general, 10 mL/kg aumentan la Hb 2,5-3 g/dL).
- Hemorragia aguda: según la tolerancia y en función de la clínica. Considerar si hay síntomas y/o pérdida de un 10 % de la volemia.
- Pacientes críticos: la transfusión está justificada en pacientes inestables (pacientes con *shock* inestable e/o hipoxemia grave). En este contexto, la necesidad de transfusión suele estar determinada por parámetros clínicos más que por el

nivel de Hb del paciente, aunque la transfusión rara vez está indicada si la Hb es > 10 g/dL (hematócrito > 30 %).

Leucemia y tumores en tratamiento: Hb < 7-8 g/dL según la clínica.

- Esferocitosis: pasado el período neonatal, pueden precisar transfusión los pacientes con fiebre o infección. Generalmente, se prefiere mantener una Hb > 7 g/dL, ya que, como en todas las anemias crónicas, es importante mantener unas cifras de Hb suficientes para asegurar el crecimiento y el desarrollo.
- Aplasia medular: se evitarán las transfusiones en lo posible. Transfundir si el paciente presenta síndrome anémico, hematócrito < 20 % o Hb < 7 g/dL (y plaquetas, cuando el paciente presente síndrome hemorrágico o cifra de plaquetas < 10.000/µL. Si presenta fiebre, se recomienda transfundir si la cifra de plaquetas es < 20.000/µL). Las transfusiones deben realizarse con productos desleucocitados e irradiados.

RECUERDE QUE...

- Los signos y síntomas de la anemia en pediatría varían según la edad, el sexo, la etiología y la cronicidad de la anemia. La anemia de instauración crónica suele tolerarse bien.
- La anemia es un signo de un trastorno subyacente, por lo que hay que buscar la causa.
- La causa más frecuente de anemia en la edad pediátrica es la deficiencia de hierro (anemia ferropénica).
- Es poco habitual la anemia aislada como forma de presentación de una enfermedad maligna en niños y adolescentes si no va acompañada de otros síntomas.

BIBLIOGRAFÍA

Cela E. Definición, clasificación y orientación diagnóstica de las anemias. Anemias microcíticas. En: Sánchez de Toledo J, Ortega JJ (eds.). Manual práctico de hematología y oncología pediátricas. Madrid: Ergon; 2010. p. 13-9.

Davis BA, Allard S, Qureshi A, Porter JB, Pancham S, Win N, et al.; British Society for Haematology. Guidelines on red cell transfusion in sickle cell disease. Part II: indications for transfusion. Br J Haematol. 2017;176(2):192-209.

Gallagher PG. Anemia in the pediatric patient. Blood. 2022;140(6):571-93.

Mattiello V, Schmugge M, Hengartner H, Von der Weid N, Renella R; SPOG Pediatric Hematology Working Group. Diagnosis and management of iron deficiency in children with or without anemia: consensus recommendations of the SPOG Pediatric Hematology Working Group. Eur J Pediatr. 2020;179(4):527-45.

Newhall DA, Oliver R, Lugthart S. Anaemia: a disease or symptom. Neth J Med. 2020;78(3):104-10.

Powers JM, Buchanan GR, Adix L, Zhang S, Gao A, McCavit TL. Effect of low-dose ferrous sulfate vs iron polysaccharide complex on hemoglobin concentration in young children with nutritional iron-deficiency anemia. JAMA. 2017;317(22):2297-304.

Guía de práctica clínica de la talasemia mayor e intermedia en pediatría de la Sociedad Española de Hematología y Oncología Pediátricas (SEHOP). Madrid: CeGe; 2015. Disponible en: http://www.sehop.org

Apendicitis

6.4

Y. Acedo Alonso

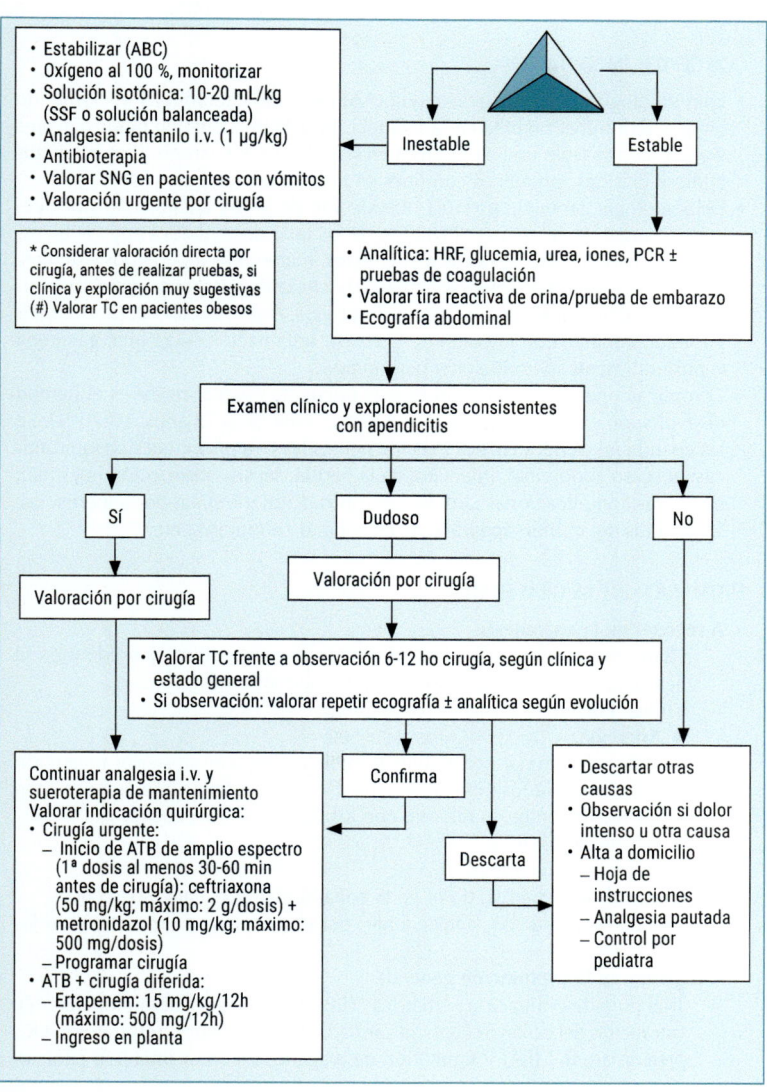

- Estabilizar (ABC)
- Oxígeno al 100 %, monitorizar
- Solución isotónica: 10-20 mL/kg (SSF o solución balanceada)
- Analgesia: fentanilo i.v. (1 µg/kg)
- Antibioterapia
- Valorar SNG en pacientes con vómitos
- Valoración urgente por cirugía

Inestable ← → Estable

* Considerar valoración directa por cirugía, antes de realizar pruebas, si clínica y exploración muy sugestivas
(#) Valorar TC en pacientes obesos

- Analítica: HRF, glucemia, urea, iones, PCR ± pruebas de coagulación
- Valorar tira reactiva de orina/prueba de embarazo
- Ecografía abdominal

Examen clínico y exploraciones consistentes con apendicitis

Sí | Dudoso | No

Valoración por cirugía

Valoración por cirugía

- Valorar TC frente a observación 6-12 ho cirugía, según clínica y estado general
- Si observación: valorar repetir ecografía ± analítica según evolución

Confirma

Descarta

Continuar analgesia i.v. y suteroterapia de mantenimiento
Valorar indicación quirúrgica:
- Cirugía urgente:
  – Inicio de ATB de amplio espectro (1ª dosis al menos 30-60 min antes de cirugía): ceftriaxona (50 mg/kg; máximo: 2 g/dosis) + metronidazol (10 mg/kg; máximo: 500 mg/dosis)
  – Programar cirugía
- ATB + cirugía diferida:
  – Ertapenem: 15 mg/kg/12h (máximo: 500 mg/12h)
  – Ingreso en planta

- Descartar otras causas
- Observación si dolor intenso u otra causa
- Alta a domicilio
  – Hoja de instrucciones
  – Analgesia pautada
  – Control por pediatra

OBJETIVOS

- Reconocer las características del dolor abdominal y de los síntomas acompañantes que orientan a la apendicitis aguda.
- Conocer las herramientas diagnósticas para diagnosticar apendicitis y sus limitaciones.
- Recordar el tratamiento de las apendicitis en urgencias.

CONCEPTOS IMPORTANTES

- Epidemiología: la apendicitis aguda (AA) es la indicación más frecuente de cirugía abdominal urgente en la infancia. Es más frecuente en niños mayores y adolescentes (solo un 5 % ocurren en < 5 años), y en varones. Los hallazgos clínicos clásicos son menos comunes en la edad pediátrica.
- Fisiopatología: se inicia por una obstrucción de la luz apendicular por diferentes causas: incremento del tamaño de los folículos linfoides apendiculares durante la adolescencia, restos alimenticios, material fecal, cuerpos extraños, etc. Esto va seguido de sobrecrecimiento bacteriano (patógenos: flora abdominal habitual [gramnegativos y anaerobios: *E. coli*, *Peptostreptococcus*, *B. fragilis* y *Pseudomonas*]), con invasión de la pared, inflamación, isquemia, gangrena y, posteriormente, perforación y peritonitis.
- Complicaciones: la perforación es más frecuente cuanto mayor es el tiempo de evolución y menor es la edad (< 5 años: 51-84 %; > 12 años: 10-20 %). En las apendicitis perforadas son más frecuentes las complicaciones posquirúrgicas: absceso abdominal, infección de la herida, sepsis, obstrucción intestinal, etc. Otras complicaciones tardías son: obstrucción intestinal por adherencias, apendicitis del muñón apendicular, esterilidad en mujeres, etc.

ESTIMACIÓN DE LA GRAVEDAD

- **A recoger en la anamnesis:**
  - Edad: en pacientes < 5 años, la clínica es inespecífica, y predomina la fiebre, los vómitos, la diarrea y el dolor abdominal difuso.
  - Clínica típica:
    - Anorexia.
    - Dolor abdominal periumbilical inicialmente, con posterior migración del dolor a la fosa ilíaca derecha (FID). Es un dolor que empeora con los movimientos, al saltar (o con los baches al ir en coche) y al toser.
    - Náuseas y vómitos.
    - Fiebre de bajo grado.
  - Otros: disuria, diarrea, dolor en la zona lumbar o el flanco derecho.
  - Tiempo de evolución, antecedentes personales (historia menstrual en las niñas), etc.
- **A registrar en la exploración general:**
  - Triángulo de evaluación pediátrica (TEP), constantes vitales (temperatura y valoración del dolor, frecuencia cardíaca [FC], frecuencia respiratoria [FR], presión arterial [PA] y saturación de oxígeno, según la situación clínica),

exploración por aparatos (auscultación cardiopulmonar, genitales [valorar exploración pélvica en adolescentes], zona inguinal, etc.).

– La **exploración abdominal** minuciosa constituye la clave para el diagnóstico. Está recomendada la administración de analgesia temprana acorde al grado de dolor, ya que no dificulta el diagnóstico y facilita la exploración en los pacientes en los que esta es difícil por el dolor.

- Inicialmente, dolor a la palpación en el punto de McBurney (en la unión del tercio externo con el tercio medio de la línea que une el ombligo con la FID).

- A medida que el cuadro progresa, aparecerán signos de irritación peritoneal localizada o generalizada:
  - Defensa abdominal en FID.
  - Sensibilidad de rebote abdominal: presión manual de la FID durante 10 s, aumentando el dolor al retirar. No es necesario realizarlo de forma sistemática.
  - Signo de Rovsing: dolor en la FID al palpar la fosa ilíaca izquierda.
  - Signo del obturador: dolor a la flexión y rotación interna de la cadera derecha (en apéndices pélvicos).
  - Signo del psoas: dolor con la extensión de la cadera derecha (en apéndices retrocecales).
  - Defensa abdominal generalizada: indica progresión a peritonitis.

- Los signos de Rovsing, obturador y psoas son difíciles de identificar en la edad pediátrica, especialmente en los niños más pequeños. La ausencia de estos signos clásicos no debe descartar el diagnóstico.

- Si el cuadro está evolucionado, pueden presentar aspecto tóxico y/o deshidratado.

- Otros hallazgos: permanecen quietos, con las piernas flexionadas, existe dificultad para caminar (postura antiálgica), dolor de cadera derecha, dolor pélvico o sensación de masa en la FID.

PRUEBAS COMPLEMENTARIAS

Si la clínica y la exploración son muy sugestivas de AA, el paciente puede ser valorado de forma temprana por cirugía. Sin embargo, es recomendable realizar pruebas. El reto está en diferenciar la AA de otras causas de dolor abdominal agudo (**Tabla 6.4-1**).

- **Analítica:** sirve de apoyo en los pacientes con clínica sugestiva. Los resultados deben valorarse en consonancia con el resto de pruebas complementarias.
  - Hematimetría con recuento leucocitario: la leucocitosis y/o la desviación a la izquierda es frecuente, pero no es específica.
  - Proteína C-reactiva (PCR): poco sensible cuando la evolución es < 24 h. Los niveles > 50 mg/L se correlacionan con una AA perforada. La leucocitosis junto con el aumento de la PCR aumenta la especificidad, pero no la sensibilidad.
  - Procalcitonina (PCT): su elevación sugiere perforación. No debe usarse de forma sistemática.
  - Glucemia, urea, iones y pruebas de coagulación: según el estado clínico.

Tabla 6.4-1. Diagnóstico diferencial de la apendicitis	
Patología quirúrgica	**Patología no quirúrgica**
Invaginación intestinal	Gastroenteritis
Torsión ovárica	Adenitis mesentérica
Torsión testicular	Estreñimiento
Malrotación intestinal	Neumonía
Embarazo ectópico	Infección de orina
Divertículo de Meckel	Litiasis renal
Obstrucción intestinal	Quistes ováricos
	Enfermedad inflamatoria pélvica
	Traumatismo abdominal
	Cetoacidosis diabética
	Púrpura de Schoenlein-Henoch

– En el momento actual, se está investigando el uso de nuevos biomarcadores como la calprotectina sérica. Las cifras de calprotectina < 0,5 ng/mL se consideran normales. Existen estudios publicados con nuevas puntuaciones (*scores*) que combinan datos clínicos y analíticos para identificar pacientes con bajo riesgo de AA, sin necesidad de realizar pruebas de imagen. Estas puntuaciones podrían ser útiles en centros con limitaciones para solicitar pruebas de imagen.

• **Pruebas de imagen:**

– Ecografía abdominal (con compresión gradual): es la prueba de elección. De gran utilidad en pacientes peripuberales o pospuberales para diferenciar de una patología ginecológica. Inconvenientes: el resultado depende del explorador y tiene limitaciones en pacientes obesos.

– Hallazgos ecográficos que apoyan el diagnóstico: diámetro máximo > 6 mm, distensión luminal, apéndice no compresible, líquido libre pericecal o perivesical, aumento de la ecogenicidad alrededor del apéndice, ausencia de peristalsis o presencia de apendicolito. La principal limitación de la ecografía es la incapacidad para visualizar el apéndice, algo que puede ocurrir en el 25 al 60 % de los casos. En los pacientes en los que no se visualiza el apéndice, pero que se consideran de bajo riesgo aplicando datos clínicos y de laboratorio, los estudios han documentado una probabilidad de AA < 2 %. En pacientes con un buen estado general, sospecha clínica moderada y ecografía no concluyente, hay que valorar la observación durante 6-12 h y la repetición de la prueba según la evolución.

– Tomografía computarizada (TC) abdominal: es la prueba de elección en pacientes con sospecha clínica elevada de AA con ecografía no concluyente. Se valorará como prueba inicial en pacientes obesos. Inconveniente: emite radiación ionizante. Si el cuadro clínico está localizado, se puede realizar una TC focalizada en la zona apendicular.

- Radiografía de abdomen: tiene escaso valor, salvo si existe sospecha clínica de obstrucción o perforación.
- **Otras:**
  - Tira reactiva de orina: para descartar infección urinaria o litiasis. En la AA puede aparecer leucocituria o hematuria por irritación del uréter o la vejiga.
  - Prueba de embarazo: valorar en las adolescentes.

TRATAMIENTOS

- Fluidoterapia: si hay signos de deshidratación, administrar solución isotónica: 10-20 mL/kg (suero salino fisiológico [SSF] o solución balanceada).
- En la primera hora y posteriormente: sueroterapia intravenosa (i.v.) según las necesidades.
- Analgesia: según la intensidad del dolor. Hay que valorar algunas opciones como paracetamol/ibuprofeno/metamizol i.v. para el dolor leve-moderado, y opiáceos para el dolor intenso.
- Dieta absoluta.
- Antibioterapia de amplio espectro dirigida a cubrir la microflora intestinal (anaerobios y gramnegativos entéricos): reduce el riesgo de complicaciones posoperatorias.
  - Se debe administrar un antibiótico de amplio espectro tan pronto como se conozca el diagnóstico y al menos 30-60 min antes de la cirugía.
  - Opciones terapéuticas: cefoxitina (30-40 mg/kg; máximo: 2 g/dosis), ceftriaxona (50 mg/kg; máximo: 2 g) + metronidazol (10 mg/kg; máximo: 500 mg/dosis), piperacicilina-tazobactam (100 mg/kg de piperacilina: máximo: 3.000 mg/dosis) o ciprofloxacino (10 mg/kg por dosis; máximo: 400 mg) + metronidazol (10 mg/kg; máximo: 500 mg/dosis) en pacientes alérgicos a penicilinas y cefalosporinas.
  - En la AA perforada, continuar la antibioterapia tras la cirugía.
  - El uso de amoxicilina-clavulánico (50 mg/kg; máximo: 2 g/dosis) recomendado en algunas guías es controvertido, y existen estudios con resistencias de *E. coli* cercanas al 30 %.
  - Pacientes seleccionados con cuadros evolucionados, buen estado general, plastrón o absceso periapendicular bien localizado en la FID y sin signos de peritonitis pueden tratarse inicialmente con antibioterapia y apendicectomía diferida 10-12 semanas para disminuir las complicaciones posoperatorias. Los abscesos significativos (> 3-4 cm de diámetro) precisarían drenaje guiado por imagen. Opciones terapéuticas: ceftriaxona (50 mg/kg; máximo: 2 g) + metronidazol (10 mg/kg; máximo: 500 mg/dosis), ertapenem (15 mg/kg; máximo: 500 mg/dosis), cefoxitina (30-40 mg/kg; máximo: 2 g/dosis), piperacicilina-tazobactam (100 mg/kg de piperacilina; máximo: 3.000 mg/dosis) o ciprofloxacino (10 mg/kg por dosis; máximo: 400 mg) + metronidazol (10 mg/kg; máximo: 500 mg/dosis), en pacientes alérgicos a penicilinas y cefalosporinas.
  - Ante la ausencia de mejoría en 24-48 h desde el inicio del tratamiento antibiótico, fiebre persistente, aumento del dolor o del tamaño de la masa, se recomienda la cirugía. Algunos expertos recomiendan una apendicectomía inicial.

– En casos de cuadros de AA poco evolucionados y sin factores de riesgo que aumenten la probabilidad de perforación (clínica > 48 h, apendicolito, apéndice > 1 cm, elevación de la PCR, > 18.000 leucocitos), el tratamiento de elección sigue siendo la apendicetomía. En algunos de estos casos, el tratamiento conservador con antibioterapia de amplio espectro sin apendicetomía posterior podría ser una opción.

• Apendicectomía: es el tratamiento de elección de la AA. Actualmente, la vía laparoscópica (técnica mínimamente invasiva) es de elección tanto en los casos no complicados como en los complicados, en el 65-70 % de los casos, con un descenso importante de la vía abierta en la última década. Ventajas de la laparoscopia: mejor visualización de la pelvis y las vísceras abdominales (útil en las mujeres) y técnicamente más fácil en pacientes obesos.

En la AA no complicada, se puede demorar la intervención (< 24 h), sin que exista un aumento del riesgo de complicaciones, si se ha iniciado el tratamiento antibiótico.

RECUERDE QUE...

• Hay que considerar la posibilidad de una AA en cualquier niño con historia de dolor abdominal y una exploración compatible. En los menores de 5 años, con frecuencia la clínica es inespecífica.

• El diagnóstico de sospecha se basa en una buena anamnesis y exploración física. La ausencia de signos clásicos en la exploración no debe descartar el cuadro.

• La ecografía es la prueba de imagen de elección.

• El tratamiento es la apendicectomía, habitualmente urgente, si bien puede diferirse en casos seleccionados.

• El manejo preoperatorio se basa en rehidratación, analgesia temprana y antibioterapia.

BIBLIOGRAFÍA

Aiken JJ. Acute appendicitis. En: Kliegman R, St. Geme JW III (eds.). Nelson textbook of pediatrics. 21ª ed. Filadelfia: Elsevier; 2020. p. 2048-55.

Benito J, Fernández S, Gendive M, Santiago P, Pérez-Garay R, Arana-Arri E, et al. A new clinical score to identify children at low risk for appendicitis. Am J Emerg Med. 2020;38(3):554-61.

Brandt ML, López ME. Acute appendicitis in children: management. UpToDate. 2023. Disponible en: https://www.uptodate.com

Current approach to the diagnosis and emergency department management of appendicitis in children. Pediat Emerg Care. 2017;33(3):204-5.

Dabaja-Younis H, Farah H, Miron R, Geffen Y, Slijper N, Steinberg R, et al. The intraperitoneal bacteriology and antimicrobial resistance in acute appendicitis among children: a retrospective cohort study between the years 2007-2017. Eur J Pediatr. 2021;180(7):2091-8.

Huang L, Yin Y, Yang L, Wang C, Li Y, Zhou Z. Comparison of antibiotic therapy and appendectomy for acute uncomplicated appendicitis in children: a meta-analysis. JAMA Pediatr. 2017;171(5):426-34.

Lipsett SC, Bachur RG. Abdominal emergencies. En: Bachur RG, Shaw KN, Chamberlain J (eds.). Fleisher & Ludwig's textbookof pediatric emergency medicine. 8ª ed. Filadelfia: Lippincott Williams & Wilkins,; 2020.

Lipsett SC, Monuteaux MC, Shanahan KH, Bachur R. Nonoperative management of uncomplicated appendicitis. Pediatrics. 2022;1;149(5):e2021054693. Disponible en: https://publications.aap.org

Malia L, Sturm JJ, Smith SR, Brown RT, Campbell B, Chicaiza H. Predictors for acute appendicitis in children. Pediatr Emerg Care. 2021;37(12):e962-8. Disponible en:https://journals.lww.com

Serres SK, Cameron DB, Glass CC, Graham DA, Zurakowski D, Karki M, et al. Time to appendectomy and risk of complicated appendicitis and adverse outcomes in children. JAMA Pediatr. 2017;171(8):740-6. Disponible en:https://jamanetwork.com

Bronquiolitis aguda

6.5

N. Paniagua Calzón

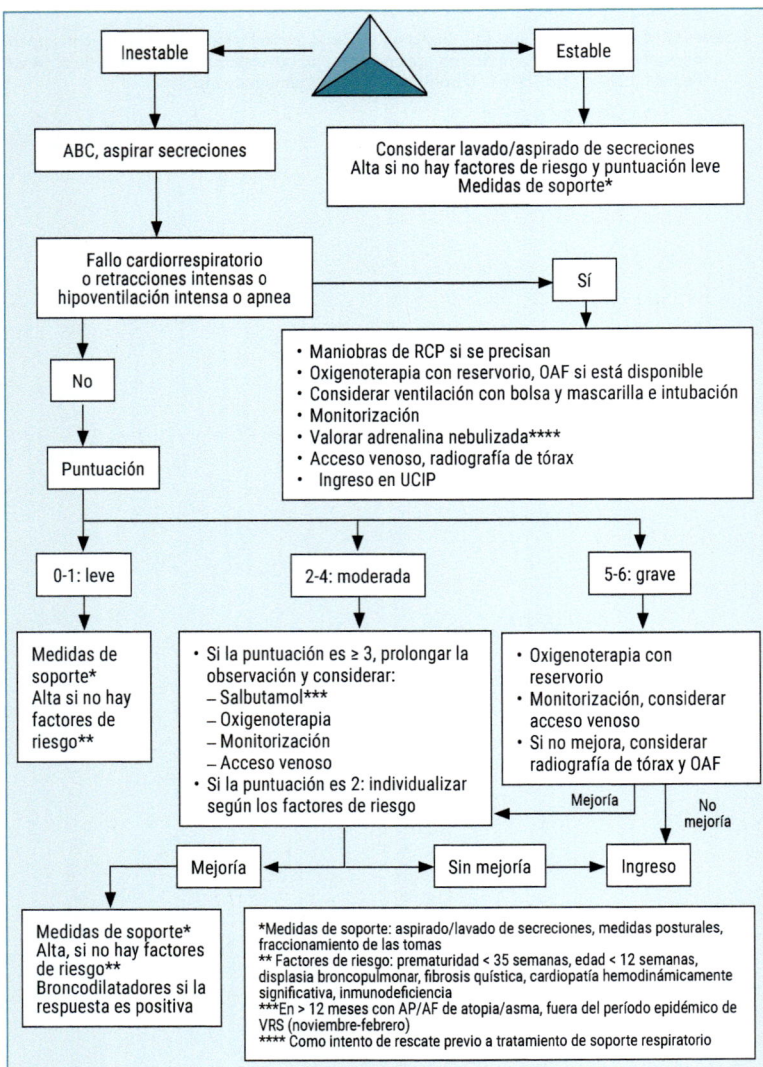

- Inestable
- Estable

Inestable:
- ABC, aspirar secreciones

Estable:
- Considerar lavado/aspirado de secreciones
- Alta si no hay factores de riesgo y puntuación leve
- Medidas de soporte*

Fallo cardiorrespiratorio o retracciones intensas o hipoventilación intensa o apnea → Sí

- No

Sí:
- Maniobras de RCP si se precisan
- Oxigenoterapia con reservorio, OAF si está disponible
- Considerar ventilación con bolsa y mascarilla e intubación
- Monitorización
- Valorar adrenalina nebulizada****
- Acceso venoso, radiografía de tórax
- Ingreso en UCIP

Puntuación

- 0-1: leve
- 2-4: moderada
- 5-6: grave

0-1: leve
- Medidas de soporte*
- Alta si no hay factores de riesgo**

2-4: moderada
- Si la puntuación es ≥ 3, prolongar la observación y considerar:
  – Salbutamol***
  – Oxigenoterapia
  – Monitorización
  – Acceso venoso
- Si la puntuación es 2: individualizar según los factores de riesgo

5-6: grave
- Oxigenoterapia con reservorio
- Monitorización, considerar acceso venoso
- Si no mejora, considerar radiografía de tórax y OAF

Mejoría / No mejoría

Mejoría ← → Sin mejoría → Ingreso

Mejoría:
- Medidas de soporte*
- Alta, si no hay factores de riesgo**
- Broncodilatadores si la respuesta es positiva

*Medidas de soporte: aspirado/lavado de secreciones, medidas posturales, fraccionamiento de las tomas
**Factores de riesgo: prematuridad < 35 semanas, edad < 12 semanas, displasia broncopulmonar, fibrosis quística, cardiopatía hemodinámicamente significativa, inmunodeficiencia
***En > 12 meses con AP/AF de atopia/asma, fuera del período epidémico de VRS (noviembre-febrero)
**** Como intento de rescate previo a tratamiento de soporte respiratorio

OBJETIVOS
- Realizar una buena aproximación al paciente.
- Establecer un diagnóstico adecuado de bronquiolitis aguda.
- Estimar de forma correcta el nivel de gravedad para su tratamiento.
- Limitar el número de pruebas complementarias para su manejo.
- Evitar tratamientos inapropiados.
- Proporcionar una información adecuada a los padres.

CONCEPTOS IMPORTANTES

- **Definición:** primer episodio de infección respiratoria (fiebre, rinorrea, tos) en niños menores de 2 años, que asocia auscultación de estertores, subcrepitantes o sibilantes espiratorios, en ausencia de otra causa que lo pueda provocar. El diagnóstico es fundamentalmente clínico, y el agente etiológico más frecuente es el virus respiratorio sincitial (VRS), seguido por rinovirus. La coinfección vírica es frecuente. La duración media de los síntomas es de unos 7-12 días, pero la tos puede persistir hasta 3 semanas.
- **Factores de riesgo:** prematuridad menor de 35 semanas, edad inferior a 12 semanas, displasia broncopulmonar, fibrosis quística del páncreas, cardiopatía congénita hemodinámicamente significativa, inmunodeficiencia. Otros factores de riesgo descritos son: enfermedad neuromuscular, parálisis cerebral y ciertas malformaciones congénitas.
- **Episodio de sibilancias recurrentes:** episodio con respiración sibilante de duración superior a 1 día. Se considerará el mismo episodio si no ha habido un período sin síntomas de más de 7 días. Aproximadamente una tercera parte de los lactantes con bronquiolitis aguda (BA) presentarán episodios recurrentes de sibilancias.

ESTIMACIÓN DE LA GRAVEDAD

- **Triángulo de evaluación pediátrica.**
- **Escalas de valoración**, tras aspirar las secreciones nasofaríngeas (dado que la obstrucción a ese nivel puede empeorar la dificultad respiratoria en los lactantes, respiradores fundamentalmente nasales). Según la puntuación, el nivel de gravedad asignado es el siguiente: 0-1: leve; 2-4: moderado; > 4: grave.

	0	1	2
Frecuencia respiratoria	< 45 rpm	45-60 rpm	> 60 rpm
Auscultación pulmonar	Hipoventilación leve, sibilantes o subcrepitantes al final de la espiración	Hipoventilación moderada, sibilantes en toda la espiración	Hipoventilación intensa, sibilantes inspiratorios/espiratorios, audibles sin fonendo
Retracciones	No hay o son leves: subcostal, intercostal	Moderadas: supraclavicular, aleteo nasal	Intensas: supraesternal
Saturación de O_2	> 94 %	92-94 %	< 92 %

rpm: respiraciones por minuto.

- **Monitorización de pulsioximetría:** en general de forma intermitente, junto al resto de constantes, incluida la frecuencia respiratoria. De forma continua si se administra oxígeno suplementario. Debe interpretarse junto con el estado clínico del paciente (alerta, somnoliento, tosiendo, etc.).

PRUEBAS COMPLEMENTARIAS

- No son necesarias de forma sistemática. Se considerarán en casos seleccionados.
- **Radiografía de tórax:** si existe sospecha de complicaciones (aire extrapulmonar, neumonía, etc.), $SatO_2 < 92\%$ mantenida, o duda diagnóstica (cuerpo extraño, insuficiencia cardíaca, anillo vascular, etc.).
- Detección de virus respiratorios con técnicas de reacción en cadena de la polimerasa o identificación antigénica de VRS con una prueba rápida de inmunofluorescencia directa (sensibilidad del 80-90 %), mediante aspirado nasofaríngeo, por motivos epidemiológicos (vigilancia de la circulación del virus; en pacientes hospitalizados para establecer medidas de aislamiento).
- Tira reactiva de orina:
  - Considerar en los menores de 2 meses con fiebre.
  - Considerar en los lactantes de > 2 meses con fiebre superior a 39 °C de más de 72 h de evolución.
- Considerar otros estudios (reacción en cadena de la polimerasa para *Bordetella,* biomarcadores sanguíneos, etc.) en casos seleccionados.

TRATAMIENTOS

- **Soporte:** son las medidas más importantes. Hay que mantener al lactante en una postura cómoda semiincorporada, lavar/aspirar las secreciones de las vías altas, ofrecer alimentación fraccionada. Se debe educar a la familia sobre la naturaleza del proceso, los signos de alarma y el nivel de evidencia de tratamientos.
- **O_2:** considerar la administración de O_2 (gafas nasales/mascarilla) humidificado y caliente, si la saturación de oxígeno ($SatO_2$) es < 90-92 % mantenida, o $SatO_2 < 92\%$ y puntuación moderada de la escala de gravedad tras la aspiración de secreciones. No se recomienda la monitorización continua de la $SatO_2$ de forma sistemática.
- **Oxigenoterapia de alto flujo (OAF):** considerar en los pacientes con puntuación grave tras la optimización de medidas habituales, y en aquellos con puntuación moderada y $SatO_2 < 90\%$ tras el fracaso de las medidas habituales (v. **capítulo 1.31 Oxigenoterapia de alto flujo. Ventilación no invasiva**).
- **Broncodilatadores:** considerar puntualmente como medida de rescate en pacientes con puntuación ≥ 3; en el resto de los casos, no se recomiendan de manera sistemática. Cuando no se constata respuesta, no es recomendable continuar su administración.
  - **Adrenalina** nebulizada:
    - De rescate si hay fallo respiratorio, previo a las medidas de soporte respiratorio. El efecto es muy transitorio.

- Nebulizar 1-3 mg, con suero salino fisiológico (SSF), con un flujo de oxígeno de 6-8 L/min.
- **Salbutamol** inhalado:
  - En mayores de 12 meses con antecedente personal (AP) o antecedente familiar (AF) de atopia o asma, fuera del período epidémico de VRS (noviembre-febrero).
  - Un 10 % de los pacientes presentarán hipoxemia paradójica tras la administración de β_2 nebulizados, con escasa repercusión clínica.
  - Posología:
    - Inhalador presurizado: 5 pulsaciones con una cámara espaciadora adecuada.
    - Si precisa por distrés grave: nebulización con SSF (2,5 mg con un flujo de oxígeno de 6-8 L/min).
- **Corticosteroides:** no se recomiendan de forma sistemática. Se considerarán solo en casos graves seleccionados.
- **Sonda nasogástrica** o **acceso intravenoso:** se considerarán si se mantiene rechazo a la ingesta.
- **Antibioterapia:** solo en casos de sospecha de infección bacteriana concomitante.

COMPLICACIONES

- Apneas (más frecuentes en prematuros y en menores de 6-8 semanas), fallo respiratorio.
- Infecciosas: otitis media aguda (30-50 %), neumonía (15 %).

CRITERIOS DE INGRESO

- Considerar prolongar la observación hospitalaria en caso de:
  - Evaluar la presencia de uno o más factores de riesgo.
  - Edad inferior a 6 semanas.
  - Episodio de apnea referido por los padres o presenciado por personal sanitario.
  - Ingesta inadecuada o episodios de atragantamiento frecuentes.
  - Requerimientos de aporte suplementario de O_2 para mantener una $SatO_2$ > 92 %.
  - Puntuación moderada/grave tras la aspiración de secreciones y la administración de terapias adicionales.
  - Entorno social no favorable: larga distancia al domicilio, padres poco entrenados.
- **Considerar ingreso en UCIP en caso de:**
  - Insuficiencia respiratoria grave.
  - Episodios de apneas recurrentes.

RECUERDE QUE...

- El diagnóstico es clínico. Rara vez se precisan pruebas complementarias.
- El manejo de estos pacientes va a depender del grado de afectación (leve-moderado o grave).
- Los casos leves no van a precisar tratamiento específico alguno, sino solo medidas conservadoras y de educación sanitaria a los padres.
- Los broncodilatadores no están recomendados de forma sistemática, únicamente en casos seleccionados. Si no se objetiva mejoría, no se debe continuar su administración.

BIBLIOGRAFÍA

Angoulvant F, Bellêttre X, Milcent K, Teglas JP, Claudet I, Le Guen CG, et al. Effect of nebulized hypertonic saline treatment in emergency departments on the hospitalization rate for acute bronchiolitis: a randomized clinical trial. JAMA Pediatr. 2017;171(8):e171333.

Dalziel SR, Haskell L, O'Brien S, Borland ML, Plin AC, Babl FE, et al. Bronchiolitis. Lancet. 2022;400(10349):392-406.

Fernandes RM, Bialy LM, Vandermeer B, Tjosvold L, Plint AC, Patel H, et al. Glucocorticoids for acute viral bronchiolitis in infants and young children. Cochrane Database Syst Rev. 2013;4(6):CD004878.

Gadomski AM, Scribani MB. Bronchodilators for bronchiolitis. Cochrane Database Syst Rev. 2014;17(6):CD001266.

Montejo M, Paniagua N, Pijoan JI, Saiz-Hernando C, Castelo S, Martin V, et al. Reducing unnecessary treatment of bronchiolitis across a large regional health service in Spain. Pediatrics. 2022;150(5):e2021053888.

National Institute for Health and Care Excellence. Bronchiolitis in children: diagnosis and management. Clinical Guideline NG9. Londres: National Institute for Health and Care Excellence (NICE); 2021. Disponible en: https://www.nice.org.uk/guidance/ng9

Plint AC, Johnson DW, Patel H, Wiebe N, Correll R, Brant R, et al. Epinephrine and dexamethasone in children with bronchiolitis. N Engl J Med. 2009;360(20):2079-89.

Ralston SL, Lieberthal AS, Meissner HC, Alverson BK, Baley JE, Gadomski AM, et al. Clinical practice guideline: the diagnosis, management, and prevention of bronchiolitis. Pediatrics. 2014;134(5):e1474-502.

Schuh S, Babl FE, Dalziel SR, Freedman SB, Macias CG, Stephens D, et al. Practice variation in acute bronchiolitis: a pediatric emergency research networks study. Pediatrics. 2017;140(6):e20170842.

Schuh S, Freedman S, Coates A, Allen U, Parkin PC, Stephens D, et al. Effect of oximetry on hospitalization in bronchiolitis: a randomized clinical trial. JAMA. 2014;312(7):712-8.

Celulitis

6.6

F. Almarza Garrido e I. Gangoiti Goikoetxea

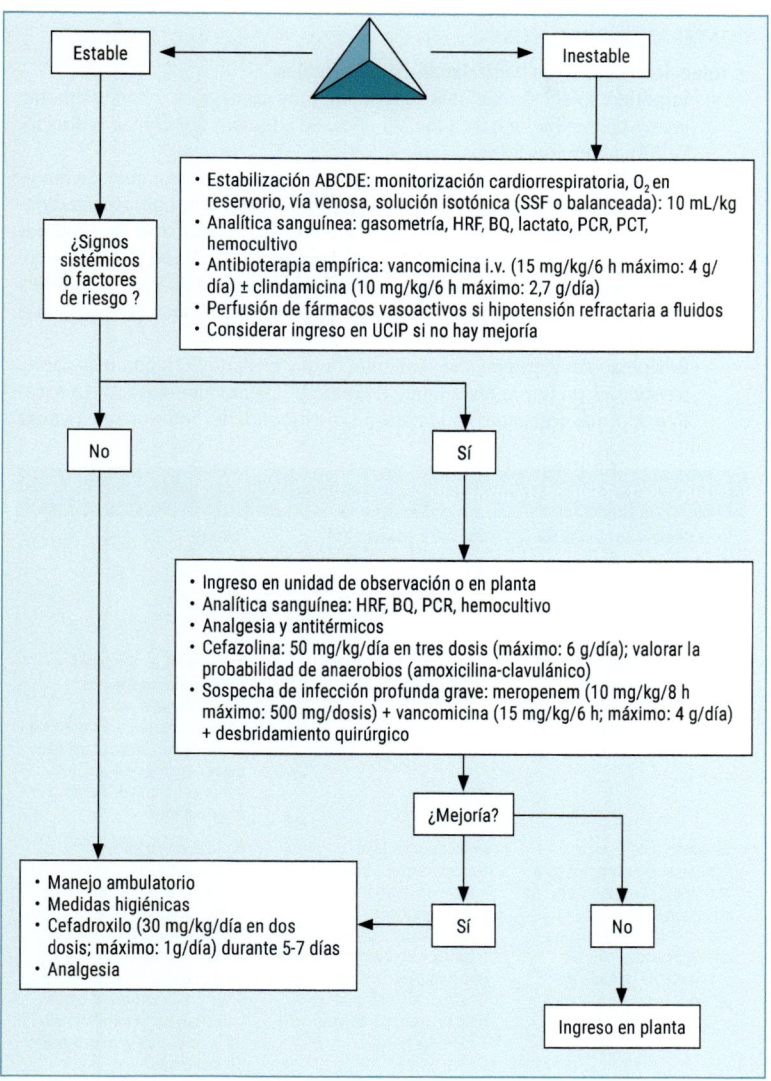

- **Estable** ← △ → **Inestable**

(Inestable):
- Estabilización ABCDE: monitorización cardiorrespiratoria, O_2 en reservorio, vía venosa, solución isotónica (SSF o balanceada): 10 mL/kg
- Analítica sanguínea: gasometría, HRF, BQ, lactato, PCR, PCT, hemocultivo
- Antibioterapia empírica: vancomicina i.v. (15 mg/kg/6 h máximo: 4 g/día) ± clindamicina (10 mg/kg/6 h máximo: 2,7 g/día)
- Perfusión de fármacos vasoactivos si hipotensión refractaria a fluidos
- Considerar ingreso en UCIP si no hay mejoría

¿Signos sistémicos o factores de riesgo?

No / **Sí**

(Sí):
- Ingreso en unidad de observación o en planta
- Analítica sanguínea: HRF, BQ, PCR, hemocultivo
- Analgesia y antitérmicos
- Cefazolina: 50 mg/kg/día en tres dosis (máximo: 6 g/día); valorar la probabilidad de anaerobios (amoxicilina-clavulánico)
- Sospecha de infección profunda grave: meropenem (10 mg/kg/8 h máximo: 500 mg/dosis) + vancomicina (15 mg/kg/6 h; máximo: 4 g/día) + desbridamiento quirúrgico

¿Mejoría?

Sí / **No**

(Manejo ambulatorio):
- Manejo ambulatorio
- Medidas higiénicas
- Cefadroxilo (30 mg/kg/día en dos dosis; máximo: 1g/día) durante 5-7 días
- Analgesia

Ingreso en planta

OBJETIVOS
- Identificar las lesiones que precisen una observación más estrecha, antibiótico sistémico o ingreso.
- Identificar posibles complicaciones.
- Adecuar el uso de las opciones terapéuticas.

CONCEPTOS IMPORTANTES

- **Infecciones cutáneas bacterianas más habituales:**
  - **Impétigo:** infección cutánea superficial, muy contagiosa y habitualmente leve. Máxima incidencia a los 2-5 años. Se adquiere por contacto directo. Se distinguen tres formas (**Tabla 6.6-1**).
  - **Celulitis:** inflamación de la dermis y el tejido celular subcutáneo. Se manifiesta como una lesión eritematosa caliente y dolorosa, con aspecto edematoso y de bordes mal definidos, que puede acompañarse de síntomas generales como fiebre, malestar o anorexia. La localización más frecuente es la cara o las extremidades, y suele asentarse sobre una lesión cutánea preexistente. La causa más frecuente es *S. pyogenes*; si hay absceso, la más frecuente es *S. aureus*.
  - **Erisipela:** placa eritematosa, caliente, dura y brillante. El signo más característico es un borde claramente definido y ligeramente elevado. La localización más frecuente es la cara o las extremidades inferiores. La causa

Tabla 6.6-1. Formas de impétigo

No bulloso o no ampolloso	Bulloso o ampolloso	Ectima
Forma más frecuente	Raro	Muy raro
Muy raro en lactantes y neonatos	Neonatos y lactantes pequeños	
En su mayoría por *S. aureus* sensible a la meticilina, aunque también por *S. pyogenes* o una combinación de ambos	*S. aureus* productor de toxinas exfoliativas	En general, *S. pyogenes*. En inmunodeprimidos, puede darse el ectima gangrenoso (úlcera necrótica cubierta por una escara de color negro-grisáceo), y suele ser signo de sepsis por *P. aeruginosa*
Lesiones epidérmicas papulares que progresan a vesículas, pústulas y acaban en lesión costrosa de aspecto melicérico. Suele aparecer sobre piel previamente dañada en la cara y las extremidades	Ampollas flácidas transparentes, en general de < 3 cm de diámetro, sobre piel previamente sana Las ampollas son muy friables y al romperse dejan una fina costra marrón Distribución habitual: cara, nalgas, tronco y periné	Similar en su inicio al impétigo no ampolloso, pero evoluciona a una infección más profunda y crónica, formando una úlcera de bordes elevados Se oscurece por una costra seca y muy adherente, que contribuye a la persistencia de la infección y la formación de cicatrices

más habitual es *S. pyogenes,* y puede generar una clínica sistémica más florida que la celulitis.
- **Celulitis perianal estreptocócica:** eritema perianal bien delimitado, que se extiende hasta 2 cm desde el ano. Asocia prurito anal, defecación dolorosa y, en ocasiones, rectorragia o hematoquecia. Los síntomas sistémicos no suelen ser habituales.
- **Linfangitis:** inflamación de los vasos linfáticos subcutáneos, especialmente de las extremidades. Se caracteriza por un cordón lineal caliente, eritematoso y doloroso, que va desde la puerta de entrada hasta los ganglios linfáticos regionales, que también suelen estar inflamados. La clínica sistémica suele ser habitual.
• **Etiología:** lo más frecuente es *S. aureus* y *S. pyogenes*, sobre todo en pacientes donde la piel ya está previamente afectada (heridas, picaduras, dermatitis atópica, forúnculos, varicela). En ocasiones, hay que sospechar otras etiologías (Tabla 6.6-2).

ESTIMACIÓN DE LA GRAVEDAD

• **A recoger en la anamnesis:**
  - Antecedentes personales, alergias medicamentosas, estado vacunal e inmunitario, malnutrición, portador de dispositivos, lesiones cutáneas previas (dermatitis atópica, varicela, heridas, mordeduras, etc.), fiebre, malestar general, dolor cutáneo, muscular o articular. Factores de riesgo de *S. aureus* resistente a la meticilina (SARM): abscesos recurrentes, hospitalización o cirugía reciente, lugar de procedencia con tasa elevada de SARM (Europa del Este, África, América), hemodiálisis, antibioterapia previa e inmunodeficiencia.
• **A registrar en la exploración general:**
  - Triángulo de evaluación pediátrica (TEP), constantes vitales (temperatura; si TEP alterado: frecuencia cardíaca [FC], presión arterial [PA] y frecuencia respiratoria [FR]). Exploración por aparatos, descripción de las lesiones cutáneas (atención con lesiones compatibles con celulitis de suelo de la boca, necrosis cutánea, áreas de eritrodermia), signos de hipotensión.

Tabla 6.6-2. Cuadros en los que sospechar otras etiologías

Neonatos	*Streptococcus agalactiae* y bacilos gramnegativos
Pacientes inmunodeprimidos o con diabetes *mellitus* de tipo 1	Enterobacterias y otros gramnegativos como *Pseudomonas aeruginosa*
Fascitis necrosante	*Clostridioides* spp. y otros anaerobios
Mordeduras	*Pasteurella multocida* y anaerobios
Lesiones con exposición prolongada al agua	*Aeromonas hydrophila* y *Vibrio vulnificus*
Región periauricular y planta del pie con heridas punzantes	*Pseudomonas aeruginosa*

– **Complicaciones:** el retraso en el inicio del tratamiento o la resistencia al antibiótico puede suponer la extensión de la lesión por contigüidad, por vía linfática o hematógena. La reaparición de la fiebre, la progresión de los signos inflamatorios, y la aparición de signos de respuesta inflamatoria sistémica o hipotensión obligará a descartar complicaciones como eritrodermia, artritis, osteomielitis, fascitis necrosante, bacteriemia o sepsis (sobre todo en lactantes pequeños).

– **Factores de riesgo de celulitis grave o complicada:**
  ▪ Afectación del estado general.
  ▪ Paciente inestable.
  ▪ Paciente inmunodeprimido.
  ▪ Neonato.
  ▪ Celulitis extensa o de rápida progresión.
  ▪ Empeoramiento a pesar de tratamiento antibiótico oral.
  ▪ Presencia de linfangitis.
  ▪ Presencia de fiebre elevada, síntomas generales.
  ▪ Dolor intenso.

PRUEBAS COMPLEMENTARIAS

Las pruebas complementarias no están indicadas de forma sistemática (**Tabla 6.6-3**); tampoco lo está la recogida de frotis nasal.

TRATAMIENTOS

• Antitérmicos/analgésicos: el ibuprofeno puede ser más adecuado que el paracetamol por su efecto antinflamatorio.

Tabla 6.6-3. Indicaciones de pruebas complementarias		
	Paciente	**Pruebas**
Laboratorio	Inestable	Gasometría, hematimetría, glucemia, iones, urea, creatinina, transaminasas, PCR, PCT, lactato, hemocultivo
	Estable con afectación extensa o factor de riesgo	Hematimetría, glucemia, iones, urea, creatinina, PCR, hemocultivo
Imagen	Sospecha de cuerpo extraño o de lesión ósea asociada	Radiografía
	Sospecha de absceso	Ecografía
	Sospecha de absceso profundo o de infección invasiva/profunda como fascitis necrosante o piomiositis	TC
Microbiología	Mala evolución o drenaje de absceso	Cultivo/frotis de la herida

PCR: proteína C-reactiva; PCT: procalcitonina; TC: tomografía computarizada.

- Medidas posturales que faciliten la disminución de la inflamación.
- Antibiótico: la vía dependerá del tipo, la localización y el grado de extensión-profundidad de la lesión, la sintomatología sistémica y el tratamiento recibido previamente. La mayoría de las veces, el tratamiento será ambulatorio, por vía tópica u oral. Hay que considerar el tratamiento del SARM de la comunidad (SARM-C) en zonas con alta incidencia.
  - **Impétigo:** duración del tratamiento de 5-7 días, ajustable en función de la evolución. Indicar higiene local, lavado de manos y recortar las uñas.
    - Lesiones no bullosas limitadas en número: mupirocina o ácido fusídico tópicos, 2-3 aplicaciones al día. En infecciones por *S. aureus* sensible a la meticilina con mala respuesta clínica a la mupirocina, pomada de retapamulina en mayores de 9 meses, dos veces al día.
    - Impétigo ampolloso o afectación extensa: cefadroxilo oral (25-50 mg/kg/día en dos dosis; máximo: 1 g/día).
  - **Celulitis:**
    - Placa pequeña sin clínica sistémica ni factores de riesgo: tratamiento oral.
      - Primera línea: cefadroxilo oral (30 mg/kg/día en dos dosis; máximo: 1 g/día) durante 5-7 días. Alternativas: cefuroxima oral (30 mg/kg/día en dos dosis; máximo: 500 mg/12 h) o amoxicilina-clavulánico (40-50 mg/kg/día en tres dosis; máximo: 500 mg cada 8 h).
      - Alérgicos a los betalactámicos:
        - ◆ Trimetoprima-sulfametoxazol: 8-12/40-60 mg/kg/día en dos dosis durante 10 días (máximo: 160/800 mg cada 12 h). Podría ser alternativa sobre todo en casos de SARM-C.
        - ◆ Clindamicina: 30 mg/kg/día en tres dosis durante 5-7 días (máximo: 1.800 mg/día). La mala tolerancia es su mayor inconveniente (no existe preparación en suspensión).
        - ◆ Los macrólidos podrían ser una alternativa, aunque el porcentaje de resistencias es mayor: claritromicina (15 mg/kg/día máximo: 500 mg/día) en dos dosis o azitromicina (10 mg/kg/día máximo: 500 mg/día) en una dosis.
    - Placa extensa, factores de riesgo, síntomas generales, adenopatías, fiebre o ausencia de respuesta a antibioterapia oral en 24-48 h: tratamiento i.v.
      - Cefalosporinas de primera generación como cefazolina (50 mg/kg/día en tres dosis; máximo: 6 g/día o 1 g/dosis). Si hay sospecha de anaerobios: amoxicilina-clavulánico (100 mg/kg/día i.v. en tres dosis; máximo: 4 g/día).
      - Alérgicos a betalactámicos: clindamicina (40 mg/kg/día i.v. en 3-4 dosis; máximo: 2,7 g/día) o vancomicina (40 mg/kg/día en cuatro dosis; máximo: 4 g/día)

      En pacientes con factores que aumenten la posibilidad de etiología no habitual, ampliar el espectro antibiótico en consecuencia (**v. capítulo 3.17 Fiebre en el paciente oncológico** para pauta en estos pacientes).
  - **Erisipela o celulitis perianal estreptocócica:** cefadroxilo oral (25-50 mg/kg/día en dos dosis; máximo: 1 g/día) o amoxicilina (40-50 mg/kg/día en

tres dosis; máximo: 500 mg/8 h) oral durante 7-10 días. Los pacientes con lesiones extensas (> 5 cm), afectación del estado general o factores de riesgo pueden requerir hospitalización y tratamiento con ampicilina parenteral (150-200 mg/kg/día en 3-4 dosis; máximo: 8 g/día). El cuidado de las heridas y sus factores predisponentes son también aspectos importantes del tratamiento.

- **Absceso:** está indicado el drenaje del contenido + cefalosporina de primera generación oral/i.v. en función del tamaño y las características del paciente. Alternativa: amoxicilina-clavulánico. Según la localización, valorar cubrir anaerobios.
- **Paciente con sospecha de SARM-C o incidencia de SARM-C > 15 %:** tratamiento tópico igual que impétigo. En caso de mala evolución, considerar ozenoxacino tópico a partir de 6 meses, trimetoprima-sulfametoxazol o clindamicina oral o vancomicina i.v.
- **Paciente inestable con sospecha de *shock* séptico:** véase **capítulo 2.13 Sepsis.** Cefotaxima i.v. (225-300 mg/kg/día en 3-4 dosis; máximo: 12 g/día; dosis inicial: 75 mg/kg; máximo: 2 g), vancomicina (15 mg/kg/6 h, máximo: 4 g/día) y clindamicina (40 mg/kg/día i.v. en 3-4 dosis; máximo: 2,7 g/día).
- **Sospecha de infección profunda:**
  - Piomiositis: amoxicilina-clavulánico i.v. (100 mg/kg/día cada 8 h; máximo: 4 g/día).
  - Fascitis necrosante: meropenem (10 mg/kg/8 h; máximo: 500 mg/dosis) + vancomicina (15 mg/kg/6 h; máximo: 4 g/día).
- Debe valorarse la asociación de desbridamiento quirúrgico precoz y agresivo, sobre todo en la fascitis necrosante.

RECUERDE QUE...
- La mayoría de las lesiones podrán tratarse de forma ambulatoria.
- En caso de evolución desfavorable, presencia de factores de riesgo o gravedad, debe considerarse la antibioterapia i.v.
- A pesar del aumento de SARM-C en otros países, no está indicado en este momento iniciar pautas antibióticas diferentes en los pacientes estables con infección adquirida en la comunidad con una incidencia < 15 %.

BIBLIOGRAFÍA

Cobo Vázquez E, Saavedra Lozano J. Infecciones de la piel y partes blandas (I): impétigo, celulitis, absceso (v.3/2019). En: Guía_ABE. Tratamiento de las infecciones en pediatría. Guía rápida para la selección del tratamiento antimicrobiano empírico. Disponible en: https://www.guia-abe.es/temas-clinicos-infecciones-de-la-piel-y-partes-blandas-(i):-impetigo-celulitis-absceso-

Gutiérrez Cruz N, Hernández Martín D. Antibióticos; dosis en lactantes y niños (v.2.0/2019). Guía-ABE. Tratamiento de las infecciones en pediatría. Guía rápida para la selección del tratamiento antimicrobiano empírico. Disponible en: https://www.guia-abe.es/generalidades-antibioticos-dosis-en-lactantes-y-ninos

Kaplan SL. Methicillin-resistant Staphylococcus aureus infections in children: epidemiology and clinical spectrum. UpToDate. 2023. Disponible en: https://www.uptodate.com

Kaplan SL. Suspected Staphylococcus aureus and streptococcal skin and soft tissue infections in children > 28 days: evaluation and management. UpToDate. 2023. Disponible en: https://www.uptodate.com

Kliegman RM, Stanton BF, St. Geme JW, Schor NF, Behrman RE.. Infecciones bacterianas cutáneas. En: Nelson tratado de pediatría. 20ª ed. Barcelona: Elsevier; 2016. p. 3337-8.

Lee RA, Centor RM, Humphrey LL, Jokela JA, Andrews R, Qaseem A, et al.; Scientific Medical Policy Committee of the American College of Physicians. Appropriate use of short-course antibiotics in common infections: best practice advice from the American College of Physicians. Ann Intern Med. 2021;174(6):822-7.

Miller JM, Binnicker MJ, Campbell S, Carroll KC, Chapin KC, Gilligan PH, et al. Guide to utilization of the microbiology laboratory for diagnosis of infectious diseases: 2018 update by the Infectious Diseases Society of America and the American Society for Microbiology. Clin Infect Dis. 2018;67(6):e1-94.

Rajan S. Skin and soft-tissue infections: classifying and treating a spectrum. CCJM. 2012;79(1):57-66.

Shulman S. Estreptococo del grupo A. En: M, Stanton BF, St. Geme JW, Schor NF, Behrman RE (eds.). Nelson tratado de pediatría 20ª ed. Barcelona: Elsevier; 2016. p. 1385-90.

Stevens DL, Bisno AL, Chambers HF, Patchen Dellinger E, Goldstein EJC, Gorbach SL, et al. Practice guidelines for the diagnosis and management of skin and soft tissue infections: 2014 update by the Infectious Diseases Society of America. Clin Infect Dis. 2014;59(2):e10-52.

Celulitis preseptal y orbitaria

6.7

M. Montejo Fernández

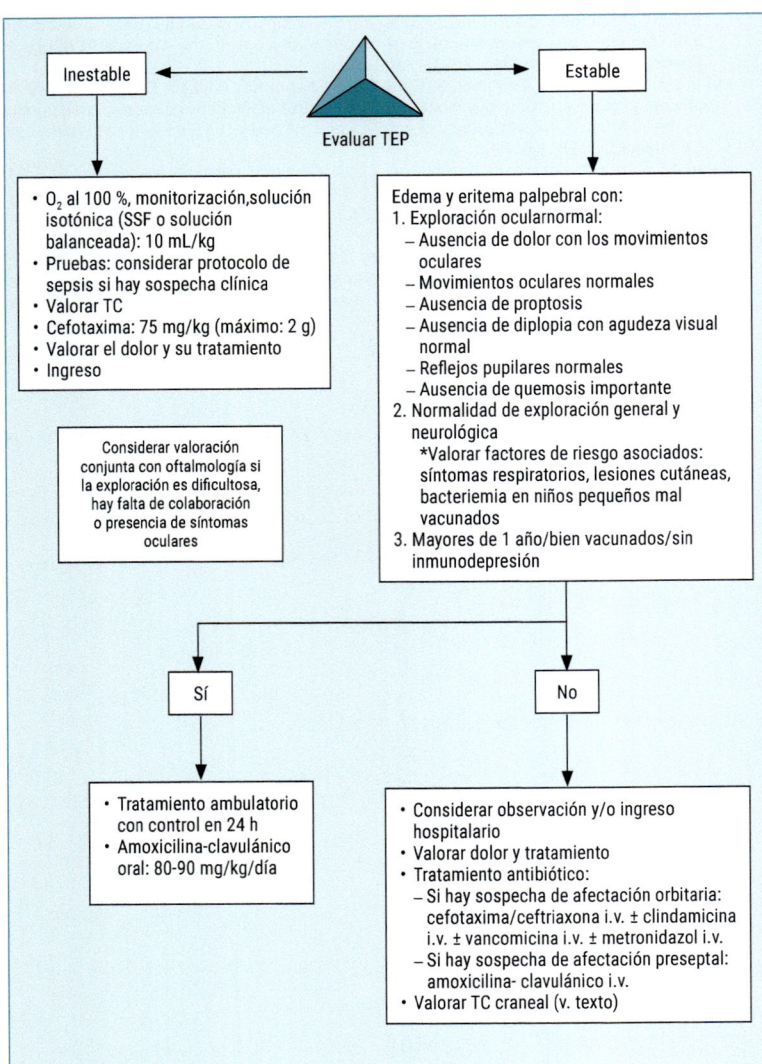

Evaluar TEP

Inestable

- O₂ al 100 %, monitorización,solución isotónica (SSF o solución balanceada): 10 mL/kg
- Pruebas: considerar protocolo de sepsis si hay sospecha clínica
- Valorar TC
- Cefotaxima: 75 mg/kg (máximo: 2 g)
- Valorar el dolor y su tratamiento
- Ingreso

Considerar valoración conjunta con oftalmología si la exploración es dificultosa, hay falta de colaboración o presencia de síntomas oculares

Estable

Edema y eritema palpebral con:
1. Exploración ocularnormal:
   - Ausencia de dolor con los movimientos oculares
   - Movimientos oculares normales
   - Ausencia de proptosis
   - Ausencia de diplopia con agudeza visual normal
   - Reflejos pupilares normales
   - Ausencia de quemosis importante
2. Normalidad de exploración general y neurológica
   *Valorar factores de riesgo asociados: síntomas respiratorios, lesiones cutáneas, bacteriemia en niños pequeños mal vacunados
3. Mayores de 1 año/bien vacunados/sin inmunodepresión

Sí

- Tratamiento ambulatorio con control en 24 h
- Amoxicilina-clavulánico oral: 80-90 mg/kg/día

No

- Considerar observación y/o ingreso hospitalario
- Valorar dolor y tratamiento
- Tratamiento antibiótico:
  - Si hay sospecha de afectación orbitaria: cefotaxima/ceftriaxona i.v. ± clindamicina i.v. ± vancomicina i.v. ± metronidazol i.v.
  - Si hay sospecha de afectación preseptal: amoxicilina- clavulánico i.v.
- Valorar TC craneal (v. texto)

OBJETIVOS

- La celulitis preseptal y la orbitaria son urgencias oftalmológicas potencialmente graves debido a la posibilidad de complicaciones orbitarias,
  fundamentalmente absceso subperióstico y orbitario, e intracraneales.
- El factor de riesgo que se asocia con más frecuencia es la presencia
  de sinusitis.
- Clínicamente pueden ser difíciles de diferenciar, y la tomografía computarizada es la prueba clave en el diagnóstico diferencial de estas
  entidades.

CONCEPTOS IMPORTANTES

- La clasificación y la nomenclatura se basan en la extensión anatómica del
  proceso infeccioso-inflamatorio con relación al tabique orbitario.
- **Celulitis preseptal:** infección superficial del párpado y de la piel periocular por
  delante del tabique orbitario. Factores predisponentes: dacriocistitis, traumatismos, picaduras y lesiones cutáneas.
- **Celulitis orbitaria:** infección de los tejidos orbitarios por detrás del tabique
  orbitario. Puede poner en riesgo la visión y producir complicaciones intracraneales. El factor predisponente más frecuente es la sinusitis (80-90 %); también,
  las infecciones respiratorias y dentales.
- Los agentes causantes más frecuentes son: especies de *Staphylococcus* (*aureus*)
  y *Streptococcus* (*pneumoniae, pyogenes*), con papel emergente de *S. aureus*
  resistente a la meticilina (SARM). Muchas de las celulitis orbitarias son polimi-
  crobianas y con implicación de gérmenes anaerobios (grupo *S. viridans*). En
  niños mal vacunados debe considerarse *H. influenzae* de tipo b.

ESTIMACION DE LA GRAVEDAD

- **Para recoger en la anamnesis:**
  - Edad, estado vacunal, antecedentes de inmunodepresión, antibiótico pre-
    vio, síntomas respiratorios acompañantes, síntomas generales. La fiebre es
    frecuente en los pacientes con celulitis orbitaria.
- **Para recoger en la exploración general:**
  - Triángulo de evaluación pediátrica (TEP), constantes vitales, temperatura,
    exploración por aparatos, búsqueda de factores de riesgo (sinusitis, lesio-
    nes en la piel, picaduras, etc.). Exploración neurológica. Escala de dolor.
- **Para recoger en la exploración ocular:**
  - Grado de edema y eritema palpebral. Debe recogerse y, si es posible,
    objetivarse la intensidad de este (> o < 50 % de la hendidura palpebral).
  - Normalidad o no de los movimientos oculares.
  - Exploración conjuntival (hallazgo frecuente de quemosis en las celulitis
    orbitarias).
  - Exploración pupilar.
  - Valoración de la agudeza visual.

- Los **signos de alarma** muy sugestivos de celulitis orbitaria son: limitación de los movimientos oculares, dolor con los movimientos oculares, fotofobia, diplopia, disminución de la agudeza visual y proptosis.

PRUEBAS COMPLEMENTARIAS

- Hemograma y hemocultivo: aunque se recomienda su realización, tienen un escaso rendimiento.
- Pruebas de imagen: es de elección la **tomografía computarizada** (**TC**) craneal con contraste. Proporciona una imagen de la órbita y de su contenido, permite la valoración de los senos paranasales, la extensión de la enfermedad y la presencia de absceso subperióstico y orbitario, delimitando su tamaño y su localización, un aspecto importante para decidir el abordaje quirúrgico.
    - Indicaciones: la presencia de cualquier signo de afectación de la órbita, como dolor o limitación de los movimientos oculares, fotofobia, diplopia, disminución de la agudeza visual o protopsis, alteraciones pupilares, y síntomas o signos de afectación del sistema nervioso central.
    - Si el paciente no presenta estos síntomas, valorar la realización de una TC en los siguientes casos:
        - Neutrofilia > 10.000 células/μL (factor predictor independiente de absceso subperióstico/orbitario).
        - Fiebre.
        - Edema que se extiende más allá del borde palpebral.
        - Imposibilidad de una valoración ocular adecuada.
        - Edad < 1 año y > 10 años.
        - Ausencia de mejoría tras 24-48 h de inicio de la antibioterapia.
        - Considerarlo en todo paciente en el que se valore el ingreso hospitalario.
- La **ecografía orbitaria** en el lugar de asistencia (*point-of-care-ultrasound*) surge como alternativa en aquellos casos en los que no se dispone de otras pruebas de imagen.
- Valoración por oftalmología en pacientes con edema importante que impida la valoración ocular adecuada, síntomas o signos visuales o sospecha de complicaciones.

TRATAMIENTOS

- Se valorará el ingreso hospitalario en los pacientes con sospecha de celulitis orbitaria, celulitis preseptal en menores de 1 año y cualquier paciente con afectación del estado general, inmunodeprimidos y no correctamente vacunados. La celulitis preseptal leve en mayores de 1 año puede ser manejada de forma ambulatoria.
- Tratamiento antitérmico y analgésico, según los antecedentes del paciente y el grado de dolor.
- Tratamiento antibiótico:
    - **Celulitis preseptal**:
        - Menores de 3 meses: ampicilina i.v. (50-200 mg/kg/día en cuatro dosis; dosis máxima: 8 g/día) + cefotaxima i.v. (150-200 mg/kg/día, en 3-4 dosis; dosis máxima:2 g/dosis).

- Mayores de 4 meses: amoxicilina-clavulánico i.v. (100 mg/kg/día en tres dosis; máximo: 2 g/dosis).
- Mayores de 1 año: amoxicilina clavulánico v.o. (8:1; 80-90 mg/kg/día en 2-3 dosis durante 7 días; máximo: de 3 g/día). Si no hay respuesta en 24-48 h, se recomienda ingreso hospitalario y realización de pruebas de imagen.
- **Celulitis orbitaria**: cefotaxima i.v. (150-200 mg/kg/día en 3-4 dosis; máximo: 2 g/dosis) o ceftriaxona i.v. (75-100 mg/kg/día en 1-2 dosis; máximo: 2 g/dosis). Si hay sospecha de anaerobios de la cavidad bucal y senos paranasales, asociar clindamicina i.v. (30-40 mg/kg/día, en cuatro dosis; dosis máxima: 2,7 g/día). En caso de sospecha de SARM o zona con altas tasas de resistencia a la penicilina, añadir vancomicina i.v. (40 mg/kg/día en cuatro dosis; dosis máxima: 4 g/día). Si hay sospecha de complicación intracraneal, asociar metronidazol i.v. (30 mg/kg/día en tres dosis; dosis máxima: 4 g/día), ya que atraviesa mejor la barrera hematoencefálica que la clindamicina.

– Tratamientos adyuvantes:
- Se deben tratar los factores asociados, con especial atención a la sinusitis. Hay poca evidencia para recomendar el uso de descongestionantes tópicos y el uso sistemático de corticoesteroides sistémicos.

– Tratamiento quirúrgico: indicado en pacientes con abscesos subperiósticos > 10 mm, extensión intracraneal, oftalmoplejia y disminución de la agudeza visual, y alteraciones pupilares, así como en pacientes sin mejoría tras 24-48 h de tratamiento antibiótico.

RECUERDE QUE...
- Estas entidades pueden producir complicaciones graves con síntomas y signos no suficientemente específicos para su identificación.
- La prueba de imagen fundamental para el diagnóstico diferencial y de las complicaciones es la TC.

BIBLIOGRAFÍA

Atfeh MS, Singh K, Khalil HS. Orbital infections: a complete cycle 7-year audit and a management guideline. Eur Arch Otorhinolaryngol. 2018;275(8):2079-88.

Baiu I, Meléndez E. Periorbital and orbital cellulitis. JAMA. 2020;323(2):196.

Gappy C, Archer SM. Orbital cellulitis. UpToDate. 2023. Disponible en: https://www.uptodate.com

Gappy C, Archer SM. Preseptal cellulitis. UpToDate. 2022. Disponible en: https://www.uptodate.com

Jabarin B, Eviatar E, Israel O, Marom T, Gavriel H. Indicators for imaging in periorbital cellulitis secondary to rhinosinusitis. Eur Arch Otorhinolaryngol. 2018;275(4):943-8.

Kornelsen E, Mahant S, Parkin P, Ren LY, Reginald YA, Shah SS, et al. Corticosteroids for periorbital and orbital cellulitis. Cochrane Database Syst Rev. 2021;4(4):CD013535.

Pelletier J, Koyfman A, Long B. High risk and low prevalence diseases: orbital cellulitis. Am J Emerg Med. 2023;68:1-9.

Williams KJ, Allen RC. Paediatric orbital and periorbital infections. Curr Opin Ophthalmol. 2019;30(5):349-55.

Crisis asmática

6.8

S. Mallo Álvarez y M. Á. Ruiz Pacheco

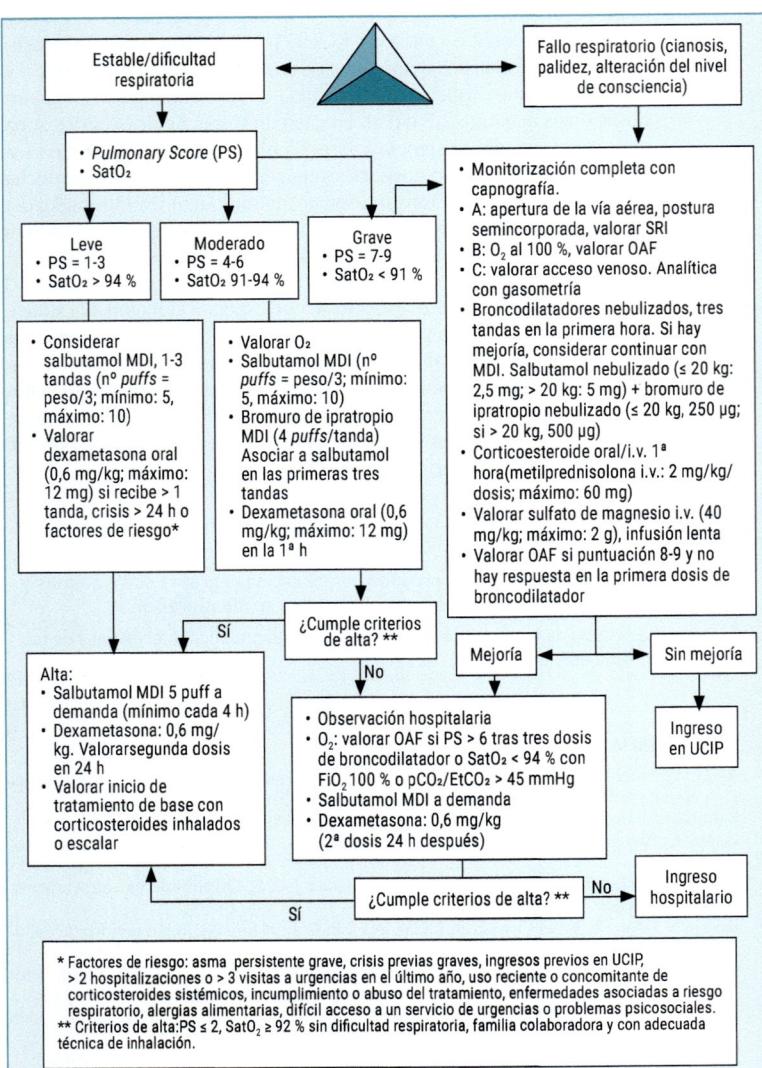

Estable/dificultad respiratoria

Fallo respiratorio (cianosis, palidez, alteración del nivel de consciencia)

- *Pulmonary Score* (PS)
- $SatO_2$

Leve
- PS = 1-3
- $SatO_2$ > 94 %

Moderado
- PS = 4-6
- $SatO_2$ 91-94 %

Grave
- PS = 7-9
- $SatO_2$ < 91 %

- Monitorización completa con capnografía.
- A: apertura de la vía aérea, postura semincorporada, valorar SRI
- B: O_2 al 100 %, valorar OAF
- C: valorar acceso venoso. Analítica con gasometría
- Broncodilatadores nebulizados, tres tandas en la primera hora. Si hay mejoría, considerar continuar con MDI. Salbutamol nebulizado (≤ 20 kg: 2,5 mg; > 20 kg: 5 mg) + bromuro de ipratropio nebulizado (≤ 20 kg, 250 µg; si > 20 kg, 500 µg)
- Corticoesteroide oral/i.v. 1ª hora (metilprednisolona i.v.: 2 mg/kg/dosis; máximo: 60 mg)
- Valorar sulfato de magnesio i.v. (40 mg/kg; máximo: 2 g), infusión lenta
- Valorar OAF si puntuación 8-9 y no hay respuesta en la primera dosis de broncodilatador

- Considerar salbutamol MDI, 1-3 tandas (nº *puffs* = peso/3; mínimo: 5, máximo: 10)
- Valorar dexametasona oral (0,6 mg/kg; máximo: 12 mg) si recibe > 1 tanda, crisis > 24 h o factores de riesgo*

- Valorar O_2
- Salbutamol MDI (nº *puffs* = peso/3; mínimo: 5, máximo: 10)
- Bromuro de ipratropio MDI (4 *puffs*/tanda) Asociar a salbutamol en las primeras tres tandas
- Dexametasona oral (0,6 mg/kg; máximo: 12 mg) en la 1ª h

¿Cumple criterios de alta? **

Sí

No

Mejoría

Sin mejoría

Alta:
- Salbutamol MDI 5 puff a demanda (mínimo cada 4 h)
- Dexametasona: 0,6 mg/kg. Valorar segunda dosis en 24 h
- Valorar inicio de tratamiento de base con corticosteroides inhalados o escalar

- Observación hospitalaria
- O_2: valorar OAF si PS > 6 tras tres dosis de broncodilatador o $SatO_2$ < 94 % con FiO_2 100 % o pCO_2/$EtCO_2$ > 45 mmHg
- Salbutamol MDI a demanda
- Dexametasona: 0,6 mg/kg (2ª dosis 24 h después)

Ingreso en UCIP

¿Cumple criterios de alta? **

No

Sí

Ingreso hospitalario

* Factores de riesgo: asma persistente grave, crisis previas graves, ingresos previos en UCIP, > 2 hospitalizaciones o > 3 visitas a urgencias en el último año, uso reciente o concomitante de corticosteroides sistémicos, incumplimiento o abuso del tratamiento, enfermedades asociadas a riesgo respiratorio, alergias alimentarias, difícil acceso a un servicio de urgencias o problemas psicosociales.
** Criterios de alta: PS ≤ 2, $SatO_2$ ≥ 92 % sin dificultad respiratoria, familia colaboradora y con adecuada técnica de inhalación.

> **OBJETIVOS**
> - Realizar una evaluación correcta de la gravedad de una crisis asmática. Reconocer los signos y síntomas de insuficiencia respiratoria, y los pasos necesarios para la estabilización inicial.
> - Manejar adecuadamente las diferentes opciones terapéuticas.
> - Conocer las posibles complicaciones, y las indicaciones de hospitalización y manejo ambulatorio seguro.

CONCEPTOS IMPORTANTES

- **Definición:** síndrome clínico caracterizado por inflamación, hiperreactividad y obstrucción reversible de la vía aérea, que condiciona dificultad para respirar, sibilancias, tos y sensación de opresión torácica. Es la enfermedad crónica más frecuente de la infancia.
- **Diagnóstico diferencial:** bronquiolitis, laringitis, neumonía, cuerpo extraño bronquial, episodios de hiperventilación (primarios o secundarios) y otros (anillos vasculares, traqueomalacia, fibrosis quística, disfunción de cuerdas vocales, etc.).
- **Factores de riesgo:** asma persistente grave, crisis previas graves, ingresos previos en UCIP, más de dos hospitalizaciones o más de tres visitas a urgencias en el último año, uso reciente o concomitante de corticosteroides sistémicos, incumplimiento o abuso del tratamiento, enfermedades asociadas a riesgo respiratorio, alergias alimentarias, difícil acceso a un servicio de urgencias o problemas psicosociales.

ESTIMACIÓN DE LA GRAVEDAD

- Triángulo de evaluación pediátrica (TEP).
- Toma de constantes: especial atención a la frecuencia respiratoria (FR) y la $SatO_2$. Si hay fallo respiratorio o cardiorrespiratorio, completar con capnografía no invasiva (v. **capítulo 1.4 Capnografía no invasiva**).
- Exploración física: signos de gravedad: aspecto anómalo (irritabilidad o somnolencia, dificultad para hablar), preferencia por postura en sedestación, taquipnea y retracciones intensas, respiración lenta y dificultosa, con hipoventilación grave en la auscultación.
- Anamnesis: identificar factores de riesgo, tratamiento recibido previamente (dosis, periodicidad, cuándo se administró la última dosis y técnica de administración, en caso de medicación inhalada).
- Escalas de valoración: existen diversas escalas para valorar la gravedad. Una de las utilizadas más ampliamente es la Pulmonary Score (PS) (**Tabla 6.8-1**). Esta escala valora la FR estratificada por edad, sibilancias y uso de musculatura accesoria (esternocleidomastoideo). Se considera que la crisis es leve con una PS de 0-3 y/o $SatO_2 > 94\,\%$, moderada si PS 4-6 y/o $SatO_2$ 91-94 %, o grave si PS 7-9 y/o $SatO_2 < 91\,\%$. En caso de discordancia entre la puntuación clínica y la saturación de oxígeno, se utiliza la que otorga mayor gravedad.

Tabla 6.8-1. Pulmonary Score				
Puntuación	**Frecuencia respiratoria**		**Sibilancias**	**Musculatura accesoria**
	< 6 años	**> 6 años**		
0	< 30	< 20	No	No
1	31-45	21-35	Final de la espiración (con estetoscopio)	Leve
2	46-60	36-50	Toda la espiración (con estetoscopio)	Moderado
3	< 60	> 50	Inspiración y espiración (sin estetoscopio)*	Máximo

*Si no hay sibilancias y las retracciones son evidentes, puntuar el apartado de sibilancias con un 3.

PRUEBAS COMPLEMENTARIAS

- No son necesarias de forma sistemática. Considerar en casos seleccionados, por su gravedad, una evolución tórpida o en los que exista duda diagnóstica.
- **Radiografía de tórax:** recomendada en casos graves y en aquellos en los que persista la asimetría en la auscultación o la hipoxemia a pesar del tratamiento. Permite valorar la presencia de aire extrapulmonar (neumotórax, enfisema subcutáneo), consolidación neumónica o atelectasia. También aporta información para el diagnóstico diferencial: silueta cardíaca, signos de presencia de cuerpo extraño, etc.
- **Analítica sanguínea:** valorar la gasometría en los casos graves y los reactantes de fase aguda si se sospecha una sobreinfección bacteriana.

TRATAMIENTOS

- El manejo se basa en la reversión rápida de la obstrucción bronquial, mediante el uso de broncodilatadores y la reducción de la inflamación con corticosteroides orales.
- Se debe facilitar una postura cómoda (semiincorporada) del paciente.
- **Oxígeno:** se recomienda durante la estabilización de los pacientes inestables, en las crisis graves y en las crisis moderadas con importante trabajo respiratorio. El objetivo es mantener una $SatO_2 \geq 92$ %. Administrar humidificado, con el dispositivo más cómodo para el paciente (cánulas nasales, mascarilla facial; v. **capítulo 1.50 Ventilación con bolsa y mascarilla (VBM)** y en la menor concentración que mantenga una $SatO_2$ adecuada.
- **Agonistas adrenérgicos β_2 inhalados de acción corta (salbutamol):** son fármacos de primera línea. Su efecto broncodilatador se inicia a los pocos segundos, alcanza su máximo a los 30 min, con una vida media entre 2 y 4 h. En las crisis leves y moderadas, la vía de elección es con inhalador presurizado y cámara espaciadora (MDI), ya que esta forma es tan efectiva como la vía nebulizada, con menores efectos secundarios y menor coste. El dispositivo MDI debe administrarse siempre con cámara espaciadora. En niños < 4 años, o en niños mayores si no están entrenados en la técnica, además, con mascarilla

buconasal (v. **capítulo 1.50 Ventilación con bolsa y mascarilla (VBM)**). La vía nebulizada se reserva para las crisis graves, aunque ya existe evidencia sobre la eficacia y la seguridad de la utilización de MDI con cámara, también, en crisis asmáticas graves.

- Dispositivos presurizados en cámara espaciadora (MDI): número de pulsaciones: peso/3 (mínimo de 5 pulsaciones, máximo de 10 pulsaciones). Cada pulsación o *puff* corresponde a 100 µg.
- Nebulizado: nebulizar con oxígeno en flujos altos (6-8 L), para obtener partículas pequeñas que alcancen el árbol bronquial. La dosis puede calcularse por peso (0,15 mg/kg; mínimo de 2,5 mg y máximo de 5 mg) o utilizando dosis estandarizadas: 2,5 mg para los niños $\leq$ 20 kg y 5 mg para los niños > 20 kg. El tratamiento inicial suele realizarse con tres tandas de broncodilatador en la primera hora (cada 20 min). Posteriormente, se administra a demanda. Las dosis utilizadas suelen tolerarse bien; provocan como efectos secundarios más frecuentes (aunque de escasa relevancia): temblores, hiperactividad y taquicardia. Con dosis altas repetidas, posible hipopotasemia e hiperglucemia, en general sin repercusión clínica ni electrocardiográfica.

- **Corticosteroides:** administración precoz en la primera hora, ya que reducen la inflamación y potencian el efecto de los broncodilatadores. Están indicados en todas las crisis moderadas y graves, y en las leves si la duración de la crisis es > 24 h, si no responden a la primera dosis de salbutamol o si presentan factores de riesgo. Los efectos empiezan en 2-4 h, y la acción es completa a las 12-24 h.
  - La vía oral es la vía de elección:
    - Dexametasona: de elección. Debido a su semivida prolongada, permite un régimen de 1 o 2 dosis. Dosis: 0,6 mg/kg (máximo: 12 mg). Valorar repetir la misma dosis a las 24 h.
    - Prednisona/prednisolona: como alternativa. Dosis inicial de 1-2 mg/kg, seguida de un ciclo de 3-5 días con 1-2 mg/kg/día (1-2 dosis/día; máximo: 40-60 mg). No precisa pauta descendente.
  - Vía intravenosa: reservada para los casos de mayor gravedad o con intolerancia oral:
    - Metilprednisolona: dosis inicial de 1-2 mg/kg; posteriormente, 1-2 mg/kg/día. Máximo: 60 mg.
  - Vía inhalada: uso reservado para el tratamiento de base de la enfermedad, aunque ya existen estudios que apoyan su uso combinado con los corticosteroides sistémicos en las crisis graves.

- **Bromuro de ipratropio:** anticolinérgico cuya acción broncodilatadora se inicia más lentamente que los agonistas β_2, pero es más prolongada. Está indicado en las crisis asmáticas moderadas y graves, en tres dosis sucesivas asociadas a las tandas iniciales de salbutamol. En los pacientes ingresados, la adición de este fármaco a los agonistas β_2 no ha demostrado un efecto beneficioso sobre la duración de la estancia.
  - Dispositivos presurizados en cámara espaciadora (MDI): dosis estandarizada de cuatro pulsaciones (80 µg).
  - Nebulizado: en crisis graves. Si $\leq$ 20 kg, 250 µg; si > 20 kg, 500 µg.

- **Sulfato de magnesio:** no está indicada su administración de forma sistemática. Se recomienda en pacientes seleccionados: crisis graves o moderadas que no mejoran a pesar del tratamiento de rescate inicial, tras las primeras 1-2 h de atención. Dosis única de 40 mg/kg (máximo: 2 g) en infusión lenta (20 min); ha demostrado disminuir la hospitalización. Monitorizar la presión arterial (PA) durante su infusión, por la posibilidad de hipotensión. Está contraindicado en la insuficiencia renal.
- **Oxigenoterapia de alto flujo (OAF):** oxígeno caliente y humidificado en altos flujos mediante gafas nasales. Está indicado si hay fallo respiratorio, si tras el tratamiento intensivo inicial persiste una PS > 6, si la $SatO_2$ es < 94 % con mascarilla con reservorio o si $PCO_2/EtCO_2$ > 45 mmHg (v. **capítulo 1.30 Oxigenoterapia**).
- **Adrenalina intramuscular:** no está indicada de forma sistemática, salvo en el contexto de anafilaxia o broncoconstricción grave que no responde al tratamiento.

COMPLICACIONES

Son poco frecuentes, pero deben sospecharse ante una mala evolución: atelectasia, neumonía, neumotórax, arritmias.

CRITERIOS DE INGRESO HOSPITALARIO

- Persistencia de dificultad respiratoria moderada-grave tras el tratamiento inicial.
- Necesidad mantenida de broncodilatador con una frecuencia inferior a 2 h.
- Necesidad de oxigenoterapia suplementaria.
- Considerar en caso de enfermedad de base grave (cardiopatía, displasia broncopulmonar, fibrosis quística, enfermedad neuromuscular).
- Considerar en crisis graves previas o de progresión rápida.
- Mala adherencia al tratamiento o dificultad para el acceso a la atención sanitaria.

CRITERIOS DE INGRESO EN LA UCIP

- Persistencia de PS grave tras el tratamiento inicial.
- $SatO_2$ < 90 % con FiO_2 > 0,4 o pCO_2 > 45 mmHg a pesar de la optimización del tratamiento de rescate con OAF (v. **algoritmo de fallo respiratorio**).
- Arritmias.
- Fuga aérea con repercusión clínica.

CRITERIOS DE ALTA DOMICILIARIA

- PS ≤ 2.
- $SatO_2$ ≥ 92 % sin signos de dificultad respiratoria.
- Familia colaboradora y con realización adecuada de la técnica de inhalación

TRATAMIENTOS AL ALTA

Considerar el alta si se mantiene la estabilidad clínica al menos 30-60 min desde el último tratamiento, para que no se produzca una recaída. Se recomienda control evolutivo por el pediatra en 24-48 h y los siguientes tratamientos:

- Agonistas adrenérgicos β2 inhalados de acción corta (salbutamol): pauta inicial a demanda utilizando cámara espaciadora (5 *puffs*). Posteriormente, se espacia el tratamiento según la tolerancia.
- Corticosteroides: si se inició el corticosteroide sistémico en urgencias, valorar completar el tratamiento con una segunda dosis en 24 h en el caso de la dexametasona, o con un ciclo corto de prednisona/prednisolona (3-5 días).
- Tratamiento de base (corticosteroides inhalados): considerar su inicio en dosis medias o escalar el tratamiento de fondo (en urgencias o derivar al paciente a su centro de salud) si presenta:
  – Criterios de asma persistente: el cuestionario Mini Pediatric Asthma Control (M-PACT) validado en el escenario de urgencias ayuda a identificarles con buena sensibilidad. Se considera que hay síntomas de asma persistente si refiere síntomas de asma al correr/hacer ejercicio más de dos veces por semana, síntomas de asma mientras duerme > 1-2 veces/semana o uso de salbutamol > 2 veces/semana en los últimos 3 meses.
  – Dos o más episodios que requirieron un corticosteroide oral en los últimos 6 meses.
  – Crisis asmática grave que requiere ingreso en observación u hospitalización.
  – Cuatro o más episodios de sibilancias en el último año, y antecedentes familiares de asma o antecedentes personales de atopia o sensibilización de alérgenos.
- Comprobar la técnica inhalatoria: oportunidad para revisar la técnica de los padres y el estado de la cámara, reforzar la confianza en el tratamiento que van a continuar en domicilio (v. **capítulo 1.22 Inhalación de fármacos**) y explicar los signos de dificultad respiratoria para una detección precoz.

RECUERDE QUE...

- Para el manejo de la crisis asmática en urgencias, se debe realizar una evaluación adecuada de la gravedad. Para ello, es preciso combinar aspectos clínicos mediante escalas de valoración (p. ej., Pulmonary Score) y saturación de oxígeno.

- El tratamiento se basa en la corrección de la hipoxemia mediante la administración de oxígeno, la reversión rápida de la obstrucción bronquial con broncodilatadores inhalados y el control de la inflamación con el uso precoz de corticosteroides sistémicos.

- En las crisis leves y moderadas, la vía de elección de los broncodilatadores es con MDI y cámara espaciadora. Se reserva la vía nebulizada para las crisis graves.

- La historia previa de la enfermedad es útil para identificar los factores de mal pronóstico, así como las indicaciones de inicio o el ajuste del tratamiento de base para disminuir el riesgo de recurrencias y mejorar la calidad de vida.

- En los pacientes con escasa respuesta al tratamiento o con una crisis grave (incluso con buena respuesta inicial a las medidas terapéuticas), debe considerarse la observación hospitalaria.

BIBLIOGRAFÍA

Castro-Rodríguez JA, Pincheira MA, Escobar Serna DP, Sossa Briceño MP, Rodríguez Martínez CE. Adding nebulized corticosteroids to systemic corticosteroids for acute asthma in children: a systematic review with metaanalysis. Pediatr Pulmonol. 2020;55(10):2508-17.

Cheuk DKL, Chau TCH, Lee SL. A meta-analysis on intravenous magnesium sulphate for treating acute asthma. Arch Dis Child. 2005;90(1):74-7.

Cortés Rico O, Rodríguez Fernández Oliva C, Castillo Laita JA; Grupo de Vías Respiratorias. Normas de calidad para el tratamiento de la crisis de asma en el niño y adolescente. 2021. Documentos técnicos del GVR (DT-GVR-1). Disponible en: https://www.aepap.org

GEMA 5.2. Guía Española para el manejo del asma. Madrid: Luzán. Disponible en: https://www.gemasma.com

Global Strategy for Asthma Management and Prevention, Global Initiative for Asthma (GINA) 2022. Disponible en: http://www.ginasthma.org/

Iramain R, Castro-Rodríguez JA, Jara A, Cardozo L, Bogado N, Morinigo R, et al. Salbutamol and ipratropium by inhaler is superior to nebulizer in children with severe acute asthma exacerbation: randomized clinical trial. Pediatr Pulmonol. 2019;54(4):372-7.

Daño renal agudo

6.9

A. Vinuesa Jaca y M. Herrero Goñi

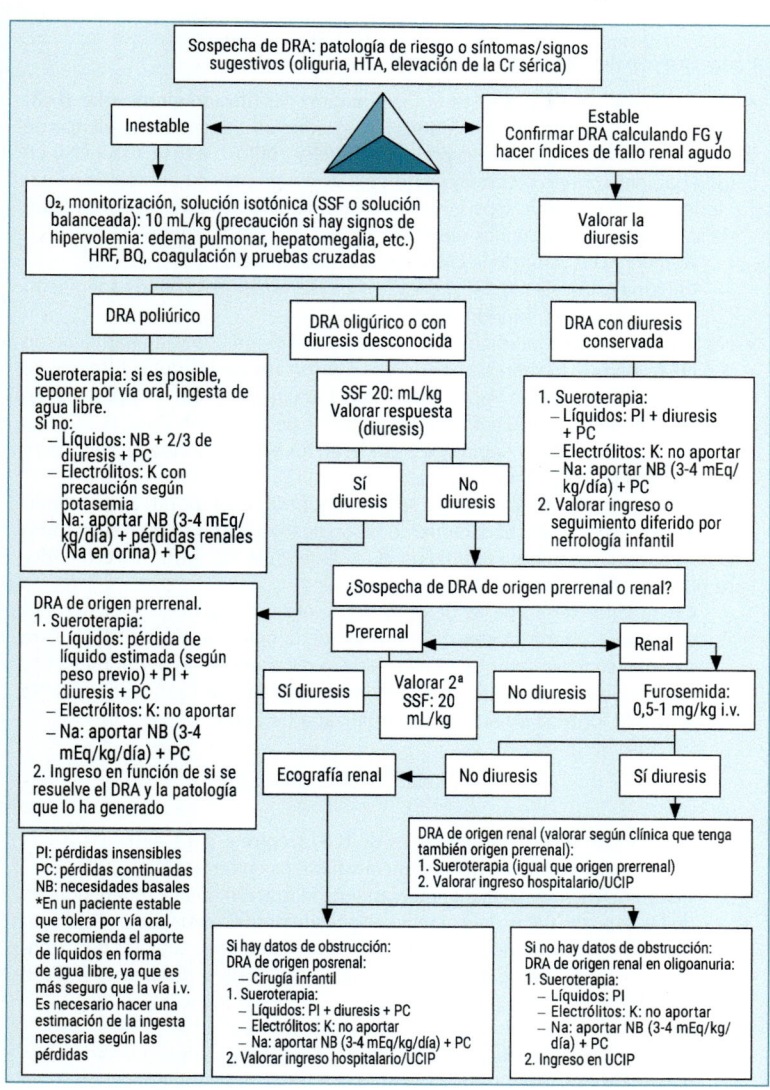

Sospecha de DRA: patología de riesgo o síntomas/signos sugestivos (oliguria, HTA, elevación de la Cr sérica)

Inestable

Estable
Confirmar DRA calculando FG y hacer índices de fallo renal agudo

O₂, monitorización, solución isotónica (SSF o solución balanceada): 10 mL/kg (precaución si hay signos de hipervolemia: edema pulmonar, hepatomegalia, etc.) HRF, BQ, coagulación y pruebas cruzadas

Valorar la diuresis

DRA poliúrico

DRA oligúrico o con diuresis desconocida

DRA con diuresis conservada

Sueroterapia: si es posible, reponer por vía oral, ingesta de agua libre.
Si no:
– Líquidos: NB + 2/3 de diuresis + PC
– Electrólitos: K con precaución según potasemia
– Na: aportar NB (3-4 mEq/kg/día) + pérdidas renales (Na en orina) + PC

SSF 20: mL/kg
Valorar respuesta (diuresis)

Sí diuresis

No diuresis

1. Sueroterapia:
– Líquidos: PI + diuresis + PC
– Electrólitos: K: no aportar
– Na: aportar NB (3-4 mEq/kg/día) + PC
2. Valorar ingreso o seguimiento diferido por nefrología infantil

¿Sospecha de DRA de origen prerrenal o renal?

DRA de origen prerrenal.
1. Sueroterapia:
– Líquidos: pérdida de líquido estimada (según peso previo) + PI + diuresis + PC
– Electrólitos: K: no aportar
– Na: aportar NB (3-4 mEq/kg/día)
2. Ingreso en función de si se resuelve el DRA y la patología que lo ha generado

Prerrenal

Renal

Sí diuresis

Valorar 2ª SSF: 20 mL/kg

No diuresis

Furosemida: 0,5-1 mg/kg i.v.

Ecografía renal

No diuresis

Sí diuresis

DRA de origen renal (valorar según clínica que tenga también origen prerrenal):
1. Sueroterapia (igual que origen prerrenal)
2. Valorar ingreso hospitalario/UCIP

PI: pérdidas insensibles
PC: pérdidas continuadas
NB: necesidades basales
*En un paciente estable que tolere por vía oral, se recomienda el aporte de líquidos en forma de agua libre, ya que es más seguro que la vía i.v. Es necesario hacer una estimación de la ingesta necesaria según las pérdidas

Si hay datos de obstrucción:
DRA de origen posrenal:
– Cirugía infantil
1. Sueroterapia:
– Líquidos: PI + diuresis + PC
– Electrólitos: K: no aportar
– Na: aportar NB (3-4 mEq/kg/día) + PC
2. Valorar ingreso hospitalario/UCIP

Si no hay datos de obstrucción:
DRA de origen renal en oligoanuria:
1. Sueroterapia:
– Líquidos: PI
– Electrólitos: K: no aportar
– Na: aportar NB (3-4 mEq/kg/día) + PC
2. Ingreso en UCIP

OBJETIVOS
- Realizar una aproximación inicial adecuada del paciente con daño renal agudo, y diferenciar los tres tipos mediante anamnesis, exploración física y pruebas complementarias básicas.
- Reconocer los criterios de derivación a nefrología infantil, así como de ingreso hospitalario.

CONCEPTOS IMPORTANTES

- El **daño renal agudo (DRA)** es la disminución del **filtrado glomerular (FG)**, que puede producir retención hídrica y de productos nitrogenados, además de disregulación del volumen extracelular y los electrólitos. Se debe sospechar en todo paciente crítico o con una patología de riesgo para su desarrollo (situaciones de hipovolemia, sepsis, ingesta de fármacos nefrotóxicos, obstrucción de la vía urinaria, pacientes oncológicos, etc.), y que presente:
  - Aumento del valor de la creatinina (Cr) sanguínea.
  - Oliguria (diuresis < 0,5-1 mL/kg/h; signo sensible, pero poco específico), macrohematuria, hipertensión.
- No hay un consenso internacional en cuanto a la definición y la estadificación del DRA, pero los criterios más aceptados son los de las guías clínicas de KDIGO (Kidney Disease Improving Global Outcomes) de 2012 (**Tabla 6.9-1**).
- Habitualmente, no se dispondrá de un valor de Cr previo para evaluar su aumento, y en ese caso habrá que basarse en los valores normales de Cr para la edad (**Tabla 6.9-2**) o los del FG.
- **FG:** su valor varía con la edad, el sexo y la superficie corporal, aumentando progresivamente desde el nacimiento hasta alcanzar cifras normales en torno a los 2 años. Se considera normal un FG > 90 mL/min·1,73 m². Para estimarlo, se pueden utilizar los siguientes parámetros:
  - **Cr:** su valor sérico depende de la edad, el sexo y la masa muscular del paciente. Cuando se eleva, se estima que la masa renal es < 60 %. Para calcular su aclaramiento, es necesaria la recogida de orina durante 24 h, por lo que en el servicio de urgencias solo se estimará el FG por talla. Se utiliza la fórmula de Schwartz actualizada de 2009:

$$\frac{K \times talla\ (cm)}{Cr\ plasmática\ (mg/dL)}$$

  El valor de la constante K es de 0,413 entre 1 y 14 años.
  No existen valores de referencia validados en otras edades.
  - **Cistatina C:** es un excelente marcador de la función renal e independiente de las características del paciente, especialmente en situaciones de disminución de masa muscular (desnutrición). No se puede solicitar de urgencia, por lo que se realizará de forma ambulatoria o durante el ingreso hospitalario.
- **Etiología:**
  - Causas prerrenales: hipovolemia, disfunción cardíaca, situaciones de vasodilatación periférica (sepsis, anafilaxia, fármacos antihipertensivos) o de

Tabla 6.9-1. Criterios KDIGO (Kidney Disease Improving Global Outcomes) de daño renal agudo

Estadio	Creatinina sérica (Cr_s)	Diuresis
Estadio 1	Aumento de la Cr_s 1,5-1,9 veces la basal o Aumento de la Cr_s > 0,3 mg/dL en 48 h	Diuresis < 0,5 mL/kg/h en 6-12 h (en neonatos, de 0,5-1 mL/kg/h)
Estadio 2	Aumento de la Cr_s de 2 a 2,9 veces la basal	Diuresis < 0,5 mL/kg/h en ≥ 12 h (en neonatos, de 0,3-0,5 mL/kg/h)
Estadio 3	Aumento de la Cr_s más de 3 veces la basal o Aumento de la Cr_s > 4 mg/dL	Diuresis < 0,3 mL/kg/h en ≥ 24 h o Anuria ≥ 12 h

Tabla 6.9-2. Valores normales de creatinina según la edad

Edad	Creatinina (P2,5-P97,5)
Neonatos pretérmino (0-21 días)	0,33-1,01 mg/dL
Neonatos a término (0-14 días)	0,25-0,82 mg/dL
2 meses-1 año	0,12-0,38 mg/dL
1 a < 3 años	0,17-0,34 mg/dL
3 a < 5 años	0,24-0,38 mg/dL
5 a < 7 años	0,29-0,45 mg/dL
7 a < 9 años	0,35-0,52 mg/dL
9 a < 11 años	0,39-0,60 mg/dL
11 a < 13 años	0,43-0,67 mg/dL
13 a < 15 años	0,46-0,73 mg/dL

*No existen rangos de normalidad validados para lactantes a término de 14-60 días de vida ni para lactantes pretérmino de 21-60 días de vida.

vasoconstricción renal (inhibidores de la enzima conversora de la angiotensina [IECA], antiinflamatorios no esteroideos [AINE]).
– Causas renales/intrínsecas: necrosis tubular aguda, afectación renovascular, nefritis intersticial por fármacos (AINE, aminoglucósidos, amfotericina B, contraste yodado, tacrólimus, ciclosporina), infecciones o metástasis, glomerulonefritis, hiper-CK-emia.
– Causas posrenales: obstrucción congénita o adquirida.

ESTIMACIÓN DE LA GRAVEDAD

• Anamnesis: identificar los factores desencadenantes y la posible etiología (especialmente, fármacos y situaciones de hipovolemia). Valorar la función renal en analíticas previas, si se dispone de ellas, para estimar el tiempo de evolución. En un paciente con una función renal previa desconocida y sin factores de

riesgo de DRA, un aumento de la Cr puede ser un hallazgo de enfermedad renal crónica.
- Exploración física y monitorización:
  - Valoración inicial mediante el triángulo de evaluación pediátrica (TEP).
  - Recogida de constantes: peso actual y último peso conocido (para calcular la pérdida de líquido en el DRA de origen prerrenal), frecuencia cardíaca (FC), presión arterial (PA) y, en función de la situación clínica, frecuencia respiratoria (FR) y saturación de oxígeno (SatO$_2$).
  - Exploración física detallada, con especial atención en la identificación de signos de deshidratación, edemas, lesiones cutáneas y masas abdominales, que puedan orientar a un determinado origen.
    - Valorar la volemia: signos de deshidratación que orientan a causa prerrenal.
    - Edemas, ganancia ponderal, hipertensión arterial (HTA), palpación renal, exantema cutáneo (lupus eritematoso sistémico [LES], vasculitis, púrpura de Schoenlein-Henoch, etc.): orientan a una causa renal.
    - Palpación renal (trombosis) o vesical (obstrucción uretral): causa posrenal.

PRUEBAS COMPLEMENTARIAS

- Ante un paciente con un valor de FG bajo, se solicitará:
  - **Pruebas en orina** (Tabla 6.9-3):
    - **Tira reactiva de orina:** el DRA de origen renal suele asociar hematuria y/o proteinuria, hallazgos que son menos frecuentes en el DRA prerrenal. El DRA prerrenal suele tener valores de densidad elevados. La densidad puede modificarse en casos de proteinuria y glucosuria.
    - **Osmolaridad urinaria:** la ausencia de capacidad para concentrar o diluir la orina es indicador de DRA de origen renal. Los diuréticos también pueden alterar tanto la densidad como la osmolaridad urinaria.
    - **Iones, cuantificación de proteínas y Cr:** el sodio urinario puede alterarse por la administración de diuréticos y expansiones de volumen, por lo que es recomendable medirlo antes de recibir sueroterapia.
    - **Excreción fraccionada de sodio (EFNa)** (%): informa sobre la capacidad del riñón para reabsorber agua y sodio. No es valorable en pacientes en tratamiento diurético.

$$\frac{\text{Na urinario (mEq/L)} \times \text{Cr plasmática (mg/dL)}}{\text{Na plasmático (mEq/L)} \times \text{Cr urinaria (mg/dL)}} \times 100$$

  - **Excreción fraccionada de urea (EFUrea)** (%): ofrece información muy útil para diferenciar el DRA prerrenal (< 30 %) del de origen renal (> 50 %) en pacientes oligúricos o en tratamiento diurético.

$$\frac{\text{Urea urinaria (mg/dL)} \times \text{Cr plasmática (mg/dL)}}{\text{Urea plasmática (mg/dL)} \times \text{Cr urinaria (mg/dL)}} \times 100$$

Tabla 6.9-3. Diagnóstico diferencial entre daño renal agudo prerrenal y renal. Índices de fallo renal agudo

	Prerrenal RN/niño	Renal RN/niño	Posrenal RN/niño
Osmolaridad urinaria (mOsm/kg)	> 400/> 500	< 400/< 300	----/> 350
Osmolaridad urinaria (mOsm/kg)/plasmática (mOsm/kg)	> 1,5/> 2	< 1/< 1	----/0,5
Densidad	> 1.018	< 1.010	
Na en orina (mEq/L)	< 30/< 10	> 60/> 60	> 60/> 60
EFNa (%)	< 3/< 1	> 2,5/> 2	-------
Cr urinaria/Cr plasmática	> 40	< 20	< 15
Urea urinaria/urea plasmática	> 20	3	5
Índice de fallo renal (Na urinario mEq/L × 100)/(Cr urinaria mg/dL × Cr plasmática mg/dL)	< 1	> 1	+/-
Cilindros	Sedimento normal Cilindros hialinos	Cilindros granulosos pigmentados, células epiteliales y detritos	

Cr: creatinina; EFNa: excreción fraccionada de sodio; RN: recién nacido.

– Otras pruebas (sedimento urinario, morfología de hematíes, cuantificación de proteinuria, etc.) se solicitarán en función de los hallazgos urinarios asociados (v. **capítulo 3.23 Hematuria** y **capítulo 6.35 Proteinuria**).
– Es el conjunto (y no únicamente un dato) de anamnesis, exploración física y pruebas complementarias lo que orienta a una etiología u otra.
• **Analítica sanguínea:**
  – Pruebas de primer nivel (a realizar en urgencias): gasometría venosa, hematimetría, coagulación y bioquímica general, incluyendo fósforo, calcio, magnesio, ácido úrico, creatina-cinasa (CK) y osmolaridad.
  – Pruebas de segundo nivel (durante el ingreso en aquellas con sospecha de etiología renal; puede extraerse la muestra en urgencias y procesarla posteriormente): proteinograma, cistatina C, complemento (C3, C4, CH50), anticuerpos (según sospecha clínica: anticuerpos anticitoplasma de neutrófilo [ANCA], anti-ADN, antinucleares [ANA], etc.), lactato-deshidrogenasa (LDH), morfología de hematíes, haptoglobina, serología vírica, etc.
• **Pruebas de imagen:** se solicitarán si no hay resolución tras sueroterapia inicial y se sospecha un origen posrenal o renal.
  – **Ecografía renal:** si se sospecha una etiología posrenal. Informa del tamaño renal y de la ecogenicidad del parénquima, permitiendo descartar una uropatía obstructiva (dilatación ecográfica de la vía urinaria).

–   **Ecografía Doppler:** si se sospecha una etiología renal o una trombosis vascular (se puede realizar durante el ingreso si el paciente permanece estable). Valora el flujo renal y calcula los índices de resistencia, que se relacionan estrechamente con el pronóstico.

TRATAMIENTOS

• Además del tratamiento etiológico (hipovolemia, tóxicos, obstrucción, etc.), se debe asegurar un balance hídrico adecuado y tratar las alteraciones electrolíticas que pueda haber, así como reducir factores de riesgo adicionales que agraven el DRA (fármacos, hipovolemia, hipervolemia).
• **Sueroterapia:**
    –   Se debe conseguir un balance hídrico adecuado y una situación de normovolemia, ya que el DRA puede agravarse tanto en situación de hipovolemia (hipoperfusión renal que origine daño parenquimatoso) como de sobrehidratación. La etiología más frecuente es la prerrenal oligúrica (aislada o desencadenando posteriormente daño renal intrínseco), por lo que se aconseja:
        ■   Administrar solución isotónica (suero salino fisiológico [SSF] o solución balanceada): hasta 10 mL/kg, salvo alta sospecha de hipervolemia (signos de insuficiencia cardíaca, edema pulmonar, etc.).
        ■   Valorar la respuesta evaluando el ritmo de diuresis.
        ■   Si no hay respuesta, considerar repetir SSF en dosis de 10 mL/kg (sospecha de origen prerrenal) o administrar furosemida en dosis de 0,5-1 mg/kg (sospecha de origen renal).
    –   La tabla 6.9-4 muestra las pautas de sueroterapia en función de la diuresis.
    –   En los casos menos frecuentes de hipervolemia, se recomienda aportar únicamente las pérdidas insensibles más la diuresis.
• **Trastornos electrolíticos:**
    –   Hiperpotasemia (potasio > 5,5 mEq/L). En los pacientes con DRA debe restringirse el aporte de potasio. Tratamiento:
        ■   K > 7 mEq/L o K = 6-7 mEq/L pero con riesgo elevado de aumentar en las siguientes horas, debilidad/parálisis o alteraciones del ECG (pérdida de ondas P, complejo QRS ancho, arritmias u ondas T picudas):

Tabla 6.9-4. Sueroterapia en el daño renal agudo (DRA)

	DRA oligúrico	DRA poliúrico
Volumen	Restringir líquidos si existe normovolemia: Pérdidas insensibles* + diuresis + pérdidas continuadas. Si hay hipovolemia (deshidratación, etc.), sumar pérdidas de líquidos estimadas	Necesidades basales (fórmula de Holliday Segar) + ⅔ de diuresis + pérdidas continuadas
Calidad	Sodio: necesidades basales (3-4 mEq/kg/día) + pérdidas continuadas. Potasio: no aportar	Sodio: necesidades basales (3-4 mEq/kg/día) + pérdidas renales y continuadas. Potasio: aportar si hay hipopotasemia

*Cálculo de las pérdidas insensibles: peso (kg) × gasto calórico × 0,45 (Tabla 6.9-5).

Tabla 6.9-5. Gasto calórico según el peso para el cálculo de las pérdidas insensibles

Peso (kg)	Recién nacido	3-10	10-15	15-25	25-35	35-60	60-70	> 70
Gasto calórico	50		70	57	45	37	32	25	10-20

- ○ Primera elección: gluconato cálcico al 10 % (0,5 mL/kg; dosis máxima: 20 mL = 2 g) a pasar en 5-10 min. Efecto inmediato, con una duración de 30-60 min. Monitorizar el riesgo de bradicardia. Antagoniza la despolarización inducida por el K en el potencial de membrana de la célula cardíaca, pero no disminuye los niveles de potasio por sí mismo, por lo que debe usarse asociado a uno de los dos siguientes:
  - ♦ Insulina regular i.v. (0,1 UI/kg; máximo: 10 UI) y glucosa i.v. (0,5 g/kg) a pasar en 30 min. Inicio del efecto en 30 min. Monitorizar las glucemias por riesgo de hipoglucemia.
  - ♦ Bicarbonato sódico 1 M i.v. (1 mEq/kg; dosis máxima: 50 mEq). Es de elección en situaciones de acidosis. No debe administrarse en monoterapia, incluso en casos de acidosis.
  - ○ Si no se dispone de vía i.v.: salbutamol nebulizado (0,15 mg/kg; dosis máxima: 5 mg). Existe riesgo de taquicardia.
  - ▪ K < 7 mEq/L, y sin alteraciones en el ECG ni clínica muscular:
    - ○ Furosemida (1 mg/kg; dosis máxima: 40 mg). Inicio del efecto en 20 min, con una duración de acción de 4 h. Evitar si existe DRA de origen prerrenal.
    - ○ Resinas de intercambio (vía oral o rectal): 1 g/kg. Inicio de la acción en 1 h y duración de hasta 4-6 h; se puede repetir la dosis. No administrar en neonatos ni en pacientes con riesgo de obstrucción intestinal. Disminuyen la absorción enteral de K; utilizar únicamente con la ingesta.
  - ▪ Se debe ingresar al paciente en la unidad de cuidados intensivos pediátricos (UCIP) e iniciar diálisis en casos de alteraciones del ritmo en el ECG o hiperpotasemia superior a 6,5 mEq/L que no responde a tratamiento médico.
  - – Acidosis metabólica: se deberá corregir con bicarbonato sódico 1 M si la acidosis metabólica es grave (pH < 7,2 y/o bicarbonato < 12 mEq/L). Generalmente se administra la mitad del déficit calculado y diluido al medio (1:1).
  - – Cálculo de déficit (mEq) de bicarbonato: (bicarbonato deseado – bicarbonato actual) × peso (kg) × 0,3 (en el recién nacido × 0,5).
  - – Metabolismo fosfocálcico: la hiperfosforemia grave (P > 7mg/dL en los niños pequeños o > 5 mg/dL en el resto) puede requerir tratamiento médico y, en ocasiones, una técnica de depuración extrarrenal, pero en la mayoría de los casos no es un tratamiento urgente, por lo que se puede diferir una vez que el paciente se encuentre estable o ingresado.
- • **Fármacos nefrotóxicos-ajuste al FG:** identificar los fármacos que puedan agravar la situación del DRA, y retirarlos/no administrarlos (IECA, AINE, diuréticos, etc.), así como ajustar los fármacos que sean necesarios al FG.

- **HTA:** es más frecuente en el DRA oligoanúrico por sobrecarga hídrica. Cuando hay daño intrínseco renal, la HTA se puede producir por activación del eje renina-angiotensina. Los antihipertensivos de elección son los calcioantagonistas (labetalol como alternativa si no hay contraindicación cardiológica). Si no es una emergencia hipertensiva, se pueden iniciar en la planta de hospitalización (v. **capítulo 2.5 Crisis hipertensiva**).
- **Soporte nutricional:** mantener un aporte calórico adecuado, no siendo necesaria la restricción proteica en la fase aguda.
- **Seguimiento posterior:**
  - Si el DRA no se ha resuelto con las medidas iniciadas en urgencias, ingreso para continuar el tratamiento y seguimiento evolutivo. Si hay inestabilidad hemodinámica o alteraciones electrolíticas importantes, ingreso en la UCIP.
  - Los pacientes con DRA leve (estadio 1) corregido y aquellos en los que se identifique una etiología prerrenal, por norma general no precisarán un seguimiento especializado.
  - Los pacientes con DRA moderado o grave, aunque se corrijan, y aquellos leves pero de etiología desconocida, o en los que se identifique un origen renal o posrenal, serán derivados para seguimiento por nefrología infantil.

RECUERDE QUE...

- La causa más frecuente de DRA es prerrenal, principalmente por hipovolemia.
- Ante un paciente con DRA, el objetivo principal es mantener la normovolemia (administrar por norma general: pérdidas insensibles + diuresis + pérdidas continuadas).
- Es habitual encontrar conjuntamente dos tipos de DRA (intrínseco o de origen renal y prerrenal) y es importante tratar ambos, empezando siempre por restablecer la volemia en primer lugar.
- Un sodio urinario < 20 mEq/L habitualmente equivale a una EFNa < 1 %, que es característica del DRA prerrenal.
- En los casos de DRA no resuelto, se debe considerar el ingreso hospitalario.

BIBLIOGRAFÍA

Antón Gamero M, Fernández Escribano A. Daño renal agudo. Protoc Diagn Ter Pediatr. 2022;1:405-21. Disponible en: https://www.aeped.es

Endre ZH, Kellum JA, Di Somma S, Doi K, Goldstein SL, Koyner JL, et al. Differential diagnosis of AKI in clinical practice by functional and damage biomarkers: workgroup statements from the Tenth Acute Dialysis Quality Initiative Consensus Conference. Contrib Nephrol. 2013;182:30-44.

Fraga Rodríguez GM, Huertes Díaz B. Evaluación básica de la función renal en pediatría. Protoc Diagn Ter Pediatr. 2014;1:21-35.

Kidney Disease: Improving Global Outcomes (KDIGO) Acute Kidney Injury Work Group. KDIGO clinical practice guideline for acute kidney injury. Kidney Int. 2012;Suppl 2:1-138.

McGregor TL, Jones DP, Wang L, Danciu I, Bridges BC, Fleming GM, et al. Acute kidney injury incidence in noncritically ill hospitalized children, adolescents, and young adults: a retrospective observational study. Am J Kidney Dis 2016;67(3):384-90.

Moritz ML, Ayus JC. Maintenance intravenous fluids in acutely ill patients. N Engl J Med. 2015;373(14):1350-60.

National Clinical Guideline Centre (UK). Acute kidney injury: prevention, detection and management o acute kidney injury up to the point of renal replacement therapy. NICE Clinical Guidelines, No. 169. Londres: Royal College of Physicians (UK); 2013. Disponible en: https://www.ncbi.nlm.nih.gov/books/NBK247665/

Neilson J, O'Neill F, Dawoud D, Crean P; Guideline Development Group. Intravenous fluids in children and young people: summary of NICE guidance. BMJ. 2015;351:h6388.

Sethi SK, Bunchman T, Chakraborty R, Raina R. Pediatric acute kidney injury: new advances in the last decade. Kidney Res Clin Pract. 2021;40(1):40-51.

Zappitelli M, Parikh CR, Akcan-Arikan A, Washburn KK, Moffett BS, Goldstein SL. Ascertainment and epidemiology of acute kidney injury varies with definition interpretation. Clin J Am Soc Nephrol. 2008;3(4):948-54.

I. Gangoiti Goikoetxea

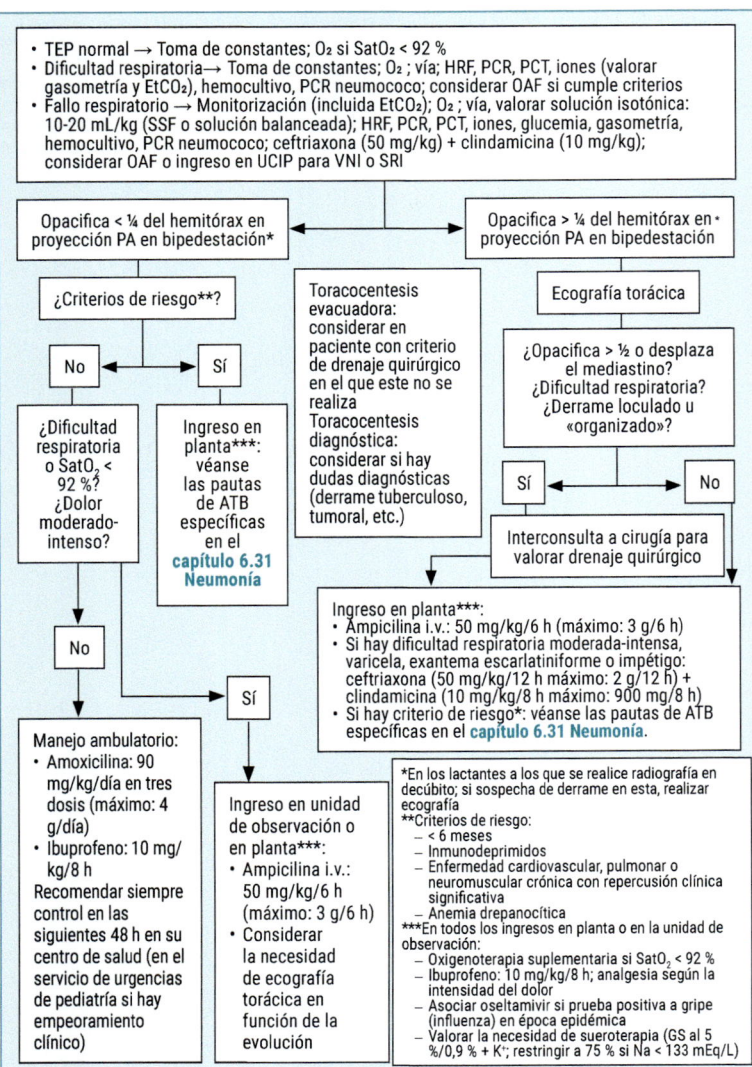

- TEP normal → Toma de constantes; O_2 si SatO_2 < 92 %
- Dificultad respiratoria→ Toma de constantes; O_2 ; vía; HRF, PCR, PCT, iones (valorar gasometría y EtCO_2), hemocultivo, PCR neumococo; considerar OAF si cumple criterios
- Fallo respiratorio → Monitorización (incluida EtCO_2); O_2 ; vía, valorar solución isotónica: 10-20 mL/kg (SSF o solución balanceada); HRF, PCR, PCT, iones, glucemia, gasometría, hemocultivo, PCR neumococo; ceftriaxona (50 mg/kg) + clindamicina (10 mg/kg); considerar OAF o ingreso en UCIP para VNI o SRI

Opacifica < ¼ del hemitórax en proyección PA en bipedestación*

Opacifica > ¼ del hemitórax en proyección PA en bipedestación

¿Criterios de riesgo**?

Toracocentesis evacuadora: considerar en paciente con criterio de drenaje quirúrgico en el que este no se realiza
Toracocentesis diagnóstica: considerar si hay dudas diagnósticas (derrame tuberculoso, tumoral, etc.)

Ecografía torácica

No — Sí

¿Opacifica > ½ o desplaza el mediastino?
¿Dificultad respiratoria?
¿Derrame loculado u «organizado»?

¿Dificultad respiratoria o SatO_2 < 92 %? ¿Dolor moderado-intenso?

Ingreso en planta***: véanse las pautas de ATB específicas en el **capítulo 6.31 Neumonía**

Sí — No

Interconsulta a cirugía para valorar drenaje quirúrgico

No

Ingreso en planta***:
- Ampicilina i.v.: 50 mg/kg/6 h (máximo: 3 g/6 h)
- Si hay dificultad respiratoria moderada-intensa, varicela, exantema escarlatiniforme o impétigo: ceftriaxona (50 mg/kg/12 h máximo: 2 g/12 h) + clindamicina (10 mg/kg/8 h máximo: 900 mg/8 h)
- Si hay criterio de riesgo*: véanse las pautas de ATB específicas en el **capítulo 6.31 Neumonía**.

Sí

Manejo ambulatorio:
- Amoxicilina: 90 mg/kg/día en tres dosis (máximo: 4 g/día)
- Ibuprofeno: 10 mg/kg/8 h
Recomendar siempre control en las siguientes 48 h en su centro de salud (en el servicio de urgencias de pediatría si hay empeoramiento clínico)

Ingreso en unidad de observación o en planta***:
- Ampicilina i.v.: 50 mg/kg/6 h (máximo: 3 g/6 h)
- Considerar la necesidad de ecografía torácica en función de la evolución

*En los lactantes a los que se realice radiografía en decúbito; si sospecha de derrame en esta, realizar ecografía
**Criterios de riesgo:
 – < 6 meses
 – Inmunodeprimidos
 – Enfermedad cardiovascular, pulmonar o neuromuscular crónica con repercusión clínica significativa
 – Anemia drepanocítica
***En todos los ingresos en planta o en la unidad de observación:
 – Oxigenoterapia suplementaria si SatO_2 < 92 %
 – Ibuprofeno: 10 mg/kg/8 h; analgesia según la intensidad del dolor
 – Asociar oseltamivir si prueba positiva a gripe (influenza) en época epidémica
 – Valorar la necesidad de sueroterapia (GS al 5 %/0,9 % + K⁺; restringir a 75 % si Na < 133 mEq/L)

OBJETIVOS

- Conocer las causas más frecuentes de derrame pleural.
- Solicitar apropiadamente las pruebas de imagen y las analíticas necesarias en los derrames paraneumónicos, en función de la situación clínica y las características del derrame.
- Utilizar las pautas antibióticas adecuadas y los tratamientos complementarios.

CONCEPTOS IMPORTANTES

- **Definición:** acumulación de cualquier líquido en cantidad superior a la normal (> 10 mL) en el espacio entre las pleuras parietal y visceral, por alteración en su formación o absorción.
- Causa más frecuente: infecciosa, seguida de insuficiencia cardíaca congestiva y tumoral.
- **Tipos de derrame pleural** (Tabla 6.10-1): exudado (por proceso inflamatorio en la pleura o por alteración en el drenaje linfático) y trasudado (por ultrafiltrado de plasma).

Tabla 6.10-1. Diferencias entre trasudado y exudado. Causas

	Trasudado	Exudado
Causas	Insuficiencia cardíaca congestiva Síndrome nefrótico Cirrosis hepática Diálisis peritoneal Hipotiroidismo	Infección: paraneumónico, empiema, tuberculosis, vírica Tumoral Enfermedad del tejido conectivo Pancreatitis Perforación esofágica Infarto/embolia pulmonar Quilotórax
Aspecto	Transparente	Amarillento
Proteínas totales	< 3 g/L	⩾ 3 g/L
Proteínas en pleura/proteínas en plasma	⩽ 0,5	> 0,5
LDH pleural/LDH en plasma	< 0,6	⩾ 0,6
LDH pleural	< 200 mU/mL	> 200mU/mL
Glucosa	> 60 mg/dL	< 60 mg/dL
Densidad	< 1.016	> 1.016
pH	⩾ 7,35	< 7,35
Colesterol pleural	< 60 mg/dL	> 60 mg/dL
Colesterol pleural/colesterol sérico	< 0,3	> 0,3
Citología	Escasa (células mesoteliales y linfocitos)	Abundante (linfocitos o polimorfonucleares)
Bacteriología	Negativa	Ocasionalmente positiva

LDH: lactato-deshidrogenasa.

- **Derrame pleural paraneumónico:** derrame pleural tipo exudado asociado a una infección pulmonar, debido a la extensión de la inflamación y la infección a la pleura.
  - Etiología: aunque las infecciones pulmonares víricas pueden producir frecuentemente derrame, su curso suele ser asintomático y autolimitado. La causa bacteriana más frecuente es *S. pneumoniae*, seguido de *S. aureus*. Menos frecuentes: *S. pyogenes*, *H. influenzae*, *P. jirovecii* (inmunodeprimidos) y *M. tuberculosis*.
  - El derrame paraneumónico puede ser de flujo libre (sobre todo en los estadíos **más precoces) o complicado (derrame** loculado o presencia de empiema) una vez que se ha producido la invasión bacteriana del espacio pleural.
- **Empiema:** colección purulenta. Se caracteriza por pH < 7,20, glucosa < 40 mg/dL, > 100 neutrófilos/mL y/o visualización de gérmenes en la tinción de Gram.

ESTIMACIÓN DE LA GRAVEDAD

- **A recoger en la anamnesis:**
  - Antecedentes personales: alergias, estado vacunal, existencia de patología de base (enfermedad cardíaca, renal, del tejido conectivo, etc.).
  - Cuadro clínico: tiempo de evolución, presencia de fiebre, síntomas acompañantes (tos, disnea, retracciones, dolor pleurítico, ortopnea, cianosis), síntomas sugestivos de causa no infecciosa (insuficiencia cardíaca, proceso oncológico, fibrosis quística, etc.).
- **A registrar en la exploración general:**
  - Triángulo de evaluación pediátrica (TEP), constantes vitales (frecuencia cardíaca [FC], frecuencia respiratoria [FR], $SatO_2$, presión arterial). Si existe una dificultad respiratoria importante o fallo respiratorio: $EtCO_2$.
  - Retracciones, quejido.
  - Auscultación pulmonar: puede ser normal si el derrame es pequeño. Si no, suele haber disminución/abolición del murmullo vesicular y puede auscultarse un roce pleural. Matidez a la percusión. Menor movimiento del hemitórax afectado con la inspiración.
  - Exploración abdominal: hepatomegalia, ascitis, etcétera.
- **Factores de riesgo de mala evolución:** menor de 6 meses de edad, inmunodeprimido, enfermedad cardiovascular, pulmonar o neuromuscular crónica con repercusión clínica significativa, anemia drepanocítica.

PRUEBAS COMPLEMENTARIAS

- Pruebas de imagen:
  - Radiografía de tórax: suele ser la primera prueba de imagen a realizar ante un paciente con sospecha clínica de derrame pleural paraneumónico.
    - Posteroanterior (PA) en bipedestación: proyección de elección. Se vería una sombra radiológica de densidad agua que oblitera los ángulos costofrénicos y/o cardiofrénicos. El tamaño del derrame guiará la actitud.

- ■ Decúbito lateral: como alternativa a la proyección PA en bipedestación en lactantes y pacientes no colaboradores.
  - – Ecografía torácica: distingue si el derrame está libre o encapsulado. Es útil para conocer la localización exacta. Las indicaciones son la opacificación mayor a un cuarto de hemitórax en la radiografía PA en bipedestación o la sospecha de derrame > 1 cm en radiografía en decúbito lateral.
  - – Tomografía computarizada (TC) torácica: está indicada en casos en que se sospeche que la causa del derrame no es infecciosa (para valorar el parénquima pulmonar), en casos en que asocie neumonía necrosante o absceso pulmonar (puede realizarse durante el ingreso), o para considerar si se observa mala evolución.
- Analítica sanguínea: en los pacientes con derrame pleural paraneumónico con criterios de antibioterapia i.v. y en los derrames de causa desconocida.
  - – Hemograma, procalcitonina (PCT), proteína C-reactiva (PCR), glucosa, urea, creatinina e iones.
  - – Si se sospecha un origen infeccioso: hemocultivo y prueba de detección de *S. pneumoniae* por técnica de reacción en cadena de la polimerasa.
  - – Si existe dificultad respiratoria importante o fallo respiratorio: gasometría venosa.
  - – Si se realiza toracocentesis: proteínas totales y lactato-deshidrogenasa (LDH).
  - – Ampliar el estudio si se sospecha una etiología no infecciosa.
- Toracocentesis: no se recomienda de forma sistemática como herramienta diagnóstica, salvo ante la sospecha de una etiología no infecciosa. Se puede valorar como herramienta terapéutica en pacientes subsidiarios de colocación de un tubo torácico, en los que la colocación de este se va a demorar, para conseguir un alivio sintomático. Extraer hasta un máximo de 10-20 mL/kg. Solicitar (en función del contexto clínico):
  - – Cultivo de líquido pleural: bacteriano, fúngico, micobacteriano.
  - – Tinción de Gram.
  - – Citología.
  - – Bioquímica: pH, glucosa, proteínas, LDH, recuento y fórmula celular. Dependiendo de la clínica valorar adenosina-desaminasa (ADA), amilasa, colesterol y triglicéridos.
  - – Prueba de detección de *S. pneumoniae* por técnica de reacción en cadena de la polimerasa.

TRATAMIENTOS

- **Si TEP alterado:** maniobras de estabilización (ABCDE). Oxígeno suplementario si hay dificultad respiratoria (al 100 % si es intensa o hay fallo respiratorio). Monitorización y acceso venoso. Valorar protocolo de sepsis.
- **Analgesia** según la escala de dolor (v. capítulo 1.40 Sedoanalgesia: procedimientos).

- **Tratamiento específico del derrame paraneumónico:**
  - Antibioterapia empírica: se usan lasmismas pautas que en las neumonías sin derrame asociado (v. **capítulo 6.31 Neumonía,** para pautas en alérgicos a betalactámicos).
    - Paciente con fallo respiratorio, dificultad respiratoria intensa o factor de riesgo de *S. pyogenes* (varicela, exantema escarlatiniforme o impétigo): ceftriaxona (50 mg/kg/12 h máximo: 2 g/12 h) + clindamicina (40 mg/kg/día en 3-4 dosis; máximo: 2.700 mg/día). Como alternativa en comunidades donde la prevalencia es de *S. aureus* resistente a la meticilina: ceftriaxona + vancomicina.
    - Paciente con TEP normal o dificultad respiratoria leve, y sin factores de riesgo de *S. pyogenes*:
      - Con criterios de manejo ambulatorio (v. a continuación): amoxicilina oral (90 mg/kg/día en tres dosis; máximo: 4 g/día).
      - Sin criterios de manejo ambulatorio: ampicilina i.v. (50 mg/kg/6 h máximo: 3 g/6 h).
      - Paciente con factor de riesgo: véase **capítulo 6.31 Neumonía**, para pautas antibióticas específicas.
  - **Criterios de tratamiento ambulatorio:**
    - TEP normal.
    - Derrame que opacifica menos de un cuarto del hemitórax en radiografía PA en bipedestación.
    - $SatO_2 \geq 92\ \%$.
    - Ausencia de dolor o dolor leve controlable con analgesia oral.
    - Sin factores de riesgo de evolución desfavorable.
    - Posibilidad de control y seguimiento ambulatorio precoz.
  - Otros tratamientos:
    - Ibuprofeno oral: 10 mg/kg/8 h.
    - Asociar oseltamivir si el Flutest es positivo en época epidémica (v. **capítulo 6.17 Gripe** para las dosis).
    - Sueroterapia: valorar la necesidad en función de la ingesta. Restringir al 75 % de las necesidades basales si la natremia es inferior a 133 mEq/L.
    - Drenaje quirúrgico si:
      - Derrame grande (mayor a la mitad del hemitórax o desplaza el mediastino).
      - Derrame moderado (entre un cuarto y la mitad del hemitórax) que asocie dificultad respiratoria, datos de complicación o si no hay mejoría clínica tras 48 h de tratamiento antibiótico.
      - La experiencia del centro es un factor importante, ya que varias guías valoran la posibilidad de antibioterapia intravenosa sin drenaje quirúrgico incluso en los derrames grandes.
    - Derrames de otras etiologías:
      - Derrame tuberculoso: mismo tratamiento que la tuberculosis primaria.

○ Derrame pleural no inflamatorio (trasudado): no hay medidas específicas, salvo las de la enfermedad de base. Medidas sintomáticas habituales.

RECUERDE QUE...

- La causa más frecuente de derrame pleural es la infecciosa.
- La situación clínica, y el tamaño y las características del derrame orientan el manejo y el destino del paciente.
- El tratamiento de elección en el derrame paraneumónico sin factores de riesgo de etiología no habitual es la amoxicilina.
- Se debe tratar la causa subyacente y valorar su drenaje en algunas situaciones.

BIBLIOGRAFÍA

Andrés-Martín A, Escribano Montaner A, Figuerola Mulet J, García García ML, Korta Murua J, Moreno-Pérez D, et al. Documento de consenso sobre la neumonía adquirida en la comunidad en los niños. SENP-SEPAR-SEIP. Arch Bronconeumol. 2020;56(11):725-41. Disponible en: https://www.archbronconeumol.org/es-documento-consenso-sobre-neumonia-adquirida-articulo-S030028962030106X

Bradley JS, Byington CL, Shah SS, Alverson B, Carter ER, Harrison C, et al.; Pediatric Infectious Diseases Society and the Infectious Diseases Society of America. The management of community-acquired pneumonia in infants and children older than 3 months of age: clinical practice guidelines by the Pediatric Infectious Diseases Society and the Infectious Diseases Society of America. Clin Infect Dis. 2011;53(7):e25-76.

Carter E, Waldhausen J, Zhang W, Hoffman L, Redding G. Management of children with empyema: pleural drainage is not always necessary. Pediatr Pulmonol. 2010;45(5):475-80.

Harris M, Clark J, Coote N, Fletcher P, Harnder A, McKean M, et al.; British Thoracic Society Standards of Care Committee. British Thoracic Society guidelines for the management of community acquired pneumonia in children: update 2011. Thorax. 2011;66 Suppl 2:ii1-23.

Janahi IA, Fakhoury K. Epidemiology, clinical presentation, and evaluation of parapneumonic effusion and empyema in children. UpToDate. 2023. Disponible en: https://www.uptodate.com

Janahi IA, Fakhoury K. Management and prognosis of parapneumonic effusion and empyema in children. UpToDate. 2023. Disponible en: https://www.uptodate.com

Wiese AD, Griffin MR, Zhu Y, Mitchel EF Jr, Grijalva CG. Changes in empyema among U.S. children in the pneumococcal conjugate vaccine era. Vaccine. 2016;34(50):6243-9.

Diabetes *mellitus*

6.11

M. Bermejo Bretos e I. Rica Echevarría

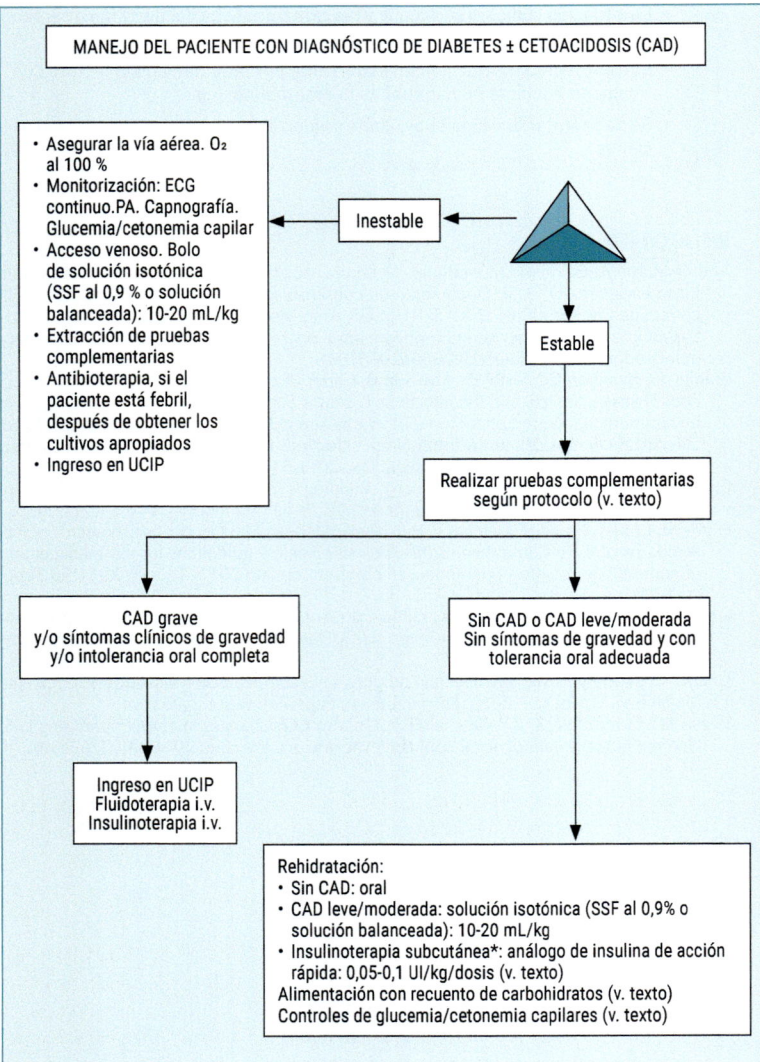

MANEJO DEL PACIENTE CON DIAGNÓSTICO DE DIABETES ± CETOACIDOSIS (CAD)

- Asegurar la vía aérea. O_2 al 100 %
- Monitorización: ECG continuo.PA. Capnografía. Glucemia/cetonemia capilar
- Acceso venoso. Bolo de solución isotónica (SSF al 0,9 % o solución balanceada): 10-20 mL/kg
- Extracción de pruebas complementarias
- Antibioterapia, si el paciente está febril, después de obtener los cultivos apropiados
- Ingreso en UCIP

Inestable

Estable

Realizar pruebas complementarias según protocolo (v. texto)

CAD grave y/o síntomas clínicos de gravedad y/o intolerancia oral completa

Sin CAD o CAD leve/moderada Sin síntomas de gravedad y con tolerancia oral adecuada

Ingreso en UCIP Fluidoterapia i.v. Insulinoterapia i.v.

Rehidratación:
- Sin CAD: oral
- CAD leve/moderada: solución isotónica (SSF al 0,9% o solución balanceada): 10-20 mL/kg
- Insulinoterapia subcutánea*: análogo de insulina de acción rápida: 0,05-0,1 UI/kg/dosis (v. texto)
Alimentación con recuento de carbohidratos (v. texto)
Controles de glucemia/cetonemia capilares (v. texto)

OBJETIVOS
- Identificar los signos y síntomas cardinales de la diabetes *mellitus* en la infancia para realizar un diagnóstico precoz.
- Establecer la gravedad de la situación, en función de los datos clínicos y del resultado de las pruebas complementarias, y administrar el tratamiento inicial más adecuado en cada caso.

CONCEPTOS IMPORTANTES

- **Diabetes *mellitus* (DM):** según la Asociación Estadounidense de Diabetes, los criterios diagnósticos actuales son cuatro:

• Glucemia ⩾ 200 mg/dL (11,1 mmol/L), acompañada de síntomas cardinales de diabetes o de estado hiperglucémico
• Glucemia en plasma en ayunas[1] ⩾ 126 mg/dL (7 mmol/L)
• Glucemia en plasma ⩾ 200 mg/dL a las 2 h de una PTOG[2]
• HbA_{1c} ⩾ 6,5 %

[1] Ayuno mínimo de 8 h.
[2] Se administran 75 g de glucosa anhidra o 1,75 g/kg (máximo: 75 g).
*En ausencia de hiperglucemia inequívoca con sintomatología asociada, los criterios deben confirmarse.
HbA_{1c}: hemoglobina glucosilada; PTOG: prueba de tolerancia oral de glucosa.

- **Cetoacidosis (CAD):** es una complicación grave por déficit absoluto o relativo de insulina. Puede ocurrir en personas con DM ya diagnosticada o ser la forma clínica de diagnóstico inicial de una DM. Se define por la tríada:

Hiperglucemia: glucemia ⩾ 200 mg/dL
Cetonemia: β-hidroxibutirato ⩾ 3 mmol/L o intensa cetonuria
Acidosis: pH < 7,3 o bicarbonato < 18 mmol/L

- **Cetonemia:** medición capilar o venosa de β-hidroxibutirato (BOHB). Los valores normales son inferiores a 0,5 mmol/L. Es útil para monitorizar la efectividad del tratamiento, y es recomendable disminuir el BOHB a un ritmo de 0,5 mmol/L por hora.
- **Cetonuria:** es una medida semicuantitativa: leve (+), moderada (++) o grave (⩾ 3+). Puede infraestimar la gravedad del cuadro por no medir el BOHB. Se utiliza si no se dispone de cetonemia.

ESTIMACIÓN DE LA GRAVEDAD

- **Evaluación inicial:** es preciso evaluar la vía aérea y la estabilidad hemodinámica del paciente mediante una valoración ABCDE, prestando especial atención a la situación hemodinámica, debido a la probable depleción de volumen. Es importante valorar la presencia de taquipnea y la alteración del patrón respiratorio (respiración de Kussmaul: respiración rápida y profunda que puede ir acompañada de pausas inspiratorias), así como el nivel de consciencia.

- **Monitorización continua:** en las CAD graves, es aconsejable incluir la capnografía.
- **Historia clínica del paciente:** antecedentes familiares de DM y autoinmunidad; hay que recoger signos y síntomas cardinales de DM, su tiempo de evolución, incluyendo poliuria y enuresis, polidipsia, astenia, pérdida ponderal, polifagia, vómitos, dolor abdominal o alteración del nivel de consciencia.
- **Exploración física:** valorar los signos de deshidratación mediante los pulsos, el relleno capilar y la sequedad de mucosas, además de la posible caquexia (calcular la pérdida ponderal). Es posible que se presente con hipotermia y dolor abdominal.
- **Descartar factores de confusión:** existen situaciones de estrés (cirugía, infecciones agudas o traumatismos) que pueden causar una hiperglucemia transitoria. Es preciso descartar la ingesta de medicación hiperglucemiante.

FORMAS DE PRESENTACIÓN

La mayoría de los nuevos diagnósticos que se realizan en los servicios de urgencias pediátricos en nuestro medio corresponden a DM de tipo 1 (DM1). Aproximadamente, un tercio se presentan como una cetoacidosis diabética. El diagnóstico de DM de tipo 2 en esta situación es excepcional, y la actitud inicial no difiere de la expuesta para DM1. Las formas clínicas de presentación de la DM son:

- **Hiperglucemia sin acidosis, con o sin cetonemia:** es la forma leve de presentación y la más frecuente. Se caracteriza por hiperglucemia confirmada y glucosuria, con o sin cetonemia leve, en pacientes con síntomas cardinales de DM en grado variable.
- **CAD:** situación clínica de gravedad, que se clasifica en leve, moderada o grave, según los resultados analíticos (**Tabla 6.11-1**).

La hiperglucemia produce diuresis osmótica, pérdida de agua y déficit corporal total de iones. En una CAD grave acompañada de oliguria o hipotensión, la estimación de la deshidratación es superior al 10 %. Se debe prestar especial atención a la posible aparición de un edema cerebral, grave complicación clínica

Tabla 6.11-1. Clasificación de la cetoacidosis diabética de la Sociedad Internacional de Diabetes del Niño y Adolescente

	Leve	Moderada	Grave
pH	7,29-7,20	7,19-7,10	< 7,10
HCO_3 (mmol/L)	18-10	9-5	< 5
Estimación de la deshidratación	5 %	7,5 %	⩾ 10 %

que conlleva disminución del nivel de consciencia, cefalea, irritabilidad, vómitos, hipertensión sistólica y/o bradicardia.

PRUEBAS COMPLEMENTARIAS

Las exploraciones complementarias que se recomiendan realizar son:
- Bioquímica en sangre[1]: glucosa, urea, creatinina, ionograma, calcio y fósforo. Osmolaridad plasmática.
- Hematimetría[1] (posible leucocitosis y desviación a la izquierda sin infección).
- Gasometría venosa[1]: permite clasificar la gravedad de la cetoacidosis.
- Cetonemia[1]: secundaria al déficit insulínico y orientativa para el cálculo inicial de dosis de insulina.
- Bioquímica general en orina: glucosuria y cetonuria.
- Péptido C[1] e insulina[1], en caso de hiperglucemia: reflejan la reserva pancreática.
- Autoanticuerpos pancreáticos[1]: anti-insulina (IAA), anti-tirosina-fosfatasa (IA-2), anti-descarboxilasa del ácido glutámico (GAD) y anti-Zn. Apoyan el mecanismo autoinmunitario de la diabetes.
- Tipificación de HLA: permite valorar el riesgo genético de DM1.
- HbA_{1c}: refleja la hiperglucemia de los meses previos.
- Anticuerpos anti-transglutaminasa, inmunoglobulina A (IgA), anticuerpos anti-roideos, tiroxina (T_4) y tirotropina (TSH): exploraciones necesarias debido a la asociación de la DM1 a otras patologías autoinmunitarias.
- Electrocardiograma (ECG): valorar si existe alteración iónica (alteración de las ondas T, hiperpotasemia/hipopotasemia).

TRATAMIENTOS

- Objetivos:
  - Restablecer la volemia y la osmolaridad del medio interno.
  - Corregir la acidosis, eliminar la cetosis y restablecer la glucemia, gradualmente.
  - Vigilar las posibles complicaciones de la CAD, identificarlas y tratarlas.
  - Identificar y tratar los posibles factores precipitantes.
- Criterios de ingreso en unidad de cuidados intensivos pediátricos (UCIP):
  - Sospecha clínica (signos o síntomas) de edema cerebral[2]:
    - Mayor riesgo en menores de 5 años con clínica de larga duración.
    - Sospecha ante: cefalea intensa, irritabilidad, vómitos mantenidos, desaturación, bradicardia, hipertensión y alteración del nivel de consciencia.
  - Cetoacidosis grave con pH < 7 o bicarbonato < 5 mmol/L.
  - Intolerancia oral completa.
- Paciente inestable o cetoacidosis grave:
  - Aproximación ABCD:
    - Asegurar la vía aérea y administrar O_2 al 100 %.

---

[1] Determinaciones necesarias a realizar antes del inicio de la insulinoterapia.
[2] Puede favorecer la aparición de edema cerebral: deshidratación grave (urea y hematócrito elevados), administración rápida de líquidos hipotónicos, uso de bicarbonato e inicio de insulinoterapia en la primera hora.

- Monitorización de constantes y ECG continuos. Capnografía. Doble acceso venoso. *Shock* hipovolémico: bolo de solución isotónica (solución salina fisiológica [SSF] o solución balanceada): 20 mL/kg tan rápido como sea posible.
– Antibioterapia solo en caso de fiebre.
– Fluidoterapia inicial:
  - Depleción de volumen sin *shock*: expansión con SSF al 0,9 %: 10-20 mL/kg, en 20-30 min.
  - Preferencia de cristaloides sobre coloides.
– Tras la estabilización inicial, el paciente ingresará en la UCIP, donde seguirá el tratamiento con fluidoterapia intravenosa (i.v.) (reposición de volumen en 24-48 h, incluyendo necesidades básicas y pérdidas estimadas), corrección electrolítica e insulinoterapia.
– No se recomienda iniciar la insulinoterapia hasta 1 h después de la rehidratación i.v., ya que incrementa el riesgo de edema cerebral. Los resultados del ensayo PECARN FLUID muestran que la velocidad de administración de los fluidos puede no influir tanto en el desarrollo de edema como se ha pensado clásicamente, pero las guías siguen siendo cautas en este tema.
- Paciente estable con tolerancia oral:
  – Ingreso en planta de hospitalización: insulinoterapia, alimentación con recuento de carbohidratos y educación diabetológica.
  – Control de glucemia cada 2 h y de cetonemia hasta la negativización (< 0,5 mmol/L).
  – Alimentación: se recomienda una alimentación variada y equilibrada, con aporte calórico adecuado para la edad del paciente, limitando los hidratos de carbono (CHO) de absorción rápida. Se planificará un reparto de CHO en forma de raciones a lo largo del día (desayuno/comida/merienda/cena), considerando que el 50 % de la ingesta normal es en forma de CHO y que una ración de CHO equivale a 10 g. Hay dos formas de calcular las raciones diarias para niños mayores de 1 año. Ejemplo para 8 años de edad:
    - Cálculo en base a recomendaciones calóricas: 1.000 + [edad del niño × 100]; máximo 2.000-2.500 kcal/día: 1.800 kcal; ingesta en CHO: 900 kcal/día, que corresponde a 225 g de CHO (1 g CHO = 4 kcal), y por tanto, a 22 raciones.
    - Cálculo en función de la edad + 10; en este caso: 8 + 10 = 18 raciones.
  – Insulinoterapia:
    - Se inicia tras rehidratación durante 1 h, si existe deshidratación.
    - Se deben usar análogos de insulina de acción rápida (Humalog®, Novorapid®, Apidra® o Fiasp®).
    - Dosis inicial: 0,05-0,1 UI/kg, seguido de ingesta 10-15 min después. Cuanto mayor es la hiperglucemia, la cetonemia y la edad, los requerimientos serán mayores. Los niños menores de 6 años son más sensibles a la insulina.
    - Posteriormente, se inicia pauta basal/bolo. Con unas necesidades medias de insulina de 0,5-1 UI/kg/día, se reparten en: 30-40 % en insulina basal y el resto en bolos preingesta.

COMPLICACIONES EN PACIENTES CON DIABETES *MELLITUS*

- **Hipoglucemia:** en un paciente que recibe insulinoterapia exógena, se define como una glucemia capilar < 70 mg/dL. Se suele acompañar de síntomas adrenérgicos y/o neuroglucopénicos (v. **capítulo 6.19 Hipoglucemia**). Se clasifica en:
  - Leve-moderada: glucemia entre 54 y 70 mg/dL, acompañada en ocasiones de sintomatología. Tratamiento: ingesta de 5-10 g de CHO de acción rápida y control de la glucemia en 15 min. Repetir el proceso si continúa la hipoglucemia.
  - Grave: glucemia ≤ 54 mg/dL, asociada en general a sintomatología más florida, que puede incluir la disminución del nivel de consciencia o una crisis convulsiva. Tratamiento:
    - Intrahospitalario: glucosa i.v. (0,2 g/kg; 2 mL/kg de glucosa al 10 % i.v., repitiendo dosis hasta recuperar el nivel de consciencia).
    - Medio extrahospitalario: glucagón inyectado o intranasal:
      ○ Glucagón s.c. o i.m. (1 vial = 1 mg): peso < 25 kg: 0,5 mg; peso ≥ 25 kg: 1 mg.
      ○ Glucagón intranasal (Baqsimi®): una pulsación (3 mg); indicado solo en niños mayores de 4 años.

Antes del alta, se debe comprobar la estabilidad neurológica y la tolerancia oral adecuada.

NOTA: En pacientes portadores de bombas infusión continua subcutánea de insulina (ISCI) que no disponga de un sistema automatizado de suspensión de insulina en hipoglucemia, además del tratamiento descrito, y en función de la gravedad de la hipoglucemia, se puede parar la bomba de perfusión o poner una basal temporal de 0 UI/h, hasta conseguir una glucemia de 80-100 mg/dL. Si la hipoglucemia ha sido intensa, al conectar la bomba se puede programar una insulina basal del 50 % de la normal durante 1-2 h. Actualmente, la mayoría de los sistemas ISCI están integrados a sensores continuos de glucosa, y disponen de una suspensión automática de insulina en riesgo de hipoglucemia, por lo que los episodios son muy poco frecuentes.

- **Descompensación hiperglucémica:**
  - Precisarán ingreso en UCIP los pacientes con DM que cumplan los criterios de ingreso por CAD descritos anteriormente; en el resto de los casos, será posible un tratamiento en urgencias con rehidratación e insulinoterapia.
  - En los niños que reciben tratamiento con bombas de infusión continua (ICSI), la hiperglucemia suele deberse a una obstrucción del catéter. Por ello, se recomienda retirar el sistema e iniciar análogos de insulina de acción rápida (AAR) que use cada paciente; una vez recuperada la normalidad, se retoma el tratamiento con infusor.
  - Rehidratación: preferentemente por vía oral, con suero de rehidratación, hasta una glucemia < 250 mg/dL; a partir de este nivel, si persiste la cetonemia, se administrarán líquidos con CHO (1-2 raciones) de absorción rápida antes de cada dosis de insulina rápida.

– Corrección de la glucemia con AAR: existen varios métodos para el cálculo de las unidades a administrar. Hay que tener en cuenta la edad del paciente, la dosis total diaria de insulina que usa y el grado de glucemia/cetonemia. La dosis de puede repetir cada 3 h. Para el cálculo de la dosis:

  ▪ Dosis diaria de insulina no conocida: administrar 0,05-0,15 UI/kg por dosis.
  ▪ Dosis diaria de insulina conocida: se calcula la dosis utilizando el índice de sensibilidad (IS), que es una estimación de los mg/dL de glucemia que desciende la administración de 1 UI de insulina.

Unidades de insulina a administrar:

$$\frac{\text{Glucemia real - glucemia deseada}}{\text{IS}}$$

(no es aconsejable disminuir > 100 mg/dL/h)

Cálculo de IS
1.700/dosis total de insulina diaria (basal + bolo)

  ▪ Ingesta: cuando se haya normalizado la situación, iniciar la alimentación normal evitando la ingesta de grasas.
  ▪ Control frecuente de la glucemia y la cetonemia.

• **Estado hiperglucémico hiperosmolar (EHH):** situación extremadamente infrecuente en la infancia en nuestro medio, pero que puede ser la primera manifestación de una diabetes de tipo 1 o de tipo 2. Puede acompañarse de clínica cardinal en grado variable, junto con síntomas digestivos y neurológicos. Se presenta con niveles muy elevados de glucosa sérica e hiperosmolaridad, sin cetosis ni acidosis significativa. El resultado es una importante deshidratación y pérdida de electrólitos, con déficit relativo de insulina.

  – Se caracteriza por:
    ▪ Glucemia > 600 mg/dL.
    ▪ pH arterial > 7,30 o venoso > 7,25.
    ▪ Bicarbonato sérico > 15 mmol/L.
    ▪ Cetonuria negativa. Cetonemia negativa o mínima.
    ▪ Osmolaridad sérica efectiva > 320 mOsm/kg.
    ▪ Puede existir obnubilación, agitación o convulsiones.
  – Principales diferencias con la CAD:
    ▪ El objetivo inicial es expandir el espacio intravascular y extravascular, restableciendo la perfusión renal.
    ▪ Tras la rehidratación inicial con soluciones isotónicas (SSF o solución balanceada), es preferible continuar la rehidratación con estas soluciones.
    ▪ Es imprescindible vigilar el descenso del sodio sérico (máximo: 0,5 mmol/L/h).

■ Se iniciará la insulinoterapia de forma más tardía, cuando el ritmo de descenso de la glucemia plasmática con la fluidoterapia sea inferior a 50 mg/dL·h.

RECUERDE QUE...

- Para el diagnóstico de la DM, es fundamental la sospecha clínica; los síntomas típicos pueden pasar inadvertidos sobre todo en los niños más pequeños.
- La gravedad de cada debut diabético es variable. Hay que considerar la situación clínica, el grado de deshidratación, y la presencia o no de CAD, para elegir la terapia más adecuada en cada caso.
- Es importante saber que la corrección de la hiperglucemia y de la cetonemia deben efectuarse de forma paulatina.

BIBLIOGRAFÍA

American Diabetes Association Professional Practice Committee.. Classification and diagnosis of diabetes: standards of medical care in diabetes-2022. Diabetes Care. 2022;45(suppl 1):S17-38. Disponible en: https://diabetesjournals.org

CPEG/GCEP, Reid S, Lawrence S. Pediatric hyperglycemic hyperosmolar state (HHS - cpeg-gcep.net). Disponible en: https://cpeg-gcep.net

Dhatariya K. Blood ketones: measurement, interpretation, limitations, and utility in the management of diabetic ketoacidosis. Rev Diabet Stud. 2016;13(4):217-25.

Glaser N, Fritsch M, Priyambada L, Rewers A, Cherubini V, Estrada S, et al. ISPAD clinical practice consensus guidelines 2022: diabetic ketoacidosis and hyperglycemic hyperosmolar state. Pediatr Diabetes. 2022;23(7):835-56.

Gripp K, Trottier ED, Thakore S, Sniderman L, Lawrence S; Canadian Paediatric Society, Acute Care Committee. Current recommendations for management of paediatric diabetic ketoacidosis. Paediatr Child Health. 2023;28(2):128-38. Disponible en: https://cps.ca/en/documents/position/current-recommendations-for-management-of-paediatric-diabetic-ketoacidosis

Kleinman ME, Chameides L, Schexnayder SM, Atkins DL, Berg RA, Berg MD, et al. Pediatric basic and advanced life support: 2010 international consensus on cardiopulmonary resuscitation and emergency cardiovascular care science with treatment recommendations. Pediatrics. 2010;126(5):e1261- 318.

Kuppermann N, Ghetti S, Schunk JE, Stoner MJ, Rewers A, McManemy JK, et al.; PECARN DKA FLUID Study Group. Clinicaltrial of fluid infusion rates for pediatric diabetic ketoacidosis. N Engl J Med. 2018;378(24):2275-87.

Libman I, Haynes A, Lyons S, Pradeep P, Rwagasor E, Tung JY, et al. ISPAD Clinical Practice Consensus Guidelines 2022: Definition, epidemiology, and classification of diabetes in children and adolescents. Pediatr Diabetes. 2022;23(8):1160-74.

Disfunción de una válvula de derivación ventriculoperitoneal

6.12

B. Azkunaga Santibáñez

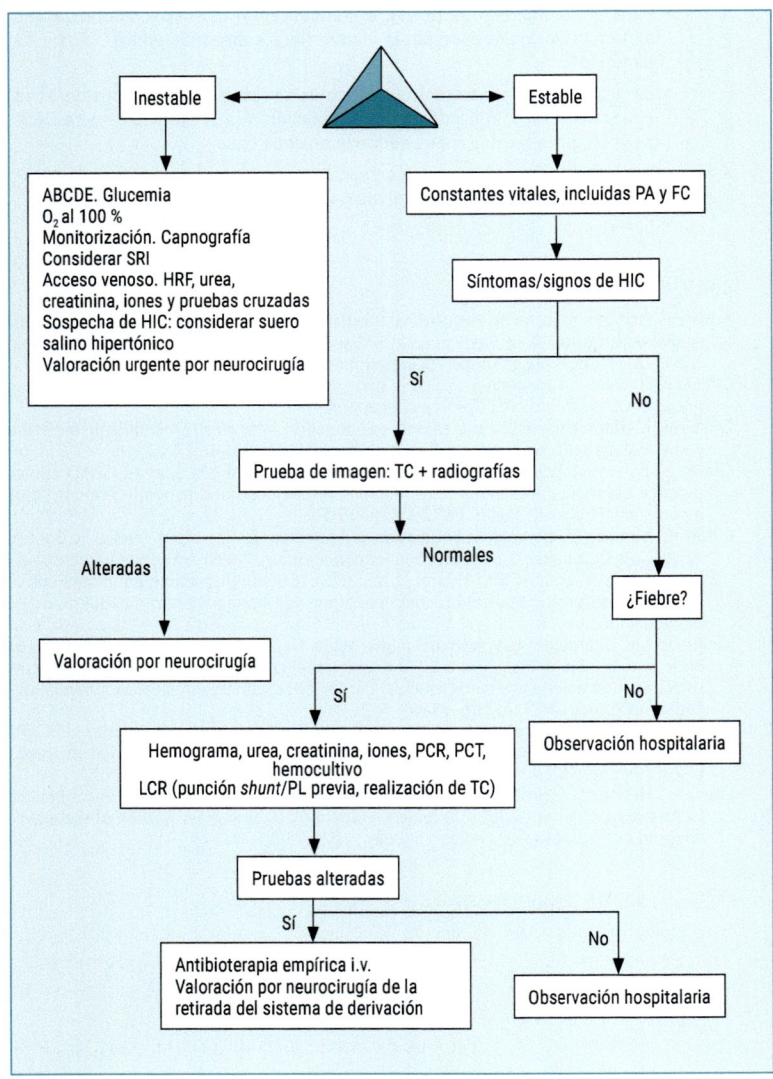

OBJETIVOS
- Realizar una aproximación correcta ante un paciente portador de un sistema de derivación ventriculoperitoneal (DVP) y la posible disfunción de este.
- Reconocer los síntomas y signos de disfunción de la derivación ventriculoperitoneal.
- Conocer las exploraciones complementarias que permitan diagnosticar una disfunción de este sistema.

CONCEPTOS IMPORTANTES

Los tipos más frecuentes de disfunción de un sistema de derivación ventriculoperitoneal (DVP) son:
- **Mecánico:** son los más frecuentes, y pueden ser:
  - Obstrucción del extremo proximal (ventricular) o distal (peritoneal).
  - Desconexión en un punto del sistema; es frecuente en la zona lateral del cuello.
  - Migración del catéter distal al escroto, el ano, el intestino, etc.
  - Fallo del equipo.
  - Longitud excesiva del catéter distal o tamaño escaso pasado un tiempo desde su implantación por el crecimiento del niño.
- **Infeccioso:** es más frecuente en los 2 primeros meses tras la implantación.
  - Es más frecuente en bebés prematuros, niños menores de 4 años y, si es un sistema insertado, tras haber existido una infección previa.
  - Con frecuencia, existen síntomas de mal funcionamiento como irritabilidad o letargia. No siempre hay fiebre, y es infrecuente que sea el único hallazgo.
  - La presencia de piel enrojecida paralela al trayecto del sistema hace sospechar una infección de la DVP.
  - Las infecciones de la punta distal del catéter pueden presentarse con síntomas digestivos como dolor abdominal, vómitos, etc.
  - Microorganismos: *Staphylococcus epidermidis* (75 %), junto con *Staphylococcus aureus* y bacilos gramnegativos.
- **Drenaje anómalo de líquido cefalorraquídeo (LCR):**
  - Por defecto: presión de apertura valvular inadecuada (fallo precoz) u obstrucción de la válvula de derivación (fallo tardío).
  - Por exceso: resistencia baja de la válvula o «efecto sifón» pronunciado (fallo precoz), o síndrome de colapso ventricular (*slit ventricle syndrome*) (fallo tardío).
- **Síndrome de colapso ventricular** (*slit ventricle syndrome*):
  - Los pacientes pueden presentar un cuadro clínico similar a la hipertensión intracraneal (HIC) y mostrar en la tomografía computarizada (TC) ventrículos llamativamente pequeños. Responden mal a pequeñas variaciones de presión intracraneal (PIC). Puede ocurrir:
    - Hiperdrenaje con disminución brusca de la PIC, sobre todo al ponerse en pie o tras el ejercicio.

- Colapso del ventrículo sobre la punta del catéter con episodios de HIC intermitente por efecto valvular.
- Elevación importante de la PIC ante pequeños incrementos de volumen, asociándose deterioro del paciente.

Actualmente, los niños que dependían de una DVP son sometidos a ventriculostomías endoscópicas, es decir, derivaciones internas. Si bien no pueden sufrir un mal funcionamiento del sistema valvular, como desconexión u obstrucciones, sí pueden sufrir reestenosis, que presentan las mismas manifestaciones que los portadores de sistemas de DVP ante aumentos de la PIC.

ESTIMACIÓN DE LA GRAVEDAD

- **A recoger en la anamnesis:**
  - Edad y antecedentes personales (enfermedad basal, recambios valvulares previos y fecha del último, tratamientos, último control con pruebas de imagen).
  - Tiempo de evolución y síntomas del proceso actual, principalmente síntomas de HIC agudos (cefalea, vómitos, letargia, estupor, coma, irritabilidad, inestabilidad, convulsiones) o subagudos (alteraciones del comportamiento o del carácter, disminución de la actividad diaria o del rendimiento escolar, aumento del perímetro craneal en los lactantes, retraso en el desarrollo), fiebre y síntomas abdominales (dolor abdominal, vómitos).
- **A registrar en la exploración general:**
  - Triángulo de evaluación pediátrica (TEP), constantes vitales (presión arterial [PA], frecuencia cardíaca [FC], frecuencia respiratoria [FR], SatO$_2$ y temperatura).
  - Exploración física, que incluye:
    - Exploración neurológica completa: nivel de consciencia, focalidades, rigidez de nuca o tortícolis.
    - Fontanela y perímetro cefálico en lactantes.
    - Fondo de ojo.
    - Palpación y visualización del trayecto valvular.
    - Palpación del reservorio en los sistemas que lo presenten.
    - Exploración abdominal: valorar un posible dolor abdominal y signos de afectación peritoneal.

PRUEBAS COMPLEMENTARIAS

- **TC cerebral:** es recomendable comparar con las previas. Una TC normal no descarta HIC ni mal funcionamiento del sistema.
- **Analítica sanguínea** (hematimetría, procalcitonina [PCT], proteína C-reactiva [PCR], hemocultivo, glucemia, urea, creatinina y electrólitos) y de LCR (recuento celular, tinción de Gram y cultivo) si hay fiebre y/o sospecha de infección. El LCR obtenido por punción lumbar es diagnóstico solo en el 50 % de los casos, y es más fiable un drenaje del *shunt*. Realizar la punción lumbar siempre después de realizar la TC. Si hay una intervención quirúrgica reciente, los resultados del LCR son menos útiles.

- **Las radiografías anteroposterior y lateral de cuello, tórax y abdomen** permiten valorar la integridad del catéter y la longitud del catéter distal.
- **Prueba de imagen abdominal (ecografía abdominal/TC)** ante la sospecha clínica de una patología relacionada con el catéter distal (pseudoquiste, peritonitis, etc.).

> **Sospecha de mal funcionamiento del sistema de DVP**
> **Sospecharlo ante cualquiera de los siguientes:**
>
> - Aumento del tamaño ventricular en el estudio de neuroimagen (el 30 % no lo presentan).
> - Síntomas (disminución del nivel de consciencia, déficit focal) y/o signos neurológicos (papiledema, fontanela anterior abombada, «ojos en sol poniente», etc.), incluso en ausencia de aumento del tamaño ventricular.
> - Catéter de derivación roto, desplazado o retorcido.
> - Presión del LCR elevada o flujo deficiente de LCR según la palpación del reservorio:
>   - Reexpansión lenta: obstrucción del catéter intraventricular o ventrículos pequeños que se colapsan sobre la punta del catéter.
>   - Se llena rápido, pero se vacía con dificultad: obstrucción distal.
>   - Sensación de «clic» al presionar: rotura de la válvula.
> - Síntomas persistentes (cefalea, vómitos) a pesar del tratamiento médico adecuado.

TRATAMIENTOS

- **Estabilización inicial:**
  - Si se precisan, efectuar maniobras de reanimación con monitorización, oxigenoterapia y optimización de la vía aérea, acceso venoso y fármacos si fuese necesario.
  - HIC clínica con deterioro del nivel de consciencia, apnea-bradipnea o tríada de Cushing (bradicardia, hipertensión y respiración irregular): intubación endotraqueal, con secuencia de intubación rápida y sedantes que disminuyan la PIC (etomidato, midazolam o pentotal). Valorar la administración de suero salino hipertónico.
  - Consulta urgente a neurocirugía.
  - Si se sospecha el síndrome de hiperdrenaje, puede colocarse al paciente en posición de Trendelenburg y actuar según los síntomas (bradicardia, hipotensión), valorando tratar la hipotensión con sueros balanceados (10-20 mL/kg i.v. en 15-20 min).
- **Manejo posterior:**
  - Sospecha de infección del sistema de derivación:
    - Antibiótico i.v. empírico hasta la llegada de los cultivos: de inicio, vancomicina i.v. (15 mg/kg cada 6 h; máximo: 1 g/dosis) + cefotaxima i.v. (225-300 mg/kg/día en 3-4 dosis; máximo: 12 g/día),; dosis inicial: 75 mg/kg; máximo: 2 g) o ceftriaxona (50 mg/kg cada 12 h; máximo: 4 g/día, 2 g/dosis).
    - Valoración por neurocirugía: se valora la retirada del sistema de derivación, requiriendo en ocasiones un drenaje ventricular externo o la externalización de la derivación hasta el control de la infección.
  - Sospecha de disfunción del sistema de derivación:

- El grado de urgencia de revisión del sistema dependerá de la situación clínica del paciente. Se precisa valoración urgente por neurocirugía ante un paciente sintomático y/o la existencia de cambios radiológicos.
- Las válvulas programables permiten realizar alteraciones en la función de la válvula sin un procedimiento quirúrgico.

RECUERDE QUE...

- En todo niño portador de un sistema de DVP que presente deterioro clínico, sobre todo si se acompaña de síntomas neurológicos, debe descartarse el mal funcionamiento del sistema.
- Con frecuencia, hay que apoyarse en las pruebas de imagen y de laboratorio para descartar una disfunción del sistema o la infección de este.

BIBLIOGRAFÍA

Haridas A, Tomita T. Hydrocephalus in children: management and prognosis. UpToDate. 2022. Disponible en: https://www.uptodate.com

McManemy J, Ducis K, Jea A. Neurosurgical emergencies. En: FBachur RG, Shaw KN, Chamberlain J (eds.). Fleisher & Ludwig's textbookof pediatric emergency medicine. 8ª ed. Filadelfia: Lippincott, Williams & Wilkins; 2020. p. 1382-91.

Szydlowski EG, Cronan KM, Fein JA, Posner JC. Technology assisted children. En: Bachur RG, Shaw KN, Chamberlain J (eds.). Fleisher & Ludwig's textbookof pediatric emergency medicine. 8ª ed. Filadelfia: Lippincott, Williams & Wilkins; 2020. p. e131-20.

Tunkel AR, Hasbun R, Bhimraj A, Byers K, Kaplan SL, Scheld WM, et al. 2017 Infectious Diseases Society of America's Clinical Practice Guidelines for Healthcare-Associated Ventriculitis and Meningitis. Clin Infect Dis. 2017;64(6):e34-65.

Enfermedad de Kawasaki

6.13

A. Zorrilla Sarriegui y B. Gómez Cortés

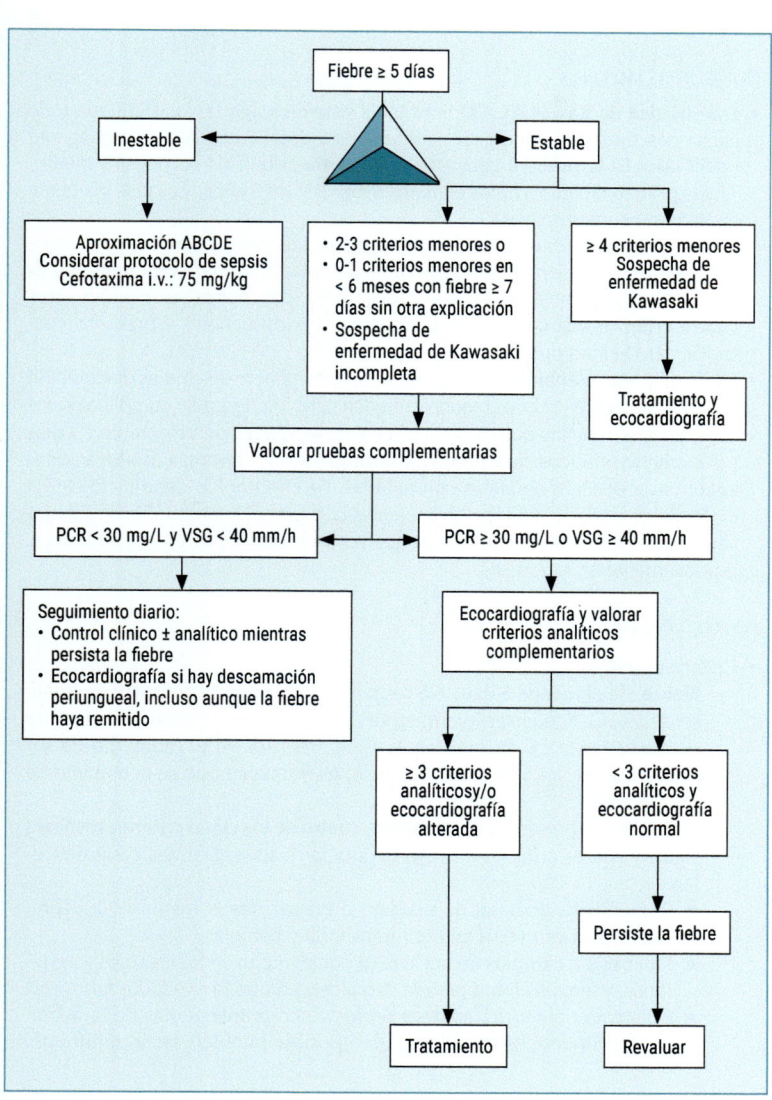

OBJETIVOS
- Identificar los criterios diagnósticos de la enfermedad de Kawasaki.
- Conocer los parámetros analíticos que hay que valorar ante un paciente con sospecha de enfermedad de Kawasaki incompleta (atípica).
- Administrar un tratamiento apropiado para reducir el riesgo de complicaciones cardiovasculares.

CONCEPTOS IMPORTANTES

- **Enfermedad de Kawasaki (EK):** vasculitis sistémica aguda, autolimitada y de causa desconocida, aunque se cree que está desencadenada por un agente infeccioso. Es la primera causa de cardiopatía adquirida en nuestro medio. Afecta principalmente a niños entre los 6 meses y los 5 años, y es más frecuente en invierno y en primavera.
- El diagnóstico es fundamentalmente clínico. Los criterios analíticos y ecocardiográficos apoyan el diagnóstico. Para el diagnóstico de **EK completa,** es necesaria la presencia del criterio clínico principal (**fiebre**) **asociado a otros cuatro criterios menores**, o asociado a tres criterios menores si presenta afectación cardíaca compatible.
- **EK incompleta (o atípica):** son aquellos casos con fiebre de≥ 5 días de duración y menos de cuatro criterios menores. Tienen también riesgo de complicaciones cardiovasculares. Hay que sospecharlo en pacientes con fiebre durante ≥ 5 días y 2-3 criterios clínicos. Se recomienda apoyarse en la presencia de alteraciones analíticas y ecocardiográficas compatibles. La EK también debe incluirse en el diagnóstico diferencial de los pacientes con fiebre durante ≥ 7 días sin otra causa que justifique el cuadro, aunque no presenten otros criterios clínicos, especialmente en < 6 meses.

ESTIMACIÓN DE LA GRAVEDAD

- **Criterios clínicos:**
  - **Fiebre**, de al menos 5 días. No responde a tratamiento antibiótico y suele ser > 39 °C. Puede ser intermitente (hay que tener precaución a la hora de descartar la EK en niños que estén afebriles en el momento de ser valorados). En los lactantes pequeños, es frecuente que se acompañe de irritabilidad.
  - Asociada a la presencia de, **al menos, cuatro de los cinco criterios menores** siguientes (tres criterios en caso de asociar manifestaciones cardiovasculares):
    - Conjuntivitis bilateral no exudativa: precoz tras el inicio de la fiebre. Puede asociar uveítis anterior transitoria y benigna.
    - Mucositis o cambios de la cavidad bucal: incluyen labios rojos y agrietados, y lengua aframbuesada. No úlceras orales ni exudados faríngeos.
    - Exantema polimorfo: aparece en los cinco primeros días de la fiebre. Habitualmente es maculopapular (posible también escarlatiniforme,

multiforme o morbiliforme), y normalmente se acompaña de eritema perineal y descamación. Es excepcional la presencia de vesículas.

- Cambios en las extremidades: edema en el dorso de las manos y los pies, y/o eritema en las palmas y plantas la primera semana tras el inicio de la fiebre. Descamación generalizada o periungueal habitualmente a las 2-3 semanas.
- Adenopatía cervical: habitualmente unilateral, anterior y no dolorosa.

– Manifestaciones cardiovasculares:

- *Shock*: es infrecuente (< 10 %). Suele ser un *shock* de resistencias vasculares periféricas bajas. Más habitual en menores de 6 meses. Mayor probabilidad de ser una EK resistente a inmunoglobulina i.v. (IGIV).
- Alteraciones de las arterias coronarias: los aneurismas coronarios son la complicación más frecuente. La incidencia estimada es del 25 %, que se reduce al 5 % en los pacientes tratados con IGIV. Pueden producir afectación de la función miocárdica, infartos y arritmias. Factores de riesgo: varón, < 1 año o > 9 años, inicio del tratamiento tras más de 20 días de enfermedad, sin respuesta al tratamiento con IGIV.

PRUEBAS COMPLEMENTARIAS

Ante un paciente con sospecha de EK, se solicitarán pruebas que apoyen el diagnóstico (especialmente en los casos incompletos), evalúen la repercusión de la enfermedad e identifiquen posibles agentes infecciosos implicados:

- Pruebas analíticas:
  – Proteína C-reactiva (PCR) y velocidad de sedimentación globular (VSG): su elevación (PCR > 30 mg/L o VSG > 40 mm/h) se relaciona con un mayor riesgo de afectación coronaria. En caso de sospecha de EK incompleta, apoya el diagnóstico y obliga a realizar una valoración ecocardiográfica.
  – Criterios complementarios: a valorar en caso de sospecha de EK incompleta:
    - Leucocitosis: > 15.000/µL.
    - Trombocitosis: > 450.000/µL, generalmente a partir de la segunda semana de enfermedad. Rara vez, pueden presentar trombocitopenia secundaria a coagulopatía de consumo.
    - Hipoalbuminemia: < 3 g/dL.
    - Anemia para la edad, normocítica y normocrómica.
    - Leucocituria: ≥ 10 leucocitos/campo (sin asociar aislamiento microbiológico).
    - Glutámico-pirúvico transaminasa (GPT) > 50 UI/L.
- Pruebas microbiológicas: *Streptotest*/frotis faríngeo, hemocultivo, serologías para virus de Epstein-Barr (VEB), citomegalovirus (CMV), adenovirus, parvovirus, *Mycoplasma*. Considerar la realización de prueba de reacción en cadena de la polimerasa de COVID-19. Urocultivo, si hay leucocituria.
- Electrocardiograma.
- Ecocardiograma: está indicado en todas las sospechas de EK completa, y en las sospechas de EK incompleta con elevación de PCR y/o VSG.
- Considerar realizar una radiografía de tórax.

Recientemente se ha descrito un síndrome inflamatorio multisistémico pediátrico vinculado al SARS-CoV-2 (SIM-PedS), con características similares a las de la EK. Suele presentarse semanas después de la exposición al SARS-CoV-2, en niños de más edad que la EK, es frecuente la sintomatología gastrointestinal, y debe haber afectación multisistémica grave y evidencia de COVID-19 en las 4 semanas anteriores. La disfunción miocárdica y el *shock* son más frecuentes que en la EK, mientras que los aneurismas de arterias coronarias son menos frecuentes.

TRATAMIENTOS

El objetivo de los tratamientos es detener la inflamación de la fase aguda y prevenir el daño arterial.

- **Inmunoglobulina intravenosa (IGIV):** una única dosis de 2 g/kg, a infundir en 12 h. No existe una dosis máxima. Hay que tener precaución por el volumen a infundir si el paciente sufre cardiopatía o nefropatía (existen preparaciones de 50 mg/mL y 100 mg/mL). Si hay fallo cardíaco, considerar 400 mg/kg/día durante 4 días. Se recomienda su administración en los 7-10 primeros días tras el inicio de los síntomas, porque es más efectiva, aunque el hecho llevar > 10 días no contraindica su administración si el paciente persiste febril y con elevación de parámetros inflamatorios, o se objetivan aneurismas coronarios. Se valorará una segunda dosis de IGIV si hay persistencia de la fiebre en 36 h.
- **Ácido acetilsalicílico (AAS):** asociar en fase aguda en dosis moderada (antiinflamatoria): 30-50 mg/kg/día en cuatro dosis; dosis máxima de 4 g/día. A las 48 h de la resolución de la fiebre, se disminuye a 3-5 mg/kg/día (dosis antiagregante), durante al menos 6 semanas.
- **Corticosteroides:** no están indicados como tratamiento inicial asociado a la IGIV de forma sistemática. Se recomiendan en casos refractarios a la primera dosis de IGIV, asociada a la segunda dosis de esta (metilprednisolona: 30 mg/kg/día i.v.). En algunos estudios japoneses, demuestran un beneficio en la disminución de la incidencia de aneurismas, si se administran desde el inicio, cuando existe al menos un factor de alto riesgo (edad < 12 meses, PCR≥ 90 mg/L, VSG ≥ 80 mm/h, trombocitosis ≥ 900.000/μL, disfunción hepática, albúmina < 2,5 g/dL, Na ≤ 133 mmol/L, descenso de hemoglobina [Hb] > 2 g/dL del límite inferior para la edad).

RECUERDE QUE...

- No todas las manifestaciones de la EK se presentan al mismo tiempo. Una historia clínica detallada y una adecuada exploración física son esenciales para el diagnóstico.
- En pacientes con sospecha de EK incompleta, deben valorarse los parámetros analíticos inflamatorios y, en caso de estar elevados, realizar un estudio ecocardiográfico.
- Tanto los pacientes que cumplen criterios de EK, como los pacientes con EK incompleta requieren tratamiento, por el riesgo de presentar complicaciones cardiovasculares que conllevan una gran morbimortalidad.

BIBLIOGRAFÍA

Barrios Tascón A, Centeno Malfaz F, Rojo Sombrero H. Consenso nacional sobre diagnóstico, tratamiento y seguimiento cardiológico de la enfermedad de Kawasaki. An Pediatr (Barc). 2018;89:188.e1-22.

Chen S, Dong Y, Kiuchi MG. Coronary artery complication in Kawasaki disease and the importance of early intervention. A systematic review and meta-analysis. JAMA Pediatr. 2016;170(12):1156-63.

Domínguez SR, Anderson MS. Advances in the treatment of Kawasaki disease. Curr Opin Pediatr. 2013;25(1):103-9.

McCrindle BW, Rowley AH, Newburger JW, Burns JC, Bolger AF, Gewitz M, et al. Diagnosis, treatment, andlong-term management of Kawasaki disease: a scientific statement for health professionals from the American Heart Association. Circulation. 2017;135:e927-99.

Newburger JW, Takahashi M, Gerber MA, Gewitz MH, Tani LY, Burns JC, et al. Diagnosis, treatment, and long-term management of Kawasaki disease: a statement for health professionals from the Committee on Rheumatic Fever, Endocarditis, and Kawasaki Disease, Council on Cardiovascular Disease in the Young, American Heart Association. Pediatrics. 2004;114(6):1708-33.

Rife E, Gedalia A. Kawasaki disease: an update. Curr Rheumatol Rep. 2020;22(10):75.

Son MB, Gauvreau K, Ma L, Baker AL, Sundel RP, Fulton DR, et al. Treatment of Kawasaki disease: analysis of 27 US pediatric hospitals from 2001 to 2006. Pediatrics. 2009:124(1);1-8.

Sundel R. Incomplete (atypical) Kawasaki disease. UpToDate. 2022. Disponible en: https://www.uptodate.com

Wardle AJ, Connolly GM, Seager MJ. Corticosteroids for the treatment of Kawasaki disease in children. Cochrane Database Syst Rev. 2017;(1):CD011188.

Zhang QY, Xu BW, Du JB. Similarities and differences between multiple inflammatory syndrome in children associated with COVID-19 and Kawasaki disease: clinical presentations, diagnosis, and treatment. World J Pediat. 2021;17(4):335-40.

Eritema multiforme. Síndrome de Stevens-Johnson

6.14

I. Gangoiti Goikoetxea

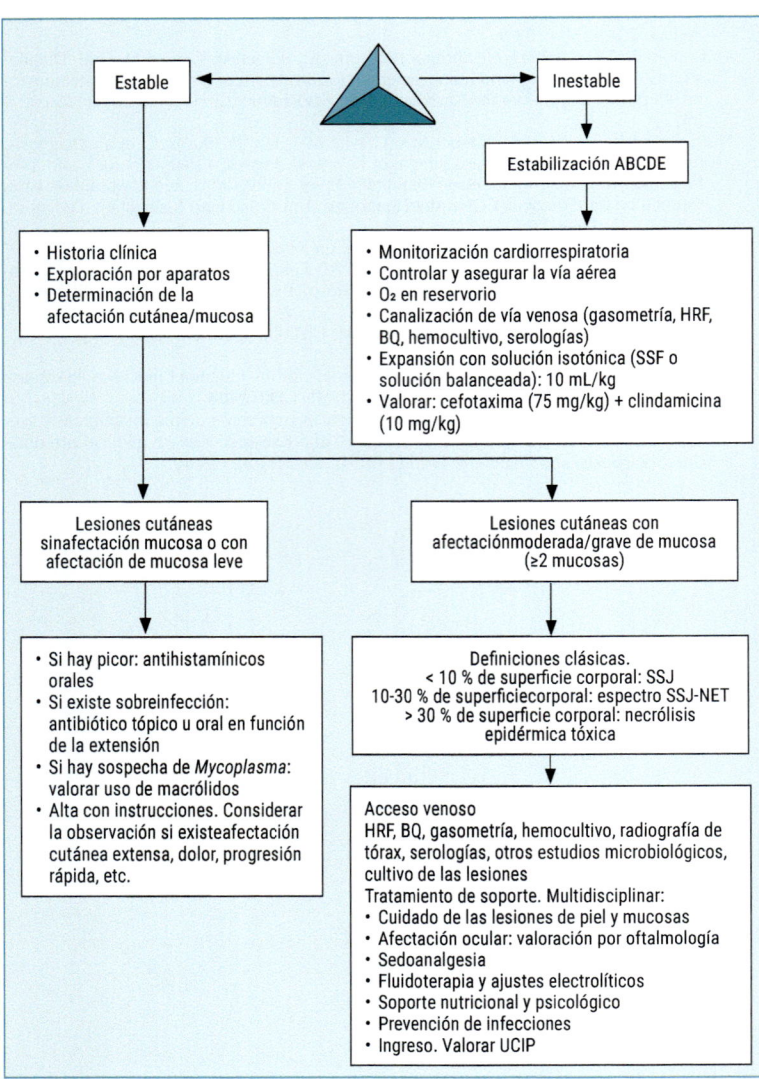

Estable ← → Inestable

Estabilización ABCDE

Estable:
- Historia clínica
- Exploración por aparatos
- Determinación de la afectación cutánea/mucosa

Inestable:
- Monitorización cardiorrespiratoria
- Controlar y asegurar la vía aérea
- O₂ en reservorio
- Canalización de vía venosa (gasometría, HRF, BQ, hemocultivo, serologías)
- Expansión con solución isotónica (SSF o solución balanceada): 10 mL/kg
- Valorar: cefotaxima (75 mg/kg) + clindamicina (10 mg/kg)

Lesiones cutáneas sin afectación mucosa o con afectación de mucosa leve

Lesiones cutáneas con afectación moderada/grave de mucosa (≥2 mucosas)

Lesiones cutáneas sin afectación mucosa:
- Si hay picor: antihistamínicos orales
- Si existe sobreinfección: antibiótico tópico u oral en función de la extensión
- Si hay sospecha de *Mycoplasma*: valorar uso de macrólidos
- Alta con instrucciones. Considerar la observación si existe afectación cutánea extensa, dolor, progresión rápida, etc.

Definiciones clásicas.
< 10 % de superficie corporal: SSJ
10-30 % de superficie corporal: espectro SSJ-NET
> 30 % de superficie corporal: necrólisis epidérmica tóxica

Acceso venoso
HRF, BQ, gasometría, hemocultivo, radiografía de tórax, serologías, otros estudios microbiológicos, cultivo de las lesiones
Tratamiento de soporte. Multidisciplinar:
- Cuidado de las lesiones de piel y mucosas
- Afectación ocular: valoración por oftalmología
- Sedoanalgesia
- Fluidoterapia y ajustes electrolíticos
- Soporte nutricional y psicológico
- Prevención de infecciones
- Ingreso. Valorar UCIP

OBJETIVOS

- Las tres entidades presentan afectación cutánea y mucosa, y dependiendo del grado de afectación, el tratamiento será diferente, ambulatorio o intrahospitalario.
- La presencia de afectación mucosa obliga a realizar una observación más estrecha.
- El tratamiento es de soporte, sin existir un tratamiento específico.

CONCEPTOS IMPORTANTES

Estas entidades se incluyen en el grupo de reacciones adversas cutáneas graves.

- **Eritema multiforme (EM):** reacción inmunitaria caracterizada por lesiones cutáneas características ± escasa afectación de mucosas.
  - Desencadenantes:
    - Agentes infecciosos: clásicamente, es la primera causa (> 90 %). Los más frecuentes son el virus del herpes simple (VHS) y *M. pneumoniae*; otros: adenovirus, virus de la varicela-zóster, SARS-Cov-2.
    - Fármacos: incremento en los últimos años, alcanzado a los agentes infecciosos en algunas series. Destacan los antibióticos (penicilinas, sulfonamidas), los antiinflamatorios no esteroideos (AINE) y los antiepilépticos.
    - Otros: enfermedades autoinmunitarias, vacunación, radiación, enfermedades malignas, menstruación.
  - Clínica:
    - Afectación cutánea: inicio en forma de máculas o pápulas eritematosas, y evolución a lesiones en diana. Pueden ser pruriginosas. Distribución clásicamente simétrica, sobre todo en las extremidades.
    - Afectación mucosa: asociada a las lesiones cutáneas (rara vez de forma aislada), en forma de eritema, erosiones y/o ampollas en la cavidad bucal, mucosa ocular, mucosa genital y/o anal.
    - Manifestaciones sistémicas: posible en los cuadros más graves y con mayor afectación mucosa (EM mayor, enfermedad diferente al síndrome de Stevens-Johnson [SSJ]). Asocian fiebre y artralgias, además de malestar general, síntomas respiratorios o tumefacción de partes blandas.
  - Diagnóstico diferencial: urticaria (las lesiones del EM permanecen fijas al menos 72 h, y asocian mucho menor prurito), síndrome de Stevens-Johnson, erupción medicamentosa, síndrome de Sweet (dermatosis aguda neutrofílica febril).
- **Síndrome de Stevens-Johnson (SSJ):** enfermedad más grave, con una afectación cutánea menor del 10 % y afectación de al menos dos mucosas en el 90 % de los casos. Puede cursar con síntomas generales. La **necrólisis epidérmica tóxica (NET)** implica afectación cutánea de más del 30 % de la superficie corporal y afectación mucosa. Existen cuadros clínicos de solapamiento con una afectación intermedia (10-30 % de la superficie corporal), que se denominan SSJ-NET. Hoy en día, este espectro se divide en dos grupos por posibles diferen-

cias fisiopatológicas y de manejo: erupciones mucocutáneas infectorreactivas y necrólisis epidérmica inducida por fármacos.

– Desencadenantes:
  - Infecciosos: *M. pneumoniae* (existe una entidad propia denominada exantema y mucositis inducida por *M. pneumoniae*), *C. pneumoniae*, adenovirus, VHS, virus de Epstein-Barr (VEB), e incluso vacunas como la triple vírica o la de la difteria, tétanos y tosferina (DTPa). Los factores del hospedador también influyen en la aparición del síndrome.
  - Fármacos: los más frecuentes son las sulfamidas y los antiepilépticos como fenobarbital, carbamazepina, lamotrigina, fenitoína y ácido valproico; el paracetamol o el ibuprofeno no deben considerarse hasta descartar otras medicaciones o infecciones. La exposición a fármacos generalmente se produce 1-3 semanas antes de la aparición del cuadro, pero se debe interrogar por fármacos administrados en las últimas 8 semanas. Influye el genotipo (antígenos leucocitarios humanos [HLA]) del paciente.

– Clínica:
  - Pródromos: fiebre y malestar general 1-3 días antes del comienzo de la afectación cutánea.
  - Afectación cutánea: más extensa en los casos inducidos por fármacos. Inicio en forma de máculas eritematosas con centro purpúrico (generalmente, de distribución simétrica y de progresión craneocaudal, progresivamente ampollosas; la afectación de palmas y plantas es muy rara) o en forma de eritema difuso/eritrodermia (hasta en el 50 %). Pueden asociar parestesias, dolor o sensación de quemazón.
  - Afectación mucosa: las lesiones mucosas podrían ser más numerosas en los casos reactivos a una infección. Las lesiones bucales son casi universales, seguidas por la afectación ocular. Es frecuente la afectación genital-perianal y de la mucosa del tracto digestivo.

– Diagnóstico diferencial: sobre todo con eritema multiforme mayor, eritrodermia, erupciones fototóxicas, síndrome de *shock* tóxico, síndrome de la piel escaldada estafilocócica, pénfigos, otras reacciones cutáneas medicamentosas.

ESTIMACIÓN DE LA GRAVEDAD

- **A recoger en la anamnesis:**
  - Antecedentes personales, estado vacunal (fecha de vacunación reciente) e inmunitario, proceso infeccioso previo o concomitante, toma de fármacos.
- **A registrar en la exploración general:**
  - Triángulo de evaluación pediátrica (TEP), temperatura (si existe afectación mucosa, también frecuencia cardíaca [FC], frecuencia respiratoria [FR] y presión arterial [PA]). Exploración por aparatos, con especial hincapié sobre todo en las mucosas (bucal, nasal, ocular, genital, anal), signos de hipotensión.
  - Signos de alarma que deben hacer sospechar un SSJ/NET:
    - Eritrodermia.

- Edema facial.
- Dolor o sensación de quemazón cutánea.
- Púrpura.
- Necrosis cutánea.
- Lesiones/erosiones mucosas.
- Descamación cutánea o mucosa.

PRUEBAS COMPLEMENTARIAS

- Generalmente, en los casos leves no es preciso realizar prueba alguna. El diagnóstico es fundamentalmente clínico, aunque puede confirmarse mediante estudio histológico por biopsia cutánea.
- En los casos con afectación mucosa, deben realizarse estudios encaminados a determinar la etiología y la posible repercusión sistémica:
  - Gasometría venosa.
  - Hematimetría.
  - Función renal, iones, función hepática, proteínas totales, proteína C- reactiva.
  - Búsqueda del posible desencadenante infeccioso: serologías de *M. pneumoniae* y víricas (VHS, VEB, virus del herpes humano 6 [VHH6], parvovirus, citomegalovirus [CMV]), reacción en cadena de la polimerasa para *M. pneumoniae*, *C. pneumoniae* y virus respiratorios, y muestra bucal para VHS 1 y 2, y enterovirus).
  - Hemocultivo.
  - Cultivo de lesiones, si hay exudación.
  - Radiografía de tórax.

TRATAMIENTOS

- En todos los pacientes se debe suspender o tratar la causa si se conoce.
  - Si se sospecha una infección por *Mycoplasma* (neumonía atípica), tratamiento con macrólidos (v. **capítulo 6.31 Neumonía**), aunque no hay estudios que demuestren el efecto del tratamiento antibiótico en la duración y la gravedad de las lesiones cutáneas.
  - En los casos secundarios a infección por VHS, las lesiones del EM suelen aparecer unos 7-8 días después de la infección por el virus, por lo que el tratamiento con antivirales no suele estar indicado.
- Eritema multiforme: el tratamiento será sintomático.
  - Antihistamínicos orales, si hay picor: antihistamínicos anti-H_1 de segunda generación (cetirizina o loratadina).
  - Si existe sensación intensa de quemazón, considerar la asociación de un corticosteroide tópico de baja potencia en la cara y de potencia intermedia en el resto del cuerpo. La evidencia de la utilidad del corticosteroide es limitada.
  - Si se sospecha sobreinfección de las lesiones: antibioterapia tópica, oral o i.v. en función de la extensión y la localización (v. **capítulo 6.6 Celulitis**).

– Si hay lesiones bucales dolorosas, se puede utilizar un gel de corticoste-roides.
– Valorar el ingreso o la observación en casos de afectación extensa (EM mayor) para el control evolutivo, así como cuando no se consiga el manejo ambulatorio adecuado del dolor.
• Síndrome de Stevens-Johnson, SSJ-NET o NET: ingreso hospitalario y manejo multidisciplinar. La mortalidad puede alcanzar hasta un 15 % (sobre todo en los casos de NET), y generalmente es secundaria a la sobreinfección.
  – Analgesia según la intensidad del dolor.
  – Fluidoterapia y ajustes electrolíticos: riesgo de pérdida de líquidos por la afectación cutánea. A las necesidades basales, se recomienda añadir una cantidad equivalente a 2 mL/kg × el porcentaje de superficie corporal afectada.
  – Curas de las lesiones en la piel y las mucosas:
    ■ Las medidas de higiene (lavado de manos, asepsia, etc.) son fundamen-tales para evitar la infección de estos pacientes.
    ■ Desinfección de las lesiones cutáneas con soluciones antisépticas como la clorhexidina o el nitrato de plata.
    ■ Las lesiones bucales pueden precisar un gel tópico de corticosteroides o de prostaglandinas, y enjuagues bucales con colutorios que incluyan un anestésico tópico.
    ■ En caso de afectación mucosa extensa, considerar los corticosteroides sistémicos (prednisona oral: 40-60 mg/día durante 2-3 semanas, con disminución progresiva posterior de la dosis), aunque no hay estudios suficientes que demuestren su eficacia.
    ■ Camas especiales (antiescaras, grandes quemados, etc.).
    ■ Soporte nutricional: en función del grado de afectación mucosa.
    ■ Cuidados oculares: siempre deben ser valorados por oftalmología, por el riesgo de secuelas (queratitis, cicatriz conjuntival o alteración de la visión). El tratamiento consiste en limpieza e hidratación diaria, corticosteroides tópicos o incluso cobertura con membrana amniótica.
    ■ Prevención de infecciones: alto riesgo de sobreinfección y sepsis, aun-que el uso de antibióticos profilácticos no se recomienda de forma sistemática. Las infecciones por gérmenes gramnegativos (como *Pseu-domonas aeruginosa*) son particularmente problemáticas.
    ■ Prevención de secuelas por afectación de la mucosa urogenital (for-mación de adherencias y sinequias) con corticosteroides tópicos de potencia media.
    ■ Soporte psicológico, por el riesgo de depresión, ansiedad y estrés pos-traumático.
• A pesar de que la evidencia científica no es muy grande, cada vez más series de casos concluyen que en los cuadros infectorreactivos con una progresión rápida las terapias inmunosupresoras como el etanercept pueden tener su lugar, y en las fases iniciales también la ciclosporina y la corticoterapia. En los cuadros inducidos por fármacos, el etanercept y el infliximab podrían ser opciones de tratamiento.

RECUERDE QUE...
- La afectación de las mucosas y la extensión de las lesiones son los principales factores que determinan la gravedad del cuadro.
- Los cuadros leves pueden manejarse de forma ambulatoria.
- Ante la sospechas de SSJ o NET, debe procederse al ingreso hospitalario, por el alto de riesgo de secuelas e infecciones potencialmente graves. El cuidado multidisciplinar es esencial.

BIBLIOGRAFÍA

McPherson T, Exton LS, Murphy R. British Association of Dermatologists' guidelines for the management of Stevens-Johnson syndrome/toxic epidermal necrolysis in children and young people, 2018. Br J Dermatol. 2019;181(1):37-54.

Ramien ML. Stevens-Johnson syndrome in children. Curr Opin Pediatr. 2022;34(4):341-8.

Ramien M, Goldman JL. Pediatric SJS-TEN: where are we now? F1000Res. 2020;9:F1000 Faculty Rev-982.

Sorrell J, Anthony L, Rademaker A, Belknap SM, Callahan S, West DP, et al. Score of toxic epidermal necrosis predicts the outcomes of pediatric epidermal necrolysis. Pediatr Dermatol. 2017;34(4):433-7.

Wetter DA. Erythema multiforme: pathogenesis, clinical features, and diagnosis. UpToDate. 2023. Disponible en: https://www.uptodate.com

Eritrodermia

6.15

A. Fernández Uría y R. Martínez Mas

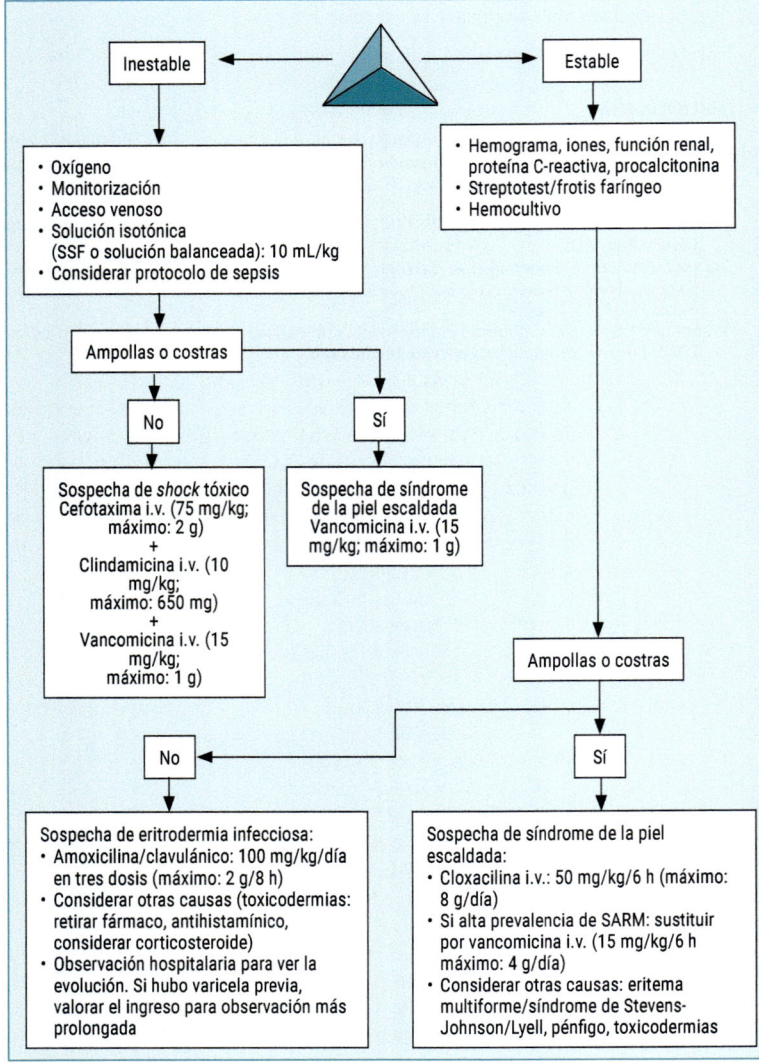

Inestable

- Oxígeno
- Monitorización
- Acceso venoso
- Solución isotónica (SSF o solución balanceada): 10 mL/kg
- Considerar protocolo de sepsis

Ampollas o costras

No

Sospecha de *shock* tóxico
Cefotaxima i.v. (75 mg/kg; máximo: 2 g)
+
Clindamicina i.v. (10 mg/kg; máximo: 650 mg)
+
Vancomicina i.v. (15 mg/kg; máximo: 1 g)

Sí

Sospecha de síndrome de la piel escaldada
Vancomicina i.v. (15 mg/kg; máximo: 1 g)

Estable

- Hemograma, iones, función renal, proteína C-reactiva, procalcitonina
- Streptotest/frotis faríngeo
- Hemocultivo

Ampollas o costras

No

Sospecha de eritrodermia infecciosa:
- Amoxicilina/clavulánico: 100 mg/kg/día en tres dosis (máximo: 2 g/8 h)
- Considerar otras causas (toxicodermias: retirar fármaco, antihistamínico, considerar corticosteroide)
- Observación hospitalaria para ver la evolución. Si hubo varicela previa, valorar el ingreso para observación más prolongada

Sí

Sospecha de síndrome de la piel escaldada:
- Cloxacilina i.v.: 50 mg/kg/6 h (máximo: 8 g/día)
- Si alta prevalencia de SARM: sustituir por vancomicina i.v. (15 mg/kg/6 h máximo: 4 g/día)
- Considerar otras causas: eritema multiforme/síndrome de Stevens-Johnson/Lyell, pénfigo, toxicodermias

OBJETIVOS

- Reconocer la eritrodermia y sus posibles causas.
- Manejar adecuadamente tanto las eritrodermias infecciosas con TEP normal como las sospechas de *shock* tóxico o síndrome de la piel escaldada.

CONCEPTOS IMPORTANTES

- **Eritrodermia:** enrojecimiento que afecta a > 90 % de la superficie corporal, a veces con descamación asociada. Puede ser el síntoma de presentación de muchos tipos de enfermedades. Las más frecuentes en pediatría son las de origen infeccioso (*S. aureus, S. pyogenes*) o inflamatorio (dermatitis atópica, dermatitis seborreica). Otras menos frecuentes son: infecciones congénitas, mastocitosis cutánea, enfermedad de Kawasaki, enfermedades autoinmunitarias, linfoma/leucemia, toxicodermias medicamentosas (betalactámicos, vancomicina, fenitoína, carbamazepina, amiodarona). Las formas más graves pueden generar inestabilidad térmica, alteraciones hidroelectrolíticas, pérdida de líquidos, fallo cardíaco y sepsis.

- **Escarlatina:** complicación no supurativa de la faringoamigdalitis aguda, provocada por toxinas eritrogénicas producidas por cepas de *S. pyogenes*. Más frecuente en niños > 6 años. Rara en menores de 2 años.
  - Cuadro clínico: pródromos de fiebre alta, odinofagia, cefalea y vómitos. Tras 12-48 h, aparece un exantema eritematoso papuloso puntiforme en la cara, el cuello y las flexuras (líneas de Pastia), de tacto áspero (papel de lija), que blanquea a la presión y, posteriormente, se generaliza, pudiendo afectar a palmas y plantas. Respeta el triángulo nasogeniano (facies de Filatov). Puede presentar lengua aframbuesada y enantema. El exantema se resuelve a los 3-4 días, y puede producir descamación.
  - Diagnóstico: es clínico. En los casos dudosos, el aislamiento de *S. pyogenes* en la faringe confirma el diagnóstico.

- **Síndrome del *shock* tóxico (SST):** enfermedad secundaria a una respuesta inflamatoria sistémica descontrolada por liberación masiva de citocinas, desencadenada por toxinas de *S. aureus* sensible a la meticilina (SASM) o resistente a la meticilina (SARM), o *S. pyogenes,* que actúan como superantígenos. Evoluciona a un cuadro de *shock,* normalmente distributivo o vasodilatado. En el 50 % de los casos no se identifica la puerta de entrada. Existen criterios diagnósticos, destinados a la vigilancia epidemiológica más que a la detección de casos en el momento agudo. La tabla 6.15-1 muestra las diferencias entre los dos tipos de SST y el síndrome de piel escaldada estafilocócica.
  - **Estreptocócico:** puede aparecer tras infecciones banales. Se inicia como un síndrome pseudogripal que asocia síntomas digestivos. Es característico el dolor cutáneo o muscular intenso, y discordante con los hallazgos de la exploración física. En el 50 % de los casos se observa alteración del nivel de consciencia. El exantema escarlatiniforme solo está presente en el 10 %. Evoluciona a hipotensión y fallo multiorgánico en unas horas, con mortalidad elevada.

Tabla 6.15-1. Diagnóstico diferencial entre el síndrome de *shock* tóxico (SST) y el síndrome de la piel escaldada estafilocócica (SSSS)

	SST estreptocócico	SST estafilocócico	SSSS
Factor de virulencia	Eritrotoxina Proteína M	TSST-1	Toxina epidermolítica
Edad más frecuente	< 1 año	Chicas adolescentes < 2 años	< 5 años Neonatos
Factores de riesgo	• Traumatismos • Cirugías • Quemaduras • Diabetes *mellitus* • Inmunodeficiencias • Tratamiento con AINE • Infecciones cutáneas, de partes blandas, otorrinolaringológicas y respiratorias tras viriasis (varicela, gripe)	• Uso de tampones • Taponamiento nasal • Quemaduras • Cirugías • Infecciones cutáneas, osteoarticulares, enterocolitis o respiratorias tras viriasis (gripe)	Colonización cutánea por *S. aureus* o foco infeccioso (a veces subclínico)
Exantema	Micropapular (presente en el 10 % de los casos)	Macular eritematoso (similar a una quemadura solar)	Ampollas flácidas (signo de Nikolski +)
Mucosas	Sí	Sí	No
Palmas y plantas	Puede	Puede	No
Mortalidad	30 %	5 %	2,6-11 %
Tratamiento	Cefotaxima/piperacilina-tazobactam/meropenem + clindamicina + vancomicina		Cloxacilina o vancomicina
	Tratamiento de soporte. Analgesia. Control del foco		

AINE: antiinflamatorio no esteroideo.

- **Estafilocócico:** el 50 % de los casos se observa en adolescentes, en relación con el uso de productos para la menstruación. Se inicia también como un cuadro pseudogripal, con mareo/síncope y síntomas gastrointestinales importantes. La eritrodermia es macular difusa (similar a una quemadura solar), con posible afectación palmoplantar, más acentuada en los pliegues. En ocasiones, asocia lengua aframbuesada, hiperemia conjuntival y de mucosas, y hemorragia escleral. El empeoramiento es progresivo, con hipotensión y fallo multiorgánico.

• **Síndrome de la piel escaldada estafilocócica o enfermedad de Ritter (SSSS):** es más frecuente en lactantes, producido por cepas de *S. aureus* productoras de toxinas exfoliativas. *S. aureus* puede estar colonizando piel y mucosas, o proceder de un foco infeccioso (impétigo, conjuntivitis, gastroenteritis, faringitis). Los síntomas iniciales suelen ser: fiebre, irritabilidad, y edema/eritema doloroso en la región peribucal y en los pliegues, con generalización posterior. A las 24-48 h, la epidermis se despega al tacto, formando ampollas flácidas y erosiones (signo de Nikolski positivo), inicialmente alrededor de la boca, la nariz y los ojos, con posterior descamación generalizada, especialmente en el cuello y los pliegues. Puede presentar fisuras y costras peribucales y perioculares, además de conjuntivitis supurativa. Respeta las mucosas, las palmas y las plantas. Puede existir compromiso sistémico por infecciones secundarias, o deshidratación por pérdida de la barrera cutánea.

ESTIMACIÓN DE LA GRAVEDAD

- **A recoger en la anamnesis:**
  - Tiempo de evolución.
  - Síntomas asociados: dolor, fiebre, vómitos, diarreas, mialgias, odinofagia.
  - Antecedentes: cuadros víricos recientes (varicela o gripe), traumatismos o cirugías recientes, diabetes *mellitus,* antecedentes de infecciones recurrentes, estancamiento ponderal, problemas dermatológicos previos.
  - Antecedentes familiares: atopia, psoriasis, ictiosis, inmunodeficiencias, consanguinidad.
  - Medicaciones, incluyendo aquellas fuera de prescripción médica, parafarmacia, homeopatía.
- **A registrar en la exploración general:**
  - **Constantes:** frecuencia cardíaca (FC), presión arterial (PA), temperatura, peso. Si el triángulo de evaluación pediátrica (TEP) está alterado: frecuencia respiratoria (FR), SatO$_2$, EtCO$_2$
  - **Exploración física:**
    - Inspección cutánea y descripción de las lesiones (costras, úlceras, ampollas, flictenas), su distribución y tacto, y la presencia o no del signo de Nikolski, cuerpos extraños.
    - Síntomas relacionados: prurito, dolor.
    - Manifestaciones extracutáneas: conjuntivitis, faringoamigdalitis, petequias en el paladar, inspección de genitales (hiperemia), adenopatías, hepatoesplenomegalia, aspecto del pelo y las uñas.
    - Nivel de consciencia y alteraciones neurológicas.

PRUEBAS COMPLEMENTARIAS

- **Analítica sanguínea:**
  - **Si hay eritrodermia con buen estado general:** hemograma, iones, función renal, proteína C-reactiva, procalcitonina (PCT).
  - **Si se sospecha SST y SSSS:** gasometría con lactato, hemograma, coagulación, dímero D, iones (incluidos calcio y fósforo), función renal y hepática, proteína C-reactiva, PCT, proteínas totales, albúmina, creatina-cinasa (CK).
- **Microbiología:**
  - Prueba rápida de estreptococo en la faringe y frotis faríngeo: si el diagnóstico es dudoso de escarlatina, en eritrodermias de causa desconocida y sospechas de SST estreptocócico.
  - Hemocultivo: ante la sospecha de SST y SSSS. Rendimiento bajo en el SST estafilocócico (5 %), y más alto en el estreptocócico (50-60 %).

- Cultivos: en algunos laboratorios, se puede comprobar la producción de toxinas si se aísla algún germen en los cultivos. Las flictenas del SSSS son estériles, por lo que no resulta útil recoger cultivo de ellas.
  - De lesión cutánea, herida quirúrgica o foco supurativo.
  - Otros: conjuntival, nasal, ótico, axilar (neonatos), faríngeo, coprocultivo, urocultivo, frotis vaginal, rectal.
- Serologías: si existen dudas diagnósticas. Se recomienda serología de *Rickettsia, Leptospira*, rubéola, sarampión, *Mycoplasma* y Herpesvirus.

TRATAMIENTOS

- **Escarlatina:** mismo tratamiento que la faringoamigdalitis estreptocócica (v. **capítulo 6.16 Faringoamigdalitis**).
- **Eritrodermia febril en un paciente con buen estado general:**
  - Observación hospitalaria inicial.
  - Amoxicilina-clavulánico i.v. (100 mg/kg/día en tres dosis; máximo: 2 g/ 8 h, sin sobrepasar los 200 mg/dosis de clavulánico).
  - Si existe alta sospecha de SARM: vancomicina i.v. (15 mg/kg/8 h máximo: 2 g/día).
  - Considerar otras causas además de la infecciosa.
- **SSSS, SST:**
  - Estabilización y ABCDE. Véanse los **capítulos 2.14 *Shock*** y **2.13 Sepsis** para consideraciones generales. El SSSS requiere una fluidoterapia agresiva similar a la del gran quemado.
  - Antibióticos:
    - SSSS:
      - Cloxacilina i.v.: 50 mg/kg cada 6 h (máximo: 8 g/día).
      - Si hay una alta prevalencia de SARM o el paciente se encuentra inestable: sustituir por vancomicina i.v.: 15 mg/kg cada 6 h (máximo: 4 g/día).
    - SST:
      - Triple terapia con:
        - Vancomicina i.v.: 15 mg/kg/6 h (máximo: 4 g/día).
        - Clindamicina i.v.: 10 mg/kg/6 h (máximo: 3,6 g/día).
        - Uno de los siguientes:
          - Cefotaxima i.v.: 75 mg/kg/6 h (máximo: 12 g/día).
          - Piperacilina/tazobactam i.v.: 80 mg/kg/6 h (máximo: 16 g/día).
  - Intervención quirúrgica: desbridamiento si hay absceso, fascitis o miositis.
  - Retirar el cuerpo extraño: tampón, taponamiento nasal.
  - En el SSSS: antisépticos locales. Curas locales de las áreas afectadas similares a las curas para grandes quemados.
  - Analgesia.
- **Eritrodermia de origen medicamentoso:**
  - Retirar el fármaco causante.
  - Antihistamínicos (v. **capítulo 6.42 Urticaria y angioedema** para las dosis).
  - Considerar prednisona oral (1-2 mg/kg/día máximo: 60 mg/día).

- **Eritrodermia de origen inflamatorio (dermatitis seborreica/atópica/de contacto):** hidratación, emolientes, antihistamínicos, corticosteroides tópicos o sistémicos en función de la gravedad. Valorar la antibioterapia ante la posibilidad de sobreinfección. Retirar el agente causante en las dermatitis de contacto.

RECUERDE QUE...

- El diagnóstico de la escarlatina es clínico. La distribución típica del exantema, el tacto y la presencia de hiperemia faríngea deben hacer sospechar esta entidad.
- El SSSS requiere tratamiento antibiótico y cuidados específicos de la descamación (similares a los de un gran quemado).
- Ante un paciente con eritrodermia febril, TEP alterado y signos/síntomas de compromiso hemodinámico o fallo multiorgánico, se debe sospechar el SST.

BIBLIOGRAFÍA

Chu VH. Staphylococcal toxic shock syndrome. UpToDate. 2022. Disponible en: https://www.uptodate.com

Dollani LC, Marathe KS. Impetigo/staphylococcal scalded skin disease. Pediatr Rev. 2020;41(4):210-2.

Fernández Fraga P, Fervenza Cortegoso C, Aracil Santos FJ. Enfermedades exantemáticas de origen infeccioso. En: Guerrero Fernández J, Cartón Sánchez A, Barreda Bonis A, Menéndez Suso J, Ruiz Domínguez J (eds.). Manual de diagnóstico y terapéutica en pediatría. 6ª ed. Madrid: Editorial Médica Panamericana; 2017. p. 1273-300.

Gaensbauer JT, Todd JK. Staphylococcus. En: Kliegman RM, St. Geme III JW (eds.). Nelson textbook of pediatrics. 21ª ed. Filadelfia: Elsevier; 2020. p. 1429-36.

Hurst JR, Brouwer S, Walker MJ, McCormick JK. Streptococcal superantigens and the return of Scarlet fever. PLoS Pathogens. 2021;17(12):e1010097.

McMahon P. Staphylococcal scalded skin syndrome. UpToDate. 2022. Disponible en: https://www.uptodate.com

Shulman ST, Reuter CH. Group A Streptococcus. En: Kliegman RM, St. Geme III JW (eds.). Nelson textbook of pediatrics. 21ª ed. Filadelfia: Elsevier; 2020. p. 1440-50.

Stevens DL. Invasive group A streptococcal infection and toxic shock syndrome: epidemiology, clinical manifestations, and diagnosis. UpToDate. 2023. Disponible en: https://www.uptodate.com

Stevens DL. Invasive group A streptococcal infection and toxic shock syndrome: treatment and prevention. UpToDate. 2023. Disponible en: https://www.uptodate.com

Stevens DL, Kaplan SL. Invasive group A streptococcal infections in children. UpToDate. 2023. Disponible en: https://www.uptodate.com

Faringoamigdalitis

6.16

I. Ortiz Santiago y A. Fernández Landaluce

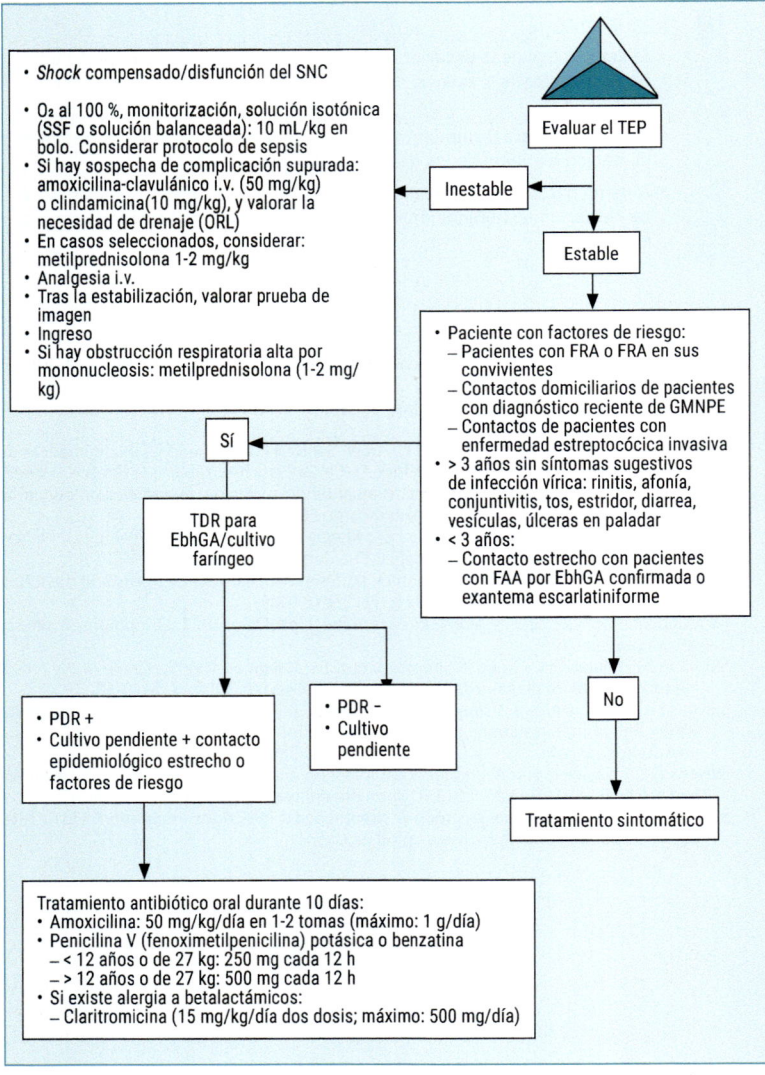

- *Shock* compensado/disfunción del SNC
- O₂ al 100 %, monitorización, solución isotónica (SSF o solución balanceada): 10 mL/kg en bolo. Considerar protocolo de sepsis
- Si hay sospecha de complicación supurada: amoxicilina-clavulánico i.v. (50 mg/kg) o clindamicina (10 mg/kg), y valorar la necesidad de drenaje (ORL)
- En casos seleccionados, considerar: metilprednisolona 1-2 mg/kg
- Analgesia i.v.
- Tras la estabilización, valorar prueba de imagen
- Ingreso
- Si hay obstrucción respiratoria alta por mononucleosis: metilprednisolona (1-2 mg/kg)

Evaluar el TEP

Inestable

Estable

- Paciente con factores de riesgo:
  – Pacientes con FRA o FRA en sus convivientes
  – Contactos domiciliarios de pacientes con diagnóstico reciente de GMNPE
  – Contactos de pacientes con enfermedad estreptocócica invasiva
- > 3 años sin síntomas sugestivos de infección vírica: rinitis, afonía, conjuntivitis, tos, estridor, diarrea, vesículas, úlceras en paladar
- < 3 años:
  – Contacto estrecho con pacientes con FAA por EbhGA confirmada o exantema escarlatiniforme

Sí

TDR para EbhGA/cultivo faríngeo

- PDR +
- Cultivo pendiente + contacto epidemiológico estrecho o factores de riesgo

- PDR –
- Cultivo pendiente

No

Tratamiento sintomático

Tratamiento antibiótico oral durante 10 días:
- Amoxicilina: 50 mg/kg/día en 1-2 tomas (máximo: 1 g/día)
- Penicilina V (fenoximetilpenicilina) potásica o benzatina
  – < 12 años o de 27 kg: 250 mg cada 12 h
  – > 12 años o de 27 kg: 500 mg cada 12 h
- Si existe alergia a betalactámicos:
  – Claritromicina (15 mg/kg/día dos dosis; máximo: 500 mg/día)

OBJETIVOS
- Identificar el cuadro clínico y conocer la etiología más frecuente.
- Realizar un uso adecuado de las pruebas complementarias.
- Identificar los signos de las complicaciones.

CONCEPTOS IMPORTANTES

- **Faringoamigdalitis aguda** (FAA): proceso agudo febril, generalmente infeccioso, que cursa con inflamación de las mucosas de la faringe y/o las amígdalas faríngeas, que presentan eritema, edema, exudados, úlceras o vesículas.
- La **etiología** más frecuente es **vírica** (rinovirus, adenovirus, coronavirus, Coxsackie, parainfluenza, virus de Epstein-Barr [VEB], citomegalovirus [CMV] y virus del herpes). La clínica incluye: curso solapado, febrícula, coriza, rinorrea, conjuntivitis, afonía, diarrea y exantema maculopapular. Es más habitual en < 3 años. Cuadros específicos:
  - Mononucleosis infecciosa (VEB, CMV): más típico de adolescentes, es un cuadro prolongado, con astenia intensa, adenopatías cervicales mayores, esplenomegalia (60 %), edema palpebral bilateral ocasional, exantema tras tratamiento antibiótico (80 %).
  - Herpangina (Coxsackie A): vesículas y/o úlceras en los pilares amigdalinos anteriores, el velo del paladar y la úvula. Puede asociar lesiones en las manos y los pies (mano-pie-boca).
  - Fiebre adenoconjuntival (adenovirus): FAA, fiebre elevada y conjuntivitis.
- **Clínica sugestiva de FAA por** estreptococo β-hemolítico del grupo A o *S. pyogenes* (EbhGA, habitualmente único agente bacteriano que interesa identificar y tratar): inicio brusco, fiebre elevada, cefalea, dolor abdominal, vómitos, petequias en el paladar y enantema, adenitis intensa o exantema escarlatiniforme.
- **Complicaciones supuradas de FAA estreptocócica:** son poco frecuentes (1-2 % de las FAA por EbhGA no tratadas con antibiótico o tras tratamiento antibiótico inadecuado). Además del EbhGA, pueden estar implicados *S. aureus*, *Fusobacterium* y anaerobios respiratorios.
  - Celulitis-absceso periamigdalino: fiebre alta, dolor intenso, dificultad para tragar y hablar (trismo). Caída del hemivelo palatino afectado, y desplazamiento de la úvula y la amígdala afectada hacia el lado contralateral. Habitualmente en niños > 8 años.
  - Absceso retrofaríngeo: fiebre alta, aspecto tóxico, dolor intenso, dificultad para deglutir y respirar, tortícolis con mayor dificultad para la extensión del cuello, inflamación cervical, dolor torácico si se ha extendido hacia el mediastino; en < 4 años.
  - Otitis media aguda, sinusitis, mastoiditis.
  - Adenitis cervical supurativa (v. **capítulo 6.1 Adenopatía**).
- **Complicaciones no supuradas de FAA estreptocócica (tras período de latencia):**
  - *Pediatric autoimmune neuropsychiatric disorders associated with streptococcal infections* (PANDAS): trastorno de la conducta, generalmente obsesivo-compulsivo, con manifestaciones motoras como tics. No prevenible con la administración de antibiótico.

- Fiebre reumática aguda (FRA): muy poco frecuente en los países desarrollados. Aparece tras un período de latencia de 3-4 semanas. Se puede presentar en forma de carditis, artritis, nódulos subcutáneos, corea de Sydenham y eritema marginado. En los niños < 3 años, prácticamente inexistente. Puede prevenirse con la administración de antibióticos.
- Glomerulonefritis aguda posestreptocócica (GMNPE): afectación renal variable, desde asintomática hasta síndrome nefrítico agudo. En general con pronóstico favorable. Mayor riesgo en los niños < 7 años.
- Escarlatina (v. **capítulo 6.15 Eritrodermia**).

ESTIMACIÓN DE LA GRAVEDAD

- **A recoger en la anamnesis:**
  - Edad: 3-15 años. EbhGA causa el 20-40 % de las FAA. Menores de 3 años < 10 %.
  - Antecedentes personales o familiares de FRA o GMNPE, escolarización, estado vacunal.
  - Contacto directo con un paciente con infección estreptocócica confirmada.
  - Clínica: presencia de fiebre, grado de temperatura, síntomas acompañantes, tratamiento recibido.
- **A registrar en la exploración general:**
  - Triángulo de evaluación pediátrica (TEP), constantes vitales (temperatura en todos los casos; frecuencia cardíaca [FC], frecuencia respiratoria [FR], presión arterial [PA] y $SatO_2$ según la situación clínica).
  - Datos generales sugestivos de complicación: obstrucción respiratoria alta por hipertrofia amigdalina o por absceso retrofaríngeo. Afectación del estado general con síntomas como disfagia para líquidos, babeo, trismo, hiperextensión del cuello, meningismo.
  - Exploración otorrinolaringológica: inflamación amigdalina, exudados, vesículas, petequias; datos sugestivos de complicación: tumefacción amigdalina asimétrica, caída de hemivelo palatino, abombamiento en la pared posterolateral de la faringe.
- Ni la clínica ni la exploración son suficientes para determinar la etiología, aunque existen signos y síntomas orientativos. Las escalas de predicción clínica no han demostrado efectividad suficiente para la selección de los pacientes a quienes realizar las pruebas microbiológicas.

PRUEBAS COMPLEMENTARIAS

- **Comprobación microbiológica:** es necesaria para confirmar la etiología bacteriana. Prueba de detección rápida (PDR) de antígenos estreptocócicos o cultivo de frotis faríngeo (ante PDR imposible o negativa con factores de riesgo para FRA). Es fundamental la técnica de recogida de la muestra (cepillado de las amígdalas o de la faringe posterior sin tocar el resto de la boca). Indicada en pacientes con diagnóstico clínico de FAA:
  - Mayores de 3 años: en ausencia de múltiples síntomas sugestivos de infección vírica: rinitis, afonía, conjuntivitis, tos, estridor, diarrea, vesículas, úlceras en el paladar.

- Menores de 3 años:
  - Con contacto estrecho con pacientes con FAA por EbhGA confirmada.
  - Con signos muy predictivos de etiología estreptocócica, como exantema escarlatiniforme.
- A cualquier edad si existen factores de riesgo:
  - Pacientes con FRA o FRA en sus convivientes.
  - Contactos domiciliarios de pacientes con diagnóstico reciente de GMNPE.
  - Contactos de pacientes con enfermedad estreptocócica invasiva.
- **Analítica sanguínea:**
  - Hemocultivo, hematimetría y reactantes de fase aguda en caso de sospecha de complicación supurada retrofaríngea o periamigdalina.
  - Si interesa confirmar una mononucleosis, añadir: transaminasas, prueba de mononucleosis (más fiable en mayores de 4 años), y serología de CMV y VEB.
- **Pruebas de imagen:** solo en caso de sospecha de complicación supurada grave (especialmente retrofaríngea):
  - Radiografía lateral de cuello (si no existe compromiso de la vía aérea o la sospecha es baja): buscar un aumento del espacio retrofaríngeo.
  - Ecografía: su uso previo a la punción-aspiración del absceso periamigdalino se ha asociado a un mayor éxito, en comparación con el uso de los puntos de referencia anatómicos.
  - Tomografía computarizada (TC) cervical con contraste.

TRATAMIENTOS

- **Paciente inestable:** paciente con cuadro de odinofagia y afectación del estado general por dolor, palidez o dificultad respiratoria (disfunción del sistema nervioso central [SNC], o *shock* compensado o dificultad respiratoria).
  - Valoración ABCDE y medidas generales: O_2 al 100 %, monitorización, solución balanceada (10 mL/kg en bolo).
  - Si existe sospecha de complicación supurada:
    - Amoxicilina-clavulánico i.v. (100 mg/kg/día;máximo: 6-12 g/día) o clindamicina (30 mg/kg/día; máximo: 900 mg/dosis).
    - Puede considerarse la metilprednisolona (1-2 mg/kg; máximo: 60 mg) en casos seleccionados, si bien la evidencia no es consistente.
    - Analgesia i.v. según la escala de dolor.
    - Tras la estabilización, valorar prueba de imagen.
    - Indicaciones de drenaje quirúrgico (bajo anestesia general) de absceso retrofaríngeo:
      - Compromiso de la vía aérea.
      - Área hipodensa retrofaríngea en la TC compatible con absceso de > 2,5 cm².
      - Falta de respuesta al tratamiento antibiótico.
    - Indicaciones de punción-aspiración/incisión-drenaje de absceso periamigdalino: fluctuación de bulto periamigdalino. En los niños mayores, puede realizarse con anestesia local + sedoanalgesia, extremando las precauciones de protección de la vía aérea.

– Si existe sospecha de obstrucción respiratoria alta por mononucleosis: metilprednisolona (1-2 mg/kg; máximo: 60 mg) o extirpación quirúrgica.
• **Paciente estable:** la gran mayoría de los pacientes.
  – **Medidas generales**: antitérmicos-antiinflamatorios, líquidos azucarados, reposo.
  – **Antibioterapia**: si existe amigdalitis estreptocócica.
    ■ Primera elección (10 días):
      ○ Penicilina V (fenoximetilpenicilina) potásica o benzatina:
        ♦ Menores de 12 años o < 27 kg: 250 mg cada 12 h.
        ♦ Mayores de 12 años o > 27 kg: 500 mg cada 12 h.
      ○ Amoxicilina
        ♦ 50 mg/kg/día cada 12-24 h (máximo: 1.000 mg/24 h).
    ■ En caso de mal cumplimiento o vómitos: penicilina G (bencilpenicilina) benzatina, en dosis única i.m. profunda:
      ○ < 12 años o < 27 kg: 600.000 UI.
      ○ > 12 años o > 27 kg: 1.200.000 UI.
    ■ Alergia a penicilina:
      ○ Claritromicina: 15 mg/kg/día (dos dosis, 10 días; máximo: 500 mg/día).
      ○ Azitromicina: 10 mg/kg/día (una dosis, 5 días; máximo: 500 mg/día).
      ○ Clindamicina: 20 mg/kg/día (tres dosis, 10 días; máximo: 900 mg/dia).
    ■ Fracaso terapéutico clínico: persistencia de síntomas y EbhGA positivo en faringe:
      ○ Recaída < 15 días tras finalizar antibiótico: mismo serotipo de la infección inicial. Repetir otro ciclo del mismo antibiótico, ampliar espectro con otro antibiótico con mayor estabilidad frente a betalactamasas o administrar una dosis de penicilina benzatina para garantizar el cumplimiento terapéutico.
      ○ Recaída > 15 días tras finalizar el tratamiento: adquisición de distinto serotipo de EbhGA.

RECUERDE QUE...
• La etiología más frecuente es vírica.
• El diagnóstico de certeza de FAA bacteriana requiere una prueba microbiológica.
• El tratamiento ambulatorio sintomático y el tratamiento antibiótico oral (si FAA estreptocócica) son suficientes en la gran mayoría de los casos.
• La presencia de TEP alterado debe hacer sospechar una complicación.

BIBLIOGRAFÍA

Alcalde Mendieta BE. Utilidad de escalas de Centor y McIsaac para la predicción clínica de faringoamigdalitis estreptocócica en niños. Tesis pregrado. Trujillo: Universidad Privada Antenor Orrego; 2021. Disponible en:https://repositorio.upao.edu.pe

American Academy of Pediatrics. Group A streptococcal infections. En: Kimberlin DW, Barnett ED, Lynfield R, Sawyer MH (eds). Red Book: 2021-2024 Report of the Committee on Infectious Diseases. 32ª ed. Itasca: American Academy of Pediatrics; 2021. p. 694-707.

Goenka PK, Hall M, Shah SS, Florin TA, Leone N, Narayanan S, et al. Corticosteroids in the treatment of pediatric retropharyngeal and parapharyngeal abscesses. Pediatrics. 2021;148(5):e2020037010.

Pichichero ME. Treatment and prevention of streptococcal pharyngitis in adults and children.UpToDate. 2024. Disponible en: https://www.uptodate.com

Piñeiro Pérez R, Álvez González F, Baquero Artigao F, Cruz Cañete M, De la Flor i Bru J, Fernández Landaluce A, et al. Actualización del documento de consenso sobre el diagnóstico y tratamiento de la faringoamigdalitis aguda. An Pediatr (Barc). 2020;93(3):206.e1-8.

Wald ER. Peritonsillar cellulitis and abscess. UpToDate. 2023. Disponible en: https://www.uptodate.com

Wald ER. Retropharyngeal infections in children. UpToDate. 2023. Disponible en: https://www.uptodate.com/contents/retropharyngeal-infections-in-children

World Health Organization. Disease Outbreak News. Increased incidence of scarlet fever and invasive Group A Streptococcus infection - multi-country. Ginebra: World Health Organization; 2022. Disponible en: https://www.who.int/emergencies/disease-outbreak-news/item/2022-DON429

Gripe

6.17

B. Gómez Cortés

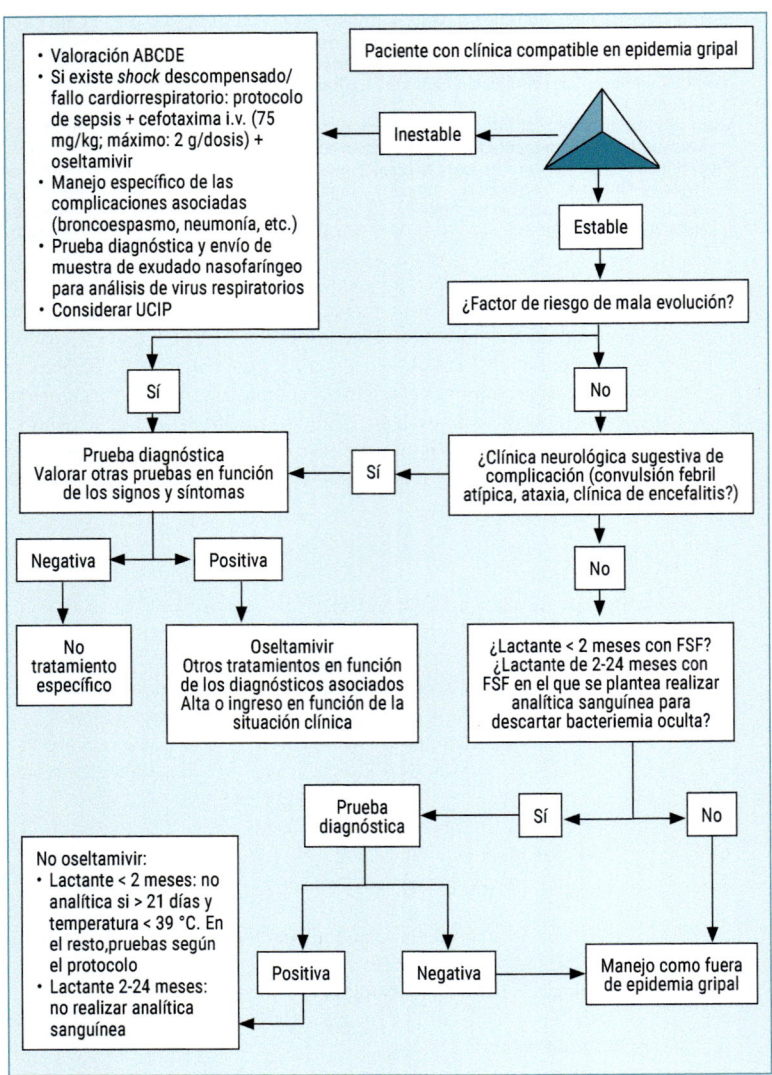

- Valoración ABCDE
- Si existe *shock* descompensado/ fallo cardiorrespiratorio: protocolo de sepsis + cefotaxima i.v. (75 mg/kg; máximo: 2 g/dosis) + oseltamivir
- Manejo específico de las complicaciones asociadas (broncoespasmo, neumonía, etc.)
- Prueba diagnóstica y envío de muestra de exudado nasofaríngeo para análisis de virus respiratorios
- Considerar UCIP

Paciente con clínica compatible en epidemia gripal

Inestable

Estable

¿Factor de riesgo de mala evolución?

Sí

No

Prueba diagnóstica
Valorar otras pruebas en función de los signos y síntomas

Sí

¿Clínica neurológica sugestiva de complicación (convulsión febril atípica, ataxia, clínica de encefalitis?)

Negativa

Positiva

No

No tratamiento específico

Oseltamivir
Otros tratamientos en función de los diagnósticos asociados
Alta o ingreso en función de la situación clínica

¿Lactante < 2 meses con FSF? ¿Lactante de 2-24 meses con FSF en el que se plantea realizar analítica sanguínea para descartar bacteriemia oculta?

Prueba diagnóstica

Sí

No

No oseltamivir:
- Lactante < 2 meses: no analítica si > 21 días y temperatura < 39 °C. En el resto, pruebas según el protocolo
- Lactante 2-24 meses: no realizar analítica sanguínea

Positiva

Negativa

Manejo como fuera de epidemia gripal

OBJETIVOS

- La gripe cursa habitualmente de forma autolimitada y sin complicaciones, y no está indicada la realización sistemática de pruebas diagnósticas.
- Sin embargo, algunos pacientes que presentan factores de riesgo o sintomatología específica sí se benefician del diagnóstico y la administración precoz de tratamiento antiviral.

CONCEPTOS IMPORTANTES

- **Gripe:** enfermedad respiratoria aguda causada por los virus influenza A y B. Aunque suelen predominar los síntomas respiratorios, la presentación clínica es variable, con síntomas más inespecíficos en los lactantes.
- **Epidemia de gripe:** la gripe cursa en brotes epidémicos anuales de 2-3 meses de duración (en áreas templadas del hemisferio norte, entre octubre y marzo). Estos virus tienen una alta capacidad para sufrir variaciones antigénicas; las variaciones antigénicas menores dan lugar a las epidemias anuales. En cada epidemia suelen circular dos o tres cepas simultáneamente; en los últimos años, las predominantes han sido la AH1N1, la AH3N2 y la B. La tasa de ataque en los niños oscila entre el 10 y el 40 %. Las variaciones mayores solo ocurren en el tipo A, suponen un cambio completo en la dotación antigénica, y pueden desencadenar epidemias más extensas o incluso pandemias. La Red Nacional de Vigilancia Epidemiológica es el organismo que indica cuándo se supera en cada comunidad autónoma el umbral epidémico, cuya cifra puede variar de una epidemia a otra.

ESTIMACIÓN DE LA GRAVEDAD

- La mortalidad por gripe en pacientes pediátricos es < 1/100.000.
- Complicaciones:
  - La otitis media y otras complicaciones respiratorias (neumonía, exacerbación de patología previa como el asma, traqueobronquitis) son las más habituales
  - Neurológicas: convulsiones febriles, meningitis aséptica, ataxia cerebelosa, mielitis transversa, síndrome de Guillain-Barré y encefalomielitis aguda posinfecciosa.
  - Otras: miositis aguda, miocarditis y pericarditis.
- Pacientes con riesgo de evolución tórpida o complicada:
  - Pacientes con enfermedad crónica:
    - Renal.
    - Cardiovascular hemodinámicamente significativa, excluida la hipertensión arterial.
    - Hematológica, incluida la anemia drepanocítica.
    - Pulmonar (incluida el asma si recibe > 200 µg de fluticasona o > 400 µg de budesonida al día).
    - Metabólica, incluida la diabetes *mellitus*.

- Neurológica, neuromuscular y alteraciones del desarrollo: encefalopatía, distrofia muscular, retraso psicomotor moderado o grave, epilepsia, parálisis cerebral.
  - Hepática.
- Pacientes con inmunosupresión: farmacológica (quimioterapia, corticosteroides), virus de la inmunodeficiencia humana (VIH), congénita.
- Embarazadas y posparto (hasta 2 semanas).
- Obesidad mórbida: índice de masa corporal (IMC) > p99.
- Residentes en centros de atención a pacientes crónicos.
- Pacientes que están recibiendo tratamientos prolongados con salicilatos.

PRUEBAS DE LABORATORIO

- Están indicadas solo en época epidémica y en los pacientes en los que su resultado vaya a modificar el manejo. Un resultado positivo cuando la prevalencia de infección es baja es más probable que sea un falso positivo que un verdadero positivo, especialmente si se trata de una prueba antigénica.
- **Pruebas de diagnóstico rápido para influenza:**
  - Identifican antígenos del virus por cromatografía o inmunoanálisis del ácido ribonucleico (ARN) vírico, proporcionando el resultado en 10-15 min. La sensibilidad de las primeras pruebas era del 50-70 %, aunque se ha ido incrementando, y la especificidad es del 90-95 %. Son, por tanto, más útiles para confirmar que para descartar la infección.
- **Técnicas de reacción en cadena de la polimerasa:**
  - Más sensibles y específicas que las previas. Precisan habitualmente más tiempo (1-8 h), aunque existen ya pruebas que proporcionan el resultado en < 30 min.
- En ambos casos, el rendimiento es superior en los 3-4 primeros días de la infección, ya que posteriormente la carga vírica cae notablemente, aunque en los lactantes y en pacientes con infecciones respiratorias bajas puede mantenerse elevada durante más tiempo. La muestra se obtendrá idealmente mediante recogida de exudado nasofaríngeo (frotis faríngeo como alternativa). Otras pruebas, como el cultivo vírico o las pruebas serológicas, no son útiles en la práctica clínica.
- Indicaciones de realización de prueba diagnóstica en época epidémica:
  - Pacientes que persisten con TEP alterado tras la estabilización inicial.
  - Pacientes con sospecha clínica de gripe y:
    - Factores de riesgo de evolución tórpida o complicación (v. apartado anterior).
    - Que precisen ingreso hospitalario por motivo respiratorio.
    - Convulsión febril atípica, ataxia, fluctuación del nivel de consciencia u otra sintomatología sugestiva de complicación neurológica.
  - Lactantes menores de 2 meses con fiebre sin foco.
  - Lactantes de 2-24 meses con fiebre sin foco y con criterios de realización de analítica sanguínea para descartar una bacteriemia oculta.

TRATAMIENTOS

- **Tratamiento sintomático:** antitérmicos/analgésicos (v. **capítulo 3.21 Fiebre sin focalidad en el lactante de 2-24 meses**).
- **Tratamiento antiviral (oseltamivir)**, indicado en:
  - Todo paciente con prueba diagnóstica positiva en el que se haya realizado por:
    - TEP alterado.
    - Factor de riesgo de evolución tórpida o complicación.
    - Ingreso hospitalario por motivo respiratorio.
    - Sintomatología sugestiva de complicación neurológica.
- En los lactantes de 2-24 meses con prueba positiva realizada por fiebre elevada sin foco, pero sin otro factor de riesgo de mala evolución, no estaría indicado el tratamiento antiviral de forma sistemática. Un resultado positivo permite evitar la analítica sanguínea, al ser bajo el riesgo de coinfección bacteriana.
- En los lactantes menores de 2 meses con prueba positiva realizada por fiebre sin foco, pero sin otro factor de riesgo de mala evolución, tampoco está indicado el tratamiento antiviral de forma sistemática, debido a los datos limitados existentes en cuanto a seguridad y eficacia. Un resultado positivo permite también evitar la analítica sanguínea en lactantes > 21 días con TEP estable y temperatura < 39 °C. En el resto, se recomienda realizar las pruebas habituales.
- La eficacia del oseltamivir es superior si se inicia en las primeras 48 h del comienzo de los síntomas, si bien una duración superior del cuadro clínico no contraindica su administración. La duración del tratamiento es de 5 días. Dosis:
  - 0-8 meses de > 40 semanas de edad posmenstrual: 3 mg/kg/12 h.
  - 9-11 meses: 3,5 mg/kg/12 h.
  - ≥ 1 año:
    - ≤ 15 kg: 30 mg/12 h.
    - 15-23 kg: 45 mg/12 h.
    - 23-40 kg: 60 mg/12 h.
    - > 40 kg: 75 mg/12 h.

RECUERDE QUE...

- En la mayoría de pacientes con sospecha clínica de gripe no es necesario confirmar el diagnóstico mediante pruebas específicas ni instaurar tratamiento antiviral.
- Se recomienda el estudio, y en su caso el tratamiento, en aquellos pacientes con factores de riesgo de mala evolución, en pacientes que precisen ingreso por motivo respiratorio y en aquellos con clínica neurológica.
- El rendimiento de las pruebas disminuye a partir de los 4 días de enfermedad, y la eficacia del oseltamivir es superior en las primeras 48 h.

BIBLIOGRAFÍA

Antoon JW, Hall M, Herndon A, Johnson DP, Brown CM, Browning WL, et al.. Prevalence, risk factors, and outcomes of influenza-associated neurologic complications in children. J Pediatr. 2021 Dec;239:32-38.e5.

Centers for Disease Control and Prevention. Information on rapid molecular assays, RT-PCR, and other molecular assays for diagnosis of influenza virus infection. Atlanta: Centers for Disease Contron and Prevention;2019. Disponible en: https://www.cdc.gov

Centers for Disease Control and Prevention. Overview of influenza testing methods. Atlanta: Centers for Disease Contron and Prevention;2020. Disponible en: https://www.cdc.gov

Committee on Infectious Diseases. Recommendations for Prevention and Control of Influenza in Children, 2022-2203. Pediatrics. 2022;150(4):e2022059275.

Gill PJ, Richardson SE, Ostrow O, Friedman JN. Testing for respiratory viruses in children: to swab or not to swab. JAMA Pediatr. 2017;171(8):798-804.

Jefferson T, Jones MA, Doshi P, Del Mar CB, Hama R, Thompson MJ, et al. Neuraminidase inhibitors for preventing and treating influenza in healthy adults and children. Cochrane Database Syst Rev. 2014;2014(4):CD008965.

Lee JJ, Smith M, Bankhead C, Salazar RP, Kousoulis AA, Butler CC, et al.. Oseltamivir and influenza-related complications inchildren: a retrospective cohort in primary care. Eur Respir J. 2020;56(5):1902246.

Liu JW, Lin SH, Wang LC, Chiu HY, Lee JA. Comparison of antiviral agents for seasonal influenza outcomes in healthy adults and children: a systematic review and network meta-analysis. JAMA Netw Open. 2021;4(8):e2119151.

Merckx J, Wali R, Schiller I, Caya C, Gore GC, Chartrand C, et al.. Diagnostic accuracy of novel and traditional rapid tests for influenza infection compared with reverse transcriptase polymerase chain reaction: a systematic review and meta-analysis. Ann Intern Med. 2017;167(6):394-409.

Hiperamoniemia

6.18

J. de las Heras Montero

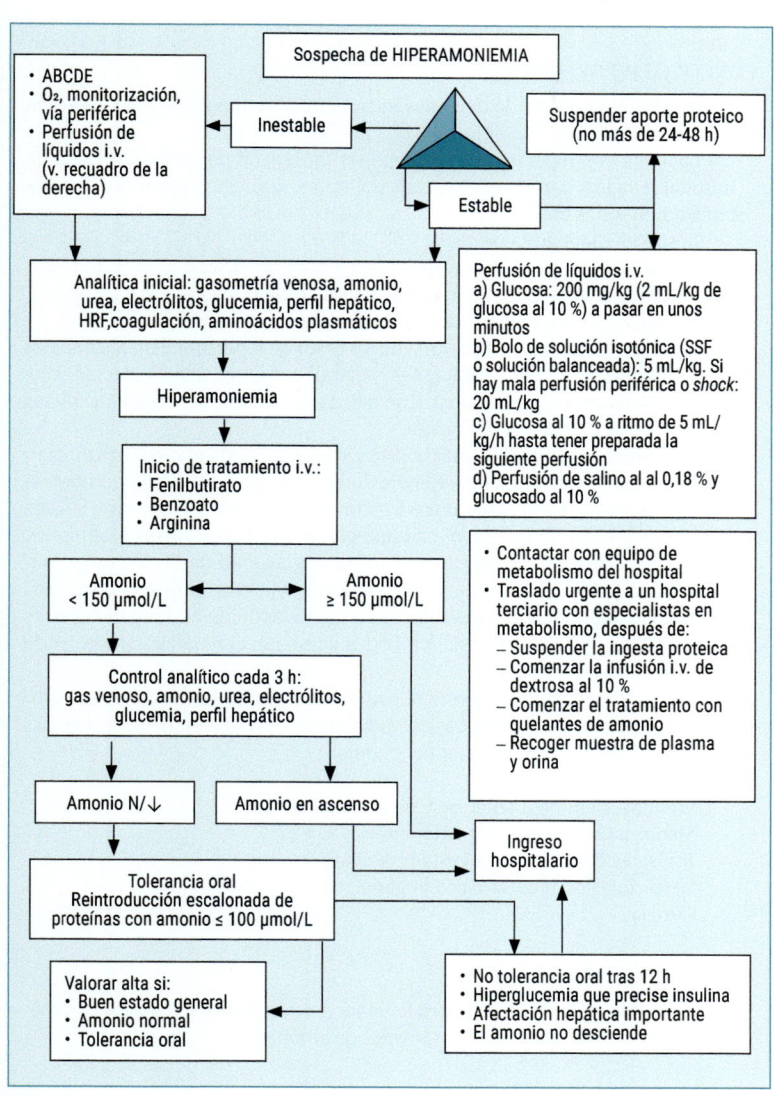

OBJETIVOS
- Identificar los pacientes que pueden padecer una crisis de hiperamoniemia.
- Iniciar el tratamiento de forma precoz.
- Derivar de forma urgente a un centro hospitalario terciario con equipo especialista en errores innatos del metabolismo.

CONCEPTOS IMPORTANTES

- Amonio: para convertir de unidades internacionales (μmol/L) a unidades convencionales (μg/dL), dividir por 0,587.
- Un paciente con hiperamoniemia debe ser trasladado de forma urgente a un hospital terciario con un equipo especialista en errores congénitos del metabolismo, después de:
    - Suspender la ingesta proteica.
    - Comenzar la infusión intravenosa de glucosa al 10 %.
    - Empezar el tratamiento con quelantes de amonio.
    - Recoger muestra de plasma y orina.
- En urgencias de pediatría, la mayoría de los casos de hiperamoniemia atendidos corresponderá a descompensaciones metabólicas de pacientes afectados de enfermedades del ciclo de la urea. Con menos frecuencia, se estará ante inicios tardíos de esta u otra metabolopatía.
- Otros errores congénitos del metabolismo, como las acidemias orgánicas, también pueden presentar hiperamoniemia durante los episodios de descompensación. En este caso, la hiperamoniemia secundaria no suele ser tan grave, y suele responder al tratamiento con *N*-carbamilglutamato. El parámetro bioquímico que más información proporcionará sobre la gravedad de la descompensación será la acidosis metabólica, que es potencialmente muy grave. Las descompensaciones de otras metabolopatías, como las acidemias orgánicas o los defectos de la betaoxidación de los ácidos grasos, se deberán tratar siguiendo sus protocolos específicos.
- Los pacientes afectados de enfermedades del ciclo de la urea pueden sufrir descompensaciones metabólicas potencialmente muy graves, desencadenadas por situaciones de estrés metabólico, como:
    - Infecciones, fiebre.
    - Vómitos (siempre a tener muy en cuenta).
    - Menor ingesta proteica o calórica.
    - Transgresión dietética (ingesta proteica).
    - Ejercicio físico intenso o prolongado.
    - Cirugía.

ESTIMACIÓN DE LA GRAVEDAD

- Se estimará la gravedad del cuadro teniendo en cuenta la clínica y los parámetros bioquímicos (sobre todo, los niveles de amonio).

- Una crisis de hiperamoniemia es potencialmente muy grave, y su mayor complicación es el edema cerebral.
- Los síntomas iniciales pueden ser sutiles y muy inespecíficos.
- Los vómitos siempre se deben tomar en serio.
- Siempre hay que escuchar atentamente al paciente o a sus padres, que conocen bien el estado basal del niño.
- El pronóstico depende de la duración de la hiperamoniemia y del nivel máximo de amonio alcanzado.
- Se considera que el pronóstico será muy desfavorable en las siguientes situaciones:
    - Pico de amonio > 1.000 μmol/L.
    - Presión intracraneal aumentada.
    - Coma hiperamoniémico de duración superior a 3 días.
- Ante la sospecha de encefalopatía (letargia, comportamiento inusual), se deben reducir los volúmenes de infusión (considerar la administración de fármacos por una vía central, en concentraciones mayores) para minimizar el riesgo de edema cerebral.
- Se debe valorar el ingreso hospitalario si:
    - Niveles de amonio ≥ 150 μmol/L o amonio en aumento en controles posteriores (se debe considerar la hemodiafiltración con amonio > 250 μmol/L).
    - No se consigue la tolerancia oral.
    - Afectación hepática importante, independientemente de los niveles de amonio.
    - Hiperglucemia que precise insulina.
    - Paciente que clínicamente presente *shock* o mal estado general.

PRUEBAS COMPLEMENTARIAS

- **Analítica inicial:** gasometría venosa, amonio, urea, electrólitos, glucemia, perfil hepático, hematimetría, coagulación y aminoácidos en plasma.
- **En pacientes sin diagnóstico previo de metabolopatía**, se pedirá la siguiente analítica para diagnóstico etiológico: aminoácidos en plasma y en orina, acilcarnitinas plasmáticas, creatina-cinasa, ácido láctico, ácido pirúvico, ácidos orgánicos en orina y ácido orótico en orina.
- **Analítica de control cada 3 h:** gasometría venosa, amonio, urea, electrólitos, glucemia, perfil hepático.
    - Con frecuencia, habrá que aumentar el aporte de potasio por hipopotasemia.
    - Si existe hiperglucemia, se deberá iniciar tratamiento con insulina. La hiperglucemia puede ser muy peligrosa (riesgo de edema cerebral por hiperosmolaridad). Si hay hiperglucemia grave con ácido láctico elevado (> 3 mmol/L), reducir la infusión de glucosa antes que aumentar la perfusión de insulina.

TRATAMIENTOS

- **Perfusión intravenosa (i.v.):**
    - Glucosa: 200 mg/kg (2 mL/kg de glucosa al 10 %) a pasar en unos minutos.

- Bolo de solución isotónica: 5 mL/kg (solución salina fisiológica o solución balanceada). Si hay mala perfusión periférica o *shock*: 20 mL/kg.
- Glucosa al 10 % a ritmo de 5 mL/kg/h hasta tener preparada la siguiente perfusión.
- Perfusión:
  - Calidad: salino al 0,18 % y glucosa al 10 % (glucosa al 10 % + NaCl al 20 %: 1 mL por cada 100 mL de glucosa al 10 %). Añadir potasio a la perfusión cuando comience con diuresis o si presenta hipopotasemia.
  - Cantidad: estimar el déficit a partir de los signos clínicos si no se tiene un peso reciente. Sumar al mantenimiento (100 mL/kg para los 10 primeros kg, 50 mL/kg para los siguientes 10 kg, y 20 mL/kg a partir de entonces). Restar la cantidad de líquido infundida previamente.
  - Calcular la perfusión para 24 h: infundir $\frac{1}{3}$ en las 6 primeras horas y los $\frac{2}{3}$ restantes en las siguientes 18 h.

- **Tratamiento farmacológico:**
  - En cuanto se confirme la hiperamoniemia, se debe iniciar el tratamiento farmacológico con benzoato sódico, fenilbutirato y arginina i.v. (**Tabla 6.18-1**), salvo en los casos más leves, en los que podría tratarse por vía oral. En una crisis de emergencia, se debe aumentar la dosis que el paciente recibe habitualmente, dentro de los límites de la dosis máxima diaria.
  - Se puede administrar **ondansetrón** (0,15 mg/kg) para evitar los vómitos durante la infusión de los bolos de quelantes de amonio.
  - Los pacientes en tratamiento habitual con **citrulina** mantendrán el mismo tratamiento por vía oral, que se podrá aumentar hasta 170 mg/kg/día.
  - En los pacientes sin diagnóstico previo de metabolopatía, se añadirá el siguiente tratamiento:
    - **Carnitina**: 100 mg/kg/día en perfusión continua i.v.
    - **Hidroxicobalamina**: 1 mg/día por vía intramuscular.
    - **Biotina**: 10 mg/día por vía oral.
    - *N*-**carbamilglutamato**: bolo de 100 mg/kg por vía oral (sonda nasogástrica); después, 200 mg/kg/día repartido en cuatro dosis por vía oral.
  - En pacientes afectados de déficit de NAGS, la medicación de primera línea para tratar la hiperamoniemia es el *N*-**carbamilglutamato**.
  - Tratamiento de la infección si la hubiera.

Tabla 6.18-1. Tratamiento de la hiperamoniemia

Fármaco	Dosis de carga (a pasar en 90-120 min)	Mantenimiento	Dosis máxima diaria
Benzoato sódico	250 mg/kg	250-500 mg/kg/día (si el peso es > 20 kg: 5,5 g/m²/día)	12 g
Fenilbutirato	250 mg/kg	250-500 mg/kg/día	12 g
L-Arginina*	300 mg/kg	250 mg/kg/día	12 g

*No administrar L-arginina en el déficit de arginasa 1.

- **Tratamiento dietético:**
  - Se suspenderá el aporte proteico temporalmente. Este período no debe superar las 24-48 h.
  - Si el paciente está clínicamente bien, se probará la tolerancia oral con preparados exentos de proteínas ± polímeros de glucosa.
  - Para prevenir el catabolismo endógeno, es importante el aporte calórico (es importante no confundir la restricción proteica con mantener en ayunas), por lo que es aconsejable el aporte de aproximadamente el 120 % del requerimiento calórico estimado para su edad.
  - Cuando el amonio se encuentre por debajo de 100 μmol/L, se valorará la reintroducción del aporte proteico escalonadamente, a razón de unos 0,2 g de proteína/kg/día hasta llegar a su tolerancia proteica basal en aproximadamente 2-3 días.

RECUERDE QUE...

- Ante un episodio de hiperamoniemia, la sospecha clínica y el diagnóstico precoz son cruciales.
- El inicio de las medidas para revertir el catabolismo y del tratamiento farmacológico no se debe demorar.
- Es importante asegurar un aporte calórico adecuado para evitar el catabolismo endógeno, mediante la perfusión i.v. de glucosa al 10 % y, si el estado clínico del paciente lo permite, mediante la ingesta oral de preparados exentos de proteínas y/o polímeros de glucosa.
- El régimen de proteínas 0 no se debe mantener más de 24-48 h.

BIBLIOGRAFÍA

British Inherited Metabolic Disease Group (BIMDG). BIMDG Emergency Protocols. Hyperammonaemia: urea cycle disorders, OTC and CPS deficiencies. Londres: BIMDG; 2008. Disponible en: https://bimdg.org.uk

Bueno M, González Meneses A, Dios E, Venegas E. Trastornos del ciclo de la urea (mitocondrial): déficit de carbamil fosfato sintasa I (CPS 1) y déficit de ornitina transcarbamilasa (OTC). En: Enfermedades raras metabólicas, procedimientos de urgencias y de situaciones de riesgo. Madrid: Ergon; 2017.

De Las Heras J, Aldámiz-Echevarría L, Martínez-Chantar ML, Delgado TC. An update on the use of benzoate, phenylacetate and phenylbutyrate ammonia scavengers for interrogating and modifying liver nitrogen metabolism and its implications in urea cycle disorders and liver disease. Expert Opin Drug Metab Toxicol. 2017;13(4):439-48.

Häberle J, Burlina A, Chakrapani A, Dixon M, Karall D, Lindner M, et al. Suggested guidelines for the diagnosis and management of urea cycle disorders: first revision. J Inherit Metab Dis. 2019;42(6):1192-230.

Leonard JV. Disorders of the urea cycle and related enzymes. En: Fernandes J, Saudubray JM, Van den Berghe G, Walter JH (eds). Inborn metabolic diseases. 4ª ed. Nueva York: Springer; 2006. p. 264-72.

Van Leynseele A, Jansen A, Goyens P, Martens G, Peeters S, Jonckheere A, et al. Early treatment of a child with NAGS deficiency using N-carbamyl glutamate results in a normal neurological outcome. Eur J Pediatr. 2014;173(12):1635-8.

Hipoglucemia

6.19

M. González Balenciaga

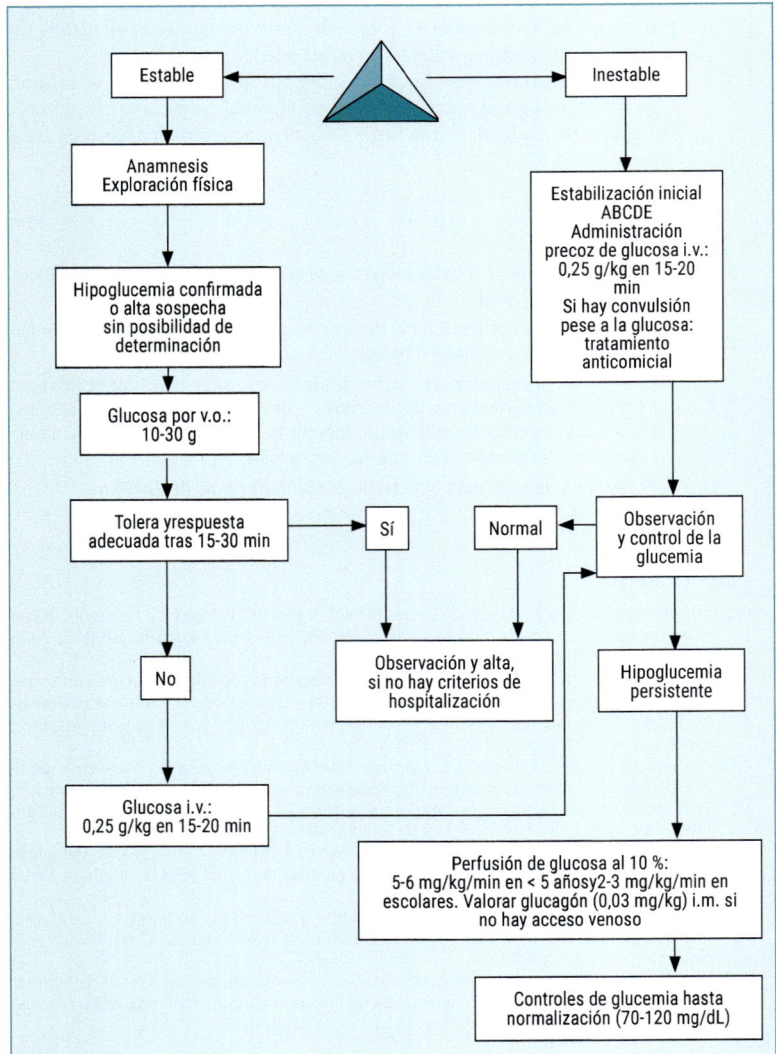

OBJETIVOS
- Reconocer los signos y los síntomas de la hipoglucemia para la detección precoz de esta en el paciente pediátrico.
- Realizar una aproximación diagnóstica y terapéutica correcta ante un niño con hipoglucemia.

CONCEPTOS IMPORTANTES

- **Hipoglucemia:** glucosa plasmática venosa < 50 mg/dL (< 50-60 en neonatos). Cifras de glucemia < 70 mg/dL en pacientes sintomáticos. Los síntomas deben desaparecer con la administración de glucosa.
- **Hipoglucemia cetósica:** es la causa más frecuente de hipoglucemia en niños sanos entre 18 meses y 5 años. Se observa en situaciones de ayuno prolongado, en el contexto de enfermedades en las que disminuye la ingesta (asociada a aumento de la demanda de energía) o por una dieta cetogénica. La glucemia es normal entre las crisis. Diagnóstico de exclusión. Remisión espontánea.
- La más frecuente en la época neonatal es la hipoglucemia transitoria (48-72 h de vida).

ESTIMACIÓN DE LA GRAVEDAD

- **Manifestaciones clínicas:** los síntomas se dividen en:
  - Adrenérgicos/vegetativos: por la activación del sistema suprarrenal: sudoración, frío, temblores, nerviosismo, hambre, debilidad, palpitaciones, hormigueo, ansiedad, náuseas, con glucemias de 40-70 mg/dL.
  - Neuroglucopénicos: debilidad, mareo, cefalea, parestesias, confusión, irritabilidad, desorientación, trastornos visuales, alteración del lenguaje, cambios de comportamiento, pérdida de conocimiento, convulsiones, psicosis, coma, con glucemias en torno a 10-50 mg/dL.
  - La presentación clínica varía también dependiendo de la edad:
    - Neonatos: irritabilidad, hipotonía, cianosis o palidez, taquicardia, taquipnea, temblor, dificultad para la alimentación, hipotermia, apnea, convulsiones, somnolencia, coma.
    - Lactantes mayores y niños: cefalea, alteraciones visuales, ansiedad, taquicardia, sudoración, palidez, temblor, parestesias, dolor abdominal, hambre, náuseas y vómitos, dificultad de concentración, confusión, mareo, debilidad, disartria, convulsiones, ataxia, falta de coordinación, somnolencia, coma. En los lactantes, las manifestaciones clínicas pueden ser menos evidentes y marcadas que en los niños mayores.
    - La hipoglucemia cetósica es más frecuente por la mañana, después del ayuno nocturno. Se manifiesta con apatía, decaimiento, palidez y sudoración fría. Son raras las convulsiones y el coma.
- **Historia clínica (Tabla 6.19-1):**
  - Recoger datos sobre edad, tiempo de ayuno, tipo de alimentación (ciertos alimentos: fruta, alimentos proteicos), ejercicio previo, introducción de nuevos alimentos, enfermedades intercurrentes, ingesta de tóxicos y fár-

macos (etanol, propanolol, salicilatos, hipoglucemiantes orales, insulina). En un neonato: peso al nacer y datos del embarazo (diabetes gestacional, medicación en el embarazo), edad gestacional, sufrimiento fetal agudo, peso de recién nacido (crecimiento intrauterino restringido [CIR], etc.), sepsis neonatal, anomalías de la línea media, desarrollo psicomotor, visión.

– Antecedentes familiares: consanguinidad o aislamiento sociocultural, diabetes, enfermedades metabólicas, trastornos enzimáticos (glucogenosis, neoglucogénesis, β-oxidación), síndrome de muerte súbita.

• **Exploración física:**
   – Completa. Observar peso y talla, aspecto dismórfico, fenotipo general, macroglosia, anomalías de la línea media o desarrollo sexual (presencia de micropene), hiperpigmentación cutánea, hepatomegalia, hernias y examen neurológico.

Tabla 6.19-1. Causas de hipoglucemia en la infancia

Carencia de sustratos energéticos:
• Intolerancia al ayuno (hipoglucemia cetósica)
• Aporte escaso: malnutrición, ayuno
• Malabsorción: diarrea

Defectos de producción de glucosa:
• Defectos del metabolismo de hidratos de carbono: galactosemia, glucogenosis, intolerancia hereditaria a la fructosa, defectos en la gluconeogénesis, glucogenólisis-neoglucogénesis (fructosemia), acidurias orgánicas, aminoacidopatías
• Defectos del metabolismo oxidación de los ácidos grasos: de la β-oxidación, de la carnitina, de la cadena respiratoria mitocondrial, en la síntesis/utilización de cuerpos cetónicos
Hepatopatías

Déficits de hormonas de contrarregulación:
• Panhipopituitarismo
• Déficit de cortisol y/o adrenocorticotropina (ACTH)
• Insuficiencia suprarrenal
• Déficit de hormona del crecimiento (GH)
• Déficit de glucagón

Consumo periférico excesivo:
• Hiperinsulinismo endógeno: congénito, insulinoma, adenoma o hiperplasia de células beta, nesidioblastosis
• Hiperinsulinismo exógeno: insulinoterapia, hipoglucemiantes orales
• Tumores masivos no pancreáticos: tumor de Wilms, neuroblastoma

Tóxicos:
• Alcohol: inhibe la glucogenólisis
• Propranolol: inhibe la glucogenólisis y estimula la secreción de insulina
• Salicilatos
• Hipoglucemiantes orales

Otros:
Sepsis, *shock*, malaria, enfermedades intestinales, enfermedades sistémicas (insuficiencia cardíaca, insuficiencia renal), algunos tumores

PRUEBAS COMPLEMENTARIAS

- **Glucemia capilar** inmediata a la cabecera del paciente en todo paciente inestable con alteración del nivel de consciencia. Se debe confirmar con una glucemia venosa si no está justificada por ayuno/escasa ingesta/vómitos.
- **Cetonemia capilar o cetonuria:** si hay hipoglucemia.
  - La cetonemia tiene ventajas sobre la cetonuria: no presenta falsos positivos ni negativos, es rápida y los niveles se normalizan rápidamente con el tratamiento adecuado. En circunstancias normales, los niveles de betahidroxibutirato (el cuerpo cetónico que se mide) no exceden de 0,5 mmol/L.
  - En la hipoglucemia cetósica: cetonuria y cetonemia (> 2,5 mmol/L) elevadas. Acidosis metabólica leve por cetonemia.
- **Estudios complementarios:**
  - Glucemia venosa para confirmar la hipoglucemia; no es necesario si existe sospecha de hipoglucemia cetósica (por ayuno/vómitos). La glucemia capilar es aproximadamente un 10-15 % menor que la venosa.
  - Ante una hipoglucemia de causa desconocida, para estudio etiológico:
    - Analítica urgente: amonio, gasometría, lactato, iones, piruvato y transaminasas.
    - Analítica sistemática: extracción de muestras de sangre/plasma para congelar (8-10 mL de sangre, para 3-OH-butirato, ácidos grasos libres, insulina, cortisol y hormona del crecimiento [GH]) y orina (**Tabla 6.19-2**). Es importante tomar estas muestras en el momento de la hipoglucemia, antes de administrar la glucosa, pero su obtención nunca debe retrasar el tratamiento de la hipoglucemia.
  - Orientación diagnóstica básica de otras causas de hipoglucemia:
    - Si asocia cetonuria/cetonemia:
      - Con hepatomegalia: alteraciones de la glucogenólisis, alteraciones de la neoglucogénesis.

Tabla 6.19-2. Extracción de muestras en hipoglucemia de causa desconocida

A. Extracción en el momento agudo (muestra crítica en hipoglucemia)
1. Tiras reactivas para glucemia y cetonemia (beta-OH-butírico)
2. Hemograma, amonio, gasometría, lactato, iones, piruvato y transaminasas
3. Ácidos grasos libres y beta-OH-butirato (guardar 4-5 mL de suero y congelar)
4. Congelar 4-5 mL de suero (no sangre) en previsión para hormonas: insulina, péptido C, hormona del crecimiento, cortisol
5. Recoger orina para cuerpos reductores, ácidos orgánicos, conjugados de glicina y derivados de carnitina

B. Estudio posterior
1. Aminoácidos
2. Carnitina total y esterificada
3. Perfil de acilcarnitinas*
4. Valorar estudio de tóxicos: alcohol, salicilatos

*La muestra de sangre para acilcarnitinas en papel de filtro se puede recoger tras la recuperación del episodio.

- ○ Sin hepatomegalia: déficit hormonal de GH o de cortisol, panhipopituitarismo, idiopática.
  - Sin cetonuria/cetonemia:
    - ○ Con cuerpos reductores en orina: hiperinsulinismo, trastornos de la betaoxidación de ácidos grasos.
    - ○ Sin cuerpos reductores en orina: galactosemia, intolerancia a la fructosa.
- **Tóxicos:** determinación si existe sospecha de intoxicación por etanol, salicilatos o propranolol. Menos útiles los de hipoglucemiantes orales y no disponibles en todos los laboratorios.

TRATAMIENTOS

- **Estabilización inicial:** en caso de paciente inestable → ABCDE.
- **Administración precoz de glucosa:** en función del nivel de consciencia. Objetivo: mantener una glucemia > 70 mg/dL.
  - **Nivel de consciencia adecuado:** glucosa por vía oral mediante hidratos de carbono de absorción rápida (0,3 g/kg) (agua o yogur con 10-20 g de azúcar común, glucosa al 50 %, zumos de frutas, gel de glucosa, miel en > 1 año). Se puede repetir en 10-15 min, pero si no remonta en 15-30 min, se recomienda administración i.v.
  - **Disminución del nivel de consciencia, imposibilidad de administración por vía oral o ausencia de respuesta tras 15-30 min de administrar glucosa por vía oral:** glucosa (0,25 g/kg; máximo: 25 g de glucosa) → 2,5 mL/kg de glucosa al 10 % administrados lentamente en 5-10 min (2-3 mL/min), para evitar la hiperglucemia y la hiperosmolaridad.
    - A veces se recomiendan dosis superiores a 0,5-1 g/kg como bolo inicial, pero hay riesgo de hiperosmolaridad e hiperglucemia, que pueden dar lugar a hiperinsulinismo que perpetúa la hipoglucemia.
    - Si persiste la hipoglucemia: perfusión con glucosa al 10 % a ritmo de 5-6 mg/kg/min (< 5 años) y 2-3 mg/kg/min (en el niño mayor), con aportes de cloruro sódico (NaCl) para evitar la aparición de hiponatremia.
    - El cálculo de la perfusión de glucosa se puede realizar mediante la siguiente fórmula:

$$\text{Glucosa (mg/kg/min)} = \frac{\text{\% de glucosa en suero} \times 10 \times \text{ritmo de infusión de suero deseado (mL/h)}}{60 \times \text{peso (kg)}}$$

  - Eficacia del tratamiento: evaluar clínicamente y/o analíticamente en función de la gravedad de los síntomas iniciales. Monitorizar la glucemia a los 15-30 min tras el primer bolo, y después cada 30-60 min hasta que se mantenga estable entre 70 y 120 mg/dL (mínimo las primeras 4 h). Los síntomas adrenérgicos se resuelven pronto; los neurológicos suelen ser más prolongados. La acidosis leve se corrige espontáneamente con la corrección de la glucemia.

- **Otras consideraciones:**
  - **Neonatos y lactantes pretérmino:**
    - En recién nacidos sin alteración genética diagnosticada o sospechada, se recomienda mantener una glucemia plasmática > 50 mg/dL en las primeras 48 h y > 60 mg/dL a partir de las primeras 24 h.
      - Pacientes sintomáticos:
        - ◆ < 48 h de vida con glucemia plasmática < 50 mg/dL.
        - ◆ > 48 h de vida con glucemia plasmática < 60 mg/dL.
        - ◆ Tratamiento: bolo de glucosa i.v. de 200 mg/kg en 5 min (2 mL/kg de glucosa al 10 %), seguido de perfusión continua a 6-8 mg/kg/min.
      - Pacientes asintomáticos en riesgo de hipoglucemia (pretérminos, CIR, etc.):
        - ◆ < 4 h de vida: < 25-40 mg/dL.
        - ◆ Entre 4 y 24 h de vida: < 35-45 mg/dL.
        - ◆ Entre 24 y 48 h de vida: < 45-50 mg/dL.
        - ◆ > 48 h de vida: < 60 mg/dL.
        - ◆ Tratamiento: se recomienda alimentación oral la primera hora, midiéndose la glucemia capilar al cabo de 20-30 min desde el inicio de la toma y antes de la siguiente toma. Si no se corrige, se recomienda glucosa i.v., con posterior reinicio de la alimentación enteral una vez que se corrija la glucemia, realizando tomas cada 2-3 h, con previo control de glucemia capilar antes de cada toma.
    - En recién nacidos con alteración genética hipoglucemiante sospechada o confirmada: se recomienda mantener una glucemia plasmática > 70 mg/dL.
  - **Glucagón intramuscular:** no está indicado en el tratamiento sistemático de las hipoglucemias, salvo si hay imposibilidad de ingesta oral y no es posible obtener una vía venosa. Los casos secundarios a hiperinsulinismo (sobre todo exógeno, diabéticos tratados con insulina) pueden precisar la administración de glucagón i.m. o s.c (0,03 mg/kg; máximo: 1 mg; se puede repetir en 20 min). La hipoglucemia cetósica normalmente no responde al glucagón, al no haber depósitos hepáticos de glucosa. Efecto transitorio; requiere controles iniciales de glucemias cada 10-15 min. Tras su administración, ingerir carbohidratos para volver a llenar los depósitos hepáticos de glucosa.
  - **Si hay convulsión activa:** bolo de glucosa inicial. Si no se resuelve con la corrección de la glucemia, se utilizarán los anticonvulsivos habituales.
  - **Glucocorticosteroides:** no deben administrarse por su escaso beneficio agudo, y pueden retrasar la identificación de la causa de la hipoglucemia.
  - **Hipoglucemia en pacientes con diabetes *mellitus* tratados con insulina subcutánea** (v. **capítulo 6.11 Diabetes *mellitus***).

CRITERIOS DE HOSPITALIZACIÓN

- Pacientes que no mantienen glucemias adecuadas con un aporte de glucosa oral y necesitan aporte i.v. continuo durante varias horas.

- Pacientes con hipoglucemia no cetósica de causa desconocida, para continuar con el tratamiento y completar el estudio.
- Ingesta de hipoglucemiantes orales de larga duración.
- Hipoglucemia recurrente durante el período de observación.

RECOMENDACIONES DE DIETA AL ALTA

- En pacientes con hipoglucemia cetósica, deben evitarse los ayunos prolongados y realizar tomas más o menos frecuentes, con una dieta personalizada en función de la enfermedad basal.
- Se recomiendan preferiblemente carbohidratos de absorción lenta (los de absorción rápida pueden producir un aumento brusco de insulinemia con hipoglucemia reactiva).
- Durante las enfermedades intercurrentes, se ofrecerán frecuentemente líquidos con alto contenido en hidratos de carbono y, si la ingesta es inadecuada, se administrará glucosa intravenosa.

RECUERDE QUE...

- Los síntomas de la hipoglucemia en los lactantes pueden ser inespecíficos.
- Se debe determinar la glucemia capilar en todo paciente inestable con alteración del nivel de consciencia.
- La administración precoz de glucosa oral o intravenosa es la clave del tratamiento.
- La hipoglucemia cetósica es la causa más frecuente de hipoglucemia en la infancia.
- La presencia o no de hepatomegalia y cetosis son dos elementos guía en la valoración inicial de los pacientes con hipoglucemia.

BIBLIOGRAFÍA

Bilhimer MH, Treu CN, Acquisto NM. Current practice of hypoglycemia management in the ED. Am J Emerg Med. 2017;35(1):87-91.

De Leon-Crutchlow DD, Lord K. Approach to hypoglycemia in infants and children. UpToDate. 2022. Disponible en: https://www.uptodate.com

Dorney K, Michael SD, Agus MD. Endocrine emergencies; hypoglicemia. En: Bachur RG, Shaw KN, Chamberlain J (eds.). Fleisher & Ludwig's textbookof pediatric emergency medicine. 8ª ed. Filadelfia: Lippincott, Williams & Wilkins; 2020. p. 660-2.

Leiva Gea I, Ramos JM, Borrás Pérez V, López Siguero JP. Hipoglucemia. Protoc Diagn Ter Pediatr. 2019;1:171-82.

Papini L, Piga S, Dionisi-Vici C, Parisi P, Ciofi Degli Atti ML, Marcias M, et al. Hypoglycemia in a pediatric emergency department: single-center experience on402 children. Pediatr Emerg Care. 2022;38(1):e404-9.

Rozance PJ. Management and outcome of neonatal hypoglycemia. UpToDate. 2023. Disponible en: https://www.uptodate.com

White K, Truong L, Aaron K, Mushtaq N, Thornton PS. The incidence and etiology of previously undiagnosed hypoglycemic disorders in the emergency department. Pediatr Emerg Care. 2020;36(7):322-6.

Ictus

6.20

M. J. Martínez González y S. Mintegi Raso

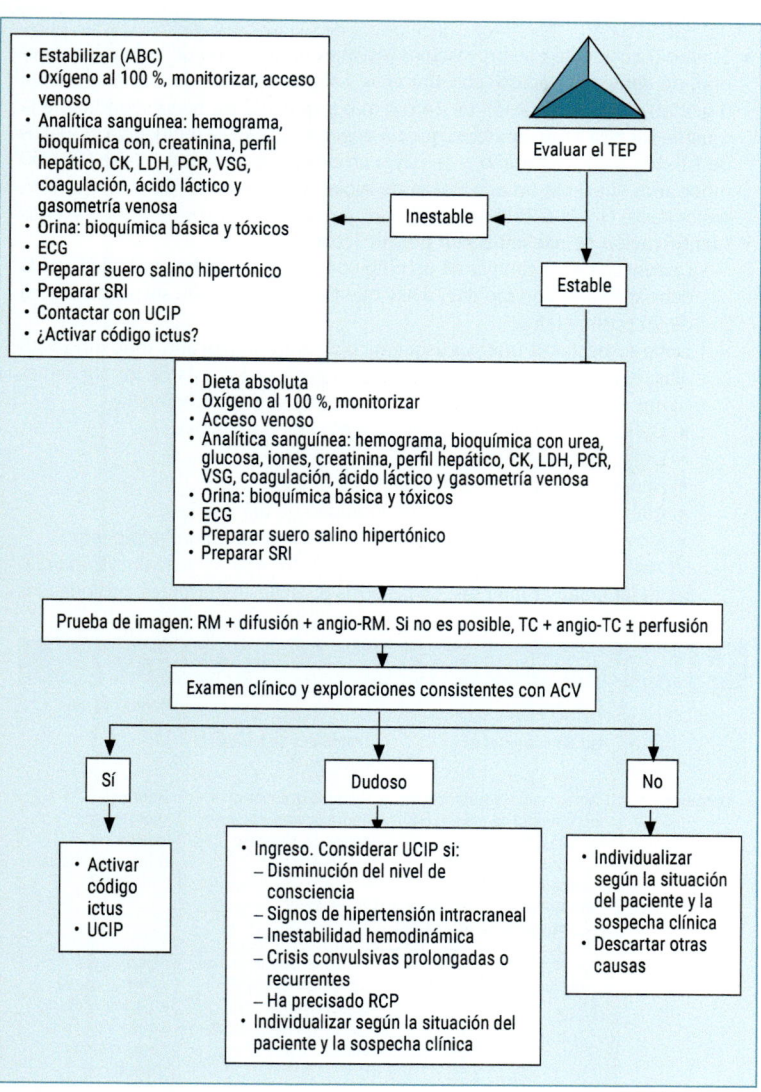

- Estabilizar (ABC)
- Oxígeno al 100 %, monitorizar, acceso venoso
- Analítica sanguínea: hemograma, bioquímica con, creatinina, perfil hepático, CK, LDH, PCR, VSG, coagulación, ácido láctico y gasometría venosa
- Orina: bioquímica básica y tóxicos
- ECG
- Preparar suero salino hipertónico
- Preparar SRI
- Contactar con UCIP
- ¿Activar código ictus?

Evaluar el TEP

Inestable

Estable

- Dieta absoluta
- Oxígeno al 100 %, monitorizar
- Acceso venoso
- Analítica sanguínea: hemograma, bioquímica con urea, glucosa, iones, creatinina, perfil hepático, CK, LDH, PCR, VSG, coagulación, ácido láctico y gasometría venosa
- Orina: bioquímica básica y tóxicos
- ECG
- Preparar suero salino hipertónico
- Preparar SRI

Prueba de imagen: RM + difusión + angio-RM. Si no es posible, TC + angio-TC ± perfusión

Examen clínico y exploraciones consistentes con ACV

Sí

Dudoso

No

- Activar código ictus
- UCIP

- Ingreso. Considerar UCIP si:
  - Disminución del nivel de consciencia
  - Signos de hipertensión intracraneal
  - Inestabilidad hemodinámica
  - Crisis convulsivas prolongadas o recurrentes
  - Ha precisado RCP
- Individualizar según la situación del paciente y la sospecha clínica

- Individualizar según la situación del paciente y la sospecha clínica
- Descartar otras causas

> **OBJETIVOS**
> - Facilitar la identificación precoz de los pacientes con ictus.
> - Asegurar la asistencia preferente y protocolizada a estos pacientes, conociendo las diferentes opciones diagnósticas y terapéuticas.

CONCEPTOS IMPORTANTES

- El ictus o accidente cerebrovascular (ACV) es un trastorno de la función cerebral, de desarrollo rápido, con síntomas y signos clínicos de afectación focal o global, con una duración de 24 h o más y que incluso puede conducir a la muerte, sin otra causa aparente que un origen vascular. La incidencia global es de 1,8-4/100.000 niños/año, y es mayor en el período perinatal (17-63/100.000 niños/año). Presenta un alto riesgo de recurrencia (6-20 %; 60 % si hay drepanocitosis) (**Tabla 6.20-1**).

- **Identificación de pacientes con posible ictus:**
  - La consulta en urgencias de un niño con una focalidad neurológica aguda debe valorarse con rapidez, y hay que mantener una alta sospecha clínica de un posible ictus.
  - Debe sospecharse un ictus (isquémico o hemorrágico) ante todo niño > 28 días de edad que presente de manera aguda uno o más de los siguientes signos de alarma, con o sin alteración del nivel de consciencia:
    - Déficit motor focal de inicio brusco o gradual (horas).
    - Déficit sensitivo focal.
    - Alteración aguda del lenguaje.
    - Alteración de la marcha o inestabilidad de inicio brusco.
    - Movimientos extrapiramidales de inicio brusco en un hemicuerpo.
  - Dentro de estos signos no se incluyen de forma sistemática las crisis parciales ni las cefaleas intensas. En las crisis parciales recurrentes, prolongadas

Tabla 6.20-1. Tipos de ictus

	Isquémico		Hemorrágico
	Isquémico arterial	**Trombosis de senos venosos**	
Síntomas	Déficit neurológico focal de inicio agudo de más de 24 h de duración. Si la duración es < 24 h y no existe alteración en neuroimagen: accidente isquémico transitorio (AIT)	Clínica sistémica o neurológica focal de aparición brusca o progresiva	Síntomas neurológicos focales de comienzo brusco
Neuroimagen	Infarto cerebral compatible con oclusión en territorio arterial	Oclusión trombótica de los senos venosos o del sistema venoso superficial o profundo del encéfalo	Hemorragia intracraneal no asociada a infarto isquémico ni a traumatismo craneal

o con déficit poscrítico persistente, el ictus debe incluirse en el diagnóstico diferencial (**Tabla 6.20-2**).

En estas situaciones, se establece un nivel de triaje I, y se precisa la valoración urgente por el pediatra (**Tablas 6.20-3** y **6.20-4**).

ESTIMACIÓN DE LA GRAVEDAD

- **A recoger en la anamnesis:**
  - La población de mayor riesgo de ictus son los niños con:
    - Cardiopatía congénita o adquirida.
    - Tumores o con tratamientos con quimioterapia.
    - Drepanocitosis.
    - Diátesis hemorrágica o trombótica.
    - Traumatismos cervicales o craneales (pueden provocar ictus hemorrágicos o disecciones arteriales) (**Tabla 6.20-5**).
  - Valorar antecedente previo de: TCE, infección, práctica deportiva, ingesta de fármacos o tóxicos.
  - Inicio de la clínica y velocidad de instauración de los síntomas. Se considerará como inicio de los síntomas la última vez que se vio al niño asintomático. En caso de que los síntomas se observen al despertar, se considerará el inicio de los síntomas la última vez que se vio al niño en condiciones normales antes de acostarse.

Tabla 6.20-2. Regla nemotécnica: signos de alerta en el niño

FASTR (face, arm, speech, time and remember in children)

Pretende recordar los tres signos principales:
- Adormecimiento de la cara
- Pérdida de fuerza del brazo
- Dificultad para el habla, junto con la importancia del factor tiempo

Tabla 6.20-3. Escala ROSIER (escala rápida para valoración de un niño con déficit focal agudo)

1. ¿Ha habido pérdida de consciencia?	−1
2. ¿Ha habido crisis?	−1
3. ¿Hay debilidad asimétrica de la cara (excluye parálisis facial periférica)?	+1
4. ¿Hay debilidad asimétrica de un brazo?	+1
5. ¿Hay debilidad asimétrica de una pierna?	+1
6. ¿Hay alteración del campo visual?	+1

Un valor ≥ 1 es sugestivo de ictus.

Tabla 6.20-4. Diagnóstico diferencial del ictus en la infancia

Migraña (hemipléjica)	Leucoencefalopatía posterior reversible
Crisis epiléptica focal (parálisis de Todd)	Hemiplejia alternante
Infección del sistema nervioso central (SNC)	Tumores cerebrales
Encefalomielitis diseminada aguda	Hipertensión intracraneal idiopática
Alteraciones metabólicas (hipoglucemia)	Parálisis facial

– Clínica asociada, factores desencadenantes, episodios previos similares.
– Situación basal del paciente antes del ictus: ausencia de déficit neurológico previo que condicione dependencia para las actividades esperables a su edad. Escala de Rankin modificada (puntuación > 3 criterio de exclusión de código ictus) (Tabla 6.20-6).

• **A registrar en la exploración general:**
– Exploración general: signos de traumatismos, examen de la piel y valoración cardíaca.
– Exploración neurológica: se recomienda la escala modificada para niños del Nacional Institute of Health Stroke (PedNIHSS) (Tabla 6.20-7).
– En el código ictus del adulto, se considera que la evaluación completa y la decisión del tratamiento de un paciente con ictus se debe completar en los primeros 60 min desde que el paciente entra en urgencias.

Tabla 6.20-5. Causas de ictus y factores de riesgo

Isquémico		Hemorrágico
Isquémico arterial	**Trombosis de senos venosos**	
• Cardiopatía congénita cianógena • Vasculopatías • Vasculitis • Drepanocitosis • Coagulopatías • Infecciones • Procesos oncológicos: tumores como linfomas, leucemias, neuroblastoma metastático o en tratamiento con quimioterapia: L-asparaginasa, metotrexato • Enfermedades metabólicas • Tóxicos: cocaína, pegamento inhalado	Infecciones locales de cabeza y cuello, o sistémicas Causas asépticas: • Traumatismo craneoencefálico (TCE) • Deshidratación hipernatrémica • Alteraciones de la coagulación • Síndromes de hiperviscosidad • Cardiopatía congénita cianosante • Síndrome nefrótico	Malformaciones vasculares Discrasias sanguíneas TCE y/o espinal Tumores intracraneales

Tabla 6.20-6. Escala de Rankin modificada

Nivel	Categoría	Descripción
0	Asintomático	
1	Muy leve	Pueden realizar tareas y actividades habituales sin limitaciones
2	Leve	Incapacidad para realizar algunas actividades previas, pero pueden valerse por sí mismos sin necesidad de ayuda
3	Moderada	Requieren algo de ayuda, pero pueden caminar solos
4	Moderadamente grave	Dependientes para las actividades básicas de la vida diaria, pero sin necesidad de supervisión continua (necesidades personales sin ayuda)
5	Grave	Totalmente dependientes. Requieren asistencia continua
6	Muerte	

Tabla 6.20-7. Escala PedNIHSS simplificada

Niños de 2 a 6 años	Niños de más de 6 años

1. Nivel de consciencia

1A. Nivel de consciencia
- 0 Alerta
- 1 Somnoliento, pero se despierta
- 2 Estuporoso, precisa estímulos repetidos para responder
- 3 No responde, o solo con reflejos motores o efectosautónomos

1B. Preguntas: si no puede hablar por problema mecánico (tubo, etc.) y no por afasia, se puntúa 1

Debe haber un familiar. Preguntar la edad y ¿dónde está...(nombre del familiar)? Puntuar aunque señale su edad con los dedos y al familiar con la mirada
  0 Contesta ambas preguntas
  1 Contesta 1 pregunta
  2 No contesta ninguna pregunta
	Preguntar el mes y la edad
	
	  0 Contesta ambas preguntas
	  1 Contesta 1 pregunta
	  2 No contesta ninguna pregunta

1C. Órdenes

Se le pide que abra y cierre los ojos, y que muestre su nariz (si no puede usar las manos, cambiar por otra orden sencilla) 0 Realiza ambas órdenes 1 Realiza 1 orden 2 No realiza ninguna	Se le pide que abra y cierre los ojos y que apriete la mano no parética 0 Realiza ambas órdenes 1 Realiza 1 orden 2 No realiza ninguna

2. Mirada: se exploran los movimientos oculares horizontales

- 0 Normal
- 1 Parálisis parcial
- 2 Parálisis total o desviación forzada que no se supera con maniobras oculocefálicas

3. Visual (para explorar realizar amenaza visual). Los ciegos puntúan 3

- 0 Sin déficit de campo visual
- 1 Cuadrantanopsia
- 2 Hemianopsia completa
- 3 Hemianopsia bilateral o ceguera

4. Parálisis facial: se pide que enseñe los dientes o eleve las cejas y cierre los ojos. En pacientes poco reactivos, puntúa la simetría de la mueca

- 0 Movimiento simétrico
- 1 Parálisis leve (asimetría al sonreír)
- 2 Parálisis parcial (parálisis total o casi total de la cara inferior)
- 3 Parálisis completa de uno o ambos lados (ausencia de movimiento en la cara superior e inferior)

(Continúa)

Tabla 6.20-7. Escala PedNIHSS simplificada (*Cont.*)

Niños de 2 a 6 años	Niños de más de 6 años

5. Motor brazo: si está sentado, extiende los brazos a 90° con palmas hacia abajo; si está tumbado, a 45° (si un miembro está amputado o fijado, aunque sea por acceso venoso, no puntúa)

Si es pequeño y no comprende las órdenes, observar los movimientos espontáneos o intentar inducirlos
0 No claudica a los 10 s
1 Claudica antes de los 10 s, pero no cae del todo
2 No consigue la posición, pero hace esfuerzo contra gravedad
3 No hay esfuerzo contra gravedad, no se despega de la cama
4 No hay movimiento
  a-Izquierdo
  b-Derecho

6. Motor pierna: la pierna siempre se explora en decúbito supino a 30°

No claudica a los 5 s
Claudica antes de los 5 s, pero no cae del todo
No consigue la posición, pero hace esfuerzo contra gravedad
No hay esfuerzo contra gravedad, no se despega de la cama
No hay movimiento
    a-Izquierda
    b-Derecha

7. Ataxia (se evalúa con ojos abiertos en la zona de campo visual intacto. Si hay ceguera, pedirle que se toque la nariz)

0 Ausente
1 Presente en un miembro
2 Presente en dos miembros

8. Sensibilidad (se evalúan las muecas y la retirada ante estímulos dolorosos). Los pacientes estuporosos o afásicos puntúan 1 o 0

0 Ausente
1 Pérdida de sensibilidad leve a moderada, pérdida de dolor superficial, pero es consciente de ser tocado
2 Pérdida grave; no es consciente de ser tocado

9. Lenguaje

Lámina de frases y palabras

Para valoración del lenguaje y disartria (ítems 9 y 10)

Mamá	Ya lo veo
Tic-Tac	Baja a la calle
Cinco-cinco	Volví del trabajo a casa
Gracias	Está junto a la mesa del comedor
Mermelada	Anoche oyeron al ministro hablar por la radio
Futbolista	
Excavadora	

Previamente validadas al español. Forman parte del test de afasia de Boston

Lámina para evaluación del lenguaje y disartria

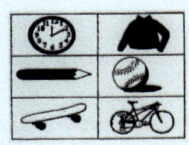

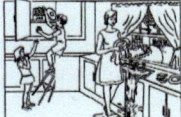

(Continúa)

Tabla 6.20-7. Escala PedNIHSS simplificada (*Cont.*)

Niños de 2 a 6 años	Niños de más de 6 años
Puntuar tomando como base la observación durante el examen neurológico previo Se le pide que nombre objetos 1 Normal 2 Afasia leve 3 Afasia grave 4 Afasia completa. No entiende ni habla útil	Niño con lenguaje normal previo: se le pide que lea la lista, nombre los objetos y describa la imagen 1 Normal 2 Afasia leve 3 Afasia grave 4 Afasia completa. No entiende ni habla útil

10. Disartria

0 Normal
1 Leve o moderada (pronuncia mal o se le entiende con dificultad)
2 Grave. Habla ininteligible

No puntúa si está intubado o existe alguna barrera de otro tipo

11. Extinción o inatención (negligencia)

0 No hay alteración
1 Inatención o extinción visual a la estimulación bilateral en una modalidad sensorial ya sea táctil, visual, auditiva,..
2 Hemiinatención profunda a más de una modalidad. No reconoce su mano

Ítem	Puntuación
1a	
1b	
1c	
2	
3	
4	
5a, 5b, 6a, 6b	
7	
8	
9	
10	
11	
Total	

Puntuación	Descripción
0	Asintomático
1-4	Ictus leve
5-15	Ictus moderado
15-20	Ictus moderado/grave
>20	Ictus grave

PRUEBAS COMPLEMENTARIAS

- Analítica sanguínea: hemograma, bioquímica sanguínea con perfil hepático, creatina-cinasa (CK), lactato-deshidrogenasa (LDH), proteína C-reactiva (PCR), velocidad de sedimentación globular (VSG), coagulación, ácido láctico y gasometría venosa.
- Orina: bioquímica básica y tóxicos.
- Si hay fiebre: hemocultivo, serologías.
- Electrocardiograma (ECG): para descartar arritmias.
- La prueba más sensible para el diagnóstico precoz de ictus es la resonancia magnética (RM) cerebral (RM + difusión + angio-RM). Si no está disponible, tomografía computarizada (TC) cerebral para descartar ictus hemorrágicos y lesiones ocupantes de espacio (TC + angio-TC ± perfusión).

TRATAMIENTOS

- La evaluación debe ir dirigida a descartar causas graves y tratables, y a la aplicación de actuaciones para prevenir el daño cerebral secundario (proteger el área de penumbra isquémica).
- Medidas de estabilización: ABC.
- Monitorización de constantes:
  - Frecuencia cardíaca (FC).
  - Frecuencia respiratoria (FR).
  - Temperatura: se recomienda mantener una temperatura ≤ 37 °C. La hipertermia podría aumentar el daño cerebral al aumentar la demanda energética. Si la temperatura es > 37,5 °C, administrar paracetamol intravenoso (i.v.).
  - Presión arterial (PA): se recomienda mantener los valores de PA por debajo del percentil 90 para su edad. Si hay hipertensión arterial (HTA), se recomienda no descender la PA de manera brusca (no bajar > 15 % en 24 h), ya que los descensos bruscos pueden aumentar el área de penumbra.
  - Saturación de oxígeno (SatO$_2$): se recomienda mantener al paciente normooxigenado. Administrar oxígeno suplementario en gafas nasales si la SatO$_2$ es < 95 %.
  - Glucemia capilar: tanto la hiperglucemia como la hipoglucemia asocian un peor pronóstico a largo plazo. Si hay hipoglucemia, administrar suero glucosado.
- Medidas generales:
  - Reposo en cama: decúbito supino con la cabeza en el plano horizontal. Elevar el cabecero de la cama 30° solo en el caso de sospecha clínica de hipertensión intracraneal (HTIC). Si hay signos clínicos de HTIC o aparición de signos precoces de edema cerebral en la TC, valorar con neurocirugía la cirugía descompresiva.
  - Vía periférica (en el brazo no parético).
  - Dieta absoluta.
  - Fluidoterapia: suero salino fisiológico según las necesidades basales. En caso de ictus hemorrágico, valorar la restricción de líquidos.

- Tratamiento de las crisis epilépticas si las hay, ya que aumentan la demanda energética cerebral. No está indicada la profilaxis.
- Si se confirma el ictus en la prueba de imagen, se deberá clasificar como ictus isquémico arterial, trombosis de senos venosos o ictus hemorrágico. Cada uno tendrá un manejo diferente. Son subsidiarios de código ictus los casos de ictus isquémico arterial.
- **Tratamiento específico del ictus isquémico**:
  - El tratamiento del ictus en fase aguda tiene como objetivos preservar el tejido cerebral no dañado de forma irreversible, y prevenir o tratar posibles complicaciones. En la población adulta, se pueden utilizar técnicas para establecer o mejorar el flujo sanguíneo cerebral (fibrinólisis i.v. y recanalización endovascular mediante trombectomía), o un tratamiento más conservador en las unidades de ictus. En la edad pediátrica, las guías actuales de manejo y tratamiento del ictus excluyen a los menores de 18 años, debido fundamentalmente al retraso diagnóstico de los ictus pediátricos, el amplio diagnóstico diferencial etiológico y a la falta de estudios adecuados, por lo que los datos de seguridad y eficacia en este grupo de edad son limitados. No obstante, existen numerosos estudios y práctica clínica diaria que avalan su eficacia y seguridad en los niños, que son similares a las de la edad adulta. En el momento actual, en las guías se considera su uso en edad pediátrica como *off-label,* tras la evaluación individualizada del paciente y previa obtención del consentimiento informado de los padres/tutores.
  - **Tratamiento fibrinolítico sistémico/i.v. (Tablas 6.20-8 y 6.20-9):**
    - Se basa en la capacidad fibrinolítica de la alteplasa (tPA) por vía sistémica i.v.
    - La fibrinólisis se realizará en la unidad de cuidados intensivos pediátricos (UCIP) tras contactar con los otros especialistas que vayan a participar (neurorradiología, neuropediatría/neurología, código ictus y UCIP).
    - Dosis de alteplasa (tPA) y pauta de administración: 0,9 mg/kg (máximo: 80 mg). El 10 % de la dosis se administrará en bolo en 5 min, y el 90 % restante en 55 min.
  - **Tratamiento con trombólisis mecánica (trombectomía):** se basa en la extracción endovascular y percutánea del trombo que produce la oclusión vascular. Se podría utilizar cuando la fibrinólisis i.v. esté contraindicada fundamentalmente por ausencia del criterio «tiempo», y sobre todo si se afecta el territorio basilar, ya que la ventana terapéutica es mayor que en la fibrinólisis sistémica (Tablas 6.20-10 y 6.20-11).

Tabla 6.20-8. Indicaciones de fibrinólisis intravenosa (deben cumplirse todas)

- Edad > 2 años
- Déficit neurológico compatible con isquemia arterial
- PedNIHSS = 4-24
- Confirmación radiológica de oclusión vascular con: TC + angio-TC o RM + angio-RM
- Tiempo: inicio de los síntomas < 4 h y 30 min; más allá de ese tiempo, valorar según el caso

PedNIHSS: Pediatric National Institute Health Stroke Scale.

- **Tratamiento antiagregante/anticoagulante:**
  - Es el tratamiento para la prevención de la propagación del trombo y de las recurrencias, pero también es el tratamiento agudo de aquellos pacientes con ictus isquémico en los que no haya indicación de fibrinólisis. Por ello, una vez descartadas las contraindicaciones, se debe iniciar precozmente y mantenerlo al menos 7 días (**Tabla 6.20-12**).

Tabla 6.20-9. Contraindicaciones de fibrinólisis intravenosa

- Inicio de síntomas > 4 h y 30 min o desconocimiento de la hora de inicio
- Antecedente de:
  - Ictus, TCE grave o cirugía intracraneal en los últimos 3 meses
  - Hemorragia intracraneal previa o aneurisma o malformación arteriovenosa
  - Cirugía mayor o biopsia de un parénquima en los últimos 10 días
  - Hemorragia digestiva o genitourinaria en los últimos 21 días
  - Neoplasias o tiempo menor de un mes de finalizar un tratamiento contra el cáncer
  - Diátesis hemorrágicas conocidas
  - Diagnóstico previo de vasculitis del sistema nervioso central o arteritis secundaria (la arteriopatía focal no es excluyente)
- Tratamiento con heparina en las últimas 48 h y TTPa elevado, o tratamiento con HBPM en dosis anticoagulante en las 12 h previas o tratamiento con dicumarínicos con INR > 1,3
- Punción arterial en un lugar que no sea posible su compresión o PL en los últimos 7 días
- Según la etiología: ictus secundario a endocarditis bacteriana, drepanocitosis, meningitis, embolismo o enfermedad de moyamoya
- Según la exploración: PAS > 15 % del percentil 95 para su edad, PedNIHSS < 4 o > 24, déficits neurológicos graves que sugieran un territorio vascular grande afectado, síntomas sugestivos de hemorragia subaracnoidea (incluso si la TC o la RM son normales)
- Según las pruebas de neuroimagen: hemorragia intracraneal, disección arterial intracraneal cervicocefálica, infartos grandes (⅓ o más del territorio de la arteria cerebral media, TC con hipodensidad surcal > 33 % del territorio de la arteria cerebral media o ASPECTS≤ 7)
- Según datos de laboratorio: glucosa < 50 mg/dL o > 400 mg/dL, diátesis hemorrágica (plaquetas < 100.000, TP > 15 s, INR > 1,4 o TTP mayor de los límites normales para su edad)

Tabla 6.20-10. Criterios de inclusión de la trombectomía

< 6 h desde inicio del ictus: PedNIHSS ≥ 6 y obstrucción de gran vaso
6-24 h desde inicio del ictus: obstrucción de gran vaso. Evidencia clínica o radiológica de zona de penumbra rescatable
> 24 h:valorar individualmente ictus basilar

PedNIHSS: Pediatric National Institute Health Stroke Scale.

Tabla 6.20-11. Contraindicaciones de la trombectomía

Edad < 4 años
Infartos grandes (≥ ⅓ afectado del territorio de la arteria cerebral media)
Hemorragia intracraneal

Tabla 6.20-12. Indicaciones y contraidicaciones del tratamiento antiagregante y anticoagulante

Indicaciones	Contraindicaciones
Antiagregación • Ictus idiopáticos • Estenosis valvulares moderadas	• Sangrado activo • Diátesis hemorrágica • Infartos grandes (> 3 cm, desplazamiento de la línea media o > ⅓ del territorio de la arteria cerebral media)
Anticoagulación • Disección arterial • Embolia por cardiopatía • Anomalías protrombóticas • Trombosis venosa profunda • En caso de cardiopatía, consensuar con cardiología	

- Dosis y pauta de administración:
  - Antiagregantes: ácido acetilsalicílico (AAS): 3-5 mg/kg cada 24 h.
  - Anticoagulantes: heparina de bajo peso molecular (para dosis y ajustes, se contactará con hematología).
- **Tratamiento específico del ictus hemorrágico:**
  - El manejo de estos pacientes se realizará fundamentalmente en UCIP y precisará la valoración del servicio de neurocirugía.
  - Las medidas terapéuticas y neuroprotectoras ya se mencionaron, por lo que se comentan diferencias con el ictus isquémico como el tratamiento de la HTIC. En cualquier niño inconsciente con un ictus hemorrágico puede asumirse cierto grado de HTIC.
  - Medidas generales:
    - Elevación de la cabeza 30°.
    - Sedación profunda.
    - Uso de relajantes musculares.
    - Control de la presión parcial arterial de dióxido de carbono ($PaCO_2$).
    - Control de la PA.
  - Medidas terapéuticas:
    - Uso de suero salino hipertónico (NaCl al 3 %) o manitol.
    - Tratamiento quirúrgico: en ocasiones, es necesaria la monitorizacion de la presión intracraneal, la colocación de un drenaje ventriculoperitoneal, la evacuación quirúrgica o una craniectomía descompresiva.
    - Embolización ± cirugía: malformación arteriovenosa/aneurismas.

CRITERIOS DE INGRESO EN LA UCIP

- Todo paciente con ictus diagnosticado por pruebas de imagen, especialmente si:
  - Tratamiento con fibrinólisis.
  - Infarto grande (> 3 cm, desplazamiento de la línea media o > ⅓ del territorio de la arteria cerebral media).
- Paciente con sospecha de ictus aún no confirmada radiológicamente, pero con:
  - Disminución del nivel de consciencia.

- Signos de HTIC.
- Inestabilidad hemodinámica.
- Crisis convulsivas prolongadas o recurrentes.
- Si ha precisado reanimación cardiopulmonar.

RECUERDE QUE...

- El ictus pediátrico es una emergencia médica. Es importante conocer los síntomas de un ictus en la infancia para poder instaurar un tratamiento precoz y, si no fuera candidato a este, el reconocimiento temprano del ictus mejora el pronóstico de la enfermedad.

BIBLIOGRAFÍA

Australian Childhood Stroke Advisory Committee. Guideline for the diagnosis and acute management of childhood stroke; 2017. Disponible en: https://informme.org.au/media/typfmgso/damcs-cg2017_web_final.pdf

Bigi S, Dulcey A, Gralla J, Bernasconi C, Melliger A, Datta AN, et al.. Feasibility, safety and outcome of recanalization, treatment in childhood stroke. Ann Neurol. 2018;83(6):1125-32.

DeLaroche AM, Sivaswamy L, Farooqi A, Kannikeswaran N. Pediatric stroke ang its mimics: limitations of a pediatric stroke clinical pathway.Pediatr Neurol. 2018;80:35-41.

Dicpinigaitis AJ, Gandhi CD, Pisapia J, Muh CR, Cooper JB, Tobias M, et al. Endovascular-thrombectomy for pediatric acute ischemic stroke.Stroke. 2022;53(5):1530-9.

Elbers J, Wainwright MS, Amlie-Lefond C. The pediatric stroke code: early management of the child with stroke. J Pediatr. 2015;167(1):19-24.e1-4.

Ferriero DM, Fullerton HJ, Bernard TJ, Billinghurst L, Daniels SR, DeBaun MR, et al.; American Heart Association Stroke Council and Council on Cardiovascular and Stroke Nursing. Management of stroke in neonates and children: a cientific statement from the American Heart Association/American Stroke Association. Stroke. 2019;50(3):e51-96.

Jiang B, Mackay MT, Stence N, Domi T, Dlamini N, Lo W, et al. Neuroimaging in pediatric stroke. Semin Pediatr Neurol. 2022;43:100989.

Medley TL, Miteff C, Andrews I, Ware T, Cheung M, Monagle P, et al. Australian Clinical Consensus Guideline: The diagnosis and acute management of childhood stroke. Int J Stroke. 2019;14(1):94-106.

Monagle P, Chan AK, Goldenberg N, Ichord RN, Journeycake JM, Nowak-GöttiU, et al. Antithrombotic therapy in neonates and children: antithrombotic therapy and prevention of thrombosis, 9th ed: American College of Chest Physicians Evidence-Based Clinical Practice Guidelines. Chest. 2012;141(2 Suppl):e737S-801S.

Stroke in childhood: Clinical guideline for diagnosis, management and rehabilitation. Royal College of Paediatrics and Child Health; 2017.

Infección osteoarticular

6.21

M. A. Vázquez Ronco e I. Gangoiti Goikoetxea

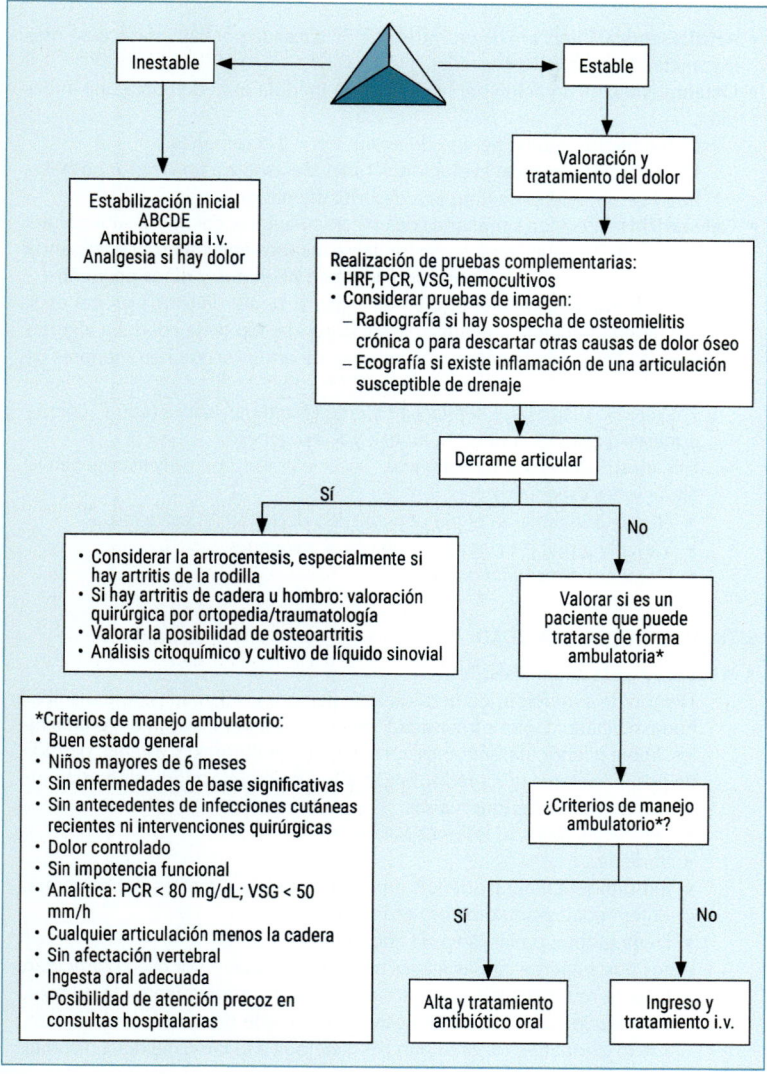

OBJETIVOS
- Reconocer y orientar adecuadamente a los pacientes con una presunta infección osteoarticular.
- Identificar al paciente que puede tratarse de forma ambulatoria.

CONCEPTOS IMPORTANTES

- **Artritis séptica:** infección de una articulación causada por bacterias (causa más frecuente), hongos, micobacterias o virus.
- **Osteomielitis:** inflamación del hueso y de la médula ósea debido a una infección.
  - **Osteomielitis aguda:** tiempo de evolución < 2-4 semanas.
  - **Osteomielitis crónica:** evolución > 1 mes. Se asocia a una mayor probabilidad de necesidad de limpieza/desbridamiento quirúrgico.
- **Osteoartritis:** infección simultánea de una articulación y del hueso subyacente. Lo más habitual es que la infección inicial se localice en el hueso y se expanda a la articulación contigua. Es **más frecuente en neonatos y niños pequeños.**
- **Etiología de nuestro medio:** el germen más frecuente de forma global es *S. aureus*, pero la frecuencia relativa difiere dependiendo de la edad. En algunas regiones, *K. kingae* es la causa más habitual de artritis séptica en menores de 5 años.
  - < 3 meses: *S. aureus, S. agalactiae* y enterobacterias (sobre todo *E. coli*).
  - 3 meses-5 años: *S. aureus, K. kingae* y *S. pyogenes*.
  - > 5 años: *S. aureus* y *S. pyogenes*.
  - Situaciones especiales:
    - Herida punzante en el pie con calzado deportivo: *P. aeruginosa*.
    - Varicela y piel previamente dañada: *S. pyogenes*.
    - Drepanocitosis: *Salmonella* spp.

ESTIMACIÓN DE LA GRAVEDAD

- **A recoger en la anamnesis:**
  - Tiempo de evolución, número de articulaciones inflamadas, articulación/hueso afectado. Dolor e intensidad, impotencia funcional. Síntomas generales: fiebre o febrícula, síntomas constitucionales (anorexia, astenia, pérdida de peso). Factores que predispongan a tener una infección osteoarticular:
    - Traumatismos/heridas incisas.
    - Dermatitis atópica, lesiones cutáneas.
    - Varicela.
    - Inmunodeficiencias (déficit de complemento, agammaglobulinemia, enfermedad granulomatosa crónica).
    - Hemoglobinopatías (anemia falciforme).
  - Datos que sugieren causas graves no infecciosas de dolor óseo o articular:
    - Causas reumatológicas o autoinmunitarias: antecedentes familiares, inflamación articular sin excesivo dolor y que permite la ambulación, inicio gradual, rigidez matutina con mejoría a lo largo del día, episodios

previos de inflamación articular, exantemas, úlceras bucales, síntomas oculares.
- Procesos oncológicos: dolor de semanas de evolución, dolor metafisario intenso, dolor de predominio nocturno, masa palpable, síntomas constitucionales, pérdida de peso.
- **A registrar en la exploración general:**
  - Triángulo de evaluación pediátrica (TEP), constantes vitales (temperatura, frecuencia cardíaca [FC], frecuencia respiratoria [FR], presión arterial [PA] y SatO$_2$, según la situación clínica), escala de dolor.
  - Examen físico que incluya: piel, cadenas ganglionares, visceromegalias, auscultación cardíaca y pulmonar.
  - Examen osteomuscular: localización del dolor «a punta de dedo» en el hueso afectado. Actitud de la extremidad afectada, inspección de la articulación y comparación con la contralateral, palpación, rango de movimiento, activo y pasivo. Delimitar si la inflamación es propiamente articular, o compromete estructuras periarticulares y tejidos blandos. Valoración de la marcha/gateo si se trata de una extremidad inferior.

PRUEBAS COMPLEMENTARIAS

Ante un paciente con sospecha de infección osteoarticular, se solicitará:
- Pruebas iniciales en urgencias:
  - **Hemograma y reactantes de fase aguda (proteína C-reactiva [PCR] y velocidad de sedimentación globular [VSG]):** la PCR y la VSG son sensibles, pero poco específicas. Pueden servir para monitorizar la respuesta al tratamiento.
  - **Hemocultivo:** se recomienda recoger al menos dos hemocultivos, separados 20-30 min, antes de iniciar la antibioterapia (excepto en el paciente inestable), para aumentar la rentabilidad de la prueba, sobre todo si existe sospecha de osteomielitis. La positividad es del 30-40 %.
  - **Técnica de reacción en cadena de la polimerasa para *K. kingae* en la orofaringe:** especialmente en menores de 5 años. Varios autores han señalado la relación de la identificación de la bacteria en la orofaringe en pacientes con sospecha de infección osteoarticular por *K. kingae*.
  - **Radiografía simple:** mayor rendimiento en caso de osteomielitis, aunque los signos radiológicos en las artritis y las osteomielitis infecciosas (aumento/pinzamiento del espacio articular, erosiones) son tardíos. Es obligada en caso de osteomielitis crónica para valorar posibles complicaciones.
  - **Ecografía osteomuscular** en casos de sospecha clínica de derrame articular, especialmente si, en caso de confirmarse, estuviera indicado el drenaje (cadera, hombro, rodilla). En caso de sospecha de osteomielitis con importante componente inflamatorio, puede ser útil para valorar la presencia de un absceso subperióstico.
- Análisis de líquido sinovial: en aquellas artritis en las que se realice una artrocentesis o drenaje quirúrgico:
  - **Características del líquido,** recuento celular y nivel de glucosa (**Tabla 6.21-1**).

Tabla 6.21-1. Análisis de las características citoquímicas del líquido sinovial

	Color y claridad	Viscosidad	Leucocitos/µL	Polimorfo-nucleares (PMN) (%)	Glucosa (% glucemia)	Cultivo
Normal	Amarillo claro Trasparente	Muy alta	< 200	< 25	100	Negativo
No inflamatorio Artritis traumática, hemofilia	Xanto-crómico, rojizo Traslúcido	Alta	< 2.000	< 25	100	Negativo
Inflamatorio Lupus eritematoso, artritis idiopática juvenil, artritis crónica, artritis reactiva	Amarillo, blanco Turbio	Baja	5.000-75.000	> 50	75-100	Negativo
Purulento Artritis tuberculosa, artritis séptica	Amarillo, blanco o grisáceo Opaco	Baja	50.000-100.000	> 75	≤ 50	Positivo o negativo

– **Tinción de Gram y cultivo del líquido sinovial:** en menores de 5 años, solicitar, además, técnica de reacción en cadena de la polimerasa para *K. kingae*.
• Pruebas de imagen para confirmar la infección osteoarticular:
  – **Resonancia magnética (RM):** lo más precoz posible en caso de osteomielitis, para descartar complicaciones subsidiarias de intervención quirúrgica.
  – **Gammagrafía ósea:** restringida a casos en los que se sospeche una afectación ósea multifocal o en los que no se pueda localizar de forma fiable el lugar de la infección.

TRATAMIENTOS

• Clásicamente, ha supuesto el ingreso para administrar antibioterapia i.v. Hoy en día, va acortándose el tiempo de antibioterapia i.v. hasta la mejoría clínica y analítica, y se pasa más precozmente a antibioterapia oral domiciliaria. Además, un grupo seleccionado de pacientes puede recibir tratamiento oral ambulatorio desde el inicio.
• Criterios que posibilitan el manejo ambulatorio:
  – Buen estado general.

- – Edad > 6 meses.
- – Sin enfermedades de base significativas.
- – Sin antecedentes de infecciones cutáneas recientes ni de intervenciones quirúrgicas.
- – Control adecuado del dolor.
- – Sin impotencia funcional.
- – Analítica: PCR < 80 mg/dL, VSG < 50 mm/h.
- – Cualquier articulación que no implique afectación de la cadera.
- – Ausencia de afectación vertebral.
- – Ingesta oral adecuada.
- – Posibilidad de atención temprana en consultas hospitalarias.
- • **Tratamiento hospitalario:**
  - – Tratamiento antibiótico intravenoso empírico para pacientes ingresados (**Tabla 6.21-2**):
    - ■ Pacientes menores de 3 meses: cloxacilina + cefotaxima/gentamicina.
    - ■ Pacientes entre 3 meses y 5 años: cefuroxima en monoterapia o cloxacilina + cefotaxima. Alternativa: amoxicilina-clavulánico.
    - ■ Pacientes mayores de 5 años: cloxacilina o cefazolina. Alternativa: amoxicilina-clavulánico.
    - ■ Alérgicos a betalactámicos: clindamicina.
    - ■ Áreas con elevada incidencia de *S. aureus* resistente a la meticilina: valorar alternativas como clindamicina y vancomicina.
  - – Analgesia dependiendo del grado de dolor (v. **capítulo 1.40 Sedoanalgesia: procedimientos**).
  - – Tratamiento quirúrgico (valoración por traumatología/ortopedia). Valorar el tratamiento urgente en caso de artritis de cadera/hombro y absceso subperióstico en las osteomielitis.
- • **Tratamiento domiciliario:**
  - – Tratamiento antibiótico oral tras la pauta inicial i.v. y para los pacientes tratados inicialmente de forma ambulatoria (**Tabla 6.21-3**).

Tabla 6.21-2. Dosis de antibióticos intravenosos utilizados en las infecciones osteoarticulares

Antibiótico intravenoso	Dosis	Dosis máxima
Cloxacilina	150 mg/kg/día cada 6 h	8 g/día
Gentamicina	7 mg/kg/día cada 24 h	500 mg/día
Cefotaxima	150-200 mg/k/día cada 6-8 h	12 g/día
Cefuroxima	150-200 mg/k/día cada 8 h	6 g/día
Clindamicina	30-40 mg/kg/día cada 6-8 h	2,7 g/día
Cefazolina	100 mg/kg/día cada 8 h	6 g/día
Amoxicilina-clavulánico	100 mg/kg/día cada 8 h	3 g/día
Vancomicina	40-60 mg/kg/día cada 6-8 h	4 g/día

Tabla 6.21-3. Dosis de antibióticos orales utilizados en las infecciones osteoarticulares

Antibiótico oral	Dosis	Dosis máxima
Cefuroxima	60-90 mg/kg/día cada 8 h	3 g/día
Cefadroxilo	60-90 mg/kg/día cada 8 h	4 g/día
Clindamicina	30 mg/kg/día cada 6-8 h	1.800 mg/día
Amoxicilina-clavulánico	80-100 mg/kg/día cada 8 h	3 g/día

- En niños menores de 5 años, la cefuroxima oral sería el tratamiento de elección (cobertura para *K. kingae*). Alternativa: amoxicilina-clavulánico.
- En niños mayores de 5 años: cefadroxilo oral.
- En niños alérgicos a betalactámicos y en áreas con incidencia elevada de *S. aureus* resistente a la meticilina, valorar la clindamicina oral.
  - Analgesia oral: ibuprofeno (30 mg/kg/día cada 8 h), naproxeno (10-15 mg/kg/día cada 12 h) u otros.
  - Cita para control precoz en consultas hospitalarias.

RECUERDE QUE...

- El diagnóstico precoz de la infección osteoarticular es básico para prevenir secuelas importantes.
- La base del tratamiento es la antibioterapia y el control del dolor, sin olvidar valorar la indicación de tratamiento quirúrgico (artritis de cadera, absceso subperióstico).
- Hay pacientes que pueden tratarse forma ambulatoria, sin ingreso.

BIBLIOGRAFÍA

Alcobendas RM, Núñez E, Calvo C. Minimally invasive management of pediatric osteoarticular infections. Front Pediatr. 2022;10:1017035. Errata en: Front Pediatr. 2023;11:1149737.

El-Sobky T, Mahmoud S. Acute osteoarticular infections in children are frequently forgotten multidiscipline emergencies: beyond the technical skills. EFORT Open Rev. 2021;6(7):584-92.

Gouveia C, Duarte M, Norte S, Arcangelo J, Pinto M, Tavares D, et al. Kingellakingae displaced S. aureus as the most common cause of acute septic arthritis in children of all ages. Pediatr Infect Dis J. 2021;40(7):623-7.

Keren R, Shah SS, Srivastava R, Parker A; Pediatric Research in Inpatient Settings Network. Comparative effectiveness of intravenous vs oral antibiotics for postdischarge treatment of acute osteomyelitis in children. JAMA Pediatr. 2015;169(2):120-8.

Krogstad PA. Bacterial arthritis: clinical features and diagnosis in infants and children. UpToDate. 2023. Disponible en: https://www.uptodate.com

Krogstad PA. Hematogenous osteomyelitis in children: clinical features and complications. UpToDate. 2023. Disponible en: https://www.uptodate.com

Pääkkönen M, Kallio PE, Kallio MJT, Peltola H.Does bacteremia associated with bone and joint infections necessitate prolonged parenteral antimicrobial therapy? J Pediatr Infect Dis Soc. 2015;4(2):174-7.

Saavedra Lozano J, Calvo C, Huguet Carol R. Documento de consenso SEIP-SERPE-SEOP sobre el tratamiento de la osteomielitis aguda y artritis séptica no complicadas. An Pediatr (Barc). 2015;82(4):273.e1-10.

Trobisch A, Schweintzger NA, Kohlfürst DS, Sagmeister MG, Sperl M, Grisold AJ, et al.; EUCLIDS consortium. Osteoarticular infections in pediatric hospitals in Europe: a prospective cohort study from the EUCLIDS consortium. Front Pediatr. 2022;10:744182.

Woods R, Bradley JS, Chatterjee A, Copley LA, Robinson J, Kronman MP, et al. Clinical practice guideline by the Pediatric Infectious Diseases Society and the Infectious Diseases Society of America: 2021 guideline on diagnosis and management of acute hematogenous osteomyelitis in pediatrics. JIPDS. 2021;10(8):801-44.

Infección por SARS-CoV-2

6.22

A. Lejarzegi Beraza y S. Mintegi Raso

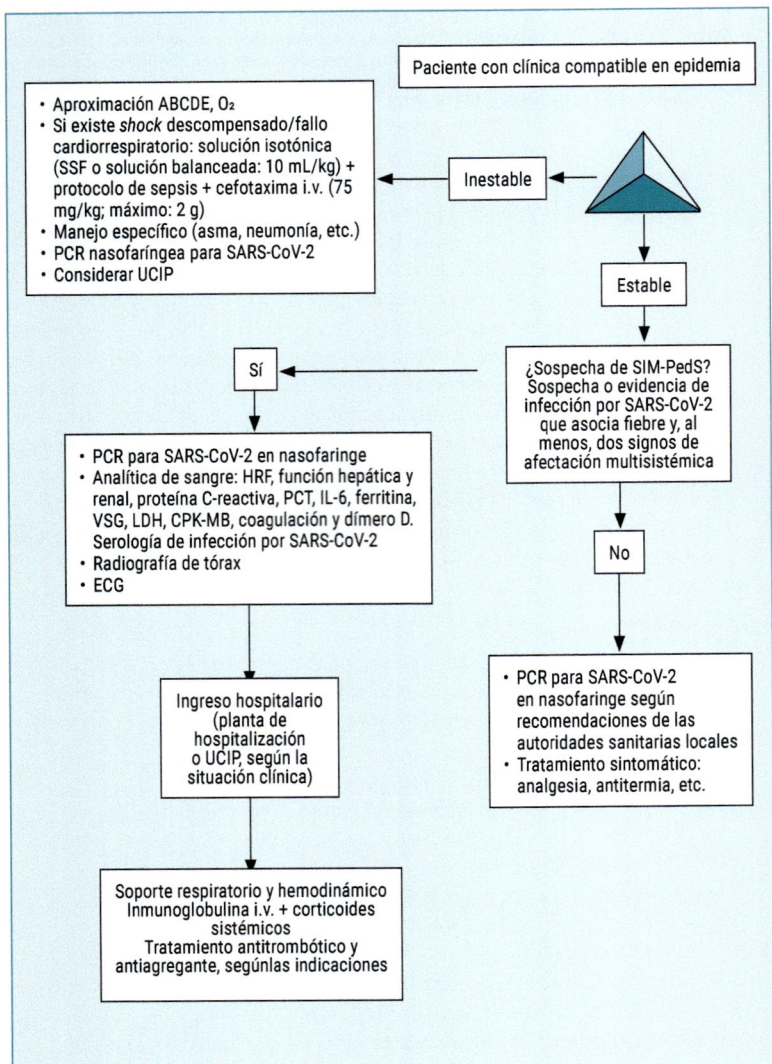

- Aproximación ABCDE, O_2
- Si existe *shock* descompensado/fallo cardiorrespiratorio: solución isotónica (SSF o solución balanceada: 10 mL/kg) + protocolo de sepsis + cefotaxima i.v. (75 mg/kg; máximo: 2 g)
- Manejo específico (asma, neumonía, etc.)
- PCR nasofaríngea para SARS-CoV-2
- Considerar UCIP

Paciente con clínica compatible en epidemia

Inestable

Estable

Sí

¿Sospecha de SIM-PedS? Sospecha o evidencia de infección por SARS-CoV-2 que asocia fiebre y, al menos, dos signos de afectación multisistémica

- PCR para SARS-CoV-2 en nasofaringe
- Analítica de sangre: HRF, función hepática y renal, proteína C-reactiva, PCT, IL-6, ferritina, VSG, LDH, CPK-MB, coagulación y dímero D. Serología de infección por SARS-CoV-2
- Radiografía de tórax
- ECG

No

Ingreso hospitalario (planta de hospitalización o UCIP, según la situación clínica)

- PCR para SARS-CoV-2 en nasofaringe según recomendaciones de las autoridades sanitarias locales
- Tratamiento sintomático: analgesia, antitermia, etc.

Soporte respiratorio y hemodinámico Inmunoglobulina i.v. + corticoides sistémicos Tratamiento antitrombótico y antiagregante, segúnlas indicaciones

> **OBJETIVOS**
> - En los niños, la enfermedad por coronavirus de 2019 (COVID-19) cursa habitualmente de forma autolimitada y sin complicaciones, si bien la aparición de nuevas variantes podría modificar la expresividad clínica y la gravedad de la enfermedad.
> - Existen pacientes con mayor riesgo de enfermedad grave.

CONCEPTOS IMPORTANTES

- La enfermedad por coronavirus de 2019 (COVID-19) es una enfermedad infecciosa causada por el coronavirus de tipo 2 causante del síndrome respiratorio agudo grave (SARS-CoV-2).
- **Espectro clínico:** variable, desde una infección asintomática o síntomas respiratorios leves hasta neumonía grave, con síndrome de dificultad respiratoria aguda y disfunción multiorgánica. Los síntomas más habituales son: fiebre, tos, dificultad respiratoria, mialgias, rinorrea y dolor de garganta.
- **Síndrome inflamatorio multisistémico pediátrico vinculado a SARS-CoV-2** (SIM-PedS): afección inusual, pero grave, asociada a COVID-19. Tiene similitudes con la enfermedad de Kawasaki y el síndrome de *shock* tóxico: fiebre persistente, hipotensión, síntomas gastrointestinales, exantema, miocarditis y alteraciones de las pruebas de respuesta inflamatoria. Los síntomas respiratorios pueden faltar. Suele presentarse entre 2 y 6 semanas después de la infección por SARS-CoV-2. Existen variaciones con vistas a efectuar el diagnóstico, si bien los pacientes deben presentar: fiebre, marcadores inflamatorios elevados, al menos dos signos de afectación multisistémica, evidencia de infección o exposición al SARS-CoV-2, y exclusión de otras posibles causas.

ESTIMACIÓN DE LA GRAVEDAD

- Los niños no previamente sanos tienen mayor riesgo de COVID-19 grave, con limitada evidencia que asocie situaciones específicas a enfermedad grave.
- Pacientes con riesgo de COVID-19 grave:
  - Complejidad médica.
  - Condiciones genéticas, neurológicas y metabólicas.
  - Cardiopatía congénita/enfermedad cardiovascular.
  - Obesidad (índice de masa corporal > percentil 95 para edad y sexo).
  - Diabetes *mellitus.*
  - Enfermedades pulmonares crónicas.
  - Anemia de células falciformes.
  - Inmunosupresión.
  - No estar vacunado o no estar al día con la vacunación contra la COVID-19.
- Hallazgos relacionados con mayor riesgo de COVID-19 grave:
  - Disnea, taquipnea, taquicardia, hipotensión y/o hipoxia al ingreso.
  - Síntomas gastrointestinales al ingreso.

– Marcadores inflamatorios elevados (proteína C-reactiva, procalcitonina [PCT], interleucina 6 [IL-6], ferritina, dímero D) al ingreso o durante la hospitalización.

PRUEBAS DE LABORATORIO

- **COVID-19:**
    - Pruebas diagnósticas para SARS-CoV-2: la prueba de reacción en cadena de la polimerasa (PCR) es el estándar de referencia para el diagnóstico de la infección aguda por SARS-CoV-2. Las pruebas antigénicas son menos sensibles. Las muestras nasofaríngeas, nasales y de saliva tienen una gran sensibilidad, mientras que la sensibilidad de la muestra orofaríngea es menor.
    - No todos los pacientes con un cuadro clínico compatible con COVID-19 requieren confirmación microbiológica. Se realizará en:
        - Pacientes con sintomatología sugestiva según las recomendaciones vigentes en cada momento de las autoridades sanitarias locales.
        - Pacientes con sospecha de COVID-19 grave.
    - Analítica sanguínea: en pacientes con sospecha de COVID-19 grave, se solicitará hemograma completo, pruebas de coagulación y dímero D, transaminasas, pruebas de función renal, proteína C-reactiva, PCT, IL-6, ferritina, velocidad de sedimentación globular (VSG), lactato-deshidrogenasa (LDH), fracción MB de la creatina-fosfocinasa (CPK-MB). En pacientes con COVID-19 no grave, los hallazgos de laboratorio a menudo son normales, pero pueden incluir leucocitopenia, linfocitopenia, y niveles elevados de PCT o proteína C-reactiva, VSG, LDH, CPK-MB.
    - Radiografía de tórax y ECG: en pacientes con sospecha de COVID-19 grave o sospecha clínica de complicación pulmonar o cardíaca, respectivamente.
    - Además, se realizará prueba de PCR para SARS-CoV-2 en nasofaringe en todos los pacientes con sintomatología sugestiva de COVID-19 por criterios epidemiológicos, siguiendo las recomendaciones de las autoridades sanitarias locales.
- **SIM-PedS:**
    - Pruebas diagnósticas para SARS-CoV-2: se solicitará prueba de PCR para SARS-CoV-2 y serología.
    - Analítica sanguínea: se puede encontrar linfocitopenia, neutrofilia, anemia, tombocitopenia, elevación de las pruebas de respuesta inflamatoria (proteína C-reactiva, PCT, IL-6, ferritina, VSG, fibrinógeno), elevación de marcadores cardíacos (troponina, péptido natriurético cerebral), hipoalbuminemia, discreta elevación de las transaminasas, y elevación de LDH y triglicéridos. La elevación de la VSG no es útil para monitorizar el curso de la enfermedad, ya que la administración de inmunoglobulinas i.v. puede elevar la VSG. La alteración de los marcadores de inflamación parece estar en relación con la gravedad del proceso.
    - ECG: puede ser normal o presentar alteraciones en la repolarización, bloqueos auriculoventriculares (AV) y otras arritmias.

- Ecocardiografía: se puede encontrar disminución de la función del ventrículo izquierdo, anomalías coronarias (incluyendo dilatación o aneurisma), insuficiencia mitral y derrame pericárdico.
- Radiografía de tórax, tomografía computarizada (TC) torácica: es frecuente la opacificación en vidrio esmerilado.
- Ecografía abdominal: puede mostrar líquido libre, ascitis, inflamación intestinal y mesentérica y edema pericolecístico.
- Otras pruebas microbiológicas: se solicitarán pruebas para otros virus y bacterias en función de sospecha clínica.

TRATAMIENTOS

- **Aislamiento:** puede variar en función de las recomendaciones proporcionadas por las autoridades sanitarias.
  - Casos confirmados no hospitalizados: extremar las precauciones y reducir todo lo posible las interacciones sociales, utilizando mascarilla y manteniendo una higiene de manos adecuada durante los 10 días siguientes al inicio de los síntomas o al diagnóstico en el caso de las personas asintomáticas. Se evitará especialmente el contacto con personas vulnerables y la participación en eventos multitudinarios.
  - Casos confirmados hospitalizados: deberán estar aislados durante su estancia en el hospital hasta la obtención de un resultado negativo en una prueba diagnóstica de infección activa (PDIA) o una prueba de PCR positiva compatible con cargas víricas bajas, según establezca el laboratorio que realiza la prueba. Los pacientes deberán estar en habitaciones aisladas, preferentemente con presión negativa. El personal sanitario que atienda al paciente deberá llevar todos los siguientes:
    - Mascarilla FPP2: se utilizarán las mascarillas FPP3 si se requieren maniobras que produzcan aerosoles.
    - Bata desechable: deberá ser impermeable si se requieren maniobras que produzcan aerosoles.
    - Guantes.
    - Protección ocular.
- **Infección por SARS-CoV-2 sin SIM-PedS:**
  - Tratamiento sintomático: antitérmicos/analgésicos.
- **SIM-PedS:**
  - Ingreso en planta o en la unidad de cuidados intensivos pediátricos (UCIP), según la situación clínica.
    - Tratamiento de soporte respiratorio y hemodinámico (v. **capítulo 2.14 Shock**).
      - **Tratamiento inmunomodulador:** IGIV junto con corticosteroides como primera línea. IGIV: dosis de 2 g/kg, considerándose una segunda dosis a las 36 h de la primera, si persiste la fiebre.
      - Corticosteroides: metilprednisolona intravenosa 1-2 mg/kg/día durante 3-5 días. Se realizará el paso posterior a prednisona oral.

- ○ En la actualidad, no existe evidencia que recomiende otros tratamientos inmunomoduladores (bloqueo del receptor de IL-6, bloqueo de factor de necrosis tumoral alfa).
- **Tratamiento antiviral:** no existe evidencia sobre la eficacia y la seguridad de ningún fármaco dirigido contra el virus en la infancia. No se recomienda el uso de hidroxicloroquina.
- **Tratamiento antitrombótico y antiagregante:**
  - ○ Heparina de bajo peso molecular (HBPM):
    - ♦ Profilaxis con enoxaparina subcutánea: 1 mg/kg/día (si existe insuficiencia renal, ajustar la dosis), que se mantiene hasta la resolución del cuadro. Indicaciones de profilaxis:
      - Dímero D igual o superior a seis veces su valor normal.
      - Paciente inmovilizado.
      - Presencia de aneurismas gigantes.
      - Disfunción grave del ventrículo izquierdo (fracción de eyección < 30 %).
      - Antecedentes personales o familiares de enfermedad tromboembólica.
      - Antecedentes personales de enfermedad isquémica arterial (periférica, cardíaca o neurológica).
    - ♦ Tratamiento con enoxaparina subcutánea (1 mg/kg/12 h en los casos de tromboembolia o trombosis venosa profunda).
  - ○ **Ácido acetilsalicílico** (AAS). Indicaciones:
    - ♦ Pacientes con SIM-PedS que cumplan criterios de enfermedad de Kawasaki clásica o incompleta, junto con la IGIV. Se debe iniciar en dosis de 30-50 mg/kg/día dividido en cuatro dosis por vía oral. Cuando el paciente esté 48 h afebril, se disminuirá la dosis a 3-5 mg/kg/día en una dosis, manteniéndose esta dosis hasta 6-8 semanas desde el inicio de la enfermedad y tras comprobar la normalización de los biomarcadores y el ecocardiograma.
    - ♦ Pacientes con SIM-PedS con afectación clínica grave, presencia de aneurismas, biomarcadores de inflamación elevados o trombocitosis superior a 700.000/µL. En estos pacientes, se debe administrar AAS en dosis antiagregante durante 6 semanas (3-5 mg/kg/día).

RECUERDE QUE...
- En la mayoría de los casos, en la infancia la COVID-19 es una enfermedad autolimitada que solo requiere medidas de sostén.
- Existen pacientes con mayor riesgo de enfermedad grave.
- El tratamiento para la infección por SARS-CoV-2 leve es de soporte.
- Se debe ingresar a todos los pacientes con sospecha de SIM-PedS, y el tratamiento de primera línea es la IGIV y los corticoides sistémicos.

BIBLIOGRAFÍA

Comité/Grupo de Pediatría Basada en la Evidencia de la AEP y AEPap. COVID-19 en Pediatría: valoración crítica de la evidencia. AEPap. 2022.

Deville JG, Song E, Ouellette CP. COVID-19: clinical manifestations and diagnosis in children. UpToDate. 2023. Disponible en: https://www.uptodate.com

García Salido A, Antón J, Martínez-Pajares JD, Giralt García G, Gómez Cortés B, Tagarro A, et al.; Grupo de trabajo de la Asociación Española de Pediatría para el Síndrome Inflamatorio Multisistémico Pediátrico vinculado a SARS-CoV-2; Miembros del Grupo de trabajo de la Asociación Española de Pediatría para el Síndrome Inflamatorio Multisistémico Pediátrico vinculado a SARS-CoV-2. Documento español de consenso sobre diagnóstico, estabilización y tratamiento del síndrome inflamatorio multisistémico pediátrico vinculado a SARS-Cov-2 (SIM-PedS). An Pediatr. 2021;94(2):116.e1-11.

Hernández-Bou S, Rivas-García A, Lera E, Valle-T-Figueras JM, Bonvehí A, Gómez B; Infectious Diseases Working Group of the Spanish Society of Pediatric Emergencies (SEUP). SARS-COV-2 infection in children in emergency departments in Spain: a multicenter study. Pediatr Emerg Care. 2023;39(2):102-7.

Irfan O, Muttalib F, Tang K, Jiang L, Lassi ZS, Bhutta Z. Clinical characteristics, treatment and outcomes of paediatric COVID-19: a systematic review and meta-analysis. Arch Dis Child. 2021;106(5):440-8.

Son MBF, Friedman K. COVID-19: multisystem inflammatory syndrome in children (MIS-C) clinical features, evaluation, and diagnosis. UpToDate. 2023. Disponible en: https://www.uptodate.com

Infección urinaria

L. Lizarraga Navarro e I. Gangoiti Goikoetxea

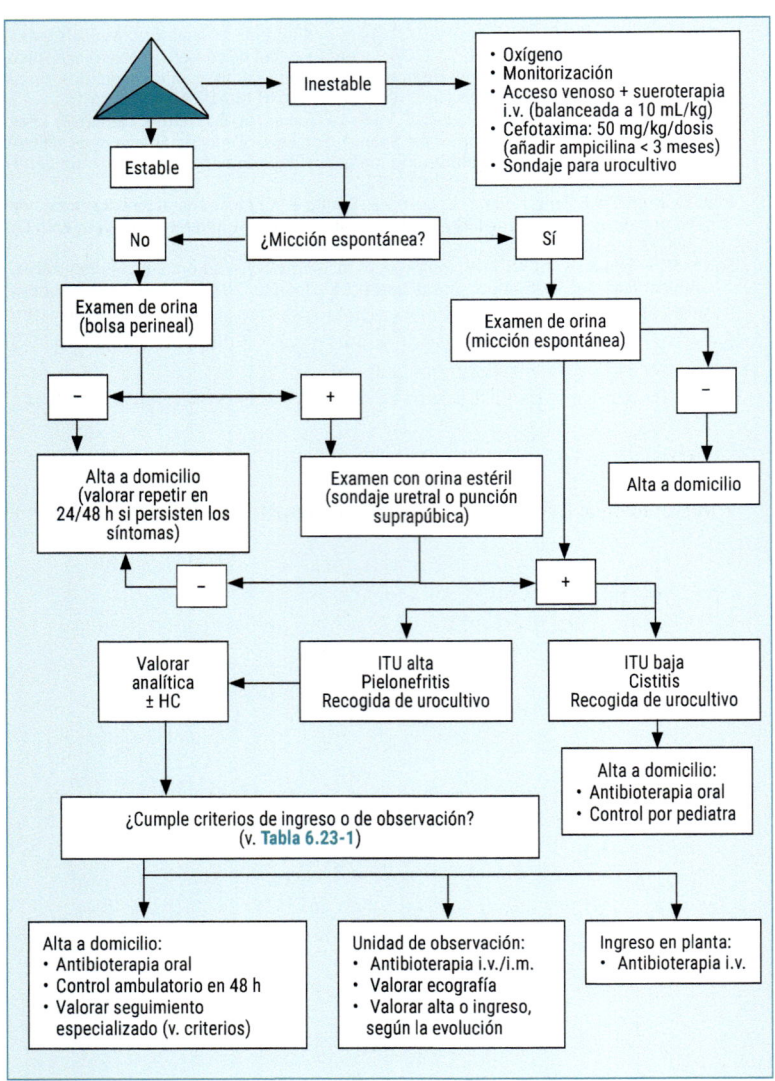

OBJETIVOS

- Reconocer las situaciones en las que se debe sospechar una infección urinaria.
- Concienciarse de la importancia de realizar un diagnóstico adecuado, solicitando las exploraciones pertinentes e interpretando correctamente su resultado.
- Conocer el tratamiento, las indicaciones de ingreso y los controles posteriores que se deben realizar en caso de infección del tracto urinario.

CONCEPTOS IMPORTANTES

- **Infección del tracto urinario (ITU):** infección del tejido urinario, habitualmente bacteriana.
  - **ITU de vías altas o pielonefritis aguda (PNA):** si afecta a pelvis, uréteres, cálices y/o parénquima renal. Suele presentarse con fiebre; puede tener o no sintomatología de vías bajas y altas (dolor en la fosa renal). Asocia afectación sistémica y signos biológicos de inflamación (leucocitosis, aumento de velocidad de sedimentación globular [VSG], proteína C-reactiva [PCR], procalcitonina [PCT]). Comporta un posible riesgo de lesión y cicatriz renal.
  - **ITU de vías bajas (cistitis):** síndrome miccional, habitualmente sin fiebre.
  En los lactantes, ambas pueden cursar con sintomatología más inespecífica. Lo más habitual en las ITU de vías altas es que se presenten con fiebre como único signo.
- **Microbiología:** *E coli* es el microorganismo responsable de aproximadamente el 80 %. Otros:
  - **Gramnegativos:** *Klebsiella, Proteus, Enterobacter, Citrobacter.*
  - **Grampositivos:** *S. saprophyticus, Enterococcus* y, rara vez, *S. aureus.*
  - **Virus:** adenovirus, enterovirus, coxackievirus, echovirus. Raro como causa de ITU; habitualmente causan ITU de vías bajas.
  - **Hongos:** *Candida, Aspergillus, Cryptococcus neoformans*. Es una causa poco habitual de ITU; sospechar si existe inmunosupresión, uso de antibioterapia prolongada de amplio espectro o presencia de catéteres vesicales permanentes.
- **Epidemiología y factores de riesgo:** la prevalencia de ITU febril es de, aproximadamente, el 5 %. Sin embargo, en nuestro medio la prevalencia de la ITU en lactantes con fiebre sin focalidad > 39 °C es superior a la referida previamente, especialmente en niños < 6 meses y niñas < 12 meses. Otras guías establecen el cambio de tendencia a los 3 meses en los niños. Esta es la justificación de la búsqueda de la ITU en niños menores de 2 años con fiebre sin focalidad. Otros factores de riesgo serían:
  - Circuncisión: el riesgo en niños no circuncidados puede llegar a ser hasta 10 veces mayor.
  - Tiempo de evolución: más de 2 días.
  - Raza: mayor riesgo en la raza blanca.

- Presencia de anomalías del tracto urinario que enlentecen el flujo urinario (incluyendo reflujo vesicoureteral [RVU]), disfunción vesical, episodios previos de ITU, estreñimiento, instrumentación de la vía urinaria, vejiga neurógena o nefrourolitiasis.
- **Bacteriuria asintomática:** bacterias en orina sin síntomas específicos asociados.

ESTIMACIÓN DE LA GRAVEDAD

- **A recoger en la anamnesis:**
  - Alergias, antecedentes personales: malformaciones renales, ecografías prenatales, ITU previas.
  - Fiebre: temperatura máxima, duración, focalidad, afectación del estado general.
  - Sintomatología específica: disuria, poliuria, polaquiuria, tenesmo vesical, vaciamiento disfuncional, cambios en la continencia, hematuria, dolor abdominal, dolor en fosa renal, oliguria.
  - Sintomatología inespecífica: vómitos, retraso o estancamiento ponderal, rechazo de las tomas, irritabilidad, letargia, ictericia (conjugada, en neonatos).
  - Signos de probable disfunción vesical/obstrucción vesical: antecedente de incontinencia urinaria/retención urinaria, estreñimiento, chorro miccional débil.
  - Antecedentes familiares: mayor riesgo en familiares de primergrado de personas con ITU previas; RVU o enfermedad renal crónica.
- **A registrar en la exploración general:**
  - Constantes: presión arterial (PA), frecuencia cardíaca (FC), temperatura, peso.
  - Exploración abdominal con puñopercusión renal.
  - Exploración física detallada buscando otros posibles focos infecciosos.
  - Exploración del área genital.
  - Exploración de la espalda: buscando anomalías del canal medular.
- **Se considera ITU atípica:**
  - Niño con mal aspecto, que parece grave, «séptico».
  - Oliguria, sospecha de insuficiencia renal aguda (IRA), creatinina sérica elevada.
  - Masa abdominal/vesical.
  - Mala respuesta clínica tras 48-72 h de tratamiento antibiótico adecuado.
  - Microorganismo diferente a *E. coli* en el urocultivo.
- **Se considera ITU recurrente:**
  - ≥ 2 episodios de PNA.
  - 1 episodio de PNA + ≥ 1 episodio de cistitis.
  - ≥ 3 episodios de cistitis durante 1 año.

PRUEBAS COMPLEMENTARIAS

El diagnóstico de ITU se establece con un urinoanálisis positivo (piuria y/o nitriuria) más un urocultivo positivo, ambos recogidos por un método estéril.

- **Examen de orina:**
  - **Métodos de recogida**: en lactantes con fiebre sin focalidad de corta evolución, es aconsejable repetir si persiste la clínica tras 24-48 h (v. **capítulo 1.29 Orina: técnicas de recogida en el lactante**):
    - **Bolsa perineal:** sirve para el cribado inicial en pacientes no continentes. Si el análisis mediante tira reactiva (TR) está alterado, debe confirmarse con una segunda muestra recogida por uno de los métodos estériles siguientes.
    - **Sondaje uretral:** se realizará de entrada en:
      - Neonatos < 21 días de vida.
      - Pacientes con mal aspecto en los que no se debe demorar el inicio del tratamiento antibiótico.
    - **Punción suprapúbica:** está indicada si no es posible el sondaje.
    - **Micción espontánea:** técnica de elección en pacientes continentes.
    - **Recogida de orina al acecho:** también es útil como cribado inicial en lactantes pequeños, para evitar la colocación de la bolsa perineal.
  - **Tira reactiva:** evalúa la positividad de la esterasa leucocitaria (presencia de leucocitos) y la presencia de nitrituria (sugestivo de presencia de bacterias gramnegativas). Es menos sensible y específica que el examen microscópico, pero se acepta como prueba diagnóstica en el caso de no disponer de este.
  - **Examen microscópico:** evalúa la presencia de leucocitos o bacterias. Es positivo si:
    - > 5 leucocitos por campo en orina centrifugada.
    - > 10 leucocitos por μL en orina no centrifugada (más sensible).
    - Presencia de bacteriuria.
  - **Tinción de Gram:** la presencia de > 1 bacteria por campo es muy sugestiva de urocultivo positivo. Es la prueba con mayor sensibilidad, especificidad y valor predictivo positivo para detectar una ITU. Es una prueba a valorar en las siguientes situaciones:
    - ITU previas por gérmenes atípicos o factor de riesgo de esta.
    - Sospecha de sepsis urinaria.
    - Valorar si hay discordancia entre los resultados obtenidos por bolsa perineal y sondaje uretral: en función del grado de alteración en la orina recogida por bolsa, los antecedentes previos de ITU, el grado de sospecha clínica, etc.
  - **Urocultivo:** es necesario para el diagnóstico definitivo. Existen discrepancias entre las distintas guías en cuanto al punto de corte para considerar positivo. Se recomienda:
    - > 100.000 unidades formadoras de colonias (UFC)/mL de un mismo germen en orina por micción espontánea.
    - > 10.000 UFC/mL de un mismo germen en orina obtenida por sondaje uretral.
    - Cualquier crecimiento en orina obtenida por punción suprapúbica.
- **Analítica sanguínea:** no de forma sistemática. Considerar si existe sospecha deITU atípica o con criterios de ingreso.

- **Hemograma, bioquímica (función renal, proteína C-reactiva [PCR], pro-calcitonina [PCT], iones).** La procalcitonina es el mejor factor predictivo de daño renal; existe alto riesgo de cicatriz si es > 1 ng/mL. Mayor riesgo de invasividad (bacteriemia) si está elevada.
- **Hemocultivo:** en menores de 2 meses y/o sospecha clínica de bacteriemia.
- **Punción lumbar:** realizar de forma sistemática en < 21 días de edad o si existe sospecha clínica de meningitis asociada. Puede detectarse pleocitosis hasta en un 10 % con cultivo positivo.
- **Ecografía abdominal:** valorar su realización en fase aguda en caso de ITU atípica (si es atípica solo por ser por bacteria distinta a *E. coli*, puede hacerse de forma diferida) o de ITU recurrente en paciente < 6 meses. Permite ver el tamaño y el aspecto del parénquima renal, y detectar anomalías groseras de las vías urinarias. También permite, en la fase aguda, detectar complicaciones como abscesos renales y pionefrosis.

TRATAMIENTOS

- El tratamiento de los pacientes con sospecha de ITU es variable (**Tabla 6.23-1**).
- La elección del tratamiento antibiótico empírico se decidirá en función del patrón de resistencias locales y la vía de administración (**Tablas 6.23-2** y **6.23-3**).
- En caso de estar recibiendo tratamiento profiláctico, habrá que suspender la profilaxis hasta terminar el tratamiento y retomarlo posteriormente.
- **Tratamiento intravenoso/intramuscular:** duración 7-10 días.
- **Tratamiento oral:**
  - ITU de vías altas: duración 10 días.
  - ITU de vías bajas: duración 3-5 días.

Tabla 6.23-1. Criterios de ingreso en planta de hospitalización y en unidad de observación

Criterios de ingreso en planta de hospitalización:
- Edad < 2 meses (entre 1 y 2 meses de edad, si existe un buen estado general, se puede valorar el tratamiento ambulatorio tras 24 h de observación hospitalaria)
- Aspecto séptico, tóxico, mal estado general
- Deshidratación importante
- Alteración de la función renal o electrolítica apreciable en la analítica sanguínea
- Inmunodeficiencia
- Ausencia de garantía en el cumplimiento del tratamiento o del seguimiento ambulatorio

Criterios de ingreso en unidad de observación:
- Enfermedad nefrourológica significativa: reflujo vesicoureteral de grado ⩾ III bilateral en lactantes o ⩾ IV unilateral en mayores, obstrucción urinaria, hidronefrosis, vejiga neurógena, litiasis renal, presencia de catéteres o sonda urinaria permanente, insuficiencia renal crónica, trasplante renal, disminución significativa de la masa renal funcionante, antecedentes de infección del tracto urinario con mala evolución clínica
- Vómitos o mala tolerancia oral
- Mala respuesta clínica tras 48-72 h de tratamiento antibiótico adecuado
- Urocultivo positivo a germen resistente al tratamiento indicado hasta comprobar respuesta a alternativa antibiótica

Tabla 6.23-2. Tratamiento antibiótico intravenoso (i.v.)/intramuscular (i.m.)

	Inestable	Estable
Neonato	Ampicilina i.v.: 50 mg/kg/dosis (< 7 días: cada 8 h; > 7 días: cada 6 h) + cefotaxima i.v.: 50 mg/kg/dosis (< 7 días: cada 8-12 h; > 7 días: cada 6-8 h)	Gentamicina i.v. (< 7 días: 4 mg/kg/día, una dosis; > 7 días: 5 mg/kg/día, una dosis) *Añadir ampicilina i.v.: 100 mg/kg/día (< 7 días: tres dosis; > 7 días: cuatro dosis), excepto si la tinción de Gram identifica bacilos gramnegativos
Lactante y niño escolar	Cefotaxima i.v.: 150 mg/kg/día, cada 6-8 h *Entre 1-3 meses: añadir ampicilina i.v. (300 mg/kg/día, cada 6 h)	Gentamicina i.v./i.m.: 7,5 mg/kg al día en una dosis (dosis máxima: 500 mg) Ceftriaxona i.v./i.m. 50-75 mg/kg/día en una dosis o cefotaxima i.v./i.m. 150 mg/kg/día en 3-4 dosis)

Tabla 6.23-3. Tratamiento antibiótico oral

	ITU de vías altas	ITU de vías bajas		
De elección	Cefixima: 8 mg/kg/día en una dosis	**Fosfomicina**		
		Cálcica (< 6 años)	Trometamol	
		80-100 mg/kg/día cada 8 h (máximo: 500 mg/ dosis)	6-12 años: 2 g/dosis única*	> 12 años: 3 g/dosis única*
Alternativas		Cefalosporinas: • Cefuroxima axetilo: 15 mg/kg/día cada 12 h (máximo: 500 mg/dosis) • Alternativa: cefalexina (50 mg/kg/día cada 8 h; máximo 2 g/día) Amoxicilina-clavulánico: 40-50 mg/kg/día cada 8 h (máximo: 3 g/375 mg/día)		
Si existe alergia a betalactámicos	Cotrimoxazol: 8-12 mg/kg/día cada 12 h			

*Podría valorarse una dosis más a las 24 h. ITU: infección del tracto urinario.

- **Recomendaciones y seguimiento posterior:**
  - Insistir en la realización de micciones frecuentes y en la ingesta hídrica abundante.
  - Indicar nueva consulta a urgencias en caso de intolerancia del tratamiento o persistencia de fiebre elevada 48-72 h tras haberse iniciado el tratamiento.
  - Recomendar el control ambulatorio en las siguientes 48 h.
  - Indicar a la familia que, si se confirma la ITU, ante futuros cuadros febriles sin foco claro, deben consultar en las primeras 24-48 h para valorar realizar cribado de orina.

– Considerar el seguimiento especializado en aquellos casos susceptibles de precisar pruebas de imagen diferidas (ecografía, cistouretrografía miccional seriada [CUMS] y/o gammagrafía renal con ácido dimercaptosuccínico [DMSA]):
  - Lactantes < 6 meses con ITU febril.
  - ITU recurrentes.
  - ITU atípica.
  - Anomalías estructurales detectadas con ecografía renal.
  - Trastornos miccionales funcionales asociados a RVU y/o anomalías de la región dorsolumbar.
  - Daño renal permanente confirmado (imagen y/o analítica).
  - Antecedentes familiares de enfermedad nefrourológica.
  - Varones mayores de 2 años con ITU febril.

RECUERDE QUE...

- El diagnóstico se establece por la presencia de síntomas compatibles, y la existencia de alteraciones en la TR o el análisis de orina, confirmándose con la positividad del urocultivo. Ambas pruebas deben realizarse en una muestra de orina estéril.
- En casos de sospecha de PNA, si el niño tiene más de 2 meses, presenta buen estado general y no hay factores de riesgo, puede tratarse de forma ambulatoria, y se recomienda control por su pediatra en las siguientes 48 h.

BIBLIOGRAFÍA

González Rodríguez JD, Rodríguez Fernández LM. Infección de vías urinarias en la infancia. Protoc Diagn Ter Pediatr. 2014;1:91-108.

O'Donovan DJ. Urinary tract infections in neonates. UpToDate. 2023. Disponible en: https://www.uptodate.com

National Institute for Health and Care Excellence (NICE). Urinary tract infection in under 16s: Diagnosis and management. NICE guideline [NG224]. Londres: NICE; 2022. NICE. Disponible en: http://www.nice.org.uk/guidance/ng224

Pantell RH, Roberts KB, Adams WG, Dreyer BP, Kuppermann N, O'Leary ST, et al.; Subcommittee on Febrile Infants. Clinical practice guideline: evaluation and management of well-appearing febrile infants 8 to 60 days old. Pediatrics. 2021;148(2):e2021052228.

Shaikh N, Hoberman A. Urinary tract infections in children: epidemiology and risk factors. UpToDate. 2022. Disponible en: https://www.uptodate.com

Shaikh N, Hoberman A. Urinary tract infections in infants older than one month and young children: acute management, imaging, and prognosis. UpToDate. 2023. Disponible en: https://www.uptodate.com

Shaikh N, Mattoo TK, Keren R, Ivanova A, Cui G, Moxey-Mims M, et al. Early antibiotic treatment for pediatric febrile urinary tract infection and renal scarring. JAMA Pediatr. 2016;170(9):848-54.

Subcommittee on Urinary Tract Infection, Steering Committee on Quality Improvement and Management; Roberts KB. Urinary tract infection: clinical practice guideline for the diagnosis and management of the initial UTI in febrile infants and children 2 to 24 months. Pediatrics. 2011;128(3):595-610. Disponible en: http://pediatrics.aappublications.org/content/early/2011/08/24/peds.2011-1330

Tullus K, Shaikh N. Urinary tract infections in children. Lancet. 2020;395(10237):1659-68.

Insuficiencia cardíaca congestiva

6.24

A. Irurzun Rodríguez y A. Fernández Landaluce

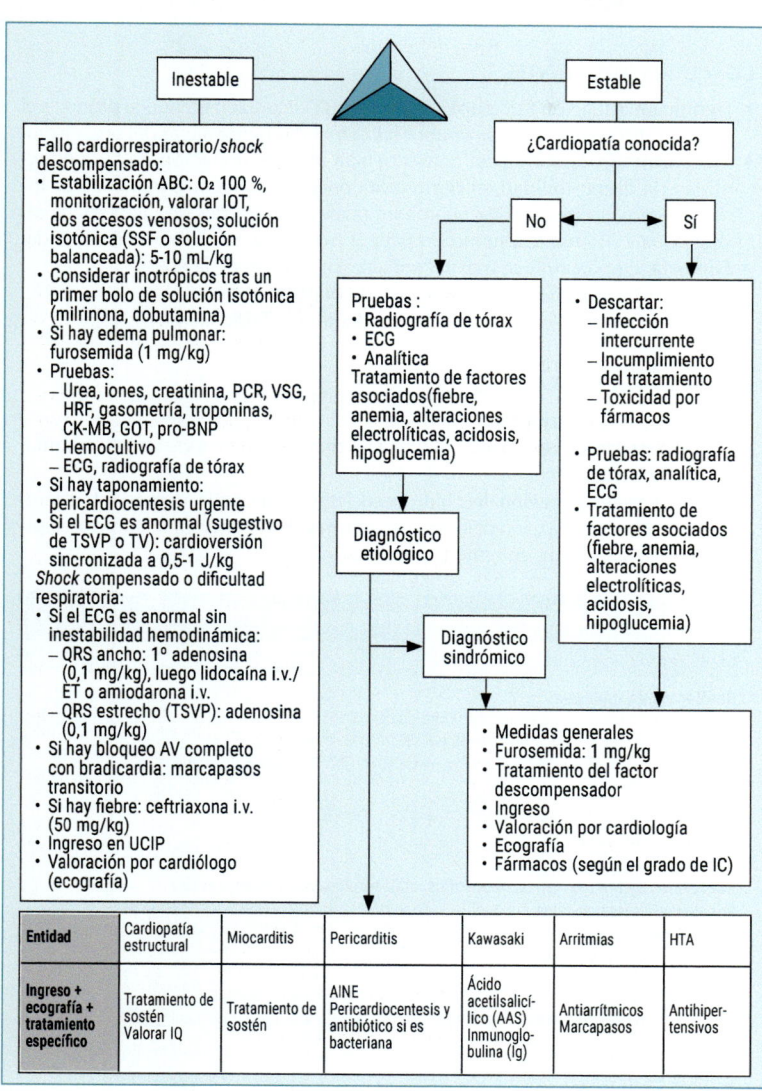

Inestable

Fallo cardiorrespiratorio/*shock* descompensado:
- Estabilización ABC: O_2 100 %, monitorización, valorar IOT, dos accesos venosos; solución isotónica (SSF o solución balanceada): 5-10 mL/kg
- Considerar inotrópicos tras un primer bolo de solución isotónica (milrinona, dobutamina)
- Si hay edema pulmonar: furosemida (1 mg/kg)
- Pruebas:
  – Urea, iones, creatinina, PCR, VSG, HRF, gasometría, troponinas, CK-MB, GOT, pro-BNP
  – Hemocultivo
  – ECG, radiografía de tórax
- Si hay taponamiento: pericardiocentesis urgente
- Si el ECG es anormal (sugestivo de TSVP o TV): cardioversión sincronizada a 0,5-1 J/kg

Shock compensado o dificultad respiratoria:
- Si el ECG es anormal e inestabilidad hemodinámica:
  – QRS ancho: 1° adenosina (0,1 mg/kg), luego lidocaína i.v./ ET o amiodarona i.v.
  – QRS estrecho (TSVP): adenosina (0,1 mg/kg)
- Si hay bloqueo AV completo con bradicardia: marcapasos transitorio
- Si hay fiebre: ceftriaxona i.v. (50 mg/kg)
- Ingreso en UCIP
- Valoración por cardiólogo (ecografía)

Estable

¿Cardiopatía conocida?

No

Pruebas :
- Radiografía de tórax
- ECG
- Analítica

Tratamiento de factores asociados(fiebre, anemia, alteraciones electrolíticas, acidosis, hipoglucemia)

Diagnóstico etiológico

Diagnóstico sindrómico

Sí

- Descartar:
  – Infección intercurrente
  – Incumplimiento del tratamiento
  – Toxicidad por fármacos
- Pruebas: radiografía de tórax, analítica, ECG
- Tratamiento de factores asociados (fiebre, anemia, alteraciones electrolíticas, acidosis, hipoglucemia)

- Medidas generales
- Furosemida: 1 mg/kg
- Tratamiento del factor descompensador
- Ingreso
- Valoración por cardiología
- Ecografía
- Fármacos (según el grado de IC)

Entidad	Cardiopatía estructural	Miocarditis	Pericarditis	Kawasaki	Arritmias	HTA
Ingreso + ecografía + tratamiento específico	Tratamiento de sostén Valorar IQ	Tratamiento de sostén	AINE Pericardiocentesis y antibiótico si es bacteriana	Ácido acetilsalicílico (AAS) Inmunoglobulina (Ig)	Antiarrítmicos Marcapasos	Antihipertensivos

OBJETIVOS
- Reconocer el cuadro sindrómico de una insuficiencia cardíaca congestiva (ICC).
- Recordar el abordaje, basado principalmente en instaurar tratamiento general de soporte.
- Orientar el diagnóstico etiológico para enfocar un tratamiento específico.

CONCEPTOS IMPORTANTES

- **Definición:** situación fisiopatológica en la que el corazón no puede producir el gasto cardíaco suficiente para cubrir las demandas metabólicas del organismo.
- **Mecanismo fisiopatológico:** consecuencia de una alteración de la contractilidad, la distensibilidad, el ritmo o la conducción. Ocurre tras fracasar los mecanismos compensadores neurohormonales (sistema renina-angiotensina-aldosterona y sistema autónomo simpático) y/o por su estimulación mantenida.
- **Etiología:** causa cardíaca o extracardíaca. En función de la edad:
  - < 1 año, sobre todo por cardiopatías congénitas.
  - > 1 año normalmente, problemas adquiridos (**Tabla 6.24-1**).

ESTIMACIÓN DE LA GRAVEDAD

- **A recoger en la anamnesis:**
  - **Antecedentes familiares**: patología cardiovascular, muerte súbita, arritmia, enfermedad genética.
  - **Antecedentes personales:** hidropesía fetal, cardiopatía (descartar transgresión terapéutica), infecciones respiratorias de repetición, factores precipitantes (infección, enfermedad tiroidea).

Tabla 6.24-1. Etiología de la insuficiencia cardíaca congestiva

Cardiopatías congénitas

Cardiopatías adquiridas:
Miocardiopatías metabólicas (alteraciones electrolíticas, hipoglucemia, hipotiroidismo, errores innatos del metabolismo, alteraciones del calcio y del magnesio)
Arritmias (taquicardia supraventricular paroxística [TSVP] mantenida inadvertida)
Tóxicos (antraciclinas, radioterapia)
Miocardiopatías primarias (hipertrófica, dilatada, restrictiva)
Enfermedad de Kawasaki
Enfermedades del colágeno
Infecciones (fiebre reumática, miocarditis, endocarditis, pericarditis, sepsis)
Funcional (hipoxia, acidosis)
Enfermedades por depósito
Enfermedades neuromusculares
Otras

Disfunción miocárdica: tras cirugía reparadora o paliativa de cardiopatía congénita

Causas no cardíacas: insuficiencia renal, anemia, infección sistémica, hipertensión arterial (HTA), otras

- **Clínica:** en lactantes y niños pequeños, puede confundirse con enfermedades gastrointestinales, reflujo, asma o incluso trastornos comportamentales.
  - Lactantes: inespecífica; lo más frecuente es la taquipnea y la sudoración durante las tomas (con disminución de suvolumen), fatigabilidad, irritabilidad y fallo de medro.
  - Niños pequeños: los síntomas pueden ser gastrointestinales (dolor abdominal, náuseas, vómitos y disminución del apetito), fallo de medro, fatigabilidad, y tos crónica y recurrente con sibilancias.
  - Niños mayores o adolescentes: principalmente intolerancia al ejercicio, disminución del apetito, ortopnea, disnea paroxística nocturna, sibilancias, edemas, palpitaciones, dolor torácico, síncopes y dolor abdominal (por congestión hepática).
  - Categorización del grado de gravedad de la insuficiencia cardíaca congestiva (ICC): la más usada es la modificación pediátrica hecha por Ross de la escala de la New York Heart Association (NYHA) (**Tabla 6.24-2**).
- **Datos que orientan la etiología:** amigdalitis previa (fiebre reumática), infección respiratoria de vías altas reciente (miocarditis), dolor torácico (pericarditis), palpitaciones (arritmias), picos febriles (endocarditis).
- **A registrar en la exploración general:**
  - **Triángulo de evaluación pediátrica (TEP):** inicialmente puede ser normal en niños mayores; en casos más avanzados, signos de *shock* descompensado e incluso fallo cardiorrespiratorio.
  - **Constantes generales:** frecuencia cardíaca (FC), presión arterial (PA), frecuencia respiratoria (FR), pulsioximetría-capnografía.
  - **Datos de *shock* cardiogénico:**
    - **Por bajo gasto:** mala perfusión periférica, aumento compensador del tono simpático (taquicardia, sudoración, palidez), ritmo de galope, retumbo diastólico (hiperaflujo pulmonar), pulso débil o paradójico, hipotensión, oliguria, irritabilidad, aspecto distrófico, precordio hiperdinámico (cortocircuito [*shunt*], insuficiencia mitral o tricúspide) o silente (miocardiopatía).
    - **Por edema pulmonar:** disnea, ortopnea, tos, tiraje, taquipnea (el hallazgo más frecuente), sibilancias y crepitantes, cianosis.
    - **Por congestión venosa sistémica:** hepatomegalia, edemas, ascitis y esplenomegalia, distensión yugular (no frecuente en lactantes y niños pequeños).

Tabla 6.24-2. Clasificación del grado de insuficiencia cardíaca según la NYHA (New York Heart Association) y modificada por Ross	
Clase I	Asintomático
Clase II	• Taquipnea o sudoración con la comida en lactantes • Disnea con el ejercicio en niños mayores
Clase III	• Intensa taquipnea o sudoración con la comida en lactantes • Tiempo de tomas prolongado con escasa ganancia ponderal • Disnea importante con el ejercicio en niños mayores
Clase IV	Síntomas en reposo: taquipnea, sudoración, retracciones

PRUEBAS COMPLEMENTARIAS

- El diagnóstico de ICC es sobre todo clínico. Los estudios complementarios confirman el cuadro y orientan la etiología.
- **Radiografía de tórax:** cardiomegalia casi constante (es importante distinguir en el lactante la silueta cardiotímica normal), salvo si existe fallo diastólico. Se mide con el índice cardiotorácico (**Tabla 6.24-3**). También hay que descartar signos de hiperaflujo y edema pulmonar.
- **Electrocardiograma (ECG)** (útil para establecer la causa):
  - Alteraciones de la repolarización (pericarditis, miocardiopatías y miocarditis).
  - Alteraciones del voltaje:
    - Disminución: miocardiopatías, miocarditis y derrame pericárdico.
    - Aumento: miocardiopatía hipertrófica o dilatada.
  - Signos de hipertrofia y crecimiento auriculares (miocardiopatía restrictiva).
  - Alteraciones del ritmo o trastornos de la conducción que puedan orientar hacia una arritmia como posible causa.
  - Bloqueos (en lupus neonatal, fiebre reumática, enfermedad de Lyme).
  - Taquicardia sinusal frecuente (mecanismo compensador).
- **Analítica sanguínea:**
  - Gasometría: por alteraciones de ventilación/perfusión y mala perfusión tisular. Alcalosis respiratoria en los casos leves y acidosis mixta en las graves. Hipoxia.
  - Bioquímica plasmática: posible hiponatremia e hipocloremia dilucional. El perfil hepático puede alterarse en el fallo cardíaco derecho. Alteraciones electrolíticas asociadas o desencadenantes de la ICC. Hormonas tiroideas o insuficiencia renal como factor descompensador.
  - Hematimetría: anemia como factor desencadenante o agravante de la ICC, o poliglobulia en cardiopatías cianógenas.
  - Otros: troponinas y fracción MB de la creatina-cinasa (CK-MB) (biomarcadores de lesión miocárdica), y propéptido natriurético cerebral (pro-BNP; marcador bioquímico cardíaco que se libera con el incremento de la presión de llenado ventricular, muy sensible para el diagnóstico de insuficiencia cardíaca; su elevación se correlaciona con la gravedad de la enfermedad y es útil para evaluar la evolución y respuesta al tratamiento. Muy usado en los adultos, su papel en el paciente pediátrico está menos determinado).
  - **Ecocardiografía**: descartar una cardiopatía estructural, observar la presencia de derrame pericárdico y evaluar la función ventricular. Ayuda a valorar la evolución.

Tabla 6.24-3. Índice cardiotorácico	
Fórmula	Índice cardiotorácico = (D+I)/T
Cálculo	D e I: distancias entre la línea media de la columna y los bordes cardíacos derecho e izquierdo, respectivamente T: diámetro torácico transverso a la altura del diafragma
Valores normales	Recién nacido: 0,60; < 2 años: 0,55; > 2 años: 0,50

TRATAMIENTOS

• **Paciente inestable** (v. Algoritmo):
  – Estabilización inicial:
    ▪ Monitorización correcta del paciente:
      ○ Monitorización cardiorrespiratoria, pulsioximetría-capnografía, PA, temperatura.
      ○ Control de diuresis y balance hídrico (ritmo adecuado: 1-2 mL/kg/h).
    ▪ Oxigenoterapia para evitar la hipoxemia (precaución en las cardiopatías con plétora pulmonar).
    ▪ Optimizar la vía aérea (intubación orotraqueal [IOT] si es es preciso).
    ▪ Circulación: es imperativo conseguir un acceso venoso. En caso de *shock*, preferiblemente dos e infusión de solución isotónica: 5-10 mL/kg en 10-20 min (dependiendo de los signos de sobrecarga de volumen). Considerar inotrópicos tras el primer bolo de suero salino fisiológico (SSF):
      ○ Milrinona (dosis de carga: 50-75 µg/kg, con perfusión continua inicial posterior a 0,25-0,75 µg/kg/min; se puede administrar por vía periférica) o dobutamina (perfusión continua a 2-15 µg/kg/min) como primera línea.
      ○ Valorar añadir adrenalina (iniciar a 0,1 µg/kg/min, e ir titulando) en caso de hipotensión refractaria y datos de mala perfusión periférica (titular progresivamente).
      ○ Salvo en los casos referidos en el punto anterior, evitar en la medida de lo posible los inotrópicos que aumenten el consumo de oxígeno miocárdico (adrenalina/dopamina).
    ▪ Si existe edema pulmonar: furosemida (1 mg/kg i.v. máximo: 20 mg/día); valorar cada 6-8-12 h.
    ▪ En caso de taponamiento: pericardiocentesis urgente.
    ▪ Si existe arritmia (taquicardia ventricular [TV] o taquicardia supraventricular paroxística [TSVP]) con inestabilidad hemodinámica: cardioversión sincronizada a 0,5-1 J/kg (la dosis de adultos para la sincronizada: 200 J); si la primera no es efectiva, se puede repetir a 2 J/kg.
  – Pruebas: para optimizar el tratamiento etiológico.
    ▪ Urea, iones, creatinina, proteína C-reactiva (PCR), velocidad de sedimentación globular (VSG), hematimetría (HRF), gasometría, troponinas, CK-MB, glutámico-oxalacético-transaminasa (GOT), pro-BNP.
    ▪ SI existe fiebre: hemocultivo y administrar ceftriaxona i.v. (50 mg/kg; máximo: 2 g).
    ▪ ECG: ante la sospecha de arritmia:
      ○ QRS ancho sin inestabilidad hemodinámica:
        ◆ Primero: adenosina (0,1 mg/kg; dosis máxima: 6 mg).
        ◆ Luego: si QRS ancho e idealmente tras valoración conjunta con cardiología: lidocaína i.v. (1 mg/kg, con perfusión continua posterior a 20-50 µg/kg/min; máximo: 100 mg dosis y 30 mg/min), o por vía endotraqueal (2-3 mg/kg/dosis fármaco de elección por tener

menos efectos secundarios), o amiodarona (5 mg/kg; máximo: 300 mg dosis).
  - ○ QRS estrecho sin inestabilidad hemodinámica: adenosina.
  - ○ Si hay bloqueo auriculoventricular (AV) completo: marcapasos transitorio.
- Radiografía de tórax.
  - ○ Ingreso en UCIP con soporte hemodinámico y respiratorio.
  - ○ Valoración por cardiologia infantil y ecografía.
- **Paciente estable:**
  - – Ingreso hospitalario.
  - – Corregir los factores agravantes y disminuir las demandas metabólicas:
    - Elevación de la cabecera de la cama para evitar o paliar el edema pulmonar.
    - Reposo, normotermia, ambiente tranquilo (valorar la sedación con opiáceos o benzodiacepinas, evitar la hipertensión).
    - Canalización de vía i.v. y valorar restricción de líquidos en fase aguda (50-75 % de las necesidades basales).
    - Corrección de las alteraciones electrolíticas, de la función renal, el equilibrio ácido-base y hematológicas.
  - – Correcta monitorización del paciente:
    - Monitorización cardiorrespiratoria y pulsioximetría-capnografía.
    - Realizar ECG y valorar las actuaciones.
    - Control de PA y temperatura, y control de peso.
    - Control de la diuresis y balance hídrico (ritmo adecuado: 1-2 mL/kg/h).
  - – Diuréticos para disminuir la precarga. Furosemida de elección:
    - Controlar: hipopotasemia, hiponatremia, hipocloremia y alcalosis metabólica.
    - Dosis: v.o. 1 mg/kg/dosis; i.v.: 0,5-1 mg/kg/dosis cada 6-8-12 h. Dosis máxima: 40 mg/día.
  - – Valoración por cardiología infantil para optimizar el tratamento farmacológico en función del grado de insuficiencia cardíaca. El tratamento farmacológico de la insuficiencia cardíaca tiene como objetivo mejorar la perfusión tisular. Esto incluye: disminuir la precarga (diuréticos), aumentar la contractilidad (cardiotónicos, digoxina), reducir la poscarga (inhibidores de la enzima conversora de angiotensina [IECA]) y minimizar el remodelamento (IECA, betabloqueantes).
  - – Tratamientos específicos:
    - Antiarrítmicos.
    - Inmunoglobulinas: en la enfermedad de Kawasaki y la miocarditis.
    - Prostaglandina E1 (PgE1): permeabilidad del conducto arterioso en cardiopatías congénitas de inicio temprano. Dosis de carga: 0,1 μg/kg/min durante 30 min.
    - Miocarditis, pericarditis (v. **capítulos 6.29 Miocarditis** y **6.34 Pericarditis**).

RECUERDE QUE...

- Se debe sospechar ICC ante cansancio o intolerancia al ejercicio en los niños mayores. El diagnóstico sindrómico suele ser sencillo.

- En los lactantes, puede ser difícil de diferenciar de una patología respiratoria o digestiva.

- El tratamiento fundamental consiste en disminuir el gasto energético (reposo, oxigenoterapia), monitorizar al paciente y facilitar la diuresis.

- Hay que controlar los trastornos del ritmo asociados/causantes.

BIBLIOGRAFÍA

Bernstein D. Insuficiencia cardiaca. En: Behrman RE, Kliegman RM, Harbin AM, Nelson WE. Nelson. Tratado de Pediatría. 19ª ed. Barcelona: Elsevier España;2013. p. 1704.

Galdeano JM, Romero C. Insuficiencia cardíaca. En: Cardiología pediátrica y cardiopatías congénitas del niño y del adolescente. Vol II. Sociedad Española de Cardiología Pediátrica y Cardiopatías Congénitas. Capítulo 58. Madrid: SECPCC, 2015.

Guerrero J, Ruiz JA, Menéndez JJ, Barrios A. Insuficiencia cardíaca. En: Manual de diagnóstico y terapéutica en Pediatría. 5ª ed. Madrid: Publicación de libros médicos SLU; 2011 p. 350-9.

Kirk R, Dipchand AI, Rosenthal DN, Addonizio L, Burch M, Chrisant M, et al. The International Society for Heart and Lung Transplantation Guidelines for the management of pediatric heart failure: executive summary. J Hear Lung Transplant. 2014;33(9):888-909.

McDonagh TA, Metra M, Adamo M, Baumbach A, Böhm M, Burri H, et al. 2021 ESC guidelines for the diagnosis and treatment of acute and chronic heart failure. Eur Heart J. 2021;42(36):3599-726.

Singh RK, Singh TP. Heart failure in children: etiology, clinical manifestations, and diagnosis. UpToDate. 2022. Disponible en: https://www.uptodate.com

Singh RK, Singh TP. Heart failure in children: managemet. UpToDate. 2022. Disponible en: https://www.uptodate.com

Insuficiencia suprarrenal

6.25

M. Olabarri García

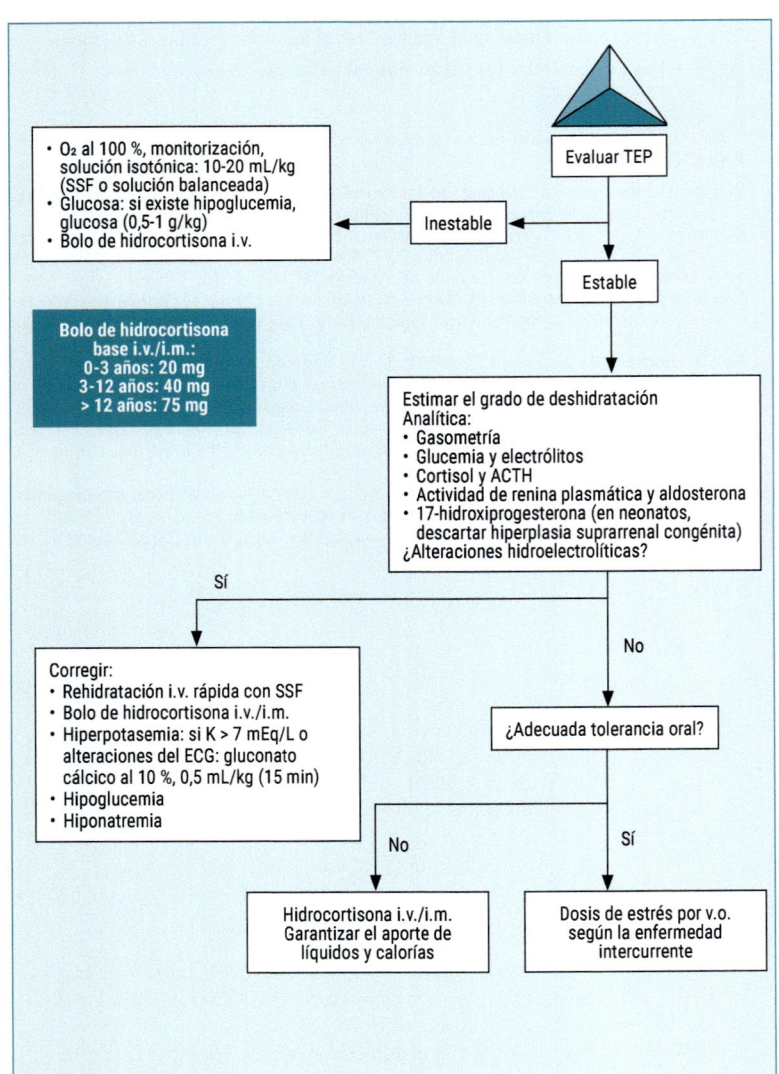

Evaluar TEP

Inestable → • O₂ al 100 %, monitorización, solución isotónica: 10-20 mL/kg (SSF o solución balanceada)
• Glucosa: si existe hipoglucemia, glucosa (0,5-1 g/kg)
• Bolo de hidrocortisona i.v.

Bolo de hidrocortisona base i.v./i.m.:
0-3 años: 20 mg
3-12 años: 40 mg
> 12 años: 75 mg

Estable

Estimar el grado de deshidratación
Analítica:
• Gasometría
• Glucemia y electrólitos
• Cortisol y ACTH
• Actividad de renina plasmática y aldosterona
• 17-hidroxiprogesterona (en neonatos, descartar hiperplasia suprarrenal congénita)
¿Alteraciones hidroelectrolíticas?

Sí

Corregir:
• Rehidratación i.v. rápida con SSF
• Bolo de hidrocortisona i.v./i.m.
• Hiperpotasemia: si K > 7 mEq/L o alteraciones del ECG: gluconato cálcico al 10 %, 0,5 mL/kg (15 min)
• Hipoglucemia
• Hiponatremia

No

¿Adecuada tolerancia oral?

No

Hidrocortisona i.v./i.m.
Garantizar el aporte de líquidos y calorías

Sí

Dosis de estrés por v.o. según la enfermedad intercurrente

OBJETIVOS

- Reconocer la crisis suprarrenal: *shock* asociado a hiponatremia, hiperpotasemia, hipoglucemia y acidosis metabólica.
- Importancia de la extracción de muestra en la crisis suprarrenal para el diagnóstico.
- Manejo adecuado con reposición de líquidos y electrólitos, así como el inicio temprano de tratamiento corticoideo sustitutivo.

CONCEPTOS IMPORTANTES

- La insuficiencia suprarrenal se produce por la incapacidad de la glándula suprarrenal para mantener una secreción adecuada (en reposo o en situaciones de estrés) de todas o de alguna de las hormonas esteroideas: glucocorticoides, mineralocorticoides y esteroides sexuales.
- Dependiendo del nivel afectado, la causa puede ser primaria (suprarrenal), secundaria (hipófisis) o terciaria (hipotálamo). En nuestro entorno, la causa más frecuente fuera del período neonatal es la descompensación de una insuficiencia suprarrenal crónica por algún factor precipitante (procesos intercurrentes como fiebre, infecciones, cirugías, estrés, incumplimiento del tratamiento sustitutivo).
- El cuadro clínico dependerá de la forma de presentación:
  - Aguda:
    - Vómitos, dolor abdominal, diarrea y/o fiebre.
    - Deshidratación.
    - Hipoglucemia, hiponatremia, hiperpotasemia y acidosis metabólica.
    - Hipotensión o *shock* (que no responde a volumen ni a fármacos vasoactivos).
    - Disminución del nivel de consciencia.
  - Crónica:
    - Astenia y debilidad muscular.
    - Náuseas, vómitos, dolor abdominal.
    - Anorexia, pérdida de peso.
    - Alteraciones electrolíticas.
    - Hiperpigmentación (codos, rodillas, axila, lengua, paladar, encías, cicatrices), avidez por la sal.
- La crisis de insuficiencia suprarrenal aguda es una situación grave y potencialmente mortal. Hay que tener un alto índice de sospecha, sobre todo en aquellas situaciones con mayor riesgo de desarrollar una crisis suprarrenal:
  - Pacientes con insuficiencia suprarrenal conocida sometidos a situaciones de estrés.
  - Hiperpigmentación o vitíligo.
  - Pacientes con clínica de *shock,* pero sin respuesta a fluidos o inotrópicos.
  - Pacientes que reciban o hayan recibido tratamiento corticoideo prolongado, y estén sometidos a situaciones de estrés.
  - Antecedentes personales de enfermedades endocrinológicas.
  - Neonatos.

ESTIMACIÓN DE LA GRAVEDAD

- **A recoger en la anamnesis:**
  - Antecedentes: tratamiento corticoideo (desde cuándo, dosis recibida, cumplimiento, etc.), medicaciones habituales, enfermedades autoinmunitarias.
  - Crónica: pérdida de peso, astenia, anorexia, caída de pelo, apetencia por la sal, diarrea crónica, vómitos, fiebre de origen desconocido, hipotensión ortostática.
  - Aguda: dolor abdominal agudo, fiebre, anorexia, vómitos.
- **A registrar en la exploración general:**
  - Triángulo de evaluación pediátrica (TEP), ABCDE con constantes: frecuencia cardíaca (FC), frecuencia respiratoria (FR), presión arterial (PA), saturación de oxígeno ($SatO_2$), Glasgow.
  - Piel: palidez, hiperpigmentación mucocutánea.
  - Signos de deshidratación.

PRUEBAS COMPLEMENTARIAS

Analítica sanguínea en el momento de la crisis suprarrenal, que incluya:
- Gasometría.
- Glucemia y electrólitos.
- Cortisol y corticotropina (ACTH).
- Actividad de renina plasmática y aldosterona.
- 17-hidroxiprogesterona (en neonatos, para descartar una hiperplasia suprarrenal congénita).

TRATAMIENTOS

- **Manejo de la crisis suprarrenal:**
  - Reposición de líquidos:
    - Expansión inicial con solución isotónica: 10-20 mL/kg (SSF o solución balanceada). Repetir, si es necesario, para conseguir una diuresis adecuada.
    - En caso de hipoglucemia: glucosa i.v. 0,5-1 g/kg (glucosado al 10 %: 5-10 L/kg en 10-15 min).
  - Tratamiento sustitutivo i.v. con hidrocortisona base (Actocortina®). De primera elección por ser el corticoide de uso intravenoso con mayor efecto mineralocorticoide.
    - Si hay alteraciones hidroelectrolíticas, administrar bolo inicial: 40-75 mg/m² (dosis mínima de 20 mg y máxima de 75 mg). Pauta general:
      - Niños de 0 a 3 años: 20 mg.
      - Niños de 3 a 12 años: 40 mg.
      - Niños mayores de 12 años: 75 mg.
    - Continuar con 40-50 mg/m²/día i.v. dividido en cuatro dosis.
  - Manejo de la hiponatremia: véase **capítulo 6.2. Alteraciones hidroelectrolíticas**.
  - Manejo de la hiperpotasemia.

- Monitorización electrocardiográfica. Habitualmente mejora con líquidos i.v. iniciales e hidrocortisona.
- Si existe hiperpotasemia > 7 mEq/L o signos electrocardiográficos: gluconato cálcico al 10 % i.v.: 0,5 mL/kg (infundir en 15 min).

- **Prevención de la crisis suprarrenal:**
  - Se debe realizar en aquellos pacientes que reciben tratamiento crónico con corticosteroides. Se administrará hidrocortisona base en dosis de estrés; tanto su dosis como la vía de administración dependerán del proceso intercurrente y de la tolerancia oral del paciente (**Tabla 6.25-1**).

Tabla 6.25-1. Prevención de la crisis suprarrenal

Proceso	Actuación
Proceso leve afebril	Dosis habitual
Fiebre > 38 °C	Duplicar la dosis habitual
Fiebre > 39 °C	Triplicar la dosis habitual
Vómitos, diarrea, intolerancia oral	Dosis inicial según la edad; continuar con 40-75 mg/m^2 i.v. repartidos en cuatro dosisdiarias hasta la tolerancia oral
Infección grave	
Cirugía urgente	Dosis inicial según la edad antes de la cirugía Continuar con 40-75 mg/m^2 i.v. repartidos en cuatro dosisdiarias hasta la tolerancia oral

RECUERDE QUE...

- Hay que sospechar una insuficiencia suprarrenal aguda ante: *shock* y/o hipovolemia + hiponatremia + hiperpotasemia + hipoglucemia.
- La crisis suprarrenal es una urgencia vital que precisa iniciar tratamiento con hidrocortisona inmediatamente.

BIBLIOGRAFÍA

Allolio B. Extensive expertise in endocrinology: adrenal crisis. Eur J Endocrinol. 2015;172:R115-24.

Auron M, Raissouni N. Adrenal insufficiency. Pediatr Rev. 2015;36(3):92-103.

Cutright A, Ducey S, Barthold CL. Recognizing and managing adrenal disorders in the emergency department. Emerg Med Pract. 2017;19(9):1-24.

Hsieh S, White P. Presentation of primary adrenal insufficiency in childhood. JCEM. 2011; 96(6):E925-8.

Kim MS. Clinical manifestations and diagnosis of adrenal insufficiency in children. UpToDate. 2023. Disponible en: https://www.uptodate.com

Kim MS. Treatment of adrenal insufficiency in children. UpToDate. 2022. Disponible en: https://www.uptodate.com

Ros Pérez P, Manso Pérez A. Urgencias endocrinológicas en pdiatría. Protoc Diagn Ter Pediatr. 2019;1:307-28. Disponible en: https://www.aeped.es

Shulman DI, Palmert MR, Kemp SF; Lawson Wilkins Drug and Therapeutics Committee. Adrenal insufficiency: still a cause of morbidity and death in chilhood. Pediatrics. 2007;119(2); e484-94.

Invaginación intestinal

R. Cavallé Pulla y Y. Acedo Alonso

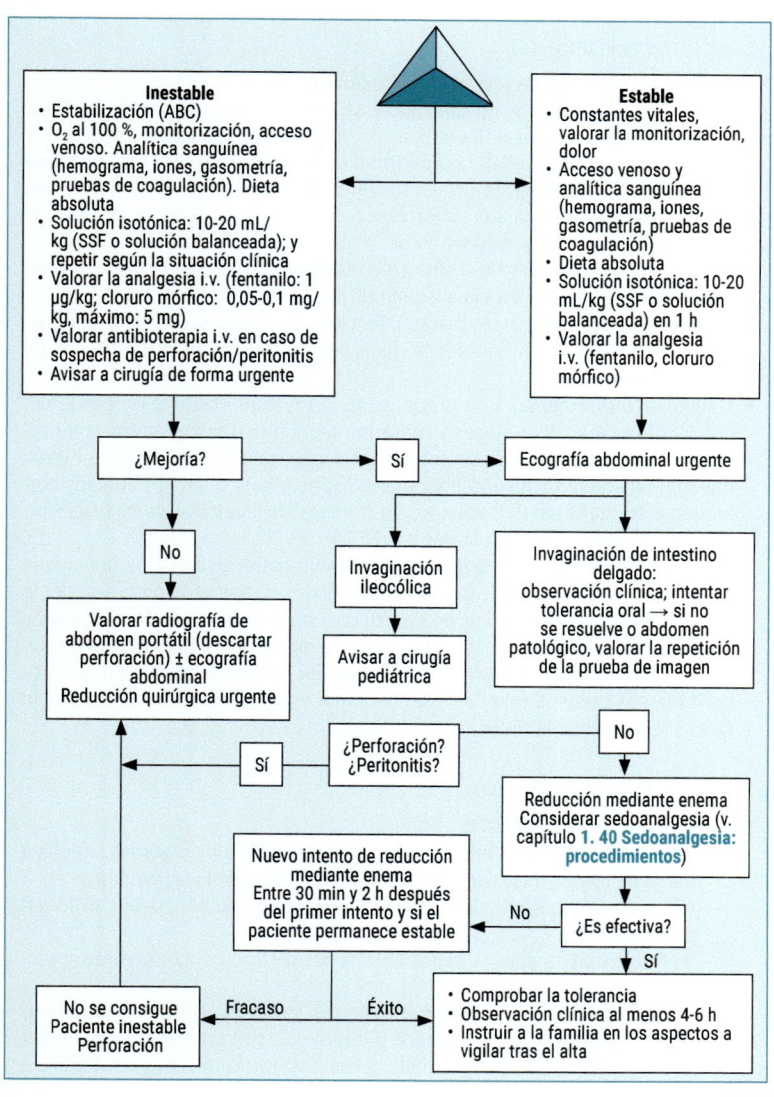

Inestable
- Estabilización (ABC)
- O₂ al 100 %, monitorización, acceso venoso. Analítica sanguínea (hemograma, iones, gasometría, pruebas de coagulación). Dieta absoluta
- Solución isotónica: 10-20 mL/kg (SSF o solución balanceada); y repetir según la situación clínica
- Valorar la analgesia i.v. (fentanilo: 1 μg/kg; cloruro mórfico: 0,05-0,1 mg/kg, máximo: 5 mg)
- Valorar antibioterapia i.v. en caso de sospecha de perforación/peritonitis
- Avisar a cirugía de forma urgente

Estable
- Constantes vitales, valorar la monitorización, dolor
- Acceso venoso y analítica sanguínea (hemograma, iones, gasometría, pruebas de coagulación)
- Dieta absoluta
- Solución isotónica: 10-20 mL/kg (SSF o solución balanceada) en 1 h
- Valorar la analgesia i.v. (fentanilo, cloruro mórfico)

¿Mejoría? → Sí → Ecografía abdominal urgente

No

Invaginación ileocólica

Invaginación de intestino delgado: observación clínica; intentar tolerancia oral → si no se resuelve o abdomen patológico, valorar la repetición de la prueba de imagen

Valorar radiografía de abdomen portátil (descartar perforación) ± ecografía abdominal
Reducción quirúrgica urgente

Avisar a cirugía pediátrica

¿Perforación? ¿Peritonitis? ← Sí / No

Reducción mediante enema
Considerar sedoanalgesia (v. capítulo 1. 40 Sedoanalgesia: procedimientos)

Nuevo intento de reducción mediante enema
Entre 30 min y 2 h después del primer intento y si el paciente permanece estable

No ← ¿Es efectiva? → Sí

No se consigue
Paciente inestable
Perforación

Fracaso / Éxito

- Comprobar la tolerancia
- Observación clínica al menos 4-6 h
- Instruir a la familia en los aspectos a vigilar tras el alta

OBJETIVOS
- Reconocer los signos y los síntomas de presentación de una invaginación.
- Conocer las diferentes opciones terapéuticas y sus indicaciones.

CONCEPTOS IMPORTANTES

- **Definición:** prolapso de una parte del intestino en la luz del tramo inmediatamente distal, que da lugar a obstrucción y sufrimiento de la pared intestinal. Sobre todo, invaginación ileocólica (70-90 %), más frecuente entre los 3 y los 12 meses. En esta edad, la hipertrofia de las placas de Peyer suele actuar como cabeza de invaginación. En mayores de 2 años y recidivas múltiples, hay que valorar otras causas subyacentes, como pólipos, linfomas, quistes de duplicación intestinal y divertículo de Meckel.
- Es la causa más frecuente de obstrucción intestinal en niños entre 6 y 36 meses. La morbimortalidad se asocia a isquemia, perforación y peritonitis.
- Puede existir antecedente de cuadro infeccioso días/semanas antes. La púrpura de Schoenlein-Henoch también se ha relacionado con un mayor riesgo de invaginación.
- **Diagnóstico diferencial:** con procesos que provocan obstrucción intestinal, dolor cólico, sangre en heces y masa intraabdominal, como gastroenteritis, divertículo de Meckel (puede actuar como cabeza de invaginación), hernia inguinal incarcerada, torsión testicular u ovárica, cólico renal, traumatismos, malrotación intestinal con vólvulo, síndrome gastrointestinal de hipersensibilidad alimentaria no mediada por IgE (FPIES).
- **Invaginación de intestino delgado:** suele ser un hallazgo casual, y la mayoría de los casos se resuelven de forma espontánea, aunque puede progresar por la válvula ileocecal y convertirse en ileocólica. Está más relacionada con cirugías previas. Si está sintomático: observación con reposo intestinal hasta la resolución de los síntomas o hasta confirmar ecográficamente la resolución, en caso de dudas. Si persiste, la reducción mediante enema es poco efectiva, por lo que se recomienda la reducción quirúrgica.

ESTIMACIÓN DE LA GRAVEDAD

- **A recoger en la anamnesis:**
  - Antecedentes personales: cirugías, problemas en la vía digestiva, alergia a las proteínas de leche de vaca, episodios previos de invaginación.
  - Clínica: características del episodio, tiempo de evolución, fiebre, síntomas acompañantes.
    - Tríada clínica clásica (dolor abdominal de tipo cólico, vómitos y rectorragia) en < 10 %.
    - Síntomas de presentación frecuentes: crisis intermitentes de dolor/irritabilidad (encogimiento de piernas) con sintomatología vagal (palidez, sudoración, decaimiento) y vómitos (inicialmente alimentarios; a

medida que avanza el cuadro, biliosos). Entre las crisis pueden estar totalmente asintomáticos, lo que dificulta el diagnóstico.

- Síntomas menos frecuentes: letargia/alteración del nivel de consciencia (en ocasiones, puede ser el único síntoma o aparecer en cuadros avanzados), sepsis, *shock,* síncope, hipertensión transitoria, heces con sangre «jalea de grosella» (indican sufrimiento intestinal).
- **A registrar en la exploración general:**
  - Triángulo de evaluación pediátrica (TEP), constantes vitales (frecuencia cardíaca [FC], frecuencia respiratoria [FR], saturación de oxígeno [SatO$_2$], presión arterial [PA], valorar la capnografía), valoración del dolor.
  - Situación neurológica. Signos de deshidratación.
  - Exploración abdominal: el 15-30 % exploración normal, sobre todo en las primeras horas. La mayoría presentan sensación de dolor abdominal y defensa muscular. En algunos casos, puede palparse sensación de masa, con más frecuencia en el hemiabdomen derecho (cabeza de la invaginación).

PRUEBAS COMPLEMENTARIAS

- Ecografía abdominal urgente: técnica diagnóstica de elección, con sensibilidad y valor predictivo negativo cercanos al 100 % (si el radiólogo es experimentado).
  - Imágenes diagnósticas: de «dónut» o «diana» en cortes transversales (anillo hipoecoico único con centro hiperecoico), y de «sándwich» o «pseudorriñón» en los cortes longitudinales (áreas hipoecoicas e hiperecoicas superpuestas).
  - En ocasiones, identifica posibles cabezas de invaginación.
- Tomografía computarizada (TC) abdominal: rara vez, solo si la ecografía no es diagnóstica o para completar el estudio de cabeza de invaginación patológica detectada por ecografía.
- Radiografía simple de abdomen: la indicación principal es en el paciente inestable para descartar un neumoperitoneo. Puede apoyar la sospecha de invaginación, pero no la descarta, por lo que no se recomienda si hay disponibilidad para realizar una ecografía abdominal. Posibles hallazgos (sobre todo en caso de un cuadro evolucionado): sensación de masa intracolónica (signo de la media luna), signo de la diana, distribución anómala del aire intestinal (ausencia de aire en el hemiabdomen derecho y/o a nivel distal), niveles hidroaéreos en el intestino delgado, neumoperitoneo.
- Analítica sanguínea: hemograma, iones, gasometría, estudio de coagulación. No existen datos específicos que apoyen el diagnóstico. Ayuda en la valoración del estado general y como estudio preoperatorio, si fuera necesario. La acidosis puede ser un signo de necrosis intestinal.

TRATAMIENTOS

- **Primer paso: estabilización del paciente.**
  - Evaluación ABCDE: monitorización y acceso venoso. Administración de líquidos intravenosos (i.v.).

- Solución isotónica: 10-20 mL/kg (SSF o solución balanceada; repetir según la situación clínica). Oxígeno con mascarilla al 100 %, si el paciente se encuentra inestable.
- Mantener a dieta absoluta. En los pacientes críticamente enfermos, la colocación de una sonda nasogástrica (SNG) puede disminuir los vómitos y el riesgo de aspiración.
- Valorar la analgesia i.v. con un opioide (fentanilo, morfina). Si inicialmente no se administra, hacerlo antes de la reducción con enema.
- Antibioterapia i.v.: solo si hay sospecha de perforación o peritonitis con agentes que cubran la flora colorrectal (opciones: ceftriaxona + metronidazol, cefoxitina, amoxicilina-clavulánico; v. **capítulo 6.4 Apendicitis**). No administrar de forma sistemática antes de realizar la reducción no quirúrgica.

- **Segundo paso: reducción de la invaginación.**
  - Una vez estabilizado el paciente, hay que proceder a confirmar el diagnóstico con ecografía y reducir la obstrucción intestinal, lo antes posible. Opciones posibles:
    - Reducción con enema hidrostático o neumático (SSF o aire) bajo control ecográfico. Está contraindicado el enema con bario. El riesgo de perforación es del 1 %, por lo que el equipo de cirugía debe estar preparado. Se debe realizar en una sala habilitada para ello, monitorizar al paciente durante el proceso y disponer de material de reanimación.
    - Contraindicación: paciente inestable o con signos de perforación o peritonitis. La duración prolongada de los síntomas (> 48 h) no es una contraindicación, pero se extremarán medidas por si surgen complicaciones (preparación para cirugía urgente).
    - Sedoanalgesia para el procedimiento: algunas de las opciones recogidas en la bibliografía son la asociación de midazolam i.v. + fentanilo i.v., propofol i.v., ketamina i.v. (v. **capítulo 1.40 Sedoanalgesia: procedimientos**).
    - Si existe distensión gástrica importante, considerar la sonda nasogástrica antes de la reducción.
    - Si no se logra la desinvaginación total en el primer intento, pero sí se ha movilizado parcialmente y el paciente se encuentra estable, puede considerarse repetir la reducción con enema, entre 30 min y 2 h después, manteniendo la dieta absoluta. Si no se consigue reducir o el paciente se inestabiliza, será necesaria la reducción quirúrgica.
    - Si se logra la desinvaginación total: mantener al paciente en observación. Si hay buen estado general, valorar el reinicio de la tolerancia oral precoz, y si continúa estable y sin signos de reinvaginación, podría darse de alta con observación domiciliaria rigurosa. Existe un riesgo de reinvaginación del 3-5 % en las siguientes 48 h. Es fundamental instruir a la familia sobre los aspectos a vigilar, y valorar la hospitalización en los casos en los que no se pueda garantizar un seguimiento adecuado o existan factores de riesgo: comorbilidad importante, recurrencia de invaginación reciente, sospecha de cabeza de invaginación patológica,

dificultad para el acceso al hospital (por el riesgo de recurrencia), exploración patológica o síntomas persistentes.

- El tratamiento de la recidiva debe ser similar al primer episodio de invaginación (no es una contraindicación para la reducción no quirúrgica).
- Reducción quirúrgica: en el paciente inestable, si la reducción con enema está contraindicada o no se ha conseguido la desinvaginación. Se valorará también como primera opción si se sospecha una causa anatómica subyacente. Administrar previamente antibióticos que cubran la flora colorrectal (1-3 % de tasa de recidiva).

RECUERDE QUE...

- Se debe sospechar el cuadro ante un lactante con vómitos y crisis de dolor abdominal.
- La tríada clínica clásica aparece en menos del 10 % de casos.
- La obnubilación o el letargo pueden ser los únicos síntomas presentes.
- Es preciso evaluar y tratar el dolor en el momento de la sospecha diagnóstica.
- La ecografía abdominal es la prueba más sensible y específica para el diagnóstico.
- El tratamiento definitivo es la reducción temprana, mediante enema o cirugía.
- El procedimiento de enema debe realizarse con sedoanalgesia adecuada.
- En los casos que evolucionan adecuadamente, es posible el alta precoz en 4-6 h, pero es fundamental instruir a la familia en los aspectos a vigilar en el domicilio, debido al elevado riesgo de recidiva.

BIBLIOGRAFÍA

Feldman O, Weiser G, Hanna M, Devir O, Balla U, Johnson DW, et al. Success rate of pneumatic reduction of intussusception with and without sedation. Paediatr Anaesth. 2017;27(2):190-5.

Gal M, Gamsu S, Jacob R, Cohen DM, Shavit I. Reduction of ileocolic intussusception under sedation or anaesthesia: a systematic review of complications. Arch Dis Child. 2022;107(4):335-40. Disponible en: https://adc.bmj.com/content/107/4/335.long

Gluckman S, Karpelowsky J, Webster AC, McGee RG. Management for intussusception in children. Cochrane Database Syst Rev. 2017;6(6):CD006476. Disponible en: https://www.ncbi.nlm.nih.gov

Kelley-Quon LI, Arthur LG, Williams RF, Goldin AB, St Peter SD, Beres AL, et al. Management of intussusception in children: a systematic review. J Pediatr Surg. 2021;56(3):587-96. Disponible en: https://www.ncbi.nlm.nih.gov

Kim PH, Hwang J, Yoon HM, Lee JY, Jung AY, Lee JS, et al. Predictors of failed enema reduction in children with intussusception: a systematic review and meta-analysis. Eur Radiol. 2021;1(11):8081-97.

Kwon H, Lee J, Jeong J, Yang HR, Kwak YH, Kim DK, et al. A practice guideline for postreduction management of intussusception of children in the emergency department. Pediatr Emerg Care. 2019;35(8):533-8.

Lin-Martore M, Firnberg MT, Kohn MA, Kornblith AE, Gottlieb M. Diagnostic accuracy of point-of-care ultrasonography for intussusception in children: a systematic review and meta-analysis. Am J Emerg Med. 2022;58:255-64.

Lipsett S, Bachur G. Abdominal emergencies. En: Fleischer GR, Ludwig S (eds.). Textbook of pediatric emergency medicine. 8ª edición. Filadelfia: Wolters Kluwer, 2020.

Salazar JH, Vo NJ. Intussusception in children. UpToDate. 2023. Disponible en: https://www.uptodate.com

Laringitis

6.27

V. Saiz Ortega y A. M. Carro Falagán

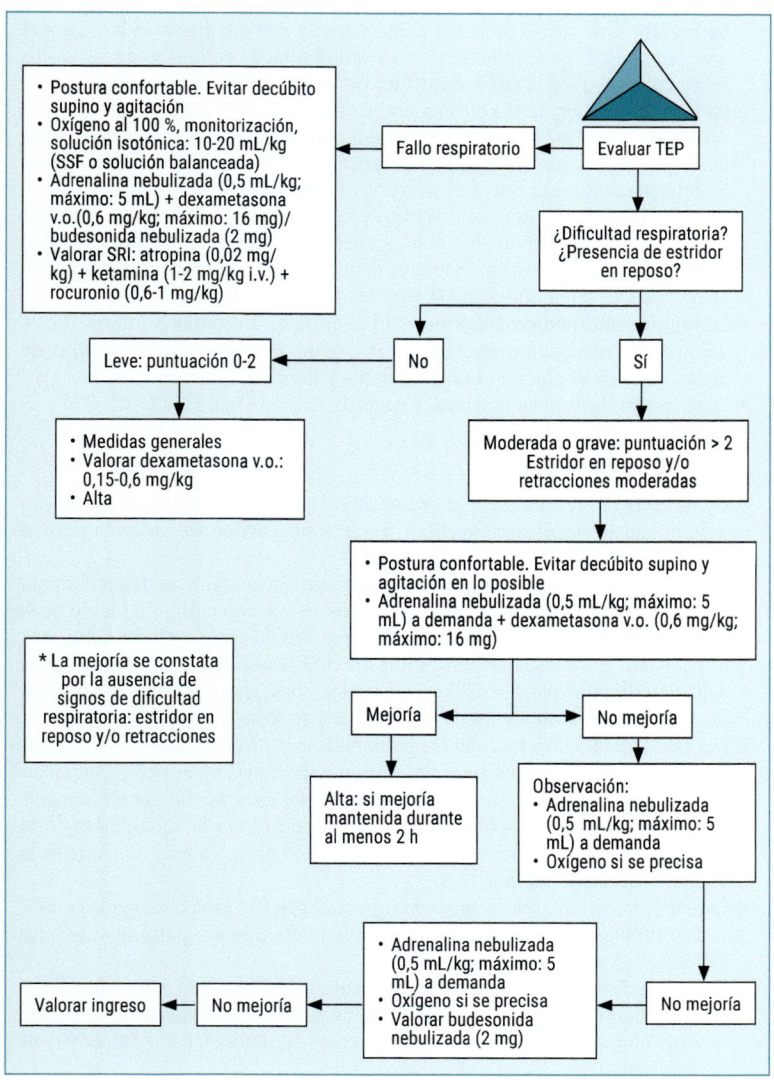

Evaluar TEP

Fallo respiratorio
- Postura confortable. Evitar decúbito supino y agitación
- Oxígeno al 100 %, monitorización, solución isotónica: 10-20 mL/kg (SSF o solución balanceada)
- Adrenalina nebulizada (0,5 mL/kg; máximo: 5 mL) + dexametasona v.o.(0,6 mg/kg; máximo: 16 mg)/ budesonida nebulizada (2 mg)
- Valorar SRI: atropina (0,02 mg/kg) + ketamina (1-2 mg/kg i.v.) + rocuronio (0,6-1 mg/kg)

¿Dificultad respiratoria? ¿Presencia de estridor en reposo?

No → **Leve: puntuación 0-2**
- Medidas generales
- Valorar dexametasona v.o.: 0,15-0,6 mg/kg
- Alta

Sí → **Moderada o grave: puntuación > 2 Estridor en reposo y/o retracciones moderadas**

- Postura confortable. Evitar decúbito supino y agitación en lo posible
- Adrenalina nebulizada (0,5 mL/kg; máximo: 5 mL) a demanda + dexametasona v.o. (0,6 mg/kg; máximo: 16 mg)

* La mejoría se constata por la ausencia de signos de dificultad respiratoria: estridor en reposo y/o retracciones

Mejoría / **No mejoría**

Mejoría → Alta: si mejoría mantenida durante al menos 2 h

No mejoría → Observación:
- Adrenalina nebulizada (0,5 mL/kg; máximo: 5 mL) a demanda
- Oxígeno si se precisa

No mejoría →
- Adrenalina nebulizada (0,5 mL/kg; máximo: 5 mL) a demanda
- Oxígeno si se precisa
- Valorar budesonida nebulizada (2 mg)

No mejoría → **Valorar ingreso**

OBJETIVOS

Reconocer los signos y síntomas de obstrucción de la vía aérea superior, y la secuencia adecuada de la aproximación a estos pacientes.

CONCEPTOS IMPORTANTES

- **Laringitis:** obstrucción de la vía aérea superior por edema de la laringe y el área subglótica, generalmente, leve y autolimitada, en la que persisten los síntomas entre 3 y 7 días. Ocasiona tos perruna de instauración aguda, acompañada de estridor, afonía o ronquera, y dificultad respiratoria de predominio nocturno. Puede asociar fiebre, y suele ir precedida por una infección de las vías respiratorias superiores. Es más frecuente en niños de 6 meses a 5 años. El virus parainfluenza tipo 1 es el patógeno identificado con más frecuencia, en especial durante otoño e invierno, y cursa en brotes bianuales. La infección bacteriana es menos habitual, y suele ser secundaria a sobreinfección (*Mycoplasma pneumoniae, Staphylococcus aureus, Streptococcus pyogenes, Streptococcus pneumoniae* o *Haemophilus influenzae*).
- **Laringitis espasmódica:** hiperreactividad laríngea a estímulos inespecíficos, como estrés, reflujo gastroesofágico y atopia. Inicio y cese brusco nocturno, de pocas horas de evolución. Cursa sin fiebre y tiende a la recidiva.
- Diagnóstico diferencial con otras causas de estridor (**Tabla 6.27-1**).

ESTIMACIÓN DE LA GRAVEDAD

El estado general del paciente, la presencia o la ausencia de cianosis, y los signos de dificultad respiratoria (estridor, retracciones) deben alertar de la posible gravedad del cuadro.

- **Estridor:** signo clave para establecer la gravedad. En laringitis, es de predominio inspiratorio. Su presencia en reposo sugiere una obstrucción importante de la vía aérea superior. Si la obstrucción es grave, puede aparecer tiraje subcostal, intercostal y supraesternal, disminuir los ruidos respiratorios y aumentar la agitación del paciente. El estridor y las retracciones pueden disminuir a medida que empeora la obstrucción de la vía aérea y se reduce la entrada de aire.
- Los signos de fracaso respiratorio inminente son: nivel de consciencia deprimido, ruidos respiratorios ausentes, disminución de las retracciones, taquicardia, cianosis o palidez. Aunque la utilidad de las escalas clínicas de laringitis es limitada, es recomendable utilizarlas para disminuir la variabilidad en la práctica clínica y documentar la gravedad del cuadro. La más utilizada es la escala de Westley (**Tabla 6.27-2**).
- Orientan hacia una mayor gravedad: inicio brusco y rápida progresión, episodios previos de laringitis, anomalías de la vía aérea o patología de base (enfermedad neuromuscular).
- **Complicaciones:** infrecuentes. Puede haber sobreinfección, que causa neumonía o traqueítis bacteriana. Las laringitis moderadas o graves tienen mayor riesgo de hipoxemia y fallo respiratorio, edema pulmonar, neumotórax y neumomediastino.

Tabla 6.27-1. Otras causas de estridor

Patología	Clínica	Evolución	Otras
Cuerpo extraño	• Atragantamiento/sofocación • Estridor • Atenuación de los ruidos respiratorios	Minutos	Niño previamente asintomático
Anafilaxia/ angioedema	• Estridor • Sibilancias • *Shock* • Urticaria • Síntomas digestivos	Minutos-horas	Niño previamente asintomático
Absceso retrofaríngeo	• Fiebre • Babeo • Odinofagia • Dolor/rigidez cervical • Tumefacción cervical • Aspecto tóxico • Ausencia de tos	Días	Antecedente de faringitis, otitis, cuerpo extraño en la orofaringe, procedimientos endoscópicos
Anomalías congénitas de la vía aérea	• Estridor • Afonía • Dificultad respiratoria	Curso crónico	Sin fiebre ni síntomas catarrales
Epiglotitis aguda	• Fiebre • Babeo • Odinofagia • Voz apagada • Aspecto tóxico • Postura «en trípode»	Horas	Poco frecuente desde el inicio de la vacunación contra *Haemophilus influenzae* de tipo b

Tabla 6.27-2. Escala clínica de Westley

Puntuación	0	1	2	3	4	5
Retracciones	No	Leves	Moderadas	Severas		
Estridor	No	Al agitarse	En reposo			
Cianosis	No				Al agitarse	En reposo
Nivel de consciencia	Normal					Des-orientado
Entrada de aire	Normal	Algo disminuida	Muy disminuida			

Puntuación de gravedad: ⩽ 2: leve; 3-7: moderada; ⩾ 8: grave.

- **A recoger en la anamnesis:**
  - Edad, estado vacunal, alergias, antecedentes personales, episodios previos de laringitis, descripción del inicio incluyendo episodios de posible sofocación (posible aspiración de cuerpo extraño), duración y progresión de la clínica (tos perruna, ronquera/afonía, odinofagia, babeo, disfagia, fiebre o infección de la vía aérea superior).
- **A recoger en la exploración general:**
  - Triángulo de evaluación pediátrica (TEP), constantes vitales (temperatura, frecuencia cardíaca [FC], frecuencia respiratoria [FR], $EtCO_2$ y $SatO_2$), estado general, estridor (en reposo o con la agitación, audible con o sin fonendoscopio), postura (en «trípode» u «olfateo»), calidad de la voz (afonía, ronquera), grado de dificultad respiratoria, auscultación, examen de la orofaringe, palpación cervical.
  - Durante el examen físico, el niño debe estar lo más cómodo posible, ya que la ansiedad y agitación pueden aumentar el grado de obstrucción.

PRUEBAS COMPLEMENTARIAS

Diagnóstico clínico: no hay que realizar pruebas complementarias de forma sistemática. Se debe individualizar la analítica. Radiografía de tórax/vía aérea superior y estudio microbiológico para excluir otras etiologías.

TRATAMIENTOS

- Varían en función del nivel de gravedad del cuadro clínico.
  - **Medidas generales** (en todos los casos):
    - Priorizar el bienestar del paciente, evitando el decúbito supino y todas aquellas manipulaciones que incrementen la agitación.
    - Control de la fiebre: aumenta el trabajo respiratorio.
    - Hidratación (por vía oral, si es posible): la fiebre y la taquipnea aumentan las pérdidas.
    - Exposición al aire frío: disminuye los síntomas de los cuadros leves, aunque no se ha estudiado sistemáticamente.
    - Instruir a familiares o cuidadores sobre el curso de la enfermedad, dando indicaciones de vigilancia y nueva consulta (aparición de estridor en reposo, dificultad para respirar, palidez/cianosis, dificultad para tragar, empeoramiento clínico).
  - **Laringitis leve** (puntuación 0-2 puntos):
    - Valorar la **dexametasona** v.o. en dosis única (dosis no bien establecida: 0,15-0,6 mg/kg; máximo: 16 mg). Si no se dispone de ella (entorno extrahospitalario), valorar la prednisolona (1 mg/kg; máximo: 60 mg), durante 3-5 días. En los pacientes con laringitis leve, la administración de una dosis única de glucocorticoide reduce la necesidad de revaluación y acorta la duración de los síntomas, aunque un manejo expectante, sin tratamiento farmacológico, sería una alternativa también aceptada en estos casos.
  - **Laringitis moderada o grave** (puntuación > 2 puntos):

- **Adrenalina nebulizada de la dilución 1:1.000** (0,5 mL/kg/dosis; máximo: 5 mL). Nebulizar a 4-6 L/min para que se deposite en la laringe. Se puede repetir cada 15-20 min. Su efecto dura entre 30 min y 2 h. Tras la administración, prolongar la observación durante 2-3 h, por la posibilidad de reaparición de síntomas al ceder el efecto. Monitorización cardiológica rigurosa si se administran tres o más dosis en 2-3 h. Contraindicación relativa: obstrucción del tracto de salida ventricular (p. ej., tetralogía de Fallot).
- **Dexametasona:** corticoide de elección (dosis única de 0,6 mg/kg; máximo: 16 mg). No existen diferencias de efectividad entre las vías de administración: v.o. (de elección), i.m. (si existe intolerancia oral) o i.v. (si se dispone de acceso vascular). El inicio de acción es a las 2 h, y la vida media es de al menos 24 h
  Alternativa: prednisolona (2 mg/kg/día durante 3 días; dosis máxima: 60 mg/día).
- **Budesonida nebulizada:** 2 mg (nebulizar a 4-6 L/min). Misma efectividad que la dexametasona. Está indicada en casos refractarios, vómitos persistentes o dificultad respiratoria grave.
- **Oxígeno humidificado:** en pacientes hipóxicos ($SatO_2$ < 92 %), y con dificultad respiratoria moderada o grave.
- **Heliox:** mezcla de helio 70-80 % (gas inerte, no tóxico y de densidad muy baja) + O_2 al 20-30 %. Circula por la vía aérea con menor turbulencia y resistencia que el oxígeno puro, disminuyendo el esfuerzo respiratorio. Se administra de forma continua en la laringitis moderada-grave con respuesta parcial a la adrenalina y/o los glucocorticoides.
- **Intubación orotraqueal:** se debe anticipar en niños con insuficiencia respiratoria progresiva. Puede ser complicada, y debe realizarse con la ayuda de expertos en el manejo de la vía aérea, cuando sea posible. Se debe utilizar un tubo endotraqueal de 0,5 a 1 mm más pequeño que el que se usaría normalmente.
- **Criterios de ingreso:**
  - Afectación del estado general o deterioro progresivo.
  - Disminución del nivel de consciencia.
  - Hipoxia y necesidades de oxígeno suplementario.
  - Cianosis o palidez extrema.
  - Afectación moderada-grave (puntuación de laringitis > 2 puntos) tras el tratamiento inicial.
  - Tiraje respiratorio intenso o taquipnea.
  - Escasa tolerancia oral o deshidratación.
  - Niños < 6 meses.
  - Diagnóstico dudoso.
  - Antecedente de obstrucción grave o anomalía estructural de la vía aérea.
  - Ansiedad familiar o entorno sociofamiliar desfavorable.
  - Dificultad de acceso a la atención sanitaria.
- **Criterios de alta** (si se ha administrado adrenalina, deben constatarse al menos 2 h después de la nebulización):

- Ausencia de estridor en reposo.
- SatO$_2$ adecuada.
- Buena ventilación.
- Color normal.
- Nivel normal de consciencia.
- Buena tolerancia oral a líquidos.
- Los cuidadores comprenden las instrucciones de vigilancia en el domicilio.

RECUERDE QUE...

- La laringitis se caracteriza por tos seca perruna, afonía y estridor de comienzo brusco, generalmente nocturno.

- La etiología más frecuente es vírica, y la mayoría de los casos son auto-limitados.

- El estado general del paciente, la presencia de estridor en reposo, la cianosis y los signos de dificultad respiratoria orientan hacia la gravedad del cuadro.

- Su manejo terapéutico incluye principalmente corticoides orales y adre-nalina nebulizada.

BIBLIOGRAFÍA

Aregbesola A, Tam CM, Kothari A, Le M, Ragheb M, Klassen TP. Glucocorticoids for croup in children. Cochrane Database Syst Rev. 2023;1(1):CD001955. Disponible en: https://www.cochranelibrary.com/cdsr/doi/10.1002/14651858.CD001955.pub5/full

Gates A, Gates M, Vandermeer B, Johnson C, Hartling L, Johnson DW, et al. Glucocorticoids for croup in children. Cochrane Database Syst Rev. 2018(8).;8(8):CD001955.

Mazurek H, Bręborowicz A, Doniec Z, Emeryk A, Krenke K, Kulus M, et al. Acute subglottic laryngitis. Etiology, epidemiology, pathogenesis and clinical picture. Adv Respir Med. 2019;87(5):308-16.

Moraa I, Sturman N, McGuire TM, Van Driel ML. Heliox for croup in children. Cochrane Database Syst Rev. 2021;8(8):CD006822.

Ortiz-Álvarez O. Acute management of croup in the emergency department. Paediatrics & child health 2017;22(3):166-169. Disponible en: https://www.ncbi.nlm.nih.gov

Parker CM, Cooper MN. Prednisolone versus dexamethasone for croup: a randomized controlled trial. Pediatrics. 2019;144(3):e20183772. Disponible en: https://publications.aap.org

Rodrigues KK, Roosevelt GE. Accute inflamatory upper airway obstruction. En: Kliegman RM. Nelson.Textbook of pediatrics. 21ª ed. Filadelfia: Elsevier; 2020. p. 2202-6.

Woods CR. Croup: clinical features, evaluation, and diagnosis. UpToDate. 2023. Disponible en: https://www.uptodate.com/contents/croup-clinical-features-evaluation-and-diagnosis

Woods CR. Management of croup. UpToDate. 2023. Disponible en: https://www.uptodate.com

Meningitis y encefalitis

6.28

I. Labiano Fuente y S. García González

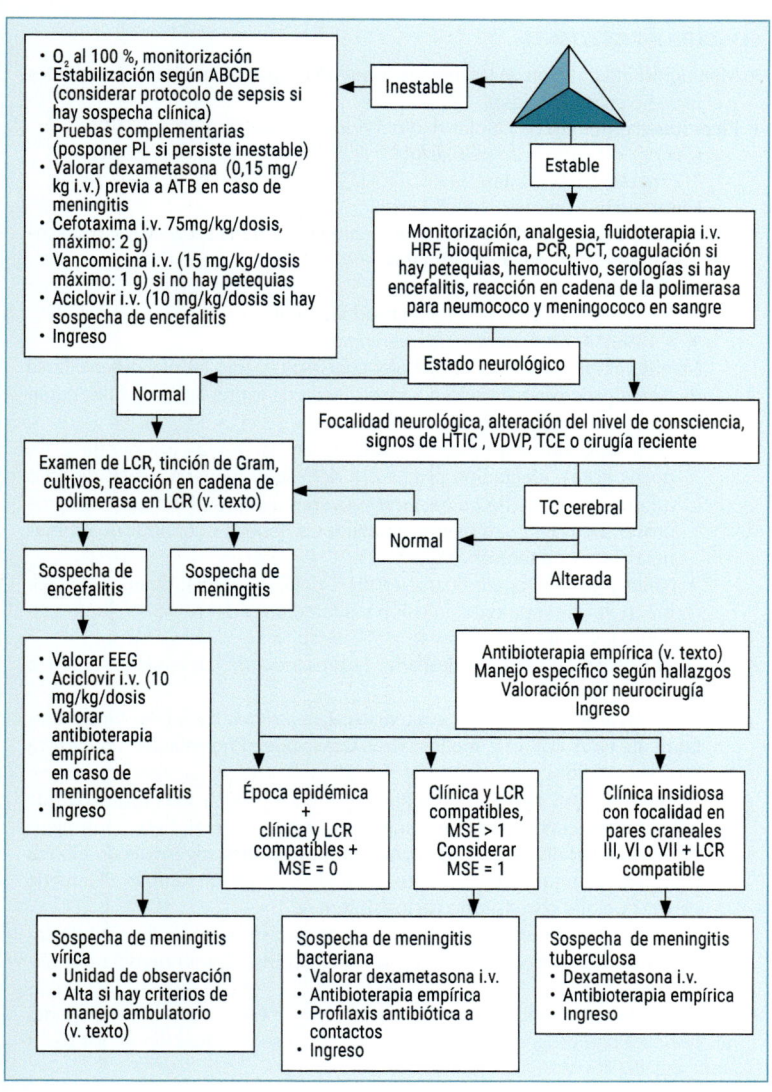

- O_2 al 100 %, monitorización
- Estabilización según ABCDE (considerar protocolo de sepsis si hay sospecha clínica)
- Pruebas complementarias (posponer PL si persiste inestable)
- Valorar dexametasona (0,15 mg/kg i.v.) previa a ATB en caso de meningitis
- Cefotaxima i.v. 75mg/kg/dosis, máximo: 2 g)
- Vancomicina i.v. (15 mg/kg/dosis máximo: 1 g) si no hay petequias
- Aciclovir i.v. (10 mg/kg/dosis si hay sospecha de encefalitis
- Ingreso

Inestable

Estable

Monitorización, analgesia, fluidoterapia i.v. HRF, bioquímica, PCR, PCT, coagulación si hay petequias, hemocultivo, serologías si hay encefalitis, reacción en cadena de la polimerasa para neumococo y meningococo en sangre

Estado neurológico

Normal

Focalidad neurológica, alteración del nivel de consciencia, signos de HTIC , VDVP, TCE o cirugía reciente

Examen de LCR, tinción de Gram, cultivos, reacción en cadena de polimerasa en LCR (v. texto)

TC cerebral

Normal

Alterada

Sospecha de encefalitis

Sospecha de meningitis

- Valorar EEG
- Aciclovir i.v. (10 mg/kg/dosis
- Valorar antibioterapia empírica en caso de meningoencefalitis
- Ingreso

Antibioterapia empírica (v. texto) Manejo específico según hallazgos Valoración por neurocirugía Ingreso

Época epidémica + clínica y LCR compatibles + MSE = 0

Clínica y LCR compatibles, MSE > 1 Considerar MSE = 1

Clínica insidiosa con focalidad en pares craneales III, VI o VII + LCR compatible

Sospecha de meningitis vírica
- Unidad de observación
- Alta si hay criterios de manejo ambulatorio (v. texto)

Sospecha de meningitis bacteriana
- Valorar dexametasona i.v.
- Antibioterapia empírica
- Profilaxis antibiótica a contactos
- Ingreso

Sospecha de meningitis tuberculosa
- Dexametasona i.v.
- Antibioterapia empírica
- Ingreso

OBJETIVOS
- Reconocer los signos y los síntomas de meningitis y encefalitis, y realizar una evaluación correcta de la gravedad.
- Realizar una aproximación y un diagnóstico adecuados, considerando las diferentes opciones terapéuticas.

CONCEPTOS IMPORTANTES

- **Meningitis:** inflamación de las meninges que afecta a la piamadre, la aracnoides y el espacio subaracnoideo.
- **Pleocitosis:** aumento de celularidad del líquido cefalorraquídeo (LCR):
  - Menor de 1 mes: > 25 células/μL.
  - 1-2 meses: > 10 células/μL.
  - Mayores de 2 meses: > 5 células/μL.
- **Meningitis bacteriana:** requiere identificación bacteriana en el LCR y/o la sangre. Suponen el 5 % de las meningitis.
  - Las bacterias más frecuentes son:
    - Neonatos: *Streptococcus* del grupo B, *E. coli.*
    - > 1 mes: *S. pneumoniae, N. meningitidis.*
  - Manifestaciones clínicas: puede precederse de cuadro febril y desarrollarse de forma progresiva en uno o varios días, o de forma aguda y fulminante en horas con manifestaciones de sepsis.
    - Lactantes: sintomatología y exploración física más inespecífica. En pocas horas, afectación progresiva del estado general, irritabilidad o adormecimiento, fiebre (lactantes jóvenes a veces afebriles) y vómitos proyectivos. En cuadros evolucionados se puede encontrar una fontanela anterior a tensión.
    - Niños mayores: cuadro característico (cefalea, rigidez de nuca, fotofobia, dolor de espalda, confusión y alteraciones del sensorio, junto con fiebre y vómitos).
- **Meningitis aséptica:** requiere descartar la presencia de bacterias en LCR y/o sangre.
  - Con mayor frecuencia de causa vírica: *Enterovirus* (85-95 %, fundamentalmente *virus* ECHO y, menos, virus Coxsackie). Presentación epidémica en meses cálidos.
  - Manifestaciones clínicas: presentación menos grave y más insidiosa que la bacteriana, con escasa afectación del estado general, fiebre ausente o moderada, cefalea. Pueden asociar manifestaciones sugestivas de viriasis (exantema, conjuntivitis, faringitis, diarrea). La punción lumbar (PL) puede generar un alivio transitorio de los síntomas.
  - Otras causas: etiología infecciosa (microorganismos no fácilmente detectables en los cultivos habituales) o no infecciosa (inmunomediadas, fármacos).
- **Meningitis tuberculosa:** más frecuente entre los 6 meses y los 4 años. En general, presenta una progresión lenta, y suele asociarse a disfunción de los pares craneales III, VI y VII.

- **Meningitis bacteriana parcialmente tratada** (tratamiento con antibióticos previo al examen del LCR): en el LCR se pueden encontrar niveles más altos de glucosa y más bajos de proteínas, sin modificarse la celularidad. La tinción de Gram y el cultivo de LCR pierden parte de su sensibilidad. En estos casos, las pruebas de diagnóstico rápido (reacción en cadena de polimerasa en LCR) tienen más valor.
- **Encefalitis:** inflamación del parénquima cerebral asociada a disfunción neurológica debido a causas infecciosas (p. ej., enterovirus, virus del herpes simple 1-2) o inmunomediadas. Encefalitis posible: criterio mayor + 2 criterios menores; y encefalitis probable: criterio mayor + ≥ criterios menores (**Tabla 6.28-1**).
- **Meningoencefalitis:** síndrome clínico caracterizado por signos y síntomas consistentes en inflamación de las meninges y del parénquima cerebral.

ESTIMACIÓN DE LA GRAVEDAD

- **A recoger en la anamnesis:**
  - Edad, estado vacunal, tiempo de evolución de la fiebre, grado de temperatura, síntomas acompañantes, viajes recientes, contacto con animales, tratamiento recibido y factores de riesgo asociados a etiología bacteriana (**Tabla 6.28-2**).

Tabla 6.28-1. Criterios mayores y menores de la encefalitis

Criterio mayor	Criterios menores
Alteración del estado mental (disminución o alteración del estado de consciencia, letargia o cambios de personalidad) durante más de 24 h sin otra causa que justifique la disfunción neurológica	• Fiebre ≥ 38 °C en las 72 h antes o después del debut clínico • Convulsiones focales o generalizadas no atribuibles a comorbilidad previa • Nueva focalidad neurológica • Pleocitosis en el líquido cefalorraquídeo • Neuroimagen con alteraciones del parénquima cerebral sugestivas de encefalitis • Electroencefalograma compatible con encefalitis no atribuible a otra causa

Tabla 6.28-2. Factores de riesgo de etiología bacteriana en pacientes con meningitis

Exposición reciente a meningitis por meningococo o *Haemophilus influenzae* de tipo b

Proceso infeccioso reciente (sobre todo respiratorio u ótico)

Viaje reciente a áreas endémicas de meningococo (África subsahariana)

Antecedente reciente de neurocirugía o traumatismo craneal penetrante

Otorrea o rinorrea de líquido cefalorraquídeo

Implantes cocleares o derivación ventriculoperitoneal

Defectos anatómicos (seno dermoide, mielomeningocele, fístulas de líquido cefalorraquídeo)

Inmunodeficiencia primaria o adquirida

- **A registrar en la exploración general:**
  - Triángulo de evaluación pediátrica (TEP), constantes vitales (temperatura, frecuencia cardíaca [FC], frecuencia respiratoria [FR], presión arterial [PA] y SatO$_2$, según la situación clínica), nivel de consciencia, función cerebral, movimientos anómalos (distonías, coreoatetosis), signos de irritación meníngea, hallazgos cutáneos (petequias y púrpura, vesículas, pápulas) y manifestaciones sugestivas de virus (exantemas, conjuntivitis, faringitis).

PRUEBAS COMPLEMENTARIAS

Indicadas en todo paciente con sospecha de meningitis o encefalitis, salvo especificación.
- **Pruebas de respuesta inflamatoria:**
  - Procalcitonina (PCT) sérica: mejor marcador biológico y el factor predictivo más fuerte para diferenciar meningitis bacteriana de vírica.
  - Proteína C-reactiva (PCR) sérica: su rendimiento aumenta en procesos de más de 6-12 h de evolución.
  - Recuento leucocitario: la neutrofilia (> 10.000 neutrófilos/µL) se asocia a mayor riesgo de meningitis bacteriana, si bien su rendimiento es peor que la PCT y PCR sérica.
- **Estudio bioquímico:** electrólitos, glucosa, nitrógeno ureico en sangre (BUN), creatinina y aminotransferasas.
- **Estudio de coagulación:** si hay presencia de púrpura o petequias.
- **Hemocultivo.**
- **Serologías:** virus de Epstein-Barr (VCA IgG e IgM + EBNA IgG) y *Mycoplasma pneumoniae* (IgM e IgG) si hay sospecha de encefalitis.
- **Examen de LCR** (Tabla 6.28-3):
  - Contraindicaciones: inestabilidad hemodinámica, signos de hipertensión intracraneal (HTIC), alteración neurológica, coagulopatía (valorar riesgo/beneficio si plaquetas < 50.000/µL) o infección cutánea en el área a puncionar.
  - Se determina: celularidad, glucosa, proteínas, tinción de Gram, cultivos, y reacción en cadena de polimerasa bacteriana y vírica. Si es posible, guardar congelado LCR restante no utilizado, por si se precisan más pruebas posteriormente.

Tabla 6.28-3. Aspectos diferenciadores del líquido cefalorraquídeo entre meningitis bacteriana, vírica y tuberculosa

	Bacteriana	Vírica	Tuberculosa
Pleocitosis	> 1.000/µL	< 500-1.000/µL	10-500/µL
Predominio	Polimorfonucleares (PMN)	Linfomonocítico	Linfomonocítico
Proteínas	> 80 mg/dL	< 80 mg/dL	Elevadas
Glucosa	< 50 mg/dL	Normal	20-40 mg/dL

- Si la PL es hemorrágica, debe realizarse corrección de la celularidad mediante la siguiente fórmula: leucocitos reales en LCR = leucocitos LCR – (hematíes en LCR × leucocitos en sangre/hematíes sangre).
- Glucorraquia: si es baja, orienta hacia meningitis bacteriana. Lo ideal es correlacionar la glucorraquia con la glucemia (valor normal del cociente glucorraquia/glucemia = 0,5-0,6).
- Proteinorraquia: normal entre 20 y 45 mg/dL. En PL hemorrágicas, por cada 1.000 hematíes en LCR la proteinorraquia aumenta 1,1 mg/dL.

- Otras causas de pleocitosis: convulsiones, neoplasias del sistema nervioso central (SNC), migrañas, infecciones extracraneales (infección del tracto urinario [ITU]; neumonía). En estos casos, la pleocitosis será discreta.
- La Meningitis Score for Emergencies (MSE; Tabla 6.28-4) es una regla de predicción clínica validada para identificar pacientes con muy bajo riesgo de meningitis bacteriana entre pacientes con pleocitosis.

- **Pruebas de diagnóstico rápido: reacción en cadena de la polimerasa:**
  - Sospecha de meningitis: reacción en cadena de la polimerasa de neumococo, meningococo y enterovirus en sangre y LCR. Aumentan el rendimiento microbiológico, especialmente en pacientes previamente tratados con antibióticos.
  - Sospecha de encefalitis: reacción en cadena de la polimerasa de virus del herpes simple 1-2, enterovirus y parechovirus en LCR en todos los casos. Valorar la prueba para virus influenza A/B durante época epidémica, *Mycoplasma pneumoniae* en frotis faríngeo o enterovirus en muestra de heces y/u orofaríngea (si rombencefalitis o mielitis aguda flácida), y otros microorganismos según la sospecha y el cuadro clínico del paciente.
  - Reacción en cadena de la polimerasa múltiple rápida en LCR: identifica material genético de varios microorganismos (virus, bacterias y hongos) en aproximadamente 1 h.

- **Tomografía computarizada (TC) cerebral previa a la PL:** está indicada si:
  - Glasgow < 15.
  - Déficit neurológico focal (excepto pares craneales VI y VII).
  - Signos de HTIC: papiledema, pupilas asimétricas, posturas de descerebración o decorticación.

Tabla 6.28-4. Meningitis Score for Emergencies (MSE)

Hallazgo	Presente
Procalcitonina sérica > 1,2 ng/mL	3 puntos
PCR sérica > 40 mg/L	1 punto
Recuento absoluto de neutrófilos en LCR ≥ 1.000/μL	1 punto
Proteínas en LCR ≥ 80 mg/dL	2 puntos
Muy bajo riesgo de meningitis bacteriana: puntuación = 0	

Esta regla no debe aplicarse en menores de 29 días, gravemente enfermos, con púrpura, niños no previamente sanos o los que han sido tratados con antibióticos las 72 h previas. En el estudio publicado, ningún paciente con puntuación = 0-1 tuvo meningitis bacteriana. LCR: líquido cefalorraquídeo; PCR: proteína C-reactiva.

- Signos o síntomas de infección o tumoración parameníngea.
- Fístula de LCR o hidrocefalia.
- Cirugía, lesiones ocupantes de espacio o traumatismo del SNC recientes.
- Valorar en caso de inmunodeficiencia.
- Sospecha clínica de encefalitis.
- **Electroencefalograma (EEG):** valorar en sospecha de encefalitis. Permite valorar crisis epilépticas focales o generalizadas, actividad epiléptica no convulsiva y cambios en la actividad de fondo.

TRATAMIENTOS

- **Tratamiento antibiótico:** ingreso y tratamiento antibiótico empírico i.v. en:
  - Pacientes inestables, inmunodeprimidos o niños menores de 1 año.
  - Pacientes con sospecha de meningitis bacteriana (clínica y estudio de LCR compatibles, MSE > 1).
  - Considerar en pacientes con MSE = 1.
  - Siempre que exista duda acerca de la etiología del proceso.
  - En pacientes con sospecha de encefalitis al menos hasta que la meningitis asociada haya sido descartada.
  - Tratamiento:
    - Menores de dos meses (v. **capítulo 3.20 Fiebre sin focalidad en el menor de 2 meses**).
    - Ceftriaxona (50 mg/kg cada 12 h; primera dosis: 75 mg/kg; máximo: 2 g/dosis o 4 g/día) o cefotaxima (100 mg/kg cada 8 h; máximo: 2 g/dosis, 12 g/día).
    - Asociar vancomicina (15 mg/kg cada 6 h; máximo: 4 g/día) si:
      - Ausencia de petequias.
      - Inmunosupresión.
      - Neurocirugía o traumatismo craneoencefálico (TCE) penetrante reciente.
      - Fístula de LCR.
      - Esplenectomizados.
      - Diplococos grampositivos en LCR.
    - Asociar gentamicina (fuera de período neonatal: 2,5 mg/kg cada 8 h; máximo: 240 mg/día) o amikacina (7 mg/kg cada 8 h; máximo: 1,5 g/día) si:
      - Bacilos gramnegativos en tinción de Gram de LCR.
      - Neutropenia.
      - TCE penetrante reciente.
    - Asociar ampicilina (75 mg/kg cada 6 h; máximo: 10-12 g/día) si hay sospecha de meningitis por *L. monocytogenes*.
    - Si el paciente es alérgico a penicilina o cefalosporinas, o está inmunodeprimido: meropenem (40 mg/kg cada 8 h; máximo: 1 g/dosis, 6 g/día).
    - Si hay sospecha de meningitis tuberculosa: ingreso y tratamiento antibiótico empírico oral (si es posible):
      - Isoniazida: 10-15 mg/kg cada 24 h; máximo: 300 mg/día.
      - Rifampicina: 10-20 mg/kg cada 24 h; máximo: 600 mg/día.

     ○ Pirazinamida: 30-40 mg/kg cada 24 h; máximo: 2 g/día.
- **Criterios de manejo ambulatorio sin antibiótico en niños con pleocitosis y muy bajo riesgo de meningitis bacteriana:** deben cumplirse todos.
  - TEP normal. Buen estado general.
  - Edad > 2 años.
  - MSE = 0.
  - Observación hospitalaria sin incidencias durante unas horas.
  - Ausencia de afectación neurológica (alteración de nivel de consciencia o focalidad neurológica).
  - Posibilidad de seguimiento por su pediatra en las siguientes 24 h.
- **Corticoterapia:** dexametasona i.v. (0,15 mg/kg cada 6 h en meningitis bacteriana; máximo: 10 mg/dosis, 40 mg/día). Uso individualizado. Beneficio máximo 1-2 h antes del inicio de antibioterapia, pero también pueden ser eficaces si se administran simultáneamente o poco tiempo después. Mayor consenso en su utilización en casos de sospecha de meningitis bacteriana por *Haemophilus influenzae* de tipo b, neumococo o tuberculosa.
- **Tratamiento antiviral:** en sospecha de encefalitis, ingreso y tratamiento con aciclovir i.v. (neonatos: 20 mg/kg cada 8 h; lactantes y niños: 10-15 mg/kg cada 8 h). El retraso en el inicio aumenta el riesgo de morbimortalidad.
- **Fluidoterapia i.v.:** sopesar la necesidad de reposición hídrica y el riesgo de secreción inadecuada de hormona antidiurética (SIADH). En pacientes que no estén en *shock* ni deshidratados, se recomienda restricción hídrica moderada (1.200 mL/m²) hasta que pueda excluirse un SIADH. Disminuye la probabilidad de espasticidad residual, convulsiones y secuelas neurológicas crónicas.
- **Tratamiento antitérmico/analgésico.**
- **Tratamiento profiláctico a contactos:** véase el **capítulo 3.7 Contacto con enfermedad infecciosa invasiva.**

RECUERDE QUE...
- La meningitis bacteriana es una urgencia médica que requiere estabilización inicial, monitorización y tratamiento antibiótico precoz.
- El MSE ayuda a diferenciar entre meningitis bacteriana y vírica.
- La meningitis vírica debe sospecharse basándose en la época epidémica, la clínica y las pruebas de laboratorio. Es posible el tratamiento ambulatorio si se cumplen todos los criterios.
- Ante la sospecha de una encefalitis aguda, es de vital importancia iniciar tratamiento empírico precoz con aciclovir i.v.

BIBLIOGRAFÍA

Brouwer MC, McIntyre P, Prasad K, Van de Beek D. Corticosteroids for acute bacterial meningitis. Cochrane Database Syst Rev. 2015;(6):CD004405.

García S, Echevarri J, Arana-Arri E, Sota M, Benito J, Mintegi S, et al. Outpatient management of children at low risk for bacterial meningitis. Emerg Med J. 2018;35(6):361-6.

Kaplan SL. Bacterial meningitis in children older than one month: treatment and prognosis. UpToDate. 2023. Disponible en: https://www.uptodate.com

Kaplan SL. Clinical features and diagnosis of acute bacterial meningitis in children older than one month of age. UpToDate. 2023. Disponible en: https://www.uptodate.com

Leber AL, Everhart K, Balada-Llasat JM, Cullison J, Daly J, Holt S, et al. Multicenter evaluation of BioFire FilmArray meningitis/encephalitis panel for detection of bacteria, viruses, and yeast in cerebrospinal fluid specimens. J Clin Microbiol. 2016;54(9):2251-61.

Maconochie IK, Baumer JH. Fluid therapy for acute bacterial meningitis. Cochrane Database Syst Rev. 2016;(1):CD004786.

Mintegi S, García S, Martín MJ, Durán I, Arana-Arri E, Fernández CL, et al. Clinical prediction rule for distinguishing bacterial from aseptic meningitis. Pediatrics. 2020;146(3):e20201126.

Nigrovic L, Fine A, Monoteaux M, Shah S, Neuman M. Trends in the management of the viral meningitis at United States children's hospitals. Pediatrics. 2013;131(4):670-6.

Nigrovic L, Malley R, Kuppermann N. Meta-analysis of bacterial meningitis score validation studies. Arch Dis Child. 2012;97(9):799-805.

Venkatesan A, Tunkel AR, Bloch KC, Lauring AS, Sejvar J, Bitnun A, et al. Case definitions, diagnostic algorithms, and priorities in encephalitis: consensus statement of the international encephalitis consortium. Clin Infect Dis. 2013;57(8):1114-28.

Miocarditis

6.29

A. Fernández Landaluce

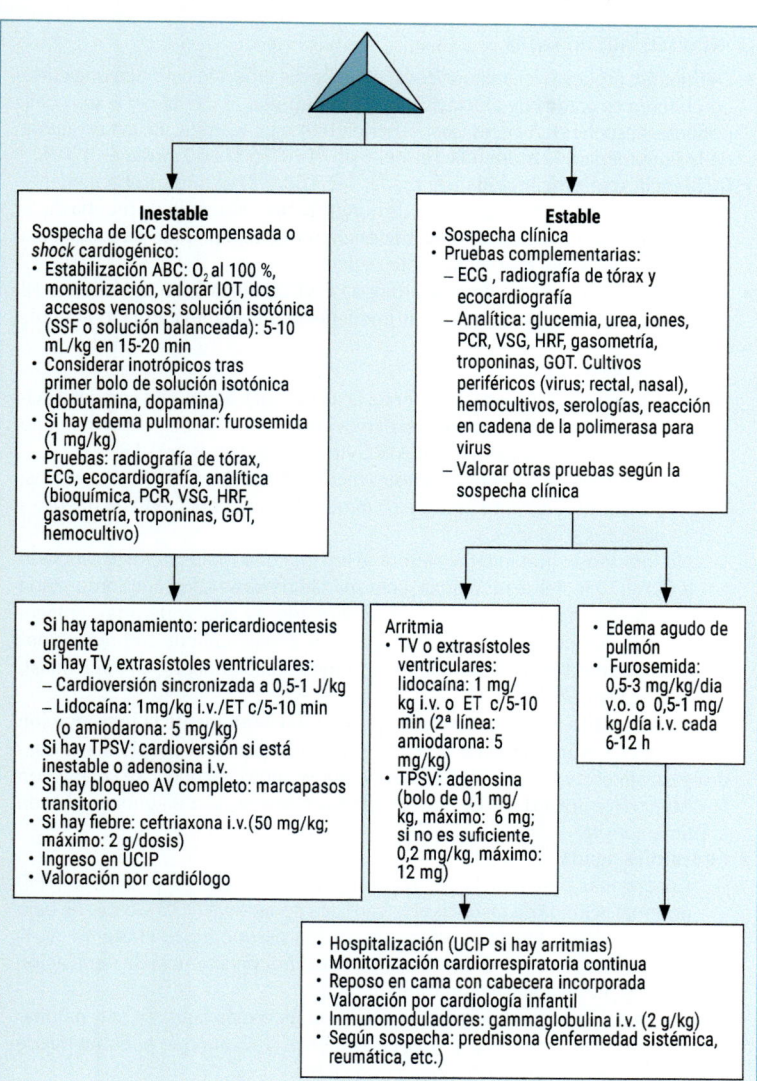

Inestable
Sospecha de ICC descompensada o *shock* cardiogénico:
- Estabilización ABC: O_2 al 100 %, monitorización, valorar IOT, dos accesos venosos; solución isotónica (SSF o solución balanceada): 5-10 mL/kg en 15-20 min
- Considerar inotrópicos tras primer bolo de solución isotónica (dobutamina, dopamina)
- Si hay edema pulmonar: furosemida (1 mg/kg)
- Pruebas: radiografía de tórax, ECG, ecocardiografía, analítica (bioquímica, PCR, VSG, HRF, gasometría, troponinas, GOT, hemocultivo)

Estable
- Sospecha clínica
- Pruebas complementarias:
  - ECG , radiografía de tórax y ecocardiografía
  - Analítica: glucemia, urea, iones, PCR, VSG, HRF, gasometría, troponinas, GOT. Cultivos periféricos (virus; rectal, nasal), hemocultivos, serologías, reacción en cadena de la polimerasa para virus
  - Valorar otras pruebas según la sospecha clínica

- Si hay taponamiento: pericardiocentesis urgente
- Si hay TV, extrasístoles ventriculares:
  - Cardioversión sincronizada a 0,5-1 J/kg
  - Lidocaína: 1mg/kg i.v./ET c/5-10 min (o amiodarona: 5 mg/kg)
- Si hay TPSV: cardioversión si está inestable o adenosina i.v.
- Si hay bloqueo AV completo: marcapasos transitorio
- Si hay fiebre: ceftriaxona i.v.(50 mg/kg; máximo: 2 g/dosis)
- Ingreso en UCIP
- Valoración por cardiólogo

Arritmia
- TV o extrasístoles ventriculares: lidocaína: 1 mg/kg i.v. o ET c/5-10 min (2ª línea: amiodarona: 5 mg/kg)
- TPSV: adenosina (bolo de 0,1 mg/kg, máximo: 6 mg; si no es suficiente, 0,2 mg/kg, máximo: 12 mg)

- Edema agudo de pulmón
  - Furosemida: 0,5-3 mg/kg/dia v.o. o 0,5-1 mg/kg/día i.v. cada 6-12 h

---

- Hospitalización (UCIP si hay arritmias)
- Monitorización cardiorrespiratoria continua
- Reposo en cama con cabecera incorporada
- Valoración por cardiología infantil
- Inmunomoduladores: gammaglobulina i.v. (2 g/kg)
- Según sospecha: prednisona (enfermedad sistémica, reumática, etc.)

OBJETIVOS
- Reconocer precozmente los cuadros clínicos sugestivos: insuficiencia cardíaca, arritmia, dolor torácico.
- Conocer el rendimiento de las diferentes exploraciones complementarias.

CONCEPTOS IMPORTANTES

- **Definición:** proceso inflamatorio focal o difuso del músculo cardíaco que cursa con diferentes grados de afectación de la miofibrilla, el intersticio o sus componentes vasculares. A veces, asocia pericarditis o pancarditis. En la fase aguda de la enfermedad, la mortalidad es del 6 al 14 %. En la fase tardía es < 5 %.
- **Incidencia real desconocida** (estimada: 1-2/100.000 al año, probablemente mayor): casos asintomáticos, causa de muerte súbita, ausencia de prueba diagnóstica específica. Tiene una distribución bimodal, con un pico de incidencia por debajo del año y otro en la adolescencia.
- Es la causa más frecuente de miocardiopatía (MCP) dilatada en pacientes < 18 años; esta, a su vez, es la causa más frecuente de trasplante cardíaco infantil.
- **Etiología:**
  - Infecciosa:
    - Vírica: es la causa más frecuente. Los virus más habituales son enterovirus (coxsackie B), adenovirus, parvovirus B19 y virus del herpes humano 6. Otros: citomegalovirus (CMV), virus de Epstein-Barr (VEB).
    - Otros (poco frecuente en nuestro medio): bacterias (difteria), rickettsias, protozoos (*Trypanosoma cruzi:* miocarditis endémica en Sudamérica), parásitos y hongos.
  - No infecciosa: inmunitaria (síndrome inflamatorio multisistémico asociado a COVID-19, fiebre reumática, enfermedad de Kawasaki), autoinmunitaria (lupus eritematoso sistémico [LES], sarcoidosis, esclerodermia), colagenopatía, tóxicos (fármacos [antibióticos o antiepilépticos con reacciones de hipersensibilidad, cardiotóxicos como catecolaminas o antraciclinas], cocaína, alcohol).
- Es preciso un **alto índice de sospecha porque frecuentemente la presentación clínica inicial es inespecífica:** cuadro respiratorio (asma, bronquiolitis) o cuadro gastrointestinal (dolor abdominal, vómitos), que precede y se solapa con la disfunción miocárdica. La mayoría de los casos no son diagnosticados en la primera visita.
- **Miocarditis aguda:**
  - Cuadro más típico: lactante con triángulo de evaluación pediátrica (TEP) anormal. Clínica de insuficiencia cardíaca congestiva (ICC) y datos de bajo gasto cardíaco. Historia reciente de clínica pseudogripal. Hasta un 30 % desarrollan una MCP dilatada a largo plazo por persistencia de replicación vírica o por mecanismo autoinmunitario.
  - Niños mayores y adolescentes: cuadro clínico más larvado, con palpitaciones, dolor precordial y, más tardíamente, ICC, aunque el debut puede ser un síncope o muerte súbita por arritmia.

- **Miocarditis fulminante:** TEP anormal. Desarrollo agudo y agresivo de fallo cardíaco avanzado con necesidad de soporte inotrópico y/o mecánico. Más frecuente en neonatos o lactantes. Alta probabilidad de muerte en el momento agudo, aunque mejor pronóstico a largo plazo que otras formas de miocarditis, con altas tasas de recuperación completa de la función ventricular.
- Menos frecuentes: miocarditis de células gigantes y miocarditis eosinofílica. Ambas de mal pronóstico a pesar de un tratamiento correcto.

ESTIMACIÓN DE LA GRAVEDAD

- **A recoger en la anamnesis:**
  - Antecedentes personales: énfasis en antecedentes de infección vírica reciente (fiebre/febrícula, clínica gastrointestinal o respiratoria), fármacos, enfermedad inmunitaria.
  - Edad (miocarditis fulminante más frecuente en lactantes).
  - Síntomas sugestivos: respiratorios (los más frecuentes), dolor precordial, palpitaciones, intolerancia al ejercicio en niños mayores, rechazo de tomas, palidez y sudoración con estas, irritabilidad en lactantes.
- **A registrar en la exploración general:**
  - TEP, monitorización cardiorrespiratoria continua, presión arterial (PA), temperatura, pulsioximetría, capnografía.
  - Signos/síntomas:
    - Generales: fiebre/febrícula, irritabilidad, anorexia, cansancio, exantema.
    - Respiratorios: taquipnea, tiraje, aleteo nasal, disnea.
    - Gastrointestinales: vómitos, dolor abdominal.
    - Cardiovasculares (buscar alteraciones del ritmo o datos sugestivos de ICC):
      - Auscultación cardíaca: taquicardia (desproporcionada con respecto a la fiebre), ritmo de galope, auscultación de R3 y R4 (este último siempre es patológico), soplo sistólico (insuficiencia mitral o tricuspídea), arritmias, roce pericárdico (si hay pericarditis asociada).
      - Sugestivos de ICC: episodios de sudoración y palidez (en los lactantes, asociados a las tomas), pulsos débiles, hepatomegalia, edemas periféricos (raro), síncope, distensión venosa yugular, frialdad acra, relleno capilar > 2 s. Oliguria. Taquipnea, sibilancias, crepitantes (edema agudo de pulmón).
    - Neurológicos: letargia, crisis convulsivas.

PRUEBAS COMPLEMENTARIAS

- **Electrocardiograma (ECG):** habitualmente alterado, pero con cambios inespecíficos (taquicardia sinusal, bloqueo auriculoventricular [AV], arritmias supraventriculares o ventriculares, complejos QRS de bajo voltaje, alteraciones del segmento ST y onda T [invertida]). De peor pronóstico: QTc > 440 mm, eje anormal del QRS, QRS > 120 ms y extrasistolia ventricular.
- La presencia de arritmias multiplica × 8 el riesgo de precisar soporte mecánico, de trasplante y de muerte.

- **Radiografía de tórax:** normal en el 50 % de los casos. Los hallazgos son: cardiomegalia y datos de congestión venosa pulmonar por edema agudo de pulmón.
- **Ecocardiografía:** es esencial para descartar otras causas de fallo cardíaco. Frecuente: disfunción ventricular izquierda. Ayuda a distinguir la miocarditis aguda (dilatación del ventrículo izquierdo) de la fulminante (sin dilatación, se asocia hipertrofia septal). Son frecuentes también: insuficiencia mitral y tricuspídea, derrame pericárdico y trombos intracavitarios. La disfunción ventricular derecha asociada es un fuerte factor predictivo de mortalidad o de necesidad de trasplante cardíaco.
- **Pruebas de laboratorio:**
  - Marcadores de lesión miocárdica: elevación de troponina (frecuente, aunque inespecífica y no relacionada con el nivel de gravedad del cuadro) y creatina-cinasa MB (CK-MB) (menos frecuente y de forma más tardía).
  - Hemograma completo, proteína C-reactiva (PCR), velocidad de sedimentación globular (VSG), iones, urea, creatinina, transaminasas (glutámico-oxalacético-transaminasa [GOT] muy sensible, elevada hasta en el 85 % de las miocarditis).
  - Gasometría (acidosis metabólica).
  - Microbiología: cultivos periféricos (víricos; secreciones, nasal y rectal), reacción en cadena de la polimerasa para virus, serologías, hemocultivos.
  - Valorar otras pruebas de forma individual (colagenopatías, autoinmunitarias, metabólicas, hereditarias, endocrinas).
- **Pruebas de confirmación a valorar durante el ingreso hospitalario:** resonancia magnética (RM) con contraste, biopsia endomiocárdica, medicina nuclear.

TRATAMIENTOS

- **TEP inestable** (v. algoritmo).
  - Estabilización ABC: oxígeno, monitorización cardiorrespiratoria continua, acceso venoso (dos si es posible), fluidoterapia, inotrópicos, etc.
  - Tratamiento antiarrítmico:
    - En caso de taquicardia ventricular (TV) o extrasístoles ventriculares frecuentes. Según el grado de inestabilidad:
      - Cardioversión sincronizada a 0,5-1 J/kg.
      - Antiarrítmicos: lidocaína: choque: 1 mg/kg por vía intravenosa (i.v.) (dosis total máxima: 5 mg/kg); mantenimiento: 20-50 µg/kg/min (máximo: 4 mg/min). De segunda línea: amiodarona: 5 mg/kg (máximo: 300 mg) a pasar en 20-60 min (no exceder 0,25 mg/kg/min) y perfusión de 5-10 µg/kg·min (efectos secundarios más frecuentes en lactantes en situación crítica).
    - Si hay taquicardia paroxística supraventricular (TPSV): cardioversión ± adenosina i.v. (v. capítulo 6.39 Taquicardia paroxística supraventricular).
    - Si existe un bloqueo completo: marcapasos transitorio.
  - Diuréticos: en caso de edema agudo pulmonar. Furosemida i.v.: 0,5-1 mg/kg/dosis cada 6-12 h.
  - Si hay fiebre: ceftriaxona i.v. (50 mg/kg; máximo: 2 g).
  - Ingreso en UCIP.

- – Valoración precoz por cardiólogo.
- **TEP estable**:
  - – Medidas sintomáticas generales y monitorización cardiorrespiratoria continua: reposo en cama con cabecero incorporado (el ejercicio intensifica la lesión miocárdica), antitérmicos y oxígeno.
  - – Diuréticos: en caso de edema agudo de pulmón. Furosemida oral: 0,5-3 mg/kg/día cada 6-12 h.
  - – Tratamiento antiarrítmico:
    - TV o extrasístoles ventriculares frecuentes: lidocaína o amiodarona (v. apartado previo).
    - TSVP: adenosina (bolo de 0,1 mg/kg, máximo: 6 mg; si no es suficiente: 0,2 mg/kg, máximo: 12 mg).
  - – Hospitalización de todo paciente con sospecha o certeza de miocarditis (en caso de arritmias, ingreso en UCIP).
- **A valorar durante el ingreso:**
  - – Valorar mediante ecocardiografía, según la función ventricular, el inicio de tratamiento inotrópico: dopamina, dobutamina, digoxina (administrar la mitad de dosis habitual, puede haber intoxicación) o de reductores de la poscarga (de elección inhibidores de la enzima conversora de angiotensina [IECA]).
  - – Tratamiento inmunomodulador (gammaglobulina i.v.: 2 g/kg en 8-24 h).
  - – Enfermedad sistémica/reumatológica: corticoides sistémicos.
  - – En paciente crítico: levosimendán (mejora el gasto cardíaco sin aumentar el consumo de oxígeno; y mejora la perfusión coronaria); en casos refractarios: oxigenación por membrana extracorpórea (ECMO), asistencia ventricular, trasplante cardíaco.

RECUERDE QUE...

- El espectro clínico de la miocarditis es muy amplio y frecuentemente inespecífico, por lo que requiere un alto índice de sospecha.
- La infección vírica es la causa más frecuente en los países desarrollados.
- En los lactantes, el cuadro es más brusco y grave, y se presenta con ICC.
- En los niños mayores, suele presentarse de forma más gradual y con menor gravedad, aunque puede debutar con una arritmia grave.
- El tratamiento fundamental es el soporte hemodinámico y respiratorio, con control electrocardiográico para la detección precoz de arritmias.

BIBLIOGRAFÍA

Abelleira C. Miocarditis. En: Dimpna C (coord.). Cardiología pediátrica y cardiopatías congénitas del niño y del adolescente. Vol II. Madrid: CTO Editorial S.L.; 2015. p. 413-23. Disponible en: https://secardioped.org/protocolos/

Allan CK, Fulton DR. Clinical manifestations and diagnosis of myocarditis in children. UpToDate. 2023. Disponible en: https://www.uptodate.com

Allan CK, Fulton DR. Treatment and prognosis of myocarditis in children. UpToDate. 2023. Disponible en: https://www.uptodate.com

Etheridge SP. Management and evaluation of wide QRS complex tachycardia in children. UpToDate. 2022. Disponible en: https://www.uptodate.com

Spicer R, Ware S. Miocarditis. En: Kliegman RM, Stanton BF, St. Geme JW, Schor NF, Behrman RE (eds.). Nelson Tratado de Pediatría. Volumen 2. 19ª ed. Barcelona: Elsevier España; 2013; p. 1700-2.

Nefrolitiasis

6.30

A. Intxauspe Maritxalar y M. Herrero Goñi

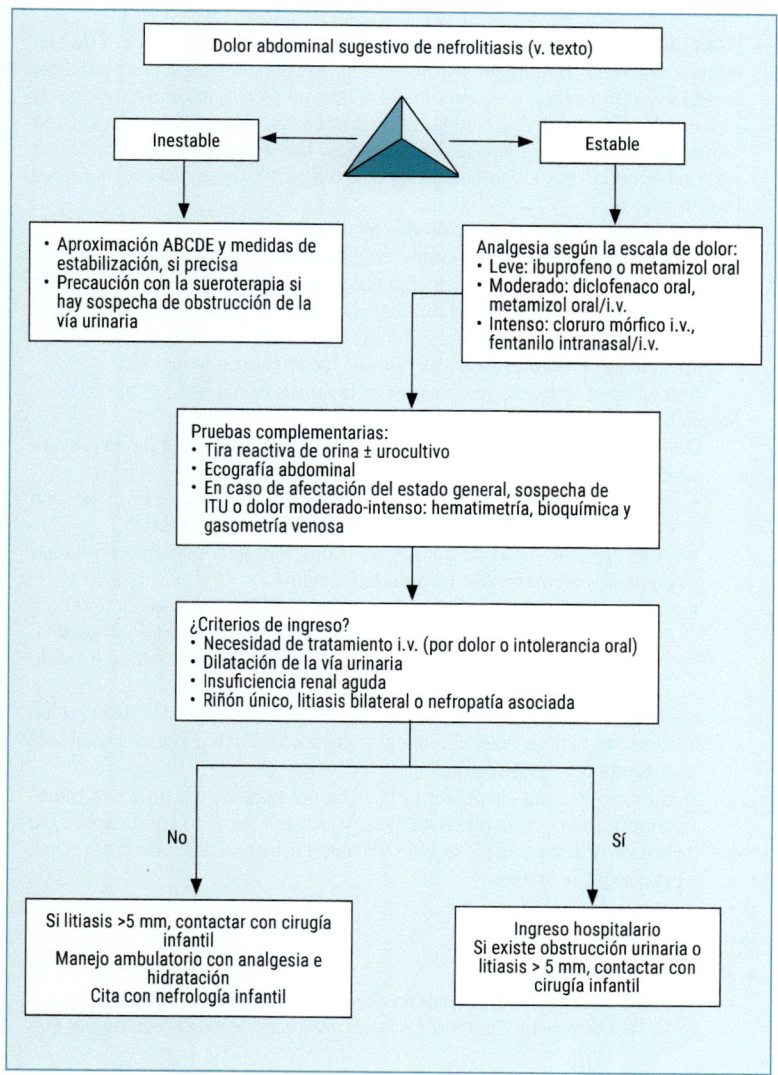

Dolor abdominal sugestivo de nefrolitiasis (v. texto)

Inestable ← → Estable

Inestable:
- Aproximación ABCDE y medidas de estabilización, si precisa
- Precaución con la sueroterapia si hay sospecha de obstrucción de la vía urinaria

Estable:
Analgesia según la escala de dolor:
- Leve: ibuprofeno o metamizol oral
- Moderado: diclofenaco oral, metamizol oral/i.v.
- Intenso: cloruro mórfico i.v., fentanilo intranasal/i.v.

Pruebas complementarias:
- Tira reactiva de orina ± urocultivo
- Ecografía abdominal
- En caso de afectación del estado general, sospecha de ITU o dolor moderado-intenso: hematimetría, bioquímica y gasometría venosa

¿Criterios de ingreso?
- Necesidad de tratamiento i.v. (por dolor o intolerancia oral)
- Dilatación de la vía urinaria
- Insuficiencia renal aguda
- Riñón único, litiasis bilateral o nefropatía asociada

No

Sí

No:
Si litiasis >5 mm, contactar con cirugía infantil
Manejo ambulatorio con analgesia e hidratación
Cita con nefrología infantil

Sí:
Ingreso hospitalario
Si existe obstrucción urinaria o litiasis > 5 mm, contactar con cirugía infantil

CONCEPTOS IMPORTANTES

- **Nefrolitiasis:** cálculo en la vía urinaria, resultante de la cristalización de elementos orgánicos o inorgánicos. Aunque su frecuencia es mayor en adultos, se está experimentando un aumento del diagnóstico en niños, cuya incidencia se ha multiplicado por cinco en las últimas décadas, en probable relación con la modificación de los patrones alimentarios. De igual modo, la recurrencia de la enfermedad es muy frecuente si no se diagnostican y se tratan las causas favorecedoras.
- **Factores que facilitan la aparición de cálculos:**
  - Metabólicos: aumento de sustancias favorecedoras en la orina: calcio, fosfato, urato, oxalato, cistina, etc. Los patrones alimentarios están en relación directa con los factores metabólicos. Una de las dietas favorecedoras del aumento de sustancias de riesgo litógeno en la orina es la dieta cetogénica.
  - Infecciosos: *Proteus, Klebsiella, Serratia* (productores de ureasa).
  - Anatómicos: uropatías que favorecen la estasis urinaria.
- **Sospecha clínica:**
  - Dolor abdominal/lumbar: aunque es el principal síntoma guía, la presentación puede ser muy variable:
    - Asintomáticos: en ocasiones, se diagnostica de forma casual en una ecografía/radiografía de abdomen solicitada por otro motivo.
    - Dolor lumbar sordo de tiempo de evolución: generalmente en litiasis pequeñas de menos de 10 mm de diámetro.
    - Cólico renal: dolor abdominal intenso, de tipo cólico, generalizado o en una fosa renal, irradiado hacia delante, con o sin cortejo vegetativo asociado. A veces, es tan intenso que puede simular un abdomen agudo y confundirse con una invaginación.
  - Microhematuria o macrohematuria persistente: puede estar presente en litiasis sintomáticas o asintomáticas, o incluso en la hipercalciuria aislada (v. **capítulo 3.23 Hematuria**).
  - Síndrome miccional: la polaquiuria, la incontinencia, la disuria o la enuresis se relaciona con la hipercalciuria, y esta se relaciona con la aparición de litiasis. A su vez, una infección del tracto urinario (ITU) puede asociarse o preceder a la litiasis.

ESTIMACIÓN DE LA GRAVEDAD

- **A recoger en la anamnesis:**
  - **Antecedentes personales favorecedores de litiasis:** inmovilización prolongada, ITU de repetición, medicaciones favorecedoras de cálculos (los más

frecuentes: furosemida, corticoides, vitamina D) o el tipo de dieta (dieta cetogénica). Antecedente de prematuridad.
  – **Antecedentes familiares:** de litiasis renal, hipercalciuria o ITU.
  – **Clínica:** características del dolor y síntomas asociados.
• **A recoger en la exploración física:**
  – Registrar el triángulo de evaluación pediátrica (TEP), constantes (peso, temperatura, frecuencia cardíaca [FC] y presión arterial [PA]), y exploración física minuciosa con especial atención en abdomen y puñopercusión renal.

PRUEBAS COMPLEMENTARIAS

• **Pruebas en orina:**
  – **Tira reactiva de orina/sistemático de orina:** en todos los pacientes. Es frecuente la presencia de hematuria y en ocasiones puede haber proteinuria. La detección de leucocituria puede deberse a lesión de la vía urinaria o a la presencia de una ITU asociada. En este último caso, también se puede detectar nitrituria. La densidad urinaria muestra el estado de concentración de la orina, y el pH urinario orienta hacia la etiología del cálculo (ácido en cálculos de ácido úrico y alcalino en los de estruvita).
  – **Urocultivo:** en los casos que presenten clínica compatible con ITU (síndrome miccional, fiebre).
  – **Examen microscópico de orina (sedimento):** en casos de duda diagnóstica, puede detectar la presencia de cristales y gérmenes.
  – **Estudio de la composición del cálculo:** siempre que el paciente expulse arenilla o un cálculo. Debe remitirse al laboratorio para hacer un análisis de su composición. Hasta el envío de la muestra, debe conservarse en nevera.
  – **Estudio metabólico en orina:** conviene diferirlo a un momento en que no haya litiasis ni infección, y se haya descartado obstrucción de la vía urinaria, por lo que no es necesario llevar a cabo ningún estudio desde la urgencia. Por norma general, es mejor realizarlo en situación basal del paciente, evitando también el reposo.
• **Analítica sanguínea:** si existen signos clínicos de infección, afectación del estado general o dolor moderado-intenso. Si la afectación clínica es poco importante y no hay sospecha de obstrucción (no ectasias en la vía urinaria) o se trata de un hallazgo casual, no es necesaria.
  – Bioquímica con creatinina, urea e ionograma (Na, K, Cl, Ca, ácido úrico, Mg, P), fosfatasa alcalina y proteínas totales. Gasometría venosa.
  – Hematimetría, proteína C-reactiva (PCR) y procalcitonina (PCT) si se sospecha una ITU asociada.
  – El resto de pruebas analíticas que orientan el diagnóstico etiológico se realizarán de forma ambulatoria una vez que el paciente se encuentre asintomático.
• **Pruebas de imagen:** para confirmar la sospecha clínica de litiasis.
  – **Ecografía abdominal:** es la primera prueba de imagen a realizar, debido a su inocuidad y efectividad, y a que detecta la mayoría de los cálculos. A diferencia de la radiografía de abdomen, detecta cálculos radiolucentes (como los de ácido úrico), así como signos de dilatación de la vía urinaria,

que indican obstrucción al flujo de la orina. Limitaciones: depende de la experiencia del ecografista y presenta dificultades para detectar litiasis pequeñas (< 2 mm) y las localizadas en el uréter. En ocasiones, puede magnificar el tamaño del cálculo.

- **Radiografía de abdomen:** solo detecta cálculos radioopacos, con contenido cálcico (oxalato, fosfato y carbonato), y a partir de cierto tamaño. Es menos útil en los cálculos de cistina, e inútil en los de ácido úrico o xantina. Tampoco detecta obstrucción.
- **Urotomografía computarizada (uro-TC):** relegada a situaciones en que la sospecha clínica de cálculo renal sea elevada y no se detecte mediante ecografía, ya que permite ver cálculos muy pequeños, así como sus complicaciones (hidronefrosis). Es poco probable tener que realizarla en un servicio de urgencias.

• En un paciente con litiasis diagnosticada y cuadro de dolor abdominal cólico, conviene realizar una ecografía abdominal para descartar una obstrucción de la vía urinaria, así como los estudios complementarios comentados con anterioridad. Es de especial importancia en pacientes monorrenos o con enfermedad renal.

TRATAMIENTOS

El manejo de las nefrolitiasis incluye:

• **El tratamiento del episodio agudo:** manejo del dolor e hidratación adecuada, tratamiento de la ITU, si se asocia, y facilitar el paso del cálculo a través de la vía urinaria (tratamiento médico y/o quirúrgico). Las litiasis ≤ 5 mm se eliminan espontáneamente en la mayoría de las ocasiones. Por el contrario, cuando son > 5 mm, se debe recurrir a la cirugía con mayor frecuencia. Las que miden > 10 mm es muy poco probable que se eliminen espontáneamente.
• **Medidas generales:** reposo relativo.
• **Hidratación:** es necesario asegurar una hidratación adecuada por vía oral (v.o.) o intravenosa (i.v.) (en caso de mala tolerancia oral). La hidratación aumenta el flujo urinario y puede facilitar la expulsión de la mayoría de los cálculos ≤ 5 mm (incluso en niños pequeños). Hay que tener precaución si existen datos ecográficos indirectos de obstrucción de la vía urinaria, ya que una sobrecarga hídrica podría empeorar el cuadro clínico. Se recomienda una ingesta de 2-3 L/día/1,73m^2 o 30 mL/kg/día para conseguir diuresis > 1,5 mL/kg/h.
• **Tratamiento del dolor:**
  - Leve:
    ■ Ibuprofeno oral: 10 mg/kg/8 h (si no hay datos de insuficiencia renal aguda); máximo: 600 mg/dosis.
    ■ Metamizol oral: 10-15 mg/kg/dosis cada 6-8 h; máximo: 575 mg/dosis.
  - Moderado:
    ■ Diclofenaco: niños > 12 años; la dosis inicial es de 50 mg cada 8-12 h.
    ■ Metamizol: 15 mg/kg/6 h v.o. (máximo: 500 mg/6 h) o 20-30 mg/kg/6 h i.v. (máximo: 2 g/6 h).
  - Intenso:
    ■ Cloruro mórfico: 0,1 mg/kg i.v.; máximo: 20 mg/dosis.

- Fentanilo: i.v.: 1 μg/kg; máximo: 50 μg. En función de la respuesta, valorar la necesidad de una perfusión continua.
- Si se precisa alivio rápido del dolor, se puede utilizar fentanilo intranasal: 1,5 μg/kg; máximo: 75 μg.
  - Valorar añadir tratamiento espasmolítico: Buscapina® (butilescopolamina): 0,3-0,6 mg/kg 3-5 veces al día v.o. o i.v.; máximo: 1,5 mg/kg/día.
- **Tratamiento antibiótico** si existe sospecha de ITU (cuadro clínico compatible con leucocituria o nitrituria), hasta la llegada del resultado del urocultivo. Si los parámetros analíticos están alterados (especialmente si hay elevación de la PCT), considerar tratamiento i.v. con ceftriaxona (75 mg/kg/día máximo: 2 g/día). Si no cumple criterios de ingreso, podría tratarse ambulatoriamente con cefixima oral (8 mg/kg/día máximo: 400 mg/día).
- **Valorar la necesidad de tratamiento quirúrgico** por parte de cirugía infantil si existe dilatación ecográfica de la vía urinaria (es especialmente importante en caso de riñón único), insuficiencia renal aguda, litiasis > 5-10 mm en la ecografía (se prevé que no se pueda eliminar espontáneamente).
- **Criterios de ingreso hospitalario:**
  - Intolerancia oral o mal control del dolor con analgesia oral.
  - Dilatación de la vía urinaria no conocida previamente.
  - Insuficiencia renal aguda.
  - Valorar en el paciente con uropatía conocida o riñón único, aunque no tenga dilatación de la vía urinaria o litiasis bilateral.
  - Individualizar en los pacientes con sospecha de ITU asociada. Puede existir leucocituria únicamente por la lesión urotelial generada por la litiasis. Si el paciente no presenta otros criterios de ingreso, los parámetros infecciosos analíticos son normales y la ecografía no muestra datos de complicación, podría tratarse de forma ambulatoria.
- **Prevención de la recurrencia:** una vez resuelto el episodio agudo, todo paciente con litiasis renal debe ser remitido a nefrología infantil. No se deben indicar cambios dietéticos antes de realizar un estudio metabólico de forma ambulatoria. Las medidas encaminadas a la prevención de nuevos episodios se realizarán de forma diferida en nefrología infantil.

RECUERDE QUE...

- La litiasis renal exige un alto índice de sospecha, y debe pensarse en ella ante un paciente con irritabilidad, dolor abdominal tipo cólico o inespecífico, con macrohematuria-microhematuria (aislada o coincidente con el dolor), síntomas miccionales y/o infecciones urinarias de repetición.

- En la mayoría de los casos, el tratamiento médico con una adecuada analgesia e hidratación es suficiente.

- Si produce obstrucción de la vía urinaria, debe valorarse la necesidad de extracción.

- Todo paciente con litiasis debe derivarse a nefrología infantil para un estudio metabólico.

- Son criterios de ingreso hospitalario: dificultad de manejo del dolor de forma ambulatoria, ausencia de tolerancia oral, y datos de infección y/u obstrucción de la vía urinaria. Se recomienda considerarlo en pacientes con uropatía conocida, riñón único o cálculos bilaterales.

BIBLIOGRAFÍA

Coward RJ, Peters CJ, Duffy PG, Corry D, Kellett MJ, Choong S, et al. Epidemiology of paediatric renal stone disease in the UK. Arch Dis Child. 2003;88(11):962-5.

Down S. Urolithiasis. En: Avner ED, Harmon WE, Niaudet P (eds.). Pediatric nephrology. 6ª ed. vol.2. Nueva York: Springer; 2009. p. 1405-30.

Hoppe B, Kemper MJ. Diagnostic examination of the child with urolithiasis or nephrocalcinosis. Pediatr Nephrol. 2010;25:403-13. Disponible en: https://www.ncbi.nlm.nih.gov

Pietrow PK, Pope JC 4th, Adams MC, Shyr Y, Brock JW, et al. Clinical outcome of pediatric stone disease. J Urol. 2002;167(2 Pt 1):670-3.

Polito C, La Manna A, Signoriello G, Marte A. Recurrent abdominal pain in childhood urolithiasis. Pediatrics. 2009;124(6):e1088-94.

Rodrigo Jiménez MD, Sáez-Torres Barroso MC, Vicente Calderón C. Litiasis renal e hipercalciuria idiopática. Protoc Diagn Ter Pediatr. 2022;1:177-93. Disponible en: https://www.aeped.es

Schwarz RD, Dwyer NT. Pediatric kidney stones: long-term outcomes. Urology. 2006;67(4):812-6.

Smith J, Stapleton FB, Ellison JS. Kidney stones in children: acute management. UpToDate. 2024. Disponible en: https://www.uptodate.com

Sternberg K, Greenfield SP, Williot P, Wan J. Pediatric stone disease: an evolving experience. J Urol. 2005;174(4 Pt 2):1711-4; discussion 1714.

Van Dervoort K, Wiesen J, Frank R, Vento S, Crosby V, Chandra M, et al. Urolithiasis in pediatric patients: a single center study of incidence, clinical presentation and outcome. J Urol. 2007;177(6):2300-5.

Neumonía

6.31

A. Vicente Arriazu e I. Gangoiti Goikoetxea

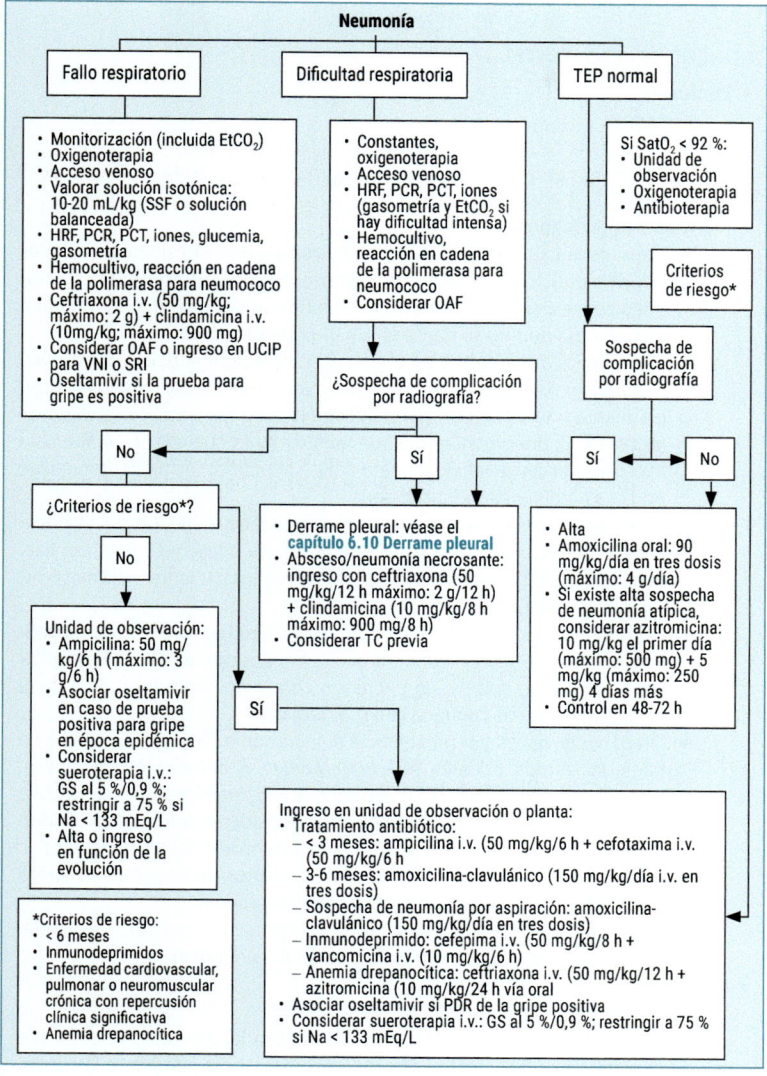

Neumonía

Fallo respiratorio

- Monitorización (incluida EtCO$_2$)
- Oxigenoterapia
- Acceso venoso
- Valorar solución isotónica: 10-20 mL/kg (SSF o solución balanceada)
- HRF, PCR, PCT, iones, glucemia, gasometría
- Hemocultivo, reacción en cadena de la polimerasa para neumococo
- Ceftriaxona i.v. (50 mg/kg; máximo: 2 g) + clindamicina i.v. (10mg/kg; máximo: 900 mg)
- Considerar OAF o ingreso en UCIP para VNI o SRI
- Oseltamivir si la prueba para gripe es positiva

Dificultad respiratoria

- Constantes, oxigenoterapia
- Acceso venoso
- HRF, PCR, PCT, iones (gasometría y EtCO$_2$ si hay dificultad intensa)
- Hemocultivo, reacción en cadena de la polimerasa para neumococo
- Considerar OAF

¿Sospecha de complicación por radiografía?

TEP normal

Si SatO$_2$ < 92 %:
- Unidad de observación
- Oxigenoterapia
- Antibioterapia

Criterios de riesgo*

Sospecha de complicación por radiografía

No ← **Sí** → **Sí** → **No**

¿Criterios de riesgo*?

No

Unidad de observación:
- Ampicilina: 50 mg/kg/6 h (máximo: 3 g/6 h)
- Asociar oseltamivir en caso de prueba positiva para gripe en época epidémica
- Considerar sueroterapia i.v.: GS al 5 %/0,9 %; restringir a 75 % si Na < 133 mEq/L
- Alta o ingreso en función de la evolución

- Derrame pleural: véase el **capítulo 6.10 Derrame pleural**
- Absceso/neumonía necrosante: ingreso con ceftriaxona (50 mg/kg/12 h máximo: 2 g/12 h) + clindamicina (10 mg/kg/8 h máximo: 900 mg/8 h)
- Considerar TC previa

- Alta
- Amoxicilina oral: 90 mg/kg/día en tres dosis (máximo: 4 g/día)
- Si existe alta sospecha de neumonía atípica, considerar azitromicina: 10 mg/kg el primer día (máximo: 500 mg) + 5 mg/kg (máximo: 250 mg) 4 días más
- Control en 48-72 h

Sí

Ingreso en unidad de observación o planta:
- Tratamiento antibiótico:
  - < 3 meses: ampicilina i.v. (50 mg/kg/6 h + cefotaxima i.v. (50 mg/kg/6 h
  - 3-6 meses: amoxicilina-clavulánico (150 mg/kg/día i.v. en tres dosis)
  - Sospecha de neumonía por aspiración: amoxicilina-clavulánico (150 mg/kg/día en tres dosis)
  - Inmunodeprimido: cefepima i.v. (50 mg/kg/8 h + vancomicina (10 mg/kg/6 h)
  - Anemia drepanocítica: ceftriaxona i.v. (50 mg/kg/12 h + azitromicina (10 mg/kg/24 h vía oral
- Asociar oseltamivir si PDR de la gripe positiva
- Considerar sueroterapia i.v.: GS al 5 %/0,9 %; restringir a 75 % si Na < 133 mEq/L

*Criterios de riesgo:
- < 6 meses
- Inmunodeprimidos
- Enfermedad cardiovascular, pulmonar o neuromuscular crónica con repercusión clínica significativa
- Anemia drepanocítica

OBJETIVOS
- Conocer los criterios de tratamiento ambulatorio y de ingreso hospitalario.
- Conocer el rendimiento de las pruebas complementarias.
- Identificar el tratamiento antibiótico empírico más adecuado.

CONCEPTOS IMPORTANTES

- **Etiología:**
  - Lactantes:
    - Virus: es la causa más frecuente (> 80 % de los casos).
    - Bacterias: las más habituales son las mismas que en los menores de 5 años.
  - Menores de 5 años:
    - Virus: es la causa más frecuente (el virus respiratorio sincitial [VRS] es el principal). Los coronavirus, como el SARS-CoV-2, pueden causar infecciones del tracto respiratorio inferior, aunque su impacto clínico en pediatría aún no se ha determinado completamente.
    - Bacterias: *S. pneumoniae* es el patógeno más habitual. *S. pneumoniae, S. aureus* y *S. pyogenes* son los que mayor morbilidad generan, especialmente si van precedidos de infección por gripe o varicela. *M. pneumoniae* y *C. pneumoniae* han aumentado su frecuencia. *H. influenzae* tipo b es una causa infrecuente en niños vacunados; no así *H. influenzae* no-b y *H. influenzae* no tipificable.
  - Mayores de 5 años: *S. pneumoniae* es el principal causante. Otros: *M. pneumoniae,* con mayor incidencia en este grupo de edad, y *C. pneumoniae,* cuya frecuencia está aumentada, sobre todo en los pacientes más mayores.
  - Situaciones especiales:
    - Inmunodeprimidos: además de todos los anteriores, bacilos gramnegativos, *S. aureus, Legionella pneumophila,* hongos oportunistas (*Aspergillus* spp. o *Fusarium* spp.) y, en pacientes con infección por el virus de la inmunodeficiencia humana (VIH), *P. jirovecii.*
    - Drepanocitosis: mayor prevalencia de neumonía y mayor frecuencia de bacterias atípica, además de *S. pneumoniae, S. aureus* y *H. influenzae.*
    - Fibrosis quística: *S. aureus, P. aeruginosa* y *H. influenzae* no tipificable. En caso de enfermedad más avanzada, considerar gramnegativos multirresistentes (*B. cepacia, S. maltophilia* o *Achromobacter xylosidans*).
    - Considerar la tuberculosis (TBC) en pacientes procedentes de áreas endémicas o en contacto con pacientes bacilíferos.
    - Neumonía por aspiración: anaerobios (*Peptostreptococcus, Fusobacterium* spp., *Bacteroides* spp. y *Prevotella melaninogenica*).
- **Clínica:**
  - Clásicamente se han distinguido dos cuadros:
    - Neumonía típica: inicio súbito, fiebre elevada, afectación del estado general, dificultad respiratoria, tos y expectoración purulenta. El cuadro

completo es infrecuente en pediatría. Está causada principalmente por *S. pneumoniae*.

■ Neumonía atípica: de inicio más insidioso, con síntomas catarrales, fiebre moderada, mialgias, con empeoramiento progresivo de la tos seca, a pesar de una mejoría del resto de los síntomas. En raras ocasiones, dificultad respiratoria. Pueden presentan otros síntomas asociados: urticaria, eritema maculopapular, anemia hemolítica, poliartritis, hepatitis, miocarditis, complicaciones neurológicas. Está causada principalmente por virus, *M. pneumoniae* o *C. pneumoniae*.

– En ocasiones, el único síntoma puede ser la fiebre. Puede existir dolor abdominal o rigidez de nuca cuando la neumonía afecta a lóbulos inferiores o superiores, respectivamente. El quejido es un signo de gravedad. En los lactantes, la neumonía puede presentarse de manera más inespecífica, con rechazo de alimentación, irritabilidad, etc.

• **Complicaciones:** a descartar ante una evolución tórpida.
  – Derrame pleural o empiema (v. **capítulo 6.10 Derrame pleural**).
  – Neumonía necrosante.
  – Absceso pulmonar y neumatocele.

ESTIMACIÓN DE LA GRAVEDAD

• **Factores de riesgo:**
  – Menores de 6 meses.
  – Inmunodeprimidos.
  – Enfermedad cardiovascular, pulmonar o neuromuscular crónica con repercusión clínica significativa.
  – Drepanocitosis.
• **A recoger en la anamnesis:**
  – Edad, estado vacunal, antecedentes personales, epidemiología familiar, contactos de riesgo, factores de riesgo de etiología no habitual, antibioterapia previa.
  – Manifestaciones clínicas: síntomas respiratorios, tiempo de evolución de la fiebre y temperatura máxima, estado general, problemas de alimentación/atragantamiento.
• **A registrar en la exploración general:**
  – Triángulo de evaluación pediátrica (TEP), constantes vitales (temperatura, frecuencia respiratoria [FR], saturación de oxígeno [SatO$_2$] y frecuencia cardíaca [FC]), signos de dificultad respiratoria.
  – En la exploración por aparatos, los hallazgos auscultatorios presentan menor concordancia interobservador que la inspección del paciente. La auscultación típica incluye crepitantes e hipoventilación localizada; las sibilancias son más frecuentes en las neumonías atípicas.

PRUEBAS COMPLEMENTARIAS

• **Pruebas de imagen:**
  – **Radiografía de tórax posteroanterior (PA):** es recomendable su realización, aunque tanto la Organización Mundial de la Salud (OMS) como

las guías clínicas no la consideran necesaria de forma sistemática en pacientes con criterios de manejo ambulatorio. La prueba de imagen es imprescindible en pacientes hipóxicos, en pacientes inestables y en aquellos con criterios de ingreso. No es posible hacer una distinción etiológica con la radiografía de tórax exclusivamente. A modo de orientación:

- Condensación pulmonar: es específica de la neumonía bacteriana, pero su sensibilidad es escasa. La consolidación segmentaria es, en ocasiones, difícil de distinguir de las atelectasias.
- Infiltrado difuso intersticial bilateral: asociado clásicamente a neumonías por bacterias atípicas y virus.
- El seguimiento radiológico posterior está indicado solo si no hay mejoría o si se produce un empeoramiento tras 48-72 h de tratamiento.

- **Radiografía de tórax lateral:** no se recomienda realizarla de forma sistemática; puede ser útil en casos de duda diagnóstica (confirmación de condensaciones retrocardíacas, etc.).
- **Ecografía pulmonar clínica:** si la realiza personal entrenado, puede detectar hallazgos sugestivos de neumonía con la misma precisión que la radiografía de tórax. Es útil para el diagnóstico de consolidaciones pulmonares, especialmente para aquellas subcentimétricas o que no se detectan en la radiografía PA de tórax por su localización. También valora la presencia de derrame y sus características.
- **Ecografía torácica**: si hay sospecha de derrame en radiografía o ecografía pulmonar clínica.
- **Tomografía computarizada (TC) torácica:** considerar en pacientes con sospecha de absceso pulmonar o en caso de dudas diagnósticas con otras patologías graves.

• **Analítica sanguínea:** en pacientes inestables o con criterios de ingreso, y en aquellos en quienes sea necesaria la sueroterapia intravenosa (i.v.) por criterio clínico. Los resultados no deben interpretarse de forma aislada para determinar el origen vírico o bacteriano.

- **Hemograma:** un recuento leucocitario > 15.000/µL es sugestivo de infección bacteriana, aunque la infección por el virus de la gripe o por adenovirus también puede acompañarse de leucocitosis.
- **Reactantes de fase aguda:** la elevación de la proteína C-reactiva (PCR) sérica o la procalcitonina (PCT) es más frecuente en las neumonías bacterianas, y un valor de PCT elevado puede ser marcador de invasividad.
- **Bioquímica:** es útil para valorar el estado de hidratación y descartar una hiponatremia (síndrome de secreción inadecuada de hormona antidiurética [SIADH]).

• **Microbiología:** en pacientes inestables, con criterios de ingreso o sospecha de patógeno no habitual.

- Hemocultivo: baja prevalencia de bacteriemia identificada y su resultado habitualmente no modifica el manejo posterior.
- Reacción en cadena de la polimerasa para *S. pneumoniae:* es más sensible que el hemocultivo.

- Pruebas virológicas (prueba rápida para VRS o virus de la gripe, reacción en cadena de la polimerasa para virus respiratorios): en pacientes que ingresan en epidemias de VRS o gripe, y en pacientes inmunodeprimidos. Un resultado positivo no debe descartar una coinfección bacteriana en pacientes con una neumonía grave.
- Serologías: ante la sospecha de neumonía atípica. La serología de neumococo es demasiado compleja para su uso sistemático.
- Mantoux o Quantiferon®: si existe sospecha de TBC.
- Detección de antígenos en orina: si hay sospecha de legionelosis o histoplasmosis. No se recomienda para *S. pneumoniae*, por su alta tasa de falsos positivos.

TRATAMIENTOS

- **Criterios de ingreso:**
  - Apariencia alterada.
  - Dificultad respiratoria moderada o grave.
  - Hipoxemia (SatO$_2$ < 92 %).
  - Deshidratación o intolerancia oral.
  - Sospecha de germen virulento (*S. aureus*, *S. pyogenes*).
  - Complicaciones (neumonía necrosante, absceso). Si existe derrame pleural, véanse los criterios de ingreso en el capítulo 6.10 Derrame pleural.
  - Distocia social (incapacidad para cumplir tratamiento o asegurar la vigilancia).
  - Individualizar en pacientes con patología de base (patología neuromuscular, cardiopatía, displasia broncopulmonar, metabolopatía, inmunodeficiencia), en función de la gravedad de esta y la repercusión clínica de la neumonía.
  - Considerar en menores de 6 meses, en función de la repercusión clínica.
- **Oxigenoterapia:** en caso de dificultad respiratoria moderada-grave o hipoxemia. Considerar la oxigenoterapia de alto flujo (OAF) en caso de hipoxemia y dificultad respiratoria persistente a pesar de oxigenoterapia de bajo flujo.
- **Antibiótico:** iniciar tratamiento empírico según la edad, la historia, la exploración y las pruebas complementarias, en caso de haberlas realizado. El tratamiento puede ser ambulatorio en la mayoría de los casos. De modo general, se considera correcto un tratamiento de 7-10 días. Algunos patógenos como *S. aureus* requieren mayor duración.
  - Pacientes tratados de forma ambulatoria:
    - **Neumonía típica:** de elección amoxicilina (amoxicilina-clavulánico en el paciente no vacunado frente a *H. influenzae* b). La recomendación más habitual como tratamiento empírico es de 90 mg/kg/día en 2-3 dosis durante 7 días (máximo: 4 g/día). En áreas con baja tasa de *S. pneumoniae* con resistencia a la amoxicilina (incluida la resistencia intermedia), podría ser suficiente con una pauta de 45 mg/kg/día.
      - Alérgicos con hipersensibilidad no de tipo 1:
        - Cefuroxima: 15 mg/kg/12 h (máximo: 500 mg/12 h) durante 7 días.
        - Cefixima: 8 mg/kg/24 h (máximo: 400 mg/24 h) durante 7 días.

- Alérgicos con hipersensibilidad de tipo 1:
  - ◆ Clindamicina: 10 mg/kg/8 h (máximo: 650 mg/8 h) durante 7 días.
  - ◆ Azitromicina: el primer día 10 mg/kg/24 h (máximo: 500 mg), y posteriormente 5 mg/kg/24 h (máximo: 250 mg) hasta cumplir 5 días.
  - ◆ Claritromicina: 15 mg/kg/día en dos dosis (máximo: 500 mg/12 h) durante 7 días.
- **Neumonía atípica:**
  - Azitromicina: el primer día 10 mg/kg/24 h (máximo: 500 mg), y posteriormente 5 mg/kg/24 h (máximo: 250 mg) hasta cumplir 5 días.
  - Claritromicina: 15 mg/kg/día en dos dosis (máximo: 500 mg/12 h) durante 7 días.
- **Sospecha de neumonía por aspiración**: amoxicilina-clavulánico 80 mg/kg/día en tres dosis (máximo: 3 g de amoxicilina-375 mg de clavulánico/día).

– Pacientes con criterios de ingreso:
- De primera elección: ampicilina i.v. (50 mg/kg/6 h máximo: 3 g/6 h).
- Fallo respiratorio: ceftriaxona i.v. (50 mg/kg/12 h máximo: 2 g/12 h) + clindamicina i.v. (40 mg/kg/día en 3-4 dosis; máximo: 2.700 mg/día).
- Complicaciones (neumonía necrosante, absceso pulmonar): ceftriaxona i.v. (100 mg/kg/día en 2 dosis; máximo: 4 g/día) + clindamicina (30-40 mg/kg/día en 3-4 dosis; máximo: 2,7 g/día). Si existe derrame pleural, véase el capítulo 6.10 Derrame pleural.
- Pautas en pacientes de riesgo:
  - < 3 meses: ampicilina i.v. (50 mg/kg/6 h + cefotaxima i.v. (50 mg/kg/6 h.
  - 3-6 meses: amoxicilina-clavulánico i.v. (100 mg/kg/día i.v., en 3 dosis; máximo: 2 g/8 h).
  - Sospecha de neumonía por aspiración: amoxicilina-clavulánico i.v. (100 mg/kg/día, en 3 dosis; máximo: 2 g/8 h).
  - Inmunodeprimido: cefepima i.v. (50 mg/kg/8 h máximo: 2 g/8 h) + vancomicina i.v. (15 mg/kg/6 h máximo: 1 g/6 h).
  - Drepanocitosis: ceftriaxona i.v. (50 mg/kg/12 h máximo: 2 g/12 h) + azitromicina (10 mg/kg/24 h oral; máximo: 500 mg/24 h).
  - Alérgicos a betalactámicos:
    - ◆ Hipersensibilidad no de tipo 1: cefuroxima i.v. (150-200 mg/kg/día en 3 dosis; máximo: 1.500 mg/dosis).
    - ◆ Hipersensibilidad de tipo 1: vancomicina i.v. (15 mg/kg/6 h máximo: 1 g/6 h) + levofloxacino i.v. (< 5 años: 10 mg/kg/12 h, ≥ 5 años: 10 mg/kg/24 h, máximo: 500 mg).
    - ◆ En caso de sospecha clínica de sepsis: véase el capítulo 2.13 Sepsis.

- **Tratamiento antiviral:** asociar oseltamivir si la prueba rápida para la gripe da resultado positivo (v. capítulo 6.17 Gripe para indicaciones de la prueba y dosis de oseltamivir).

- **Tratamiento antitérmico:** véase capítulo 3.21 Fiebre sin focalidad en el lactante de 2-24 meses.
- **Analgesia:** favorece una función respiratoria adecuada y el mecanismo de la tos.
- **Tratamiento broncodilatador:** si hay broncoespasmo asociado.
- **Asegurar la hidratación:** ante una ingesta oral inadecuada, valorar sueroterapia i.v., con especial atención al posible SIADH asociado y/o a la aparición de alteraciones electrolíticas.

RECUERDE QUE...
- No está indicada la realización sistemática de analítica sanguínea y estudios microbiológicos. Estas pruebas deben reservarse para aquellos pacientes inestables o con criterios de ingreso hospitalario.
- El tratamiento de elección en la neumonía con criterios de ingreso es, en la mayoría de los casos, la ampicilina i.v., aunque deben conocerse los criterios para ampliar el espectro antibiótico.

BIBLIOGRAFÍA

Andrés-Martín A, Escribano Montaner A, Figuerola Mulet J, García García ML, Korta Murua J, Moreno-Pérez D, et al. Documento de consenso sobre la neumonía adquirida en la comunidad en los niños. SENP-SEPAR-SEIP. Arch Bronconeumol. 2020;56(11):725-41. Disponible en: https://doi.org/10.1016/j.arbres.2020.03.025

Barson WJ. Pneumonia in children: epidemiology, pathogenesis, and etiology. UpToDate. 2022. Disponible en: https://www.uptodate.com

Bradley JS, Byington CL, Shah SS, Iverson B, Carter ER, Harrison C, et al. The management of community-acquired pneumonia in infants and children older than 3 months of age: clinical practice guidelines by the Pediatric Infectious Diseases Society and the Infectious Diseases Society of America. Clin Infect Dis. 2011;53(7):e25-76. Disponible en: https://www.ncbi.nlm.nih.gov/pmc/articles/PMC7107838

Harris M, Clark J, Coote N (Community Acquired Pneumonia in Children Guideline Group). British Thoracic Society guidelines for the management of community acquired pneumonia in children: update 2011. Thorax. 2011;66 S2:ii1-ii23. Disponible en: https://thorax.bmj.com

Lodeserto FJ, Lettich TM, Rezaie SR. High-flow nasal cannula: mechanisms of action and adult and pediatric indications. Cureus. 2018;10(11):e3639.

Olarte L, Barson WJ, Barson RM, Romero JR, Bradley JS, Tan TQ, et al. Pneumococcal pneumonia requiring hospitalization in US children in the 13-valent pneumococcal conjugate-vaccine era. Clin Infect Dis. 2017;64(12):1699-704.

Shah SN, Bachur RG, Simel DL, Neuman, MI. Doesthis child have pneumonia? The Rational Clinical Examination Systematic Review. JAMA. 2017;318(5):462-71.

Stadler JAM, Andronikou S, Zar HJ. Lung ultrasound for the diagnosis of community-acquired pneumonia in children. Pediatr Radiol. 2017;47(11):1412-9.

Úbeda Sansano I, Croche Santander B, Hernández Merino A. Neumonía. Guía-ABE. Infecciones en pediatría. Guía rápida para la selección del tratamiento antimicrobiano empírico.

Zar HJ, Andronikou S, Nicol MP. Advances in the diagnosis of pneumonia in children. BMJ. 2017;358:j2739.

Otitis media aguda

6.32

J. del Arco Rodríguez y S. García González

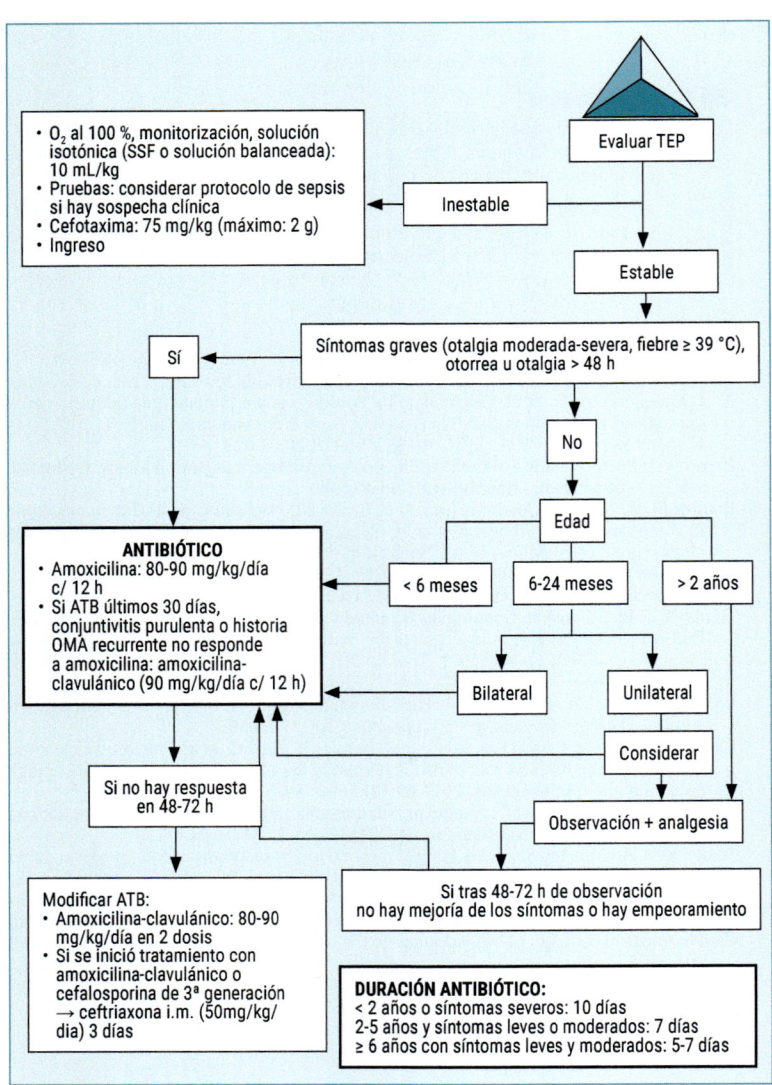

OBJETIVOS
- Identificar a los pacientes que deben recibir tratamiento antibiótico.
- Conocer las complicaciones derivadas de la otitis media aguda.

CONCEPTOS IMPORTANTES

- **Otitis media aguda (OMA):** abombamiento de la membrana timpánica, asociado a signos de inflamación aguda (hiperemia timpánica, fiebre, otalgia), y/o secreción en el oído medio y/u otorrea que no se deba a otitis externa. La mayoría son secundarias a infecciones respiratorias altas víricas. Los patógenos bacterianos más frecuentes son:
  - *Haemophilus influenzae* no tipable: con mayor frecuencia provoca OMA bilateral e inflamación grave del tímpano. Puede asociar conjuntivitis (síndrome OMA-conjuntivitis).
  - *Streptococcus pneumoniae*: causante de OMA más graves.
  - *Moraxella catarrhalis*: el 100 % de sus cepas son productoras de betalactamasas, pero sensibles a amoxicilina-clavulánico. Alta tasa de resolución espontánea.
  - *Streptococcus pyogenes*: más frecuente en niños mayores que presentan OMA con alto grado de inflamación y rotura timpánica.
- **Factores de riesgo de OMA:** edad (pico máximo a los 6-24 meses; después, la incidencia desciende para aumentar de nuevo con el inicio de la escolarización a los 5-6 años), antecedente familiar o personal de OMA previas, infección respiratoria reciente, hospitalización reciente, lactancia artificial desde el nacimiento, uso de chupete, asistencia a guardería, inmunodeficiencias, meses de otoño-invierno, exposición a tabaco y contaminación.
- **OMA recurrente:** ≥ 3 episodios de OMA en los últimos 6 meses o ≥ 4 episodios en los últimos 12 meses con, al menos, un episodio en los últimos 6 meses.
- **Otitis media serosa (OMS):** presencia de líquido en el oído medio sin signos ni síntomas de infección/inflamación aguda. No requiere tratamiento antibiótico.
- **Otitis externa:** infección aguda superficial de la piel del conducto auditivo externo (CAE), que causa una reacción inflamatoria con edema de piel y secreción seropurulenta en este. Es más frecuente en niños mayores y adultos jóvenes, y se ve favorecida por la humedad en el CAE (época de baños, piscinas), traumatismos, patologías dermatológicas y dispositivos que ocluyen el CAE (auriculares, audífonos). El patógeno más habitual es *P. aeruginosa,* seguida de *S. epidermidis*, *S. aureus* y bacterias gramnegativas. Hasta en un 25 % de los casos, están implicados patógenos anaerobios del género *Bacteroides* y peptoestreptococo, y hasta en un 10 %, hongos (*Candida, Aspergillus*).
  - Cuadro clínico: inicio agudo (< 48 h) con otalgia, prurito y sensación de taponamiento, con o sin dolor, que aumenta con la masticación.
  - Exploración física: signos de inflamación aguda del CAE; edema y eritema, así como dolor con la palpación y la movilización del trago (signo del trago +), con o sin secreción seropurulenta. La otoscopia puede ser muy dolorosa.

– Complicaciones: celulitis periauricular, otitis externa necrosante (en inmunodeprimidos o diabéticos).

ESTIMACIÓN DE LA GRAVEDAD

- **OMA grave:** OMA con otalgia moderada-grave, otorrea, otalgia > 48 h y/o fiebre ≥ 39 °C.
- **Complicaciones:**
  – Intratemporales: mastoiditis, petrositis, laberintitis, parálisis facial, perforación timpánica, pérdida de audición, trastornos del equilibrio.
  – Intracraneales: meningitis, absceso epidural o cerebral, trombosis del seno cavernoso, empiema subdural, trombosis de la arteria carótida.
- **Mastoiditis:** acumulación de material purulento en las celdas mastoideas. Mayor incidencia en menores de 2 años, y es un factor de riesgo la OMA recurrente. Los patógenos más frecuentes son: *S. pneumoniae, S. pyogenes, H. influenzae* no tipificable y *S. aureus*. El diagnóstico es clínico:
  – Fiebre y empeoramiento del estado general.
  – Otalgia.
  – Tumefacción con eritema retroauricular (fluctuación, si hay absceso) con dolor con la palpación regional.
  – Despegamiento del pabellón auricular con antepulsión de este.
- **A recoger en la anamnesis:** Edad, estado vacunal, alergias, OMA recurrentes, hospitalización y antibioterapia reciente, inmunodeficiencia, presencia y tiempo de evolución de la fiebre, y grado de temperatura, presencia de otalgia e intensidad de esta, otorrea, síntomas acompañantes (llanto intenso, agarrar o frotar los oídos, cambios en el sueño, hipoacusia), tratamiento recibido, mejoría con antiinflamatorios.
- **A recoger en la exploración general:** triángulo de evaluación pediátrica (TEP), temperatura, exploración por aparatos y otoscopia directa, presencia/ausencia de signos de mastoiditis u otras complicaciones.

PRUEBAS COMPLEMENTARIAS

No deben practicarse de forma sistemática.

- Hemograma, bioquímica, proteína C-reactiva (PCR), hemocultivo: en caso de sospecha de mastoiditis u otra complicación infecciosa.
- Cultivo de secreción ótica: valorar si no respuesta al tratamiento antibiótico inicial, OMA u otitis externa recurrente, mastoiditis, infección posquirúrgica, inmunodeprimidos y neonatos.
- **Tomografía computarizaca (TC) craneal:** las pruebas de imagen no son siempre necesarias para el diagnóstico de la mastoiditis aguda en niños con clínica compatible. Indicaciones:
  – Sospecha de complicación extracraneal: masa retroauricular, tumoración en el cuello, déficit de pares craneales, dolor orbitario, acúfenos (*tinnitus*), vértigo, nistagmo.
  – Sospecha de complicaciones intracraneales: signos meníngeos, déficit de pares craneales, focalidad neurológica, alteración del nivel de consciencia.

- Mal estado general.
- OMA o mastoiditis que no responden a antibióticos, y en las que se sospeche alguna complicación.
- Casos poco claros, para confirmación diagnóstica o determinación de la extensión.
- Sospecha de otitis externa necrosante.

TRATAMIENTOS

- **Tratamiento analgésico/antitérmico:**
  - Otalgia leve-moderada: ibuprofeno (10 mg/kg/dosis, máximo: 2,4 g/día), paracetamol (15 mg/kg/dosis, máximo: 4 g/día). Los agentes tópicos (benzocaína, procaína, lidocaína) ofrecen un breve beneficio adicional sobre el paracetamol en niños > 5 años, aunque no suelen estar recomendados.
  - Otalgia moderada-intensa: metamizol, naproxeno, diclofenaco.
    A diferencia de los antibióticos, los analgésicos alivian el dolor en las primeras 24 h, y deben usarse independientemente de que reciban o no antibiótico, y mantenerse mientras sea necesario.
    Indicaciones de conducta expectante (analgesia + seguimiento evolutivo en 48-72 h):
    - Considerar en OMA no grave unilateral y sin otorrea en pacientes de 6-24 meses.
    - En OMA no grave y sin otorrea en > 2 años.
- **Tratamiento antibiótico:**
  - Indicaciones:
    - OMA grave.
    - OMA en < 6 meses.
    - OMA bilateral en pacientes de 6 a 24 meses. Considerar en OMA unilateral entre 6 y 24 meses.
    - Sin mejoría sintomática o con empeoramiento clínico tras 48-72 h de tratamiento sintomático.
    - Pacientes inmunodeprimidos.
    - Aspecto séptico.
    - Pacientes con malformaciones craneofaciales.
  - Primera elección:
    - **Amoxicilina (80-90 mg/kg/día** cada 12 h; máximo: 6 g/día).
      - En zonas con resistencias de *S. pneumoniae* a la penicilina < 10 %, se recomiendan dosis bajas (30-60 mg/kg/día). En < 2 años, OMA grave, recurrente o perforación timpánica: 10 días.
      - 2-5 años y síntomas leves o moderados: 7 días.
      - ≥ 6 años y síntomas leves o moderados: 5-7 días.
  - Alternativas:
    - **Amoxicilina-clavulánico (80-90 mg/kg/día** cada 12 h); máximo: 3 g/día): si ha recibido antibiótico en los últimos 30 días, presenta conjuntivitis purulenta concurrente, refiere historia de OMA recurrente que no responde a amoxicilina o si, tras 48-72 h de tratamiento con amoxicilina, no hay respuesta. Misma duración que para la amoxicilina.

- **Ceftriaxona intramuscular (i.m.) (50 mg/kg/día** cada 24 h durante 3 días; máximo 1 g/día) si no hay respuesta a amoxicilina-clavulánico o cefalosporinas de tercera generación, vómitos que impiden la toma de antibiótico oral o mala tolerancia oral.
- **Alérgico a penicilinas:**
  - Si no ha presentado anafilaxia ni reacción grave o inmediata (en < 2 h) tras la administración de penicilinas, podría emplearse ceftriaxona i.m. (v. dosis anteriormente) durante 3 días, o cefuroxima oral (30 mg/kg/día cada 12 h; máximo: 1 g/día), con una duración total similar al tratamiento con amoxicilina. Mayor riesgo de reactividad cruzada con cefalosporinas de primera generación.
  - Si ha presentado anafilaxia, reacción alérgica grave o inmediata: macrólidos. Claritromicina de primera elección (15 mg/kg/día durante 10 días; cada 12 h; máximo: 1 g/día); azitromicina: 10 mg/kg/día en dosis única (máximo: 500 mg/día) el primer día, y 5 mg/kg/día cada 24 h (máximo: 250 mg/día) durante 4 días más; eritromicina: 40 mg/kg/día (cada 6 h; máximo: 4 g/día). Otros: clindamicina (30 mg/kg/día cada 8 h; máximo: 1,8 g/día).
- **Mastoiditis** (tratamiento intravenoso [i.v.], requiere ingreso):
  - Cefalosporinas de tercera generación: cefotaxima (100-150 mg/kg/día cada 8 h; máximo: 2 g/dosis) o ceftriaxona (50 mg/kg/día cada 24 h; máximo: 2 g/dosis). Valorar la asociación de clindamicina i.v. (40 mg/kg/día máximo: 2,7 g/día) cada 8 h, por el riesgo de anaerobios.
  - Alternativas: amoxicilina-clavulánico (100 mg/kg/día cada 6-8 h; máximo: 2 g/dosis).
  - En caso de sospecha de *S. aureus* resistente a la meticilina (SARM): vancomicina i.v. (60 mg/kg/día divididos en cuatro dosis; máximo: 4 g/día).
  - Valorar, además, el drenaje del oído medio o la mastoidectomía.
- **Miringotomía:** considerar en:
  - Casos refractarios, para diagnóstico bacteriológico y antibiograma.
  - OMA complicada (parálisis facial, laberintitis, mastoiditis).
  - Niños con aspecto tóxico o dolor intenso.
  - OMA en recién nacidos.
  - Niños con disfunción inmunitaria.
  - OMA recurrente.
- **Tratamiento de la otitis externa:**
  - **Limpieza del CAE:** con cuidado si se sospecha perforación timpánica. Evitar la entrada de agua.
  - **Tratamiento analgésico.**
  - **Tratamiento tópico:**
    - **Fluoroquinolonas tópicas**: de elección. Ciprofloxacino en monodosis cada 12 h o 4 gotas cada 6-8 h, asociando o no corticoides como la hidrocortisona o la fluocinolona (alivio más precoz de la clínica) durante 7 días. Mejoría generalmente en las primeras 48-72 h. No existe riesgo de ototoxicidad incluso si hay perforación timpánica.

- **Neomicina y/o polimixina B más hidrocortisona**: alternativa más barata, aplicación cada 6 h. Riesgo de ototoxicidad si existe perforación timpánica.
- Otomicosis: **clotrimazol al 1 %**, una aplicación cada 12 h durante 10-14 días.
- **Agentes tópicos y acidificantes:** preparados de ácido acético e hidrocortisona, que son útiles en casos leves.
- Es importante mantener el oído **ventilado pero seco**.
  - **Tratamiento antibiótico oral:** está indicado en infección extensa más allá del CAE, celulitis periauricular, gran edema del CAE que impida el tratamiento tópico (asociando corticoide oral) e inmunodeprimidos. Ciprofloxacino oral: 20-30 mg/kg/día cada 12 h durante 7-10 días (máximo: 1,5 g/día). Valoración por otorrinolaringología.
  - **Tratamiento antibiótico i.v.:** en la otitis externa necrosante, la celulitis grave o la ausencia de respuesta a tratamiento con antibiótico tópico y oral. Ciprofloxacino i.v.: 20-30 mg/kg/día cada 12 h durante 10-14 días (máximo: 800 mg/día i.v.). Continuar con vía oral hasta completar 6-8 semanas. Otras alternativas: levofloxacino, ceftazidima o cefepima.

RECUERDE QUE...

- La OMA es la infección bacteriana más frecuente en los niños y la primera causa de antibioterapia en la infancia.
- Desde la introducción de la vacuna antineumocócica VCN7v y VCN13v, ha disminuido la frecuencia de otitis y se han producido cambios en el espectro etiológico.
- La amoxicilina en dosis elevadas es el tratamiento antibiótico de elección.
- La duración del tratamiento antibiótico depende de la edad del niño y de los síntomas.

BIBLIOGRAFÍA

American Academy of Pediatrics Subcommittee on Diagnosis and Management of Acute Otitis Media. The diagnosis and management of acute otitis media. AAP. Clinical practice guideline. Pediatrics. 2013;131(3)e964-99.

European Centre for Disease Prevention and Control & World Health Organization. Regional Office for Europe. (2022). Antimicrobial resistance surveillance in Europe 2022-2020 data. World Health Organization. Regional Office for Europe.

Goguen LA. External otitis: pathogenesis, clinical features, and diagnosis. UpToDate. 2023. Disponible en: https://www.uptodate.com

Goguen LA, Durand ML. External otitis: treatment. UpToDate. 2023. Disponible en: https://www.uptodate.com

Kaplan SL, Center KJ, Barson WJ. Multicenter surveillance of Streptococcus pneumoniae isolates from middle ear and mastoid cultures in the 13-valent pneumococcal conjugate vaccine era. Clin Infect Dis. 2015;60(9):1339-45.

Marchisio P, Galli L, Bortone B, Ciarcià M, Motisi MA, Novelli A, et al. Updated guidelines for the management of acute otitis media in children by the Italian society of pediatrics: treatment. Pediatr Infect Dis J. 2019;38(12 Suppl):S10-21.

Mintegi S, Benito J, Hernández A. Antibiotic treatment vs. watchful waiting in non severe acute otitis media: a retrospective study from an emergency department. Ital J Pediatr. 2007;33(1):17-21.

Pelton SI, Tähtinen P. Acute otitis media in children: treatment. UpToDate. 2024. Disponible en: https://www.uptodate.com

Wald ER. Acute mastoiditis in children: clinical features and diagnosis. UpToDate. 2023. Disponible en: https://www.uptodate.com

Wald ER. Acute mastoiditis in children: treatment and prevention. UpToDate. 2023. Disponible en: https://www.uptodate.com

Parálisis facial

6.33

N. Morillas Martínez y M. González Balenciaga

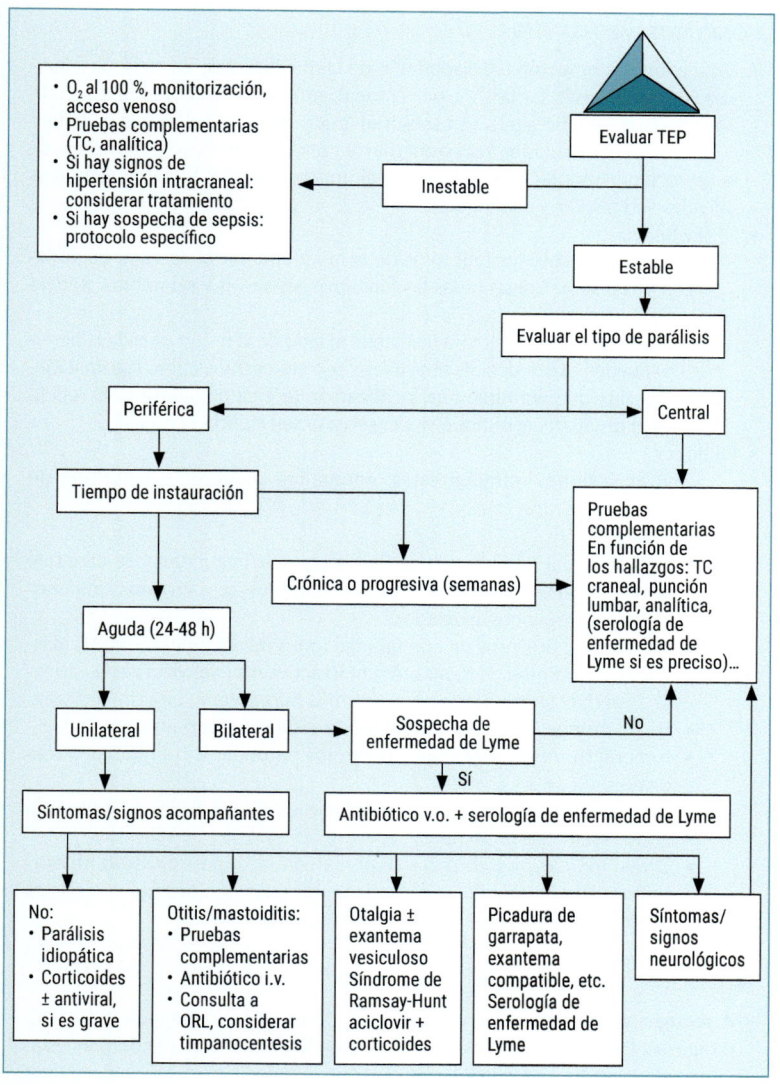

• O₂ al 100 %, monitorización, acceso venoso
• Pruebas complementarias (TC, analítica)
• Si hay signos de hipertensión intracraneal: considerar tratamiento
• Si hay sospecha de sepsis: protocolo específico

Evaluar TEP

Inestable

Estable

Evaluar el tipo de parálisis

Periférica

Central

Tiempo de instauración

Crónica o progresiva (semanas)

Pruebas complementarias En función de los hallazgos: TC craneal, punción lumbar, analítica, (serología de enfermedad de Lyme si es preciso)…

Aguda (24-48 h)

Unilateral

Bilateral

Sospecha de enfermedad de Lyme

No

Sí

Síntomas/signos acompañantes

Antibiótico v.o. + serología de enfermedad de Lyme

No:
• Parálisis idiopática
• Corticoides ± antiviral, si es grave

Otitis/mastoiditis:
• Pruebas complementarias
• Antibiótico i.v.
• Consulta a ORL, considerar timpanocentesis

Otalgia ± exantema vesiculoso Síndrome de Ramsay-Hunt aciclovir + corticoides

Picadura de garrapata, exantema compatible, etc. Serología de enfermedad de Lyme

Síntomas/signos neurológicos

> **OBJETIVOS**
> - Facilitar una correcta aproximación diagnóstica y terapéutica al niño con parálisis facial.
> - Identificar a los pacientes que pueden tener una etiología subyacente grave.

CONCEPTOS IMPORTANTES

- Definición: disminución o desaparición de la movilidad de los músculos inervados por el nervio facial (VII par craneal; músculos de la mímica facial), acompañada o no de alteración sensorial (gusto de los ⅔ anteriores de la lengua, sensibilidad cutánea retroauricular y conducto auditivo externo), o de la secreción glandular (glándula lagrimal, mucosa nasal y bucal, y glándulas salivales submaxilar y sublingual).
- Se divide en:
  - Central: se afectan los músculos de la mitad inferior de la cara, contralateral a la lesión. Conservadas las funciones sensitivas y secretoras. Reflejo corneal presente.
  - Periférica: afectación motora ipsilateral al lado de la lesión de toda la hemicara. Pueden existir déficits sensitivos y secretores (salivación, lagrimación, algiacusia), que permiten una localización teórica de la lesión. El reflejo corneal desaparece, aunque se conserva la sensibilidad corneal.
- Etiología:
  - Central: lesiones intracraneales, anomalías congénitas (síndrome de Möbius).
  - Periférica:
    - Parálisis facial idiopática o de Bell: es la más frecuente, y se cree que se debe al virus del herpes 1. Es de inicio brusco, y sin otros síntomas/signos neurológicos asociados.
    - Infecciones: procesos de contigüidad (otitis media aguda [OMA], mastoiditis), síndrome de Ramsay-Hunt (reactivación del virus de la varicela-zóster), enfermedad de Lyme (*Borrelia burgdorferi*), otras infecciones.
    - Traumatismos: fortuitos, secundarios a cirugía o parto instrumental.
    - Tumoral: tumores regionales, como los parotídeos, o linfomas o leucemias.
    - Enfermedades neurológicas: síndrome de Guillain-Barré, miastenia grave, esclerosis múltiple.
    - Otras: tóxicas, metabólicas (hipercalcemia, hipotiroidismo/hipertiroidismo), enfermedades sistémicas (hipertensión arterial o diabetes *mellitus*), síndrome de Melkersson-Rosenthal.

ESTIMACIÓN DE LA GRAVEDAD

- **A recoger en la anamnesis:** edad, tiempo de instauración (aguda [24-48 h], progresiva [semanas] o recurrente), afectación unilateral o bilateral. Manifestaciones clínicas asociadas: fiebre, síntomas óticos (dolor, algiacusia o hiperacusia/

hipoacusia), síntomas oculares (xeroftalmía, epífora), disgeusia e hiposialia. Otra clínica neurológica asociada. Antecedentes personales de intervenciones quirúrgicas regionales, problemas neurológicos y/o otorrinolaringológicos (ORL), contacto con animales o picaduras de garrapata, factores de riesgo de infección por el virus de la inmunodeficiencia humana (VIH). Antecedentes familiares.

- **A registrar en la exploración general:**
  - Triángulo de evaluación pediátrica (TEP), constantes vitales (presión arterial en todos los casos). Exploración por aparatos (especial atención a la parótida, la otoscopia y la afectación ocular). Buscar la presencia de exantema vesicular en el pabellón auricular/conducto auditivo externo, enantema, eritema crónico migratorio, picaduras de garrapata, adenopatías cervicales.
  - Exploración facial en reposo y en movimiento. Según los hallazgos, se realiza la clasificación clínica de House-Brackmann (**Tabla 6.33-1**), con implicaciones pronósticas.
  - Exploración neurológica, incluido fondo de ojo. Si existe una parálisis del VI par asociada, se pensará en hipertensión intracraneal o en una lesión en el tronco encefálico.

Tabla 6.33-1. Clasificación de House-Brackmann

Grado de disfunción	Descripción
I. Normal	Función facial normal
II. Leve	En reposo: simetría y tono normal En movimiento: • Ligera asimetría de la comisura bucal • Frente normal con buen cierre palpebral
III. Moderada	En reposo: clara diferencia entre ambos lados de la cara sin desfigurarla En movimiento: • Déficit de la musculatura frontal • Ligera debilidad de la comisura bucal • Cierre palpebral en posición de máximo esfuerzo
IV. Moderada-grave	En reposo: igual que en el grado III En movimiento: • No mueve la frente • No hay cierre palpebral completo • Asimetría de la comisura bucal en posición de máximo esfuerzo
V. Grave	En reposo: asimetría, con caída de la comisura bucal y disminución o ausencia de pliegue nasolabial En movimiento: • Solo ligera actividad motora perceptible • Ausencia de respuesta en la región frontal, con cierre palpebral incompleto • Ligero movimiento de la comisura bucal en posición de máximo esfuerzo
VI. Parálisis total	Pérdida completa del tono muscular facial con movimientos inexistentes

PRUEBAS COMPLEMENTARIAS

En general no serán necesarias. Las pruebas más útiles según la etiología que se sospeche serán:

- **Pruebas de imagen:** tomografía computarizada (TC) incluyendo cerebro, cerebelo, oído interno, canal facial y región parotídea. Valorar en: otitis media, mastoiditis, traumatismo, sospecha de neoplasia, progresión superior a 3 semanas, signos clínicos atípicos (síntomas de hipertensión intracraneal, otra focalidad neurológica, bilateral).
- **Hematimetría y reactantes de fase aguda:** si existen complicaciones supuradas, o si se sospecha una etiología neoplásica (leucemia, linfoma).
- **Serología de Lyme:** en caso de antecedente de picadura de garrapata, en niños pequeños en zonas endémicas y en niños mayores en zonas endémicas durante los meses de verano, cefalea, fiebre sin foco, exantema característico y en casos de afectación bilateral.
- **Serología del VIH y la mononucleosis:** en casos atípicos.
- **Punción lumbar:** si hay signos meníngeos positivos (previa prueba de imagen), cefalea intensa o sospecha de síndrome de Guillain-Barré.

TRATAMIENTOS

- **Medidas generales:** lágrimas artificiales durante el día; durante la noche, ungüento (vaselina tópica oftálmica) y oclusión del ojo afectado.
- **Prednisona oral:** iniciar en las primeras 72 h en la parálisis facial idiopática y el síndrome de Ramsay Hunt.
  - Dosis: 2 mg/kg/día (máximo: 60 mg/día) durante 5 días, seguido de pauta descendente durante 5 días (1 mg/kg/día durante 3 días y 0,5 mg/kg/día durante 2 días). En algunos estudios se muestra la eficacia de la posología alternativa con 1 mg/kg/día (máximo: 60 mg/día) sin pauta descendente.
- **Aciclovir:** si hay sospecha de herpes zóster activo (dolor intenso asociado o lesiones herpéticas activas) o en caso de parálisis facial idiopática grave (House-Brackmann ≥ IV), combinado con corticosteroide.
  - Dosis: 80 mg/kg/día (máximo: 800 mg/dosis), cada 6 h, por vía oral durante 7 días.
  - Considerar el valaciclovir en > 12 años: 20 mg/kg (máximo: 1.000 mg/dosis), cada 8 h durante 7 días.
- **Antibioterapia:** está indicada en la parálisis facial secundaria a:
  - OMA:
    - Amoxicilina-clavulánico por vía intravenosa (i.v.): 100 mg/kg/día (máximo: 6 g/día) en tres dosis, o
    - Ceftriaxona i.v.: 100 mg/kg/día (máximo: 4 g/día) en dos dosis.
  - Enfermedad de Lyme (si la sospecha es alta o la enfermedad está confirmada): doxiciclina: 2 mg/kg (máximo: 100 mg/dosis) cada 12 h durante 14-21 días (uso fuera de ficha técnica en menores de 8 años, en los que se puede usar como alternativa amoxicilina: 50 mg/kg/día en tres dosis; máximo: 500 mg/dosis; durante 14 días).

- **Quirúrgico:** la parálisis facial secundaria a OMA es una emergencia médico-quirúrgica. Está indicado realizar una miringotomía, con o sin colocación de drenajes, además de tratamiento antibiótico por vía parenteral.
- **Criterios de derivación al especialista:**
  - Oftalmología: afectación de la oculomotricidad asociada, afectación corneal evidente o sospecha de queratitis.
  - Otorrinolaringología: en caso de patología ótica u otoscopia dudosa.
  - Neuropediatría: en general, la derivación de estos pacientes será en función de su evolución, y se realizará desde atención primaria, salvo las parálisis totales (grados V y VI de House-Brackmann), que se derivarán desde urgencias.
- **Criterios de ingreso hospitalario:**
  - Clínica de hipertensión intracraneal.
  - Afectación de otros pares craneales u otra focalidad neurológica acompañante.
  - Necesidad de tratamiento quirúrgico urgente.
  - Complicaciones en el curso de una OMA.

 RECUERDE QUE...
- Habitualmente, no es necesario hacer pruebas a un niño con una parálisis facial periférica.
- La parálisis facial secundaria a una OMA requiere miringotomía urgente.

BIBLIOGRAFÍA

Arican P, Olgac Dundar N, Gencpinar P, Cavusoglu D. Efficacy low-dose corticosteroid therapy versus high-dose corticosteroid therapy in Bell´s palsy in children. J Child Neurol 2017;32(1):72-5.

Bilge S, Mert GG, ÖzlemHergüner M, Incecik F, Sürmelioglu Ö, Bilen S, et al. Peripheral facial nerve palsy in children: clinical manifestations, treatment and prognosis. Egypt J Neurol Psychiatry Neurosurg. 2022;58:152.

Gronseth GS, Paduga R. Evidence-based guideline update: steroids and antivirals for Bell palsy. Report of the Guideline Development Subcommittee of the American Academy of Neurolog. Neurology. 2012;79(22):2209-13.

Wohrer D, Moulding T, Titomanlio L, Lenglart L. Acute facial nerve palsy in children: gold standard management. Children. 2022;9(2):273.

Zaidman C. Facial nerve palsy in children. UpToDate . 2023. Disponible en: https://www.uptodate.com

Pericarditis

6.34

A. Fernández Landaluce

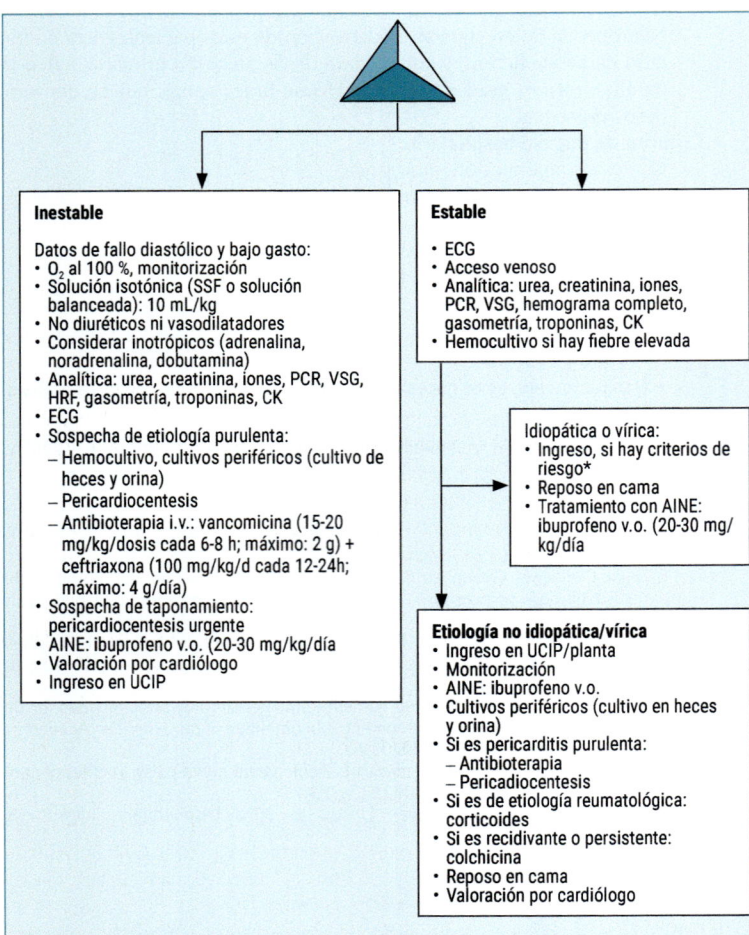

Inestable

Datos de fallo diastólico y bajo gasto:
- O_2 al 100 %, monitorización
- Solución isotónica (SSF o solución balanceada): 10 mL/kg
- No diuréticos ni vasodilatadores
- Considerar inotrópicos (adrenalina, noradrenalina, dobutamina)
- Analítica: urea, creatinina, iones, PCR, VSG, HRF, gasometría, troponinas, CK
- ECG
- Sospecha de etiología purulenta:
  – Hemocultivo, cultivos periféricos (cultivo de heces y orina)
  – Pericardiocentesis
  – Antibioterapia i.v.: vancomicina (15-20 mg/kg/dosis cada 6-8 h; máximo: 2 g) + ceftriaxona (100 mg/kg/d cada 12-24h; máximo: 4 g/día)
- Sospecha de taponamiento: pericardiocentesis urgente
- AINE: ibuprofeno v.o. (20-30 mg/kg/día
- Valoración por cardiólogo
- Ingreso en UCIP

Estable
- ECG
- Acceso venoso
- Analítica: urea, creatinina, iones, PCR, VSG, hemograma completo, gasometría, troponinas, CK
- Hemocultivo si hay fiebre elevada

Idiopática o vírica:
- Ingreso, si hay criterios de riesgo*
- Reposo en cama
- Tratamiento con AINE: ibuprofeno v.o. (20-30 mg/kg/día)

Etiología no idiopática/vírica
- Ingreso en UCIP/planta
- Monitorización
- AINE: ibuprofeno v.o.
- Cultivos periféricos (cultivo en heces y orina)
- Si es pericarditis purulenta:
  – Antibioterapia
  – Pericadiocentesis
- Si es de etiología reumatológica: corticoides
- Si es recidivante o persistente: colchicina
- Reposo en cama
- Valoración por cardiólogo

*Criterios de hospitalización del paciente estable: sospecha de causa no idiopática, derrame pericárdico abundante > 20 mm en ecocardiografía, fiebre, aparición subaguda de síntomas, enfermedad neoplásica, renal o sistémica subyacente, inmunodeprimido, terapia anticoagulante, sin repuesta a tratamiento con AINE en 7 días, elevación de enzimas cardíacas (miopericarditis)

OBJETIVOS
- Identificar el cuadro clínico de la pericarditis.
- Reconocer precozmente el taponamiento cardíaco.
- Conocer el manejo urgente de las situaciones de riesgo vital (taponamiento y pericarditis purulenta).

CONCEPTOS IMPORTANTES

- **Pericarditis:** reacción inflamatoria del pericardio. Puede aumentar la producción de líquido en el espacio pericárdico (cantidad normal: 10-50 mL de ultrafiltrado del plasma). La rapidez del aumento de líquido y la etiología marcan la clínica. La mayoría de los datos de esta entidad proceden de estudios realizados en adultos.
- **Etiología:**
  - Idiopática (se presuponen víricas o posvíricas inmunomediadas).
  - Infecciosa demostrada:
    - Virus (virus Coxsackie, virus ECHO, virus de la gripe, virus de Epstein-Barr [VEB]).
    - Tuberculosis (TBC): hasta el 70 % en los países donde la TBC es prevalente.
    - Otras: *S. aureus, H. influenzae* tipo b, *N. meningitidis, S. pneumoniae,* hongos, parásitos, *Rickettsia.* Menos del 1 % en países desarrollados y más frecuente en pacientes con factores de riesgo (hemodiálisis, inmunodepresión, cirugía torácica, traumatismo).
  - Síndrome pospericardiotomía.
  - Neoplásica: el taponamiento es frecuente, y los derrames recurrentes constituyen un problema terapéutico.
  - Pericarditis urémica.
- **Pericarditis vírica o idiopática** (40-80 %): es la forma más frecuente en Europa y Norteamérica. Habitualmente, el triángulo de evaluación pediátrica (TEP) es estable. Puede ir precedida de una infección respiratoria de vías altas reciente. La evolución clínica es leve, con resolución espontánea en 2-3 semanas en la mayoría de los casos.
- **Pericarditis bacteriana o purulenta** (< 1 % en países desarrollados): TEP inestable. Paciente con fiebre y aspecto séptico. El 78 % tienen patología predisponente: cirugía torácica reciente, enfermedad renal crónica, neoplasia. Los agentes etiológicos más frecuentes son: microorganismos gramnegativos (especialmente *S. aureus*). El manejo debe ser agresivo, incluyendo pericardiocentesis, porque sin tratamiento puede derivar de manera fulminante a un taponamiento cardíaco y muerte. A pesar de tratamiento correcto, la mortalidad es del 20-40 %.
- **Taponamiento cardíaco:** situación clínica grave, mortal si no se trata. El derrame pericárdico aumenta la presión intrapericárdica hasta igualar la presión de las cavidades derechas, que se colapsan, impidiendo el llenado diastólico, con el consiguiente bajo gasto cardíaco. Precisa descompresión urgente mediante pericardiocentesis o drenaje pericárdico.

ESTIMACIÓN DE LA GRAVEDAD

- **A recoger en la anamnesis:**
  - Antecedentes personales:
    - Cardiológicos: cirugía reciente.
    - Edad: pericarditis bacteriana más frecuente en menores de 2 años.
    - Estado vacunal (vacunación antineumocócica).
    - Infección respiratoria de vías altas reciente.
    - Fármacos, enfermedad renal o neoplásica.
  - Síntomas:
    - Fiebre: tiempo de evolución, grado de temperatura. No siempre está presente.
    - Síntomas acompañantes:
      - El más característico y frecuente (> 95 %) es el dolor torácico: precordial, punzante, pleurítico. Los datos más típicos (para diferenciar de otras etiologías) son la irradiación al hombro izquierdo, y la mejoría al sentarse o en decúbito prono. Puede también irradiar a epigastrio y espalda. Es menos evidente en los niños, y puede manifestarse por molestia e intranquilidad.
      - Tos, disnea.
      - Dolor abdominal y vómitos.
- **A registrar en la exploración general:**
  - TEP, monitorización (frecuencia cardíaca [FC] y saturación de oxígeno [SatO$_2$] continuas, frecuencia respiratoria [FR], presión arterial [PA], temperatura), exploración cardiovascular y por aparatos.
  - Auscultación: roce pericárdico (ausente si hay derrame importante), que es evanescente y cambiante con la postura (es importante auscultar en repetidas ocasiones), tonos cardíacos disminuidos, taquicardia, taquipnea.
  - Sugestivos de taponamiento cardíaco: irritabilidad, pulso paradójico (disminución de > 10 mmHg de presión sistólica en inspiración), limitación del retorno venoso (presión venosa elevada, plétora yugular, hepatomegalia, edemas), signos de bajo gasto cardíaco (presión sistólica baja, frialdad acra, palidez, relleno capilar > 2 s, pulsos periféricos pequeños), colapso hemodinámico.

PRUEBAS COMPLEMENTARIAS

- El diagnóstico clínico de pericarditis se realiza con la presencia de dos de los siguientes criterios:
  - Dolor torácico.
  - Roce pericárdico.
  - Cambios típicos en el electrocardiograma (ECG).
  - Derrame pericárdico.
- **ECG:** suele estar alterado, pero sin arritmias (su presencia indica afectación miocárdica y son, generalmente, sinusales).
  - Fases típicas:

- Estadio I (horas-días): elevación cóncava del segmento ST y onda T positiva. Depresión del intervalo PR (muy específico). Se recomienda usar el intervalo TP como referencia para las desviaciones de ST y PR.
- Estadio II (primera semana): normalización de ST y PR.
- Estadio III: onda T negativa.
- Estadio IV: registro normal.
  - Datos a tener en cuenta:
    - Si existe derrame pericárdico importante: complejos QRS de bajo voltaje.
    - Hasta en el 40 % de los pacientes el ECG puede ser normal (especialmente en pericarditis urémica), y las alteraciones pueden ser atípicas en forma o secuencia.
    - Diagnóstico diferencial de fase I con repolarización precoz (elevación de ST presente hasta en el 20 % de población joven sana):
      - Pericarditis: elevación generalizada de ST, asociada a depresión del PR; relación elevación ST/amplitud onda T en $V_6 > 24$ %.
      - Repolarización precoz: segmento ST elevado solo en derivaciones precordiales; nunca asocia cambios en PR; relación ST/T en V_6 < 25 %.
- **Radiografía de tórax:** con frecuencia es normal. Se observa cardiomegalia si existen derrames grandes.
- **Pruebas de laboratorio:** para filiar la etiología y graduar la repercusión general.
  - Hemograma completo y reactantes de fase aguda: proteína C-reactiva (PCR), velocidad de sedimentción globular (VSG).
  - Función renal, hepática, proteinograma e iones, lactato-deshidrogenasa (LDH) y gasometría.
  - Marcadores de daño cardíaco: troponinas, fracción MB de creatina-cinasa (CK-MB) (indica afectación miocárdica).
  - Si se sospecha una etiología infecciosa: valorar hemocultivo (intentar su extracción antes de iniciar antibioterapia), cultivos periféricos, reacción en cadena de la polimerasa para virus, serologías.
  - Otras pruebas según la sospecha: individualizar (colagenopatías, endocrinometabolopatías, etc.).
  - En caso de extracción de líquido pericárdico: estudio citológico e histológico, estudio bioquímico, cultivo para virus, bacterias, hongos y micobacterias, densidad, LDH, adenosina-desaminasa (ADA), tinción de Ziehl-Neelsen, tinción de Gram.
- **Ecocardiografía:** realizar siempre. Puede ser normal si no hay derrame. Es la técnica de elección para el diagnóstico, la cuantificación y el seguimiento del derrame, y también para valorar la funcionalidad cardíaca (colapso diastólico auricular y ventricular derechos, típicos del taponamiento cardíaco).
- **Pericardiocentesis:**
  - Terapéutica: urgente si hay taponamiento o es purulenta inestable; programada (pericardiotomía) ante la sospecha de pericarditis purulenta en paciente estable.
  - Diagnóstica: sospecha de etiología bacteriana o neoplásica.

TRATAMIENTOS

- Objetivos: alivio del dolor y resolución de la inflamación. La mayoría de los pacientes pueden manejarse de forma efectiva con tratamiento médico.
- **Paciente inestable:**
  - Estabilización inicial (ABC). Evitar diuréticos y vasodilatadores. Valorar inotrópicos (adrenalina, dobutamina o noradrenalina).
  - Pericardiocentesis: extremadamente urgente si se sospecha un taponamiento. En la pericarditis bacteriana, es crucial realizar un drenaje efectivo (derrame frecuentemente loculado y con tendencia a la rápida reacumulación).
  - Antibioterapia intravenosa (i.v.) de amplio espectro, si se sospecha una etiología bacteriana (mantener durante 6-8 semanas):
    - Vancomicina (15-20 mg/kg/dosis cada 6-8 h; dosis máxima: 2 g) + ceftriaxona (100 mg/kg/día cada 12-24 h; máximo: 4 g/día) o imipenem (60-100 mg/kg/día cada 6 h; máximo: 4 g/día).
    - En caso de inmunosupresión: asociar antifúngico (fluconazol).
  - Ingreso en UCIP.
  - Antiinflamatorios no esteroideos (AINE).
- **Paciente estable:**
  - Hospitalización si existen factores de riesgo de complicación (Tabla 6.34-1).
  - Reposo en cama hasta la desaparición de la fiebre o el dolor.
  - AINE en dosis altas: mínimo durante 2 semanas, con retirada progresiva. Mejoría en 1-3 días. Si no hay respuesta en 1 semana, sospechar una etiología no vírica/idiopática.
    - Ibuprofeno por vía oral (v.o.): 20-30 mg/kg/día cada 8 h; máximo: 2,4 g/día. De elección.
    - Ácido acetilsalicílico (AAS) v.o.: 60-100 mg/kg/día cada 6-8 h; máximo: 2-4 g/día (uso cuestionado por el riesgo de síndrome de Reye).
    - Indometacina v.o.: 1-3 mg/kg/día en tres dosis; máximo: 200 mg/día.
  - Pericarditis recidivante o incesante: colchicina, sola o asociada a AINE. Administrar 0,02 mg/kg/día v.o. hasta alcanzar la dosis deseada (máximo: 1 mg/día). Mínimo de 3 meses.

Tabla 6.34-1. Situaciones de riesgo de complicaciones en pacientes con pericarditis aguda

Criterios de hospitalizacion de paciente estable

Sospecha de causa no idiopática
Derrame pericárdico abundante > 20 mm en ecocardiograma
Fiebre
Aparición subaguda de síntomas
Enfermedad neoplásica, renal o sistémica subyacente
Inmunodeprimido
Terapia anticoagulante
No repuesta a tratamiento con antiinflamatorios no esteroideos en 7 días
Elevación de enzimas cardíacas (miopericarditis)

Adaptado de: Albert Brotons DC (coord.).Cardiología pediátrica y cardiopatías congénitas del niño y del adolescente. Madrid: Sociedad Española de Cardiología Pediátrica y Cardiopatías Congénitas (SECPCC); 2015. Disponible en: https://secardioped.org/protocolos/

– Corticosteroides: no de primera línea. Su uso es controvertido (parece favorecer la recurrencia del derrame). Plantear en caso de resistencia a escalones previos o ante una etiología reumatoinmunitaria. Dosis de 0,25-0,5 mg/kg/día v.o. durante 2-4 semanas, con reducción progresiva.

– Otros tratamientos en pacientes corticodependientes: azatioprina, metotrexato, ciclofosfamida, ciclosporina.

– Gastroprotección con omeprazol o fármaco similar: si se utilizan AINE o corticosteroides en dosis altas o durante períodos prolongados.

RECUERDE QUE...

- Los hallazgos más frecuentes son el dolor torácico y la fiebre.
- El roce pericárdico es patognomónico, aunque su ausencia no excluye el diagnóstico.
- El tratamiento de primera elección en la pericarditis aguda sin etiología específica son los AINE.
- La mayoría de los casos tiene un curso benigno y autolimitado.
- La sospecha de taponamiento cardíaco o pericarditis purulenta obliga a la realización de pericardiocentesis.

BIBLIOGRAFÍA

Adler Y, Charron P, Imazio M, Badano L, Barón-Esquivias G, Bogaert J, et al. 2015 ESC Guidelines for the diagnosis and management of pericaldial diseases: The Task Force for the Diagnosis and Management of Pericardial Diseases of the European Society of Cardiology (ESC). Eur Heart J. 2015;36(42):2921-64.

Imazio M. Acute pericarditis: clinical presentation and diagnostic evaluation. UpToDate. 2023. Disponible en: https://www.uptodate.com

Imazio M. Acute pericarditis: treatment and prognosis. UpToDate. 2023. Disponible en: https://www.uptodate.com/contents/acute-pericarditis-treatment-and-prognosis

Imazio M. Purulent pericarditis. UpToDate. 2022. Disponible en: https://www.uptodate.com

Ortega A, Ibáñez M, Martínez G. Pericarditis. En: Dimpna C (coord.). Cardiología pediátrica y cardiopatías congénitas del niño y del adolescente. Vol II. Madrid: CTO Editorial S.L.; 2015. p. 395-412. Disponible en: https://secardioped.org/protocolos/

Quiñones C, Bubolz B. Cardiac emergencies. En: Fleisher G, Ludwig S (eds.). Textbook of pediatric emergency medicine. 7ª ed. Filadelfia: Lippincott Williams & Wolters Kluwer; 2016. p. 651-2.

Spicer R, Ware S. Pericarditis aguda. En: Kliegman RM, Stanton BF, St. Geme JW, Schor NF, Behrman RE (eds.). Nelson tratado de pediatría. Volumen 2. 19ª ed. Barcelona: Elsevier España; 2013. p. 1702-3.

Tunuguntla H, Jeewa A, Denfield SW. Acute myocarditis and pericarditis in children. Pediatr Rev. 2019;40(1):14-25. https://publications.aap.org

Proteinuria

6.35

M. Herrero Goñi y A. Vinuesa Jaca

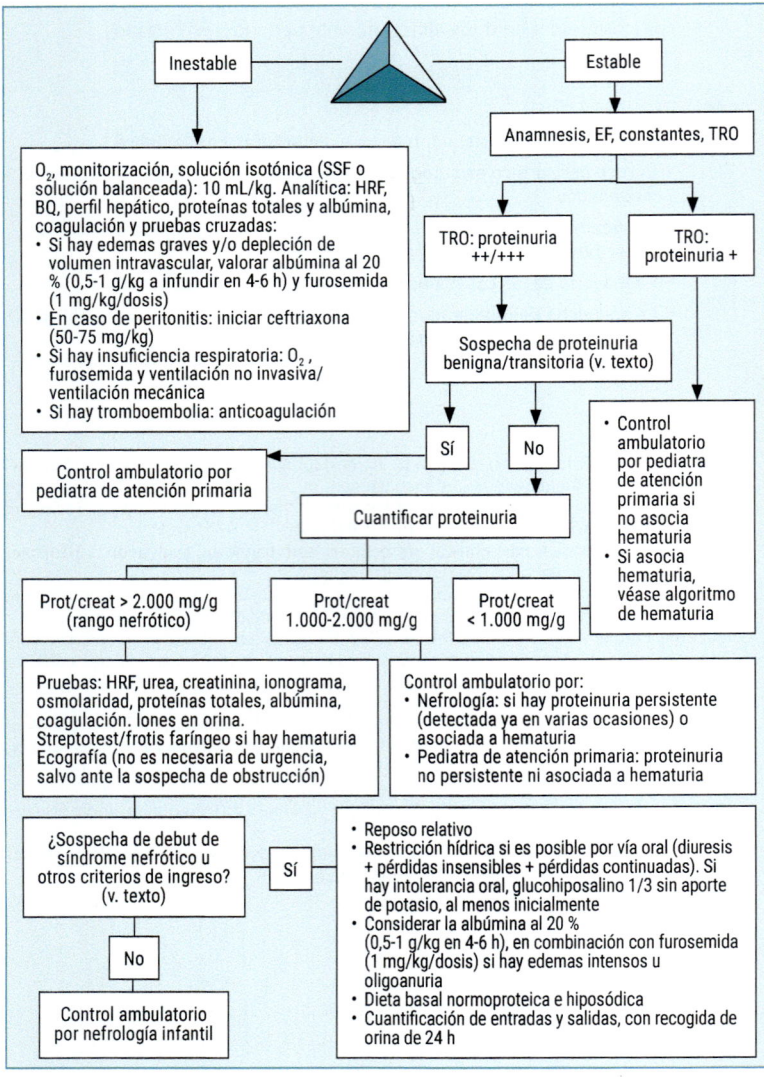

OBJETIVOS
- Conocer los diferentes grados de proteinuria y sus implicaciones clínicas.
- Diferenciar aquellos casos que precisan ingreso hospitalario de los que pueden ser manejados ambulatoriamente.

CONCEPTOS IMPORTANTES
- **Proteinuria:** presencia de proteínas en la orina.
  - Se considera proteinuria:
    - La detección de proteínas mediante tira reactiva de orina (TRO).
    - Índice proteínas (mg)/creatinina (g) > 200 mg/g (500 mg/g en lactantes) cuantificado en orina espontánea.
    - Proteinuria > 4 mg/m^2/h. En neonatos puede ser normal hasta 300 mg/m^2/día.
  - La prevalencia estimada es del 5-15 %, pero solo en el 0,1 % de las ocasiones es una proteinuria persistente en varias determinaciones y que requerirá más estudios posteriores.
  - Es importante detectar la proteinuria porque:
    - En ocasiones, es el primer hallazgo de enfermedad renal y orienta el diagnóstico.
    - Es marcador de empeoramiento de la función renal en enfermedades crónicas.
    - Es marcador de la evolución de enfermedades sistémicas como la diabetes *mellitus* o la hipertensión arterial.
- **Proteinuria benigna y/o transitoria frente a proteinuria persistente:**
  - La proteinuria «no patológica» puede deberse a fiebre, ejercicio intenso, vacunación reciente, convulsiones, exposición a frío extremo, insuficiencia cardíaca, deshidratación o hipovolemia. No suele requerir estudios en el proceso agudo, pero se recomienda realizar un control de forma ambulatoria.
  - Proteinuria ortostática: proteinuria transitoria que ocurre frecuentemente en la adolescencia y que se asocia a ortostatismo. Normalmente, tampoco requiere estudios en el servicio de urgencias, aunque se recomienda que el pediatra realice control de TRO de forma diferida.
  - Proteinuria persistente: detección de proteinuria (proteínas en TRO ≥ 1) en varias determinaciones. Ante una primera detección de proteinuria, la asociación de leucocituria (sin clínica de infección urinaria), microhematuria o cilindruria en el sedimento aumenta la probabilidad de que se trate de una proteinuria persistente y que requiera estudio.
- **Clasificación de la proteinuria según su origen** (Tabla 6.35-1): ayudará a orientar su etiología y la toma de decisiones.
  - La proteinuria se clasifica generalmente en glomerular (medida como albúmina) o tubular. En las fases precoces de enfermedad renal aparece albuminuria (antes conocida como «microalbuminuria»). Esta se puede tratar de forma precoz con fármacos antiproteinúricos para enlentecer la progresión de una enfermedad renal.

- La proteinuria aislada persistente glomerular más frecuente es la del síndrome nefrótico (SN), y debe sospecharse ante un paciente con edemas. Presenta la tríada clásica de: hipoalbuminemia (< 2,5 g/L), proteinuria en rango nefrótico (**Tabla 6.35-2**) y edemas.

ESTIMACIÓN DE LA GRAVEDAD

- **Anamnesis:**
  - El diagnóstico diferencial de la proteinuria es muy extenso (v. **Tabla 6.35-1**). Algunos datos pueden orientar hacia una proteinuria en el contexto de enfermedad sistémica o persistente, que requerirá estudio en el servicio de urgencias o derivación a nefrología infantil:

Tabla 6.35-1. Origen de la proteinuria

Origen de la proteinuria	Alteración	Aspectos importantes	Causas
Glomerular	Alteración del glomérulo que permite la filtración de proteínas	Generalmente albúmina Puede asociar hematuria	Síndrome nefrótico, glomerulonefritis, nefropatía por inmunoglobulina A, síndrome de Alport, enfermedad sistémica (lupus, diabetes *mellitus*), etc.
Tubular	Alteración del túbulo en la reabsorción de proteínas, que en condiciones normales son filtradas	No se detecta en una tira reactiva de orina, pero se puede cuantificar fácilmente. Generalmente son la β_2-microglobulina o la α_1-microglobulina En raras ocasiones alcanza el rango nefrótico Sospecharla ante: glucosuria, fosfaturia, bicarbonaturia (pH alcalino) o aminoaciduria	Uropatías obstructivas, pielonefritis aguda, síndrome de Fanconi, nefritis tubulointersticial, isquemia, tóxicos: aminoglucósidos, penicilinas, homeopatía, etc.
Por sobrecarga	Por exceso de concentración de proteínas en la luz tubular, que sobrepasa la capacidad reabsortiva del túbulo	Puede ser: hemoglobina, mioglobina, inmunoglobulinas, amilasa	Mioglobinuria, leucemia, etc.
Posrenal	Por lesiones en el tracto urinario. El mecanismo de excreción de proteínas no está muy claro		Infección del tracto urinario, nefrolitiasis, tumor, etc.

Tabla 6.35-2. Valores de referencia de proteinuria según el método de medición

	En orina espontánea		Orina de 24 h	
	Tira reactiva de orina (mg/dL)	Proteína/creatinina (mg/g)	mg/m²/h	mg/m²/día
Fisiológica	< 1+ (< 30)	< 2años: < 500 > 2años: < 200	< 4	< 100 Neonato: < 300
Leve	1+ (30-100)	< 2 años: 500-1.000 > 2 años: 200-1.000	4-20	
Moderada	2+ (100-300)	1.000-2.000	20-40	
Rango nefrótico	3+ (> 300)	> 2.000	> 40	> 1.000

- Síntomas sistémicos asociados: lesiones cutáneas, artralgias, cefalea, dolor abdominal. En general, orientan hacia un proceso sistémico y, por tanto, a una mayor gravedad.
- Pérdida ponderal: puede sugerir un proceso oncológico, tuberculosis o vasculitis.
- Signos de irritación miccional: orientan hacia una infección urinaria. Si presenta fiebre sin foco y leucocituria, puede orientar hacia una pielonefritis aguda.
- Toma de fármacos/productos de herboristería/homeopatía: pueden estar relacionados con proteinuria, que generalmente será tubular.
  - Orienta a una mayor gravedad:
    - Antecedentes personales y familiares de patología renal.
    - Menor edad.
    - Aumento de peso (edemas) y/u oliguria. Orientan a un SN cuando asocia hipoalbuminemia y proteinuria en rango nefrótico.
    - Proteinuria asociada a hematuria macroscópica color coñac, que orienta a glomerulonefritis (GN).
    - Presencia de edemas, hipotensión, anasarca o inestabilidad hemodinámica.
    - Recibir tratamiento inmunosupresor.
- **Exploración física y constantes:**
  - Registrar triángulo de evaluación pediátrica (TEP), peso actual y previo reciente, frecuencia cardíaca (FC) y presión arterial (PA). Frecuencia respiratoria (FR) y saturación de oxígeno ($SatO_2$) si existe dificultad respiratoria. Exploración física minuciosa, prestando especial atención a la presencia de edemas y lesiones cutáneas.
- **Grado de proteinuria:**
  - La proteinuria patológica se clasifica en leve, moderada o en rango nefrótico (v. Tabla 6.35-2).

PRUEBAS COMPLEMENTARIAS

- **TRO:** siempre que se sospeche proteinuria por la anamnesis y/o la exploración física. Es la forma más sencilla de identificar proteinuria, aunque no es capaz de detectar albuminuria ni proteinuria de origen tubular. La orina diluida puede infraestimar la proteinuria, y la concentrada, sobreestimarla.
- **Cuantificación de la proteinuria:** si la TRO detecta proteinuria en rango nefrótico (3+) o bien proteinuria moderada (2+) no asociada a alguno de los factores que previamente se indica que pueden causar proteinuria «no patológica», ya que la TRO puede tener falsos positivos. Solicitar también iones y creatinina en orina.
- **Analítica sanguínea:** si se confirma proteinuria en rango nefrótico, o hay datos en la anamnesis o la exploración física que orientan a una mayor gravedad o a un cuadro sistémico. Hematimetría, glucosa, iones, creatinina, urea, ácido úrico, proteínas totales y, si es posible, albúmina.
- **En caso de hematuria:**
  - **Sedimento urinario:** buscar la presencia de cilindros que orientan a etiología glomerular (v. **capítulo 3.23 Hematuria**).
  - **Frotis faríngeo y cultivo faríngeo.**
- **Ecografía renal:** en caso de proteinuria persistente o en rango nefrótico. Salvo sospecha de obstrucción urinaria, puede realizarse durante el ingreso o de forma ambulatoria.
- **Otras pruebas:** en caso de proteinuria en rango nefrótico (salvo que se trate de un paciente ya conocido en recaída de su SN), se completará el estudio con perfil hepático y lipídico, proteinograma, gasometría con calcio iónico, coagulación, C3, C4, CH50, antiestreptolisina-O (ASLO), anticuerpos antinucleares y anticuerpos anti-ADN.

TRATAMIENTOS

- Por norma general, la proteinuria no requiere ningún tratamiento específico urgente, salvo el de la etiología que lo provoque (v. Algoritmo).
- Tratamiento del debut de SN:
  - Reposo relativo.
  - Restricción hídrica, si es posible, por vía oral (diuresis + pérdidas insensibles; v. **capítulo 6.9 Daño renal agudo**). Las pérdidas continuadas se podrán reponer mediante ingesta de agua.
  - Dieta basal normoproteica e hiposódica.
  - Si precisa reposición intravenosa por mala tolerancia oral, evitar la sueroterapia con concentración de NaCl superior a 51 mEq/L. Se recomienda administrar suero glucohiposalino 1/3. Una sobrecarga salina dificulta el manejo de los edemas. Es aconsejable no administrar potasio suplementario en las primeras horas, o incluso días, hasta no poder descartar una oligoanuria (a la que evolucionan de forma frecuente).
  - Cuantificación de entradas y salidas, con recogida de orina de 24 h.
  - Si hay edemas intensos y/o depleción de volumen intravascular (oligoanuria), puede que sea necesaria una perfusión de albúmina al 20 % (0,5-1 g/kg a

infundir en 4-6 h), en combinación con furosemida (1 mg/kg/dosis) para forzar la diuresis.
– El tratamiento específico con corticosteroides la iniciará el nefrólogo en la planta de hospitalización, una vez realizadas las pruebas complementarias pertinentes.
• Tratamiento de la recaída del SN:
– Si un paciente con SN consulta por un proceso infeccioso intercurrente, deberá valorarse también el grado de inmunosupresión que presenta, bien por la proteinuria mantenida, o bien por la toma de medicación inmunosupresora (generalmente corticoterapia, tacrólimus o micofenolato; en ocasiones, rituximab). Algunos pacientes reciben levamisol, que no se considera inmunosupresor (v. **capítulo 3.19 Fiebre en el paciente trasplantado renal**).
• **Criterios de ingreso hospitalario:**
– Debut de SN. Los pacientes con SN ya diagnosticado, que consulten por una recaída, pero que se encuentren estables clínicamente, podrán tratarse de forma ambulatoria, indicándoles control telefónico por nefrología infantil en las siguientes 24 h.
– Daño renal agudo.
– Oliguria.
– Alteraciones electrolíticas que precisen corrección intravenosa.
– Hipovolemia, edema generalizado, edema agudo de pulmón, infección grave, tromboembolia.
– En caso de hematuria macroscópica con proteinuria asociada, véase el **capítulo 3.23 Hematuria.**

Los pacientes con proteinuria en rango nefrótico sin edemas ni macrohematuria, y con PA normal no precisan ingreso hospitalario, pero deben derivarse a nefrología infantil de forma preferente para estudio.
Los pacientes con proteinuria no nefrótica serán dados de alta con control por:
– Nefrología infantil: en caso de proteinuria persistente (detectada en varias ocasiones) o proteinuria moderada asociada a hematuria sin relación con ninguno de los factores previamente indicados como causantes de proteinuria «no patológica».
– Pediatra de atención primaria: resto de los pacientes.

RECUERDE QUE...
• La detección de proteinuria de forma aislada, sin hematuria y en bajo rango en escasas ocasiones se relaciona con una enfermedad renal.
• Los pacientes con proteinuria aislada leve o moderada pueden tratarse de forma ambulatoria. Cualquier grado de proteinuria persistente (detectada en varias determinaciones) debe ser remitido a nefrología infantil.
• Ante la presencia de proteinuria asociada a macrohematuria, edemas o hipertensión arterial, insuficiencia renal aguda u oliguria, es recomendable la hospitalización para vigilancia y tratamiento.

BIBLIOGRAFÍA

Ariceta G. Clinical practice: proteinuria. Eur J Pediatr. 2011;170(1):15-20.

De Lucas C, Izquierdo E. Proteinuria. Protoc Diagn Ter Pediatr. 2022;1:81-92. Disponible en: www.aeped.es/protocolos/

Gattineni J. Highlights for the management of a child with proteinuria and hematuria. Int J Pediatr. 2012;768142.

Gillion Boyer O. Evaluation of proteinuria in children. UpToDate. 2023. Disponible en: https://www.uptodate.com

Hogg RJ, Portman RJ, Milliner D, Lemley KV, Eddy A, Ingelfinger J. Evaluation and management of proteinuria and nephrotic syndrome in children: recommendations from a pediatric nephrology panel established at the National Kidney Foundation conference on proteinuria, albuminuria, risk, assessment, detection, and elimination (PARADE). Pediatrics. 2000;105(6):1242-9.

Ordóñez Álvarez FA, Pérez Pérez A, Díaz Anadón LR. Proteinuria. Síndrome nefrótico. Pediatr Integral. 2022;XXVI(8):472-81.

Rovin BH, Adler SG, Barratt J, Bridoux F, Burdge KA, Chan TM, et al. Executive summary of the KDIGO 2021 Guideline for the Management of Glomerular Diseases. Kidney Int. 2021;100(4):753-79. Disponible en: https://kdigo.org/guidelines/gd/

Wingo CS, Clapp WL. Proteinuria: potential causes and approach to evaluation. Am J Med Sci. 2000;320(3):188-94.

Púrpura de Schoenlein-Henoch

6.36

C. Álvarez García y O. Morientes Carbajo

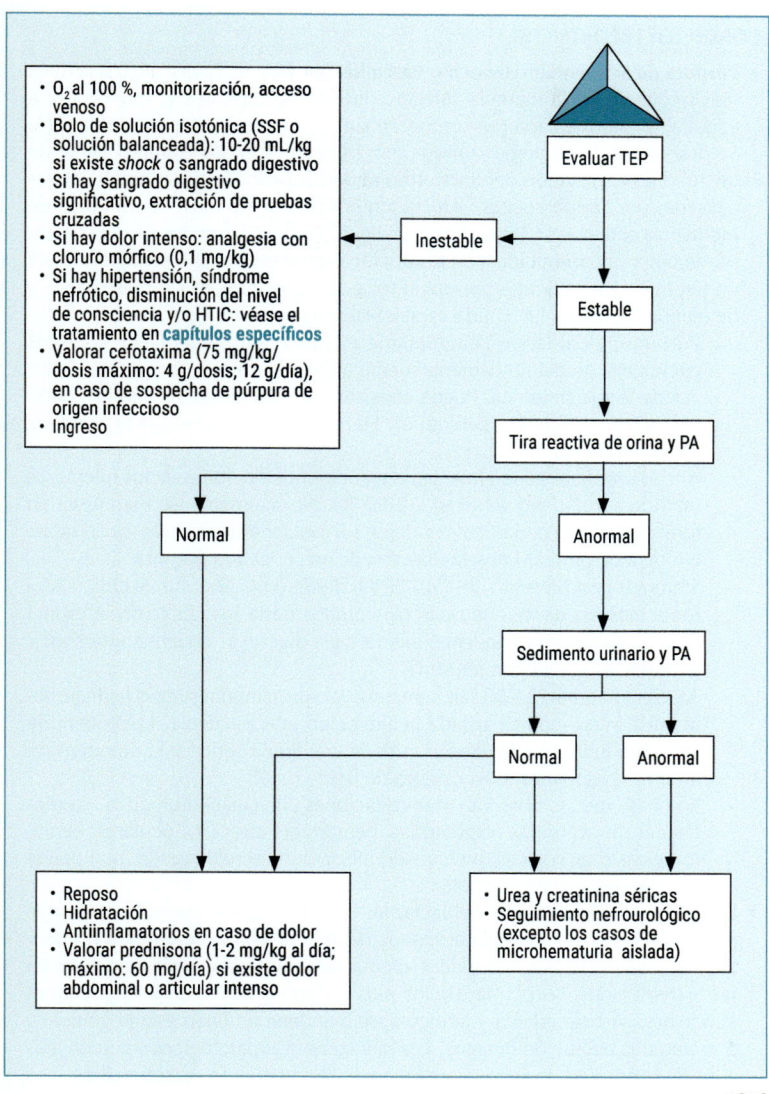

- O₂ al 100 %, monitorización, acceso venoso
- Bolo de solución isotónica (SSF o solución balanceada): 10-20 mL/kg si existe *shock* o sangrado digestivo
- Si hay sangrado digestivo significativo, extracción de pruebas cruzadas
- Si hay dolor intenso: analgesia con cloruro mórfico (0,1 mg/kg)
- Si hay hipertensión, síndrome nefrótico, disminución del nivel de consciencia y/o HTIC: véase el tratamiento en **capítulos específicos**
- Valorar cefotaxima (75 mg/kg/dosis; dosis máximo: 4 g/dosis; 12 g/día), en caso de sospecha de púrpura de origen infeccioso
- Ingreso

Evaluar TEP

Inestable

Estable

Tira reactiva de orina y PA

Normal

Anormal

Sedimento urinario y PA

Normal

Anormal

- Reposo
- Hidratación
- Antiinflamatorios en caso de dolor
- Valorar prednisona (1-2 mg/kg al día; máximo: 60 mg/día) si existe dolor abdominal o articular intenso

- Urea y creatinina séricas
- Seguimiento nefrourológico (excepto los casos de microhematuria aislada)

OBJETIVOS
- Orientar el diagnóstico de púrpura de Schoenlein-Henoch.
- Reconocer los síntomas acompañantes y las complicaciones posibles.
- Conocer las diferentes opciones terapéuticas en función del cuadro clínico.

CONCEPTOS IMPORTANTES

- **Púrpura de Schoenlein-Henoch o vasculitis por IgA:** es la vasculitis sistémica más frecuente en la infancia. Afecta a arteriolas, capilares y, sobre todo, a vénulas, y está mediada por un mecanismo inmunitario de predominio IgA. Se desconoce su etiología, aunque con frecuencia existe el antecedente de un cuadro de infección del tracto respiratorio superior (especialmente, en las causadas por *Streptococcus*). Afecta a niños de 3 a 15 años, con un pico de incidencia entre los 4 y los 6 años, y un ligero predominio en los varones. Suele ser benigna y autolimitada, con resolución espontánea en 2-6 semanas. Hasta un tercio de los pacientes presentan recaída en los primeros 4 meses (leve y de menor duración). La tétrada característica es:
    - Púrpura palpable sin coagulopatía ni trombocitopenia (100 % de los pacientes). Afecta fundamentalmente a los miembros inferiores y las nalgas de forma simétrica. Puede coexistir con otras lesiones purpúricas no palpables (equimosis, petequias). Se resuelve en 2-3 semanas, y puede cursar en brotes.
    - Artritis/artralgias generalmente de grandes articulaciones de los miembros inferiores (rodillas y tobillos) (50-80 %). Normalmente, se manifiesta en forma de edema periarticular y dolor, sin asociar eritema, calor ni derrame. No deja deformidad ni secuelas. Puede preceder a la púrpura.
    - Síntomas gastrointestinales (50-75 %): desde dolor abdominal cólico (síntoma más frecuente), náuseas y/o vómitos hasta invaginación intestinal (complicación más frecuente), hemorragia digestiva, isquemia intestinal y necrosis, o perforación intestinal.
    - Afectación renal (25-50 %): hematuria y/o proteinuria, siendo la microhematuria microscópica aislada la alteración más frecuente. La proteinuria en rango nefrótico, la elevación de la creatinina sérica y la hipertensión arterial se asocian a mayor riesgo de lesión renal.
    - En ocasiones, se observan manifestaciones clínicas neurológicas, cardiológicas (miocarditis), respiratorias (hemorragia alveolar), oculares, hematológicas o urológicas, incluyendo afectación escrotal aguda, que puede simular una torsión testicular.
- **Edema hemorrágico agudo del lactante:** vasculitis aguda leucocitoclástica de pequeños vasos, de etiología desconocida. Afecta a lactantes entre 3 meses y 2 años, y se manifiesta con placas edematosas purpúricas, más llamativas en las extremidades, las plantas de los pies y, normalmente, en los pabellones auriculares. Asocia edema y febrícula, se mantiene con un buen estado general y presenta una evolución benigna. Los hallazgos histopatológicos son idénticos a los de la púrpura de Schoenlein-Henoch. El tratamiento es sintomático.

ESTIMACIÓN DE LA GRAVEDAD

- **A recoger en la anamnesis:** edad, estado vacunal, síntomas acompañantes, tratamiento recibido.
- **A registrar en la exploración general:** triángulo de evaluación pediátrica (TEP), constantes vitales (temperatura, frecuencia cardíaca [FC], frecuencia respiratoria [FR], presión arterial [PA] en todos los casos y saturación de oxígeno [SatO$_2$], según la situación clínica), exploración por aparatos, características del exantema.

PRUEBAS COMPLEMENTARIAS

- El diagnóstico de esta entidad es clínico, y no precisa analítica alguna para su confirmación.
- **Tira reactiva de orina/sedimento urinario:** en todos los casos, para descartar una afectación renal. Si hay alteración en la tira reactiva, confirmar con sedimento urinario. Realizar controles de tira de orina y PA de forma semanal, mientras la enfermedad se mantenga activa (mínimo 6 semanas), ya que puede tener un curso subagudo. A partir de ahí, mensualmente durante al menos los 6 primeros meses.
- **Hemograma y pruebas de coagulación:** si el cuadro clínico no es lo suficientemente característico. En esta entidad, las plaquetas y la coagulación son normales.
- **Urea y creatinina séricas:** si existe hipertensión arterial, hematuria y/o proteinuria confirmada en el sedimento urinario.
- **Pruebas de imagen (radiografía, ecografía o Doppler):** en caso de sospecha de complicación digestiva (perforación intestinal o invaginación), torsión testicular, afectación respiratoria o neurológica.

TRATAMIENTOS

- **Medidas generales:** reposo relativo e hidratación adecuada.
- **Tratamiento analgésico/antiinflamatorio:** en pacientes con dolor abdominal o articular. De forma pautada, utilizar ibuprofeno (30 mg/kg/día en tres dosis [máximo: 600 mg/dosis]; dosis máxima: 40 mg/kg/día o 2.400 mg/día) o naproxeno (> 2 años, 10-20 mg/kg/día en dos dosis; dosis máxima: 1.000 mg/día). Considerar la protección gástrica. Los antiinflamatorios no esteroideos (AINE) están contraindicados si hay hemorragia digestiva activa o glomerulonefritis.
- **Prednisona o metilprednisolona (1-2 mg/kg/día):** tratamiento controvertido. No se recomienda su uso de forma sistemática. Valorar solo en pacientes con dolor abdominal grave que interfiera en su ingesta oral (vigilancia rigurosa, ya que puede enmascarar signos y síntomas de complicaciones digestivas), artralgias/artritis graves que no se controlan con AINE e imposibilitan la ambulación, afectación testicular, presencia de síntomas que interfieran en la realización de actividades de la vida diaria y en pacientes que vayan a ser hospitalizados. La dosis inicial recomendada es de 1-2 mg/kg/día (máximo: 60 mg/día) durante 5-7 días, con reducción escalonada de la dosis durante las 2-4 semanas siguientes (en función de la duración de los síntomas).

- **Seguimiento nefrourológico:** si hay afectación renal (a excepción de los casos de microhematuria aislada).
- **Tratamiento específico de las posibles complicaciones.**
- **Indicaciones de ingreso hospitalario:**
  - Inestabilidad clínica.
  - Imposibilidad de mantener una hidratación adecuada por vía oral.
  - Dolor abdominal grave.
  - Hemorragia digestiva.
  - Alteración del nivel de consciencia.
  - Dolor articular grave con imposibilidad para la ambulación.
  - Insuficiencia renal, hipertensión arterial o síndrome nefrótico.

RECUERDE QUE...
- El diagnóstico de púrpura de Schoenlein-Henoch es clínico.
- Habitualmente es un cuadro benigno y autolimitado.
- El tratamiento se basa fundamentalmente en reposo, analgesia e hidratación adecuada, con individualización del empleo de corticosteroides.

BIBLIOGRAFÍA

Borlan Fernández S. Vasculitis por IgA (púrpura de Schönlein-Henoch). Protoc Diagn Ter Pediatr. 2020;2:225-38.

Dedeoglu F, Kim S. IgA vasculitis (Henoch-Schönlein purpura): Clinical manifestations and diagnosis. UpToDate. 2023. Disponible en: https://www.uptodate.com

Dedeoglu F, Kim S. IgA vasculitis (Henoch-Schönlein purpura): Management UpToDate. 2022. Disponible en: https://www.uptodate.com

García Ramírez M, García Martínez E. Afectación renal en las enfermedades sistémicas. Protoc Diagn Ter Pediatr. 2022;1:379-403.

Kaplan RL, Burns R. Renal and electrolyte emergencies. En: Fleisher G, Ludwig S (eds.). Textbook of pediatric emergency medicine. 8ª ed. Filadelfia: Lippincott Williams & Willkins; 2021. p. 2836-917.

Niaudet P, Appel G, Hunder GG. IgA vasculitis (Henoch-Schönlein purpura): Kidney manifestations. UpToDate. 2023. Disponible en: https://www.uptodate.com

Síncope. Espasmo del sollozo

M. Á. Ruiz Pacheco

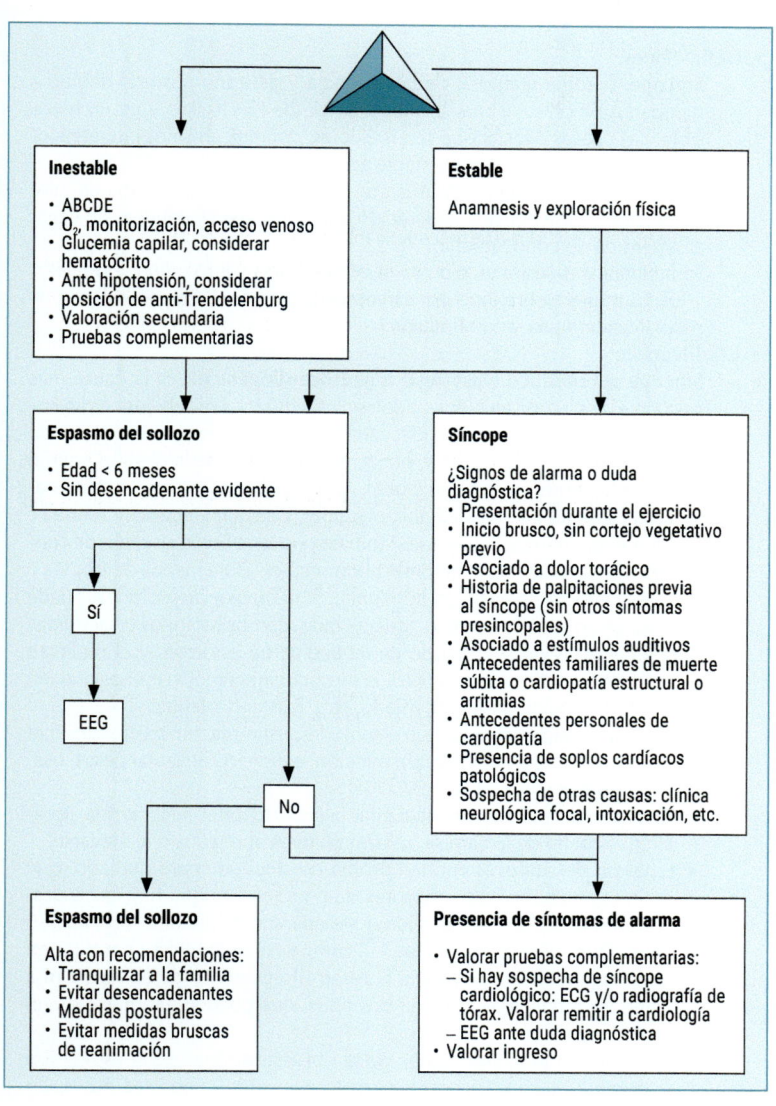

Inestable

- ABCDE
- O_2, monitorización, acceso venoso
- Glucemia capilar, considerar hematócrito
- Ante hipotensión, considerar posición de anti-Trendelenburg
- Valoración secundaria
- Pruebas complementarias

Estable

Anamnesis y exploración física

Espasmo del sollozo

- Edad < 6 meses
- Sin desencadenante evidente

Sí

EEG

No

Síncope

¿Signos de alarma o duda diagnóstica?
- Presentación durante el ejercicio
- Inicio brusco, sin cortejo vegetativo previo
- Asociado a dolor torácico
- Historia de palpitaciones previa al síncope (sin otros síntomas presincopales)
- Asociado a estímulos auditivos
- Antecedentes familiares de muerte súbita o cardiopatía estructural o arritmias
- Antecedentes personales de cardiopatía
- Presencia de soplos cardíacos patológicos
- Sospecha de otras causas: clínica neurológica focal, intoxicación, etc.

Espasmo del sollozo

Alta con recomendaciones:
- Tranquilizar a la familia
- Evitar desencadenantes
- Medidas posturales
- Evitar medidas bruscas de reanimación

Presencia de síntomas de alarma

- Valorar pruebas complementarias:
  – Si hay sospecha de síncope cardiológico: ECG y/o radiografía de tórax. Valorar remitir a cardiología
  – EEG ante duda diagnóstica
- Valorar ingreso

OBJETIVOS
- Identificar los signos de alarma asociados a una posible patología subyacente.
- Racionalizar el uso de pruebas complementarias.

CONCEPTOS IMPORTANTES

- **Definiciones:**
  - **Síncope:** pérdida temporal de consciencia y del tono postural debido a hipoperfusión cerebral brusca, transitoria (desde 15 s hasta 1-2 min) y reversible. Las causas del síncope son múltiples, con mecanismos patogénicos variados y no todos completamente aclarados.
  - **Presíncope:** sensación prodrómica de clínica vegetativa, con mareo, giro de objetos, visión borrosa, sudoración fría, hormigueo y palidez, sin llegar a la pérdida de conocimiento.
  - La incidencia muestra un pico en la adolescencia y otro menor entre los 6 y los 18 meses (sobre todo por espasmos del sollozo). En general, son de naturaleza benigna y autolimitada.
- **Clasificación:**
  - **Síncope autonómico (vasovagal o neurocardiogénico):** es la causa más frecuente de síncope en niños y adolescentes (80 %). Los reflejos cardiovasculares responden de forma inadecuada a un desencadenante, produciendo vasodilatación o bradicardia y, por tanto, una caída de la presión arterial (PA) y de la perfusión cerebral global. Asocia pródromos con palidez, bradicardia, sudoración fría y cambios visuales, y se pueden asociar náuseas, vómitos e incontinencia urinaria. También puede haber: sensación de confusión, disnea, acúfenos y síntomas abdominales. Dura menos de 15-20 s y mejora al adoptar la posición horizontal. Si la hipoxia se prolonga, puede producirse un espasmo tónico generalizado, con opistótonos o sacudidas mioclónicas breves. El período de recuperación es breve, y el paciente recuerda lo sucedido hasta la pérdida de conocimiento. Las causas pueden ser múltiples: dolor, ansiedad, miedo, etc. Existen variantes:
    - **Síncope situacional:** tras tos o estornudos, estimulación gastrointestinal (tragar, defecar, dolor visceral), micción, ejercicio o levantar pesas, risa, tocar instrumentos de viento.
    - **Síncope del seno carotídeo:** al girar la cabeza, mirar hacia arriba, apretarse el cuello de la camisa, utilizar collares apretados o al afeitarse.
    - **Espasmo del sollozo:** entidad propia de síncope neuromediado, que ocurre generalmente en mayores de 6 meses (aunque hay casos descritos en el primer mes de vida) y desaparece habitualmente a los 3-5 años. Duración aproximada: 1-2 min, y recuperación completa en unos segundos. No se asocia a desarrollo posterior de epilepsia ni a deterioro intelectual. Existen dos tipos, que pueden alternarse en un mismo paciente:
      - Cianótico (más frecuente): apnea brusca al final de la espiración durante el llanto, con cianosis transcurridos unos segundos. En

ocasiones, se acompaña de disminución del nivel de consciencia variable y pérdida de tono. Rara vez, hipertonía con opistótonos y sacudidas breves.

○ Pálido: tras un traumatismo leve, situación de temor o dolor, el paciente emite un grito que va seguido de pérdida de consciencia, palidez e hipotonía.

- **Síncope febril:** similar al espasmo del sollozo pálido, y secundario a hipervagotonía inducida por fiebre. La mayoría de las convulsiones febriles sin hipertonía podrían ser síncopes febriles, ya que las convulsiones febriles hipotónicas son inusuales (menos del 5 %).

- **Síncopes cardiogénicos:** menos frecuentes. Se sospecharán si ocurren durante el ejercicio (el síncope después del ejercicio físico intenso suele tener un origen más benigno). Se presentan de forma brusca. Sospechar ante pacientes con antecedentes familiares de muerte súbita. La arritmia es la causa primaria:

  - Bradicardia por disfunción del nódulo sinusal, enfermedad del sistema de conducción auriculoventricular o disfunción de un dispositivo implantable.
  - Taquicardia supraventricular (síndrome de Wolff-Parkinson-White) o ventricular, síndrome de QT largo, etc.
  - Cardiopatía estructural: tetralogía de Fallot, miocardiopatía hipertrófica, estenosis aórtica, etc.
  - Disfunción miocárdica: pericarditis, miocarditis, tras cirugías cardíacas, isquemia (enfermedad de Kawasaki, anomalías de las arterias coronarias).
  - Vascular: insuficiencia vertebrobasilar.

- **Otras entidades:** aunque no cumplen los requisitos de síncope, deben tenerse en cuenta para el diagnóstico diferencial de pérdida transitoria del conocimiento.

  - **Hipoglucemia:** asocia palidez, sudoración, diaforesis, etc., sin relación con la postura. Los lactantes pueden presentar letargo o nerviosismo.
  - **Convulsión:** pérdida de conocimiento de aparición brusca y de mayor duración, con frecuente actividad motora y estado poscrítico. En ocasiones, aura previa. Presentan taquicardia e hipertensión. Las sacudidas en la epilepsia aparecen desde el inicio, o después de una contracción tónica, son generalizadas o secundariamente generalizadas.
  - **Narcolepsia-cataplejia:** trastornos del ciclo sueño-vigilia y síntomas de somnolencia diurna más probables.
  - **Crisis migrañosas:** la migraña basilar puede cursar con pérdida transitoria de conocimiento, pero se asocia a cefalea intensa, generalmente occipital, y a otros síntomas neurológicos como disartria, ataxia y parestesias, acúfenos y vértigo.
  - **Crisis conversivas:** generalmente, precedidas de hiperventilación y en presencia de público. Pueden asociar opresión torácica, disnea, aturdimiento, palpitaciones y mareo. Los episodios tienden a durar más que en el síncope vasovagal típico y no dependen de la postura. Suelen faltar las manifestaciones neurológicas y autónomas.

- **Ingesta de fármacos o intoxicaciones:** barbitúricos, antidepresivos tricíclicos, cocaína, alcohol, opioides.
- **Intolerancia ortostática:** descenso de la PA al erguirse. Presentan clínica presincopal, con cambios de visión, cefalea, palpitaciones, temblor y sudoración, y mejoran en decúbito. Puede deberse a depleción de volumen, anemia, trastornos alimentarios, diuréticos o vasodilatadores. Una forma específica es el síndrome de taquicardia postural ortostática (síntomas ortostáticos recurrentes sin hipotensión ortostática verdadera), que es frecuente en mujeres adolescentes. Consiste en una intolerancia al ortostatismo que ocurre en los primeros 10 min tras reincorporarse en bipedestación, con una aceleración de la frecuencia cardíaca (FC) de más de 30 latidos por minuto (lpm) en ausencia de hipotensión, y que puede acompañarse de mareo, debilidad, visión borrosa y pérdida de conocimiento. Es un mecanismo fisiológico compensador exagerado. Puede deberse a déficit de hierro, estado hiperadrenérgico, disfunción de la regulación local de la tensión vascular, disfunción endotelial o disfunción autoinmunitaria.
- **Disautonomía:** vasoconstricción inadecuada en respuesta a cambios posturales que normalmente exigirían la activación del sistema nervioso simpático. Es posible que la FC no aumente adecuadamente al ponerse de pie, y que la PA sea lábil, lo que puede provocar una pérdida de consciencia.

ESTIMACIÓN DE LA GRAVEDAD

- Es prioritario identificar a los pacientes con riesgo elevado de cardiopatía. Una anamnesis y una exploración física centradas en identificar posibles factores desencadenantes y signos de alarma (v. Algoritmo) pueden ser suficientes.
- **A recoger en la anamnesis:**
  - Síntomas acompañantes, pródromos y relación con el ejercicio. Los aspectos más informativos se obtienen directamente del paciente (a pesar de la edad).
- **A recoger en la exploración física:**
  - ABCDE, constantes (incluyendo FC, PA y glucemia capilar; considerar hematócrito capilar) y valoración secundaria (incluyendo exploración cardíaca y neurológica).

PRUEBAS COMPLEMENTARIAS

- Ante un cuadro clínico compatible con **ortostatismo**: comprobar PA y FC, en decúbito y en bipedestación. Una disminución de la PA sistólica (PAS) ≥ 20 mmHg y/o de la PA diastólica (PAD) ≥ 10 mmHg, y un aumento de 20 lpm en la FC con el cambio postural apoyan el diagnóstico, aunque la recurrencia de los síntomas con la bipedestación es más significativa. La presencia de ortostatismo no descarta otras causas de síncope (p. ej., síndrome del QT largo).
- **Espasmo del sollozo:** innecesarias. Considerar un electroencefalograma (EEG) en caso de duda diagnóstica.

- **Glucemia capilar:** en caso de apariencia alterada, o en niños que acuden a urgencias inmediatamente después del episodio o ante ayuno prolongado.
- Ante **signos de alarma o duda diagnóstica,** considerar:
  - **Radiografía de tórax:** valorar silueta cardíaca, cardiomegalia, vascularización pulmonar.
  - **Electrocardiograma (ECG):** si hay sospecha de síncope cardiogénico (Tabla 6.37-1). Hasta un 10 % de los pacientes con síncope presentan hallazgos incidentales en el ECG.
  - **EEG:** valorar ante dudas de episodio convulsivo (pérdida prolongada de consciencia, convulsiones, período poscrítico).
  - **Otras pruebas a valorar:** neuroimagen en caso de déficit neurológico focal, persistencia de la alteración del estado mental o traumatismo craneoencefálico (TCE) importante como resultado del episodio sincopal; prueba de embarazo en adolescentes; carboxihemoglobina si se sospecha una intoxicación por monóxido de carbono (CO), hemograma si hay sospecha de anemia; tóxicos en orina si existe alteración del estado mental.

TRATAMIENTOS

- En paciente inestable:
  - Evaluación ABCDE, O_2, monitorización.
  - Glucemia capilar, considerar hematócrito.
  - Valoración secundaria.
  - Si persiste ante medidas iniciales:
    - Considerar acceso venoso y sueroterapia.
    - Ante hipotensión, considerar posición de anti-Trendelenburg.
    - Pruebas complementarias.
- La gran mayoría se encuentran estables, y corresponden a síncopes autonómicos que no precisan tratamiento:

Tabla 6.37-1. Electrocardiograma

Indicaciones	Hallazgos de alerta de síncope cardiogénico
• Historia no sugestiva de síncope vasovagal • Ausencia de pródromos • Síncope durante el ejercicio • Síncope secundario a estímulos auditivos • Palpitaciones, dolor torácico • Antecedentes familiares de muerte súbita o enfermedad cardíaca en paciente joven • Antecedente personal de cardiopatía • Exploración cardíaca anormal • Medicación iniciada recientemente con efectos secundarios a nivel cardíaco	Sugieren arritmia maligna: • Intervalo QT anómalo (corto o largo) • Patrón de Brugada tipo 1 • Onda delta • Signos de isquemia miocárdica • Extrasístoles ventriculares polimorfas • Bloqueo auriculoventricular (AV) de tercer grado Requieren evaluación no urgente por cardiología: • Hipertrofia ventricular izquierda • Extrasístoles ventriculares monomorfas • Bloqueo AV de segundo grado • FC < 40 lpm (no deportistas)

- Educación sanitaria para reconocer y evitar situaciones desencadenantes.
- Síncope vasovagal: aumentar el consumo de agua, añadir alimentos salados y evitar bebidas con cafeína. Ante un cuadro clínico prodrómico, recomendar la postura de decúbito con elevación de las extremidades inferiores para facilitar el retorno venoso. Otras medidas eficaces son evitar el ayuno prolongado y la deshidratación.
- Solo en casos refractarios se plantearán terapias farmacológicas (betabloqueantes [metoprolol] o agonistas adrenérgicos α [midodrina]).
- Tranquilizar a las familias sobre la naturaleza benigna de estos episodios, especialmente en los espasmos del sollozo, y recomendar no realizar medidas bruscas de reanimación. No existe medicación específica ni se justifica el tratamiento anticomicial en estos niños.
- En niños con historia atípica para síncope vasovagal, antecedentes familiares de arritmia o epilepsia, alteraciones relevantes en la exploración física o ECG anormal, se recomienda derivación a cardiología o neurología, según la sospecha, para completar el estudio.

COMPLICACIONES

- Los síncopes autonómicos presentan un pronóstico favorable, sin riesgo de complicaciones. Sin embargo, pueden ser recurrentes y problemáticos por la ansiedad que generan. Algunos niños con espasmos pálidos presentarán más adelante síncopes infantojuveniles, como reacción hipervagotónica refleja ante situaciones de estrés.
- La tasa de recurrencia es proporcional a la frecuencia de síncopes en el año anterior (en general, probabilidad del 20-50 % de tener al menos un episodio sincopal más en el año siguiente a la primera evaluación).

CRITERIOS DE INGRESO

- Hipotensión ortostática con síncopes posturales continuos que no se resuelven con fluidoterapia.
- Episodios recurrentes sin una etiología clara.
- Duda diagnóstica que precise completar el estudio.
- Angustia familiar.
- Valorar ante episodios con signos de alarma, o presentación atípica y alteración de exploraciones complementarias.

 RECUERDE QUE...

- Los síncopes en la infancia son generalmente benignos, aislados y sin secuelas.
- Una anamnesis y una exploración física adecuadas serán suficientes en la mayoría de los casos para el diagnóstico. Las pruebas complementarias solo se realizarán ante signos de alarma o una etiología dudosa.
- Habitualmente, no es preciso tratamiento alguno. Hay que evitar los factores desencadenantes y recomendar medidas posturales.

BIBLIOGRAFÍA

Bayram AK, Pamukcu O, Per H. Current approaches to the clinical assessment of syncope in pediatric population. Childs Nerv Syst. 2016;32(3):427-36.

González-García J, Fernández-Álvarez R, Angelats CM, Ballestero Y, Martínez J, Mintegi S. Pilot trial of the performance of electrocardiogram in the evaluation of childhood syncope in the emergency department. Pediatr Emerg Care. 2021;37(12):e1008-11.

Gupta A, Menoch M, Levasseur K, González IE. Screening Pediatric Patients in New-Onset Syncope (SPINS) Study. Clinical Pediatr. 2020;59(2):127-33.

Hurst D, Hirsh DA, Oster ME, Ehrlich A, Campbell R, Mahle WT, et al. Syncope in the pediatric emergency department – Can we predict cardiac disease based on history alone? J Emerg Med. 2015;49(1):1-7.

Phelps HM, Sachdeva R, Mahle WT, McCracken CE, Kelleman M, McConnell M, et al. Syncope best practices: a syncope clinical practice guideline to improve quality. Congenit Heart Dis. 2016;11(3):230-8.

Sanatani S, Chau V, Fournier A, Dixon A, Blondin R, Sheldon RS. Canadian Cardiovascular Society and Canadian Pediatric Cardiology Association position statement on the approach to syncope in the pediatric patient. Can J Cardiol. 2017;33(2):189-98.

Sarquella-Brugada G, César-Díaz S. Síncope. En: Cruz M (ed.). Manual de pediatría. 4ª ed. Madrid: Ergon; 2020. p. 132-3.

Thomas B. Syncope. En: Fleisher GR, Ludwig S (eds.). Textbook of pediatric emergency medicine. 8ª ed. Filadelfia: Lippincott Wiliams & Wilkins; 2021. p. 518-24.

Xu WR, Du JB, Jin HF. Can pediatric vasovagal syncope be individually managed? World J Pediatr. 2022;18(1):4-6.

Zavala R, Metais B, Tuckfield L, DelVecchio M, Aronoff S. Pediatric syncope: a systematic review. Pediatr Emerg Care. 2020;36(9):442-5.

Sinusitis

S. García González

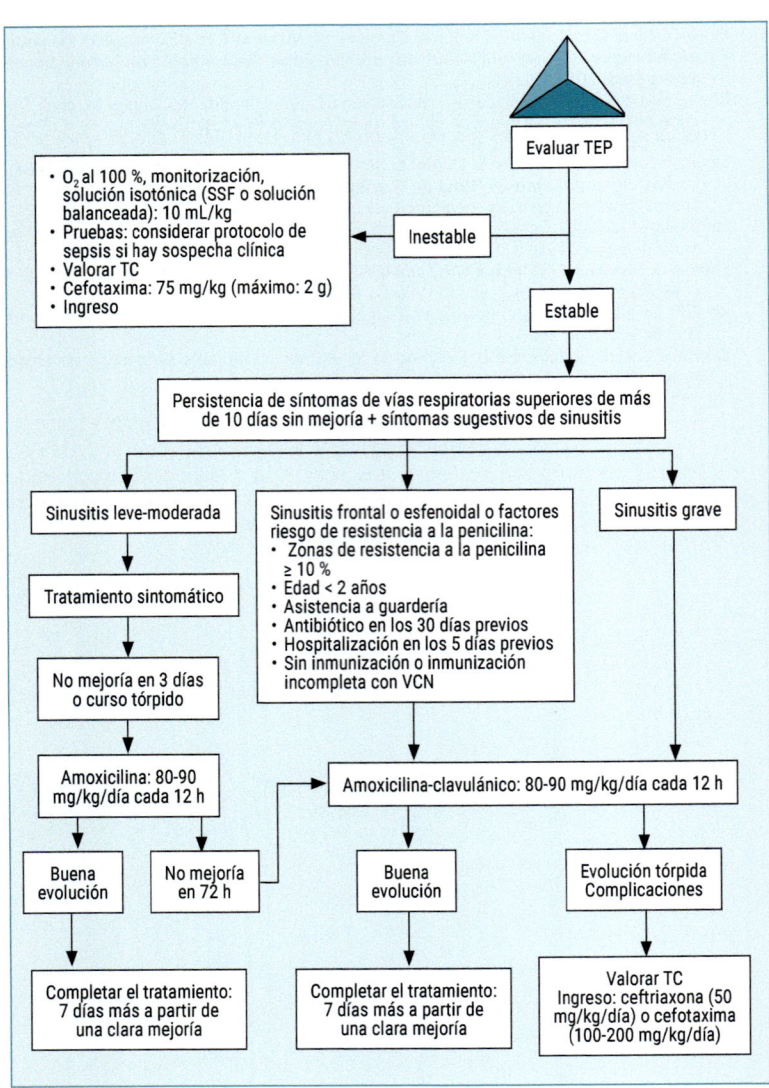

Evaluar TEP

Inestable →
- O₂ al 100 %, monitorización, solución isotónica (SSF o solución balanceada): 10 mL/kg
- Pruebas: considerar protocolo de sepsis si hay sospecha clínica
- Valorar TC
- Cefotaxima: 75 mg/kg (máximo: 2 g)
- Ingreso

Estable

Persistencia de síntomas de vías respiratorias superiores de más de 10 días sin mejoría + síntomas sugestivos de sinusitis

Sinusitis leve-moderada
→ Tratamiento sintomático
→ No mejoría en 3 días o curso tórpido
→ Amoxicilina: 80-90 mg/kg/día cada 12 h
→ Buena evolución / No mejoría en 72 h
→ Completar el tratamiento: 7 días más a partir de una clara mejoría

Sinusitis frontal o esfenoidal o factores riesgo de resistencia a la penicilina:
- Zonas de resistencia a la penicilina ≥ 10 %
- Edad < 2 años
- Asistencia a guardería
- Antibiótico en los 30 días previos
- Hospitalización en los 5 días previos
- Sin inmunización o inmunización incompleta con VCN

→ Amoxicilina-clavulánico: 80-90 mg/kg/día cada 12 h
→ Buena evolución
→ Completar el tratamiento: 7 días más a partir de una clara mejoría

Sinusitis grave
→ Amoxicilina-clavulánico: 80-90 mg/kg/día cada 12 h
→ Evolución tórpida Complicaciones
→ Valorar TC Ingreso: ceftriaxona (50 mg/kg/día) o cefotaxima (100-200 mg/kg/día)

OBJETIVOS
- Establecer un diagnóstico de presunción basado en la clínica.
- Limitar el uso de pruebas complementarias.
- Conocer las indicaciones del tratamiento antibiótico.

CONCEPTOS IMPORTANTES

- **Sinusitis:** infección-inflamación de uno o más senos paranasales. La etiología más frecuente es la vírica, que se resuelve habitualmente sin tratamiento en 7-10 días. En los niños, el 6-9 % se complica con una sobreinfección bacteriana. Las bacterias más frecuentes son *Haemophilus influenzae* no tipable, *Streptococcus pneumoniae* y *Moraxella catarrhalis*. La **tabla 6.38-1** muestra los factores de riesgo para resistencia a la penicilina de *S. pneumoniae* y *H. influenzae*.
- En complicaciones orbitarias o intracraneales, pueden estar implicadas algunas especies de *Streptococcus* (p. ej., *S. anginosus*), *Staphylococcus aureus* y microorganismos anaerobios. El origen puede ser también alérgico, o fúngico en inmunodeprimidos.

ESTIMACIÓN DE LA GRAVEDAD

- **A recoger en la anamnesis:**
  - Edad, estado vacunal, alergias, hospitalización y antibioterapia reciente, inmunodeficiencia, temperatura, características e intensidad de la rinorrea, síntomas acompañantes (tos, sensación de taponamiento de oído, anosmia, halitosis, edema periorbitario), tratamiento recibido, mejoría con antiinflamatorios.
  - La intensidad de los síntomas y la gravedad de la sinusitis pueden variar. La **tabla 6.38-2** muestra los criterios diagnósticos y la clasificación por gravedad.
- **A recoger en la exploración general:** triángulo de evaluación pediátrica (TEP), temperatura, exploración por aparatos, exploración otorrinolaringológica (ORL), presencia/ausencia de datos sugestivos de complicaciones (v. más adelante).

Tabla 6.38-1. Factores de riesgo para resistencia a la penicilina de *Streptococcus pneumoniae* y *Haemophilus influenzae*

Zonas de resistencia a la penicilina ≥ 10 %
Edad < 2 años
Asistencia a guardería
Antibiótico en los 30 días previos
Hospitalización en los 5 días previos
Sin inmunización o con inmunización incompleta con VCN

VCN: vacuna neumocócica conjugada.

Tabla 6.38-2. Criterios diagnósticos de la sinusitis

Sinusitis bacteriana aguda leve-moderada	Sinusitis bacteriana aguda grave
Persistencia de síntomas de las vías respiratorias superiores durante más de 10 días sin mejoría; puede acompañarse de: • Congestión nasal o rinorrea de cualquier tipo (desde moco claro a purulento) • Tos (más intensa por la noche) • Fiebre moderada • Dolor faríngeo • Sensación de taponamiento en el oído • Hiposmia/anosmia • Halitosis • Dolor facial o dental (sobre todo con movimientos o maniobra de Valsalva) • Edema periorbitario intermitente o tumefacción facial	Los síntomas son similares a los de la sinusitis leve-moderada, pero además presenta: • Mal estado general • Fiebre > 39 °C durante 3 días consecutivos • Rinorrea purulenta de 3-4 días de duración Si presenta alguno de estos tres criterios, no es necesaria una duración de 10 días para diagnosticar una sinusitis

COMPLICACIONES

Son poco frecuentes, y se producen por extensión a la órbita o intracraneal. Hay que considerarlas ante síntomas como edema periorbitario, cefalea intensa, fotofobia, vómitos, alteración del nivel de consciencia, déficits neurológicos focales, convulsión, etc. Los pacientes en tratamiento con antibiótico cuyos síntomas empeoran o no mejoran en 72 h deberán ser revaluados.

- **Celulitis preseptal o postseptal:** es la complicación más frecuente (fundamentalmente a partir de los senos etmoidales).
- Complicaciones intracraneales: son mucho más infrecuentes (absceso cerebral, empiema subdural, absceso epidural, trombosis del seno cavernoso, meningitis, encefalitis). Son más habituales en niños mayores, y en las sinusitis frontal y esfenoidal. El tumor hinchado de Pott (*Pott's puffy tumor*) es una inflamación de la región frontal debida a un absceso subperióstico secundario a la osteomielitis subyacente del hueso frontal.

PRUEBAS COMPLEMENTARIAS

- **Radiografía de senos:** no es una buena herramienta diagnóstica debido a su escaso valor predictivo positivo.
- **Tomografía computarizada (TC):** ante la sospecha de complicaciones, y en casos de sinusitis recurrente o mala respuesta al tratamiento (ausencia de mejoría tras 3 semanas de tratamiento antibiótico).
- **Resonancia magnética (RM):** preferible ante la sospecha de complicaciones intracraneales, si se dispone de ella.
- **Aspirado de los senos:** se realiza tinción de Gram, cultivo aerobio y anaerobio, y prueba de sensibilidad antimicrobiana. Está indicado en niños con aspecto tóxico, presencia de complicaciones, inmunocomprometidos, sinusitis bacteriana recurrente o sin respuesta a antibiótico.

TRATAMIENTOS

- **Cuidados generales:** hidratación adecuada, duchas de vapor o aumento de la humedad ambiental, compresas calientes faciales, irrigación de las fosas nasales con solución salina, evitar el humo del tabaco y el aire extremadamente frío o seco. Si existe cefalea o dolor facial intenso, valorar aspiración de los senos.
- **Tratamiento analgésico/antiinflamatorio.**
- **Tratamiento antibiótico:**
  - Antibioterapia empírica:
    - **Sinusitis leve/moderada:** inicialmente, tratamiento sintomático. Si los síntomas persisten tras 3 días de tratamiento expectante, comenzar antibioterapia. De elección: **amoxicilina (80-90 mg/kg/día** cada 12 h; máximo: 6 g/día). En zonas con baja resistencia a penicilinas: amoxicilina (45 mg/kg/día cada 12 h; máximo: 4 g/día). Alternativa: amoxicilina-clavulánico (45 mg/kg/día cada 12 h; máximo: 4 g/día).
    - **Sinusitis grave, ausencia de respuesta en 72 h, sinusitis frontal o esfenoidal, o factores de riesgo para resistencia a la penicilina: amoxicilina-clavulánico: 80-90 mg/kg/día** cada 12 h (máximo: 4 g/día).
  - Antibioterapia empírica en otras situaciones:
    - **Ceftriaxona** (50 mg/kg/día; máximo: 1 g) intravenosa (i.v.) o intramuscular (i.m.) en niños con vómitos que impidan el tratamiento oral. Este podrá iniciarse 24 h más tarde, cuando los vómitos se hayan resuelto.
    - **Alérgico a penicilinas:**
      - Si no hay antecedente de alergia grave a penicilina (no mediada por inmunoglobulina E [IgE]): cefuroxima (30 mg/kg/día en dos dosis; máximo: 2 g/día). Mayor riesgo de reactividad cruzada en cefalosporinas de primera generación.
      - Si existe reacción alérgica grave (mediada por IgE): macrólidos. Eficacia limitada para *H. Influenzae* y *S. pneumoniae*. **Claritromicina** (15 mg/kg/día en dos dosis; máximo: 1 g/día) o **azitromicina** (10 mg/kg/día el primer día, seguidos de 5 mg/kg/día durante 4 días más, en dosis única diaria; máximo: 500 mg/día).
      - **Clindamicina:** en pacientes alérgicos con posible neumococo resistente a la penicilina. Oral: 30 mg/kg/día en 3-4 dosis (máximo: 1,8 g/día); i.v.: 40 mg/kg/día divididos en 3-4 dosis (máximo: 2,7 g/día).
  - Duración del tratamiento: controvertida. El tratamiento de 10 días parece el más recomendable. Otra forma práctica de indicar la duración es que el tratamiento dure 7 días más a partir de la clara mejoría de los síntomas.
- **Otros:** no están indicados los antihistamínicos (espesan las secreciones), los descongestionantes tópicos u orales (riesgo de efecto rebote y potencialidad tóxica importante), ni los corticosteroides tópicos (salvo existencia de rinitis de etiología alérgica).
- **Hospitalización:** indicaciones:
  - Sinusitis bacteriana grave con afectación importante del estado general o mala evolución.
  - Sinusitis complicada.
  - Fracaso del tratamiento ambulatorio.

– Tratamiento en niños ingresados:
  - **Ceftriaxona** (50 mg/kg/día cada 24 h; máximo: 4 g/día) o **cefotaxima** (100-200 mg/kg/día en cuatro dosis; máximo: 2 g/dosis o 12 g/día). Alternativa: **ampicilina-sulbactam** (200-400 mg/kg/día en cuatro dosis; máximo: 8 g/día de ampicilina).
  - Si hay sospecha de *S. aureus* resistente a la meticilina: vancomicina i.v. (60 mg/kg/día divididos en cuatro dosis; máximo: 4 g/día).
  - En caso de sospecha de complicación intracraneal o foco dental: asociar metronidazol i.v. (30 mg/kg/día, en cuatro dosis; máximo: 4 g/día).

RECUERDE QUE...
- Se sospechará ante la persistencia de síntomas de las vías respiratorias superiores durante más de 10 días sin mejoría.
- La radiografía de senos u otros estudios de imagen no son necesarios de forma sistemática para el diagnóstico de sinusitis.
- La amoxicilina oral en dosis altas es el tratamiento de elección en las sinusitis bacterianas no complicadas.
- No están indicados de forma sistemática los antihistamínicos, los descongestionantes tópicos u orales, ni los corticosteroides tópicos.

BIBLIOGRAFÍA

Ahovuo-Saloranta A, Borisenko OV, Kovanen N, Varonen H, Rautakorpi UM, Williams JW Jr, et al. Antibióticos para la sinusitis maxilar aguda (Revisión Cochrane traducida). Biblioteca Cochrane Plus. 2008;4. Disponible en: http://www.update-software.com

Guideline for the diagnosis and management of acute bacterial sinusitis. The Alberta Clinical Practice program. 2021. www.albertadoctors.org

Hersh AL, Jackson MA, Hicks LA; American Academy of Pediatrics Committee on Infectious Diseases. Principles of judicious antibiotic prescribing for upper respiratory tract infections in pediatrics. Pediatrics. 2013;132(6):1146-54.

López Martín D, Piñeiro Pérez R, Martínez Campos L, Ares Álvarez J, De la Calle Cabrera T, Jiménez Huerta I, et al. Actualización del documento de consenso sobre etiología, diagnóstico y tratamiento de la otitis media aguda y sinusitis. An Pediatr. 2023;98(5):362-72.

Short S, Bashir H, Marshall P, Miller N, Olmschemk D, Prigge K, et al.; Institute for Clinical Systems Improvement (ICSI). Diagnosis and treatment of respiratory illness in children and adults. Bloomington: ICSI; 2017. Disponible en: https://www.icsi.org

Wald ER. Acute bacterial rhinosinusitis in children: microbiology and treatment. UpToDate. 2023. Disponible en: https://www.uptodate.com

Wald ER, Applegate KE, Bordley C, Darrow DH, Glode MP, Marcy SM, et al.; American Academy of Pediatrics. Clinical practice guideline for the diagnosis and management of acute bacterial sinusitis in children aged 1 to 18 years. Pediatrics. 2013;132(1):e262-80.

Wald ER, DeMuri GP. Antibiotic recommendations for acute otitis media and acute bacterial sinusitis: conundrum no more. Pediatr Infect Dis J. 2018;37(12):1255-7.

Taquicardia paroxística supraventricular

6.39

Y. Ballestero Díez

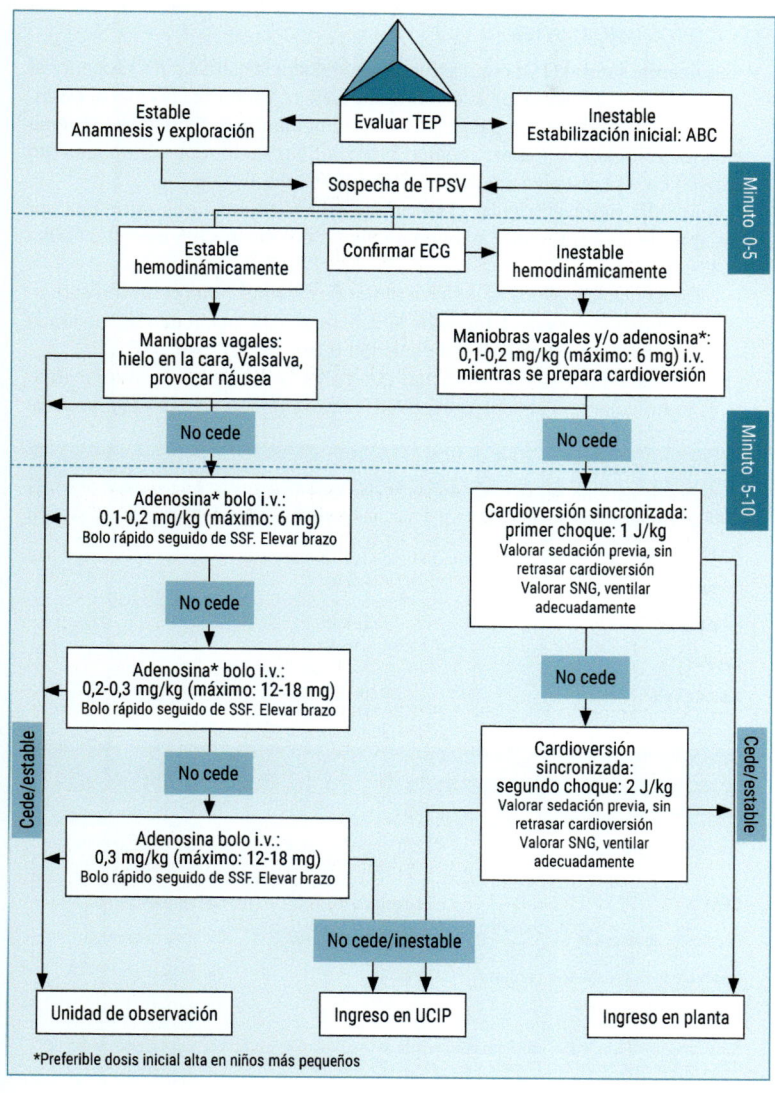

Evaluar TEP

- **Estable** — Anamnesis y exploración
- **Inestable** — Estabilización inicial: ABC

Sospecha de TPSV

Minuto 0-5

Confirmar ECG

- **Estable hemodinámicamente**
- **Inestable hemodinámicamente**

Maniobras vagales: hielo en la cara, Valsalva, provocar náusea

Maniobras vagales y/o adenosina*: 0,1-0,2 mg/kg (máximo: 6 mg) i.v. mientras se prepara cardioversión

No cede · No cede

Minuto 5-10

Adenosina* bolo i.v.: 0,1-0,2 mg/kg (máximo: 6 mg) Bolo rápido seguido de SSF. Elevar brazo

Cardioversión sincronizada: primer choque: 1 J/kg Valorar sedación previa, sin retrasar cardioversión Valorar SNG, ventilar adecuadamente

No cede · No cede

Adenosina* bolo i.v.: 0,2-0,3 mg/kg (máximo: 12-18 mg) Bolo rápido seguido de SSF. Elevar brazo

Cardioversión sincronizada: segundo choque: 2 J/kg Valorar sedación previa, sin retrasar cardioversión Valorar SNG, ventilar adecuadamente

No cede

Adenosina bolo i.v.: 0,3 mg/kg (máximo: 12-18 mg) Bolo rápido seguido de SSF. Elevar brazo

Cede/estable · Cede/estable

No cede/inestable

- **Unidad de observación**
- **Ingreso en UCIP**
- **Ingreso en planta**

*Preferible dosis inicial alta en niños más pequeños

OBJETIVOS
- Identificar el cuadro clínico y reconocer taquicardias causadas por enfermedades graves y con riesgo vital.
- Conocer las actuaciones a seguir según la estabilidad hemodinámica del paciente.

CONCEPTOS IMPORTANTES

- **Taquicardia sinusal (TS):** ritmo sinusal con frecuencia cardíaca (FC) superior al rango de normalidad según la edad (**Tabla 6.39-1**). Respuesta normal al estrés, ejercicio, ansiedad y en patologías que aumentan la actividad del sistema nervioso simpático (fiebre, anemia, hipoxia). No suele requerir tratamiento específico y se resuelve tratando el desencadenante.
- **Taquicardia supraventricular (TSV):** ritmo rápido anormal que se origina por encima de los ventrículos, habitualmente de complejo QRS estrecho (**Tabla 6.39-2**).
  - Patogenia: la mayoría se deben a ritmos de reentrada, una conexión auriculoventricular «extra» a través de la cual se genera un circuito de reentrada a raíz de una extrasístole. La conexión puede ser:
    - Una vía accesoria extranodal que conecta directamente el miocardio auricular con el ventricular (AVRT: *atrioventricular reentry tachycardia*;

Tabla 6.39-1. Frecuencia cardíaca normal por edad

Edad	Frecuencia cardíaca (lpm)
Recién nacido	100-160
Lactante	90-150
Preescolar	80-140
Escolar	70-120
Adolescente	60-100

Tabla 6.39-2. Diagnóstico diferencial

	TPSV	TS
Frecuencia cardíaca	>220 x min (lactantes) >180 x min (> 2 años)	< 220 x min (lactantes) < 180 x min (> 2 años)
QRS*	Estrecho el 90 %	Siempre estrecho
Presencia de ondas P	Presentes en 50-60 %	Siempre presentes
Intervalo R-R, Frecuencia cardíaca	Regular	Variable
Comienzo-final	Brusco	Gradual

*Si el complejo QRS es ancho, habrá que diferenciarlo de una TV. A efectos prácticos, toda taquicardia con QRS ancho se considerará una TV hasta que se demuestre lo contrario.

p. ej., síndrome de Wolff-Parkinson-White [WPW], forma más frecuente con intervalo PR corto y QRS ancho a expensas de la onda delta): más frecuente en lactantes y asociada a cardiopatía congénita. Esta vía puede actuar de dos maneras:
  ○ Retrógrada (taquicardia paroxística supraventricular [TPSV] ortodrómica, QRS estrecho): > 95 % de los casos.
  ○ Anterógrada (TPSV antidrómica, QRS ancho): < 5 % de los casos.
  ▪ Una segunda vía dentro del propio nódulo auriculovetricular (AVNRT: *atrioventricular nodal reentry tachycardia*): más frecuente en mayores de 2 años, de QRS estrecho.
– Etiología: la TPSV es la alteración patológica del ritmo cardíaco más habitual en los niños (prevalencia = 0,1-0,4 %). Entre los niños con cardiopatías congénitas, la prevalencia de TPSV es de aproximadamente el 7 %; sin embargo, la mayoría de los pacientes que la presentan tienen corazones estructuralmente normales.

ESTIMACIÓN DE LA GRAVEDAD

• **A recoger en la anamnesis:**
  – Inicio, duración, actividad que estaba realizando, ingesta de tóxicos o fármacos, palpitaciones, dolor torácico, disnea, vértigo, sudoración, visión borrosa, aturdimiento. Los síntomas graves, como el síncope debido a hipotensión, son poco frecuentes. El fallo cardíaco es muy inusual, y aparece cuando la taquicardia lleva mucho tiempo instaurada (aparece en un 50 % de los casos de > 48 h de evolución).

  – A tener en cuenta:
    ▪ Lactantes: el 50-60 % de los casos presentan el primer episodio durante el primer año de vida (3-4 meses). En estos pacientes es más frecuente el fallo cardíaco, ya que el cuadro pasa desapercibido con mayor frecuencia debido a sus síntomas inespecíficos: tos, palidez, irritabilidad, rechazo de tomas, cianosis o inquietud. La FC ronda los 220-280 latidos por minuto (lpm).
    ▪ Niños mayores: refieren mejor los síntomas (palpitaciones, dolor o molestias precordiales, sensación de mareo, síncopes) y toleran mejor la taquicardia. El fallo cardíaco es menos frecuente. La FC ronda los 180-240 lpm.
• **A registrar en la exploración general:**
  – Triángulo de evaluación pediátrica (TEP), constantes vitales (temperatura, FC, frecuencia respiratoria [FR], presión arterial [PA], pulsioximetría, capnografía y registro electrocardiográfico [ECG]).
  – Es fundamental buscar **datos de inestabilidad hemodinámica**:
    ▪ Disminución de la perfusión periférica: relleno capilar > 2 s y/o gradiente térmico (poco específico) y/o disminución del nivel de consciencia.
    ▪ Disminución de la intensidad de pulsos (periféricos y centrales).
    ▪ Signos de congestión retrógrada: aumento de la presión venosa yugular, hepatomegalia y/o crepitantes pulmonares.
    ▪ Disminución de la PA: es el último signo en aparecer.

PRUEBAS COMPLEMENTARIAS

- **ECG con 12 derivaciones:** durante la crisis y una vez que esta cede.
- **Radiografía de tórax:** valorar en primer episodio o si hay datos de fallo cardíaco.
- **Ecocardiografía:** si es el primer episodio, para descartar una cardiopatía congénita o si existe taquicardia mantenida.

TRATAMIENTOS

- Ausencia de taquicardia actual (exploración, ECG y radiografía de tórax normales) con historia sugestiva: alta domiciliaria. Valorar el seguimiento por un cardiólogo.
- TPSV actual: el manejo depende de la estabilidad hemodinámica (v. Algoritmo).
- **Paciente hemodinámicamente inestable:**
  - Cardioversión sincronizada (1 J/kg). Si se requieren más descargas, se recomienda ir duplicando la dosis hasta 4 J/kg (v. **capítulo 1.5 Cardioversión y desfibrilación**).
  - Previamente:
    - Estabilización inicial: ABCDE.
    - Monitorización continua (PA y ECG).
    - Se pueden probar maniobras vagales y/o adenosina intravenosa (i.v.) en bolo (dosis inicial: 0,1-0,2 mg/kg, seguidos de 5 mL de solución salina fisiológica [SSF]) mientras se prepara la cardioversión. Son preferibles dosis iniciales más altas, especialmente en niños más pequeños (no superar 6 mg en la primera dosis y 12-18 mg en las sucesivas).
    - Colocar una sonda nasogástrica (SNG), para aspirar el contenido gástrico y evitar el vómito.
    - Valorar la sedoanalgesia si el paciente está consciente y hay tiempo para ello. Son preferibles los fármacos de inicio rápido y efecto corto: hipnótico (propofol: 1 mg/kg, máximo: 40 mg o 3 mg/kg; o etomidato: 0,3 mg/kg, dosis máxima: 20 mg) más opiáceo (fentanilo: 1 µg/kg, dosis máxima: 50 µg).
  - Si requiere un tercer intento de cardioversión eléctrica o sigue inestable, se recomienda consultar a un experto, ingresar en la unidad de cuidados intensivos pediátricos (UCIP) y valorar la administración de amiodarona o procainamida.
- **Paciente hemodinámicamente estable:**
  - Monitorización continua (PA y ECG).
  - Medidas de estimulación vagal:
    - Lactantes: aplicar bolsa con hielo o agua fría en la cara durante 15-30 s, o estimulación rectal con termómetro o inducción de la náusea.
    - Niños mayores: maniobras de Valsalva (soplar en una jeringa ocluida durante 10-15 s) o de Valsalva modificada (sentado, sopla en una jeringa ocluida durante 15 s y, seguidamente, se le tumba y se le elevan las piernas a 45° durante otros 15 s y se le vuelve a sentar durante 30 s más), provocar náusea.
    - Contraindicado: compresión ocular o masaje del seno carotídeo.

– Si no cede: **adenosina i.v. en bolo seguida de 5 mL de SFF**:
  ▪ Dosis inicial: 0,1-0,2 mg/kg. Son preferibles dosis iniciales más altas, especialmente en niños más pequeños. Si la taquicardia no cede, aumentar 0,1 mg/kg a la dosis previa cada 2 min, hasta un máximo de 0,3 mg/kg (no exceder los 6 mg en la primera dosis o 12-18 mg en las sucesivas).
  ▪ Monitorización continua (PA y ECG).
  ▪ Paciente en decúbito supino.
  ▪ Contraindicaciones: bloqueo de rama de segundo y tercer grado, o enfermedad del nódulo sinusal. En los pacientes en los que se sospecha un síndrome de WPW como causa subyacente, hay que tener especial precaución por el riesgo de desencadenar arritmias malignas.
– Si cede la taquicardia con maniobras vagales o farmacológicas:
  ▪ Paciente ya estudiado por cardiología: observación durante unas horas y alta. Recomendar ponerse en comunicación con el cardiólogo de referencia.
  ▪ Paciente no estudiado previamente: monitorización continua (ECG, PA) y hospitalización para estudio.
– Si la taquicardia no cede tras dosis repetidas de adenosina o si persiste inestabilidad: ingreso en UCIP.

RECUERDE QUE...
- La mayoría de las taquicardias en urgencias serán sinusales, secundarias a fiebre, dificultad respiratoria, ansiedad, o fármacos como el salbutamol.
- En un paciente inestable, el tratamiento de elección es la cardioversión sincronizada.
- Si el paciente se encuentra estable, se intentarán maniobras vagales. Si no son efectivas, el fármaco de elección es la adenosina.

BIBLIOGRAFÍA

Dubin AM. Clinical features and diagnosis of supraventricular tachycardia (SVT) in children. UpToDate. 2023. Disponible en: https://www.uptodate.com

Dubin AM. Management of supraventricular tachycardia (SVT) in children. UpToDate. 2023. Disponible en: https://www.uptodate.com

Kaye P, Govier M. Procedural sedation with propofol for emergency DC cardioversion. Emerg Med J. 2014;31(11):904-8.

Muñoz-Martínez T, Pardo-Rey C, Silva-Obregón JA; Grupo de Trabajo de Analgesia y Sedación de la SEMICYUC. Sedación en procedimientos y situaciones especiales. Med Intensiva. 2008;32(Supl 1):107-14.

Van de Voorde P, Turner NM, Djakow J, De Lucas N, Martínez-Mejías A, Biarent D, et al. European Resuscitation Council Guidelines 2021: paediatric life support. Resuscitation. 2021;161:327-87.

P. Echarte García y R. Adán Pedroso

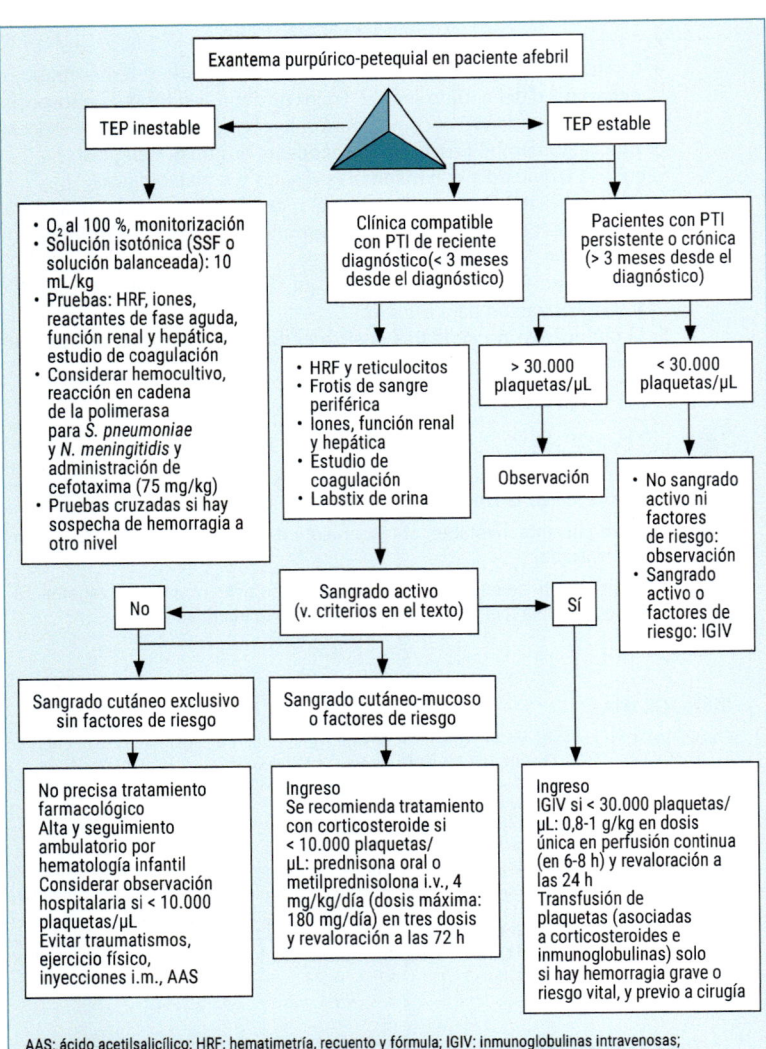

AAS: ácido acetilsalicílico; HRF: hematimetría, recuento y fórmula; IGIV: inmunoglobulinas intravenosas; i.m.: intramusculares; i.v.: intravenosa; SSF: suero salino fisiológico; TEP: triángulo de evaluación pediátrica; PTI: trombocitopenia inmunitaria primaria.

> **OBJETIVOS**
> • Conocer la orientación diagnóstica de la trombocitopenia.
> • Realizar un manejo adecuado de la trombocitopenia inmunitaria primaria.

CONCEPTOS IMPORTANTES

- **Trombocitopenia:** cifra de plaquetas < 150.000/µL. Es relativamente frecuente en la infancia y puede deberse a múltiples causas.
- **Trombocitopenia inmunitaria primaria (PTI):** enfermedad de origen autoinmunitario caracterizada por el descenso aislado de plaquetas en sangre periférica (< 100.000/µL) en ausencia de una causa subyacente. La incidencia anual es de 1/10.000 niños, con un pico entre los 2 y los 4 años, sin diferencias entre sexos. En muchos casos la formación de anticuerpos se relaciona con infección vírica o vacunación las semanas previas. Aunque principalmente se debe a la destrucción periférica de las plaquetas, la megacariopoyesis también se encuentra afectada en algunos casos.
- Según el tiempo de evolución, se clasifica en:
  - **PTI de reciente diagnóstico:** desde el diagnóstico hasta los 3 meses de evolución.
  - **PTI persistente:** entre 3 y 12 meses desde el diagnóstico.
  - **PTI crónica:** más de 12 meses desde el diagnóstico.
- **Manifestaciones clínicas:**
  - El cuadro clínico habitual es la aparición brusca de púrpura cutaneomucosa: petequias, hematomas o equimosis, hemorragias en mucosa bucal, epistaxis.
  - Excepcionalmente, hemorragia gastrointestinal, urinaria o intracraneal. Esta última es la complicación más grave, y su incidencia en los niños es inferior al 0,5 %.
  - Siempre en ausencia de síntomas sistémicos (fiebre, pérdida de peso, anorexia, etc.), adenopatías y hepatomegalia. En ocasiones, puede haber una esplenomegalia leve-moderada.
- **Otras causas de trombocitopenia:**
  - Adquiridas centrales: infecciones (destaca el parvovirus B19), tóxicos, radioterapia, anemia megaloblástica, aplasia medular, infiltración medular
  - Adquiridas periféricas: enfermedades autoinmunitarias, drogas y tóxicos, infecciones, síndrome hemolítico urémico, púrpura trombocitopénica trombótica, coagulación intravascular diseminada, síndrome de Kasabach-Merritt, hiperesplenismo, prótesis cardíacas.
  - Congénitas: síndrome de Wiskott-Aldrich (varón, plaquetas pequeñas, eccemas, inmunodeficiencias), enfermedad de Bernard-Soulier (alteración de la adhesión plaquetaria asociada a macrotrombocitopenia), síndrome de Glanzmann (alteración de la agregación plaquetaria), anemia de Fanconi (aplasia medular asociada a otros defectos congénitos).

ESTIMACIÓN DE LA GRAVEDAD

- La mayoría de los pacientes con PTI están asintomáticos o tienen petequias, hematomas o equimosis aisladas en piel o mucosas. No hay una correlación exacta entre la cifra de plaquetas y las manifestaciones hemorrágicas, aunque estas son más frecuentes con recuentos de plaquetas < 10.000/µL. El término de *PTI grave* se reserva para los pacientes con manifestaciones hemorrágicas clínicamente relevantes.
- **A recoger en la anamnesis:**
  - Antecedentes familiares de enfermedades hematológicas, antecedentes personales de vacunas, infecciones recientes, ingesta de fármacos y enfermedades sistémicas.
- **A recoger en la exploración física:**
  - Presencia de petequias, hematomas, sangrado en la mucosa oral, epistaxis, palidez cutánea y de mucosas, presencia de hepatoesplenomegalia, adenopatías.
- **Factores de riesgo hemorrágico:**
  - Traumatismo craneoencefálico (TCE), politraumatismo.
  - Cirugía en los 10 días previos.
  - Antiagregantes hasta 7-10 días antes, anticoagulantes.
  - Diátesis hemorrágica: coagulopatía, vasculitis.
- **Criterios de sangrado activo:**
  - Epistaxis que precisa taponamiento.
  - Hematuria macroscópica.
  - Hemorragia digestiva macroscópica.
  - Menorragia.
  - Gingivorragia importante.
  - Cualquier hemorragia con riesgo razonable de precisar transfusión de hematíes o que condicione un daño orgánico grave.

PRUEBAS COMPLEMENTARIAS

- El diagnóstico de la PTI se establece por exclusión de otras causas de trombocitopenia. Se basa en un recuento de plaquetas < 100.000/µL (generalmente < 20.000/µL) sin alteraciones de las otras series hematológicas ni en el estudio morfológico de sangre periférica, y en ausencia de signos y síntomas sugestivos de otras causas.
- Se recomienda la realización de:
  - Hemograma completo y reticulocitos: para descartar alteraciones en las otras series y valorar la respuesta de la médula ósea.
  - Frotis de sangre periférica valorado por un hematólogo experto: para descartar células atípicas y excluir otras causas de trombocitopenia. Permite también descartar una pseudotrombocitopenia secundaria a aglutinación plaquetaria por ácido etilendiaminotetraacético (EDTA).
  - Bioquímica sanguínea: glutamato-oxalacetato-transaminasa (GOT), glutamato-piruvato-transaminasa (GPT), lactato-deshidrogenasa (LDH), glucosa, urea, creatinina.

- Estudio de coagulación.
- Sedimento urinario para descartar hematuria macroscópica (la microscópica no modificaría el tratamiento).
- El estudio inicial se completará posteriormente con: grupo sanguíneo, Rh, Coombs directo, niveles de inmunoglobulinas (Ig) y serologías (virus de Epstein-Barr [VEB], citomegalovirus [CMV], virus de la inmunodeficiencia humana [VIH], virus de la hepatitis A [VHA], virus de la hepatitis B [VHB], virus de la hepatitis C [VHC], parvovirus B19, virus de la varicela-zóster [VVZ], virus del herpes humano 6 [VH6] y virus del herpes simple [VHS]). Estudio de anticuerpos antinucleares (ANA) y autoanticuerpos (sobre todo en jóvenes, ya que es frecuente la trombocitopenia secundaria a lupus).
- El aspirado de médula ósea no es necesario en pacientes con características típicas de PTI. Está recomendado cuando existan alteraciones en otras series sanguíneas, o si se asocian síntomas constitucionales, esplenomegalia, dolores óseos o adenopatías. También debe valorarse antes de iniciar tratamiento con corticosteroides, y en caso de falta de respuesta al tratamiento o angustia familiar.

TRATAMIENTOS

- El objetivo del tratamiento no es «normalizar» los valores de plaquetas, sino prevenir las hemorragias con relevancia clínica. Por ello, el inicio del tratamiento se debe basar en la clínica más que en el recuento de plaquetas. En los niños, la PTI suele tener un curso autolimitado y la mayoría de los pacientes no tienen sangrado activo, por lo que se debe valorar de forma individualizada. En la PTI secundaria, se recuperan las plaquetas sin necesidad de tratamiento cuando se controla la enfermedad subyacente o se retira el fármaco causante de la trombocitopenia.
- El protocolo actual (PTI-2018) de la Sociedad Española de Hematología y Oncología Pediátricas (SEHOP) recomienda:
  - Explicar a la familia los riesgos de sangrado. Evitar los traumatismos y el ejercicio físico. No administrar inyecciones intramusculares. Evitar la ingesta de ácido acetilsalicílico y otros antiagregantes de las plaquetas.
  - Tratamiento farmacológico de primera línea para la **PTI de reciente diagnóstico**:
    - **Sin sangrado activo:**
      ○ Sangrado cutáneo exclusivo sin factores de riesgo: no precisa tratamiento farmacológico. Alta y seguimiento ambulatorio en consultas de hematología infantil; observación hospitalaria si el paciente tiene < 10.000 plaquetas/μL.
      ○ Sangrado cutaneomucoso o factores de riesgo: ingreso hospitalario. Se recomienda tratamiento con corticosteroide si < 10.000 plaquetas/μL; de elección, prednisona oral o metilprednisolona intravenosa (i.v.), 4 mg/kg/día (máximo: 180 mg/día) en tres dosis durante 4 días; luego bajar a 2 mg/kg/día durante 3 días y suspender. Se realizará control analítico a las 72 h para confirmar la respuesta.

- **Sangrado activo:** ingreso hospitalario. Habitualmente se relaciona con cifras < 30.000 plaquetas/µL, que sería indicación de tratamiento con Ig i.v. (IGIV): 0,8-1g/kg en dosis única, a pasar en 6-8 h. No existe dosis máxima. Hay que tener precaución por el volumen a infundir en caso de paciente cardiópata o nefrópata (existen preparaciones de 50 mg/dL y 100 mg/dL). Efectos adversos: fiebre, cefalea, náuseas, vómitos, anafilaxia (precaución en pacientes con déficit de IgA), hemólisis aloinmunitaria, meningitis aséptica y riesgo infeccioso asociado a la transfusión de hemoderivados. Se realizará control a las 24 h para valorar la necesidad de una segunda dosis de IGIV, corticosteroides u otros fármacos.

- Para pacientes con **PTI persistente o PTI crónica,** hay que valorar de forma individualizada para un adecuado enfoque terapéutico. Es importante que el paciente desarrolle una vida cercana a la normalidad con mínimos efectos adversos derivados del tratamiento en espera de que la enfermedad entre en remisión. En general, se recomienda:
  - Pacientes con más de 30.000 plaquetas/µL mantenidas de forma estable: observación sin tratamiento, con controles necesarios a juicio del clínico.
  - Pacientes con menos de 30.000 plaquetas/µL: se debe tener en cuenta la existencia de factores de riesgo asociados.
    - Si no hay episodios de hemorragia activa ni factores de riesgo hemorrágico: observación sin tratamiento.
    - Si hay episodios de sangrado activo o factores de riesgo: agonistas de los receptores de trombopoyetina, Ig periódicas, bolos de corticosteroides, anti-D en pacientes Rh+ y otros tratamientos especializados como ciertos inmunosupresores.

- Situaciones con riesgo especial:
  - TCE y politraumatizados con sangrado activo y/o cirugía urgente: IGIV (0,8-1 g/kg) si plaquetas < 50.000/µL, y transfusión de plaquetas (asociadas a corticosteroides e Ig) si recuento < 10.000/µL.

- Las transfusiones de plaquetas no están indicadas, excepto en hemorragias graves o con riesgo vital y previo a cirugía. Se deben administrar asociadas a corticosteroides e Ig, y se repetirán con la frecuencia que se necesite. En caso de hemorragias con riesgo vital, el tratamiento seguirá la siguiente secuencia:
  - Metilprednisolona i.v.: 10 mg/kg.
  - IGIV: 400 mg/kg.
  - Plaquetas: 1 unidad/5-10 kg/6-8 h.
  - IGIV: 400 mg/kg.
  - Valorar la esplenectomía urgente.

RECUERDE QUE...

- La PTI la causa más frecuente, pero no la única, de trombocitopenia en la infancia, y es un diagnóstico de exclusión.

- Aunque no existe una correlación exacta entre la cifra de plaquetas y las manifestaciones hemorrágicas, estas son más frecuentes si < 10.000 plaquetas/µL.

- Los pacientes asintomáticos o con sangrado cutáneo exclusivo pueden manejarse en su mayoría de forma ambulatoria sin necesidad de tratamiento.

- En general, en los pacientes con sangrado activo el tratamiento consistirá en Ig o corticosteroides.

BIBLIOGRAFÍA

D´Orazio JA, Neely J, Farhoudi N. ITP in children: pathophysiology and current treatment approaches. J Pediatr Hematol Oncol. 2013;35(1):1-13.

Grace RF, Lambert MP. An update on pediatric ITP: differentiating primary ITP, IPD, and PID. Blood. 2022;140(6):542-55.

Monteagudo E, Astigarraga I, Cervera Á, Dasí MA, Sastre A, Berrueco R, et al.; Grupo de Trabajo de la PTI de la Sociedad Española de Hematología y Oncología Pediátricas (SEHOP). Protocol for the study and treatment of primary immune thrombocytopenia: PTI-2018. An Pediatr (Engl Ed). 2019;91(2):127.e1-10.

Neunert C, Lim W, Crowther M, Cohen A, Solberg L Jr, Crowther MA; American Society of Hematology. The American Society of Hematology 2011 evidence-based practice guideline for immune thrombocytopenia. Blood. 2011;117(16):4190-207.

Provan D, Stasi R, Newland AC. International consensus report on the investigation and management of primary immune thrombocytopenia. Blood. 2010;115(2):168-86.

Rodeghiero F, Stasi R, Gernsheimer T. Standardization of terminology, definitions and outcome criteria in immune thrombocytopenic purpura of adults and children: report from an international working group. Blood. 2009;113(11):2386-93.

Tromboembolismo pulmonar

6.41

A. Lejarzegi Beraza y M. González Balenciaga

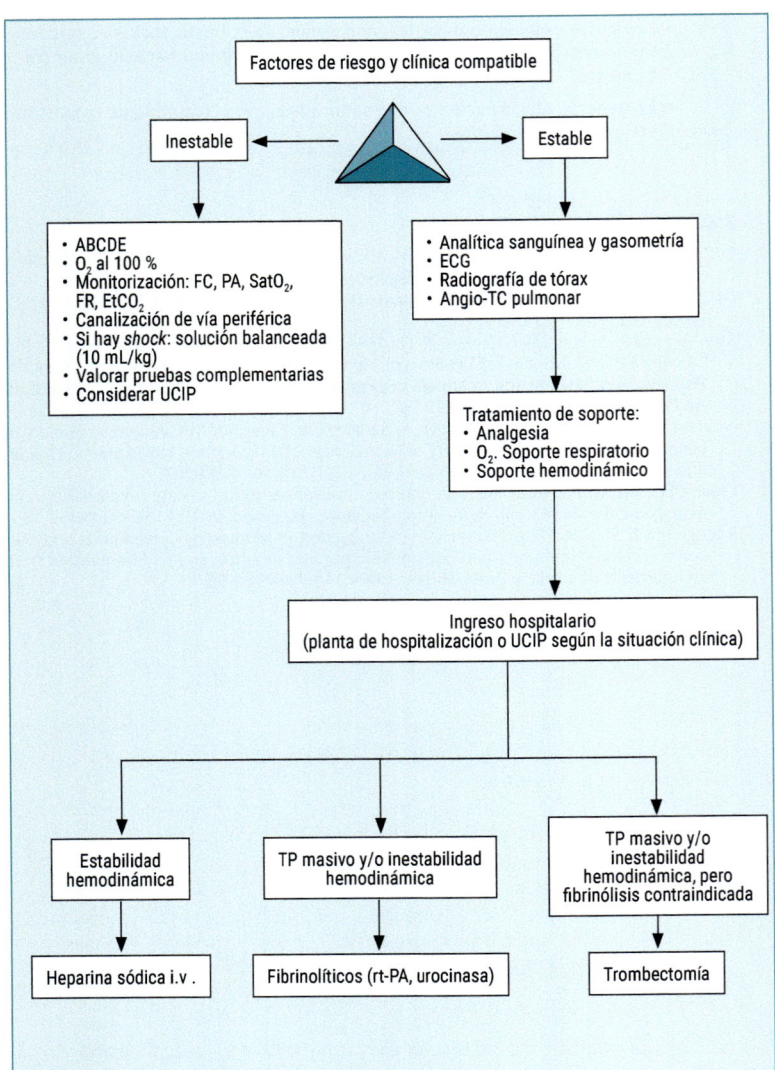

OBJETIVOS
- Conocer los factores de riesgo que favorecen el desarrollo de un tromboembolismo pulmonar (TP).
- Reconocer los síntomas y signos de presentación de un TP.
- Saber qué pruebas diagnósticas solicitar ante la sospecha clínica e iniciar el tratamiento precozmente.

CONCEPTOS IMPORTANTES

- El **tromboembolismo pulmonar (TP)** es la obstrucción parcial o total del lecho vascular de la arteria pulmonar. Es infrecuente en la población pediátrica, pero es potencialmente mortal.
- **Fisiopatología:** la repercusión pulmonar y hemodinámica del TP derivará del grado de obstrucción de la arteria pulmonar y del tiempo de instauración. Cuanto mayor sea el grado de obstrucción y más aguda sea la instauración, mayor será el compromiso cardiopulmonar.
- **Factores de riesgo:** aproximadamente el 70 % de los pacientes con TP asocia una trombosis venosa profunda (TVP). Más del 80 % de los pacientes pediátricos con un tromboembolismo venoso presenta al menos uno de los siguientes factores de riesgo:
  - Presencia de catéter venoso central.
  - Inmovilización.
  - Cardiopatía congénita.
  - Cirugía mayor (sobre todo traumatológica).
  - Estado de hipercoagulabilidad congénito: déficit de proteína C, déficit de proteína S, déficit de antitrombina III, factor V de Leiden, etc.
  - Estado de hipercoagulabilidad adquirido: síndrome nefrótico, lupus, sepsis, cáncer, embarazo, obesidad, etc.

ESTIMACIÓN DE LA GRAVEDAD

- Se debe sospechar un TP en un paciente con dolor torácico pleurítico de inicio brusco, en especial si asocia factores de riesgos de trombosis venosa.
- **A recoger en la anamnesis:**
  - Antecedentes personales y factores de riesgo de tromboembolismo venoso.
  - Antecedentes familiares de problemas de hipercoagulabilidad.
  - Manifestaciones clínicas:
    - Los síntomas más frecuentes son el dolor torácico pleurítico (dolor torácico localizado a punta de dedo, que aumenta con la inspiración profunda), disnea de aparición súbita, tos y ansiedad. En ocasiones, puede acompañarse de hemoptisis.
    - Asintomático, cuando la obstrucción de la arteria pulmonar es inferior al 50 %.
    - Síntomas de trombosis venosa profunda: dolor y tumefacción de la extremidad.

- En los casos más graves y de instauración aguda, pueden presentarse como síncope y/o *shock*.
- En casos de TP más evolucionados, los pacientes pueden presentar una insuficiencia respiratoria y/o insuficiencia cardíaca derecha con signos de congestión (hepatomegalia, ingurgitación yugular, edemas en partes acras, etc.).
- **A registrar en la exploración física:**
  - Triángulo de evaluación pediátrica (TEP), constantes vitales (frecuencia cardíaca [FC], frecuencia respiratoria [FR], saturación de oxígeno (SatO$_2$), presión arterial [PA]). Puede haber taquicardia, taquipnea y/o hipoxemia. Si existe dificultad respiratoria o fallo respiratorio: dióxido de carbono telespiratorio (EtCO$_2$). Signos de dificultad respiratoria. Auscultación cardiopulmonar: si el infarto pulmonar es extenso, pueden existir estertores húmedos localizados. Si existe repercusión cardíaca, se puede auscultar un tercer tono cardíaco.
  - Signos de insuficiencia cardíaca derecha: ingurgitación yugular, hepatomegalia, edemas en las extremidades, ascitis, etc.
  - Signos acompañantes de trombosis venosa profunda: tumefacción localizada de la extremidad, con enrojecimiento en el caso de las extremidades inferiores y palidez en las extremidades superiores.

PRUEBAS COMPLEMENTARIAS

- Analítica sanguínea con hemograma, bioquímica y coagulación con dímero D, a pesar de que este último tiene una utilidad limitada en la exclusión de TP entre los pacientes con alta sospecha clínica.
- Gasometría: suele existir hipoxemia con hipocapnia y alcalosis respiratoria debido a la taquipnea. En los casos más graves, existirá hipercapnia por alteración de la relación ventilación/perfusión.
- Electrocardiograma (ECG): un ECG normal no descarta el TP. El hallazgo más frecuente es la taquicardia sinusal. También se puede observar desviación del eje cardíaco a la derecha y/o bloqueo de rama derecha. Aunque es poco frecuente, el patrón S1Q3T3 se considera específico del TP (onda S profunda en la derivación I, y onda Q y T invertida en la derivación III).
- Radiografía de tórax: lo más frecuente es que sea normal. Pueden aparecer: signo de Westermark (área de «enfisema» local por una zona pulmonar avascular), atelectasias basales laminares, derrame pleural, infarto pulmonar que puede visualizarse como un infiltrado alveolar localizado en forma de cuña.
- Angio-TC pulmonar: en la actualidad, es la prueba diagnóstica de elección.
- Estudio etiológico: según la sospecha (estudio de trombofilia, etc.).
- Ecografía: se debe realizar ante la sospecha clínica de trombosis venosa profunda de una extremidad.

TRATAMIENTOS

- **Tratamiento general:**
  - Oxigenoterapia y soporte respiratorio.

– Soporte hemodinámico: fluidoterapia en caso de *shock*. Si se requiere soporte inotrópico, el fármaco de elección será la dobutamina, debido a su efecto vasodilatador pulmonar.
– Tratamiento analgésico según la escala de dolor.

• **Tratamiento específico agudo:**
– Si existe sospecha clínica de TP en un paciente hemodinámicamente estable: tratamiento anticoagulante con heparina sódica en bomba de perfusión continua. La dosis inicial es: 75 U/kg durante los primeros 10 min, seguidos de 20 U/kg/h en pacientes > 1 año y 28 U/kg/h en < 1 año
  ▪ Las contraindicaciones absolutas son: hemorragia activa y accidente cerebrovascular (ACV) en los últimos 2 meses. Las contraindicaciones relativas son: coagulopatía, rectocolitis hemorrágica, hepatopatía crónica, hipertensión arterial grave, intervención neuroquirúrgica u oftalmológica en los 7 días previos.
– En caso de TP masivo y/o inestabilidad hemodinámica: tratamiento fibrinolítico con activador del plasminógeno tisular recombinante (rt-PA) o urocinasa.
  ▪ Las contraindicaciones absolutas son alergia previa al agente fibrinolítico, hemorragia activa y ACV en los últimos 2 meses. Las contraindicaciones relativas son: cirugía mayor reciente, traumatismo grave reciente, hipertensión arterial grave y neoplasia intracraneal o malformación arteriovenosa.
– En caso de TP masivo y/o inestabilidad hemodinámica con contraindicación para la fibrinólisis: trombectomía quirúrgica o percutánea.

• **Profilaxis:**
– Se debe realizar una prevención primaria del TP en pacientes con factores de riesgo, siendo los más habituales el catéter venoso central y la inmovilización (sobre todo en pacientes sometidos a cirugía traumatológica). La profilaxis debe realizarse con heparina de bajo peso molecular (HBPM) administrada de forma subcutánea.

RECUERDE QUE...

• Se debe sospechar un TP en aquellos pacientes con factores de riesgo, y aparición súbita de clínica respiratoria y/o hemodinámica.
• La prueba diagnóstica de elección en la actualidad es la angio-TC pulmonar.
• Ante el diagnóstico y estabilidad hemodinámica del paciente, se debe iniciar tratamiento con heparina intravenosa de forma precoz.

BIBLIOGRAFÍA

Agha BS, Sturm JJ, Simon HK, Hirsh DA. Pulmonary embolism in the pediatric emergency department. Pediatrics. 2013;132(4):663-7.
Albisetti M, Chan AKC. Venous thrombosis and thromboembolism (VTE) in children: risk factors, clinical manifestations, and diagnosis. UpToDate. 2024. Disponible en: https://www.uptodate.com

Degerstedt SG, Winant AJ, Lee EY. Pediatric pulmonary embolism: imaging guidelines and recommendations. Radiol Clin North Am. 2022;60(1):69-82.

Maggio A, Altieri L, Pantaleo D, Grignani M, Decembrino L. Pulmonary embolism in children, a real challenge for the pediatrician: a case report and review of the literature. Acta Biomed. 2022;93(Suppl 3):e2022055.

Navanandan N, Stein J, Mistry R. Pulmonary embolism in children. Pediatr Emerg Care. 2019;35(2):143-51.

Ramiz S, Rajpurkar M. Pulmonary embolism in children. Pediatr Clin North Am. 2018;65(3):495-507.

Ross C, Kumar R, Pelland-Marcotte MC, Mehta S, Kleinman ME, Thiagarajan R. Acute management of high-risk and intermediate-risk pulmonary embolism in children: a review. Chest. 2022;161(3):791-802.

Zaidi AU, Hutchins KK, Rajpurkar M. Pulmonary embolism in children. Front Pediatr. 2017;5:170.

Urticaria y angioedema

A. Zumalde Gallego y L. Dopazo Fernández

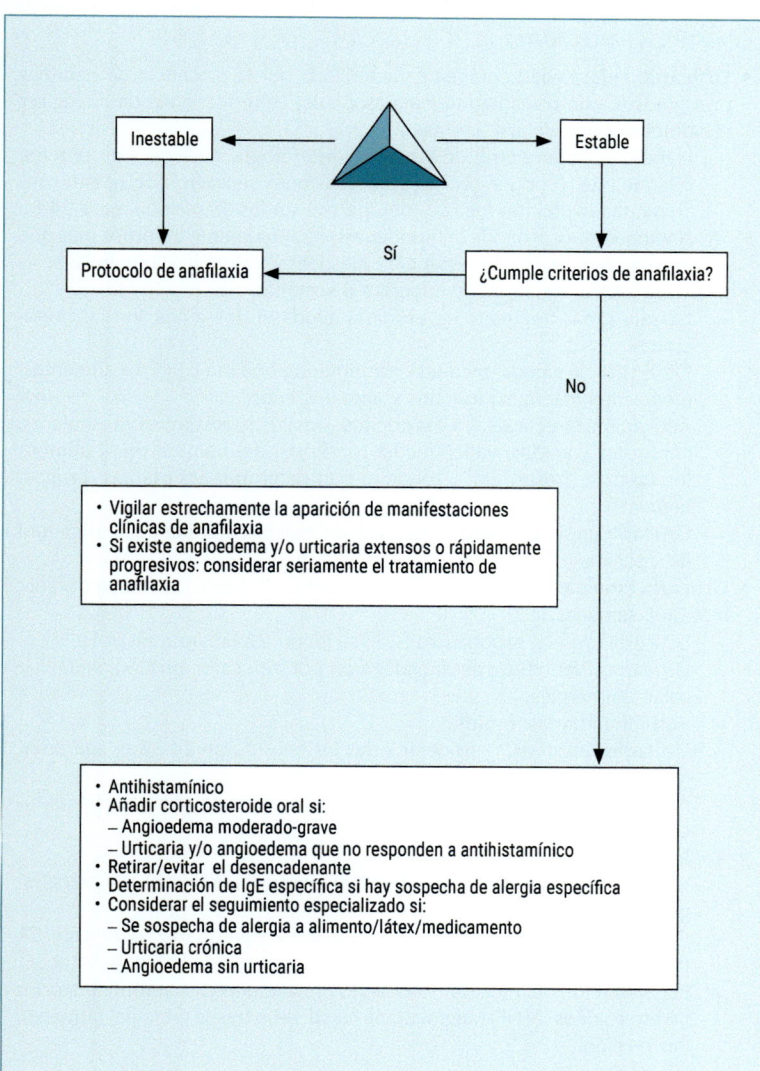

OBJETIVOS
- Reconocer y tratar adecuadamente la urticaria-angioedema.
- Reconocer a los pacientes susceptibles de atención especializada.
- Identificar entre los pacientes con urticaria-angioedema aquellos que presenten una anafilaxia.

CONCEPTOS IMPORTANTES

- **Urticaria:** enfermedad cutánea caracterizada por la presencia de habones pruriginosos, con o sin angioedema asociado. La urticaria aguda puede ser el primer síntoma de una anafilaxia.
  - Habón: pápula central de tamaño y morfología variable, con eritema circundante. Produce prurito y en ocasiones sensación de quemazón. Tiene una evolución fugaz, y desaparece sin lesión residual en 1-24 h.
  - Angioedema: edema de la hipodermis, habitualmente doloroso más que pruriginoso. Tiene una resolución más lenta, y dura hasta unas 72 h.
- **Urticaria aguda:** de duración inferior a 6 semanas.
  - La causa más frecuente de urticaria aguda en los niños son las infecciones.
  - Otras causas: alergia (mediada por inmunoglobulina E [IgE]) a alimentos, medicamentos, látex, insectos y aeroalérgenos.
  - Activación directa de los mastocitos: opiáceos, relajantes musculares, contrastes yodados, vancomicina (síndrome del hombre rojo), alimentos (tomate, fresas, etc.), contacto con determinadas plantas (ortigas, higueras).
  - Urticaria papular-prurigo: reacción de hipersensibilidad a la picadura de insectos.
- **Urticaria crónica:** presencia de lesiones más de 2 días a la semana durante más de 6 semanas.
  - Urticaria crónica espontánea (solo se identifica la causa en el 10 %).
  - Urticarias inducibles: desencadenadas por frío, calor, presión, agua, luz solar, colinérgica.
  - Autoinmunitarias: tiroiditis.
  - Urticaria-vasculitis: considerar si las lesiones duran 24-36 h, son dolorosas o dejan equimosis residual.
  - Por alteraciones de las criopirinas: síndromes autoinflamatorios inducidos por frío.
- **Angioedema sin urticaria:**
  - Mediados por IgE: alimentos, medicamentos, látex, insectos y aeroalérgenos.
  - Por déficits de complemento: angioedema hereditario, déficit de C1 inhibidor adquirido.
  - Por alteración del metabolismo de las prostaglandinas: antiinflamatorios no esteroideos (AINE) (angioedema facial 1-4 h tras la toma del fármaco).
  - Por presión.

ESTIMACION DE LA GRAVEDAD

- **A recoger en la anamnesis:**
  - Presencia de síntomas asociados (generales, respiratorios, digestivos), síntomas a otros niveles, si cumple criterios de anafilaxia, si ha presentado episodios previos, y si tiene antecedentes de alergias alimentarias o medicamentosas.
  - Es útil para el diagnóstico diferencial: tiempo de evolución y relación causa-efecto con alimentos, fármacos, látex o agentes físicos. Características de las lesiones y duración de una lesión.
- **A recoger en la exploración general:**
  - Triángulo de evaluación pediátrica (TEP), constantes vitales (frecuencia cardíaca [FC], frecuencia respiratoria [FR], saturación de oxígeno ($SatO_2$) y presión arterial [PA], según la situación clínica). Descripción de las lesiones lo más detallada posible (aspecto, tamaño, forma, distribución). Exploración por aparatos, prestando especial atención a la presencia de signos asociados que hagan sospechar anafilaxia.

PRUEBAS COMPLEMENTARIAS

- No son necesarias pruebas complementarias urgentes en la mayoría de las situaciones.
- Remitir a alergología infantil si:
  - Sospecha de alergia alimentaria: se solicitará IgE específica al alimento sospechoso (leche de vaca: F2, F76, F77, F78; huevo: F1, F232, F233) y se excluirá este de la dieta.
  - Sospecha de alergia al látex o medicamento: se debe retirar este.
  - Urticaria crónica.
  - Angioedema sin urticaria.

TRATAMIENTOS

- Evitación del desencadenante, si se conoce.
- Antihistamínicos H_1.
  - De segunda generación: son los de primera elección por no presentar efecto sedante. En caso de respuesta parcial a la dosis habitual, se puede aumentar de forma escalonada hasta cuadruplicarla (si urticaria aguda intensa o prolongada en el tiempo).
    - Cetirizina por vía oral (v. o.):
      - 6 meses-2 años: 2,5 mg/24 h.
      - 2-5 años: 5 mg/24 h.
      - > 5 años: 10 mg/24 h.
    - Loratadina v.o.:
      - 2-5 años: 5 mg/24 h.
      - > 5 años: 10 mg/24 h.
    - Desloratadina v.o.:
      - 6 meses-1 año: 1 mg/24 h.
      - 1-5 años: 1,25 mg/24 h.

- ○ 6-11 años: 2,5 mg/24 h.
- ○ > 11 años: 5 mg/24 h.
- – De primera generación: son de segunda elección; se reservan para cuando se busca un efecto sedante.
  - ■ Hidroxicina v.o.:
    - ○ > 1 año: 1-2 mg/kg/día en 2-3 dosis (máximo: 25 mg/dosis).
  - ■ Dexclorfeniramina v.o.:
    - ○ 2-5 años: 0,5 mg/dosis, 3-4 veces al día.
    - ○ 6-11 años: 1 mg/dosis 3-4 veces al día.
    - ○ > 12 años: 2 mg/dosis 3-4 veces al día.
- • Adrenalina: 0,01 mg/kg intramuscular (máximo: 0,5 mg). A considerar en:
  - – Urticaria con angioedema grave o rápidamente progresivo.
  - – Pacientes con clínica acompañante compatible con anafilaxia (v. **capítulo 2.2 Anafilaxia**).
- • Corticosteroides: prednisolona: 0,5-1 mg/kg en dosis única diaria (dosis máxima: 2 mg/kg/día, máximo: 60 mg) y v.o. durante 5-7 días. Indicaciones:
  - – Urticaria que se acompaña de angioedema moderado-grave.
  - – Urticaria y/o angioedema que no responden a antihistamínico (mantener el tratamiento antihistamínico durante el ciclo de corticosteroide).

RECUERDE QUE...

- • Hasta un 20 % de la población puede sufrir un episodio de urticaria a lo largo de su vida.
- • La presentación más habitual de la urticaria en la infancia es como un único episodio de urticaria aguda, frecuentemente desencadenado por una infección respiratoria vírica.
- • Las pruebas complementarias son casi siempre innecesarias.
- • El manejo se basa en la evitación del factor desencadenante y el tratamiento sintomático con antihistamínicos.

BIBLIOGRAFÍA

Asero R. New-onset urticarial. UpToDate. 2023. Disponible en: https://www.uptodate.com
Pier J, Bingemann TA. Urticaria, angioedema, and anaphylaxis. Pediatr Rev. 2020;41(6):283-92.
Zuberbier T. The international EAACI/GA2LEN/EDF/WAO Guideline for the definition, classification, diagnosis, and management of urticarial. Allergy. 2022;77(3):734-66.

Varicela

6.43

F. Almarza Garrido e I. Gangoiti Goikoetxea

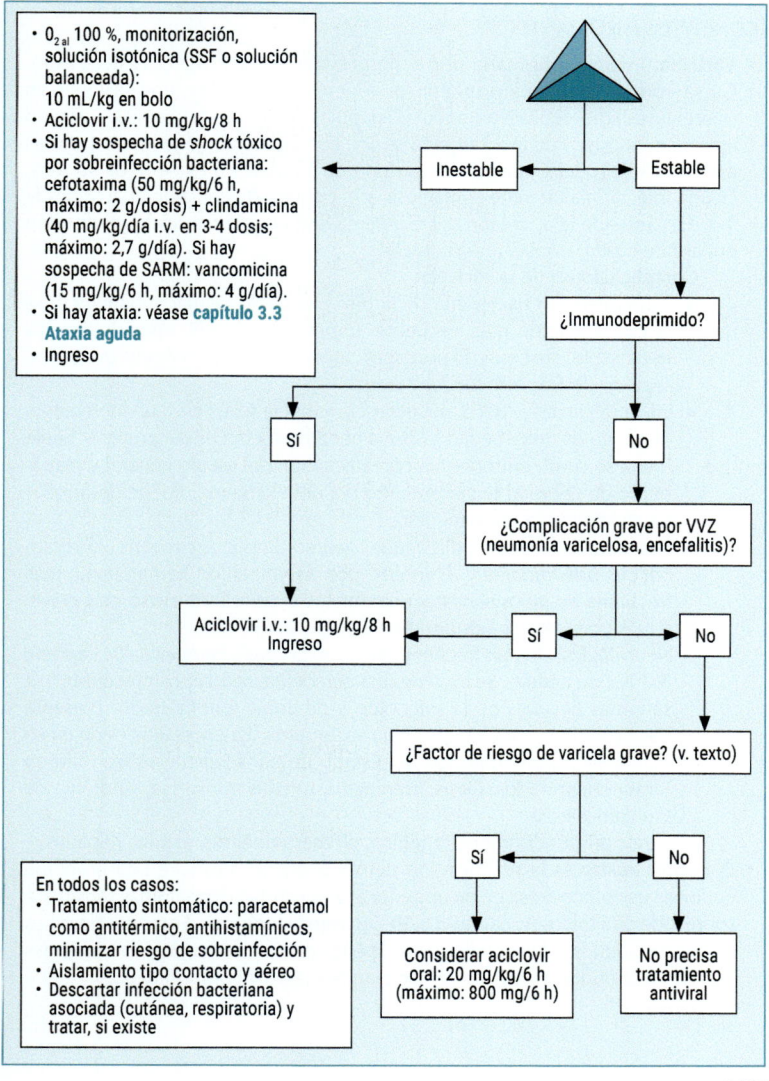

- O$_{2 \, al}$ 100 %, monitorización, solución isotónica (SSF o solución balanceada): 10 mL/kg en bolo
- Aciclovir i.v.: 10 mg/kg/8 h
- Si hay sospecha de *shock* tóxico por sobreinfección bacteriana: cefotaxima (50 mg/kg/6 h, máximo: 2 g/dosis) + clindamicina (40 mg/kg/día i.v. en 3-4 dosis; máximo: 2,7 g/día). Si hay sospecha de SARM: vancomicina (15 mg/kg/6 h, máximo: 4 g/día).
- Si hay ataxia: véase **capítulo 3.3 Ataxia aguda**
- Ingreso

Inestable ← Estable

¿Inmunodeprimido?

Sí — No

¿Complicación grave por VVZ (neumonía varicelosa, encefalitis)?

Aciclovir i.v.: 10 mg/kg/8 h Ingreso ← Sí ← No

¿Factor de riesgo de varicela grave? (v. texto)

Sí — No

Considerar aciclovir oral: 20 mg/kg/6 h (máximo: 800 mg/6 h)

No precisa tratamiento antiviral

En todos los casos:
- Tratamiento sintomático: paracetamol como antitérmico, antihistamínicos, minimizar riesgo de sobreinfección
- Aislamiento tipo contacto y aéreo
- Descartar infección bacteriana asociada (cutánea, respiratoria) y tratar, si existe

OBJETIVOS
- Conocer las complicaciones que puede asociar la varicela, así como sus tratamientos específicos.
- Identificar a los pacientes subsidiarios de tratamiento antiviral.

CONCEPTOS IMPORTANTES

- **Varicela:** infección primaria por el herpesvirus de la varicela-zóster (VVZ). Cursa con un exantema pruriginoso «en cielo estrellado», con lesiones en diferente estadio evolutivo (máculas, pápulas, vesículas y costras). También afecta a mucosas. Puede acompañarse de fiebre, generalmente leve y 1-2 días antes del inicio del exantema. El período de incubación es de unos 15 días. Es una infección altamente contagiosa, y el período de contagio abarca desde 1-2 días antes de la aparición del exantema hasta que todas las lesiones están en fase de costra, unos 5-6 días después.
  - **Complicaciones de la varicela:**
    - Sobreinfección bacteriana de la piel y el tejido celular subcutáneo: es la complicación más frecuente. Impétigo, celulitis, miositis, fascitis necrosante, abscesos. El principal causante es *Streptococcus pyogenes*, seguido de *Staphylococcus aureus*.
    - Infección invasiva por *S. pyogenes*: la varicela se asocia a un incremento de riesgo de enfermedad invasiva por *Streptococcus* del grupo A. Suele iniciarse como eritrodermia con afectación del estado general y reaparición de fiebre al tercer o cuarto día del exantema. Puede desarrollar un *shock* tóxico estreptocócico.
    - Respiratorias: otitis media aguda, neumonía por *S. pyogenes*, *Streptococcus pneumoniae* y *S. aureus* (por diseminación hematógena; más frecuente en niños sanos) y neumonía varicelosa (de curso más grave, y más frecuente en inmunodeprimidos y adultos).
    - Neurológicas: la más frecuente es la ataxia aguda cerebelosa (v. **capítulo 3.3 Ataxia aguda**). Se trata de una cerebelitis aguda posinfecciosa, 1-2 semanas después de la infección y de curso autolimitado. Presenta trastorno de la marcha, nistagmo y dismetría. La encefalitis es de curso más grave, con alteración del estado de consciencia, sobre todo en inmunodeprimidos. Otras: meningitis, mielitis transversa, síndrome de Guillain-Barré.
    - Otras: púrpura trombocitopénica, glomerulonefritis, artritis, hepatitis.
- El **herpes zóster** es la reactivación del VVZ latente. Produce una erupción cutánea vesiculocostrosa en racimos, localizada en 1-3 dermatomas sensitivos, sobre todo oftálmicos (v. **capítulo 6.50 Ojo rojo**) y torácicos. Es menos dolorosa que en los adultos, y la neuralgia posherpética es muy infrecuente. En pacientes inmunodeprimidos, puede presentarse un herpes zóster diseminado.

ESTIMACIÓN DE LA GRAVEDAD

- **A recoger en la anamnesis:**
  - Edad, estado vacunal, antecedentes personales de enfermedad cutánea o pulmonar crónica, ingesta de salicilatos, tratamiento con corticosteroides sistémicos o inhalados. Segundos casos intradomiciliarios.
  - Cuadro clínico: presencia y evolución de la fiebre, síntomas acompañantes.
- **A registrar en la exploración general:**
  - Triángulo de evaluación pediátrica (TEP), constantes vitales (temperatura en todos los casos, frecuencia cardíaca [FC], frecuencia respiratoria [FR], presión arterial [PA] y saturación de oxígeno [SatO$_2$], según la situación clínica).
  - Datos sugestivos de complicación: identificación de lesiones sospechosas de sobreinfección, presencia de eritrodermia. Datos sugestivos de complicación, como dificultad respiratoria, auscultación pulmonar patológica, taquicardia, alteración del nivel de consciencia, meningismo, inestabilidad de la marcha, focalidad neurológica.
- **Factores de riesgo de varicela grave (Tabla 6.43-1).**

PRUEBAS COMPLEMENTARIAS

Al ser un diagnóstico clínico, no suelen ser necesarias.
- **Analítica sanguínea:**
  - Hemocultivo, hematimetría, proteína C-reactiva (PCR), procalcitonina (PCT): en caso de sobreinfección bacteriana cutánea con afectación del estado general o eritrodermia, y en aquellos en que, por su extensión o factores de riesgo, se plantee el tratamiento antibiótico parenteral (v. **capítulo 6.6 Celulitis**).
  - Diagnóstico etiológico: reacción en cadena de la polimerasa o cultivo de líquido extraído de las lesiones cutáneas. Considerar en inmunodeprimidos y pacientes de riesgo.
- **Examen de líquido cefalorraquídeo (LCR):** si hay sospecha de meningitis/meningoencefalitis, y en casos de ataxia asociada a meningismo, convulsiones y/o alteración del estado de consciencia. Si existe ataxia en ausencia de estos hallazgos, individualizar y considerar el manejo ambulatorio.

Tabla 6.43-1. Factores de riesgo de varicela grave

Inmunosupresión

Antecedente de patología pulmonar o cutánea crónicas

Tratamiento prolongado con salicilatos

Tratamiento con corticosteroides (oral o inhalado): no hay dosis establecida. Dosis equivalentes a 2 mg/kg/día de prednisona durante al menos 2 semanas se considera inmunosupresión

Recién nacido de madre con varicela 5 días antes o 2 días después del parto

Los pacientes > 12 años sin antecedente de inmunidad previa y los lactantes < 1 año tienen mayor riesgo de complicación o varicela grave al no estar inmunizados

Probable mayor riesgo en casos secundarios intradomiciliarios

- **Pruebas de imagen:**
  - Radiografía de tórax: si hay sospecha de neumonía.
  - Tomografía computarizada craneal: si existe déficit neurológico focal, sospecha de hipertensión intracraneal o alteración del nivel de consciencia.

TRATAMIENTOS

- **Medidas generales:** antitérmico (paracetamol), antihistamínicos orales, lociones antipruriginosas. No utilizar salicilatos.
- **Medidas de aislamiento:** de contacto y aéreo. La duración depende de la situación clínica (**Tabla 6.43-2**).
- **Paciente inestable:** aciclovir intravenoso (i.v.) (dosis a continuación) + antibioterapia para cubrir infección bacteriana invasiva por *S. aureus* o *S. pyogenes*: cefotaxima (225-300 mg/kg/día en 3-4 dosis, máximo: 12 g/día; dosis inicial: 75 mg/kg, máximo: 2 g) + clindamicina (40 mg/kg/día i.v. en 3-4 dosis; máximo: 2,7 g/día). Si hay sospecha de *S. aureus* resistente a la meticilina (SARM), añadir vancomicina (15 mg/kg/6 h; máximo: 4 g/día).
- **Neonatos < 1 mes:** valorar aciclovir i.v. (dosis a continuación).
- **Inmunodeprimidos o con varicela complicada o diseminada** (lesiones hemorrágicas, neumonía o encefalitis): aciclovir i.v., preferiblemente en las primeras 72 h tras el inicio del exantema. Está indicado en pacientes con neumonía varicelosa y escasa evidencia de su utilidad en pacientes con encefalitis ya establecida. Dosis:
  - < 1 año: 10 mg/kg/8 h durante 7-10 días.
  - > 1 año: 500 mg/m^2/8 h durante 7-10 días.
- **Inmunocompetentes:**
  - **Sin factores de riesgo:** no requieren tratamiento antiviral.

Tabla 6.43-2. Medidas de aislamiento: precauciones contra la transmisión aérea y por contacto

Situación	Duración
Varicela en inmunocompetentes	Durante un mínimo de 5 días tras la erupción y hasta que todas las lesiones estén en fase de costra
Varicela atenuada en niños vacunados	Hasta que no aparezcan nuevas lesiones durante un período de 24 h
Pacientes expuestos sin evidencia de inmunidad	De 8 a 21 días después de la exposición al caso índice (hasta 28 días si han recibido gammaglobulina antivaricela o inmunoglobulina)
Varicela o herpes zóster (localizado o diseminado) en inmunodeprimidos	Mientras dure la enfermedad
Herpes zóster localizado en inmunocompetentes	Hasta que todas las lesiones hayan formado costra

Adaptada de: García Aguado J. Varicela y herpes zóster (v.3.1/2014). En: Guía-ABE. Infecciones en Pediatría. Guía rápida para la selección del tratamiento antimicrobiano empírico.

- **Con factores de riesgo:** valorar aciclovir oral (20 mg/kg/6 h máximo: 800 mg/6 h) durante 5 días (sobre todo en las primeras 72 h de clínica). Reduce la duración de la fiebre, así como el número máximo de lesiones, sin haberse confirmado efecto sobre la prevención de complicaciones.
- **Profilaxis postexposición:**
  - Individuos sanos sin evidencia de inmunidad a varicela (niños < 12 meses, adolescentes): valorar la vacunación entre 3 y 5 días desde la exposición hasta tener la pauta completa de dos dosis.
  - Inmunodeprimidos, embarazadas y recién nacidos de madre con varicela entre 5 días antes y 48 h después del parto: inmunoglobulina específica para varicela- zóster (VariZIG) intramuscular. Dosis:
    - Neonatos y lactantes ≤ 2 kg: 62,5 U en dosis única.
    - Niños de 2,1-10 kg: 125 U en dosis única.
    - Niños > 10 kg: 125 U por cada 10 kg de peso en dosis única (máximo: 625 U).
- **Herpes zóster:** valorar la analgesia. El tratamiento con aciclovir va dirigido a disminuir el dolor y evitar la neuralgia posherpética, muy inusual en niños, y su indicación en pediatría es controvertida, salvo en inmunodeprimidos. En estos, se recomienda aciclovir i.v. en las mismas dosis que para el tratamiento de la varicela. Considerar tratamiento con aciclovir oral en > 12 años inmuno- competentes: 20 mg/kg/6 h (máximo: 800 mg/6 h) durante 5-7 días.

RECUERDE QUE...

- La presencia de TEP alterado debe hacer sospechar una complicación.
- La complicación más frecuente de la varicela es la sobreinfección bacteriana.
- El estado inmunitario es determinante en la evolución y el pronóstico de la infección por el VVZ.

BIBLIOGRAFÍA

American Academy of Pediatrics (AAP). Varicella-zoster virus infections. En: Kimberlin DW, Brady MT, Jackson MA, Long SS (eds.). Red Book®: 2015 Report of the Committee on Infectious Disease. Itasca: American Academy of Pediatrics; 2015. p. 846-60. Disponible en: http://aapredbook.aappublications.org

Centers for Disease Control and Prevention (CDC). Chiceknpox (varicella) for healthcare professionals. Atlanta: CDC; 2022. Disponible en: https://www.cdc.gov/chickenpox/hcp/index.html

Dworkin RH, Johnson RW, Breuer J, Gnann JW, Levin MJ, Backonja M, et al. Recommendations for the management of herpes zoster. Clin Infect Dis. 2007;44 Suppl 1:S1-26.

DynaMed. Chickenpox. EBSCO Information Services. Disponible en: https://www.dynamed.com

García Aguado J. Varicela y herpes zóster (v.3.1/2014). Guía-ABE. Infecciones en Pediatría. Guía rápida para la selección del tratamiento antimicrobiano empírico. Disponible en: https://www.guia-abe.es/temas-clinicos-varicela-y-herpes-zoster

Junker AK, Angus E, Thomas EE. Recurrent varicella-zoster virus infections in apparently immunocompetent children. Pediatr Infect Dis J. 1991;10(8):569-75.

Klassen TP, Hartling L. Acyclovir for treating varicella in otherwise healthy children and adolescents. Cochrane Database Syst Rev. 2005;(4):CD002980.

Laupland KB, Davies HD, Low DE, Schwartz B, Green K, McGeer A. Invasive group A streptococcal disease in children and association with varicella-zoster virus infection. Ontario Group A Streptococcal Study Group. Pediatrics. 2000;105(5);E60.

Macartney K, Heywood A, McIntyre P. Vaccines for post-exposure prophylaxis against varicella (chickenpox) in children and adults. Cochrane Database Syst Rev. 2014;(6):CD001833.

Violencia contra la infancia y la adolescencia

6.44

E. Daghoum Dorado

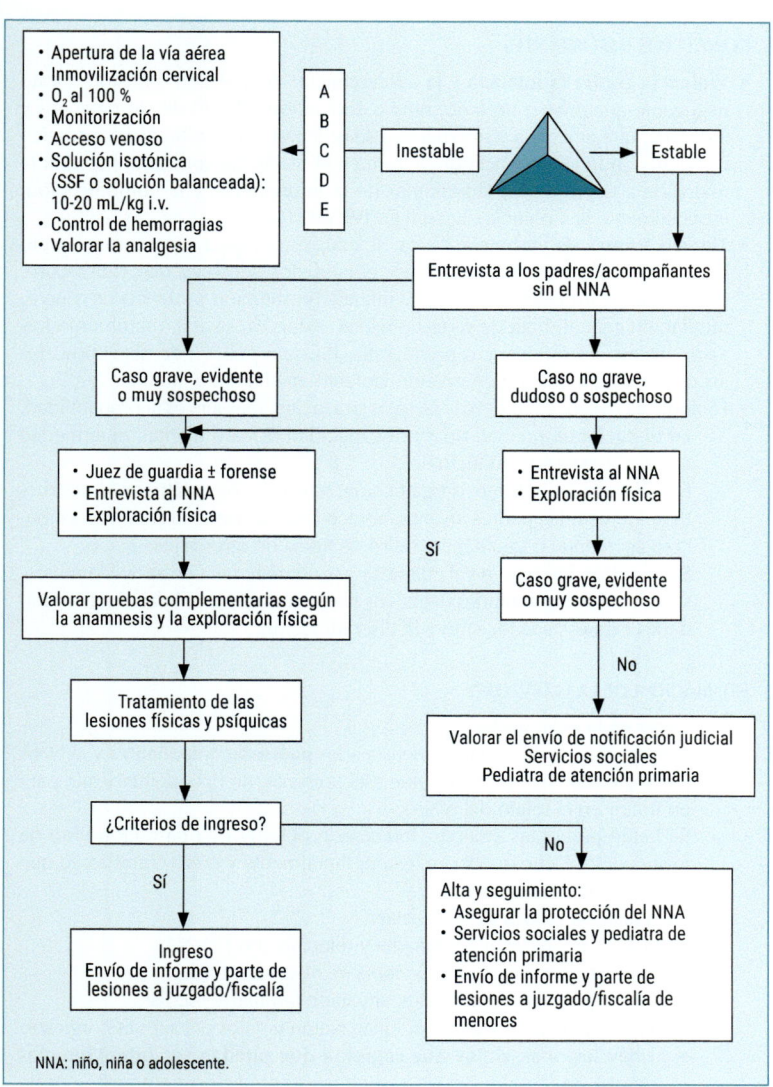

NNA: niño, niña o adolescente.

OBJETIVOS
- Identificar adecuadamente las situaciones de violencia contra la infancia y la adolescencia.
- Realizar una evaluación correcta de estos pacientes en urgencias.
- Conocer el manejo inicial y las medidas legales que se deben adoptar.

CONCEPTOS IMPORTANTES

- **Violencia contra la infancia y la adolescencia:** toda acción, omisión o trato negligente que priva a un niño, niña o adolescente (NNA) de sus derechos y bienestar, que amenaza o interfiere en su ordenado desarrollo físico, psíquico o social, con independencia de la forma y el medio de comisión, incluida la realizada a través de las tecnologías de la información y la comunicación, especialmente la violencia digital (LOPIVI, art. 1.2).
- **Tipos o formas de violencia:** física, sexual, psicológica o emocional, trato negligente, enfermedad generada por el cuidador, acoso escolar, ciberacoso, explotación, corrupción, pornografía infantil, prostitución, violencia de género, mutilación genital, trata de seres humanos, extorsión sexual, matrimonio forzado, acceso no solicitado a pornografía, difusión pública de datos privados así como cualquier comportamiento violento en el ámbito familiar.
- **Factores de riesgo:** cuantos más factores se asocien, más alta es la probabilidad.
  - **En el paciente:** prematuridad, discapacidad física o mental, enfermedad crónica, trastorno conductual.
  - **Familiares:** alcoholismo, drogadicción, trastornos psiquiátricos, desestructuración familiar, padres jóvenes, antecedente de violencia familiar, embarazo accidental o traumático, retiro de tutela de otros hijos.
  - **Socioculturales:** bajo nivel cultural y económico, falta de apoyo familiar y social, valores y actitudes negativos hacia la mujer o la infancia, comunidades expuestas al racismo y la discriminación.

ESTIMACION DE LA GRAVEDAD

- **A recoger en la anamnesis:**
  - Si es posible, realizar una entrevista a los **padres/acompañantes y al NNA por separado**. Si el acompañante está presente, no deberá intervenir, para no influir en el relato del NNA.
  - Se harán preguntas abiertas, intentando obtener una narración libre de lo sucedido. Debe quedar reflejado, literalmente y entre comillas, lo que cuenta con sus propias palabras.
  - **En la historia clínica debe constar:**
    - Identificación del acompañante y relación con el NNA.
    - Antecedentes personales, factores de riesgo asociados.
    - Antecedentes sociojudiciales, situación familiar y escolar.
    - Tipo de violencia, duración, localización y datos del supuesto agresor.
    - Si hay lesiones, **datos que sugieran que puedan ser intencionadas** (retraso en la solicitud de asistencia, explicación no acorde con la

lesión o el desarrollo del menor, distintas versiones de la historia, justificaciones inverosímiles, negación del traumatismo, negativa paterna a entrevistar solo al niño).
  - **Se debe evitar la victimización secundaria:** no duplicar las entrevistas. Si se precisa la presencia del forense, se esperará a su llegada para realizarla conjuntamente.
- **Exploración física:**
  - Debe estar presente un adulto en el que el NNA confíe y no esté relacionado con el suceso.
  - No hay que duplicar innecesariamente la exploración. Se realizará de forma conjunta (pediatra y forense) y en un acto único.
  - No se deben utilizar métodos de contención; valorar la sedación.
  - Registrar:
    - Triángulo de evaluación pediátrica (TEP), constantes vitales (temperatura, frecuencia cardíaca [FC], frecuencia respiratoria [FR], presión arterial [PA] y saturación de oxígeno [$SatO_2$], según la situación clínica).
    - Exploración física por aparatos, en busca de lesiones compatibles con violencia física contra NNA (**Tabla 6.44-1**), incluida exploración genitoanal.
    - Describir las lesiones minuciosamente (forma, tamaño, localización).
    - Estado de higiene, vestimenta, nutrición.
    - Comportamiento del NNA (miedo a sus padres, tímido, asustadizo, retraído).
  - Añadir al informe imágenes fotográficas (previo consentimiento) que puedan estudiarse y analizarse posteriormente, y mostrarse como prueba objetiva.

PRUEBAS COMPLEMENTARIAS

- La realización urgente de analítica y radiología dependerá de la estabilidad del paciente, la anamnesis y los hallazgos en la exploración física.
  - Analítica:
    - Hematimetría y coagulación: cuando hay lesiones hemorrágicas de etiología dudosa o se sospecha una hemorragia intracraneal aguda.
    - Bioquímica: iones, función renal y hepática, amilasa y lipasa ante traumatismo abdominal, deshidratación o ahogamiento.
  - Análisis de orina: valorar la hematuria ante un traumatismo abdominal.
  - Tóxicos en orina y/o sangre: si existe sospecha clínica de ingesta, intoxicación intencionada o sumisión química.
  - Ecografía/tomografía computarizada (TC) abdominal: si se sospecha una lesión visceral abdominal.
  - Radiografía ósea del área donde se sospeche una lesión aguda.
  - TC craneal: si se sospecha una hemorragia intracraneal aguda.
  - Si existe violencia sexual: véase **el capítulo 6.45 Violencia sexual**.
- Las exploraciones complementarias dirigidas a identificar lesiones ocultas (y caracterizar su extensión y el tiempo de evolución) u otras afecciones médicas se podrán realizar de manera diferida durante el ingreso hospitalario del NNA:

Tabla 6.44-1. Lesiones más frecuentes y características propias de etiología intencionada

Tipología de la lesión	Características sospechosas
Lesiones cutaneomucosas	• Localización: en zonas «ocultas» (nalgas, cara interna de muslos, espalda, genitales), «de castigo» (**Fig. 6.44-1**) o lesiones múltiples • Morfología: reproducen la forma de algún objeto (cinturón, regla), asocian petequias perilesionales, en diferentes estadios evolutivos • Edad: cualquier lesión en lactantes (sobre todo en menores de 6 meses) o en menores de 4 años en regiones «**TEN-4-FACESp**». Según esta regla, sugieren violencia hematomas en: **T** (torso), **E** (orejas [*ears*]), **N** (cuello [*neck*]), **F** (frenillo), **A** (ángulo mandibular), **C** (mejillas [*cheek*]), **E** (párpados [*eyelid*]) y **S** (subconjuntival), **p** (hematomas con un patrón determinado) o cualquier hematoma en menores de **4** meses
Quemaduras	• Localizadas en zonas cubiertas o zonas de castigo • Morfología: bordes nítidos, no lesiones de salpicadura, profundidad homogénea (sobre todo, segundo o tercer grado), forma de guante/calcetín, casquete, circulares (cigarrillos) o que reproduzcan objetos
Mordeduras	Si > 3 cm entre caninos, sospechosa de haber sido realizada por un adulto
Lesiones orales	• Hematomas o heridas en la cavidad bucal (encías, lengua, paladar), en la mucosa oral o labial, o rotura de frenillo lingual o labial, sobre todo en menores de 6 meses o niños que no andan • Fracturas o pérdida de piezas dentales, fracturas maxilares o mandibulares sin antecedente traumático o con historia no plausible • Hematomas, liquenificación o cicatrices en las comisuras bucales: pueden deberse a amordazamientos
Fracturas	• Cualquier fractura en un niño que no deambula • En «asa de cubo» (esquinas metafisarias): por torsión o tracción en la articulación • Huesos largos: fémur en < 1 año, húmero en < 3 años. Las de eje proximal y medio se asocian más que las distales • Costales: arcos posteriores o laterales • Vertebrales o luxaciones: por hiperextensión o hiperflexión forzada o impacto directo • Múltiples en distintos estadios de curación
Traumatismo craneoencefálico (TCE)	• Fracturas craneales: bilaterales, deprimidas, de trayecto anfractuoso o que atraviesan suturas • Hemorragias intracraneales (la más frecuente en el TCE intencionado es la hemorragia subdural), especialmente si se asocia a alguno de los siguientes: – Historia incongruente o sin historia de TCE – Convulsiones o apneas como forma de presentación – Fracturas costales, metafisarias o de huesos largos asociadas – Cualquier fractura craneal que no sea aislada, unilateral, no diastásica, lineal y parietal – Hemorragias retinianas – Cualquier hematoma de riesgo asociado
Lesiones viscerales	Cualquier lesión esofágica, pulmonar, cardíaca o abdominal grave sin antecedente traumático, con historia incongruente, retraso en la solicitud de asistencia médica o afectación de víscera hueca, sobre todo en menores de 3 años
Otras	Envenenamiento, zonas de alopecia, hipotermia no explicada o lesiones por frío

- Pruebas de **metabolismo óseo** (calcio, fósforo, fosfatasa alcalina, 25-hidroxivitamina D, hormona paratiroidea [PTH]) o de osteogénesis imperfecta: para descartar la enfermedad ósea como causa de las fracturas.
- **Serie ósea:** incluye radiografías de columna cervical anteroposterior (AP) y lateral, y lumbosacra (lateral), de extremidades superiores e inferiores (AP), de tórax (AP y lateral), de la parrilla costal y de abdomen AP (incluida pelvis AP). Incluir cráneo (AP y lateral) si no se ha realizado TC. Indicaciones:
  - **Todos los menores de 2 años** en los que se sospeche violencia física o que convivan con una posible víctima.
  - **Mayores de 2 años** con lesiones craneoencefálicas o abdominales inexplicables, o fracturas muy sospechosas (p. ej., fracturas costales posteriores o de huesos largos sin antecedente traumático o fracturas en asa de cubo).
- **TC craneal sin contraste:** la hemorragia subdural es el hallazgo más frecuente. Indicaciones:
  - **Menores de 2 años:** sospecha de traumatismo craneal intencionado con o sin clínica neurológica asociada; paciente de «alto riesgo» (fracturas costales, fracturas múltiples, lesiones faciales o menores de 6 meses); lesión torácica y/o abdominopélvica inconsistente con la historia.
  - **Mayores de 2 años:** sospecha de traumatismo craneal intencionado con presencia de síntomas o signos neurológicos, o convulsiones, con o sin otros hallazgos físicos.
  - En pacientes estables y asintomáticos, si hay disponibilidad, se prefiere la resonancia magnética (RM) cerebral.
- **Fondo de ojo (por oftalmólogo):** está indicado en menores de 2 años o en menores de 5 años en los que se sospecha un traumatismo craneal intencionado.
• Se deberá evaluar también, en las primeras 24 h, a los NNA que convivan en el mismo hogar que una posible víctima de violencia física.

TRATAMIENTOS

• Tratamiento específico de las lesiones.
• Tratamiento psiquiátrico: valorar la necesidad de evaluación en urgencias.
• Si existe sospecha de violencia sexual contra NNA: véase **capítulo 6.45 Violencia sexual**.
• **Criterios de ingreso hospitalario:**
  - Lesiones físicas o psíquicas graves.
  - Cuando la protección del NNA no esté asegurada.
  - A petición del juez, del NNA o de su familia.
• **Adopción de medidas legales:**
  - Asegurar en todos los casos la **protección del NNA** y la separación del supuesto agresor. En función de la gravedad de las lesiones, la edad o la situación familiar, se valorará el alta al domicilio de otro familiar, el ingreso en el propio hospital o la derivación a un centro de acogida, si no existen indicaciones médicas de ingreso.

- Se deben **comunicar** todas aquellas situaciones en las que se sospecha que ha existido violencia contra la infancia y la adolescencia.
- Ante un **caso grave**, **evidente o muy sospechoso** (existen lesiones graves, situación de riesgo para la salud o alto riesgo de recurrencia):
  - Notificar de forma inmediata (vía telefónica) al juzgado de guardia (o a la fiscalía de menores, si el presunto agresor es menor de edad). El juez determinará si el forense debe valorar al paciente de forma urgente. Posteriormente, hay que remitir copia del informe médico y del parte de lesiones al organismo legal competente.
  - Notificar de forma urgente a servicios sociales/servicios de protección de la infancia.
  - Establecer la coordinación con el pediatra de atención primaria y los servicios de salud mental.
  - Valorar el ingreso hospitalario, para asegurar la protección del NNA y realizar las pruebas complementarias para completar el estudio.
- Caso **no grave, dudoso o sospechoso**: el NNA no tiene lesiones físicas, o estas son leves o inespecíficas, y se garantiza su seguridad.
  - Individualizar la notificación por escrito al juzgado de guardia o a la fiscalía de menores. En casos dudosos, puede diferirse hasta realizar un seguimiento adecuado.
  - Notificar a los servicios sociales/servicios de protección a la infancia en todos los casos (incluso en sospechas leves o situaciones de riesgo de violencia).
  - Establecer la coordinación necesaria con el pediatra de atención primaria y los servicios de salud mental.

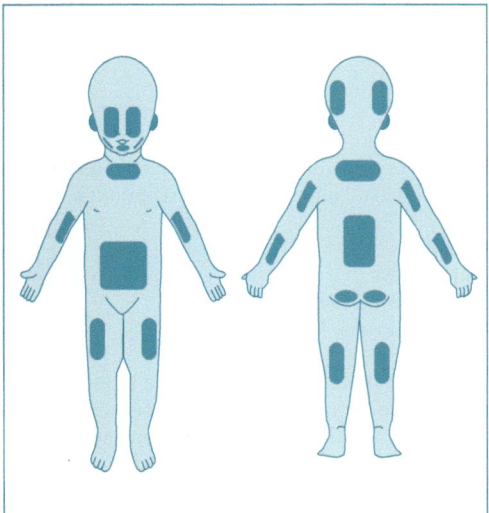

Figura 6.44-1. Zonas de castigo. Adaptado de: Maguire S. Which injuries may indicate child abuse? Arch Dis Child Educ Pract Ed. 2010;95(6):170-7.

RECUERDE QUE...

- Es fundamental una identificación correcta y temprana de los NNA que sufren algún tipo de violencia.
- La notificación judicial por parte de los profesionales sanitarios es una obligación legal.
- Es prioritario garantizar la protección del NNA.

BIBLIOGRAFÍA

Alwan RM, Atigapramoj NS. Child maltreatment and neglect. Emerg Med Clin North Am. 2021;39(3):589-603.

Bentivegna K, Grant-Kels JM, Livingston N. Cutaneous manifestations of child abuse and neglect: Part I. J Am Acad Dermatol. 2022;87(3):503-16.

Boos SC. Physical child abuse: diagnostic evaluation and management. UpToDate. 2023. Disponible en: https://www.uptodate.com

Christian C. Child abuse: evaluation and diagnosis of abusive head trauma in infants and children. UpToDate. 2023. Disponible en: https://www.uptodate.com

González D, Bethencourt Mirabal A, McCall JD. Child abuse and neglect. 2022. En: StatPearls [Internet]. Treasure Island (FL): StatPearls Publishing; 2023.

Hung KL. Pediatric abusive head trauma. Biomed J. 2020;43(3):240-50.

Ley Orgánica 8/2021, de 4 de junio, de protección integral a la infancia y la adolescencia frente a la violencia. BOE. 2021;(134):68657-730. Disponible en: https://www.boe.es/diario_boe/txt.php?id=BOE-A-2021-9347

Marine MB, Forbes-Amrhein MM. Fractures of child abuse. Pediatr Radiol. 2021;51(6):1003-13.

Milner JD, Hartnett DA, DeFroda SF, Slingsby BA, Silber ZS, Blackburn AZ, et al. Orthopedic manifestations of child abuse. Pediatr Res. 2022;92(3):647-52.

Pierce MC, Kaczor K, Lorenz DJ, Bertocci G, Fingarson AK, Makoroff K, et al. Validation of a clinical decision rule to predict abuse in young children based on bruising characteristics. JAMA Netw Open. 2021;4(4):e215832.

Ruiz J, Cózar JA. Maltrato físico. En: Gancedo Baranda A (ed). Manual para la atención a situaciones de maltrato infantil. Madrid: Editorial Grupo 2 Comunicación Médica; 2021. p. 33-46.

Violencia sexual

6.45

E. Daghoum Dorado

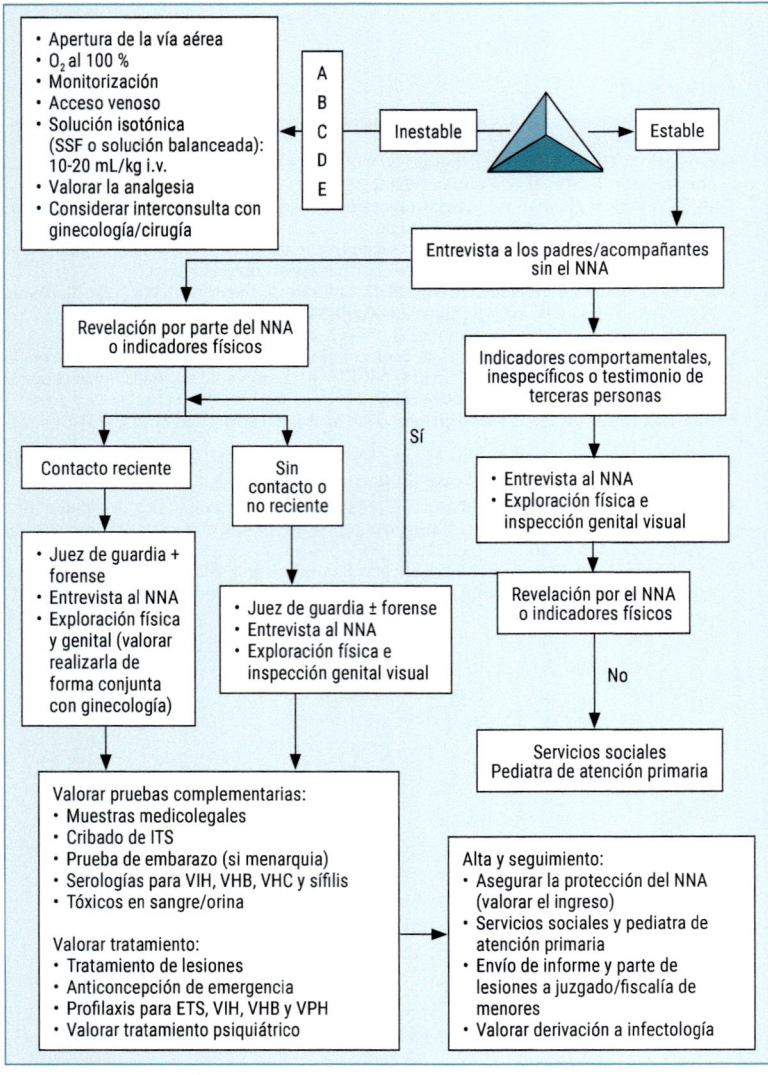

OBJETIVOS

- Identificar adecuadamente a los niños, niñas y adolescentes víctimas de violencia sexual.
- Realizar una evaluación correcta de estos pacientes en urgencias.
- Conocer el manejo inicial y las medidas legales que se deben adoptar.

CONCEPTOS IMPORTANTES

- **Violencia sexual contra la infancia y la adolescencia:** cualquier acto de natu-raleza sexual realizado por parte de un adulto a niños, niñas y adolescentes (NNA) menores de 16 años, los realizados en una situación de superioridad o de vulnerabilidad de la víctima, y los llevados a cabo bajo coerción, mani-pulación o uso de la violencia. Se incluyen las actividades sexuales impuestas por un NNA a otro si el primero es considerablemente mayor, o está en una situación de poder o control.
- **Tipologías:**
  - Ausencia de contacto (exhibicionismo, exposición de material pornográfico).
  - Contacto sexual realizado o intentado (sin penetración: tocamientos, mas-turbación del agresor a la víctima o viceversa; con penetración: vaginal, anal, oral, penetración digital, introducción de objetos).
  - A través de internet y nuevas tecnologías (*grooming, sexting, sextorsion*).
  - Explotación sexual infantil.
  - Otros tipos de violencia sexual (matrimonio forzado, mutilación genital femenina, inspecciones obligatorias para comprobar la virginidad, etc.).
- **Aspectos legales a considerar:**
  - La Ley Orgánica 10/2022 de garantía integral de la libertad sexual elimina en España la distinción entre agresión y abuso sexual, considerándose agresiones sexuales todas aquellas conductas que atenten contra la libertad sexual sin el consentimiento de la otra persona.
  - La legislación vigente (Ley orgánica 1/2015) establece la edad del consen-timiento sexual en los 16 años. La realización de actos de carácter sexual con menores de 16 años será considerada un hecho delictivo, salvo que se trate de relaciones consentidas libremente con una persona próxima en edad y grado de desarrollo o madurez.

ESTIMACIÓN DE LA GRAVEDAD

- **A recoger en la anamnesis:**
  - Si es posible, hay que entrevistar a los padres/acompañantes y al NNA por separado, para evitar contaminar su relato.
  - En la historia clínica debe constar:
    - Identificación del acompañante y relación con el NNA.
    - Antecedentes personales (factores de riesgo relacionados con la vio-lencia contra NNA; v. **capítulo 4.44 Violencia contra la infancia y la adolescencia**) e historia sociofamiliar (convivientes en el domicilio, centro escolar, etc.).

- Historia ginecológica: si es adolescente.
- Historia de la agresión: fecha, lugar, tipo de la agresión y datos del supuesto agresor.
- Registrar si existen indicadores de violencia sexual (Tabla 6.45-1).
- Síntomas actuales o pasados: genitourinarios, gastrointestinales, quejas somáticas.
  - El relato del NNA es fundamental en el diagnóstico. Debe quedar reflejado, literalmente y entrecomillado, lo que cuenta con sus propias palabras.
  - **Se debe evitar la victimización secundaria:** no hay que prolongar el interrogatorio y se evitará duplicar entrevistas.
- **A recoger en la exploración física:**
  - Hasta en el 95 % de los casos, la exploración es normal.
  - Debe estar presente un adulto en el que el NNA confíe y no esté relacionado con el suceso.
  - No hay que duplicar innecesariamente la exploración. Se realizará de forma conjunta (pediatra, forense y valorar avisar a ginecología/cirugía) y en un único acto.
  - No se deben utilizar métodos de contención; valorar la sedación.

Tabla 6.45-1. Indicadores de violencia sexual infantil	
Físicos	Lesiones en zona genital, anal, perianal o senos (erosiones, contusiones, laceraciones, hematomas)*
	Dolor, sangrado o secreción genital o anal inexplicable*
	Sugilaciones en cuello o mamas*
	Dificultad para andar y sentarse*
	Ropa interior rasgada o manchada*
	Infecciones de transmisión sexual*
	Semen o pelo púbico en boca, ano, genitales, ropa*
	Embarazo*
Comportamentales	Revelación por parte de la víctima*
	Descripción explícita de contacto sexual
	Promiscuidad, prostitución
	Agresiones sexuales a otros
	Conocimiento inapropiado del comportamiento sexual de adultos
	Curiosidad sexual excesiva, comportamiento sexualizado
	Masturbación compulsiva
Inespecíficos	Trastornos del sueño y el apetito
	Consumo de alcohol y drogas
	Miedos excesivos, fobias
	Intentos de suicidio
	Problemas escolares
	Rabietas, agresiones, autoagresiones
	Conductas regresivas, depresión, ansiedad
	Enuresis secundaria, encopresis
	Fugas, delincuencia
	Dolor abdominal, cefalea, infecciones del tracto urinario de repetición

*Indicadores muy específicos de violencia sexual.

– Registrar:
  ▪ Triángulo de evaluación pediátrica (TEP), constantes vitales (temperatura, frecuencia cardíaca [FC], frecuencia respiratoria [FR], presión arterial [PA] y saturación de oxígeno [SatO$_2$], según la situación clínica).
  ▪ Exploración física por aparatos, en busca de lesiones compatibles con violencia contra NNA, incluida la exploración genital-anal.
    ○ Hallazgos inespecíficos: inflamación o excoriación en la vulva, aumento del flujo vaginal, pequeñas fisuras en la piel.
    ○ Hallazgos sugestivos: laceraciones del himen, himen con escotaduras en «u», en «v» o con irregularidades, lesiones en horquilla posterior, marcas de dientes, fisuras anales múltiples y profundas, pérdida del tono esfinteriano, congestión venosa perianal. Los condilomas no indican siempre violencia sexual.
– Todas las lesiones se deben describir minuciosamente. Hay que añadir al informe imágenes fotográficas (previo consentimiento) que puedan, posteriormente, estudiarse, analizarse y mostrarse como prueba objetiva.

PRUEBAS COMPLEMENTARIAS

• **Recogida de muestras de interés medicolegal por parte de forense:**
  – Está indicada si la agresión ha ocurrido en las últimas 72 h. En casos de presunta penetración por vía vaginal, ampliar a 7 días, sobre todo en adolescentes.
  – Las muestras genitales serán recogidas preferentemente por pediatra/ginecólogo, en presencia del forense y guiados por este.
  – En las niñas prepúberes, las muestras forenses se obtienen únicamente de las superficies genitales externas, salvo que exista necesidad médica de usar anestesia.
• **Cribado de infecciones de transmisión sexual (ITS):**
  – En adolescentes: se recomienda realizarlo siempre.
  – En prepúberes, se efectuará en caso de:
    ▪ Hallazgos físicos que indiquen penetración (genital, anal, oral).
    ▪ Existen signos o síntomas compatibles con ITS.
    ▪ Conviviente en el hogar con ITS.
    ▪ Agresor desconocido, múltiples agresores, o si el agresor tiene una ITS o alto riesgo de tenerla.
    ▪ Solicitud por parte de la víctima o la familia.
  – Estudio citobacteriológico:
    ▪ Cultivos y análisis moleculares por reacción en cadena de la polimerasa (PCR) para detección de *Neisseria gonorrhoeae*, *Chlamydia trachomatis*, *Trichomonas vaginalis*.
    ▪ La muestra se recoge de la localización en la que se produce el contacto: vaginal, endocervical, uretral, rectal y/o faríngea.
    ▪ En niñas prepuberales son adecuadas las muestras vulvovaginales, en lugar de cervicales.
    ▪ Si hay lesiones ulcerosas genitales o en recto, muestra para PCR con la inclusión de: VHS-1 y 2, VVZ, CMV, *Haemophilus ducreyi* (chancroide

o chancro blando de Ducrey), *Chlamidia trachomatis* (linfogranuloma venéreo), *Mycoplasma genitalium* y *Treponema pallidum*.

- Si hay condilomas: PCR para papilomavirus.
- – Muestras sanguíneas:
  - Serología para virus de la hepatitis B (VHB) (HBsAg, IgG anti-HBc y anti-HBs), virus de la hepatitis C (VHC) (anticuerpo [Ac] anti-VHC), virus de la inmunodeficiencia humana (VIH) (Ac anti-VIH + Ag p24) y *T. pallidum* (Ac totales anti-*T. pallidum*) y VHS para conocer el estado serológico basal.
  - Analítica sanguínea (HRF, bioquímica con función hepática) antes de instaurar tratamiento posexposición frente al VIH.
- – Las muestras recogidas en las primeras 48 h tras la exposición pueden dar resultados falsos negativos. Si las pruebas iniciales son negativas y no se ha pautado profilaxis, repetir en 2 semanas.
- **Prueba de embarazo:** si menarquia y presunta penetración vaginal.
- **Tóxicos en sangre/orina:** si existe sospecha de sumisión química.
- **Otras peticiones analíticas o radiológicas:** según la historia clínica y la exploración física.

TRATAMIENTOS

- Tratamiento específico de las lesiones.
- Tratamiento psiquiátrico: valorar la necesidad de evaluación urgente.
- **Anticoncepción de urgencia:** véase capítulo 3.2 Anticoncepción de emergencia.
- **Profilaxis de ITS** (*N. gonorrhoeae, C. trachomatis, T. vaginalis*): se planteará en los casos en los que se ha considerado necesaria la toma de muestras microbiológicas o por petición del paciente o de la familia.
  - – Pauta:
    - < 45 kg: azitromicina (20 mg/kg por vía oral [v.o.] dosis máxima: 1 g) + ceftriaxona (50 mg/kg por vía intravenosa [i.v.] o intramuscular [i.m.] en dosis única; dosis máxima: 500 mg) + metronidazol (15 mg/kg/día máximo: 4 g/día; cada 8 h v.o. durante 7 días), o tinidazol (50-75 mg/kg en dosis única v.o. dosis máxima: 2 g).
    - ≥ 45 kg o adolescente: doxiciclina (100 mg cada 12 h v.o. durante 7 días; se prefiere en mayores de 8 años) o azitromicina (1 g en dosis única v.o.) + ceftriaxona (500 mg i.v. o i.m. en dosis única) + metronidazol (500 mg cada 12 h v.o. 7 días) o metronidazol o tinidazol (2 g en dosis única).
    - Si existe alergia a betalactámicos, sustituir la ceftriaxona por:
      - ○ < 45 kg: gentamicina en dosis única de 2,5 mg/kg i.m. (dosis máxima: 240 mg).
      - ○ ≥ 45 kg: gentamicina en dosis única de 240 mg i.m.
- **Profilaxis frente al VHB:** se recomienda iniciar la profilaxis lo antes posible, preferentemente en las primeras 24 h tras la exposición (Tabla 6.45-2).
- **Profilaxis del VIH:** valorar según los siguientes factores:
  - – Agresor VIH-positivo.

Tabla 6.45-2. Profilaxis tras la exposición al virus de la hepatitis B

		Fuente Ag HBs positivo o desconocido	Fuente Ag HBs negativo
Persona vacunada	Respondedor (anti-HBs ≥ 10 mUI/mL)	No tratamiento	No tratamiento
	No respondedor (anti-HBs <10 mUI/mL)	IGHB (0,06 mL/kg; mínimo: 0,5 mL, máximo: 5 mL) + iniciar serie vacunal (tres dosis)	
	Respuesta desconocida	Dosis única de refuerzo VHB (10 µg/0,5 mL)	
Persona no vacunada		IGHB + iniciar/completar vacunación	Iniciar serie vacunal (tres dosis)

Ag: antígeno; HBs: antígeno de superficie contra el virus de la hepatitis B; IGHB: inmunoglobulina antihepatitis B; VHB: virus de la hepatitis B.

- Tipo de agresión sexual y riesgo de transmisión del VIH: eyaculación, lesiones, sangrado, mordeduras con pérdida de integridad cutánea, agresores múltiples.
- Tiempo transcurrido desde el primer contacto: debe iniciarse lo antes posible (< 4 h) y siempre en las primeras 72 h tras el contacto.
- La víctima presenta factores de riesgo para adquirir la infección.
- Pauta de profilaxis (v. **capítulo 3.6 Contacto accidental con una jeringa**).
- **Profilaxis del virus del papiloma humano (VPH):** se recomienda iniciar o completar la vacunación frente al VPH en niñas y niños a partir de los 9 años de edad.
- Valorar derivación a **infectología pediátrica** en caso de que se haya realizado extracción de cultivos y/o serologías para cribado de ITS o se haya iniciado pauta profiláctica.
- **Criterios de ingreso hospitalario:**
  - Lesiones físicas o psíquicas graves.
  - Protección no asegurada (si no existen indicaciones médicas de ingreso, puede ser necesario valorar la derivación a un centro de acogida).
  - Negativa de los padres a contactar con el juez de guardia.
  - A petición del juez, del NNA o su familia.
- Debe considerarse como una **urgencia médica** en estos casos:
  - Agresión sexual reciente (prepuberales < 72 h; adolescentes < 7 días).
  - Agresión reiterada con el último contacto reciente (< 72 h).
  - Síntomas de aparición reciente que hagan sospechar agresión sexual.
  - Necesidad de tratamiento urgente (médico, quirúrgico o psicológico), de anticoncepción de emergencia o de instaurar profilaxis para ITS.
  - Necesidad de protección urgente a la víctima.
- **Adopción de medidas legales:**
  - Asegurar en todos los casos la **protección del NNA** y la separación del supuesto agresor.

- **Ante toda sospecha de violencia sexual con contacto reciente, no reciente o sin contacto:**
  - Notificar de forma inmediata (vía telefónica) al juzgado de guardia (o fiscalía de menores, si el presunto agresor es también menor de edad). El juez determinará si el forense debe valorar al paciente de forma urgente. Posteriormente, remitir copia del informe médico y parte de lesiones al organismo legal competente.
  - Notificación a servicios sociales/servicios de protección a la infancia.
  - Establecer la necesaria coordinación con el pediatra de atención primaria y los servicios de salud mental.
- Si la sospecha se basa en indicadores comportamentales (observados por los profesionales o la familia) o testimonio de terceras personas, pero sin indicadores físicos ni revelación por parte del menor, no será siempre necesaria la notificación al juzgado de guardia, pero sí a los servicios sociales y al pediatra de atención primaria.

RECUERDE QUE...

- La revelación por parte del NNA es un indicador muy específico de violencia sexual.
- Hasta en el 95 % de las víctimas la exploración física es normal.
- La notificación judicial por parte de los profesionales sanitarios es una obligación legal.
- Es fundamental garantizar la protección del NNA.

BIBLIOGRAFÍA

Adams JA, Farst KJ, Kellogg ND. Interpretation of medical findings in suspected child sexual abuse: an update for 2018. J Pediatr Adolesc Gynecol. 2018;31(3):225-31.

Adams JA, Kellogg ND, Farst KJ, Harper NS, Palusci VJ, Frasier LD, et al. Updated guidelines for the medical assessment and care of children who may have been sexually abused. J Pediatr Adolesc Gynecol. 2016;29(2):81-7.

Bechtel K, Bennett BL. Evaluation of sexual abuse in children and adolescents. UpToDate. 2022. Disponible en: https://www.uptodate.com

Bechtel K, Bennett BL. Management and sequelae of sexual abuse in children and adolescents. UpToDate. 2022. Disponible en: https://www.uptodate.com

Díez C, Estopiña G, Gancedo A. Abuso sexual infantil. En: Gancedo Baranda A (ed.). Manual para la atención a situaciones de maltrato infantil. Madrid: Editorial Grupo 2 Comunicación Médica; 2021. p. 49-66.

Ley Orgánica 8/2021, de 4 de junio, de protección integral a la infancia y la adolescencia frente a la violencia. BOE. 2021;(134):68657-730. Disponible en: https://www.boe.es/diario_boe/txt.php?id=BOE-A-2021-9347

Ley Orgánica 10/2022, de 6 de septiembre, de garantía integral de la libertad sexual. BOE. 2022;(215):124199-269. Disponible en: https://www.boe.es

Workowski KA, Bachmann LH, Chan PA, Johnston CM, Muzny CA, Park I, et al. Sexually transmitted infections treatment guidelines, 2021. MMWR Recomm Rep. 2021;70(4):1-187.

Vulvovaginitis

6.46

E. Daghoum Dorado

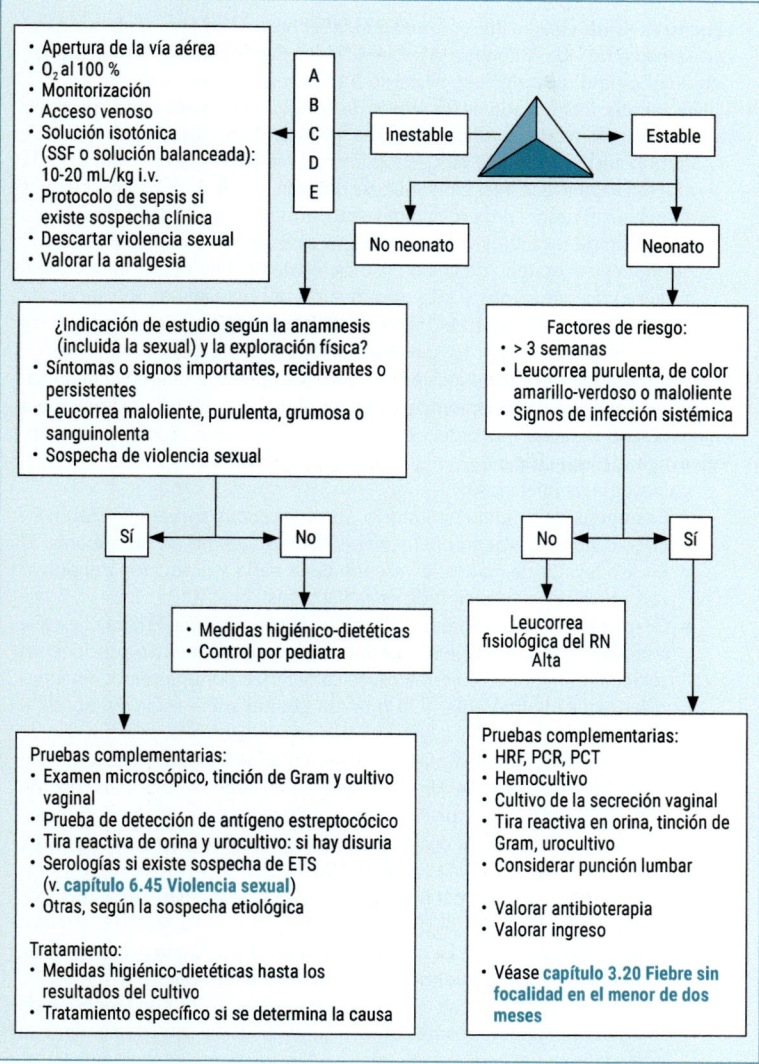

- Apertura de la vía aérea
- O₂ al 100 %
- Monitorización
- Acceso venoso
- Solución isotónica (SSF o solución balanceada): 10-20 mL/kg i.v.
- Protocolo de sepsis si existe sospecha clínica
- Descartar violencia sexual
- Valorar la analgesia

A B C D E

Inestable → Estable

No neonato — Neonato

¿Indicación de estudio según la anamnesis (incluida la sexual) y la exploración física?
- Síntomas o signos importantes, recidivantes o persistentes
- Leucorrea maloliente, purulenta, grumosa o sanguinolenta
- Sospecha de violencia sexual

Factores de riesgo:
- > 3 semanas
- Leucorrea purulenta, de color amarillo-verdoso o maloliente
- Signos de infección sistémica

Sí — No

No — Sí

- Medidas higiénico-dietéticas
- Control por pediatra

Leucorrea fisiológica del RN
Alta

Pruebas complementarias:
- Examen microscópico, tinción de Gram y cultivo vaginal
- Prueba de detección de antígeno estreptocócico
- Tira reactiva de orina y urocultivo: si hay disuria
- Serologías si existe sospecha de ETS (v. **capítulo 6.45 Violencia sexual**)
- Otras, según la sospecha etiológica

Tratamiento:
- Medidas higiénico-dietéticas hasta los resultados del cultivo
- Tratamiento específico si se determina la causa

Pruebas complementarias:
- HRF, PCR, PCT
- Hemocultivo
- Cultivo de la secreción vaginal
- Tira reactiva en orina, tinción de Gram, urocultivo
- Considerar punción lumbar

- Valorar antibioterapia
- Valorar ingreso

- Véase **capítulo 3.20 Fiebre sin focalidad en el menor de dos meses**

OBJETIVOS
- Identificar la vulvovaginitis susceptible de realizar estudios o iniciar tratamientos específicos. Se incluye la violencia sexual contra la infancia y la adolescencia.

CONCEPTOS IMPORTANTES

- **Leucorrea fisiológica:** el flujo vaginal puede ser normal en el período neonatal (2-3 semanas de vida) y durante la pubertad (6-12 meses antes de la menarquia), debido al estímulo estrogénico materno o endógeno, respectivamente.
- **Vulvovaginitis:** inflamación de los tejidos de la vulva y la vagina. Puede producir irritación y eritema de la vulva, leucorrea, prurito, dolor, disuria y sangrado.
  - Prepúberes: el ambiente hipoestrogénico aumenta la susceptibilidad de la mucosa vaginal a la infección (mucosa delgada, pH alcalino). Otros factores aumentan el riesgo: proximidad del recto, ausencia de vello púbico, escaso desarrollo de los labios vulvares, higiene deficiente o irritantes locales.
  - Adolescentes: epitelio de la vagina más resistente a la infección debido al aumento de estrógenos y a la disminución del pH vaginal, lo que limita el crecimiento excesivo de bacterias. El factor de mayor riesgo son las relaciones sexuales, por lo que debe indagarse sobre ellas.
- **Vulvovaginitis inespecífica:** supone el 75 % de las vulvovaginitis en la infancia, y se debe a malos hábitos higiénicos, irritantes locales o microflora bacteriana mixta. El flujo suele ser mucoide, no purulento, de pequeña cuantía e inodoro.
- **Vulvovaginitis específica:**
  - Vulvovaginitis infecciosa:
    - Gérmenes de origen respiratorio *(Streptococcus pyogenes, Staphylococcus aureus, Haemophilus influenzae)*: frecuente en prepúberes. El escaso lavado de manos, el rascado de la nariz y la succión del pulgar favorecen la propagación de estas bacterias.
    - Gérmenes de origen entérico *(Escherichia coli, Shigella, Yersinia)*: escasa o mala técnica de higiene. La infección por *Shigella* se produce en relación con cuadros diarreicos, se caracteriza por una secreción amarillenta y sanguinolenta, y la mucosa genital suele estar inflamada o ulcerada.
    - *Candida albicans:* es la más frecuente en adolescentes. Poco usual en prepuberales, salvo factores de riesgo (antibióticos, diabetes, uso de pañal). Puede producir prurito vulvar, secreción blanquecina y grumosa, eritema y edema vulvar o vaginal, o lesiones cutáneas en vulva y periné. Puede detectarse en niñas asintomáticas.
    - *Gardnerella vaginalis:* bacteria principal en la vaginosis bacteriana. No suele producir prurito ni disuria, sino solo leucorrea grisácea y maloliente (olor a pescado). La mayoría de las pacientes están asintomáticas. Es más frecuente en adolescentes sexualmente activas.
    - *Trichomonas vaginalis:* se debe sospechar en neonatos con leucorrea de más de 3 semanas (transmisión vertical) y en adolescentes sexualmente activas (fuera del período neonatal, se considera una infección de trans-

misión sexual). Produce prurito y leucorrea de color amarillo-verdoso y maloliente. En algunos casos, en el examen con espéculo se observa una hemorragia puntiforme cervical intraepitelial.

- *Enterobius vermicularis* (oxiuriasis): pueden migrar de la región perianal a la región vaginal.
- Vulvovaginitis no infecciosa: producida por cuerpos extraños intravaginales, tumores/pólipos, enfermedades dermatológicas vulvares, traumatismos, patología del tracto urinario (uréter ectópico, prolapso uretral), violencia sexual.
- Cuerpo extraño intravaginal: sospechar ante una leucorrea sanguinolenta y maloliente recurrente o persistente. Los más frecuentes suelen ser trozos de papel higiénico.
- Liquen escleroso: trastorno inflamatorio mucocutáneo crónico que suele afectar a la vulva y al perineo. Se aprecian pápulas de aspecto blanquecino, que van formando placas de mucosa fina, arrugada y atrófica. Con frecuencia, aparecen hematomas, púrpura y telangiectasias, lo que hace que pueda confundirse con un abuso sexual. Lesión patognomónica: hipopigmentación con forma de «8». Suele producir picor, escozor, dolor con la defecación y, en ocasiones, sangrado genital.
- Úlceras genitales agudas de Lipschütz: se presentan en niñas y adolescentes, de etiología y patogenia desconocida. El cuadro clínico suele ir precedido de una fase prodrómica (70 %) con fiebre, astenia, mialgias, odinofagia, linfoadenopatías o cefalea. Tras 3-4 días, aparecen las úlceras genitales necróticas, profundas y muy dolorosas. Pueden ser únicas o múltiples (bilaterales en espejo o *kissing*), y pueden acompañarse de edema de labios y adenopatías inguinales. Cursan de forma autolimitada (1-2 semanas). El diagnóstico es fundamentalmente clínico, y es importante diferenciarlo de otras causas de ulceraciones genitales agudas (infecciones venéreas o no venéreas [virus de Epstein-Barrr, citomegalovirus], enfermedad Behçet, enfermedad de Crohn, etc.). Se han descrito dos formas de presentación: gangrenosa (más frecuente, asocia un cuadro clínico sistémico) y miliar.
- Vulvovaginitis como síntoma de enfermedades sistémicas: sarampión, varicela, rubéola, escarlatina, mononucleosis infecciosa, enfermedad de Kawasaki, enfermedad de Crohn, síndrome de Stevens-Jonhson.

ESTIMACIÓN DE LA GRAVEDAD

- **A recoger en la anamnesis:**
  - Edad, menarquia, síntomas, características de la secreción vaginal, hábitos higiénicos (modo de limpiarse, tipos de jabones o irritantes potenciales, posición al orinar), infecciones respiratorias o entéricas recientes, encopresis, tratamientos, etc.
  - Es importante preguntar por la existencia de relaciones sexuales y tener siempre en cuenta la posibilidad de violencia sexual.

- **A registrar en la exploración general:**
  - Triángulo de evaluación pediátrica (TEP), constantes vitales (según la situación clínica), evaluar el desarrollo puberal, exploración por aparatos, incluyendo piel, abdomen, región anal, tracto genitourinario: inflamación, signos de rascado, secreción, úlceras o vesículas, manchas blancas, leucorrea, alteraciones del himen, sangrado.
  - Es importante realizar primero un examen físico sistémico y, posteriormente, la inspección genital.
  - Para la exploración genital en niñas prepúberes, es útil la posición en rana o la genupectoral (**Fig. 6.46-1**). En adolescentes sexualmente activas, es recomendable realizar una exploración ginecológica con espéculo y un examen pélvico.
- **Indicaciones de estudio etiológico:**
  - Leucorrea que persiste tras las 2-3 primeras semanas de vida.
  - Leucorrea purulenta o recidivante en pacientes prepuberales.
  - Leucorrea que se acompaña de molestia en una paciente adolescente.
  - Sospecha de violencia sexual.

PRUEBAS COMPLEMENTARIAS

- **Examen microscópico, tinción de Gram, pH y cultivo vaginal:** recogido con un hisopo humedecido con suero salino, tocando suavemente en el introito vaginal, sin que sea necesario introducirlo en la vagina. Está indicado si existe:
  - Leucorrea y/o inflamación importantes.
  - Vulvovaginitis recurrentes o que no responden a medidas higiénicas
  - Sospecha de infección de transmisión sexual (v. **capítulo 6.45 Violencia sexual**).
  - No todo germen aislado en un cultivo vaginal se debe considerar patógeno (**Tabla 6.46-1**). Los patógenos hallados con más frecuencia son:
    - Pacientes prepúberes: microflora entérica o respiratoria.
    - Pacientes pospuberales: *C. albicans*, *G. vaginalis* y *T. vaginalis*.
  - No se debe indicar un tratamiento antibiótico hasta conocer el resultado del cultivo vaginal, y solo se debe tratar cuando exista un crecimiento puro o predominante de un germen patógeno.

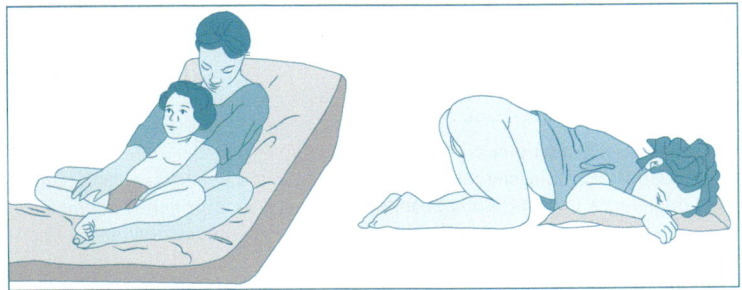

Figura 6.46-1. Exploración vaginal en prepúberes.

Tabla 6.46-1. Bacterias aisladas en los cultivos de niñas prepuberales con vulvovagititis	
Patógenos	**No patógenos**
Streptococcus pyogenes	Enterococcus spp.
Haemophilus influenzae	Estafilococos coagulasa negativos
Staphylococcus aureus	Escherichia coli
Streptococcus pneumoniae	Streptococcus viridans
Moraxella catarrhalis	Corynebacterium spp.
Escherichia coli	Proteus mirabilis
Neisseria meningitidis	Pseudomonas aeruginosa
Shigella spp.	
Yersinia enterocolítica	

- **Prueba rápida de detección de antígeno estreptocócico:**
  - Si existe contacto o antecedente de infección estreptocócica.
  - Prepúberes con secreción maloliente, de color amarillo-verdoso o purulenta, eritema e hiperemia genital, dolor o prurito intenso.
  - Sin mejoría con tratamiento sintomático.
- **Tira reactiva de orina y urocultivo:** si hay disuria.
- **Prueba de Graham:** si existe prurito anal o recurrencias.
- **Otros:**
  - Ampliar el estudio si existe sospecha de enfermedad de transmisión sexual (v. **capítulo 6.45 Violencia sexual**).
  - En las vulvovaginitis recurrentes que no responden a los tratamientos habituales o que muestran síntomas sistémicos, se deben efectuar estudios para descartar causas anatómicas: doble vagina con fístula vaginal, uréter ectópico, enfermedad de Crohn con fístula, absceso pélvico, tumores vaginales.

TRATAMIENTOS

- **Medidas higiénico-dietéticas:** es la primera etapa del tratamiento en la vulvovaginitis infantil. Se realizarán hasta obtener el resultado del cultivo.
  - Baños de asiento diarios con agua tibia (10-15 min, tres veces al día).
  - Buen secado genital con toalla, evitar el papel para el secado.
  - Limpiar la zona genital de forma anteroposterior tras ir al baño.
  - Orinar con las piernas separadas.
  - Usar ropa interior de algodón no ajustada.
  - Evitar los jabones perfumados y otros productos cosméticos.
  - Cambiar rápido los bañadores mojados.
  - Lavado de manos.
  - Tratar el estreñimiento, el sobrepeso y la obesidad.

- Si hay irritación importante: aplicar compresas de agua fría, y cremas protectoras o emolientes fabricadas específicamente para la higiene íntima (con óxido de cinc, pH fisiológico, aloe vera).
- En pacientes con síntomas graves: corticosteroides tópicos de media potencia en la vulva.
- Probióticos: útiles tanto en el tratamiento como en la prevención, sobre todo en las vulvovaginitis infecciosas que precisan antibióticos. Se pueden administrar por vía oral o vaginal.
- Revaluar tras 2 semanas de tratamiento. La mayoría mejoran en este tiempo si se realizan las medidas higiénicas adecuadas.

- **Tratamiento antibiótico:** solo tras un resultado positivo en la prueba rápida de detección estreptocócica o del cultivo vaginal, si existe un microorganismo patógeno confirmado.
  - Vulvovaginitis inespecífica: si no mejora tras 2-3 semanas de tratamiento con medidas higiénicas o existe un empeoramiento clínico, valorar, hasta recibir el resultado del cultivo, el tratamiento empírico con amoxicilina o amoxicilina-clavulánico (50 mg/kg/día, 7-10 días; dosis máxima: 2 g/8 h).
  - *S. pyogenes*: amoxicilina (50 mg/kg/día, durante 10 días).
  - *H. influenzae, S. aureus*: tratamiento antibiótico solo si no ha mejorado con medidas higiénicas a la llegada del cultivo. Amoxicilina (*H. influenzae*) o amoxicilina-clavulánico (*S. aureus*) (50 mg/kg/día, 7-10 días).
  - *Shigella* spp.: trimetroprima-sulfametoxazol (6-10 mg/kg/día de trimetroprima, dividido en dos dosis durante 5 días; dosis máxima diaria: 320 mg de trimetroprima/1.600 mg de sulfametoxazol) o cefixima (8 mg/kg/día, 5 días; dosis máxima: 400 mg/día).
  - *C. albicans*: coloniza frecuentemente la vagina tras la pubertad, por lo que se debe tratar solo si produce manifestaciones clínicas. Se puede tratar de forma empírica a las adolescentes con prurito, quemazón vulvar y secreción blanquecina espesa, que sugiera típicamente el diagnóstico. Por vía oral y vaginal tienen una eficacia similar. Fluconazol oral: 150 mg en dosis única. Clotrimazol en crema tópica al 1 %: 2-3 aplicaciones al día en labios y zonas adyacentes durante 7-14 días. Clotrimazol en crema al 2 % intravaginal en > 12 años: una aplicación nocturna (5 g) durante 3 días; miconazol en crema al 2 % intravaginal: una aplicación nocturna durante 7 días.
  - *G. vaginalis*: metronidazol oral: 20-30 mg/kg/día durante 7 días (dosis máxima: 4 g/día). En > 12 años, metronidazol oral: 500 mg cada 12 h durante 7 días o 2 g en dosis única. Tratamiento recomendado en mujeres sintomáticas.
  - *Enterobius vermicularis* (oxiuros): mebendazol: 100 mg (en < 2 años, pamoato de pirantel: 10 mg/kg en dosis única; máximo: 1 g) en dosis única, y repetir a los 15 días. Tratar a todos los convivientes familiares.
  - *N. gonorrhoeae, C. trachomatis, T. vaginalis, Treponema pallidum,* virus del papiloma humano (VPH), virus del herpes simple de tipo 2 (VHS-2): enfermedades de transmisión sexual. Su presencia obliga a descartar violencia sexual (v. capítulo 4.45. Violencia sexual).

- **Extracción de cuerpo extraño:**
  - Trocitos de papel higiénico: se extraen mediante lavado vaginal suave con suero fisiológico.
  - Otros pequeños objetos redondeados (juguetes, frutos secos): extraer mediante tacto rectal, haciendo presión hacia fuera. Valorar la sedoanalgesia.
  - Cuerpos extraños grandes, puntiagudos, que no se pueden extraer con facilidad con las maniobras descritas o que no se visualizan: exploración con sedoanalgesia.
  - Tras retirar el cuerpo extraño, se recomiendan baños de asiento y la aplicación de un corticosteroide tópico.
- **Tratamiento del liquen escleroso:** crema de corticosteroide de alta potencia (clobetasol al 0,05 %, halobetasol al 0,05 %) dos veces al día durante 2 semanas o cremas de inhibidores de la calcineurina (tacrólimus, pimecrólimus). Precisa valoración y seguimiento por dermatología.
- **Tratamiento de las úlceras de Lipschütz:** sintomático. Es fundamental tratar el dolor: baños de asiento, anestésicos tópicos (lidocaína), corticosteroides tópicos, antiinflamatorios no esteroideos (AINE), analgésicos sistémicos. Administración de antibióticos de amplio espectro (amoxicilina-clavulánico: 50 mg/kg/día) en las formas gangrenosas o si existe sospecha de sobreinfección.

RECUERDE QUE...

- La mayoría de las vulvovaginitis son inespecíficas, y se tratan con medidas higiénicas.
- En las adolescentes, el principal factor de riesgo son las relaciones sexuales, por lo que debe indagarse sobre ellas. Hay que tener siempre en cuenta la posibilidad de violencia sexual.
- Debe estudiarse la leucorrea: en el neonato, si persiste tras las 2-3 semanas de vida; en paciente puberales, si es purulenta o recidivante; en puberales, si se acompaña de molestias; en todos los casos, si existe sospecha de violencia sexual.
- No se debe indicar tratamiento antibiótico hasta conocer el resultado del cultivo vaginal.

BIBLIOGRAFÍA

Alonso MT. Patología genital femenina. En: Benito J, Luaces C, Mintegi S, Pou J (eds.). Tratado de urgencias en pediatría. 2ª ed. Madrid: Ergon; 2011. p. 752-64.

Beyitler I, Kavukcu S. Clinical presentation, diagnosis and treatment of vulvovaginitis in girls: a current approach and review of the literature. World J Pediatr. 2017;13(2):101-5.

Cemek F, Odabaş D, Şenel Ü, Kocaman AT. Personal hygiene and vulvovaginitis in prepubertal children. J Pediatr Adolesc Gynecol. 2016;29(3):223-7.

Fernández-Cuesta Valcarce MA, Plaza Almeida J, López Nieves MJ. Vulvovaginitis (v./2019). Guía ABE. Infecciones en Pediatría. Guía rápida para la selección del tratamiento antimicrobiano empírico. 2019 Disponible en: https://www.guia-abe.es/temas-clinicos-vulvovaginitis

Jarienė K, Drejerienė E, Jaras A, Kabašinskienė A, Čelkienė I, Urbonavičienė N. Clinical and microbiological findings of vulvovaginitis in prepubertal girls. J Pediatr Adolesc Gynecol. 2019;32(6):574-8.

Laufer MR, Emans SJ. Vulvovaginitis in the prepubertal child: clinical manifestations, diagnosis, and treatment. UpToDate. 2023. Disponible en: https://www.uptodate.com

Oquendo del Toro HM, Hoefgen HR. Vulvovaginitis. En: Kliegman RM, St. Geme JW III (eds.). Nelson textbook of pediatrics. 21ª ed. Filadelfia: Elsevier Saunders; 2020. p. 2844-51.

Ortiz R, Acevedo B. Vulvovaginitis infantil. Rev Pediatr Aten Primaria. 2011;13(52):601-9.

Vehapoglu A, Kıyak MC. Clinical symptoms and microbiological findings in prepubescent girls with vulvovaginitis. J Pediatr Adolesc Gynecol. 2022;35(6):629-33.

Zuckerman A, Romano M. Clinical recommendation: vulvovaginitis. J Pediatr Adolesc Gynecol. 2016;29(6):673-9.

Valores normales

Constantes vitales

7.1

P. Sáez Álvarez y L. Méndez Rodríguez

 OBJETIVOS
- Aprender a aplicar la técnica más adecuada para la toma de constantes.
- Adecuar cada técnica a la edad, la complexión y la situación fisiopatológica del niño/a.
- Saber identificar de forma temprana los valores normales, y los predictivos de patologías e inestabilidad en el niño/a.

CONCEPTOS IMPORTANTES

- Las constantes vitales son parámetros que indican el estado hemodinámico del paciente, y permiten identificar cuándo existe riesgo de deterioro clínico o inestabilidad. Las principales constantes son: temperatura, presión arterial (PA), frecuencia cardíaca (FC) y frecuencia respiratoria (FR). Otros parámetros importantes a valorar son la saturación de oxígeno (SatO$_2$) y la capnografía (v. **capítulo 1.4 Capnografía no invasiva**).
- La temperatura expresa el balance entre la producción y la pérdida de calor en el cuerpo. Puede fluctuar fisiológicamente durante el día. Las temperaturas más elevadas suelen registrarse entre las 5 p.m. y las 7 p.m. La pérdida de calor en los lactantes y, sobre todo, en los recién nacidos es rápida.
- La PA está determinada por el gasto cardíaco y la resistencia vascular periférica. Puede medirse de forma no invasiva mediante palpación, auscultación y/u oscilometría.
- La FC se puede obtener de forma manual y aislada, o de forma continua mediante un monitor con registro electrocardiográfico.
- **Dolor (5ª constante):**
  - Para su medición, se emplea una serie de escalas en función de la edad y de la circunstancia clínica (v. **capítulo 1.10 Dolor: valoración y tratamiento**).
  - No es raro que los pacientes cualifiquen su dolor por encima de su valor real, en un intento de enfatizar su experiencia personal, ansiedad o miedo a recibir una analgesia inadecuada. Por ello, es fundamental efectuar una valoración global que incluya la experiencia profesional, el juicio clínico y la evaluación repetida a lo largo del proceso asistencial, incluyendo también la conversación con el paciente y la familia como parte esencial del proceso, así como su registro en la historia clínica.
- Ciertos aspectos pueden modificar el valor de las constantes (**Tabla 7.1-1**).
  - Algunos factores, como la ropa excesiva, la actividad física y el calor ambiental, pueden aumentar la temperatura sin que exista enfermedad.

Tabla 7.1-1. Aspectos que pueden modificar el valor de las constantes			
Temperatura	**FR**	**FC**	**PA**
Exceso de abrigo, temperatura ambiental alta o baja, alimentos calientes, ejercicio físico, reacción tóxica, infección, *shock*, actividad, hora del día, perfusión	Edad, ejercicio, estrés, temperatura ambiental/fiebre, dolor o fármacos	Edad, ejercicio, fiebre, medicamentos, estado emocional, *shock*	Ejercicio, dolor, temperatura ambiental alta, estrés/ansiedad, fármacos, movimientos de extremidades en la medición

- La temperatura oral y la axilar suelen ser más bajas que la temperatura rectal (aproximadamente, 0,6 °C y 1,1 °C, respectivamente).
- Existe una asociación de la elevación de la temperatura y la FC y la FR. Por cada 1 °C de aumento de temperatura, se produce una elevación de 10-12 latidos por minuto y de 2 respiraciones/min, si bien esto último es más controvertido.
- Existen ciertas consideraciones sobre los sistemas de medición de las constantes (Tabla 7.1-2 y 7.1-3).
- Una serie de determinaciones son consideradas de alto riesgo y hacen recomendable la evaluación del paciente (Tabla 7.1-4).

Tabla 7.1-2. Consideraciones sobre diferentes sistemas de medición de las constantes		
PA		
Su medida correcta es de dos tercios la distancia entre el acromion y el olécranon Si es pequeño, proporcionará un valor de la PA falsamente más alto Si es grande, proporcionará un valor de la PA falsamente bajo		
FC		
En los lactantes, palpando los pulsos braquiales y femorales. En los niños más mayores, se puede obtener palpando el pulso radial		
FR		
Se contabiliza contando los movimientos torácicos que se producen en un minuto. También puede monitorizarse de forma continua por medio de un monitor		
Temperatura: termómetro digital		
Lugar	**Características**	**Precauciones**
Rectal	Temperatura corporal central Es el método más preciso en menores de 2 años	No se deben usar si existe diarrea, cirugía perianal reciente o pacientes oncológicos
Axilar	Aunque es un método menos exacto, es el recomendado y más utilizado en los niños mayores por su sencillez	El extremo debe quedar en el centro de la axila y en contacto con la piel

Tabla 7.1-3. Valores normales en relación con la edad

	Temperatura		
Edad	**Grados centígrados (°C)**		
Recién nacido	36,1-36,7		
Lactante	37,2		
2-8 años	37		
Adulto	36-37		

Edad	**FC** Latidos por minuto	**FR** Respiraciones por minuto	**PA (mmHg)**	
			PAS	**PAD**
0-3 meses	100-150*	35-55	65-85	45-55
3-6 meses	90-120	30-45	70-90	50-65
6-12 meses	80-120	25-40	80-100	55-65
1-3 años	70-110	20-30	90-105	55-70
3-6 años	65-110	20-25	95-110	60-75
6-12 años	60-95	14-22	100-120	60-75
> 12 años	55-85	12-18	110-135	65-85

* Durante el sueño, la FC puede bajar significativamente. Si no hay signos de bajo gasto, no requiere intervención alguna. FC: frecuencia cardíaca; FR: frecuencia respiratoria; PA: presión arterial; PAD: presión arterial diastólica; PAS: presión arterial sistólica.

Tabla 7.1-4. Valores de alto riesgo de las constantes vitales por edad

Edad	**FC** por encima de	**FR** por encima de	**PAS*** por debajo de
1 mes-1 año	> 180	> 34	< 75
1-5 años	> 140	> 22	< 74
5-12 años	> 130	> 18	< 83
12-18 años	> 120	> 14	< 90

*Una alternativa para la PA podría ser la siguiente fórmula: PAS mínima aceptable para el paciente: (edad × 2) + 70. FC: frecuencia cardíaca; FR: frecuencia respiratoria; PA: presión arterial; PAS: presión arterial sistólica.

BIBLIOGRAFÍA

Florin TA, Cohn KA, Alpern ER. Fever. En: Shaw NK, Bachur GR (eds.). Fleisher & Ludwig's textbook of pediatric emergency medicine. 8ª ed. Filadelfia: Wolters Kluwer; 2021. p. 195-205.

Genisca AE, Merritt C. Hypertension. En: Shaw NK, Bachur GR (eds.). Fleisher & Ludwig's textbook of pediatric emergency medicine. 8ª ed. Filadelfia: Wolters Kluwer; 2021. p. 240-7.

Hartman ME, Cheifetz IM. Pediatric emergencies and resuscitation. En: Kliegman RM, St. Geme JW III (eds.). Nelson textbook of pediatrics. 21ª ed. Filadelfia: Elsevier; 2020. p. 530-47.

Heal C, Harvey A, Brown S, Rowland AG, Roland D. The association between temperature, heart rate, and respiratory rate in children aged under 16 years attending urgent and emergency care settings. Eur J Emerg Med. 2022;29(6):413-6.

Jiménez Molina MJ, Torralbas Ortega J, Rumí Belmonte L. Las constantes vitales, monitorización básica. En: Ibarra Fernández AJ, Arreche JF (eds.). Enfermería en cuidados críticos pediátricos y neonatales. Barcelona: Editorial Académica Española; 2016; p. 1-26. Disponible en: https://www.researchgate.net/publication/287994625_Las_constantes_vitales_monitorizacion_basica

Leyton Lazo WA, López Andrade CI. Manual de signos vitales en la población infantil. 1ª ed. Osorno: Editorial Universidad de los Lagos; 2020. Disponible en: https://editorial.ulagos.cl

Leyva Carmona M, Torres Luna R, Ortiz San Román L, Marsinyach Ros I, Navarro Marchena L, Mangudo Paredes AB, et al. Documento de posicionamiento del Grupo Español para el Estudio del Dolor Pediátrico (GEEDP) de la Asociación Española de Pediatría sobre el registro del dolor como quinta constante. 2019;91(1):58.e1-7. Disponible en: https://analesdepediatria.org

McGrath JL, Bachmann DJ. Vital signs measurement. En: Roberts JR (ed.). Roberts and Hedge's clinical procedures in emergency medicine and acute care e-book. 7ª ed. Filadelfia: Elsevier; 2017. p. 1-22e.5.

Sáez Álvarez P, Fernández Amayuelas N. Constantes vitales: valores normales. En: Ares MI, Benito FJ, Mintegi S, Yagüe MJ (eds.). Técnicas y procedimientos para enfermería en urgencias pediátricas. 1ª ed. Madrid: Editorial Médica Panamericana; 2019. p. 77-84.

Weiss AK, Lavoie ME, Tay KE. A general approach to the ill or injured child. En: Shaw NK, Bachur GR. Fleisher & Ludwig's textbook of pediatric emergency medicine. 8ª ed. Filadelfia: Wolters Kluwer; 2021. p. 26-33.

Parámetros analíticos normales

7.2

A. M. Carro Falagán

A) SANGRE

Neonato: 7-28 días; lactante < 2 años.

BIOQUÍMICA

Ácido úrico
Neonato: 1,1-3,5 mg/dL
1 mes-12 años: 2-5,5 mg/dL
> 12 años varón: 3-7,7 mg/dL
> 12 años mujer: 2,7-5,7 mg/dL

Alanino-aminotransferasa (ALT = GPT): 5-47 U/L

Albúmina
Neonato: 2,5-3,4 g/dL
< 5 años: 3,9-5 g/dL
> 5 años: 4-5,3 g/dL

Alfa-1-antitripsina:
0-5 días: 143-440 mg/dL
1-9 años: 147-245 mg/dL
9-19 años: 152-317 mg/dL

Amilasa
Neonato: 5-65 U/L
> 1 mes: 30-100 U/L

Amonio
Neonato: 0-190 µg/dL = 64-110 µmol/L
> 1 mes: 29-90 µg/dL = 21-50 µmol/L
Niños: 15-45 µg/dL = 11-35 µmol/L

Anion gap: 10-14 mmol/L

Aspartato-aminotransferasa (AST = GOT)
Neonato: 7-140 U/L
> 1 mes: 7-56 U/L

Bilirrubina > 1 mes de vida
Total: 0,2-1,2 mg/dL
Directa (conjugada): 0,1-0,8 mg/dL

(Continúa)

BIOQUÍMICA (*Cont.*)

Calcio
Iónico: 1-1,3 mmol/L = 4,4-5 mg/dL
Total:
Neonato: 7-12 mg/dL
> 1 mes: 8,5-10,8 mg/dL

Carboxihemoglobina: 0-3 % de hemoglobina (Hb) total

Cloruro: 95-110 mEq/L

Colinesterasa: 5.300-13.000 U/L

Creatina-fosfocinasa (CPK)
Neonato: 40-474 U/L
> 1 mes: < 136 U/L

CPK-MB: < 5 % CPK total

Creatinina
RNT 0-2 días: < 0,9 mg/dL
RNT 3-7 días: 0,2-0,6 mg/dL
8 días-3 meses: 0,2-0,4 mg/dL
6 meses: 0,2-0,45 mg/dL
1 año: 0,2-0,5 mg/dL
2-9 años: 0,5-0,7 mg/dL
9-18 años: 0,7-0,9 mg/dL

Fósforo
Neonato: 4,3-8,7 mg/dL
> 1 mes: 3,3-6 mg/dL
> 14 años: 3-5,5 mg/dL

Glucosa
Neonato: 40-60 mg/dL
1 mes-2 años: 50-90 mg/dL
> 2 años: 60-100 mg/dL

Lactato
Arterial: 4,5-14,4 mg/dL (0,5-1,6 mmol/L)
Venoso: 5-18 mg/dL (0,5-2 mmol/L)

Lactato-deshidrogenasa (LDH)

Neonato: 160-1.500 U/L
> 1 mes: 150-300 U/L
> 14 años: 100-250 U/L

Magnesio: 1,5-2,5 mEq/L

Metahemoglobina: < 1 % Hb total (< 0,3 g/dL)

Osmolaridad: 275-295 mOsm/kg

(Continúa)

BIOQUÍMICA (Cont.)

Proteína C-reactiva (PCR): < 20 mg/L

Procalcitonina (PCT): < 0,5 ng/dL

PaO$_2$ (sangre arterial): 83-108 mmHg

Potasio: 3,7-5,6 mEq/L

Proteínas totales:
< 2 años: 4-7 g/dL
> 2 años: 6-8 g/dL

Sodio: 135-145 mEq/L

Urea:
Neonato: 3-12 mg/dL
>1 mes: 5-20 mg/dL
>3 años: 10-35 mg/dL

Velocidad de sedimentación globular (VSG): 0-20 mm/h

HEMOGRAMA

Serie roja

Edad	Hb (g/dL)	Hto (%)	VCM (fL)
1-3 días	14,5-22,5	45-67	95-121
15 días	13,4-19,8	41-65	88-122,6
1 mes	10,7-17,1	33-55	91-111,6
2 meses	9,4-13	28-42	84-105,6
6 meses	11,1-14,1	31-41	68-84,6
9 meses	11,4-14	32-40	70-85,4
1-2 años	10,7-13,8	32-40	71-88
3-5 años	10,9-14,4	32-42	73-91
6-8 años	11-14,3	33-41	74-92
9-11 años	11,4-14,8	34-43	76-94
12-14 (varón)	12-16	35-45	77-94
12-14 (mujer)	11,5-15	34-44	73-95

Reticulocitos:
Neonato: 2-6 %
1-6 meses: 0-2,8 %
> 6 meses: 0,5-1,5 %

(Continúa)

HEMOGRAMA (*Cont.*)

Leucocitos/μL
RN: 9.000-30.000
> 1 mes: 5.000-15.000

Serie blanca

Fórmula leucocitaria
Mielocitos: 0 %
Cayados: 3-5 %
Segmentados: 54-62 %
Linfocitos: 25-33 %
Monocitos: 3-7 %
Eosinófilos: 1-3 %
Basófilos: 0-0,75 %

Plaquetas: 135.000-450.000/μL

GASOMETRÍA

Arterial
pH: 7,35-7,45
pO_2: 80-105 mmHg
pCO_2:
Neonato: 26-43 mmHg
> 1 mes: 35-45 mmHg
HCO_3: 21-28 mEq/L
Exceso de base (EB):
> 1 mes: (-10)-(-2) mmol/L
1-24 meses: (-7)- (+1) mmol/L
> 2 años: (-3)-(+3) mmol/L

Venosa:
pH: 7,33-7,45
pO_2: 25-50 mmHg
pCO_2: 39-50 mmHg
HCO_3: 22-29 mEq/L
Exceso de base (EB):
> 1 mes: (−10)-(−2) mmol/L
1-24 meses: (−7)- (+1) mmol/L
>2 años: (−3)-(+3) mmol/L

ESTUDIO DE COAGULACIÓN

Tiempo de tromboplastina parcial activado (TTPa):
Neonato: 31,3-54,3 s
1 mes-5 años: 24-36 s
6-10 años: 26-36 s
11-18 años: 26-37 s

(Continúa)

ESTUDIO DE COAGULACIÓN (*Cont.*)

Tiempo de protrombina (TP):
Neonato: 10,1- 15,9 s
1 mes-5 años: 10,6-6-11,4 s
6-10 años: 10,1-12 s
11-18 años: 10,2-12 s

Índice de protrombina (IP): 70-100 %

Índice internacional normalizado (INR): 0,8-1,2

Fibrinógeno:
RN: 125-300 mg/dL
> 1 mes: 200-400 mg/dL

Productos de degradación del fibrinógeno (PDF): < 5 mg/L

B) ORINA

Análisis elemental
Densidad: 1.010-1.030 (ayuno > 15 h > 1.025)
pH: 4,6-8
Proteínas (–)
Glucosa (–)
Cuerpos cetónicos (–)
Bilirrubina (–)
Urobilinógeno: 0,2-1 EU/dL
Sangre (–)
Leucocitos (–)
Nitritos (–)

Aclaramiento de creatinina
Neonato: 20-40 mL/min/1,73 m^2
1-3 meses: 50-60 mL/min/1,73 m^2
3-6 meses: 60-80 mL/min/1,73 m^2
6-24 meses: 80-100 mL/min/1,73 m^2
> 2 años: 90-130 mL/min/1,73 m^2

Excreción fraccional de Na: 0,25-1 %

Excreción fraccional de K: 6-14 %

Índice calcio/creatinina (Ca/Cr):
0-6 meses: < 0,8 mg/mg o < 2,3 mmol/mmol
7-12 meses: < 0,6 mg/mg o < 1,7 mmol/mmol
12-24 meses: < 0,5 mg/mg o < 1,4 mmol/mmol
> 24 meses: < 0,21 mg/mg o < 0,59 mmol/mmol

Osmolaridad: 50-1.400 mOsm/kg (> 12 h ayuno > 850 mOsm/kg)

(Continúa)

Volumen
Neonato: 50-300 mL/24 h
Lactante: 350-550 mL/24 h
Niño: 500-1.000 mL/24 h

C) LÍQUIDO CEFALORRAQUÍDEO

Células
Neonato: < 25 células/μL
1-2 meses: < 10 células/μL
> 2 meses: < 5 células/μL

Glucosa: 40-70 mg/dL (60 % de la glucemia)

Proteínas
Neonato: 45-120 mg/dL (transición hasta valores normales a los 3 meses)
Posteriormente: 10-40 mg/dL

D) LÍQUIDO PLEURAL (TRASUDADO)

Adenosina-desaminasa (ADA): < 35 mU/mL

Células: < 1.000/μL

Glucosa: 50-100 mg/dL

Lactato-deshidrogenasa (LDH): < 200 mU/mL (< 60 % que la LDH en plasma)

pH: 7,40-7,60

Proteínas: < 2,9 g/dL

Cociente entre proteínas en líquido pleural/proteínas en suero: < 0,5

E) LÍQUIDO ASCÍTICO (TRASUDADO)

Adenosina-desaminasa (ADA): < 15 mU/mL

Amilasa: 10-200 mU/mL

Bilirrubina: < 0,5 mg/dL

Células: < 500/μL (< 250 polimorfonucleares [PMN])

Glucosa: 50-100 mg/dL

pH: 7,35-7,45

Proteínas: negativo

F) LÍQUIDO SINOVIAL

	Normal	Séptico	Inflamatorio	Traumático
Color	Amarillo/ transparente	Amarillo, blanco, gris Opaco	Amarillo, blanco Turbio	Xantocrómico, rojizo Traslúcido
Viscosidad	Muy alta	Baja	Baja	Alta
Leucocitos/ μL	< 200	50.000-100.000	5.000-75.000	< 2.000
PMN (%)	< 25	> 75	> 50	< 25
Glucosa (% glucemia)	100	< 50	75-100	100
Cultivo	Negativo	Positivo o negativo	Negativo	Negativo

Índice analítico

Los números de página seguidos de una "t" indican una tabla y los seguidos de una "f" una figura.

W

Y

Z